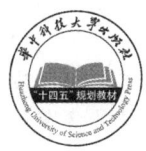高等职业学校"十四五"规划药学类及中医药类专业新形态一体化特色教材

供临床医学、药学、康复治疗技术、中药学、医学检验技术、医学影像技术、医学美容技术等专业使用

临床医学概论

主　编　宣永华　秦立国　陈辉芳
副主编　林昌勇　林佳英　张赢予　李佳佳
编　者　（按姓氏笔画排序）
　　　　李佳佳　铁岭卫生职业学院
　　　　肖奕珂　广东岭南职业技术学院
　　　　张赢予　长春医学高等专科学校
　　　　陈辉芳　广东岭南职业技术学院
　　　　林昌勇　滨州职业学院
　　　　林佳英　惠民县妇幼保健院
　　　　宣永华　滨州职业学院
　　　　秦立国　铁岭卫生职业学院
　　　　唐　君　重庆三峡医药高等专科学校

华中科技大学出版社

中国·武汉

内 容 简 介

本教材是高等职业学校"十四五"规划药学类及中医药类专业新形态一体化特色教材。

本教材共 6 篇 25 章,包括绪论、诊断学基础、急诊疾病、常见系统疾病、妇产科及儿科常见疾病、传染性疾病及皮肤病。每章开头的教学目标使读者了解该章主要内容和学习目标;正文中设有案例,还穿插了知识链接,增强教材的趣味性;为增强"三全育人"效果,全书引入了大量课程思政内容,体现教材特色。

本教材可供临床医学、药学、康复治疗技术、中药学、医学检验技术、医学影像技术、医学美容技术等专业使用。

图书在版编目(CIP)数据

临床医学概论/宣永华,秦立国,陈辉芳主编.—武汉:华中科技大学出版社,2023.1(2025.1重印)
ISBN 978-7-5680-9057-5

Ⅰ.①临…　Ⅱ.①宣…　②秦…　③陈…　Ⅲ.①临床医学-高等职业教育-教材　Ⅳ.①R4

中国国家版本馆 CIP 数据核字(2023)第 008122 号

临床医学概论
Linchuang Yixue Gailun

宣永华　秦立国　陈辉芳　主编

策划编辑:史燕丽
责任编辑:丁　平　毛晶晶　张　琴　方寒玉
封面设计:原色设计
责任校对:刘小雨
责任监印:周治超
出版发行:华中科技大学出版社(中国·武汉)　　电话:(027)81321913
　　　　　武汉市东湖新技术开发区华工科技园　　邮编:430223
录　　排:华中科技大学惠友文印中心
印　　刷:武汉市籍缘印刷厂
开　　本:889mm×1194mm　1/16
印　　张:29
字　　数:890 千字
版　　次:2025 年 1 月第 1 版第 3 次印刷
定　　价:89.90 元

高等职业学校"十四五"规划药学类及中医药类专业新形态一体化特色教材编委会

网络增值服务

使用说明

欢迎使用华中科技大学出版社医学资源网 yixue.hustp.com

1 教师使用流程

（1）登录网址：**http://yixue.hustp.com**（注册时请选择教师用户）

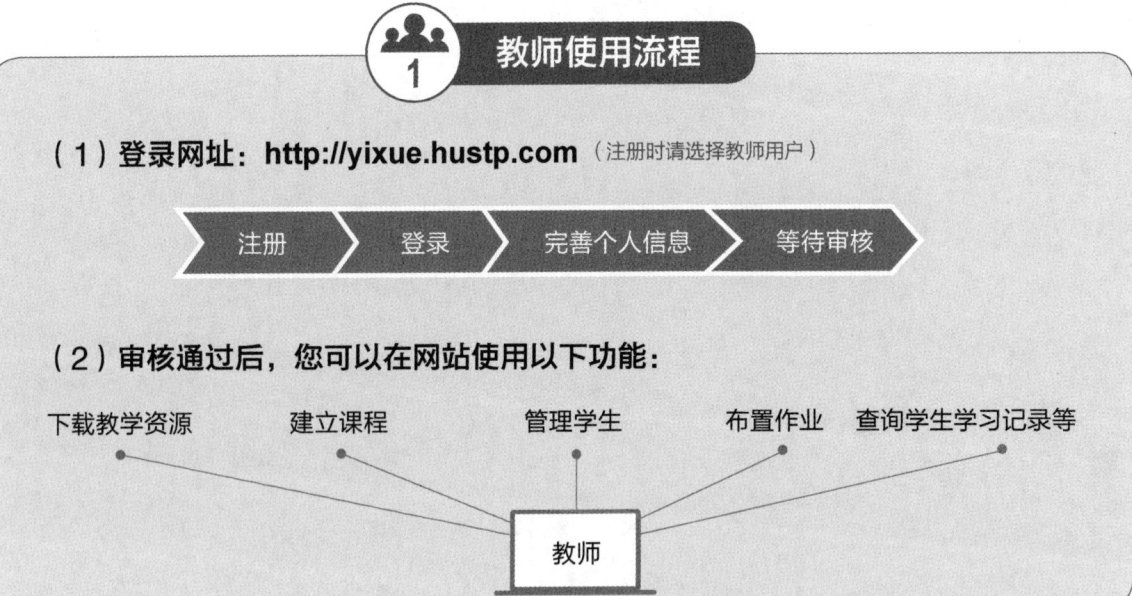

注册 ▷ 登录 ▷ 完善个人信息 ▷ 等待审核

（2）审核通过后，您可以在网站使用以下功能：

下载教学资源　　建立课程　　管理学生　　布置作业　查询学生学习记录等

教师

2 学员使用流程

（建议学员在PC端完成注册、登录、完善个人信息的操作）

（1）PC 端操作步骤

① 登录网址：http://yixue.hustp.com（注册时请选择普通用户）

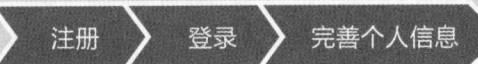

注册 ▷ 登录 ▷ 完善个人信息

② 查看课程资源：（如有学习码，请在个人中心-学习码验证中先验证，再进行操作）

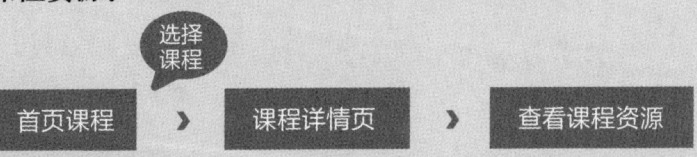

选择课程

首页课程 ▷ 课程详情页 ▷ 查看课程资源

（2）手机端扫码操作步骤

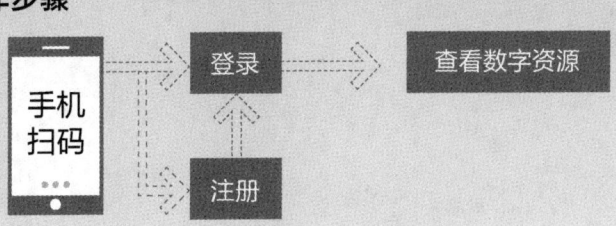

手机扫码　→　登录　→　查看数字资源

注册

前言

为响应高等职业教育"三教"改革之教材改革的号召，本着"以学生为中心，以能力为本位，以岗位项目为导向，以服务就业为宗旨"的理念，着力编写一本"学生够用，教师好用"的优秀教材，特编写了这本《临床医学概论》教材。本教材主要供高职高专药学及其他医学技术相关专业学生使用。因适用对象为高职高专非临床医学专业学生，学生毕业后并不直接从事临床工作，所以在编写过程中，一方面主要是针对临床知识的普及，以介绍常见病、多发病及急诊疾病为主，简化理论知识的阐述，力求浅显易懂，强调知识的实用性，紧扣专业要求，突出专业性和岗位需要，同时参考相关职业资格考试大纲和专业岗位对临床医学知识的要求并查阅了后续其他专业课的相关内容，突出了人才培养的针对性；另一方面，兼顾知识的系统性、完整性，关注学生职业生涯和可持续发展的需要。据此制订了编写大纲和内容，在内容的选取上既满足专业要求又避免了与专业课内容完全重复，做到了详略得当。

本教材共分为6篇25章，包括绪论、诊断学基础、急诊疾病、常见系统疾病、妇产科及儿科常见疾病、传染性疾病及皮肤病。教材承前启后，吸纳同类教材优点，同时进行创新，体现教材特色，注重科学、严谨、实用，文字精练、规范。为了突出与药学、医学技术类专业的密切联系，增强教材的实用性和体现教材特色，本教材将常见病、多发病的诊断和治疗原则紧密与近5年诊疗指南相结合。在教学中各专业可根据专业要求进行取舍。本教材同时介绍了近年来临床医学领域中的一些新进展，以拓展读者知识面。每章开头的教学目标使读者了解该章主要内容和学习目标，为拓展读者知识面，提高读者学习兴趣，正文中设有案例，还穿插了知识链接，增强教材的趣味性，为增强"三全育人"效果，全书引入了大量课程思政内容，体现教材特色。章后有目标检测。

本教材由集体编写而成，各编者完成初稿后，经编者互审、副主编审稿、主编审稿，最后由主编统一整理、定稿。教材内容、插图和其他信息资源参考了国内各种版本的《临床医学概论》《诊断学》《内科学》《外科学》《妇产科学》《儿科学》《传染病学》及其他相关书籍、疾病诊疗指南和网站，在此一并深表谢意！

在编写过程中，除得到各参编单位和华中科技大学出版社的大力支持外，还得到了各位审稿专家的指导，在此一并致谢！

由于教材篇幅较大，涉及面广，加之编者水平有限，疏漏之处在所难免，敬请广大读者提出宝贵意见，并批评指正，以使本教材进一步完善和提高。

编　者

目录

第一篇

绪 论

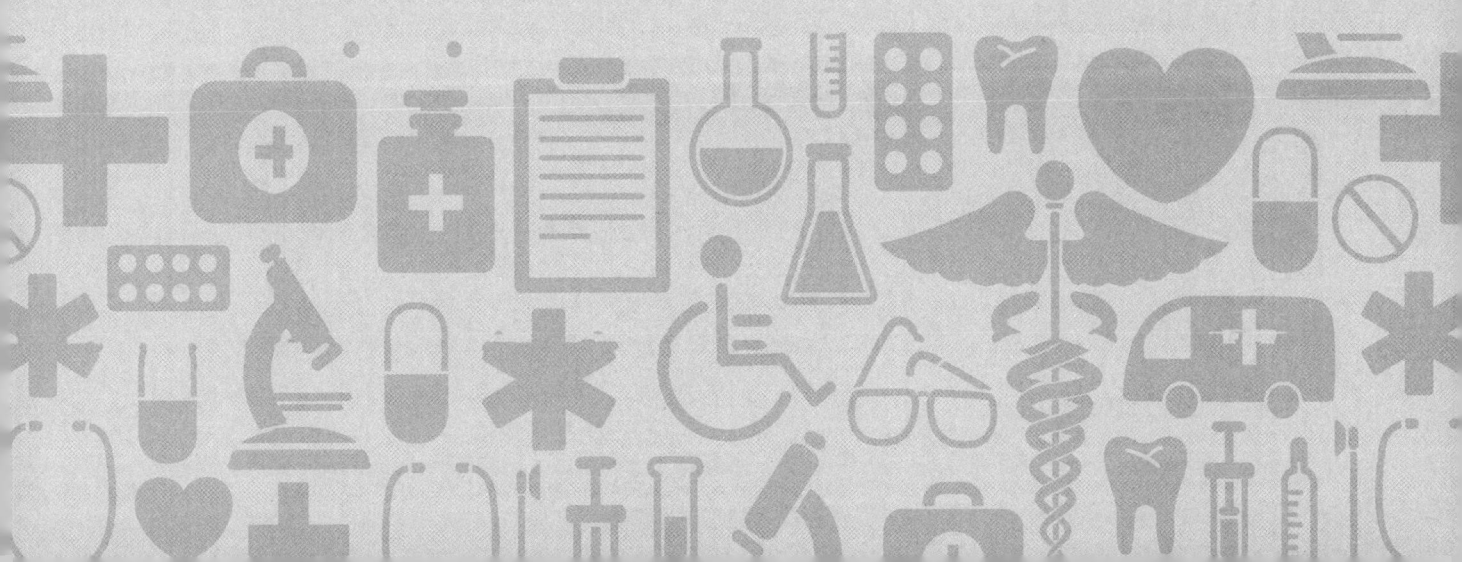

第 1 章

临床医学与药学、医学技术类专业的关系

第 1 节　临床医学概论的范畴

医学（medicine）是研究人类健康与疾病的科学，是在人类为求生存和发展的过程中与危害健康的各种因素斗争中产生和发展起来的。按研究的对象和任务的不同，医学可分为基础医学、临床医学和预防医学三个部分。随着人类的进步，医学日渐具有更为丰富的内涵，从治疗疾病发展到预防疾病，从保护人群健康发展到更主动地促进健康。临床医学（clinical medicine）是研究诊断、治疗和预防各种疾病的学科群，在现代医学中居于重要地位，其内容丰富、领域宽广，涉及诸多学科。

临床医学概论（introduction to clinical medicine）是一门对临床医学各科常见病、多发病的病因和发病机制、临床表现、辅助检查、诊断要点、治疗要点、预防与预后等进行概要性描述的专业基础课程，其基本内容涉及内科、外科、妇产科、儿科、急诊医学科、传染科、精神科、五官科、皮肤科等各科的常见病、多发病。各科疾病的诊断以诊断学的基本理论、基础知识和基本技能作为基石。通过学习这门课程，学生可从中找到其与本专业的衔接点，为学好本专业知识打下坚实的基础。

第 2 节　临床医学的概念和性质

临床医学是医学中研究疾病的诊断、治疗和预防的各专业学科的总称，是直接面对疾病和患者，从整体出发研究疾病的病因、发病机制和病理过程，进而明确诊断，通过治疗和预防以减弱疾病症状、减轻患者痛苦、恢复患者健康的一门应用学科。

临床医学与基础医学、预防医学共同组成了现代医学。临床医学是在实践中发展起来的，是传统医学的主体，也是现代医学科学的核心。医学中许多重大的问题往往首先是由临床医生提出来的，人们对疾病的临床表现的认识，也总是先于对疾病的病因、发病机制等基础医学的认识。临床医学在历史和认识上都早于基础医学，这也是它与其他应用科学显著的区别之一。20 世纪 70 年代对军团病（嗜肺性军团病杆菌感染）的发现和 20 世纪 80 年代对获得性免疫缺陷综合征（AIDS）的发现等，都是如此。因此，临床医生在应用已知理论治病救人的同时，应该抓住每一次科学发现的机会，不断探索和实践，因为每一次发现都是医学进步的积累。

第 3 节　临床医学的发展

一、"西医"医学起源

医学是一门古老而基本的科学，贯穿整个人类发展史。古代文化中心埃及、巴比伦、印度和中国是古代医学的发源地。公元前 600—公元前 200 年，古希腊人汲取埃及和亚洲文化产生古希腊医学，后来罗马以及欧洲在古希腊医学的基础上发展出今天的西方医学，简称"西医"。

二、古代医学的发展

16世纪以前,人们运用朴素唯物主义思想,通过对生命和疾病现象的大量观察和综合概括,建立科学的人体观和疾病观,战胜了鬼神致病的异端邪说,使医学从巫术中解脱出来,上升为初步的科学。这一阶段的代表成果主要有中国医学的"阴阳五行学说"、希腊医学的"四体液病理学说"等。这种"小宇宙"人体观是人类对自身理性认识的一次创造。

16世纪以后,人们应用机械唯物论自然观和还原论方法论,采用实验分析的方法,借助近代自然科学技术的重大成就,对人体的结构与功能、疾病的症状与机制,在器官、组织和细胞层次上进行了卓有成效的研究,这使人类对人体和疾病的认识深入到内部属性上,大大地提高了人类对人体和疾病的认识水平,实现了人类对自身理性认识的第二次飞跃。这一阶段的代表成果主要有比利时的"人体结构"、英国的"血液循环"、意大利的"疾病的原理和病因"等。

三、现代医学的发展

19世纪以后,人们吸收应用唯物辩证法之精髓,融合多项科学技术于一体,提出了"人-自然-社会"系统观,强调"局部与整体、微观与宏观、内因与外因、人体与环境"之辩证统一,实现了人类对自身理性认识的第三次飞跃。"细胞学说""达尔文进化论""能量守恒与转化定律"为医学科学的发展提供了动力。医学出现了细胞病理学、细菌学、药理学、实验生理学、诊断学、外科学、预防医学、护理学等学科。

20世纪,现代物理学、化学等学科的发展为生命科学的发展创造了良好条件,人们开始向恶性肿瘤、病毒性疾病和衰老等发起猛烈攻击。20世纪50年代后发展起来的分子生物学、免疫学、遗传工程学等使医学研究从细胞水平向分子水平迈进。

20世纪70年代,美国医学家恩格尔提出生物-心理-社会医学模式,即从生物学、心理学和社会学三个方面综合考察人类的健康和疾病问题,弥补了单纯从生物学角度考察的缺陷,对医学事业发展产生了深远影响。20世纪90年代,循证医学新概念的引入推动了临床医学思维方法的更新转变。

20世纪,医学虽然取得了巨大的成就,但是人类仍然有许多严重健康问题,如心脑血管疾病、恶性肿瘤、糖尿病等仍是目前严重威胁人类健康的主要问题。要解决这些棘手的问题,需要全社会进一步解放思想、转变观念、创新工作方式,需要各类科技人员坚持不懈的努力和先进科学技术的大力支撑。

第4节　学习临床医学概论的目的、要求和方法

一、学习目的

学习临床医学概论是为了诊治疾病和保障健康,掌握医学的基础知识和技能,培养科学的临床思维方法,为学习后续课程和进入临床实践打下坚实的理论基础。医务人员的服务对象是患者,因此,学习临床医学概论的首要问题是牢固树立起"一切为了患者"的思想和培养高尚的医德,仔细探索心理、社会因素和疾病对患者的影响,正确而及时地做出诊断,进行合理的防病治病。

二、学习要求

在学习临床医学的过程中,既要重视基础知识的学习和基本技能的训练,还要与临床实践紧密结合,循序渐进,持之以恒,不断总结。

学会诊断学的基本临床操作技能,能够采集完整、可靠的病史,完成全面、系统、规范的体格检查,借助实验室检查和辅助检查,对疾病做出正确的诊断。

培养临床思维方法和分析解决问题的能力。学会理论联系实际,基础知识与专业知识相结合。能够利用各种临床资料进行逻辑分析和综合评价。熟悉各科常见病、多发病的诊断和治疗原则。

树立预防观念,能够采取预防措施。在了解临床常见病的病因及发病机制的基础上,能运用已掌握的医学基础知识开展健康教育,并能制订相应的有效措施,达到预防为主的目的。

加强自学能力的培养。医学科学的发展日新月异,只有不断学习才能接受新理论和更新自己的知识。因此,养成良好的学习习惯,掌握有效的学习方法,才能为今后的学习和深造打下良好的基础。

树立良好的医德和医风。高尚的品德素质是合格医生的灵魂。临床实践中医生必须尊重患者，以高度的责任感、同情心为患者服务。培养敬畏生命、尊重科学、逻辑严谨的行医理念。保证诊治的及时性、准确性、有效性，从而实现医学价值。

三、学习方法

首先应培养对本课程学习的浓厚兴趣，熟悉本教材的结构体系脉络，了解课程组块（如"教学目标""知识链接""案例""课堂互动""目标检测"及"课程思政"等）在各篇章中的地位和作用；其次要紧扣药学类专业岗位、执业医师和执业药师考试大纲对药学综合知识与技能的要求，熟练掌握各篇章的知识点和技术方法，通过不断地反复学习与实践锻炼，拓宽自己的视野，实现自身的升华；最后要做到理论联系实际，务求学以致用，要积极开动脑筋，创新思维，紧密联系工作实际、生活实际和社会实际，提高学习的自觉性和主动性。

课堂互动：临床医学概论的学习方法主要有哪些？

→ **目标检测**

课堂互动答案　　目标检测答案

一、单项选择题

1. 医学是研究人类（　　）的科学，是在人类为求生存和发展的过程中与危害健康的各种因素斗争中产生和发展起来的。

A. 健康与疾病　　　　B. 生命　　　　　　C. 新陈代谢　　　　D. 机体

2. 按研究的对象和任务的不同，医学可分为（　　）三个部分。

A. 基础医学、临床医学和预防医学　　　　B. 基础医学、应用医学和预防医学

C. 理论医学、实验医学和预防医学　　　　D. 中医医学、西医医学和预防医学

3. 20 世纪 70 年代，美国医学家恩格尔提出（　　）医学模式主张。

A. 生物-心理-社会　　B. 机体-心理-社会　　C. 自然-心理-社会　　D. 人-心理-社会

4. 要促使学生学好临床医学概论，老师首先应培养和激发学生对本课程学习的（　　）。

A. 浓厚兴趣　　　　B. 价值　　　　　　C. 目标　　　　　　D. 目的

5. 学习临床医学概论的首要问题是牢固树立起（　　）的思想和培养高尚的医德。

A."一切为了患者"　B."一切为了人类"　C."人本"　　　　　　D."我为人人"

二、多项选择题

1. 临床医学概论是一门对临床医学各科（　　）的病因和发病机制、临床表现、辅助检查、诊断要点、治疗要点及预防与预后等进行概要性描述的专业基础课程。

A. 常见病　　　B. 多发病　　　C. 慢性病　　　D. 急性病　　　E. 传染病

2. 医者应当仔细探索（　　）对患者的影响，正确而及时地做出诊断，进行合理的防病治病。

A. 心理　　　　B. 社会因素　　C. 肺炎实变期　　D. 胸腔积液　　E. 疾病

3. 20 世纪 50 年代后发展起来的（　　）等使医学研究从细胞水平向分子水平迈进。

A. 分子生物学　B. 免疫学　　　C. 遗传工程学　　D. 量子学　　　E. 胶体化学

4. 保证诊治的（　　），从而实现医学价值。

A. 及时性　　　B. 准确性　　　C. 有效性　　　D. 到位　　　　E. 认真

5. 医者必须树立良好的（　　），高尚的品德素质是合格医生的灵魂。

A. 医德　　　　B. 品德　　　　C. 世界观　　　D. 性格　　　　E. 医风

（陈辉芳）

第 2 章

临床常用治疗方法

教学目标

1. 掌握临床常用治疗方法。
2. 熟悉与药物有关的治疗方法。
3. 了解非药物治疗的方法。

临床常用治疗方法分为中医治疗方法和西医治疗方法两大类,中医治疗方法主要包括中药治疗、穴位贴敷、针刺疗法、刮痧疗法、艾灸疗法等,西医治疗方法主要有药物疗法、物理疗法、手术疗法(软镜、腔镜)、心理疗法、基因疗法等。

另外,康复医学上常用的治疗方法主要有理疗法、体疗法、言语治疗法、作业治疗法、康复医学工程疗法、传统疗法等。

其他的治疗方法还有运动疗法、物理疗法、饮食疗法、心理疗法(包括谈心、精神分析、催眠暗示等,专治心因性或社会因素引起的疾病)和自然疗法(依靠食物、空气、水、阳光等来增强体质,恢复健康)等。

第 1 节　中医常用治疗方法

中医常用治疗方法分为外治法和内治法,按采用的手段可分为物理的、化学的、生物的、精神的、综合的五大类。具体如下。

外治法:包括针刺法、艾灸法、拔罐法、推拿法、按摩法及刮痧法等。通过良性的物理刺激,疏通脏腑经络的气血,以达到阴阳平衡的功效。

内治法:根据舌苔、脉象、症候进行辨证分析后,按中草药的性味、归经,以君、臣、佐、使进行配伍组方,可以水煎内服或者加工成丸、散、颗粒、膏方等剂型后服用。内治法最著名的有"汗、吐、下、和、温、清、消、补"八法。不论是以上哪种方法,其理论依据都是中医阴阳五行,在辨证论治的基础上进行的,也就是说,需要根据患者不同的情况来采用不同的治疗方法。比如一个风寒感冒的患者,治疗原则是解表散寒,中成药可以选用通宣理肺丸,中药汤剂可以选用荆防败毒散,针刺可以选取风池穴、合谷穴、曲池穴,艾灸、拔罐可以选择肺俞穴、大椎穴,刮痧可以选取足太阳膀胱经的背部循行部分。

中医还有颇具特色的极其重要的治疗思想。例如,在治疗中强调营养为主、精神为主、预防为主、整体为主等。近年来,在中西医结合过程中,中医治疗方法大放异彩,在方药分析、病症研究和思想探讨等方面都取得了很多成果。

1. 中药治疗　中药治疗是最常用的中医治疗方法,主要是根据患者的具体情况来对症下药,不同的方药能起到不同的作用。比如部分尿路结石就可以通过中药治疗,适当服用一些化石的中药,多喝水,可以不用西医的手术治疗,就能康复。

2. 穴位贴敷　穴位贴敷是将中药制成贴剂,并贴敷于局部穴位之上的治疗方法。药物通过皮肤透入身体内部,来达到治疗五脏六腑的目的,需要长时间进行。具体来说,中药穴位贴敷是中草药以及中医外治、穴位外治相结合的产物。本法是使用姜汁、醋、蜂蜜、酒等制成特定中草药,贴敷在体表,达到防病治病的目的。本法通过经络、穴位传导,把中草药作用传达到病灶,产生防病治病效果,本法可治疗慢性病、养生、保健、预防疾病。

穴位贴敷是常用的冬病夏治方法,临床实践发现,穴位贴敷对慢性支气管炎、风湿、骨关节疾病、妇科疾病、儿科疾病有很好的效果。

3. 针刺治疗 针刺治疗是通过对局部穴位进行针刺来治疗疾病的方法。针刺疗法是以中医理论为指导,运用针刺穴位来防治疾病的一种方法。针刺疗法具有适应证广、疗效明显、操作方便、经济安全等优点,深受广大群众和患者欢迎。

根据针具的不同形制、用途、刺激方式等,针刺疗法主要有以下几种。

(1)毫针疗法:用毫针(包括芒针)刺入皮内。

(2)皮肤针疗法:用多支短针浅刺人体皮肤。

(3)皮内针疗法:以特制的小型针具固定于穴位的皮内或皮下,进行较长时间埋藏。

(4)火针疗法:用特制的针,将针尖用火烧红,迅速刺入人体的一定穴位或部位以治疗疾病。

(5)水针疗法:又称穴位药物注射法,用注射针刺入皮肤后,推注相应药物治病。

(6)鍉针疗法:用鍉针按压经络穴位治病。

(7)电针疗法:以毫针刺入穴位后,针柄通电流,以加强刺激。

(8)刺络疗法:用三棱针刺血络以放血治病。

(9)圆利针疗法:用圆利针点刺体表或挑刺皮下组织。

针刺疗法作为我国古老的保健疗法,已有两千多年的运用经验,因其疗效显著,已经在世界各地广为人们所接受。它是根据中医理论,采用毫针对人体的穴位进行直接的刺激,在增强身体机能、疏通经络、调和阴阳、扶正祛邪、防病治病等方面具有相当不错的医疗保健作用。

4. 刮痧疗法 刮痧疗法以中医经络穴位理论为指导,通过特制的刮痧器具和相应的手法,蘸取一定的介质,在体表进行反复刮动、摩擦,使皮肤局部出现红色粟粒状或暗红色出血点等"出痧"变化,从而达到活血透痧的作用。因具有简、便、廉、效的特点,刮痧疗法在临床应用广泛,适合医疗及家庭保健,还可配合针灸、拔罐、刺络放血等疗法使用,加强活血化瘀、驱邪排毒的效果。

刮痧疗法具有调气行血、活血化瘀、舒筋通络、驱邪排毒等功效,已广泛应用于内科、外科、妇产科、儿科的多种病症及美容、保健领域。刮痧疗法尤其适合疼痛性疾病、骨关节退行性疾病(如颈椎病、肩周炎)的康复;对于感冒发热、咳嗽等呼吸系统病症,临床可配合拔罐应用;对于痤疮、黄褐斑等损容性疾病,可配合针灸、刺络放血等疗法;还适用于亚健康、慢性疲劳综合征等疾病的防治。

5. 艾灸疗法 艾灸疗法是通过燃烧艾条对局部进行熏蒸的一种治疗方法。艾条的药力可以通过热灸的方式传达到身体之中,尤其是通过经络进行传导,可以疏通经络,帮助身体祛除湿寒之气。

艾灸疗法是中医学的重要组成部分,也是传统医学中古老的医疗方法之一。灸法对百余种疾病有较好的疗效,历史上曾广泛应用于临床,为中华民族的繁衍昌盛做出了巨大贡献。

灸法是随着火的应用而产生,并在其应用实践中不断发展的。灸法究竟是何时由何人发明的已经无从考证。但是,可以肯定地说,早在春秋战国时期,以艾灸治病就已经很流行了。可以看到的艾灸治病的医案不是记录在医书当中的,而是记录在史书《左传》中的。公元前581年,晋景公得了一场大病,于是请当时的名医,秦国太医令医缓来医治。医缓检查晋景公的疾病后说:"疾不可为也,在肓之上,膏之下,攻之不可,达之不及,药不至焉。"晋朝杜预注解,"攻"指艾灸,"达"指针刺。这段文字是说,医缓认为晋景公的病治不好了,因为病位于"肓之上,膏之下",既不能艾灸,也不能针刺,吃药也治不了。这也是成语"病入膏肓"的来历。虽然医缓没治好晋景公的病,但是我们可以看到在战国时期,艾灸就是一种重要的医疗手段了。

艾灸疗法是一种独立的治疗保健方法,起源于中国原始社会,人们利用火以后,被火灼伤,发现火具有治病、疗伤的效果而逐渐产生的治疗方法。

艾灸疗法的发明来源于北方。在医学专著中,最早见于《素问·异法方宜论》:"北方者,天地所闭藏之域也,其地高陵居,风寒冰冽,其民乐野处而乳食,脏寒生满病,其治宜灸炳,故灸炳者,亦从北方来。"说明灸法的应用,同寒冷的生活环境有密切关系。

所谓艾灸疗法,是利用艾叶作原料,制成艾绒,在一定的穴位上,用各种不同的方法燃烧,直接或间接地施以适当温热刺激,通过经络的传导作用而达到治病和保健目的的一种方法。在历代的针灸著作中,多数将针刺与艾灸并列论述,但由于灸法对人体易产生灼伤,故灸法逐渐失传。近几年由于中医养生文化重新兴起,人们又重视起具有神奇疗效的艾灸疗法。尤其是现代艾灸疗法的出现,从根本上解决了传统的艾灸疗法的燃烧及污染环境、操作不便、易灼伤患者等难题,使中国博大精深的艾灸疗法的普及成为可能。

6. 拔火罐 拔火罐是常见的中医治疗方法,同时也是一种良好的养生疗法,这种治疗方法操作简单,原理与刮痧相似,都是通过刺激局部的经络以及穴位来进行治疗。操作时是以罐为工具,利用燃火、抽气等方法产生负压,使罐吸附于体表,造成局部瘀血,以达到通经活络、活血行气、消肿止痛、祛风散寒等作用。

拔火罐在古代中国有着悠久的历史,早在成书于西汉时期的帛书《五十二病方》中就有关于"角法"(类似于后世的火罐疗法)的记载。而国外的古希腊、古罗马时代也曾经盛行拔火罐。目前拔火罐常用的罐具种类较多,有竹罐、玻璃罐、抽气罐等。

7. 手术疗法 手术疗法是中医的一种外科治疗方法,是应用器械或药物,并以熟练的手法施术于患者,从而达到解除病痛目的的治疗方法。它广泛应用于外科、妇科、眼科、耳鼻喉科等,是中医学治疗的重要组成部分,也是临床医生应该掌握的治疗方法之一。由于疾病不同,方法各异,常用的中医特色手术疗法有切开法、烙法、砭镰法、挂线法、结扎法等,可应用于疮疡、皮肤病、肛门病,手术操作时必须严格消毒,局部麻醉,并注意出血、刀晕等。

手术疗法源远流长,《山海经》中即有用箴(针)切开痈肿引流的记述。以后历代均有关于手术及其方法的描述。至清代,手术疗法已趋于完善,而且在《外科图说》中记载了适用于各个部位的手术器械,如大、中、小匕,三棱针,柳叶刀,过肛筒,弯刀等,体现了手术水平的提高和方法的完善。

目前,中医又吸取消毒、灭菌、麻醉、输血等现代科学知识,并对古代的手法进行深入研究,不断充实和发展,使手术疗法更趋完善,提高了手术成功率,减少了并发症,成为中医临床治疗疾病的重要手段。

第 2 节　西医常用治疗方法

西医治疗方法特别是现代西医治疗方法,门类广泛,发展迅速。大体可归纳为五类:①药物疗法:运用最早最普遍。②物理疗法:发展极为迅速。在 X 线被发现后的第二个月,X 线便被用于治疗乳腺癌,放射治疗现已成为抑制恶性肿瘤的主要方法之一,高 LET 射线中快中子、负 π 介子及轻原子核最近也已投入临床治疗。放射性核素早已用于治疗甲状腺功能亢进症和癌症。③手术疗法:手术疗法能解除的病症日趋增多。尤其是早期肿瘤,手术切除效果最好。传统采用内科治疗的冠心病等,也可用外科冠状动脉搭桥术治疗。器官移植、人工脏器的研制等也已在临床大量开展。为美容而手术整容者越来越多。④心理疗法:包括谈心、精神分析、催眠暗示等,专治心因性或社会因素引起的疾病。心理疗法越来越受到重视。⑤其他:某些遗传病已能通过基因工程技术加以治疗。介入性放射学技术可以治疗癌症和血管狭窄性疾病。音乐疗法能够代替麻醉,目前有成功地用于拔牙和治疗躁狂型精神病及忧郁症等的案例。自然疗法是依靠食物、空气、水、阳光等来增强体质,恢复健康。激光辐射疗法也成为新的治癌手段。超声波被成功地用于理疗,粉碎肾、胆结石及牙石等,磁疗能够治疗 50 多种疾病,这些疗法均安全无创伤。红外线、微波、电灼及低温等都加入了治疗学行列。现分别介绍如下。

1. 药物疗法

（1）概念：药物疗法是用药物对人体疾病进行预防、治疗的方法，也包括计划生育、杀灭病原体等。成千上万种药物可使人类抵御疾病，延长寿命。根据疾病谱和病情的不同，药物治疗包括针对病因、缓解症状、辅助支持等方面。

（2）药物疗法的范围及特点。

由于科技飞速发展，药物疗法日新月异，其范围大致如下：①抗感染：抗生素和磺胺类药物能对抗细菌、病毒等微生物所致的各种疾病。②抗肿瘤：恶性肿瘤的非手术治疗主要靠细胞毒药物治疗，特别是针对白血病有效。③抗免疫反应：肾上腺糖皮质激素类药物抑制免疫反应，可治疗多种变态反应性疾病。④解毒：各种解毒剂对食物、重金属、化学物质等中毒有一般和特异的解毒作用。⑤补充体内缺乏物质：补充铁、镁、钾、碘等元素，维生素，胰岛素和甲状腺激素等内分泌激素，以维持代谢平衡。⑥改变机体功能状态：如解热镇痛，消除平滑肌痉挛，升、降血压，利尿强心，镇静催眠，抑制腺体分泌，抗焦虑或忧郁，调节免疫功能等。药物疗法的治疗方式多种多样：可单一给药，或联合给药；可短期冲击给药，或终生替代用药；可以口服，皮下、肌内、静脉注射，甚至向脏器内直接注射，也可以外用，灌肠，超声雾化吸入或支气管内滴入等。绝大多数疾病可经药物疗法而被抑制，但需警惕药物的副作用、配伍禁忌和毒性反应，或产生抗药性而不起效。如果与手术、放射治疗、理疗以及护理等紧密结合起来，该法会发挥更大的作用。

2. 物理疗法

（1）概念：物理疗法是指应用自然界和人工的物理能量来防治疾病的方法。有电、光、水、磁、声、热、按摩、冷冻等多种形式。主要疗效：①促进血液循环，改善局部组织的营养，提高细胞组织的活力，加快病理和代谢产物的吸收或排出，促使伤口愈合，消除炎症。②对神经系统可起抑制和兴奋作用，前者能镇静、止痛和缓解痉挛，抑制大脑皮层中的病理兴奋灶；后者有助于治疗神经麻痹、知觉障碍、肌无力、肌肉萎缩等疾病。③提高机体调节体温和心血管系统的能力，增强抵御疾病和适应环境变化的能力。

（2）适应证：应选择适当的物理疗法，针对性地治疗某种病症，物理疗法适用范围包括各种炎症、神经系统疾病、心血管疾病、骨伤科疾病等。

（3）禁忌证：严重的心脏病、动脉硬化、有出血倾向、恶病质及可刺激肿瘤细胞生长的物理因素，均属禁用范围。

3. 手术疗法 手术疗法是指应用外科手术的方法对病损器官或对某些具有形态缺陷的器官进行切除、修补或替换，它可以有效地减轻或改善某些遗传病的症状，减轻患者痛苦。手术矫正是手术治疗的主要手段，可通过手术对遗传病所产生的畸形进行矫正、修补或切除。

4. 心理疗法 心理疗法在临床上多种多样，主要包括精神分析疗法、人本主义、认知行为疗法，这是心理治疗的三大治疗技术。

精神分析疗法主要帮助患者识别潜意识、人格结构的内容，包括患者幼年时成长的经历，通过表达内心体验，得到有效的治疗。

人本主义主要以患者为中心，帮助患者审视内心的体验，与患者共情，最终帮助患者从内心的痛苦体验中走出，达到治疗目的。

认知行为疗法主要帮助患者通过改善不合理认知，建立认知体系，或通过行为训练的方法，帮助患者改善内心的体验，达到认知重建，最终取得良好的治疗效果。

除了上述三大治疗技术以外，也有其他治疗技术，如音乐疗法、沙盘游戏、叙事疗法，还有焦点解决心理问题等治疗方法，治疗效果良好。

5. 其他 主要介绍基因治疗。

基因治疗（gene therapy）是指将外源正常基因导入靶细胞，以纠正或补偿缺陷和异常基因引起的疾病，以达到治疗目的的方法。其中也包括转基因等方面的技术应用，也就是将外源基因通过基因转移技术插入患者的适当受体细胞中,使外源基因制造的产物治疗某种疾病。从广义上说,基因治疗还可包括从 DNA 水平采取的治疗某些疾病的措施和新技术。

遗传病的基因治疗是指应用基因工程技术将正常基因引入患者细胞内,以纠正缺陷基因而根治疾病。纠正的途径既可以是原位修复有缺陷的基因,也可以是用有功能的正常基因转入细胞基因组的某一部位,以替代缺陷基因来发挥作用。基因是携带生物遗传信息的基本功能单位,是位于染色体上的一段特定序列。将外源基因导入生物细胞内必须借助一定的技术方法或载体,基因转移的方法分为生物学方法、物理方法和化学方法。腺病毒载体是基因治疗常用的病毒载体之一。基因治疗主要是治疗那些对人类健康威胁严重的疾病,包括遗传病(如血友病、囊性纤维病、家族性高胆固醇血症等)、恶性肿瘤、心血管疾病、感染性疾病(如艾滋病、类风湿关节炎等)。基因治疗与常规治疗方法不同:一般意义上疾病的治疗针对的是因基因异常而导致的各种症状,而基因治疗针对的是疾病的根源——异常的基因本身。

基因治疗的靶细胞主要分为两大类,即体细胞和生殖细胞,如今开展的基因治疗只限于体细胞。生殖细胞的基因治疗是将正常基因直接引入生殖细胞,以纠正缺陷基因。这样,不仅可使遗传疾病在当代得到治疗,而且还能将新基因传给患者后代,使遗传病得到根治。但生殖细胞的基因治疗涉及问题较多,技术也较复杂,因此,如今主要采用体细胞进行基因治疗。体细胞应该是在体内能保持相当长的寿命或者具有分裂能力的细胞,这样才能使被转入的基因有效地、长期地发挥"治疗"作用。因此干细胞、前体细胞都是理想的转基因治疗靶细胞。以如今的观点看,骨髓细胞是唯一满足以上标准的靶细胞,而骨髓的抽取,骨髓细胞体外培养、再植入等所涉及的技术都已成熟;另外,骨髓细胞还构成了许多组织细胞(如单核巨噬细胞)的前体。因此,不仅一些涉及血液系统的疾病,如腺苷脱氨酶(ADA)缺乏症、珠蛋白生成障碍性贫血、镰状细胞贫血、慢性肉芽肿病(CGD)等以骨髓细胞作为靶细胞,而且一些非血液系统疾病,如苯丙酮尿症、溶酶体贮积病等也都以骨髓细胞作为靶细胞。除骨髓细胞以外,肝细胞、神经细胞、内皮细胞、肌细胞也可作为靶细胞来研究或实施转基因治疗。

(1)生殖细胞基因治疗(germ cell gene therapy):将正常基因转移到患者的生殖细胞(精细胞、卵细胞、中早期胚胎)使其发育成正常个体,显然,这是理想的方法。实际上,这种靶细胞的遗传修饰至今尚无实质性进展。基因的这种转移一般只能用显微注射,然而效率不高,并且只适用于排卵周期短且排卵次数多的动物,难适用于人类。而在人类中实行基因转移到生殖细胞,并世代遗传,又涉及伦理学问题。因此,就人类而言,多不考虑生殖细胞的基因治疗途径。

(2)体细胞基因治疗(somatic cell gene therapy):将正常基因转移到体细胞,使之表达基因产物,以达到治疗目的。这种方法的理想措施是将外源正常基因导入靶体细胞内染色体特定基因座位,用健康的基因确切地替换异常的基因,使其发挥治疗作用,同时还需减少随机插入引起新的基因突变的可能性。对特定基因座位进行基因转移,还有很大困难。

体细胞基因治疗采用将基因转移到基因组上非特定座位的方法,即随机整合。只要该基因能有效地表达出其产物,便可达到治疗的目的。这不是修复基因结构异常而是补偿异常基因的功能缺陷,这种策略易于获得成功。基因治疗中作为受体细胞的体细胞,多采用离体的体细胞,先在体外接受导入的外源基因,在有效表达后,将其输回到体内,这也就是间接基因治疗法。

体细胞基因治疗不必矫正所有的体细胞,因为每个体细胞都具有相同的染色体。有些基因只在一种类型的体细胞中表达,因此,治疗只需集中到这类细胞上。其次,某些疾病,只需少量基因产物即可改善症状,不需全部有关体细胞都充分表达。

1991 年,我国科学家进行了世界上首例血友病 B 的基因治疗临床试验,已有 4 例血友病患者接受了基因治疗,治疗后体内Ⅸ因子浓度上升,出血症状减轻,此法取得了安全有效的治疗效果。随后,我国科学家利用胸腺激酶基因治疗恶性脑胶质瘤治疗方案获准进入Ⅰ期临床试验,初步的观察表明,生存期超过 1 年者占 55%,其中 1 例生存期已超过三年半,至今仍未见肿瘤复发。此外,采用血管内皮生长因子治疗外周梗死性下肢血管病的基因治疗方案也已获准进入临床试验。我国已有 6 个基因治疗方案进入或即将进入临床试验。

尽管基因治疗研究已经取得了不少进展,但仍处于初期临床试验阶段,还不能保证稳定的疗效和安全性。尽管存在许多障碍,但基因治疗的发展趋势仍是令人鼓舞的。或许正如基因治疗的奠基者所言的那样,基因治疗这一新技术将会推动 21 世纪的医学革命。

第 3 节　康复医学常用的治疗方法

康复医学常用的治疗方法包括药物治疗、物理治疗、作业治疗、言语治疗等。在临床中,康复医学所采用的医治手法比较多,有传统的保守康复治疗手法,如针灸、按摩等,也有现代康复治疗手段,如站立练习、均衡功能练习、肌力训练、手脚运动锻炼等,应综合运用。

1. 物理治疗　物理治疗是采用声、光、电、热能等各种物理因子进行治疗的方法。物理治疗就是通过物理的方法对人体疾病产生一定的治疗作用,还有一定的预防保健功效。物理治疗的范围很广,其中手法按摩治疗、针灸治疗、气功功法治疗、导引治疗、水疗都是传统中医所利用的物理治疗方法,而现代医学多利用电、光、磁、红外线、频谱仪辐射治疗等等,这些都是物理治疗的范畴,不同的物理治疗作用明显不同。比如电疗可以刺激软组织的活性,磁疗和热疗能促进软组织的血液循环,而超声波治疗以及微波辐射治疗能够对人体的细胞产生一定的影响。

2. 体育疗法　体育疗法简称体疗,是一种医疗性的体育活动,通过特定的体育活动来治疗疾病和恢复机体功能。体育疗法在预防医学、临床医学和康复治疗中占有很重要的地位。

早在数千年以前,体育运动在我国就已经作为健身、防病的重要手段之一而被广泛运用。《庄子·刻意》中主张"吐故纳新""熊经鸟申",说的是养生防衰要讲究呼吸运动,不断地呼出二氧化碳,吸进新鲜氧气;还要适当做仿生体育锻炼,模拟熊攀杠悬动,如鸟展翅伸体。我国唐代寿至 101 岁的大医学家、药王孙思邈对体育运动有极深的体会和感受,他认为运动可使"百病除行,补益延年,眼明轻健,不复疲乏"。远在春秋战国时期,人们就用导引术(即保健体操)来防治疾病,其后又有五禽戏(模仿虎、鹿、猿、熊、鸟五种禽兽动作的体操)、太极拳、八段锦等作为健身祛病的体育活动。这些体育活动成为古代劳动人民防治疾病的有效手段。随着时代的发展,中西医结合的应用,医疗体育也获得了突飞猛进的发展。

18 世纪法国启蒙思想家伏尔泰说过:"生命在于运动。"这是生命科学的基本规律。适当的体育运动不仅可增强体质,而且有助于癌症患者恢复健康。

癌症患者在经过多种治疗(如手术、放射治疗、化学治疗)后,一般身体都比较虚弱,其中相当一部分患者还并发各种后遗症,为了促使患者尽快恢复健康,除加强营养等治疗外,坚持有计划、有目的的体育锻炼也是至关重要的。现代医学研究和临床观察资料表明,我国古人创造的多种运动方式,如传统的导引术,以及五禽戏、八段锦、太极拳、易筋操等,在癌症患者的防癌保健过程中,能使患者对生活充满信心,使原先的症状缓解,而且,还能使癌症患者的生存期延长,有较好的辅助治疗作用。

体育疗法的对象为躯体或身心功能上有缺陷的人,包括慢性疾病患者、老年患者、残疾人和疾病恢复期患者等。一些疾病可由专门的体育运动方式来治疗,体育运动方式不仅要适合患者的病情,而且应和患者体力相结合。

3. 言语治疗　言语治疗指对各种原因所致言语-语言交流障碍患者,采用评估、分类和听说读写能力的针对性训练。语言康复训练的方法通常包括各种刺激法和交流能力训练法,具体如下。

(1)各种刺激法:患者如果出现失语或者语言功能障碍,可利用强的听觉刺激、适当的语言刺激、多途径的语言刺激以及感觉刺激等,加强患者语言方面的训练。

(2)交流能力训练法:让失语症患者最大限度地利用残存的交流能力,尽可能地与他人发生或建立有效联系,通常选用接近现实生活的训练材料,如实物、照片等,根据患者不同的交流水平采取适当的方式,调动患者的兴趣及训练动机,不仅要用口语,还要使用书面语、手势语、图画等代偿手段传递信息。

4. 作业治疗 作业治疗(occupational therapy,OT)作为康复医学的一个重要组成部分,是指有选择性和目的性地应用与日常生活、工作、学习和休闲等有关的各种活动,来治疗患者躯体、心理等方面的功能障碍的方法。其目的是使患者最大限度地恢复或提高独立生活和劳动的能力,使其作为家庭和社会一员过着有意义的生活。

2012年,世界作业治疗师联盟(简称WFOT)将作业治疗师定义为"Occupational therapy is a client-centred health profession concerned with promoting health and well being through occupation",即作业治疗师需要通过改变作业和环境,提高参与度来让人们完成他们想要做、需要做和被期待去做的作业活动。

作业治疗大致可分为日常生活活动(包括自我照料、家庭活动、睡眠活动)、工作/生产性活动(包括有偿工作、志愿/公益活动、学业活动)、娱乐休闲(如唱歌、跳舞、划船、棋艺、音乐鉴赏、演奏乐器等)。

5. 康复医学工程 应用电子、机械等材料和工艺为残疾人设计制作假肢、矫形支具等各种特殊辅助具进行治疗的方法。

6. 传统疗法 传统疗法包括按摩、针灸及各种拳、功、操等。

(1)按摩:一种适应证十分广泛的民间物理疗法,有正骨按摩、伤科按摩、小儿按摩、经络按摩、脏腑按摩、急救按摩、保健按摩、穴位按摩等。按摩又称推拿,是祖国医学宝库中最具特色的一种医疗保健方法。它是施术者用双手或肢体的其他部位,在受术者的体表一定部位或穴位上施以各种手法操作,以达到防病治病、延年益寿等目的的一种物理疗法,其以简单易学、便于操作、疗效显著、费用低廉、无毒副反应等特点而备受人们的喜爱。

早在秦汉时期,我国第一部医学专著《黄帝内经》中就有按摩疗法的论述,且在这一时期,我国第一部按摩专著《黄帝岐伯·按摩十卷》也问世了。当时的名医扁鹊、华佗等就用这种方法治疗了许多疾病。魏、晋、隋、唐时期,按摩治疗和按摩保健已十分流行,并传至朝鲜、日本、印度和欧洲。宋、金、元时期,按摩防治的范围更为广泛,涉及内、外、妇、儿各科疾病。及至明、清时期,在此基础上,按摩理论有了进一步的发展,尤其是用按摩方法治疗小儿疾病,形成了独特的体系。中华人民共和国成立后,在党的领导下,按摩疗法得到高度重视,人们挖掘整理了大量按摩文献资料,创办了各种按摩培训班,并在中医院校设立了按摩专业,编撰了按摩教材,进行了大量临床实践研究,使按摩疗法成为一种重要的治疗方法,并广泛应用于临床,为人类的健康做出了贡献。

回归自然的热潮席卷全球,按摩疗法再次被推崇为非药物疗法的代表,深受国内外各界人士的喜爱,且已成为人们追求绿色保健、提高生活质量的有效方法。

(2)针灸:针法和灸法的总称。针灸是一种中国特有的治疗疾病的手段。它是一种"内病外治"的医术,是通过经络、穴位的传导作用,以及应用一定的操作法,来治疗全身疾病的方法。针法指用刺针来治疗疾病,是在中医理论指导下把针具(通常指毫针)按照一定的角度刺入患者体内,运用捻转与提插等针刺手法来对人体特定部位进行刺激从而达到治疗疾病的目的。刺入点称为人体腧穴,简称穴位。根据最新针灸学教材统计,人体共有361个正经穴位。灸法是以预制的灸炷或艾草在体表一定的穴位上烧灼、熏熨,利用热的刺激来预防和治疗疾病。通常以艾草最为常用,故又称为艾灸,另有隔药灸、柳条灸、灯芯灸、桑枝灸等方法。如今人们在生活中经常用到的是艾条灸。

针灸是东方医学的重要组成部分之一,其内容包括针灸理论、穴位、针灸技术以及相关器具,在形成、应用和发展的过程中,具有鲜明的中华民族文化与地域特征,是基于中华民族文化和科学传统产生的宝贵遗产。2006年中国中医科学院申报的针灸被国务院列入第一批国家级非物质文化遗产代表性项目名录。

课程思政

培养良好的养生观

养生就是"治未病",是通过养精神、调饮食、练形体、慎房事、适寒温等各种方法去实现的,是一种综合性的强身益寿活动。中医养生主要有预防观、整体观、平衡观、辩证观。

其一,天人合一的养生观。

中医认为,天地是个大宇宙,人身是个小宇宙,天人是相通的,人无时无刻不受天地的影响,就像鱼在水中,水就是鱼的全部,水的变化,一定会影响到鱼,同样地,天地的所有变化都会影响到人。所以中医养生强调天人一体,养生的方法应随四时的气候变化,寒热温凉,做适当的调整。

其二,阴阳平衡的健康观。

阴阳平衡的人是最健康的人,养生的目标就是求得身心阴阳的平衡。阴就是构成身体的物质基础。阳就是能量,阴阳是相对的,凡是向上的、往外的、活动的、发热的都属于阳,凡是向下的、往里的、发冷的都属于阴。

身体之所以会生病是因为阴阳失去平衡,造成阳过盛或阴过盛,阴虚或阳虚,只要设法使太过的一方减少,太少的一方增加,使阴阳再次恢复原来的平衡,疾病自然就会消失于无形了。所以,中医养生高度强调阴阳平衡。

其三,身心合一的整体观。

中医养生注重的是身心两个方面,不但注重有形身体的锻炼保养,更注重心灵的修炼调养,身体会影响心理,心理也会影响身体,两者是一体的两面,缺一不可。

《黄帝内经》在开篇《上古天真论》中就提出了关于功能衰退和寿命的问题:"余闻上古之人,春秋皆度百岁而动作不衰,今时之人,年半百而动作皆衰者,时世异耶?人将失之耶?"

那些善于养生的人懂得如何避免身心受到伤害。他们知道如何通过正确的饮食和健康的生活方式避免疾病的侵害,从而获得健康,寿命也会比一般人更长久。当人们能够远离病痛,自然就能延缓衰老,延长寿命。

→ 目标检测

目标检测答案

一、单项选择题

1. 现存的中医文献中最早且形成了完整的经络系统的中医经典著作是(　　)。
A.《黄帝内经》　　　　B.《本草纲目》　　　　C.《伤寒论》　　　　D.《齐民要术》

2. 发生晕针时,医生应迅速把针取出,让晕针者(　　),并按压相应的穴位,就能很快缓解症状。
A. 平卧　　　　　　B. 站好　　　　　　C. 坐好　　　　　　D. 俯卧

3. 年老体弱者针刺时应尽量采取(　　),取穴宜少,手法宜轻。
A. 卧位　　　　　　B. 坐位　　　　　　C. 站位　　　　　　D. 蹲位

4. 灸法产生于(　　)的发现和使用之后。
A. 火　　　　　　　B. 水　　　　　　　C. 土　　　　　　　D. 木

5. 在选择艾条时,需要选择具有(　　)的艾条。
A. 医疗器械注册证　　B. 合格证　　　　　C. 生产日期　　　　D. 有效期

二、多项选择题

1. 妊娠妇女针刺不宜过猛,腹部、腰骶部及能引起子宫收缩的穴位,如(　　)等,禁止针灸。
A. 合谷　　　　B. 三阴交　　　C. 昆仑　　　　D. 至阴　　　　E. 手指

2. 不予针刺的部位有(　　)。

A.皮肤感染部　　B.溃疡部　　　　C.瘢痕部　　　　　D.胸部　　　　　E.肿瘤部位

3.正确的健康观不仅仅包括身体健康,更包括(　　　)。

A.心理健康　　B.睡眠好　　　C.社会健康　　　D.少梦　　　　　E.食欲好

4.温灸器灸的作用有(　　　)。

A.调和气血　　　　　　　B.温中散寒　　　　　　　　C.增补阳气

D.治胃肠道胀气　　　　　E.治严重脱水

5.针灸的治疗作用主要有(　　　)。

A.疏通经络　　B.调和阴阳　　　C.扶正祛邪　　D.调理气血　　　E.治严重脱水

（陈辉芳）

第二篇

诊断学基础

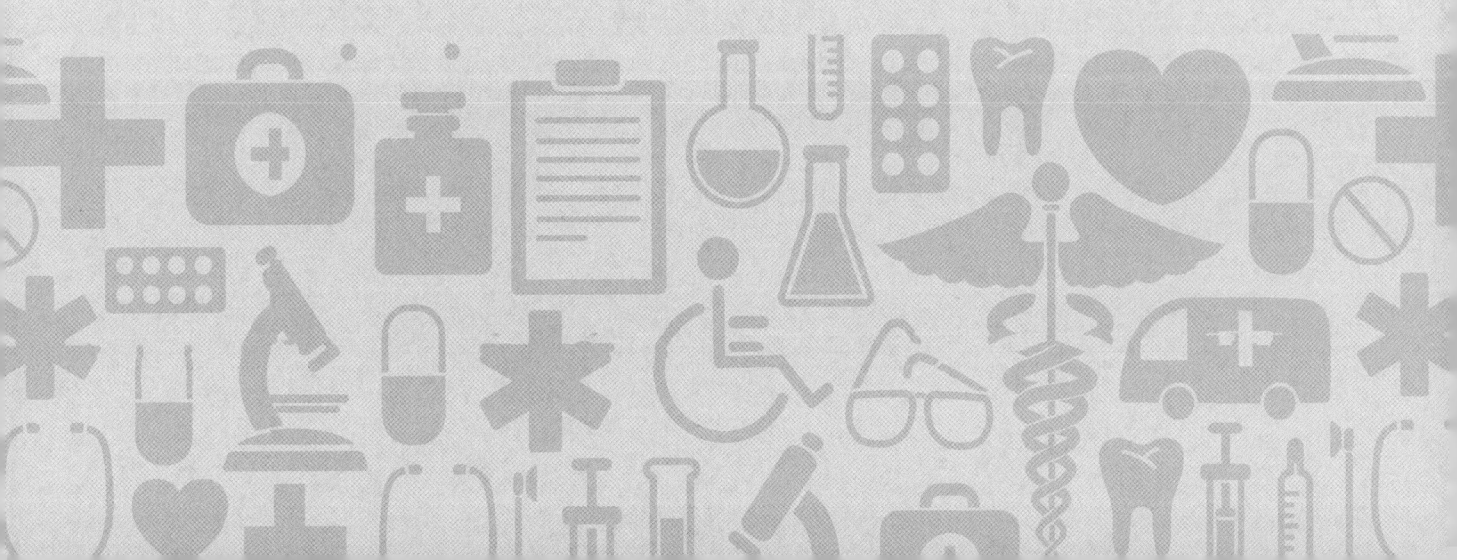

常 见 症 状

> 1. 掌握常见症状的临床表现。
> 2. 熟悉常见症状的伴随症状。
> 3. 了解常见症状的病因和发病机制。

症状是指在疾病状态下,机体生理功能发生异常时人体主观感到的不舒适、异常感觉或病态改变,如发热、头痛、咳嗽、乏力等。症状是诊断疾病的重要线索和依据。疾病的症状很多,本章仅对临床上较为常见的症状加以阐述。

第 1 节 发 热

正常人的体温保持相对恒定。体温调节中枢在致热原作用下或在体温调节中枢功能紊乱时,产热增多,散热减少,导致体温升高超过正常范围上限的现象称为发热。

一、病因

引起发热的原因很多,临床上可将发热分为感染性发热与非感染性发热。

1. 感染性发热 感染性发热的原因包括各种病原微生物感染,如病毒、细菌、支原体、衣原体、立克次体、螺旋体、真菌、寄生虫等。

2. 非感染性发热 非感染性发热原因包括以下几种:①无菌性坏死物质的吸收,如大面积烧伤、手术、肢体坏死等;②免疫性疾病,如风湿热等;③内分泌代谢性疾病,如甲状腺功能亢进症(简称甲亢)等;④皮肤散热减少,如广泛性皮炎、慢性心力衰竭等;⑤体温调节中枢功能紊乱,如中暑、脑出血等;⑥自主神经功能紊乱。

二、临床表现

(一)发热的临床经过与特点

1. 体温上升期 体温上升期常表现为乏力、肌肉酸痛、皮肤苍白、畏寒或寒战、无汗,此期因产热大于散热,体温升高。体温上升的方式有以下两种类型。

(1)骤升型:体温在数小时内达到39～40 ℃甚至40 ℃以上,常伴寒战。常见于疟疾、大叶性肺炎、败血症、流行性感冒、急性肾盂肾炎、输液反应等。

(2)缓升型:体温在数日内逐渐达到高峰,多不伴寒战。常见于伤寒、结核病及布鲁氏菌病等。

2. 高热期 高热期是指体温上升达到高峰后保持一定时间,持续时间的长短可因病因不同而不同。此期产热与散热在较高的水平上保持相对平衡。

3. 体温下降期 由于病因消除,致热原的作用减弱或消失,体温调节中枢的体温调定点逐渐恢复正常,产热减少,散热增多,体温降至正常水平。此期表现为出汗多、皮肤潮湿。体温下降的方式有以下两种类型。

（1）骤降型：体温在数小时内迅速下降至正常水平，常伴大汗淋漓，见于疟疾、急性肾盂肾炎、流行性感冒、输液反应等。

（2）缓降型：体温在数天内逐渐降至正常，如结核病、风湿热等。

（二）临床分度和热期

以口腔温度为例，按体温高低可将发热分为以下几种。

低热：37.3～38 ℃。

中等度热：38.1～39 ℃。

高热：39.1～41 ℃。

超高热：41 ℃以上。

课堂互动：发热的临床分度有哪些？

发热在 2 周内者称为急性发热；体温在 38 ℃以上，持续 2 周或更长时间者称为长期中、高热；体温在 38 ℃以下，持续 1 个月以上者称为长期低热。

课堂互动答案

（三）热型及临床意义

热型即不同形态的体温曲线。不同的疾病可表现为不同的热型，热型不同其临床意义也不同。

1. 稽留热　体温恒定维持在 39～40 ℃甚至 40 ℃以上水平达数日或数周，24 h 内波动范围不超过 1 ℃（图 3-1）。常见于大叶性肺炎、伤寒等。

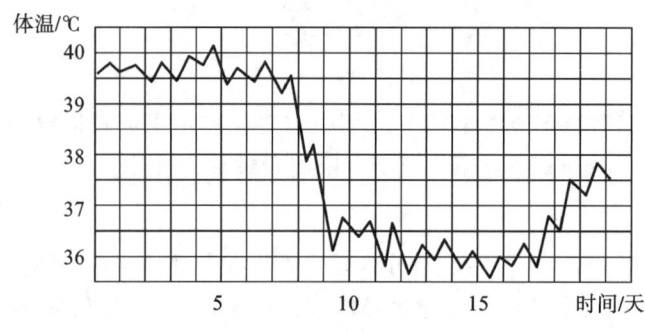

图 3-1　稽留热

2. 弛张热　体温常在 39 ℃以上，24 h 内波动范围大于 2 ℃，但最低温度仍高于正常水平（图 3-2）。常见于败血症、风湿热、重症结核病及其他化脓性感染等。

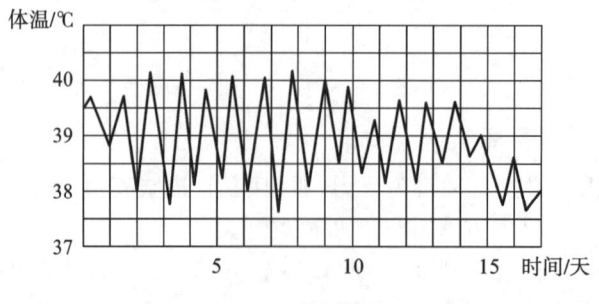

图 3-2　弛张热

3. 间歇热　体温骤升达高峰后持续数小时，又骤降至正常水平，无热期可持续 1 天或数天，高热期与无热期反复交替出现（图 3-3）。常见于疟疾、肾盂肾炎等。

4. 波状热　体温逐渐上升达 39 ℃或以上，持续数日后又逐渐下降至正常水平，再过数日后体温又逐渐升高，如此反复交替出现（图 3-4）。常见于布鲁氏菌病。

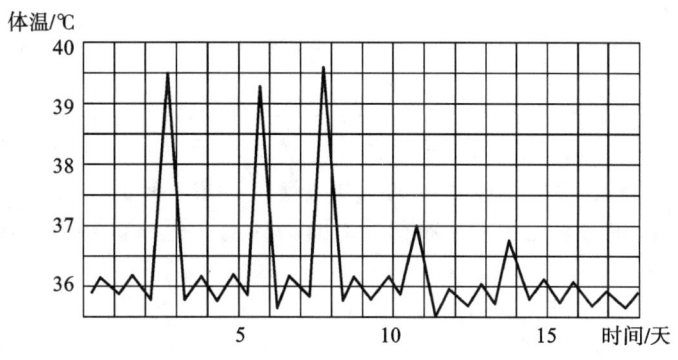

图 3-3　间歇热

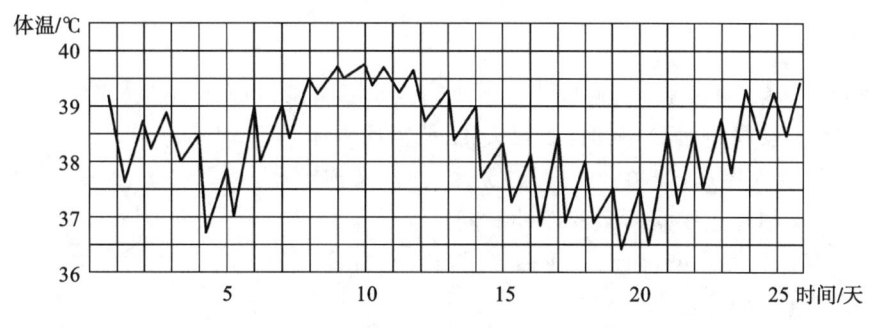

图 3-4　波状热

5. 回归热　体温急剧上升至 39 ℃ 或以上,持续数天后又骤然下降至正常水平,数日后又出现高热,这样高热期与无热期各持续数天并有规律地交替出现(图 3-5)。常见于鼠咬热、霍奇金病等。

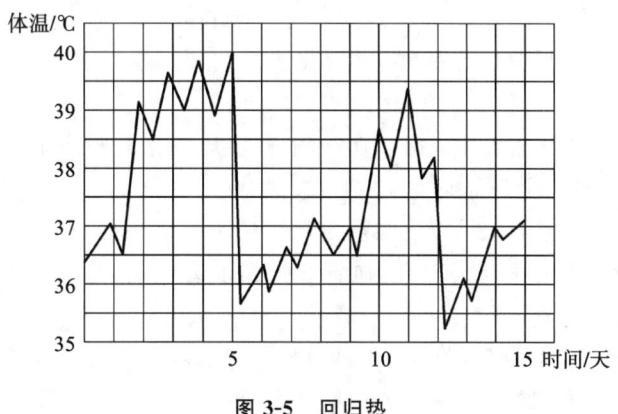

图 3-5　回归热

6. 不规则热　体温曲线无一定规律,可见于结核病、风湿热、支气管肺炎、胸膜炎等。

三、伴随症状

伴昏迷与脑膜刺激征者常为中枢神经系统感染,应密切注意观察患者的瞳孔、意识和生命体征变化;伴寒战的高热,常见于败血症、急性胆道感染、急性肾盂肾炎、疟疾、急性溶血、输血或输液反应等。对有伴随症状的高热应及时做出正确判断,及时采取相应的处理措施。

第 2 节　疼　痛

疼痛是一种复杂的生理或心理活动,是机体受到损伤时发生的一种不愉快的感觉和情绪性体验,是临床上常见的症状之一。疼痛包括伤害性刺激作用于机体所引起的痛感觉,以及机体对伤害性刺激的痛反应。疼痛的位置常指示病灶所在,疼痛的性质间接说明病理过程的类型。

疼痛的分类

　　依病理学特征,疼痛可分为伤害感受性疼痛和神经病理性疼痛。依持续时间和性质,疼痛可分为急性疼痛和慢性疼痛,慢性疼痛又分为慢性非癌痛和慢性癌痛。急性疼痛是指短期(少于2个月)存在、通常发生于伤害性刺激之后的疼痛。慢性疼痛的时间界限说法不一,多数学者将无明显组织损伤,但持续3个月及以上的疼痛定义为慢性疼痛。其他特殊的疼痛类型还包括反射性疼痛、心因性疼痛、躯体痛、内脏痛、特发性疼痛等。

一、头痛

(一)病因

　　1. 颅脑病变　感染,如脑膜炎、脑脓肿;血管病变,如脑出血、脑血栓形成;占位性病变,如脑肿瘤;颅脑外伤,如脑挫伤、硬膜下血肿;其他,如偏头痛、丛集性头痛。

　　2. 颅外病变　颅骨疾病,如颅骨肿瘤;神经痛,如三叉神经痛;颈部疾病,如颈椎病及颈部其他疾病;其他,如眼、耳、鼻和牙齿疾病所致的颅外病变。

　　3. 全身性疾病　急性感染,如流行性感冒、肺炎;心血管疾病,如高血压病;中毒,如一氧化碳、有机磷农药等中毒;其他,如低血糖脑病。

　　4. 神经症　神经衰弱及癔症性头痛。

(二)临床表现

　　1. 发病情况　头部剧痛,持续不减,伴有不同程度意识障碍,但无发热者,提示血管性病变;慢性进行性头痛伴有颅内高压表现者,应注意颅内占位性病变;慢性头痛突然加剧并伴有意识障碍者,提示可能发生脑疝;青壮年长期反复发作头痛,常因焦虑、紧张导致,无颅内高压表现者,多为肌肉收缩性头痛。

　　2. 头痛的部位　偏头痛及丛集性头痛多在一侧;高血压引起的头痛多在额部或整个头部;全身性或颅内感染性疾病的头痛多为全头部痛。

　　3. 头痛程度与性质　头痛的轻重程度与病情严重性不一定一致。三叉神经痛、偏头痛及脑膜刺激征的疼痛最为强烈,脑肿瘤的头痛多较轻,血管性头痛多为胀痛、搏动性痛,神经痛多为电击、烧灼样痛或刺痛。

　　4. 头痛发生与持续的时间　神经性头痛多短暂;颅内占位性病变引起的头痛多为持续性,往往在清晨加剧;丛集性头痛常在晚间发生;鼻窦炎引起的头痛常于清晨或上午发生,逐渐加重,至午后减轻;女性偏头痛常与月经周期有关。

　　5. 影响头痛的因素　用力、转体、摇头、咳嗽等可加剧血管性头痛、颅内高压性头痛及脑肿瘤性头痛,按摩颈肌可减轻颈肌收缩性头痛,丛集性头痛在直立时可减轻,偏头痛于应用麦角胺后常可缓解。

疼痛分度

　　世界卫生组织(WHO)将疼痛等级分为以下5种程度。0度:不痛。Ⅰ度:轻度痛,为间歇痛,可不用药。Ⅱ度:中度痛,为持续痛,影响休息,需用止痛药。Ⅲ度:重度痛,为持续痛,不用药不能缓解。Ⅳ度:严重痛,为持续剧痛,伴血压、脉搏等变化。

(三)伴随症状

头痛伴发热常见于全身感染性疾病(包括颅内感染),头痛伴剧烈喷射状呕吐提示颅内压增高,头痛伴眩晕见于小脑肿瘤、椎-基底动脉供血不足等,头痛伴脑膜刺激征阳性提示脑膜炎、蛛网膜下腔出血等,头痛伴癫痫发作提示脑血管畸形、脑肿瘤等。

二、胸痛

胸痛一般由胸部疾病引起,少数其他部位的疾病也可引起胸痛。由于个体对疼痛的耐受性不一样,胸痛的程度与原发病的病情轻重不一定相对应。

(一)病因

引起胸痛的原因主要为胸部疾病。引起胸痛的病因如下。

1. 胸壁胸廓疾病　如肋骨骨折、创伤等。

2. 呼吸系统疾病　如胸膜炎、气胸等。

3. 心脏与大血管疾病　如心绞痛、急性心肌梗死等。

4. 纵隔疾病　如纵隔脓肿、纵隔肿瘤等。

5. 其他　如食管癌、脾破裂等。

(二)临床表现

1. 胸痛部位　胸壁、胸廓疾病引起的胸痛,部位固定,局部有压痛,胸壁的炎症可有红、肿、热、痛表现;心绞痛及急性心肌梗死引起的胸痛多在胸骨后或心前区,疼痛可向左肩和左臂内侧放射,食管及纵隔疾病引起的胸痛,也多在胸骨后;自发性气胸、胸膜炎及肺梗死引起的胸痛多位于患侧的腋下。

2. 胸痛性质　胸痛的性质多种多样,程度可呈剧痛、轻微疼痛和隐痛。如心绞痛呈压榨性,伴窒息感;急性心肌梗死时,胸痛剧烈而持久,伴濒死感;原发性支气管肺癌及纵隔肿瘤引起的胸痛常表现为隐痛。

3. 发病年龄　青壮年胸痛多考虑自发性气胸、心肌炎,老年人胸痛应警惕心绞痛、急性心肌梗死、原发性支气管肺癌等。

4. 影响胸痛的因素　心绞痛易在劳累、精神紧张时发生,发作时间短暂(持续 $1 \sim 5$ min),而急性心肌梗死所致的疼痛持续时间长(数小时或更长)且不易缓解。咳嗽、深呼吸可使胸膜炎、心包炎、自发性气胸引起的胸痛加剧。

(三)伴随症状

胸痛伴咳嗽、咯血多提示肺部疾病,如肺炎、肺结核等;胸痛伴呼吸困难提示肺部大面积病变或受压,如肺梗死等;胸痛伴面色苍白、大汗、血压下降或休克,多见于心肌梗死等;胸痛伴吞咽困难,提示食管疾病。

三、腹痛

腹痛是临床上常见的症状,多数由腹部脏器疾病引起,全身其他脏器病变也可引起腹痛。引起腹痛的腹部脏器病变可为器质性病变或功能性病变。临床上一般将腹痛分为急性腹痛和慢性腹痛。

(一)病因

1. 急性腹痛　急性腹痛起病急,病情重,转变快。主要病因如下。

(1)腹腔内脏器急性炎症:如急性胃肠炎、急性胆囊炎等。

(2)腹膜急性炎症:多数是由急性胃肠穿孔引起的急性弥漫性腹膜炎,少数为自发性腹膜炎。

(3)腹腔内脏器阻塞或扩张:如肠梗阻、胆道结石、泌尿系统结石等。

(4)腹腔内脏器扭转或破裂:如肠扭转,肝、脾破裂等。

(5)腹腔内血管病变:如门静脉栓塞、脾栓塞等。

(6)腹壁病变:如腹壁挫伤、腹壁脓肿等。

(7)胸部疾病所致的腹部牵涉痛:如肺炎、急性心肌梗死等。

(8)其他:如铅中毒、糖尿病酮症酸中毒、尿毒症等。

2. 慢性腹痛　慢性腹痛起病慢,病程长,或为急性腹痛起病后迁延不愈或间歇性发作。主要病因如下。

（1）消化性溃疡：如胃溃疡、十二指肠溃疡等。

（2）腹腔内脏器的慢性炎症：如慢性胃炎、慢性胆囊炎及胆道感染等。

（3）腹腔内脏器慢性扭转：如慢性胃扭转、慢性肠扭转等。

（4）腹腔内实质性脏器病变：如肝淤血、肝炎、肝脓肿等。

（5）腹腔内肿瘤：如胃癌、大肠癌等。

（6）中毒与代谢障碍：如铅中毒、尿毒症等。

（7）神经、精神因素：如胃神经官能症、肠易激综合征、胆道运动功能障碍等。

（二）临床表现

1. 腹痛部位　一般腹痛的部位即为病变所在部位。胃、十二指肠疾病的疼痛多在上腹部,肝胆疾病的疼痛多在右上腹部,小肠疾病的疼痛多在脐部或脐周,阑尾炎的疼痛常位于右下腹麦氏点,回盲部病变的疼痛多位于右下腹部,结肠病变与盆腔疾病的疼痛多位于下腹部。有些脏器疾病的临床表现除局部疼痛外,还可出现牵涉痛,如胆囊炎时出现右肩痛,急性胰腺炎时可有腰背部束带状疼痛。弥漫性腹痛多见于腹膜的急、慢性炎症。

2. 腹痛性质与程度　急性腹痛发病急骤,疼痛剧烈,可呈刀割样痛、绞痛、锐痛等。突然发生的全腹部持续性剧痛伴有腹肌紧张或板状腹,提示急性弥漫性腹膜炎;胆石症或泌尿系统结石常为阵发性绞痛;阵发性剑突下钻顶样疼痛是胆道蛔虫症的典型症状;慢性腹痛发病隐匿,常为隐痛、钝痛或胀痛;慢性周期性、节律性上腹部烧灼痛、钝痛常提示消化性溃疡;慢性右下腹疼痛常提示慢性阑尾炎、肠结核等;小肠及结肠病变的疼痛常为痉挛性、间歇性痛;结肠病变引起的腹痛常在排便后减轻。

3. 发作时间　上腹痛发作呈周期性、节律性,常见于胃溃疡或十二指肠溃疡;子宫内膜异位症者,腹痛与月经来潮有关;餐后痛可由胆胰疾病、胃部肿瘤、消化不良导致。

4. 影响腹痛的因素　有些疾病的腹痛与饮食有关,如胆囊炎或胆石症发作前有进食油腻食物史,暴饮暴食、酗酒可诱发急性胰腺炎、急性胃扩张,进食可诱发或加重胃溃疡的疼痛,十二指肠溃疡的疼痛则在进食后减轻或缓解。体位改变也可影响腹痛:反流性食管炎在躯体前屈时剑突下烧灼痛明显,直立位时可减轻;左侧卧位可使胃黏膜脱垂引起的腹痛减轻;胃下垂可因长时间站立出现上腹痛;胰体癌在仰卧位时疼痛明显,在前倾位或俯卧位时疼痛减轻。部分机械性肠梗阻常与腹部手术史有关。腹部受外部暴力作用而突然引起的腹部剧痛伴休克,可能是肝、脾破裂所致。

（三）伴随症状

急性腹痛伴发热、寒战提示腹腔内脏器或组织急性感染,如急性胆道感染、肝脓肿、腹腔脓肿等;慢性腹痛伴发热提示腹腔内慢性炎症、脓肿或恶性肿瘤等;腹痛伴黄疸提示胆道疾病、胰腺疾病等;腹痛伴休克提示腹腔脏器破裂(如肝、脾破裂,异位妊娠破裂等)、胃肠穿孔、急性梗阻性化脓性胆管炎、绞窄性肠梗阻、肠扭转、急性出血坏死性胰腺炎;老年人患重症肺炎时也可出现腹痛与休克;腹痛伴呕吐常提示上消化道疾病,大量呕吐宿食提示幽门梗阻;腹痛伴腹泻提示肠道疾病、胰腺疾病及慢性肝病等;腹痛伴呕血或柏油样便提示消化性溃疡、胃癌等;腹痛伴便血提示溃疡性结肠炎、肠结核及结肠癌等;腹痛伴里急后重提示直肠病变;腹痛伴血尿提示泌尿系统感染等。

第3节　咳嗽与咳痰

咳嗽与咳痰是临床上常见的症状。咳嗽是人体的一种保护性反射动作,呼吸道内分泌物和自外界吸入呼吸道的异物,可通过咳嗽排出体外。但咳嗽也有不利的一面,如长期、频繁咳嗽,既影响工作与休息,也可使呼吸道内感染扩散。痰是气管、支气管的分泌物或肺泡内的渗出液,借助咳嗽将其排出称为咳痰。

一、病因

1. 呼吸系统疾病 鼻咽部至小支气管整个呼吸道黏膜受到刺激时均可引起咳嗽,胸膜炎或胸膜受刺激(如自发性气胸、胸腔穿刺等)时也可引起咳嗽,而呼吸道感染是引起咳嗽、咳痰最常见的原因。

2. 心血管疾病 左心衰竭引起肺淤血、肺水肿,或因右心及体循环静脉栓子脱落引起肺栓塞时均可引起咳嗽。

3. 神经、精神因素 神经、精神因素包括神经反射性刺激和神经官能症,如习惯性咳嗽等。

4. 其他 全身感染、恶性肿瘤或白血病的肺或胸膜浸润等。

> **课堂互动:** 咳嗽的病因有哪些?

二、临床表现

咳嗽因病因不同,临床表现也可不同。

课堂互动答案

1. 咳嗽的性质 若咳嗽无痰或痰量很少,则称为干性咳嗽,常见于急性咽喉炎、急性支气管炎初期、肺结核初期等。若咳嗽伴有痰液,则称为湿性咳嗽,常见于慢性支气管炎、肺炎等。刺激性呛咳是肺结核、肺癌的早期表现。

2. 咳嗽发作与时间的关系 突然发作的咳嗽多见于急性上呼吸道感染和气管及支气管异物;长期反复发作的咳嗽多见于慢性呼吸道疾病,如慢性支气管炎、慢性纤维空洞型肺结核等;体位变动、痰液流动可使患者的咳嗽于清晨起床或夜间睡眠时加剧,如慢性支气管炎、慢性肺脓肿、支气管扩张症;左心功能不全患者夜间咳嗽明显。

3. 咳嗽的音色 金属音调咳嗽常见于原发性支气管肺癌、纵隔肿瘤等,声音嘶哑的咳嗽见于声带炎、喉炎等,犬吠样咳嗽常见于气管受压、会厌及喉部疾病,咳嗽声音无力常见于极度衰竭、声带麻痹。

4. 痰的性质与量 痰的性质可分为黏液性、浆液性、脓性、黏液脓性、血性等。痰的性质、量、气味、颜色也因疾病不同而异。痰量少时可仅数毫升,多时可达数百毫升。黄脓痰表示呼吸道化脓性感染,铁锈色痰见于肺炎球菌性肺炎,草绿色痰见于铜绿假单胞菌感染,烂桃样痰见于肺吸虫病,血性痰多见于支气管扩张症、肺结核、支气管肺癌等,棕褐色痰见于阿米巴肺脓肿,粉红色泡沫样痰见于急性肺水肿,白色泡沫样痰见于慢性左心衰竭。合并厌氧菌感染时,痰有恶臭,多见于肺脓肿、支气管扩张症等。

三、伴随症状

咳嗽伴发热,提示呼吸道感染的可能;咳嗽伴胸痛,多见于肺炎、胸膜炎、支气管肺癌、自发性气胸等;咳嗽伴喘息,常见于支气管哮喘、心源性哮喘及喘息型支气管炎等;咳嗽伴咯血,常见于支气管扩张症、肺结核、支气管肺癌等。

第4节 咯 血

咯血是指喉及喉以下呼吸道和肺组织出血,经口排出。经口排出的血还可来自口腔、鼻、咽喉甚至上消化道,因此,咯血应与鼻咽部出血、口腔出血或上消化道出血相鉴别。

一、病因

1. 呼吸系统疾病

(1)支气管疾病:常见的有支气管扩张症、支气管肺癌、支气管结核和慢性支气管炎等,其发生是由炎症、肿瘤等损伤支气管黏膜或病灶处毛细血管,使其通透性增高或黏膜下血管破裂所致。

(2)肺部疾病:常见的有肺结核、肺脓肿、肺炎等,引发毛细血管通透性增高,血液渗出,甚至血管破裂。

2. 心血管疾病 心血管疾病较常见的是二尖瓣狭窄,引发肺淤血导致肺泡壁或支气管内膜毛细血管破裂,甚至支气管黏膜下层支气管静脉曲张破裂。

3. 全身性疾病　全身性疾病如血小板减少性紫癜、白血病、流行性出血热、系统性红斑狼疮等,均可引起咯血。

二、临床表现

1. 咯血量　咯血量差异很大,咯血量的多少与疾病的严重程度不完全一致。少量间断咯血,不致造成严重后果,但可能是严重疾病或肿瘤的早期信号。大量咯血,可导致窒息死亡。

(1) 少量咯血:咯血量少于 100 ml/24 h,可仅表现为痰中带血,多无全身症状。

(2) 中等量咯血:咯血量为 100～500 ml/24 h,咯血前可有喉痒、胸闷、咳嗽等先兆症状。

(3) 大量咯血:咯血量超过 500 ml/24 h 或一次咯血 300 ml 以上,表现为咯出满口血液或短时间内咯血不止,常伴脉速、出冷汗、呼吸急促、面色苍白、紧张不安和有恐惧感。

2. 颜色及性状　鲜红色血痰的可能病因为肺结核、支气管扩张症、肺脓肿、出血性疾病等,铁锈色血痰可能的病因为肺炎球菌性肺炎,砖红色胶冻样血痰可能的病因为肺炎克雷伯菌肺炎,暗红色血痰的可能病因为二尖瓣狭窄肺淤血,浆液性粉红色泡沫样血痰的可能病因为急性肺水肿。

3. 年龄和性别　青壮年咯血多见于肺结核、支气管扩张症、风湿性心脏病、二尖瓣狭窄等。40 岁以上者,尤其是男性,有长期、大量吸烟史者,若有咯血,要高度警惕支气管肺癌。年轻女性反复咯血与月经周期有关者,应考虑子宫内膜异位症。

4. 并发症　常见的并发症如下。

(1) 窒息:最危险的并发症,易发生于急性大咯血,极度衰竭无力咳嗽,应用镇静药、镇咳药及精神极度紧张的患者。表现为大咯血过程中咯血突然减少或中止,气促、胸闷、烦躁不安或紧张、惊恐、大汗淋漓、颜面青紫,重者甚至发生意识障碍。

(2) 肺不张:咯血后出现呼吸困难、胸闷、气急、发绀、呼吸音减弱或消失。

(3) 继发感染:咯血后出现发热、体温升高持续不退、咳嗽加剧,伴肺部干、湿啰音。

(4) 失血性休克:大咯血后出现脉搏细速、血压下降、四肢湿冷、烦躁不安、少尿等休克表现。

> **课堂互动**:咯血的并发症有哪些?

三、伴随症状

咯血伴发热常见于肺炎、肺结核等;咯血伴胸痛常见于肺炎、肺结核、肺癌等;咯血伴皮肤黏膜出血,常见于血液病、结缔组织病、流行性出血热等;咯血伴脓痰,常见于支气管扩张症、肺脓肿、肺结核空洞及肺囊肿并发感染等;支气管扩张反复咯血而无脓痰者,称为干性支气管扩张症;咯血伴黄疸,常见于钩端螺旋体病等。

课堂互动答案

第 5 节　呼 吸 困 难

呼吸困难是指患者主观上感觉空气不足、呼吸费力,客观上表现为呼吸频率、节律和深度的改变,严重者出现张口呼吸、鼻翼扇动、端坐呼吸、发绀、辅助呼吸肌参与呼吸运动等。呼吸困难是呼吸衰竭的主要临床症状之一。

一、病因

引起呼吸困难的原因有很多,主要为呼吸系统疾病和循环系统疾病。

1. 呼吸系统疾病　①气道阻塞,如喉、气管、支气管的炎症等;②肺实质病变,如肺炎、肺脓肿、急性呼吸窘迫综合征等;③胸廓、胸壁、胸膜腔疾病;④神经肌肉疾病,如重症肌无力及药物导致的呼吸肌麻痹等;⑤膈运动障碍,如大量腹腔积液、妊娠末期等。

2. 循环系统疾病　各种心脏病导致的左心和(或)右心功能不全、大量心包积液、肺栓塞等。

3. 中毒　如尿毒症、代谢性酸中毒等。

4. 血液系统疾病　如重度贫血。

5. 神经、精神性疾病　如颅脑外伤、脑出血等引起的呼吸中枢功能障碍和精神因素。

二、临床表现

根据发生机制及临床特点,呼吸困难可分为以下五种类型。

1. 肺源性呼吸困难 肺源性呼吸困难主要是由呼吸系统疾病引起的通气、换气功能障碍导致缺氧和(或)二氧化碳潴留。常见的有以下三种类型。

(1)吸气性呼吸困难:由喉炎、喉水肿、气管内异物或气管受压等导致气管狭窄与阻塞所致,表现为吸气时间明显延长,吸气显著困难。严重者由于呼吸肌极度用力,胸腔负压增大,吸气时出现胸骨上窝、锁骨上窝和肋间隙明显凹陷,称为三凹征(图 3-6),也可伴有干咳及高调吸气性喉鸣,上腹部在吸气时也凹陷,这些改变是严重上呼吸道梗阻的典型体征。

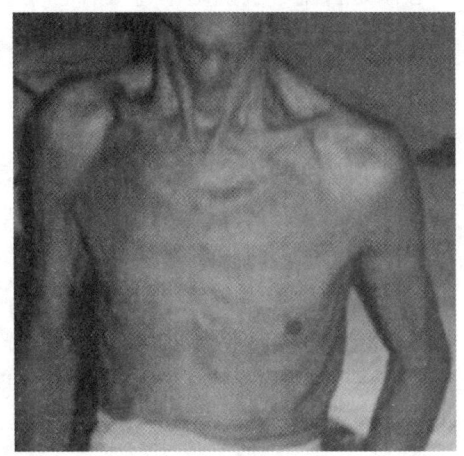

图 3-6 三凹征

(2)呼气性呼吸困难:由慢性阻塞性肺疾病、支气管哮喘等导致肺泡弹性减弱,支气管、细支气管不完全阻塞所致,主要表现为呼气费力、呼气缓慢、呼气时间明显延长,常伴有哮鸣音,这是支气管哮喘的典型表现。

(3)混合性呼吸困难:由重症肺炎、肺结核、大量胸腔积液等导致换气功能障碍所致,表现为吸气与呼气均感费力,呼吸频率增大,呼吸变浅,常伴呼吸音减弱或消失,可有病理性呼吸音。

2. 心源性呼吸困难 心源性呼吸困难主要由左心衰竭和(或)右心衰竭引起。

(1)左心衰竭:左心衰竭发生呼吸困难的主要原因是肺淤血和肺泡弹性降低。临床类型如下:①劳力性呼吸困难:呼吸困难导致患者对体力活动的耐受力下降,早期出现进行体力活动时呼吸困难,逐渐发展到登梯及平路行走时发生呼吸困难,严重时稍事活动也有呼吸困难,其是左心功能不全最常见的症状。②夜间阵发性呼吸困难:发作时患者常于熟睡中突感胸闷气急,被迫坐起,惊恐不安,伴有咳嗽,轻者数分钟至数十分钟后症状逐渐减轻或缓解,重者可见端坐呼吸、面色青紫、大汗,有哮鸣音,咳浆液性粉红色泡沫样血痰,两肺底部有较多湿啰音,心率增快,有奔马律。这种呼吸困难又称心源性哮喘。③端坐呼吸:活动时呼吸困难出现或加重,休息时症状减轻或消失,卧位时明显,坐位或立位时减轻,当病情严重时,患者往往采取半坐位或端坐位呼吸。

(2)右心衰竭:右心衰竭发生呼吸困难的主要原因是体循环淤血。引起右心衰竭的基础病因为慢性肺源性心脏病、先天性心脏病或由左心衰竭发展而来,也可由急性或慢性心包积液导致心包压塞或心包纤维性增厚、钙化、缩窄,使心脏舒张、充盈受限,引起体循环淤血所致。右心衰竭所导致的呼吸困难较左心衰竭的轻。

3. 中毒性呼吸困难 尿毒症、糖尿病酮症酸中毒时常出现深而规律的呼吸,可伴有鼾声。

4. 神经性和精神性呼吸困难 神经性呼吸困难是由于重症颅脑疾病引起颅内压增高,导致呼吸中枢受刺激和供血减少,从而出现慢而深的呼吸,并常伴有呼吸节律改变。精神性呼吸困难常见于癔症患者,患者常突然发生呼吸困难,主要表现为呼吸快而浅,伴有叹息样呼吸或出现手足搐搦。

5. 血液源性呼吸困难 重度贫血与高铁血红蛋白血症使红细胞携氧量下降,引起呼吸急促,心率增快。此外,急性失血或休克,因缺氧和血压下降,刺激呼吸中枢也可出现呼吸增快。

课堂互动:呼吸困难的类型有哪些?

三、伴随症状

呼吸困难伴胸痛,常见于肺炎、急性渗出性胸膜炎、自发性气胸、急性心肌梗死等;呼吸困难伴发热,常见于感染;呼吸困难伴意识障碍,常见于严重代谢性疾病与中枢神经严重损害;呼吸困难伴严重发绀、大汗、皮肤湿冷、脉搏细速及血压下降等,提示严重的休克。

课堂互动答案

第6节 心　　悸

心悸是自觉心脏跳动不适或有心慌感,常伴有心前区不适。体格检查可发现心率增快、减慢或心律不齐,也可完全正常。

一、病因

1. 心脏搏动增强

(1)生理性:主要见于健康人剧烈运动、受惊吓或过度紧张、大量饮酒及饮浓茶或咖啡后等。

(2)病理性:主要见于风湿性心脏病、先天性心脏病、高血压心脏病等所致的心室肥厚及甲亢、高热等原因所致的心排血量增加。

(3)药物性:应用氨茶碱、肾上腺素、阿托品等药物也可引起心悸。

2. 心律失常　如心动过速、心律不齐。

3. 心脏神经官能症　由自主神经功能紊乱引起。

课堂互动答案

课堂互动:心悸的病因有哪些?

二、临床表现

心悸患者除自觉心跳或心慌外,由不同病因所致的心悸,均有其原发病的表现。生理性心脏搏动增强通常持续时间较短,可伴有胸闷不适感,正常活动一般不受影响,去除诱因后可恢复正常;病理性心脏搏动增强持续时间长或反复发作,常伴有胸闷、气急、心前区疼痛、晕厥等心脏病表现。心律失常多伴有乏力、头晕、胸闷、气急,严重患者可有呼吸困难、低血压、晕厥,甚至可诱发心绞痛、心力衰竭、休克、昏迷、抽搐、猝死。心脏神经官能症以青年女性多见,常在安静状态下发生,除心悸外,常有心动过速、胸闷、心前区刺痛或隐痛、叹息样呼吸等症状,还有头昏、头痛、失眠、耳鸣、注意力不集中等神经官能症症状。心悸发作多与精神因素有关,心脏本身并无器质性病变。

初发心悸时,不适感明显,常会引起患者紧张、焦虑或恐惧,这种不良情绪又使交感神经兴奋、心脏负荷加重,甚至诱发心律失常而使心悸进一步加重。心悸可影响工作、学习、睡眠和日常活动,但一般无危险性,少数由严重心律失常所致者可发生猝死,此时多有血压降低、大汗、意识障碍、脉搏细速等表现。

心悸患者,尤其是初发者常有紧张、害怕心理,长期或屡发者可因担心病情加重或治疗效果不佳而产生失望、恐惧心理;心脏神经官能症者一般心理反应更大;由心悸导致的心理或情绪上的反应可对日常生活、工作及社会交往造成影响。

三、伴随症状

心悸伴呼吸困难,常见于心力衰竭、重症贫血等;心悸伴心前区疼痛,常见于冠状动脉粥样硬化性心脏病、心脏神经官能症等;心悸伴食欲亢进、消瘦、出汗,常见于甲亢;心悸伴发热常见于心包炎、感染性心内膜炎等。

第7节　恶心与呕吐

恶心与呕吐是临床常见症状。恶心是欲将胃内容物经口吐出的一种上腹部不适的特殊感觉。呕吐是胃或部分小肠内容物通过食管逆流,经口腔而排出体外的现象。两者均为复杂的反射动作,可由多种病因引起。

一、病因

引起恶心、呕吐的病因很多,根据发生机制可将呕吐分为以下几类。

（一）反射性呕吐

1. 消化系统疾病 消化系统疾病包括：①口咽部刺激；②胃肠疾病，如胃炎、肠梗阻等；③肝、胆、胰疾病；④腹膜及肠系膜疾病，如急性腹膜炎等。

2. 其他系统疾病 其他系统疾病包括：①眼部疾病，如青光眼、屈光不正等；②泌尿系统及生殖系统疾病；③心血管疾病，如急性心肌梗死、心力衰竭等。

（二）中枢性呕吐

1. 神经系统疾病 如颅内血肿、脑肿瘤等。

2. 药物或化学毒物中毒 如吗啡、洋地黄、有机磷农药、鼠药等中毒。

3. 其他 如妊娠、肾上腺皮质功能不全、甲亢、低血糖、尿毒症、糖尿病酮症酸中毒、低钠血症、低钾血症、低氯血症等。

（三）前庭功能障碍性呕吐

前庭功能障碍性呕吐常见于迷路炎、晕动病等。

（四）神经性呕吐

神经性呕吐常见于胃肠神经官能症、神经性厌食、癔症等。

二、临床表现

恶心常为呕吐的前驱表现，但也有呕吐前无恶心，或有恶心而无呕吐的情况。有恶心时多伴有皮肤苍白、流涎、出汗、心率减慢、血压降低等迷走神经兴奋的表现。呕吐后，常有轻松感。

消化系统疾病引起的呕吐常有恶心先兆，胃排空后仍干呕不止。急性胃肠炎引起的恶心、呕吐多伴有腹痛或腹泻；胃肠梗阻引起的呕吐，其呕吐物为隔宿食物，甚至有粪臭味。中枢性呕吐呈喷射状、较剧烈且多无恶心先兆，吐后不感轻松，可伴剧烈头痛及不同程度的意识障碍。前庭功能障碍性呕吐与头部位置改变有关，多伴有眩晕、眼球震颤、恶心、血压下降、出汗、心悸等自主神经功能失调症状。神经性呕吐与精神或情绪因素有关，常无恶心先兆，食后即吐，吐后可再进食。

三、伴随症状

不同疾病引起的呕吐，其伴随症状不同，如颅内压增高者多伴有剧烈头痛及意识障碍，急性心肌梗死、肺梗死者多伴有胸痛，急性胃肠炎者多伴有腹痛、腹泻。

第 8 节 呕血与便血

一、呕血

呕血是指上消化道疾病或全身性疾病所致的急性上消化道出血，血液经胃从口腔呕出的现象。

（一）病因

呕血的病因包括以下几种：食管疾病，如食管癌、食管外伤；胃及十二指肠疾病，如消化性溃疡；肝、胆、胰疾病，如肝硬化所致的食管或胃底静脉曲张破裂、肝癌破裂出血；血液及造血系统疾病，如白血病、再生障碍性贫血等；其他全身性疾病，如尿毒症、系统性红斑狼疮等。

上述病因中，以消化性溃疡引起的出血最为常见，其次是胃底或食管静脉曲张破裂，最后为急性胃黏膜病变。

（二）临床表现

呕血前多有上腹部不适及恶心，随后呕出血性胃内容物。呕出的血液的颜色取决于出血量及血液在胃内停留的时间。由于血红蛋白和胃酸作用可生成咖啡色或棕褐色的酸化正铁血红素。若出血量大，血液在胃内停留的时间短，则呕出的血液呈鲜红色或暗红色；若血液在胃内停留的时间长，则呕出的血液为咖啡色或棕褐色。呕血说明患者胃内潴留血量达 $250\sim800$ ml。上消化道出血量小于等于 1000 ml 时,可表现为头晕、乏力、出汗、四肢厥冷、心慌、脉搏增快。上消化道出血量大于 1000 ml 时,可有脉搏细速、血压下降、呼吸急促及休克等急性周围循环衰竭表现。

(三)伴随症状

(1)上腹痛:中青年人,慢性反复发作的上腹痛,具有一定的周期性与节律性,多为消化性溃疡;中老年人,慢性上腹痛,疼痛无明显规律性并伴有厌食、消瘦或贫血者,应警惕胃癌。

(2)肝脾肿大:脾大,皮肤有蜘蛛痣、肝掌,腹壁静脉曲张或有腹腔积液,化验有肝功能障碍,提示肝硬化门静脉高压;出现肝区疼痛,肝大、质地坚硬、表面凹凸不平或有结节,血液化验甲胎蛋白(AFP)阳性者多为肝癌。

(3)黄疸:黄疸、寒战、发热伴右上腹绞痛而呕血者,可能由肝胆疾病引起。黄疸、发热及全身皮肤黏膜有出血倾向,常见于某些感染性疾病,如败血症及钩端螺旋体病等。

(4)皮肤黏膜出血:常与血液疾病及凝血功能障碍性疾病有关。

(5)其他:近期有服用非甾体类抗炎药物史、大面积烧伤、颅脑手术、脑血管疾病患者和严重外伤伴呕血者,应考虑急性胃黏膜病变。在剧烈呕吐后呕血,应注意食管贲门黏膜撕裂伤。

(6)头晕、黑矇、口渴、冷汗:提示血容量不足,早期伴随体位变动(如由卧位变为坐位、立位时)而发生。伴有腹鸣、黑便或便血,提示活动性出血。

二、便血

便血是指消化道出血,血液自肛门排出。便血一般提示下消化道出血。便血颜色可为鲜红色、暗红色或黑色(柏油样便),少量出血不造成粪便颜色改变,需经隐血试验才能确定的,称隐血便。

(一)病因

便血的病因包括以下几种:小肠疾病,如肠结核、小肠息肉等;结肠疾病,如急性细菌性痢疾、阿米巴痢疾等;直肠肛管疾病,如直肠息肉、痔、肛裂等;全身性疾病,如白血病、维生素 C 及维生素 K 缺乏症等。

(二)临床表现

上消化道或小肠出血,由于出血部位高、出血量小、血液在肠道内停留时间长,故粪便呈黑色,并由于附有黏液而发亮,称为柏油样便。若出血部位低、出血量大、血液在肠道内停留时间短,则粪便呈暗红色或紫红色,甚至鲜红色,鲜血便常见于痔疮、肛裂、直肠癌患者。肛门或肛管疾病(如痔、肛裂、直肠肿瘤等)患者可见血液颜色鲜红,不与粪便混合或黏附于粪便表面或便后滴血;细菌性痢疾可见血便、黏液脓血便,阿米巴痢疾可见暗红色果酱样便;结肠炎、直肠炎可见脓血便或黏液血便;急性出血性坏死性小肠炎可见洗肉水样血便,且有特殊的腥臭味。

(三)伴随症状

便血伴发热,多见于急性细菌性痢疾、肠伤寒、流行性出血热等传染病,及溃疡性结肠炎等免疫性疾病;便血伴中腹部疼痛,多见于小肠病变;便血伴下腹部疼痛,多见于结肠病变;无痛性鲜血便应警惕直肠癌的可能;便血伴全身出血倾向,提示可能为血液系统疾病。

第9节 腹泻与便秘

腹泻是指排便次数增多,粪质稀薄,或带有黏液、脓血、未消化的食物。腹泻可分为急性腹泻与慢性腹泻两种,超过 2 个月者属慢性腹泻。便秘是指排便频率降低,7 日内排便次数少于 2 次,排便困难,粪便干结。

一、病因

1. 腹泻 急性腹泻的病因包括肠道疾病、急性中毒、全身性感染及过敏性紫癜、服用某些药物(如新斯的明等);慢性腹泻的病因包括消化系统疾病、内分泌及代谢障碍性疾病(如甲亢)、药物副作用、神经功能紊乱(如肠易激综合征等)。

2. 便秘 功能性便秘的病因包括进食量少或食物缺乏纤维素,生活条件改变、精神因素等造成排便习惯受干扰或抑制,应用吗啡类药、抗胆碱能药使肠肌松弛。器质性便秘的病因包括直肠与肛门病变、结肠肿瘤、肠梗阻、肠粘连、腹腔或盆腔内肿瘤的压迫,全身性疾病也可使肠肌松弛,排便无力而致便秘,如尿毒症。

二、临床表现

1. 腹泻 急性腹泻起病急骤,病程较短,多为感染或食物中毒所致。慢性腹泻起病缓慢,病程较长。急性感染性腹泻者,每日排便次数可达 10 次以上,如为细菌感染,常有黏液血便或脓血便,阿米巴痢疾的粪便呈暗红色(或果酱样)。慢性腹泻者,常每日排便数次,可为稀便,也可带黏液、脓血。粪便奇臭而黏稠提示多有消化吸收不良或严重感染性肠病。急性腹泻常有腹痛,尤以感染性腹泻较为明显。

2. 便秘 急性便秘可有原发性疾病的临床表现,患者多有腹痛、腹胀,甚至恶心、呕吐,多见于各种原因的肠梗阻;慢性便秘多无特殊表现。排出粪便坚硬如羊粪,排便时可有左腹部或下腹有痉挛性痛与下坠感,常可在左下腹触及痉挛的乙状结肠。排便困难严重者可因痔加重及肛裂而有粪便带血或便血。

三、伴随症状

1. 腹泻 腹泻伴发热者,可见于急性细菌性痢疾、败血症等;腹泻伴里急后重者,见于急性痢疾肿瘤等;腹泻伴明显消瘦者,多见于以小肠病变为主者,如胃肠道恶性肿瘤;腹泻伴皮疹或皮下出血者,见于败血症、伤寒等;腹泻伴腹部肿块者,见于胃肠恶性肿瘤、肠结核;腹泻伴重度失水者,常见于霍乱、细菌性食物中毒或尿毒症等;腹泻伴关节痛或关节肿胀者,见于溃疡性结肠炎、系统性红斑狼疮等。

2. 便秘 便秘伴随症状可轻可重。便秘伴呕吐、腹胀、肠绞痛等,可能为各种原因引起的肠梗阻;便秘伴腹部肿块者,应注意结肠肿瘤的可能;便秘与腹泻交替者,应注意肠结核、溃疡性结肠炎的可能;便秘伴生活条件改变、精神紧张者,多为功能性便秘。

第 10 节 黄 疸

黄疸是指由于血清中胆红素浓度增高,致皮肤、黏膜和巩膜黄染。正常胆红素浓度最高为 17.1 μmol/L,胆红素浓度在 17.1~34.2 μmol/L 时,虽高于正常,但临床上不易察觉,称隐性黄疸,胆红素浓度超过 34.2 μmol/L 时,可出现黄疸。

一、病因

1. 胆红素生成过多——溶血性黄疸 溶血性黄疸常见于各种溶血性疾病,如遗传性球形红细胞增多症、自身免疫性溶血性贫血(AIHA)、异型输血后溶血等。一方面,由于红细胞破坏过多,形成大量的非结合胆红素(即间接胆红素),超过了肝细胞的处理能力;另一方面,由于溶血所致的贫血、缺氧和红细胞破坏产物的毒性作用,又可降低肝细胞对胆红素的代谢,使血液中非结合胆红素潴留,总胆红素增高超过正常水平而出现黄疸(图 3-7)。

2. 肝脏对胆红素的处理障碍——肝细胞性黄疸 肝细胞性黄疸常见于各种肝脏疾病,如病毒性肝炎、中毒性肝炎等。一方面,由于肝细胞受损导致肝细胞对胆红素的摄取、结合及排泄功能降低,致使血中非结合胆红素增高;另一方面,未受损的肝细胞仍能将非结合胆红素转变为结合胆红素(即直接胆红素),结合胆红素一部分经毛细胆管从胆道排泄,一部分经已受损害或坏死的肝细胞反流入血中,导致血中结合胆红素增高(图 3-8)。

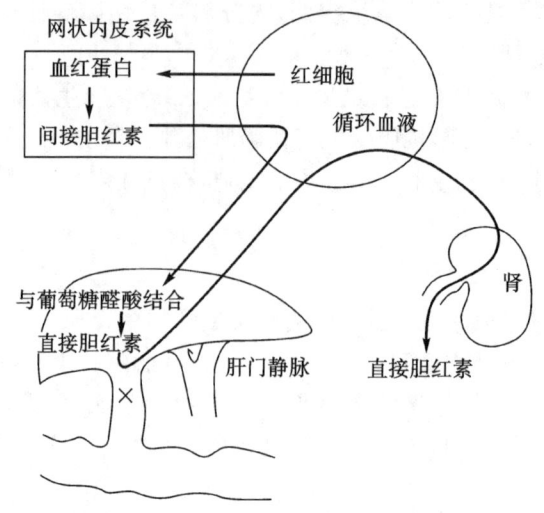

图 3-7　溶血性黄疸发生机制示意图

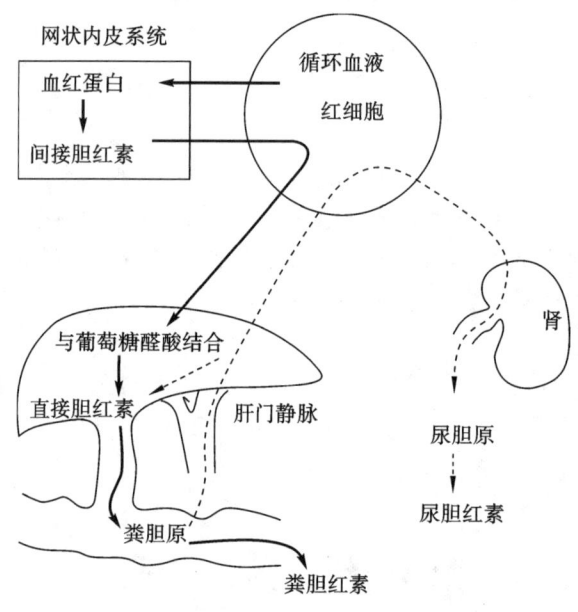

图 3-8　肝细胞性黄疸发生机制示意图

3. 肝外胆汁排泄障碍——胆汁淤积性黄疸　胆汁淤积性黄疸常见于各种原因引起的胆道阻塞，如原发性胆汁性肝硬化、胆总管结石等，也可由肝癌、胰头癌等胆管外肿块压迫引起。由于胆道梗阻、胆汁淤积，阻塞上方的胆管内压力升高，胆管扩张，最终导致毛细胆管、小胆管破裂，胆汁中的胆红素反流入血，使血中结合胆红素增高，引起黄疸（图 3-9）。

二、临床表现

黄疸首先出现的部位是结膜、巩膜、舌下及软腭等处，其次是颜面部及前胸部，之后全身皮肤均匀分布。

1. 不同类型黄疸的特点

（1）溶血性黄疸：一般黄疸较轻，皮肤呈浅柠檬黄色。急性溶血时可有高热、寒战、头痛及腰背痛，并有明显贫血和血红蛋白尿（尿呈酱油色），重者可有急性肾功能衰竭。慢性溶血多为先天性，可有贫血和脾大。

（2）肝细胞性黄疸：皮肤、黏膜呈浅黄色至深金黄色，常伴有乏力、食欲减退、厌油及腹胀、恶心、呕吐、肝区不适或疼痛等症状，重者可有出血倾向。

（3）胆汁淤积性黄疸：黄疸多较严重，皮肤呈暗黄色，胆道完全梗阻者可呈黄绿色或绿褐色，尿色

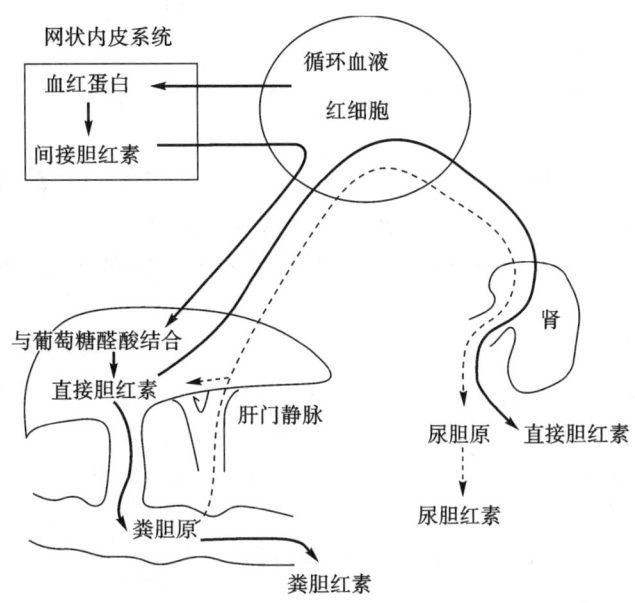

图 3-9 胆汁淤积性黄疸发生机制示意图

深如浓茶,粪便颜色变浅,肝外胆道完全阻塞时粪便呈白陶土色。因血中胆盐潴留,常有皮肤瘙痒;因脂溶性维生素 K 吸收障碍,常有出血倾向。

2. 发生、发展和程度 急骤出现的黄疸常见于急性肝炎、胆囊炎、胆石症、急性溶血等;缓慢潜隐发生的黄疸常见于肝硬化、壶腹周围癌等,病毒性肝炎所致的黄疸和溶血性黄疸持续 1 个月左右会逐渐消退。肝外肿瘤阻塞所致的胆汁淤积性黄疸常进行性加深,慢性胆汁淤积性黄疸可迁延数月或数年。黄疸的程度常与病变的轻重一致。溶血性黄疸程度较轻,肝细胞性黄疸次之,而胆汁淤积性黄疸多较严重。黄染越深,病情越重,梗阻越完全,瘙痒越明显,尿色越深,粪便颜色越浅,提示黄疸程度较深。瘙痒减轻,黄疸逐渐消退,则表明病情在好转。

三、伴随症状

黄疸伴腹腔积液,多见于重型肝炎、肝硬化失代偿期、肝癌等;黄疸伴发热,常见于急性胆管炎、钩端螺旋体病、败血症等;病毒性肝炎或急性溶血可先发热后出现黄疸;黄疸伴上腹部剧痛,常见于胆道结石或蛔虫病。

第 11 节 意识障碍

意识障碍是指人体对周围环境及自身状态的识别和察觉能力降低,对外界环境刺激缺乏反应的一种精神状态。严重的意识障碍表现为昏迷。

一、病因

任何导致大脑皮质弥漫性损害或脑干网状结构上行系统损害的疾病,均可产生意识障碍。

意识障碍的常见病因如下。

1. 感染性因素 感染性因素包括颅内感染(如脑炎、脑膜炎等)和全身严重感染(如败血症、中毒性肺炎等)。

2. 非感染性因素 非感染性因素包括以下几种:颅脑疾病,如脑出血、脑震荡;内分泌与代谢障碍,如肝性脑病、心血管疾病;中毒,如酒精中毒、吗啡中毒;水、电解质紊乱;其他,如电击、中暑等。

二、临床表现

意识障碍的临床表现由于病因和病理生理基础不同而轻重不等,并随疾病的演变而变化。

1. 嗜睡 嗜睡为程度最轻的意识障碍。患者处于病理性睡眠状态,可被轻度刺激或语言唤醒,醒后能正确回答问题,但反应迟钝,停止刺激后又入睡。

2. 意识模糊 意识模糊较嗜睡程度深,患者通常能保持简单的精神活动,主要表现为定向力障碍,如对时间、地点、人物的定向力发生障碍。

3. 昏睡 昏睡患者处于病理性熟睡状态,不易唤醒,在强烈刺激(如压眶、摇动身体、大声呼喊等)下可被唤醒,但很快又入睡。醒时回答问题模糊或答非所问。

4. 昏迷 昏迷是最严重的意识障碍,表现为意识持续中断或完全丧失。昏迷按程度不同又分为以下三种。

(1)浅昏迷:意识大部分丧失,无自主运动,对声、光刺激无反应,对疼痛刺激有痛苦表情或肢体退缩等防御反应。吞咽反射、角膜反射和瞳孔对光反射可存在,血压、脉搏、呼吸无明显变化,可有排便、排尿失禁。

(2)中度昏迷:对各种刺激无反应,对剧烈刺激可有防御反应,但减弱。角膜反射、瞳孔对光反射迟钝,眼球无转动为其特征。

(3)深昏迷:意识完全丧失,对各种刺激均无反应,所有深反射、浅反射都消失,生命体征不稳定,肌肉松弛,大、小便失禁。

课堂互动:昏迷按程度不同分为哪几种?

此外,还有一种以中枢神经系统兴奋性增高为主的急性脑功能失调,称为谵妄(delirium),表现为意识模糊,出现幻觉、错觉,定向力丧失,躁动不安,言语杂乱等,见于急性感染高热期、肝性脑病、中枢神经系统疾病、某些药物中毒等。

课堂互动答案

三、伴随症状

1. 伴发热 先发热然后有意识障碍,可见于重症感染性疾病;先有意识障碍然后有发热,可见于脑出血、药物中毒等。

2. 伴呼吸缓慢 可见于吗啡类、巴比妥类、有机磷农药等中毒。

3. 伴瞳孔散大 可见于酒精、氰化物等中毒,以及癫痫、低血糖状态等。

4. 伴瞳孔缩小 可见于吗啡类、巴比妥类、有机磷农药等中毒。

5. 伴心动过缓 可见于颅内高压症、房室传导阻滞,以及吗啡类、毒蕈等中毒。

6. 伴高血压 可见于高血压脑病、脑血管意外、尿毒症等。

7. 伴低血压 可见于各种原因的休克。

8. 伴皮肤黏膜改变 出血点、瘀斑和紫癜等可见于严重感染和出血性疾病,口唇呈樱桃红色提示一氧化碳中毒。

第12节　水　　肿

水肿是指过多的液体潴留在组织间隙或体腔中,可分为全身性水肿与局部性水肿。当液体在体内组织间隙呈弥漫性分布时呈全身性水肿,常为凹陷性;当液体积聚在局部组织间隙时,呈局部性水肿。

一、病因及发病机制

正常人体组织间液量是通过机体内外和血管内外液体交换的平衡维持相对恒定的。一方面,血管内液体不断从毛细血管小动脉端滤出至组织间隙成为组织液;另一方面,组织液不断从毛细血管小静脉端回吸收入血管中,因而组织间隙无过多液体积聚。

维持液体交换平衡的主要因素如下:①毛细血管静水压;②血浆胶体渗透压;③组织压;④组织液的胶体渗透压。如果这些因素发生改变,如钠与水潴留,毛细血管滤过压升高,毛细血管通透性增高,血浆胶体渗透压降低,淋巴回流受阻等,将导致组织间液生成过多或再吸收过少,从而形成水肿。

二、临床表现

1. 全身性水肿

(1)心源性水肿:主要见于右心功能不全引起的体循环淤血。特点为水肿首先发生在身体下垂部位,如踝内侧、胫骨前部;经常卧床者出现在腰骶部。严重时发生全身水肿、胸腔积液、腹腔积液及心包积液。水肿为对称性、凹陷性。通常伴有颈静脉怒张、肝大、静脉压增高等右心衰竭的表现。

(2)肾源性水肿:主要见于各型肾炎及肾病。主要发生机制如下:多种因素引起肾小球有效滤过率降低,排泄水、钠减少,导致水、钠潴留;大量尿蛋白导致低蛋白血症;毛细血管静水压升高。水肿的特点是水肿首先出现于结缔组织最疏松处,如疾病早期晨起时眼睑与颜面水肿,继而发展为全身性水肿(肾病综合征是重度水肿),临床上主要见于肾病综合征与各型肾小球肾炎,通常伴有高血压、尿常规改变、肾功能损害的表现。

(3)肝源性水肿:主要见于肝硬化失代偿期,以腹腔积液为主要表现,也可先出现踝部水肿,逐渐向上蔓延,头、面及上肢常无水肿。

(4)营养不良性水肿:主要见于慢性消耗性疾病、胃肠疾病所致蛋白质丢失等。水肿从组织疏松处开始出现,然后发展至全身,低垂部较明显。水肿发生前常有消瘦、贫血、体重减轻等症状。

(5)其他原因引起的全身性水肿。①黏液性水肿:特征为非凹陷性水肿,主要是由甲状腺功能减退症(简称甲减)致使组织间液蛋白质含量增高所致;以口唇、眼睑、颜面及下肢较为明显。②特发性水肿:多发生于女性,可能与内分泌失调及直立体位的反应异常有关,主要表现在身体下垂部位,长时间站立与劳累后出现,休息后减轻。③药物性水肿:在长期使用糖皮质激素、胰岛素、性激素、甘草制剂等治疗过程中可出现水肿。④经前期紧张综合征:特点为月经前 7~14 日出现眼睑、踝部、手部轻度水肿,伴有乳房胀痛及盆腔沉重感,月经后消退。

2. 局部性水肿 局部性水肿包括以下几种:局部静脉回流受阻引起的水肿,如局部炎症、肢体静脉血栓形成;淋巴回流受阻引起的水肿,常见于丝虫病;血管神经性水肿,常见于变态反应性疾病。

> **课堂互动**:全身水肿的类型有哪些?

三、伴随症状

(1)水肿伴肝大者可为心源性水肿、肝源性水肿与营养不良性水肿,而同时有颈静脉怒张者则为心源性水肿。

课堂互动答案

(2)水肿伴重度蛋白尿,则常为肾源性水肿,而轻度蛋白尿也可见于心源性水肿。

(3)水肿伴呼吸困难与发绀者常提示由心脏病、上腔静脉阻塞综合征等所致。

(4)水肿与月经周期有明显关系者可见于经前期紧张综合征。

(5)水肿伴消瘦,体重减轻者,可见于营养不良。

目标检测

单项选择题

目标检测答案

1. 体温持续在 39~40 ℃,达数天或数周,日温差在 1 ℃以内,属于(　　)。

A. 不规则热　　B. 稽留热　　C. 间歇热　　D. 弛张热　　E. 回归热

2. 发热的病因最多见者为(　　)。

A. 感染　　　　　　　B. 变态反应　　　　　　C. 内分泌代谢障碍

D. 体温调节中枢功能紊乱　　E. 着凉

3. 内源性致热原的成分是(　　)。

A. 矿物质　　　　　　B. 糖类　　　　　　　　C. 脂肪类

D. 白细胞介素-1　　　E. 细菌

4. 咳嗽与咳痰最常见于(　　　)。

A. 中枢神经系统疾病　　　　　　B. 呼吸道疾病　　　　　　　　　C. 胸膜疾病

D. 心血管疾病　　　　　　　　　E. 消化系统疾病

5. 呼吸困难最多见于(　　　)。

A. 呼吸系统疾病　　　　　　　　B. 心血管疾病　　　　　　　　　C. 中毒

D. 血液病　　　　　　　　　　　E. 神经、精神因素

6. 下列哪项不属于疼痛的性质?(　　　)

A. 刺痛　　　　　B. 刀割样痛　　　　C. 烧灼痛　　　　D. 绞痛　　　　E. 牵涉痛

7. 呕吐大量隔夜食物可见于(　　　)。

A. 急性胃炎　　　B. 慢性胃炎　　　　C. 消化性溃疡　　　D. 急性肝炎　　　E. 幽门梗阻

8. 下列引起胸痛的原因,其中不属于胸壁病的是(　　　)。

A. 胸膜肿瘤　　　　　　　　　　B. 肋间神经炎　　　　　　　　　C. 肋间骨折

D. 非化脓性软骨炎　　　　　　　E. 带状疱疹

9. 在呼吸系统疾病中,突发呼吸困难和(或)哮鸣音最多见的是(　　　)。

A. 膈肌运动受限　　　　　　　　B. 神经肌肉疾病　　　　　　　　C. 胸廓疾病

D. 肺疾病　　　　　　　　　　　E. 气道阻塞

（秦立国）

问　诊

1. 掌握问诊的定义及内容。
2. 熟悉问诊的注意事项。
3. 了解问诊的方法与技巧。

第 1 节　问诊的内容和意义

问诊是医生通过对患者或知情人进行全面、系统询问而获得临床资料的一种诊断方法，又称为病史采集。

一、问诊的内容

1. 一般项目　姓名、性别、年龄、籍贯、民族、婚姻状况、职业、工作单位、现在住址、入院日期、记录日期、病史陈述者等。

2. 主诉　主诉是患者感受最主要的痛苦或最明显的症状和体征，即促使患者前来就诊的主要原因，也就是本次就诊需要治疗的疾病，包括 1 个或 2～3 个主要症状或体征的发生及持续的时间。

3. 现病史　现病史是病史的主体部分，记述疾病发生、发展、演变的全过程。可以按照起病情况、患病时间、主要症状特点、病因与诱因、病情发展与演变、伴随症状、诊治经过、病程中一般情况的内容进行询问。

4. 既往史　既往史是患者既往的健康状况和曾经患过的疾病。外伤、手术、预防接种史，对药物、食物和其他接触物的过敏史都属于既往史。特别要注意与现病关系密切的重要既往史，除病名外，还应问清当时的临床表现，检查项目及结果，治疗方法及结果等。

5. 个人史　社会经历、职业及工作条件、习惯与嗜好、冶游史、吸毒史。应特别注意询问有无毒物或疫水接触史。

6. 婚姻史　记述未婚、已婚或再婚情况，结（再）婚年龄、配偶健康状况、性生活情况等。如丧偶，应询问其配偶死亡的时间和原因。

7. 月经史　初潮年龄、月经周期和行经天数、经血的量和颜色、有无痛经与白带等。

8. 生育史　初孕年龄，妊娠与生育次数，人工或自然流产次数，有无早产、死产、难产、手术产、产褥热及计划生育状况等。

9. 家族史　询问患者父母与同胞兄弟、姐妹及其子女的健康情况，特别应询问有无与患者类似的疾病、与遗传有关的疾病。还应当询问有无传染病及与遗传有关疾病或与患者类似疾病的病史。对已死亡的直系亲属，要问明死因与年龄。

10. 系统回顾　详细询问各系统可能发生的疾病，是规范住院病历不可缺少的部分。可以帮助医生在短时间内扼要了解患者某个系统发生过的疾病与本次主诉之间是否存在因果关系。

（1）呼吸系统：有无咳嗽、咳痰、咯血、咽喉瘙痒或疼痛、盗汗、气促、呼吸困难等病史。

（2）循环系统：有无心悸、心前区疼痛、水肿、头昏、头痛、晕厥、少尿、肝区疼痛等病史。

（3）消化系统：饮食习惯，有无食欲改变、嗳气、反酸、胃灼热、腹痛、腹泻、恶心、呕吐、腹胀、吞咽困难、呕血、便血、黄疸、食物或药物中毒史、腹内肿块史等病史。

（4）造血系统：有无疲乏无力、头晕、眼花、耳鸣、面色苍白、心悸、气促、皮肤黏膜出血、鼻出血、咯血、便血、黄疸，有无淋巴结及肝、脾肿大，发热、骨骼疼痛等病史。

（5）泌尿生殖系统：有无苍白、水肿、食欲减退、头痛、眩晕、视力障碍、腰痛及腹痛、排尿困难、尿频、尿急、尿痛、尿量及尿色改变、夜尿等病史。

（6）代谢及内分泌系统：有无畏寒、怕热、多汗、头痛、乏力、视力障碍、心悸、食欲异常、烦渴、多尿、水肿、肌肉震颤及痉挛、性格、智力、发育、体重、皮肤、毛发、性欲及骨骼等方面改变等病史。

（7）神经系统：有无头痛、失眠、嗜睡、意识障碍、昏厥、视力障碍、感觉失常、神经痛、麻痹、瘫痪、抽搐及其他精神异常的现象等病史。

（8）关节及运动系统：有无关节疼痛、红肿、畸形、局部肌肉萎缩、活动受限、外伤、骨折、脱臼、肌肉疼痛等病史。

课堂互动：问诊包括哪些内容？

二、问诊的重要意义

课堂互动答案

问诊是临床诊断的第一步，是疾病诊断的重要依据，特别是在疾病的早期和对那些病情复杂而又缺乏典型体征的病例，深入、细致的问诊就更为重要。

一个具有渊博医学知识和丰富临床经验的医生，常常通过问诊就能对某些疾病做出准确的诊断。对于病情较为复杂的患者，问诊可以帮助医生缩小疾病范围，有针对性地进行辅助检查，减少检查费用，提高诊断速度和准确度。病史是将问诊所获得的资料通过筛选，去伪存真，去粗取精，并使之条理化、系统化之后记录下来的书面资料。病史是临床诊断的重要依据之一，为下一步体格检查或辅助检查提供重要的线索，为明确临床诊断奠定良好的基础。

　　　　　　　　　　　　　　　　案例 4-1

患者，女，72岁，退休职工，因胸骨后闷痛前来医院就诊。

病历书写：

（1）一般资料：姓名，性别，年龄等。

（2）主诉：反复胸骨后闷痛4个月，再发3天。

（3）现病史：患者自诉4个月前开始在劳累、激动时出现胸骨中段后闷痛，范围约手掌大小，未向他处放射，发作持续数分钟，休息后缓解，伴心悸，无呼吸困难，无晕厥、黑矇，无返酸、嗳气、腹痛、双下肢水肿。3天前心悸、胸骨后闷痛发作频繁，时间持续10多分钟，未向他处放射，无头晕、头痛、恶心、呕吐、呃逆、腹泻。无咳嗽、咳痰，无大汗淋漓、面色苍白、濒死感，到我院就诊。门诊拟以"冠心病、心绞痛"收入院。

（4）日常生活状况：病后精神、食欲、睡眠欠佳，大、小便正常，体重无明显减轻。

（5）既往史：平素体健。无高血脂、高血压病、糖尿病史，否认肝炎、肺结核等传染病史。近5年来有预防接种史，无外伤手术史、药物过敏史及输血史。

（6）个人史：初中文化，长期从事麻纺厂一线工作，已退休27年，未到过流行病疫区，无外地长期居住史。家庭经济、居住条件一般，无烟酒嗜好。

（7）婚姻史：丧偶。25 岁结婚。配偶 3 年前去世，死于直肠癌。

（8）生育史：26 岁初次生育，3 子 1 女，均体健。

（9）家族史：父母亲已故，具体死因不详。兄弟姐妹共 5 人，均健在。家族中无类似患者。无传染病及家族性疾病者。

请任选疾病主题，参考上文完成病历书写。

第 2 节 问诊的方法、技巧与注意事项

案例 4-2

患者，女，19 岁。因上腹部疼痛 2 h 急诊入院。患者有呕吐和腹泻的症状，腹部触诊柔软，无压痛，接诊医生怀疑患者是饮食不洁诱发的急性胃肠炎，因此询问患者："是不是睡前吃了烧烤或者生冷食物？"患者回答："没有，正常饮食。"

问题：1. 接诊医生的问诊方式是否恰当？

2. 是否有更好的问诊方式？

在问诊中，医生需要讲究方法与技巧，使患者对医院环境、设备及自身病情有充分了解，缓解患者的紧张情绪，避免患者在陈述病情时出现遗漏。

一、职业精神

（1）治病救人、救死扶伤是医生的神圣职责。医生应当同情和理解患者渴望消除痛苦与烦恼、治愈疾病的心情，认识到自己对患者、对社会的责任，尽自己最大的努力帮助患者战胜疾病。

（2）热爱工作的奉献精神。医生要有奉献精神，像国家援鄂抗疫医疗队等抗疫一线医务人员一样，不怕苦不怕累，奋斗在抗击新冠肺炎疫情第一线，为中国的疫情防控做出巨大贡献。

（3）对患者认真负责的敬业精神。在医疗资源紧张的当下，仅仅是一天 8 h 的门诊中，一名医生可能需要接待数十乃至上百例患者。这对医生的精力、经验和能力都是巨大的考验。在这种情况下，医生应当抱着认真负责的态度，尽力诊治每一例患者。

（4）对医术精益求精的探索精神。一位好的医生，不仅能缓解患者痛苦、治愈疾病，还能抓住临床的蛛丝马迹，找到疾病的源头，降低发病率乃至彻底消灭疾病。因此医生要不断学习，提高职业技能。

（5）不畏艰难、勇于攀登的创新精神。遇到罕见病患者或危重病患者，细心诊断、大胆尝试应当是医生的第一反应。对于有明确诊疗指南的罕见病，医生应当具有相应的规范化诊疗能力。对于未建立明确诊疗指南的罕见病，医生应当积极收集临床资料，帮助建立诊疗指南。

（6）对患者全方位关怀的人文精神。医生应当尊重患者及其家属的选择，对因为患者意愿、经济、文化等原因选择姑息治疗的患者及其家属，始终保持温柔亲和的态度，并提供简便可行的治疗方案，减轻患者及其家属的心理负担和经济负担。

（7）诚信服务、维护患者利益的诚信精神。医生应当告知患者所患疾病的情况及发展趋势，如果患者是老年人或儿童，或不宜告知患者本人的，应当告知其家属。在选择治疗方案时，医生应当告知患者或者应当知情者治疗方案的预后情况及可能发生的并发症，如果患者对手术知情书等有疑问，应

当进行解答。

（8）互相协作、共同提高的团队精神。治疗是一个团队的事情，仅靠医生诊治是无法帮助患者痊愈的。医生应当积极与其他医生、护士、药师合作，以更好地帮助患者解除病痛。

课堂互动答案

课堂互动：医生应当抱着何种态度进行问诊？

课程思政

生姜治喉痈——细心观察，大胆尝试

杨吉老，北宋著名医家。有一年，广州府的通判杨立之返回楚州。杨通判忽然咽喉生疮红肿，红肿处溃破，脓血像水柱一样往外流，吃不下，睡不着，病情一天比一天严重，眼看就要死了。当时广州府的大夫们都试着来为杨通判治疗，但是没有疗效。此时，杨吉老来到广州府办公，被杨通判请来看病。杨吉老问诊后开了一个奇方："先吃生姜一斤，再开药，要不然治不好。"大家一听，都吓到了。咽喉溃破流脓还吃生姜，这不是火上添油吗？难道不会死得更快？杨通判实在是不敢吃。但此时他已经寻遍广州名医，实在是找不到第二位肯开方治病的大夫。病得难受，又实在没办法治疗，杨通判琢磨又琢磨，觉得杨吉老怎么也不会砸自己的招牌，于是他下了狠心，吃吧，能治好就行。他先小心翼翼地尝几片，发现疾病没加重，于是又吃了一点，反而觉得生姜味道甘甜而香，吃到半斤时，咽喉疼痛渐渐消失。食至一斤，开始感觉姜味辛辣，脓血竟止，不知不觉之间病已痊愈。结果真是神了。于是杨通判设宴感谢杨吉老。在宴上，杨通判询问杨吉老："怎么吃生姜反而好了？"杨吉老说："广州这边鹧鸪好吃，你吃得挺多挺开心的。但是鹧鸪喜欢吃半夏，所以你吃鹧鸪的同时也吃了不少半夏。半夏是有毒的，毒素聚在咽喉就会导致喉痈，这也是你患病的原因。生姜能解半夏毒。所以你吃生姜后病就好了。"

二、问诊技巧及注意事项

（1）询问病史，要全面了解、重点突出。

开始问诊时应该认真倾听患者的叙述然后从中抓准主诉，再围绕主诉进行有目的有步骤的询问。在初步判定病变的原因或性质后，要在主要症状的深度及广度上下功夫，关注主要症状。当患者的诉说离题太远时，医生要及时巧妙地引导患者回到与主要症状有关的话题上。但是医生不要生硬地打断患者的话，引发患者的对抗情绪。当患者不能主动陈述病情时，医生应耐心启发；假如患者诉说病情较为凌乱，医生应注意分析归纳。

（2）注意病史的可靠性，及时核实可疑情况。

病史的叙述者一般是患者本人，小儿、昏迷患者可询问其监护人或知情者。患者缺乏专业知识，可能受到广告等信息的误导，对疾病的描述和认知可能会出现误差。医生应仔细分析患者当时所处的环境与心理状态，以科学的态度，运用医学知识进行取舍。患者诉说过去曾患某病时，医生应对该种疾病的主要症状进行询问核实，以保证临床资料真实可靠，不能因为有其他医疗单位转来的病情介绍或病历摘要就不进行问诊。

（3）对于特殊人群，医生需要根据不同情况进行问诊，不能进行常规状态问诊。

危重患者在扼要询问、重点检查后立即抢救，详细的病史待病情缓解或脱离危险后再补充询问。如果患者不能支撑过久的谈话，可将病史分几次问完。必要时，通过书面交流进行。

精神病患者情绪波动较大，易受外界影响，应在安静、不受干扰的环境下进行问诊。对于精神病患者，医生必须如实地加以接受，尊重患者，不能有任何嫌弃和不耐烦的表现，肯定患者感受的真实性，理解患者所叙述的感觉，但不赞同患者的病态信念或幻觉体验。

聋哑患者有沟通障碍，可以采用多种方式（谈话、手势、眼神、频频点头等）与患者完成沟通。医生

需要给予患者更多的关心和耐心,花更多时间收集病史,可以使用简单明了的身体语言及手势,特别注意患者表情的回应,还可以请其亲属、朋友解释或代叙。

儿童多不能自述病史,需要由家人或保育员代述。问诊时,医生要注意家长或保育员提及的每一个症状,但是也要进行相应的体格检查或实验室检查,保证病史资料的可靠性。

(4)询问病史,要语言通俗,防止暗示。

问诊可以先从日常情况开始,以消除患者的恐惧或紧张心理。如"你家里有几口人?""今年多大啦?""哪儿不舒服?"问诊语言应通俗易懂,最好不用医学术语,如"端坐呼吸""里急后重"等。如患者诉说肚子痛,医生查问时,不应说"你是右下腹部痛还是肝区痛?"应该说"你肚子哪个地方痛? 指一指痛的地方给我看看"。

医生绝对不能暗示性套问或有意识地诱导患者提供合乎其主观印象所要求的资料。例如:患者诉说右上腹部痛,医生怀疑为胆囊疾病时,马上就插问:"腹痛向右放射吗?"这样是错误的,很容易使患者随口附和,影响病史的可靠性。应这样问:"这地方痛时,还有其他地方痛吗?"又如患者诉说咳嗽,咳痰,医生接着询问是否还伴有午后发热、盗汗、消瘦,这也是不对的。

(5)询问病史,面对不利的情况,要注意控制情绪,巧妙处理。

在面对患者时,医生要保持沉着、冷静、细心、耐心,创造机会,巧妙应对。假如患者有缄默与忧伤的情绪,医生应持有理解、包容的心情,安抚患者,适当等待患者回应,必要时可减慢问诊速度。

假如患者有愤怒和敌对的情绪,医生要注意控制自己的情绪,不要被患者影响,要认真寻找和发现原因,考虑自己的举止和语言是否有不得体、不恰当的地方,还要考虑患者本身的因素。弄清原因后,恰当处理。如果属于医生的责任,医生要表示歉意并请患者理解。医生一定不能失态、发怒,要提醒自己担负的职责,采取坦然、理解的态度。

在语言不通时,最好先找到翻译,以免发生误解;如果找不到翻译,在使用不熟练的语言时,要特别注意发挥身体语言及手势的作用,并反复核实。

对于残疾患者,除给予更多的同情、关心之外,更需要的是耐心和时间。医生必须表现出和蔼的态度,亲切的语言,细致的作风,负责的精神,尊重患者的人格和感情,对于涉及患者隐私的内容,应依法为其保密。真正取得患者的信任,建立良好的合作关系,医生不可对患者抱有歧视、偏见。

课堂互动答案

课堂互动:问诊有哪些技巧和注意事项?

第 3 节 病 历 认 知

病历是指医务人员在医疗活动过程中形成的文字、符号、图表、影像、切片等资料的总和,包括门(急)诊病历和住院病历。它是医务人员通过对问诊、体格检查、辅助检查、诊断与鉴别诊断、治疗、护理等全部医疗活动收集的资料,进行逻辑思维并按照规范化格式整理形成的全部医疗工作的真实记录。病历真实地记录了患者从发病、病情演变到诊疗情况和转归的全过程,具有重要的意义。

2013 年 11 月 20 日,国家卫生计生委、国家中医药管理局印发《医疗机构病历管理规定(2013 年版)》。该规定分总则、病历的建立、病历的保管、病历的借阅与复制、病历的封存与启封、病历的保存、附则共 7 章 32 条,自 2014 年 1 月 1 日起施行。

一、病历的重要意义

(1)病历是医务人员进行诊断、治疗和制定预防措施的依据。

(2)病历是衡量或考核医院管理、医疗质量、医疗服务质量和医务人员医德、业务水平的依据。

(3)病历是具有法律效力的医疗文件,是涉及医疗保险赔偿、医疗纠纷和诉讼的依据。

（4）病历是临床教学、科学研究和信息管理的基础资料。

二、病历书写基本要求

1. 内容要真实 病历必须客观地、真实地反映病情和诊疗经过，杜绝主观臆造。内容真实不仅关系到病历的质量，也反映出医生的品德和作风。内容的真实来源于认真、全面、细致的资料收集，科学的分析与判断。

2. 格式要规范 病历具有特定的格式，临床医生必须按规定的格式进行书写。病历应用钢笔或碳素笔书写，不得随意涂改。实习医务人员、试用期医务人员（毕业后第一年）书写的病历，应当经在本医疗机构合法执业的医务人员审阅、修改并签名。审查修改应保持原记录清晰可辨，并记录修改时间。疾病诊断、手术、各种治疗操作的名称书写和编码应符合《国际疾病分类》的规范要求。凡有药物过敏史者，应在病历中用红笔注明过敏药物的名称。对按照有关规定须取得患者书面同意方可进行的医疗活动（如特殊检查及治疗、手术、实验性临床医疗等），应当由患者本人或其近亲属、法定代理人签署同意书。

3. 描述要恰当 书写病历要求文字简练，语句通顺，表述准确，层次分明，重点突出，字迹清楚，标点符号正确。病历书写要使用通用的医学术语、规范的汉语和汉字，不能使用方言土语、不规范的简体字及错别字。

4. 记录要及时 门诊病历在接诊同时完成，急诊病历在接诊同时或处置完毕后完成，住院病历在患者入院后 24 h 内完成，上级医生修改病历在 72 h 内完成。

课堂互动：书写病历的基本要求有哪些？

三、病历的种类、内容与格式

1. 门诊病历

课堂互动答案

（1）门诊病历要求简明扼要，重点突出。书写主诉、现病史、既往史等的内容，但不出现"主诉""现病史""既往史"等字样。

（2）门诊诊断可在初诊或复诊时做出，对一时难以做出诊断者，可暂写"患者的主要症状＋待诊"。如"发热待诊""腹痛待诊"等。如经 1~2 次复诊，医生还不能确诊时，应请求会诊或收入院检查。

（3）如需复诊，应写明下次复诊的时间及提请复诊医生注意的事项。对于复诊患者，应记录初诊后的病情变化、治疗效果及复诊时各种辅助检查的结果等。

（4）急、危、重症患者就诊时，必须详细记录就诊时间（详细至时、分），如可记为"2021-09-23，09：45"。要记录抢救措施和抢救过程，对抢救无效死亡的病例，还应记录死亡的时间、原因、诊断。

（5）对于法定传染病，应注明疫情报告情况。

2. 门诊病历内容

（1）封面：患者姓名、性别、年龄、籍贯、婚姻状况、职业、住址、工作单位、联系电话、药物过敏史、身份证号、门诊病历编号、就诊日期及科别等。

（2）主要病史（简要记录主诉，现病史，既往史等）。

（3）体格检查（简要记录阳性体征及有鉴别意义的阴性体征）。

（4）辅助检查结果。

（5）处理措施（处方、进一步检查措施及建议、休息方式及期限）。

（6）初步诊断。

（7）医生签名。

患者住院期间的病历包括住院病历和入院记录、病程记录、会诊记录、转科记录、手术记录、出院记录、死亡记录等。因相同的疾病再次住院可书写再入院病历。

3. 住院病历

（1）一般情况：姓名、性别、年龄、籍贯、民族、婚姻状况、职业、工作单位、现在住址、入院日期、记录日期及出院日期等。

（2）病史：主诉、现病史、既往史、系统回顾、个人史、婚姻史、月经及生育史、家族史。

（3）体格检查：利用器械或仪器，进行视、触、叩、听，检查患者的体格情况（如体温、脉搏、呼吸、血压、一般状况），发育与营养（良好、中等、不良），意识状态（清晰、淡漠、模糊、昏睡、谵妄、昏迷），体位（自主、被动、强迫），面容与表情（安静，忧虑，烦躁，痛苦，急、慢性病容或特殊面容），检查能否合作等。

（4）专科情况：外科、耳鼻咽喉科、眼科、妇产科、口腔科等情况。

（5）辅助检查：记录与诊断相关的辅助检查，包括患者入院后 24 h 内应完成的血、尿、粪常规和其他有关检查结果。如系在其他医院所做的检查或在本院入院前做的检查，应加以注明。

（6）病历摘要：将病史、体格检查、辅助检查等资料摘要综合，提示诊断的依据，使其他医生通过病历摘要内容即可了解基本病情。

（7）初步诊断：医生签名或盖章。

4. 入院记录 入院记录是完整病历的简要形式，其主诉、现病史与住院病历大致相同，但简明扼要，重点突出。其他病史（既往史、个人史等）另起一行，简要地依次记录，不必另列标题。除了生命体征，体格检查只记录阳性体征和有鉴别意义的阴性体征，也不需另列标题，以叙述方式顺序记录。入院记录应在患者入院后 24 h 内完成。

5. 病程记录 病程记录是指主治医生及住院医生等对患者入院以来病情变化和诊疗过程所进行的连续性记录。病程记录的书写应另起一页，并在横线适当位置标明"病程记录"。

（1）首次病程记录：应在患者入院后，接诊医生下班前完成；记录患者姓名、性别、年龄，简述病史，记录体格检查和辅助检查的阳性发现及有鉴别意义的阴性结果；初步诊断意见及其依据；住院后的处理措施及下一步诊疗计划。

（2）病程记录：一般患者每 1~3 天记录一次；病情较重者，每天记录一次或数次；危重患者根据病情变化随时记录，并详细写明时间（年、月、日、时、分）。

病程记录包括以下内容：一般状态，如食欲、睡眠、精神、大小便的改变；病情变化，包括患者自我感觉及医生客观检查的变化，并根据这些变化对病情做出分析；辅助检查结果及分析、判断治疗效果及重要医嘱更改理由，诊断的确定、补充或原诊断的修正依据；各种诊疗操作记录，如胸腔穿刺、腹腔穿刺等；上级医生查房对患者病情、诊断、鉴别诊断、当前治疗措施、疗效的分析及下一步诊疗意见，上级医生的查房记录必须经查房医生审阅并签名；各种会诊意见和执行情况，患者或其近亲属及有关人员反映的情况及要求，向患者或其亲属、代理人及患者单位介绍病情的谈话要点（必要时可签字）；住院时间较长者，定期做出阶段小结；实习医生换班时应写交接班记录。

6. 会诊记录 患者在住院期间出现或怀疑有其他专科问题时，分别由申请医生和会诊医生书写的记录称会诊记录。申请会诊记录及会诊单由主管医生书写，内容包括简要病史、体征、重要实验室检查和器械检查资料，拟诊疾病、申请会诊的理由和目的。会诊单的书写应简明扼要。紧急会诊应在申请单右上角"急"字处画圈。会诊记录由会诊医生书写，内容包括会诊医生简述患者病史、体征或对其的补充，诊断与治疗意见及下一步检查的建议。

7. 转科记录 当住院患者出现其他专科病情或确诊为其他专科疾病时，经有关科室会诊同意转科时，住院医生应写转科记录。内容包括简要病史、诊治经过、转科原因等。当患者由其他专科转入本科时，应将病史、检查、诊断、治疗结果做一小结，并提出本科的诊断和治疗意见。

8. 手术记录 由施行手术者或其助手在术后立即记录。主要内容包括手术开始和进行时间、麻醉方式与效果、手术步骤、术中病情经过、手术意外和抢救措施、术终时患者情况、术后注意事项及护理措施等。

9. 出院记录 患者出院时由主治医生或住院医生书写出院记录。出院记录是患者住院情况的小结，供随访和门诊就诊时参考。内容包括患者的一般情况，入、出院日期，共住院的天数，患者入院时情况（主要病史、体征、化验检查、特殊检查、入院诊断），治疗经过及疗效，出院时情况，最后诊断和出院医嘱等。

10. 死亡记录　患者死亡后应书写死亡记录。死亡记录由经治医生在患者死亡后及时书写,最迟不超过 24 h。记录内容包括患者姓名、性别、年龄、入院时间、死亡时间、住院天数,入院时情况及诊疗经过,死亡前病情、抢救经过、死亡时间、死亡原因,死亡诊断,与患者家属商谈尸检的情况。

11. 同意书　同意书包括手术同意书、特殊检查及特殊治疗同意书、实验性临床医疗同意书和医疗美容同意书等。根据《中华人民共和国医师法》《医疗机构管理条例》《医疗事故处理条例》和《医疗美容服务管理办法》,对需行手术治疗、特殊检查、特殊治疗和医疗类美容等的患者或其近亲属,医生应履行告知义务,告知患者的病情,医疗项目目的、名称,可能出现的并发症及医疗风险等,并及时解答其疑问。详尽填写同意书。同意书必须经患者或其近亲属、法定代理人、关系人签字,医生签全名,同意书一式两份,医患双方各执一份。

课堂互动答案

> **课堂互动:** 门诊病历与住院病历有何异同?

附:住院病历结构

住院病历	
姓名	性别
年龄	婚姻状况
民族	职业
籍贯	现住址(工作单位)
入院日期	记录日期

病史
主诉
现病史
既往史
个人史
婚姻史
月经及生育史
家族史
系统回顾

体格检查			
体温	脉搏	呼吸	血压

一般情况
皮肤、黏膜
淋巴结
头部及其器官
胸部
腹部
肛门、直肠
外生殖器
脊柱
四肢
神经反射
专科情况

续表

实验室检查及其他器械检查
实验室检查 血常规 尿常规 粪常规 器械检查
摘要
对病史、体格检查、实验室检查及其他器械检查等的主要资料,包括阳性资料及重要的阴性资料进行综合,以提示诊断或鉴别诊断,使各级临床医师查房、值班或会诊时,通过复习病历摘要,能较清楚地了解基本病情。
初步诊断:
医师签名或盖章

→ **目标检测**

一、单项选择题

目标检测答案

1. 下列哪一项是错误的?(　　)
A. 病史采集即问诊　　　　　　　　　　　　B. 症状和体征可以相同
C. 高新技术可以取代常规体格检查　　　　　D. 临床医学不可能一次学习即可立即掌握

2. 既往史一般不包括下列哪一项?(　　)
A. 传染病史及其接触史　　　　　　　　　　B. 外伤手术史
C. 药物过敏史　　　　　　　　　　　　　　D. 人工流产史

3. 以下哪一项不属于个人史?(　　)
A. 社会经历　　　　　B. 职业　　　　　　C. 受教育程度　　　D. 预防接种史

4. 既往史不包括下列哪一项?(　　)
A. 肝炎接触史　　　　B. 长期服药史　　　C. 药物过敏史　　　D. 职业

5. 关于问诊,下列说法哪一种是错误的?(　　)
A. 必要时可以暗示提问
B. 问诊是每个临床医生必须掌握的基本功
C. 有相当一部分疾病仅通过问诊即可以做出基本诊断
D. 问诊是医生诊治疾病的第一步

6. 病史的主体部分为下列哪一项?(　　)
A. 系统回顾　　　　　B. 主诉　　　　　　C. 现病史　　　　　D. 既往史

7. 下列哪种说法是错误的?(　　)
A. 记录年龄时应填写实际年龄
B. 现病史记录疾病的发生、发展、演变和诊治过程
C. 伴随症状常常是鉴别诊断的依据
D. 用患者曾经的诊断结果代替医生自己的诊断

8. 下列哪一项不属于一般项目的内容?(　　)
A. 学历　　　　　　　B. 民族　　　　　　C. 婚姻状况　　　D. 工作单位

二、多项选择题

1. 患者,男性,12 岁,发热 1 天就诊,现病史包括下列哪些内容?(　　)
A. 发病时间及可能的诱因　　　　B. 主要症状　　　　　　　C. 病情的发生及发展

D. 起病后的诊治情况　　　　　E. 青霉素过敏

2. 患者,男性,36岁,便血3天就诊,下列哪些属于个人史?(　　)

A. 5岁右腿骨折　　　　B. 大学学历　　　　　　C. 19岁某省服兵役

D. 服降血压药物3年　　E. 吸烟10年

3. 既往史包括(　　)。

A. 传染病史及其接触史　　B. 外伤手术史　　　　C. 药物过敏史

D. 长期服药史　　　　　　E. 3年前服兵役

(肖奕珂)

体 格 检 查

体格检查(physical examination)是医生运用自己的感官和借助简单工具,如体温计、血压计、叩诊锤、听诊器等,来客观了解和评估患者身体状况的一系列最基本的检查方法。

体格检查的方法有五种:视诊、触诊、叩诊、听诊和嗅诊。体格检查一般于病史采集后进行,其目的是为疾病的诊断提供线索和依据。医生通过体格检查,结合病史及实验室检查,可以对多数疾病做出临床诊断。另外体格检查也是医患交流、沟通和建立良好医患关系的过程。医生检查患者时获得的客观发现称为体征(sign)。

案例 5-1

患者,男,54 岁,约 40 min 前进餐后突感胸骨后压榨样疼痛,并向左肩放射,伴呕吐、冷汗及濒死感,体格检查:T 37.6 ℃,BP 90/70 mmHg,P 110 次/分,意识清楚,表情痛苦,面色苍白,皮肤湿冷,烦躁不安。肺部无干、湿啰音。心律不齐,可闻及期前收缩,心音低钝。腹部平软,剑突下按之不适,肝浊音界正常,心电图示Ⅱ、Ⅲ、aVF 导联的 ST 段抬高,并有深而宽的 Q 波,Ⅰ、aVL 导联的 ST 段压低,偶见室性期前收缩。

问题:1. 该患者的主诉是什么?

2. 你认为该患者患何病?试述病变可能部位,以及还需做的有价值的检查。

第 1 节 基 本 方 法

一、视诊

视诊(inspection)是指检查者用眼睛观察被检查者全身或局部表现的一种检查方法。此方法适用范围广,简单易行,但要求检查者有一定的观察能力及扎实的医学基础。视诊可用于一般状态检查,也可用于局部视诊,某些特殊部位视诊需借助一定器械。视诊时注意最好在自然光线下进行,注意顺序,注意局部与整体的关系。

二、触诊

触诊(palpation)是检查者通过手的感觉,来判断被检查部位的一种诊断方法。触诊还可对视诊所不能肯定或不能察觉的体征进行补充,如体温、震颤、摩擦感等。触诊可应用于全身各部,尤以腹部触诊较为重要。触诊时可用手指的指腹、掌指关节、掌面进行,也可用手背皮肤对温度进行感知。

（一）触诊方法

根据检查目和施加压力不同,触诊方法分为浅部触诊法和深部触诊法两种。

1. 浅部触诊法　触诊时一手轻轻放于被检查部位,利用掌指关节和腕关节的协同动作轻柔地进行滑动触摸,此法适用于检查浅表病变。如关节、皮肤及浅表动脉、静脉、淋巴结等部位的检查。

2. 深部触诊法　用一手或两手重叠,由浅入深,逐渐加压,用以确定深部病变部位和性质。主要用于腹部脏器及腹腔病变的检查。深部触诊法根据检查目的不同分为以下几种。

（1）深部滑行触诊法:嘱被检查者张口平静腹式呼吸,并与被检查者交谈转移其注意力,使其腹肌尽量松弛。检查者以右手并拢的示指、中指、环指平放在被检查者腹壁上,逐渐触向腹腔脏器或包块,在被触及的脏器或包块表面进行上下左右滑动触摸。此种触诊方法常用于腹腔深部脏器或包块的检查。

（2）双手触诊法:检查时嘱被检查者配合腹式呼吸。检查者将右手置于被检查部位,左手放在被检查部位的背后,将被检查部位的脏器或肿块推向右手方向,使脏器或肿块被固定且更接近体表以利于右手触诊。此法主要用于肝、脾、肾等脏器及腹腔肿块的检查。

（3）深压触诊法:用一个或两个并拢的手指逐渐深压腹部被检查部位,探测腹腔深部病变的位置或确定腹腔压痛点,如胆囊压痛点、阑尾压痛点等,也可在深压的基础上确定患者有无反跳痛。

（4）冲击触诊法:又称浮沉触诊法,这种方法常用于大量腹腔积液时肝、脾或腹腔包块的触诊。由于急速冲击,腹腔积液从腹腔脏器表面暂时移去,使得指端易于触及腹腔脏器。因冲击触诊法会使患者感到不适,在操作时应避免用力过猛。

（二）触诊注意事项

（1）在检查前,检查者应向被检查者讲清检查目的和需要配合的动作,以消除被检查者紧张情绪,取得配合,并洗手。检查时检查者的手应温暖,手法轻柔,检查的同时注意观察被检查者的表情。

（2）触诊时检查者一般立于被检查者右侧,面向被检查者,被检查者取去枕屈膝仰卧位,两手自然放于身体两边,使腹肌放松。在检查脾、肾时,可嘱其取侧卧位。合适的体位对于获得正确的检查结果非常重要。

（3）腹部检查前,嘱被检查者排尿排便,以免将充盈的膀胱或粪团误认作腹腔肿块。

（4）触诊腹部时一般由左下腹开始,逆时针进行触诊。若被检查者诉腹部有病变,应从健康部位开始,最后检查病变部位。

三、叩诊

叩诊(percussion)是检查者用手指叩击被检查部位表面,使之震动产生声响,根据震动和声响的特点,判断被检查部位内部脏器的状态及病变情况的一种检查方法。

（一）叩诊方法

根据叩诊的手法和目的,叩诊分为直接叩诊法与间接叩诊法。

1. 直接叩诊法　直接叩诊法指检查者右手示指、中指、环指自然并拢稍弯曲,以四指指腹直接拍击被检查部位,根据拍击时震动产生的声响来判断病变的情况。这种方法适用于胸腹部面积较广泛的病变,如大量胸腔积液或积气、腹腔积液等。

2. 间接叩诊法　间接叩诊法为应用最多的叩诊方法,主要用于胸壁、腹壁、心肺及腹部脏器的检查。叩诊时检查者将左手中指第二指节平贴于被叩诊部位,其他四指稍微抬起,右手自然弯曲,用右手中指指端垂直叩击左手中指第二节指骨,叩诊时主要通过腕关节与掌指关节的活动,避免肘关节和肩关节运动。叩击时动作要灵活、自然,叩击后右手中指立即抬起,不能停留于左手中指,以免影响对叩诊音的判断。同一部位通常需连续叩击2～3次,但应避免连续快速叩击。

（二）叩诊音

叩诊音（percussion sound）为叩诊时被叩诊部位产生的声响。由于被叩诊部位组织脏器的密度、弹性、含气量以及与体表的距离不同，叩击时产生的声响也不同。根据声音的高低、强弱、长短，临床上将叩诊音分为清音、浊音、实音、鼓音、过清音五种。

1. 清音 清音为一种音调较低、音响较强、震动持续时间较长的声音，是正常肺部的叩诊音。

2. 浊音 浊音为一种音调较高、音响较弱、震动持续时间较短的声音。正常人见于被少量含气组织覆盖的实质脏器叩诊时，如心脏或肝脏被肺的边缘覆盖的部分；病理状态下，见于肺组织含气量减少时，如肺炎等。

3. 实音 实音为一种音调较浊音更高、音响更弱、震动持续时间更短的声音。正常人见于叩击肌肉、实质性脏器（如心脏、肝和脾）时，病理状态见于大量肺实变或大量胸腔积液等。

4. 鼓音 鼓音为一种类似击鼓的声音，与清音相比音响更强、震动持续时间也更长，在叩击含有大量气体的空腔脏器时出现。正常人见于胃泡区及腹部；病理状态下见于气胸、气腹等。

5. 过清音 过清音为一种介于清音与鼓音之间的声音。正常人不会出现，病理状态下多见于肺组织含气量增多、弹性减退时，如慢性阻塞性肺气肿等。

四、听诊

听诊（auscultation）是检查者直接用耳或借助听诊器听取被检查者身体各部分发出的声音的一种检查方法。听诊分为直接听诊法和间接听诊法。

（一）直接听诊法

直接听诊法是检查者将耳廓直接贴于被检查者体表进行听诊的方法。此法所听到的声音微弱，辨识度低，且不方便，故临床上很少使用。

（二）间接听诊法

间接听诊法指检查者借助听诊器在被检查者体表进行听诊的方法。此法临床适用范围很广，主要用于心、肺、腹部的听诊。

（三）听诊注意事项

（1）听诊时周围环境要安静、温度适宜，肌肉尽量放松，被检查者采取舒适体位。

（2）听诊时，听诊器体件要直接接触皮肤，以获取确切的听诊音。切忌隔着衣服听诊。

（3）被检查者选择合适的体位。一般多取坐位或卧位。取坐位时，检查者与被检查者对坐；取卧位时，检查者应站在被检查者右侧。避免频繁变动被检查者的体位。必要时，可嘱被检查者屏住呼吸，配合听诊。

五、嗅诊

嗅诊（olfactory examination）是检查者通过嗅觉判断来自被检查者身体的异常气味，从而确定异常气味与疾病之间关系的一种检查方法。气味可来自被检查者呼吸道、胃肠道、分泌物、呕吐物、排泄物、脓液、血液等。某些特征性的气味对疾病诊断有重要意义。

1. 呼吸气味 呼出气体呈烂苹果味见于糖尿病酮症酸中毒，大蒜味见于有机磷农药中毒，氨味见于尿毒症，肝腥味见于肝性脑病，浓烈的酒味见于饮酒后或酒精中毒。

2. 呕吐物气味 呕吐物呈粪臭味见于低位性肠梗阻或胃结肠瘘，酸味见于胃潴留、幽门梗阻。

3. 痰液气味 痰液呈恶臭味提示厌氧菌感染，可见于支气管扩张症或肺脓肿；血腥味见于大量咯血。

4. 粪便气味 粪便呈肝腥味见于阿米巴痢疾，粪便带有腐败性臭味提示消化不良或胰腺病变，粪便呈腥臭味见于细菌性痢疾。

5. 脓液气味 脓液呈恶臭味可见于气性坏疽或其他厌氧菌感染。

6. 尿液气味 尿液呈浓烈的氨味可见于膀胱炎，因尿液在膀胱内被细菌发酵所致。

第2节 一般检查

案例 5-2

患者,男,65岁,因"反复乏力、纳差3年,皮肤黄染半年"来院就诊。

问题:你作为医生如何了解患者一般状态?

一般检查是整个体格检查的第一步,是对患者全身状态的概括性观察,对于了解患者的全身状况、评价病情的严重程度具有重要意义。一般检查以视诊为主要检查方法,配合应用触诊或听诊等方法进行。一般检查的内容包括全身状态(性别、年龄、生命体征、发育与体型、营养状态、意识状态、面容与表情、体位、姿势与步态)、皮肤及浅表淋巴结检查等。

一、全身状态检查

(一)性别

正常人的性征很明显,性别不难判断。女性性征的正常发育与雌激素和雄激素有关,男性性征的正常发育与雄激素有关。有些疾病的发生与性别有一定的关系,有些疾病可引起性征发生改变。

(二)年龄

随着年龄的增长,机体出现一系列改变。年龄与疾病的发生及预后有密切关系,如佝偻病、麻疹多发生于幼儿及儿童;结核病、风湿热多发生于少年与青年;动脉硬化性疾病、某些癌肿多发生于老年人。年龄一般通过问诊可知,某些情况下,如昏迷、死亡时则需要通过观察进行判断,其方法是通过观察皮肤的弹性与光泽、肌肉的状态、毛发的颜色和分布、面颈部皮肤的皱纹、牙齿的状态等进行大体上的判断。

(三)生命体征

生命体征是用于判断生命活动存在与否及质量的重要指标,是全身状态检查的重要内容之一,包括体温(T)、脉搏(P)、呼吸(R)、血压(BP),是体格检查时必须检查的项目之一。具体检查方法见相关章节。

(四)发育与体型

1. 发育(development) 发育是否正常应以年龄、智力、体格成长变化及它们相互间的关系进行综合判断。发育与多方面因素有关,如地区、种族、遗传、年龄、性别、内分泌、营养、代谢、生活条件、环境状况及体育锻炼等。发育正常时,年龄、智力和体格成长变化是相称的。成人发育正常的常用指标如下:一般头部长度为身高的1/8~1/7;胸围约等于身高的一半;两上肢水平展开的双手中指指端间的距离约等于身高;坐高约等于下肢的长度。

临床上的病态发育与内分泌的改变密切相关。青春期前,如出现腺垂体功能亢进,生长激素分泌过多,可导致体格异常高大,称为巨人症;如发生腺垂体功能减退,生长激素分泌不足,可导致体格异常矮小(智力正常),称为垂体性侏儒症。甲状腺对体格发育有很大影响,在新生儿期,如果发生甲减,甲状腺激素分泌不足,可导致体格矮小和智力低下,称为呆小病。

2. 体型(habitus) 体型是指身体各部分发育的外观表现,包括骨骼、肌肉的成长和脂肪分布状态等。临床上常将成人体型分为三种。

(1)瘦长型(无力型):表现为体高肌瘦,颈、躯干、四肢细长,肩窄下垂,胸廓扁平,腹上角小于

90°。见于瘦高人群。

（2）矮胖型（超力型）：表现为体格粗壮，颈、四肢粗短，肌肉发达，肩部宽平，胸围大，腹上角大于90°。见于矮胖人群。

（3）匀称型（正力型）：表现为身高与体重比例适中，身体各部分匀称，腹上角约为90°。正常人多为此型。

（五）营养状态

营养状态（state of nutrition）与食物摄入、消化与吸收功能及代谢等因素密切相关，它可以作为判断健康和疾病程度的标准之一，常根据皮下脂肪厚度、皮肤状态、肌肉发育、毛发等情况综合判断。同时需要进行某些体格指标测量。

1. 营养状态常用的测量指标

（1）身高和体重：这是人们在测量中最常用的两个指标。成人理想的体重可用以下公式粗略估算：理想体重（kg）＝身高（cm）－105。一般认为实际体重在理想体重±10%范围内为正常。当实际体重较理想体重低10%以上为消瘦，较理想体重低30%以上为极度消瘦，也称恶病质。实际体重较理想体重高10%～20%为超重，较理想体重高20%以上为肥胖。

（2）体重指数（BMI）：计算方法为 BMI＝体重（kg）/身高的平方（m²）。我国成人 BMI 的正常范围为 18.5～24。BMI＜18.5 为消瘦，24＜BMI＜28 为超重，BMI≥28 为肥胖。

2. 营养状态等级

（1）良好：黏膜红润，皮肤光泽、弹性良好，皮下脂肪丰满有弹性，皮褶厚度正常或高于正常值，肌肉结实，指甲、毛发润泽，肋间隙及锁骨上窝深浅适中，肩胛部和股部肌肉丰满。

（2）不良：皮肤黏膜干燥，弹性降低，皮下脂肪薄，皮褶厚度低于正常值，肌肉松弛无力，指甲粗糙，毛发稀疏、无光泽，肋间隙及锁骨上窝凹陷，肩胛骨和髂骨嶙峋突出。

（3）中等：介于上述二者之间。

（六）意识状态

意识状态（consciousness）是指人对自身状态和周围环境的认知与觉察能力，是大脑高级神经中枢功能活动的综合表现。通过言语和各种刺激观察患者反应情况可确定患者意识状态。正常人意识清晰，反应敏锐，思维活动正常，语言流畅，吐字清楚，表达准确。而意识障碍是指人对自身或周围环境的感知发生障碍的一种状态，可表现为兴奋不安、思维混乱、语言表达障碍、情感活动异常等。凡能影响大脑功能活动的疾病都可引起不同程度的意识障碍。意识障碍根据程度不同分为嗜睡、意识模糊、昏睡、昏迷和谵妄等。

（七）面容与表情

面容与表情是评价一个人情绪状态的重要指标，健康人表情自然，神态安怡。患病后患者因病痛困扰，可出现痛苦、忧虑或疲惫等面容与表情。某些疾病时会出现一些特征性面容与表情，因此它对于某些疾病的诊断具有重要的临床价值。常见的几种典型面容如下。

1. 急性面容　表情痛苦、面色潮红、烦躁不安、鼻翼扇动、口唇疱疹等。多见于急性发热性疾病患者，如大叶性肺炎、疟疾等。

2. 慢性面容　表情忧虑，面容憔悴，面色晦暗或苍白，目光暗淡，消瘦无力。见于慢性消耗性疾病患者，如恶性肿瘤、严重结核病等。

3. 甲状腺功能亢进面容　表情惊愕，眼裂增宽，眼球突出，目光炯炯，兴奋不安，烦躁易怒。见于甲亢患者。

4. 二尖瓣面容　面色晦暗，双颊紫红，口唇发绀。见于风湿性心脏病二尖瓣狭窄患者。

5. 贫血面容　面色苍白，唇舌色淡，表情疲惫。见于各种贫血患者。

6. 黏液性水肿面容　颜面水肿，面宽唇厚，面色苍白，目光呆滞，反应迟钝，眉毛、头发稀疏，舌肥大、色淡、舌缘有齿痕。见于甲减患者。

7. 肝病面容　面颊瘦削,面色晦暗,额部、鼻背、双颊可有褐色色素沉着,有时可见蜘蛛痣。见于慢性肝病患者。

8. 肾病面容　面色苍白,眼睑、颜面水肿,舌色淡,舌缘有齿痕。见于慢性肾脏疾病患者。

9. 满月面容　面圆如满月,皮肤发红,常有痤疮、胡须。见于库欣综合征及长期应用糖皮质激素患者。

10. 肢端肥大症面容　头颅增大,面部变长,下颏增大且前突,眉弓及颧部隆起,唇舌肥厚,耳鼻增大。见于肢端肥大症患者。

（八）体位

体位(position)是指患者静息状态时身体的姿势。某些疾病患者出现的特征性体位,对疾病诊断具有一定意义。常见体位如下。

1. 自动体位　身体活动自如,不受限制。见于正常人、疾病早期或病情较轻者。

2. 被动体位　患者不能自己随意调整和变换肢体、躯干的位置。见于极度虚弱或意识丧失患者。

3. 强迫体位　为了减轻疾病所致的痛苦,患者被迫采取的某种体位。常见的强迫体位如下。

(1)强迫仰卧位:患者仰卧,双腿常屈曲,以此减轻腹部肌肉紧张度,见于急性腹膜炎患者。

(2)强迫俯卧位:患者俯卧,借此减轻脊背肌肉的紧张程度,见于脊柱疾病患者。

(3)强迫坐位(亦称端坐呼吸):患者坐于床沿上,两手撑在膝部或床边。常见于心、肺功能不全患者。

(4)强迫停立位:在活动时,因心前区疼痛突然发作,患者立即站立,并用手按抚心前部位,待症状缓解后继续活动。见于心绞痛者。

(5)强迫侧卧位:患者多卧向患侧,可限制患侧胸廓活动而减轻患侧胸痛或有利于健侧代偿呼吸而减轻呼吸困难。见于胸膜炎或大量胸腔积液患者。

(6)强迫蹲位:在步行或其他活动过程中,患者为缓解呼吸困难和心悸而停止活动采取的蹲踞体位或膝胸位以缓解症状。见于发绀型先天性心脏病患者。

(7)角弓反张位:由于颈及脊背肌肉强直,患者头向后仰、背过伸、胸腹前凸,躯干呈弓形,见于破伤风、脑膜炎等患者。

(8)辗转体位:症状发作时,患者坐卧不安,辗转反侧。见于胆石症、胆道蛔虫症、肾绞痛等患者。

（九）姿势与步态

姿势是指举止的状态。健康成人肢体活动灵活适度。某些疾病状态下,患者因疾病的影响可出现姿势的改变。颈部活动受限提示颈椎疾病;腹部疼痛时可有躯干制动或弯曲;胃、十二指肠溃疡或胃肠痉挛性疼痛发作时,患者常捧腹而行。

步态是指人走动时所表现的姿态。健康人的步态因年龄、健康状态的影响而有所不同,如小儿喜欢急行或小跑,青壮年步伐矫健快速,老年人则常为小步慢行。当患有某些疾病时,步态可发生变化,对疾病诊断有一定意义。常见的异常步态如下。

1. 醉酒步态　走路时身体重心不稳,步态紊乱不准确,不能走直线,如醉酒状。见于小脑病变、酒精中毒、巴比妥中毒等患者。

2. 蹒跚步态　走路时身体左右摇摆如同鸭行,见于佝偻病、大骨节病、进行性肌营养不良、先天性双侧髋关节脱位等患者。

3. 共济失调步态　走路时双目向下注视,两脚间距宽,起步时一脚高抬,骤然垂落,以防身体倾斜,闭目时不能保持平衡。见于脊髓病变患者。

4. 慌张步态　行走时起步困难,起步后小步急速行走,双脚擦地,躯干前倾,难以止步,双上肢摆动动作缺乏。见于帕金森病患者。

5. 跨阈步态　由于踝部肌腱、肌肉弛缓,患足下垂,行走时必须高抬患侧下肢才可起步。见于腓总神经麻痹患者。

6. 剪刀步态 由于双下肢肌张力增高,尤以伸肌及内收肌张力增高明显,患者移步时,下肢内收过度,两腿交叉如剪刀状。见于脑性瘫痪及截瘫患者。

二、皮肤检查

皮肤是身体与外界环境间的屏障,具有重要的生理功能。皮肤本身的疾病很多,许多疾病在病程中可伴随着多种皮肤病变和反应。皮肤的病变和反应有的是局部的,有的是全身的。皮肤检查时注意皮肤的颜色、湿度、温度或弹性改变,以及皮肤水肿和各种类型的皮肤损害。皮肤检查主要方法为视诊,有时需配合触诊进行。

(一)颜色

皮肤的颜色与种族和遗传有关,同一个人的皮肤颜色在不同部位、不同环境及疾病状态下也不同。正常皮肤颜色均一,暴露部分微深,无发绀、黄染、色素沉着或脱失等。

临床常见的皮肤颜色异常如下。

1. 苍白 皮肤黏膜苍白多因血红蛋白含量降低、末梢毛细血管痉挛或充盈不足引起,以面部、结膜、口腔黏膜和甲床最为明显。见于贫血、休克、虚脱以及主动脉瓣关闭不全等患者,也可见于寒冷和惊恐时。仅肢端苍白,可能与肢体动脉痉挛或阻塞有关,见于雷诺病、血栓闭塞性脉管炎等患者。

2. 发红 皮肤黏膜发红是因毛细血管扩张充血、血流加速、血量增多或红细胞数量增多所致。生理情况下可见于运动、饮酒后;病理情况下多见于发热性疾病患者,如肺炎球菌性肺炎、猩红热、阿托品或一氧化碳中毒等。皮肤持久性发红见于库欣综合征或真性红细胞增多症等患者。

3. 发绀 发绀是缺氧的典型表现。表现为皮肤黏膜呈青紫色,常出现于口唇、耳垂、面颊及肢端,主要由血液中还原血红蛋白含量增多或异常血红蛋白血症所引起。常见于心、肺部疾病和亚硝酸盐中毒等患者。

4. 黄染 皮肤和黏膜发黄称为黄染。常见原因如下。

(1)黄疸:由于血清中胆红素浓度增高使皮肤、黏膜、巩膜出现黄染。可因溶血性疾病、肝细胞损害或胆道阻塞致血清内胆红素浓度增高而使皮肤、黏膜乃至体液黄染。黄染最先出现于巩膜、硬腭后部及软腭黏膜,随血中胆红素浓度继续增高,黄染更明显时才见于皮肤。黄疸所致巩膜黄染是连续的,近角膜缘处黄染淡,远离角膜缘处黄染深。

(2)胡萝卜素增高:过多食用胡萝卜、南瓜、橘子等,使血中胡萝卜素含量增高($>2.5\,g/L$)。特点是所致黄染多见于手掌、足底、前额及鼻部皮肤,一般不出现于巩膜和口腔黏膜,血中胆红素不高。

(3)长期服用呋喃类等含有黄色素的药物也可引起皮肤黄染。黄染首先出现于皮肤,重者也可出现于巩膜,但近角巩膜缘处(即角膜巩膜移行处)黄染重,颜色深,远离角巩膜缘处黄染轻,颜色淡,此为与黄疸的重要区别。

5. 色素沉着 因表皮基底层黑色素增多,引起部分或全身皮肤色泽加深称为色素沉着。生理情况下,正常人身体外露部分、乳头、腋窝、关节、肛门周围及外阴部皮肤色素较深。如果这些部位色素明显加深或其他部位出现色素沉着,则提示为病理现象。常见于慢性肾上腺皮质功能减退患者;其他如肝硬化、肝癌晚期、肢端肥大症、疟疾以及使用某些药物(如砷剂和抗肿瘤药物等),也可引起不同程度的皮肤色素沉着。妊娠期女性面部、额部可有棕褐色对称性色素沉着,称为妊娠斑。老年人全身或面部散在的色素沉着称为老年斑。

6. 色素脱失 正常皮肤含有一定量的色素,当人体缺乏酪氨酸酶导致体内酪氨酸不能转化为多巴色素而形成黑色素时,皮肤丧失原有的色素称为色素脱失。常见的有白癜风、白斑和白化病。白癜风为多形性大小不等的色素脱失斑片,发生后可逐渐扩大,多出现于身体外露部位,进展缓慢,无自觉症状,也不引起生理功能改变。白斑多呈圆形或椭圆形色素脱失斑片,面积不大,常发生于口腔黏膜和女性外阴部,部分可癌变。白化病为全身皮肤和毛发色素脱失,头发可呈浅黄色或金黄色。白化病因先天性酪氨酸酶合成障碍所致,属于遗传性疾病。

(二)湿度

皮肤湿度主要与汗腺排泌功能、气温和湿度的变化有关,在气温高、湿度大的环境中,出汗增多为正常的生理调节反应。一般出汗多者皮肤较湿润,出汗少者皮肤较干燥。病理情况下可发生出汗增多或无汗,这对疾病诊断有一定价值。如出汗增多见于风湿病、结核病、甲亢、佝偻病等患者。夜间入睡后出汗称为盗汗,多见于结核病患者。大汗淋漓伴四肢皮肤发凉且为冷汗,见于休克或虚脱患者。皮肤异常干燥无汗见于维生素 A 缺乏症、黏液性水肿、硬皮病、尿毒症和脱水等患者。

（三）温度

检查者通常用手背触摸被检查者皮肤表面以了解皮肤的温度。正常人皮肤温暖,寒冷环境中手、足部温度可稍低。全身皮肤发热见于发热性疾病、甲亢等患者。全身皮肤发冷见于休克、甲减等患者。局部皮肤发热见于疖、痈、丹毒等炎症患者。肢端发冷见于雷诺病、血栓闭塞性脉管炎等患者。

（四）弹性

皮肤弹性与一个人的年龄、营养状态、皮下脂肪及组织间隙含液量有关。儿童与青年人皮肤紧张弹性好,中年以后皮肤组织逐渐松弛,弹性逐渐减弱,老年人皮肤组织萎缩,弹性差。检查皮肤弹性时常选择手背或上臂内侧部位,用示指和拇指将皮肤捏起,松手后如皮肤皱褶迅速平复为弹性正常,如皮肤皱褶平复缓慢为弹性减退。皮肤弹性减退见于长期消耗性疾病、营养不良或严重脱水的患者。发热时血液循环加速,周围血管充盈,可使皮肤弹性增加。

（五）皮疹

皮疹多为全身性疾病的征象之一,是临床上诊断某些疾病的重要依据。皮疹种类很多,常见于传染病、皮肤病、药物及其他物质所致的过敏反应等。其出现的规律和形态有一定的特异性,发现皮疹时应详细观察其出现与消失的时间、分布部位、发展顺序、形状大小、颜色、平坦或隆起、压之是否褪色、有无瘙痒及脱屑等。常见皮疹如下。

(1)斑疹:表现为局部皮肤颜色发红,一般不高出皮肤亦无凹陷。见于斑疹伤寒、丹毒等患者。

(2)玫瑰疹:一种鲜红色的圆形斑疹,直径 2～3 mm,压之褪色,由病灶周围血管扩张所致。多出现于胸腹部,为伤寒或副伤寒的特征性皮疹。

(3)丘疹:较小的实质性凸出于皮肤表面伴有皮肤颜色改变的皮疹。见于药疹、麻疹、湿疹等患者。

(4)斑丘疹:丘疹周围有皮肤发红的底盘称为斑丘疹。见于风疹、药疹、猩红热等患者。

(5)荨麻疹:局部皮肤暂时性的水肿性隆起,大小不等,形态不一,苍白或淡红,与周围皮肤颜色差异不大,伴瘙痒,消退后不留痕迹,为速发性皮肤变态反应所致,常见于各种过敏反应。

（六）皮下出血

皮下出血为毛细血管破裂引起,根据出血直径大小不同可将皮下出血分为瘀点(出血点直径小于2 mm)、紫癜(直径 3～5 mm)、瘀斑(直径 5 mm 以上)、皮下血肿(片状出血伴皮肤显著隆起)。其特点是局部皮肤呈青紫色或黄褐色,压之不褪色,除皮下血肿高出皮肤外,其余几种类型一般不高出皮肤。常见于血液系统疾病、重症感染、某些毒物或药物中毒及外伤等患者。

（七）蜘蛛痣与肝掌

蜘蛛痣是皮肤小动脉末端分支性扩张形成的血管痣,形似蜘蛛,大小不等。其主要出现在面、颈、手背、上臂、前臂、前胸和肩部等上腔静脉分布的区域内。蜘蛛痣的特点是压迫痣的中心,可见其辐射状小血管网消失,去除压力后又重新出现。

肝掌是慢性肝病患者手掌大、小鱼际处皮肤发红,加压后褪色的现象。

一般认为蜘蛛痣和肝掌的发生与肝脏对雌激素的灭活作用减弱,体内雌激素水平升高有关,常见于急、慢性肝炎和肝硬化等患者。

（八）水肿

皮下组织的组织间隙内液体聚积过多称水肿。常通过视诊和触诊进行确定。但轻度水肿有时视诊不易发现,需与触诊结合。凹陷性水肿手指按压局部组织后发生凹陷,黏液性水肿或丝虫病指压后无组织凹陷。

临床上根据全身水肿的程度将水肿分为轻、中、重三度。

（1）轻度：水肿仅见于眼睑、眶下软组织、胫骨前及踝部皮下组织，指压后组织轻度凹陷，平复较快。有时早期全身性水肿者可仅有体重迅速增加而无水肿征象。

（2）中度：全身疏松组织均可见明显水肿，指压后组织凹陷较深，平复缓慢。

（3）重度：全身组织严重水肿，身体低垂部位的皮肤紧绷发亮，甚至有液体渗出，可伴有胸腔、腹腔或鞘膜腔积液，外阴部亦可见明显水肿。

三、浅表淋巴结检查

淋巴结分布于全身，一般检查只能发现身体各部位浅表淋巴结的变化。正常浅表淋巴结体积较小，直径多在 0.2～0.5 cm，质地柔软，表面光滑，无压痛，与毗邻组织无粘连，因此不易被触及，亦无压痛。

（一）浅表淋巴结分布

浅表淋巴结以组群分布，一个组群的淋巴结收集一定区域内的淋巴液，局部炎症或肿瘤可引起相应区域的淋巴结肿大。全身浅表淋巴结分布于头面部、颈部、上肢、下肢等部位。

（二）检查方法与顺序

淋巴结的检查主要应用视诊和触诊，以触诊为主。触诊时，检查者站在被检查者前面以并拢的示指、中指、环指三指紧贴检查部位，由浅入深进行滑动触诊，这里所说的滑动触诊是指按压的皮肤与皮下组织之间的滑动。依顺序触诊耳前、耳后、乳突、枕骨下区、颌下、颏下、颈前三角、颈后三角、锁骨上窝、腋窝、滑车上、腹股沟和腘窝淋巴结。滑动时应取相互垂直的多个方向或转动式进行，此法有助于区分淋巴结与肌肉和血管结节。

若触及肿大的淋巴结，应注意其位置、大小、数目、硬度、有无压痛、活动度、有无粘连，以及局部皮肤有无红肿、瘢痕和瘘管等，同时寻找引起淋巴结肿大的原发病灶。

（三）淋巴结肿大的临床意义

1．局部淋巴结肿大

（1）非特异性淋巴结炎：由引流区域的急、慢性炎症引起，如急性化脓性扁桃体炎、齿龈炎可致颈部淋巴结肿大，乳腺炎症可致同侧腋窝淋巴结肿大，会阴部、臀部、小腿炎症可致腹股沟淋巴结肿大。急性炎症初始，肿大的淋巴结质地柔软、有压痛、表面光滑、无粘连。慢性炎症时淋巴结质地较硬。

（2）淋巴结结核：多发性，质地稍硬，大小不等，可相互粘连或与周围组织粘连，晚期破溃后形成瘘管，愈合后可形成瘢痕。多发生于颈部淋巴结。

（3）恶性肿瘤淋巴结转移：恶性肿瘤转移所导致的淋巴结肿大质地坚硬，表面光滑，可与周围组织粘连，不易推动，一般无压痛。如胃癌多向左锁骨上淋巴结转移，肺癌多向右锁骨上淋巴结转移，外上象限的乳腺癌多首先转移至同侧腋窝淋巴结。

2．全身性淋巴结肿大 淋巴结肿大若遍及全身，大小不等，无粘连，则多见于白血病、传染性单核细胞增多症、淋巴瘤等患者。

第 3 节　头颈部检查

 案例 5-3

患者，女，30 岁，因"怕热、消瘦 1 年，自觉颈部肿大 1 个月"来院就诊。

问题：进一步应重点进行什么检查？

一、头部检查

（一）头颅大小

头颅检查时应注意头颅大小、外形和运动情况。头颅的大小以头围来衡量,测量时以软尺自眉间向后经枕骨粗隆绕头一周。头围在发育阶段的变化如下:新生儿约 34 cm,出生后的前半年增加 8 cm,后半年增加 3 cm,第 2 年增加 2 cm,第 3 年约增加 1.5 cm,4～10 岁共增加 1.5 cm,到 18 岁可达 53 cm 或以上,此后基本无变化。矢状缝和其他颅缝大多在出生后 6 个月内骨化,骨化过早会影响颅脑的发育。

头颅的大小出现异常或畸形是一些疾病的典型特征。临床常见的头颅异常或畸形如下。

1. 小颅 小儿囟门多在 12～18 个月内闭合,如过早闭合即形成小颅畸形,头围小,常伴有大脑发育不全。

2. 巨颅 额、顶、颞及枕部突出膨大成圆形,颈部静脉充盈,头围增大,对比之下颜面很小。由于颅内压增高,压迫眼球,形成双目下视,巩膜上部外露,称落日现象,见于脑积水患者。

3. 尖颅 尖颅亦称塔颅,由矢状缝与冠状缝过早闭合所致。其特征为头顶部尖突高起,与颜面比例异常。见于尖头并指(趾)畸形,即阿佩尔综合征患者。

4. 方颅 前额左右突出,头顶平坦呈方形。见于小儿佝偻病或先天性梅毒患者。

（二）头部的运动

正常人头部俯仰自如,无不适。若俯仰头时感觉异常,应考虑某些病理状态,如头部活动受限,见于颈椎疾病患者;头部不随意地颤动,见于帕金森病患者;与颈动脉搏动一致的点头运动,见于严重主动脉瓣关闭不全患者。

（三）眼

1. 眉毛 正常人眉毛的疏密不完全相同,一般内侧与中间部分较外侧部分浓密。如果外 1/3 眉毛过于稀疏或脱落,见于黏液性水肿、腺垂体功能减退、麻风病等患者。

2. 眼睑

(1)眼睑下垂:单侧眼睑下垂多见于动眼神经麻痹患者,双侧眼睑下垂可见于重症肌无力等患者。

(2)眼睑水肿:单侧眼睑水肿可见于局部炎症等患者,双侧眼睑水肿可见于肾脏、心脏、肝脏等疾病患者。

(3)眼睑内翻:常由睑结膜瘢痕导致,使睑缘向内翻转,见于沙眼患者。

(4)眼睑闭合障碍:单侧眼睑闭合障碍见于面神经麻痹患者,双侧眼睑闭合障碍可见于甲亢患者。

检查眼睑时还应注意眼睑有无包块、压痛、外翻、倒睫等。

3. 结膜 结膜分为三个部分:睑结膜、球结膜和穹隆结膜。结膜检查时最好在自然光线下进行,避免灯光影响检查结果。

常见的结膜病变如下:结膜充血发红见于结膜炎、角膜炎患者,结膜苍白见于贫血患者,结膜发黄见于各种原因引起的黄疸患者,结膜见颗粒与滤泡见于沙眼患者,球结膜水肿见于颅内压增高、肺性脑病、流行性出血热和重症水肿等患者。

4. 巩膜 正常巩膜呈瓷白色。巩膜发黄可见于各种原因引起的黄疸,但应注意和胡萝卜素、药物等引起的假性黄疸进行区别。

5. 角膜 角膜表面有丰富的感觉神经末梢,因此角膜的感觉十分灵敏。检查时应注意角膜透明度,有无云翳、白斑、溃疡、软化、新生血管、色素沉着等。角膜出现云翳与白斑,可引起不同程度的视力障碍;角膜周围血管增生可由严重沙眼所致;角膜软化见于婴幼儿营养不良、维生素 A 缺乏等情况;角膜边缘及周围出现灰白色混浊环,多见于老年人,故称为老年环,是类脂质沉着的结果,这种情况无自觉症状,不影响视力。

6. 瞳孔 检查瞳孔时应注意其形状、大小,两侧是否等大、等圆,对光反射及调节反射等有无异常。

（1）瞳孔的形状与大小：正常瞳孔双侧等大、等圆，直径为 3~4 mm。生理情况下，婴幼儿和老年人瞳孔较小，在光亮处瞳孔较小，精神兴奋或在暗处瞳孔可扩大。病理情况下，瞳孔缩小见于虹膜炎症、有机磷类农药中毒、毒蕈中毒、药物反应（毛果芸香碱、吗啡、氯丙嗪）等情况；瞳孔扩大见于外伤、颈交感神经刺激、青光眼、视神经萎缩及阿托品、可卡因等药物影响等情况；瞳孔大小不等，常提示颅内病变，如脑外伤、脑肿瘤、脑疝等；双侧瞳孔不等大，且变化不定，可能为中枢神经和虹膜的神经支配障碍；如瞳孔不等大且伴有对光反射减弱或消失，常为中脑功能损害的表现。

（2）对光反射：瞳孔对光反射分为直接对光反射和间接对光反射。检查时嘱被检查者注视正前方，用手电筒光照射检查瞳孔时，被照的瞳孔立即缩小，光源移开后瞳孔很快复原，称直接对光反射。以手隔开两眼，光照一侧瞳孔，另一侧瞳孔也同时缩小，称间接对光反射。正常人瞳孔对光反射灵敏，浅昏迷者对光反射迟钝，深昏迷者对光反射完全消失。

（3）调节反射与集合反射：检查调节反射时嘱被检查者注视 1 m 以外的目标，然后将目标迅速移向眼球，正常人此时瞳孔逐渐缩小。集合反射是指嘱被检查者注视 1 m 以外的目标，将目标缓慢移向眼球，双侧眼球向内集合。若动眼神经功能损害，则调节反射和集合反射均消失。

7. 眼球 眼球检查时注意眼球的外形和运动。

（1）眼球突出：单侧眼球突出可见于局部炎症或局部占位性病变患者，双侧眼球突出见于甲亢患者。

（2）眼球下陷：单侧眼球下陷见于霍纳（Horner）综合征患者，双侧眼球下陷可见于严重脱水、极度消瘦的患者。

（3）眼球运动：检查时检查者将目标物置于被检查者眼前 30~40 cm 处，嘱被检查者头部固定，眼球随目标方向移动，一般按被检查者左→左上→左下，右→右上→右下 6 个方向的顺序进行。双侧眼球发生一系列有规律的快速往返运动，称为眼球震颤。自发的眼球震颤见于耳源性眩晕、小脑疾病等患者。

（四）耳

1. 耳廓及外耳道 检查时应注意耳廓有无畸形、耳前有无瘘管、有无耳屏压痛、耳周围淋巴结有无肿大等。病理情况下，耳廓红肿伴热、痛见于急性炎症患者。耳廓皮下触及小而硬的结节可见于痛风患者，此小结节称为痛风结节。外耳道检查应注意有无红肿、分泌物等。如外耳道局部红肿、压痛、耳廓有牵拉痛，则为外耳道疖肿；外耳道有血液流出可见于局部外伤患者，有脑脊液流出则提示颅底骨折。外耳道有浆液或脓性分泌物，可见于外耳道炎或中耳炎患者。

2. 乳突 化脓性中耳炎引流不畅时，感染蔓延可导致乳突炎，检查时应注意观察耳廓后方有无皮肤红肿、乳突压痛、瘘管或瘢痕等，乳突压痛也可提示颅后窝骨折。感染严重时，可继发耳源性脑脓肿或脑膜炎。

3. 听力 简单测量方法为在安静环境下，堵塞被检查者一侧耳道，检查者将机械手表自被检查者 1 m 以外逐渐移近患者，正常人 1 m 处可听见指针声。或者通过测听设备进行精确测试。听力减退可见于耳道内有耵聍或异物、听神经损伤等患者。

（五）鼻

1. 鼻外观 鼻部检查时应注意鼻的形态、皮肤颜色等。鼻骨破坏、鼻梁塌陷称鞍鼻，可见于鼻骨骨折、鼻骨发育不良等。多发性鼻息肉可使鼻翼扩大、鼻腔完全堵塞、鼻梁增宽变平成蛙状，称蛙状鼻。鼻梁皮肤呈红色斑块，并向两侧面颊部蔓延成蝴蝶状，称蝶形红斑，见于系统性红斑狼疮。鼻尖鼻翼部皮肤发红变厚，并伴有毛细血管扩张和痤疮者，称酒渣鼻。高热、严重呼吸困难者可出现鼻翼扇动。

2. 鼻腔 检查时应注意鼻腔是否通畅，有无分泌物、结痂、出血，鼻中隔有无偏移等。鼻中隔位于正中，若发生偏移，可出现呼吸困难。鼻腔出血可见于全身疾病，如白血病、血小板减少性紫癜等。鼻腔分泌物增多呈大量清水样鼻涕，可见于过敏性鼻炎；鼻腔分泌物为黄绿色黏稠带腥味的鼻涕，多见于化脓性鼻窦炎或慢性鼻炎等。

3. 鼻旁窦 鼻旁窦是鼻腔周围颅骨内含气的骨质空腔,共四对,均有窦口与鼻腔相通,当鼻旁窦引流不畅时,易导致炎症发生。鼻窦炎发作时,可出现鼻塞、流涕、头痛和相应鼻旁窦压痛。

鼻旁窦检查用触诊,顺序为额窦、筛窦、上颌窦,蝶窦位置较深,不能触及。检查时检查者用双手拇指分别按压被检查者两侧鼻窦,其余四指置于两侧固定头部,检查各鼻旁窦区有无压痛。具体方法如下。

(1)额窦:检查者双手固定被检查者头部,双手拇指分别置于被检查者左、右眼眶上缘内侧,用力向后上方按压检查额窦。

(2)筛窦:检查者双手置于被检查者耳后,双手拇指分别置于被检查者左、右鼻根部与眼内眦之间,向内后方按压检查筛窦。

(3)上颌窦:检查者双手置于被检查者两侧耳后,双手拇指分别置于左、右颧部,向后按压检查上颌窦。

(六)口

口的检查包括口唇、口腔黏膜、牙齿、舌、咽部与扁桃体以及口腔气味等。

1. 口唇 检查口唇时注意口唇颜色,检查有无疱疹、口角糜烂、鼻唇沟及口角歪斜等。健康人口唇红润有光泽。口唇苍白见于贫血、虚脱、主动脉瓣关闭不全等患者;口唇发绀见于心肺功能不全缺氧状态等患者;口唇颜色深红,见于发热性疾病或一氧化碳中毒患者;口唇干燥并有皲裂,见于严重脱水患者。双侧鼻唇沟消失见于中枢性面瘫患者,单侧鼻唇沟消失、口角歪斜可见于周围性面瘫患者。

2. 口腔黏膜 正常人口腔黏膜光洁呈粉红色。若口腔黏膜出现蓝黑色色素沉着斑片,多为肾上腺皮质功能减退症。若在相当于第二磨牙的颊黏膜处出现针头大小白色斑点,周围有红晕,称科氏斑(Koplik spot),科氏斑对早期麻疹有诊断价值。长期使用广谱抗生素和抗癌药者可出现鹅口疮。

3. 牙齿 检查时应注意有无龋齿、残根、缺牙和义齿等。若有牙齿疾病,应按下列格式标明所在部位(成人):

$$\begin{array}{c} 上 \\ \text{右} \ \dfrac{8\ 7\ 6\ 5\ 4\ 3\ 2\ 1\ |\ 1\ 2\ 3\ 4\ 5\ 6\ 7\ 8}{8\ 7\ 6\ 5\ 4\ 3\ 2\ 1\ |\ 1\ 2\ 3\ 4\ 5\ 6\ 7\ 8} \ \text{左} \\ 下 \end{array}$$

1.中切牙;2.侧切牙;3.尖牙;4.第一前磨牙;5.第二前磨牙;6.第一磨牙;7.第二磨牙;8.第三磨牙

如 6| 表示右上第一磨牙, $\dfrac{5}{8|}$ 表示左上第二前磨牙和右下第三磨牙。

4. 舌 检查舌时应注意舌质、舌苔及舌的活动状态。正常人舌质淡红、湿润、柔软,活动自如,伸舌居中,无震颤,舌苔薄白。缺铁性贫血、慢性萎缩性胃炎患者,舌乳头萎缩,舌体可变小;猩红热患者,舌乳头肿胀突出,呈鲜红色,形如草莓,称草莓舌;维生素 B_2 缺乏时,舌上皮可有不规则隆起,形如地图,称地图舌;甲亢患者,伸舌时常有震颤;舌下神经麻痹患者,伸舌时舌偏向一侧。

5. 咽部与扁桃体 咽部检查一般指口咽部检查。口咽位于软腭平面之下、会厌上缘的上方,前方为咽峡通口腔,软腭向下延续形成前、后两层黏膜皱襞,前层称腭舌弓,后层称腭咽弓。扁桃体位于腭舌弓与腭咽弓之间的扁桃体窝内。检查时让被检查者取坐姿,头稍后仰,张口并发"啊"音,同时检查者用压舌板压在舌的前 2/3 与后 1/3 交界处,此时软腭上抬,在照明的配合下,观察扁桃体有无肿大。

急性咽炎时,可见咽部黏膜充血、红肿,黏膜腺分泌增多。慢性咽炎时,咽部黏膜充血、表面粗糙。扁桃体炎时,扁桃体肿大,可有黄白色分泌物。扁桃体肿大一般分为三度:扁桃体位于咽隐窝内,不超过腭咽弓者为Ⅰ度;超过腭咽弓,未达咽后壁中线者为Ⅱ度;达到或超过咽后壁中线者为Ⅲ度。

6. 口腔气味 健康人口腔无特殊气味。在某些疾病状态下,口腔可有特殊气味。

（七）腮腺

腮腺位于耳屏、下颌角及颧弓所构成的三角区内,正常时腺体薄而软,触诊时摸不出腺体轮廓。腮腺炎时腮腺可肿大,可见到以耳垂为中心的隆起,并可触及边缘不明显的包块。

二、颈部检查

颈部检查时主要通过视诊并配合触诊来检查颈部的姿势与运动、颈部血管、甲状腺和气管等情况。检查时嘱被检查者取舒适坐位或仰卧位,充分暴露颈部和肩部,在平静、自然状态下进行检查。触诊时手法应轻柔。

（一）颈部姿势与运动

正常人坐位时颈部伸屈、转动自如。若头向一侧偏移,可见于颈肌外伤、颈肌挛缩等患者,若不能抬头,见于严重消耗性疾病晚期、重症肌无力等患者。颈部运动受限并伴有疼痛,可见于软组织炎症、颈肌扭伤等患者。颈部强直可见于各种脑膜炎、蛛网膜下腔出血等所致的脑膜刺激征患者。

（二）颈部包块

正常人颈部无包块,若颈部触及包块,应根据包块的性状、发生和增长的特点以及全身的情况来判断其性质。

（三）颈部血管

1. 颈静脉 颈静脉主要通过视诊检查。正常人立位或坐位时,颈静脉常不显露,平卧时可稍见充盈,但充盈水平不超过锁骨上缘至下颌角距离的下 2/3 内。若被检查者在坐位或半卧位时颈静脉明显充盈,平卧时颈静脉超过锁骨上缘至下颌角距离的下 2/3,提示静脉压异常增高,称颈静脉怒张。见于缩窄性心包炎、右心衰竭、心包积液或上腔静脉阻塞综合征等患者。

2. 颈动脉 正常人在安静状态下不易看到颈动脉搏动,当剧烈活动后心排血量增加时,可见颈动脉搏动。若在安静状态下出现颈动脉的明显搏动,则多见于主动脉瓣关闭不全、甲亢及严重贫血患者。

（四）甲状腺

甲状腺位于甲状软骨下方,呈蝶状,紧贴在气管的两侧,部分被胸锁乳突肌覆盖,表面光滑,柔软不易触及。在做吞咽动作时可上下移动。甲状腺检查借助视诊、触诊、听诊进行,主要通过触诊进行检查。

1. 甲状腺视诊 正常人甲状腺外观不明显,青春发育期女性可略增大。检查时嘱被检查者做吞咽动作,通过视诊观察随吞咽动作向上移动的甲状腺。

2. 甲状腺触诊 甲状腺触诊是甲状腺检查的基本方法。检查时嘱被检查者头稍前屈,并偏向检查侧以松弛皮肤和肌肉,检查者可站于被检查者前面或后面。站于被检查者前面时,一手拇指施压于一侧甲状软骨,将气管推向对侧,四指放在颈项部,另一手示指、中指放在对侧胸锁乳突肌后缘,向前推挤甲状腺侧叶,拇指在胸锁乳突肌前缘触诊,配合做吞咽动作,重复检查,同样方法检查另一侧。站于被检查者后面时,一手示指、中指施压于一侧甲状软骨,将气管推向对侧,拇指放在颈项部,另一手拇指放在胸锁乳突肌后缘向前推挤甲状腺,示指、中指在胸锁乳突肌的前缘触诊甲状腺,配合做吞咽动作,重复检查,用同样的方法检查另一侧。若触及肿大甲状腺,应注意甲状腺的大小、质地、是否对称,有无结节、压痛及震颤等。并对肿大甲状腺进行分度。

甲状腺肿大可分为三度:不能看出甲状腺肿大但能触及者为Ⅰ度;能看出肿大又能触及,但在胸锁乳突肌外缘以内者为Ⅱ度;超过胸锁乳突肌外缘者为Ⅲ度。

3. 甲状腺听诊 当触及甲状腺肿大时,将钟形听诊器直接放在肿大的甲状腺上,如能听到低调的连续性血管杂音,对诊断甲亢有重要意义,这是由甲状腺腺体增生,血管增多增粗、血流增速所致。

4. 甲状腺肿大的意义

（1）单纯性甲状腺肿:甲状腺腺体显著肿大,可为弥漫性,也可为结节性,但不伴有甲亢体征。

（2）甲亢：甲状腺弥漫性肿大，质地较柔软，两侧可对称或不对称，肿大的甲状腺可触及震颤，可闻及血管杂音，伴有突眼、心率增快等甲亢体征。

（3）甲状腺癌：甲状腺肿大触诊时呈不规则结节、质硬，可与周围组织发生粘连而使甲状腺移动受限。

（4）甲状腺瘤：生长缓慢，多为单个，呈圆形或椭圆形，无压痛，质地较韧。

（5）慢性淋巴性甲状腺炎（桥本甲状腺炎）：甲状腺肿大呈弥漫性，表面光滑，质地似橡胶，有时可出现质地较硬的结节。

（五）气管

气管位于颈前正中，检查时检查者站于被检查者前面，被检查者取坐位或仰卧位，检查者用右手示指和环指分别放于被检查者胸锁关节上，中指放于气管上，观察示指、中指、环指三个手指间的两个夹角是否相等。若三手指间的两个夹角相等，则气管居中。若三个手指间的两个夹角不相等，则气管向夹角小的一侧发生偏移。大量胸腔积液、积气及纵隔肿瘤等疾病时，气管向健侧移位。肺不张、肺纤维化、胸膜粘连增厚等疾病时，气管向患侧移位。

第4节 胸部检查

案例 5-4

患者，男，20岁。3天前淋雨后突发寒战、高热，体温达39.3 ℃，右侧胸痛，咳嗽、咳少量铁锈色痰。既往体健。行X线检查提示"右下肺大片密度增高影"。

问题：给患者做肺部体格检查可能会出现哪些阳性体征？该患者最可能的诊断是什么？

胸部（chest）是指颈部以下和腹部以上的区域。胸廓由12个胸椎、12对肋骨及1块胸骨连结而成，起着支持和保护肺、心脏等重要脏器的作用，并且参与呼吸运动。胸部检查内容包括胸廓、胸壁、乳房、肺、胸膜、心脏和血管等。检查应在安静、温度适宜及光线充足的环境中进行。患者视病情或检查需要采取坐位或卧位，尽可能暴露全部胸廓，全面系统地按视、触、叩、听的顺序依次检查前胸部、两侧胸部及背部。男性医生为女性患者检查时，需有女性医护人员在场。

一、胸部的体表标志

胸部的体表标志包括骨骼标志、自然陷窝及人为划线和分区。为了准确地描述正常胸壁和胸廓内部脏器，以及胸部异常体征的部位和范围，熟记胸部的体表标志具有十分重要的意义（图5-1）。

（一）骨骼标志

1. 胸骨上切迹 胸骨上切迹位于胸骨柄的上方。正常情况下气管位于胸骨上切迹正中后方。

2. 胸骨角 胸骨角又称路易斯角，是胸骨柄与胸骨体的连接处向前突出的横行隆起。其两侧分别与左、右第2肋软骨相连，为计数肋骨和肋间隙的主要标志。胸骨角还标志第4胸椎椎体下缘、气管分叉处、主动脉弓的起始处和终止处、奇静脉汇入上腔静脉处，同时还是上、下纵隔分界线。

3. 肋骨和肋间隙 肋骨共12对，大部分借肋软骨与胸骨相连。胸骨角与左、右第2肋软骨相连，其下面的间隙为第2肋间隙，以此类推。在前胸部，第1～7肋骨与各自的肋软骨相连，第8～10肋骨依次连接于上位肋软骨下缘并形成肋弓，第11～12肋骨不与胸骨相连，其前端游离于腹壁肌层中，称为浮肋。

4. 肩胛下角 肩胛骨位于后胸壁第2～8肋间隙，其最下端为肩胛下角。当被检查者取立位，两

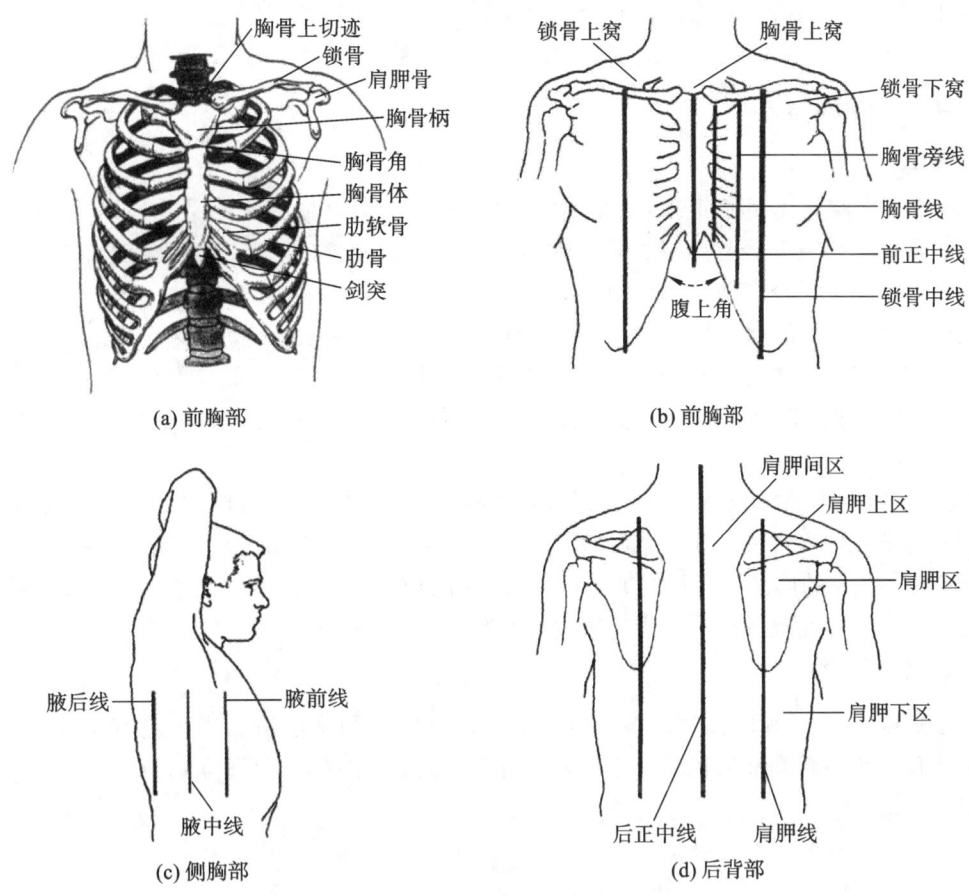

(a) 前胸部　　　　　　　　　　　　(b) 前胸部

(c) 侧胸部　　　　　　　　　　　　(d) 后背部

图 5-1　胸部体表标志及分区

上肢自然下垂时,肩胛下角平对第 7 或第 8 肋骨,或相当于第 8 胸椎水平。常以此作为后胸部计数肋骨及肋间隙的标志。

5. 脊柱棘突　脊柱棘突为后正中线的标志。位于颈根部的第 7 颈椎棘突最为突出,其下为胸椎的起点,常以此作为计数胸椎的标志。

6. 肋脊角　肋脊角是第 12 肋骨与脊柱形成的夹角。其前为肾和输尿管上端所在的区域。

(二)标志线

1. 前正中线　通过人体前面正中的垂直线,通过鼻尖、两中切牙之间、人中沟、男性喉结、剑突、脐、耻骨联合中点等。

2. 锁骨中线(左、右)　通过一侧锁骨肩峰端与胸骨端连线中点的垂直线。

3. 腋前线(左、右)　通过腋窝前皱襞沿前侧胸壁向下的垂直线。

4. 腋中线(左、右)　自腋窝顶端于腋前线和腋后线之间向下的垂直线。

5. 腋后线(左、右)　通过腋窝后皱襞沿后侧胸壁向下的垂直线。

6. 肩胛线(左、右)　双臂自然下垂时通过肩胛下角的垂直线,又称肩胛下线。

7. 后正中线　通过各椎骨棘突的垂直线。

(三)自然陷窝和解剖区域

1. 腋窝　左、右各一,为上肢内侧与胸壁相连的凹陷部。

2. 胸骨上窝　为胸骨柄上方凹陷部,正常气管位于其正后方。

3. 锁骨上窝　左、右各一,为锁骨上方凹陷部,相当于两肺上叶肺尖的上部。

4. 锁骨下窝　左、右各一,为锁骨下方凹陷部,相当于两肺上叶肺尖的下部。

5. 肩胛上区　左、右各一,为肩胛冈以上的区域,相当于两肺上叶肺尖的下部。

6. 肩胛下区　左、右各一，为两侧肩胛下角连线与第 12 胸椎水平线之间的区域。

7. 肩胛间区　左、右各一，为两肩胛骨内缘之间的区域。

二、胸壁、胸廓与乳房

(一)胸壁

1. 静脉　正常胸壁无明显静脉可见，当上腔静脉或下腔静脉血液回流受阻时，可通过胸壁浅静脉建立侧支循环。此时，胸壁浅静脉可充盈或曲张。上腔静脉阻塞时，侧支循环血流方向为自上而下；下腔静脉阻塞时，侧支循环血流方向为自下而上。

2. 皮下气肿　气体积存于胸部皮下组织时称为皮下气肿。正常胸壁无皮下气肿。用手按压皮下气肿部位的皮肤，可有握雪感或捻发感。用听诊器加压听诊，可闻及类似捻发的声音。常见于肺、气管、支气管、食管或胸膜损伤后，气体逸出病变部位而积存于皮下，偶见于局部产气荚膜杆菌感染患者。

3. 胸壁压痛　正常情况下胸部无压痛。肋间神经炎、肋软骨炎、胸壁软组织炎及肋骨骨折的患者，胸壁受累的部位可出现局部压痛或呼吸痛。胸骨压痛和叩击痛，常见于白血病患者。

4. 肋间隙　注意肋间隙有无凹陷或膨隆。吸气时肋间隙凹陷提示呼吸道阻塞；肋间隙膨隆常见于大量胸腔积液、张力性气胸或严重慢性阻塞性肺疾病患者用力呼气时。

(二)胸廓

1. 正常胸廓　正常胸廓两侧大致对称，呈椭圆形。成人胸廓前后径小于左右径，两者之比约为 1：1.5；小儿和老年人胸廓前后径略小于或几乎等于左右径，呈圆柱形(图 5-2)。

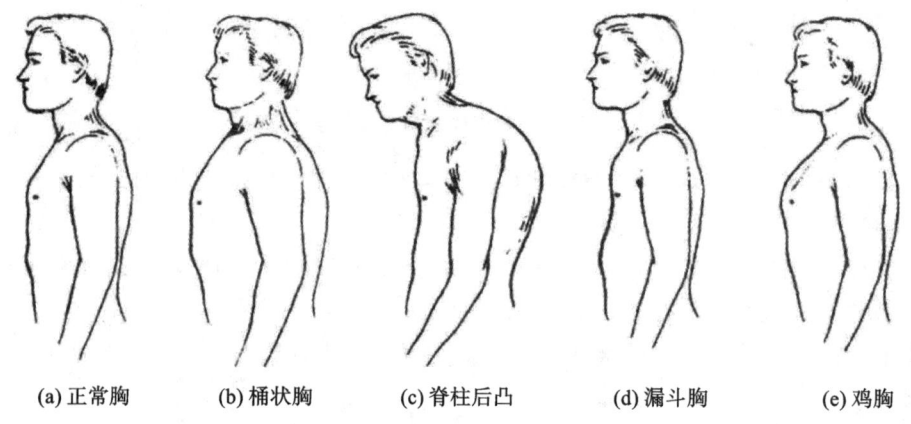

| (a) 正常胸 | (b) 桶状胸 | (c) 脊柱后凸 | (d) 漏斗胸 | (e) 鸡胸 |

图 5-2　正常胸廓及常见异常胸廓

2. 常见异常胸廓

(1)扁平胸：胸廓扁平，其前后径小于左右径的 1/2。见于慢性消耗性疾病患者，如肺结核，也可见于瘦长体型者。

(2)桶状胸：胸廓前后径增大，与左右径几乎相等或大于左右径，呈圆桶状。两侧肋骨的倾斜度变小，肋间隙增宽、饱满，腹上角加大。见于严重慢性阻塞性肺疾病患者，也可见于矮胖体型者或老年人。

(3)佝偻病胸：多见于儿童，是佝偻病所致的胸廓改变。常见表现如下：①串珠肋：沿胸骨两侧各肋软骨与肋骨交界处常隆起，呈串珠状。②肋膈沟：下胸部前面的肋骨外翻，沿膈附着的部位其胸壁向内凹陷形成沟状带。③漏斗胸：胸骨剑突处明显内陷，形似漏斗。④鸡胸：胸廓前后径略大于左右径，其上下距离较短，胸骨下端前突，胸廓前侧壁肋骨凹陷。

(4)胸廓一侧变形：胸廓一侧凹陷见于肺不张、肺纤维化、广泛性胸膜增厚和胸膜粘连等患者；胸廓一侧膨隆见于大量胸腔积液、气胸、一侧严重代偿性肺气肿等患者。

(5)胸廓局部隆起：见于心脏明显扩大、大量心包积液、胸主动脉瘤、胸壁肿瘤等患者，也可见于肋软骨炎、肋骨骨折等患者。

（6）脊柱畸形引起的胸廓改变：由于脊柱畸形，表现为脊柱前凸、后凸或侧凸，使胸廓两侧不对称，肋间隙变窄或增宽。严重者可引起呼吸、循环功能障碍。常见于脊柱结核患者，也可见于脊柱发育不良、脊柱外伤等患者。

> **知识链接**
>
> **维生素 D 缺乏性佝偻病**
>
> 维生素 D 缺乏性佝偻病是因维生素 D 缺乏引起钙、磷代谢紊乱，导致生长期骨组织矿化不全，产生以骨骼病变为特征的全身慢性营养性疾病，多发生于 3 个月至 2 岁的小儿。预防措施如下：①经常户外活动，多晒太阳；②在医生指导下，及时合理补充维生素 D 制剂。

（三）乳房

正常儿童及男性乳房一般不明显，乳头大约位于左、右锁骨中线第 4 肋间隙。正常女性乳房于青春期逐渐增大，呈半球形，乳头也逐渐增大，呈圆柱形。中老年女性乳房多下垂。孕妇及哺乳期妇女乳房明显增大，前突或下垂，乳晕扩大且色素加深，乳房皮肤还可见浅表静脉扩张。

检查时光线应充足，患者取坐位或仰卧位，充分暴露胸部，一般先视诊，再触诊，注意左右对比。

1. 视诊 注意两侧乳房大小、形状是否对称，乳房皮肤有无发红、水肿、回缩、溃疡、色素沉着、瘢痕等，两侧乳头的位置、大小是否对称，有无乳头内陷，乳头有无分泌物。同时必须仔细观察腋窝和锁骨上窝有无包块、红肿、溃疡等。正常女性在坐位时两侧乳房基本对称，若出现明显不对称，可见于一侧乳房发育不全、先天畸形、囊肿形成、炎症或肿瘤等患者。乳房红、肿、热、痛，严重时破溃或形成瘘管多为急性乳腺炎。乳房局限性隆起或凹陷，皮肤水肿、毛囊及毛囊孔明显下陷使局部皮肤外观呈"橘皮"或"猪皮"样，乳头内陷，多为乳腺癌体征。非哺乳期乳头出现分泌物提示乳腺导管病变，如为血性分泌物，可能为乳腺导管内乳头状瘤、乳腺癌等。男性乳房发育常见于内分泌紊乱，如肝硬化、使用雌激素等。

2. 触诊 被检查者取坐位，先两臂下垂检查，然后双臂高举过头或双手叉腰进行检查。检查者手指和手掌平放在乳房上，用指腹轻施压力，以旋转或来回滑动进行触诊。先触健侧，后触患侧。为了便于记录病变部位，触诊时以乳头为中心作一水平线和垂直线，将乳房分为 4 个象限（图 5-3），按外上、外下、内下、内上的顺序进行由浅入深的触诊，最后触诊乳头和乳晕。触诊乳房时应注意乳房的硬度、弹性、有无压痛和包块，乳头有无硬结、弹性消失和分泌物。如触及包块，必须注意其部位、大小、外形、硬度、压痛及活动度。触诊完乳房后，还应仔细检查腋窝、锁骨上窝及颈部淋巴结有无肿大。

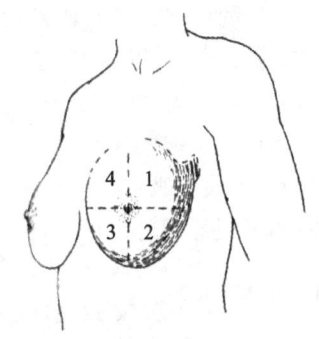

图 5-3 乳房病变的定位与划区

正常乳房柔软有弹性，可有颗粒感和柔韧感。月经期乳房有紧绷感，月经后乳房复软。哺乳期乳房有结节感。触诊乳房有明显压痛多为炎症。

三、肺和胸膜

检查时，患者取坐位或仰卧位，充分暴露胸部。室内应光线良好、环境舒适、温暖、安静。检查应从上到下，按先前胸、再侧胸、后背部的顺序进行，并注意左、右胸部的对称，左、右相应部位的对比。肺和胸膜的检查包括视诊、触诊、叩诊、听诊四个部分。

（一）视诊

1. 呼吸运动 健康人在静息状态下呼吸运动平稳而有节律。正常男性和儿童的呼吸以腹式呼吸为主，女性的呼吸则以胸式呼吸为主。实际上这两种呼吸运动以不同程度同时存在。肺或胸膜疾病（如肺炎、胸膜炎、重症肺结核等）及胸壁疾病（如肋间神经痛、肋骨骨折等）均可使胸式呼吸减弱而腹式呼吸增强;腹部疾病(如大量腹腔积液、腹膜炎、腹腔内巨大肿瘤等)可使腹式呼吸减弱而胸式呼吸增强。

2. 呼吸频率、节律和深度　正常成人在静息状态下,呼吸频率为 12~20 次/分,呼吸节律均匀整齐,深浅适中。呼吸与脉搏频率之比为 1:4。新生儿呼吸频率约为 44 次/分,婴幼儿呼吸较成人快,老年人呼吸慢。在病理情况下,呼吸频率、节律和深度均可发生各种改变(图 5-4)。

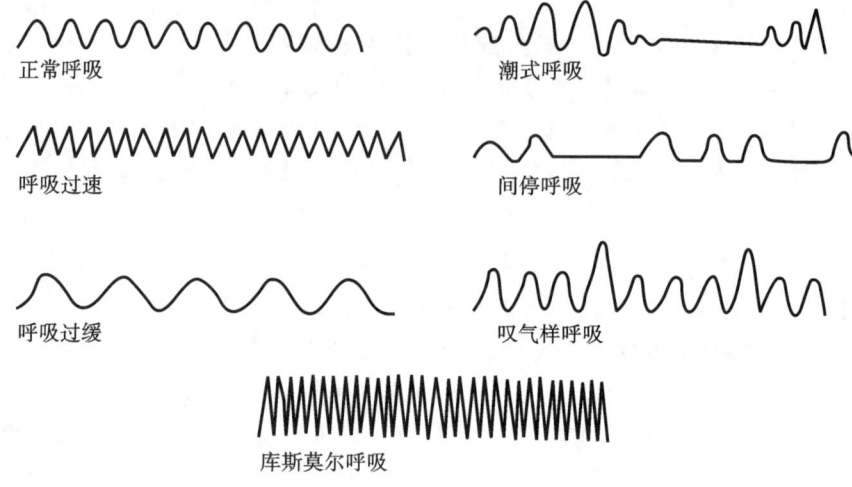

图 5-4　呼吸频率、节律及深度改变

1) 呼吸频率的改变

(1) 呼吸过速:成人呼吸频率超过 20 次/分,见于发热、剧烈运动、甲亢、贫血及心力衰竭等患者。一般体温每升高 1 ℃,呼吸每分钟大约可增加 4 次。

(2) 呼吸过缓:成人呼吸频率低于 12 次/分,见于麻醉剂、镇静剂过量或颅内压增高等情况。

2) 呼吸深度的改变

(1) 呼吸浅快:见于呼吸肌麻痹、肺炎、胸膜炎、气胸、腹腔积液和肥胖等患者。

(2) 呼吸深快:见于剧烈运动、情绪激动或过度紧张时等。在严重代谢性酸中毒时,机体代偿性地排出过多的 CO_2 以调节血中的酸碱平衡而出现深而快的呼吸,这种深长的呼吸又称为库斯莫尔(Kussmaul)呼吸,常见于糖尿病酮症酸中毒、尿毒症酸中毒等患者。

3) 呼吸节律的改变

(1) 潮式呼吸:又称陈-施(Cheyne-Stokes)呼吸,它是一种呼吸由浅慢逐渐变为深快,再由深快变为浅慢,此过程可达 30 s~2 min,随即出现一次 5~30 s 的呼吸暂停后,又开始重复上述变化的周期性呼吸。

(2) 间停呼吸:又称比奥(Biot)呼吸,表现为有规律地呼吸几次后突然停止呼吸,间隔一段时间后又开始呼吸。

以上两种呼吸节律的改变是由于呼吸中枢的兴奋性降低,使调节呼吸的反馈系统失常导致,常见于中枢神经系统疾病及某些中毒患者,如脑炎、脑膜炎、颅内压增高、糖尿病酮症酸中毒、巴比妥中毒等。间停呼吸比潮式呼吸更为严重,预后不良,常在临终前出现。部分老年人在深睡眠时也可出现潮式呼吸,此为脑动脉硬化、脑供血不足的表现。

(3) 抑制性呼吸:因胸部发生剧烈疼痛所致的吸气相突然中断,呼吸运动突然短暂地受到抑制,患者表情痛苦,呼吸浅快。见于急性胸膜炎、胸部严重外伤、肋骨骨折及胸膜恶性肿瘤等患者。

(4) 叹气样呼吸:表现为在一段正常呼吸节律中出现一次深大呼吸,并常伴叹息声。常见于神经官能症等患者。

(二)触诊

1. 胸廓扩张度　胸廓扩张度即呼吸时的胸廓动度。前胸廓扩张度的检查为检查者两手置于被检查者胸廓下面的前侧部,两手拇指分别沿两侧肋缘指向剑突,拇指尖在前正中线两侧对称部位,手掌和伸展的手指置于前侧胸壁(图5-5);后胸廓扩张度的检查方法是检查者将两手平置于被检查者背部,约于第10肋骨水平,左、右拇指与后正中线平行,并将两侧皮肤向中线轻推。嘱被检查者做深呼吸,注意观察比较两手的动度是否一致。正常人两侧胸廓扩张度一致,两手拇指移动距离相等。一侧胸廓扩张度受限,可见于大量胸腔积液、气胸、胸膜肥厚及肺不张等患者。

2. 语音震颤 语音震颤即被检查者发出语音时,声波沿气管、支气管及肺泡传到胸壁所引起共鸣的振动,检查者可用手触及,故又称触觉震颤。根据其振动的强弱,可判断胸内病变的性质。

检查方法:检查者将两手掌的掌面或尺侧缘轻放在被检查者两侧胸壁的对称部位,嘱其用同等强度重复发长音"yi",从上到下,由内到外,双手交换比较两侧相应部位语音震颤是否相同,注意有无增强或减弱(图5-6)。

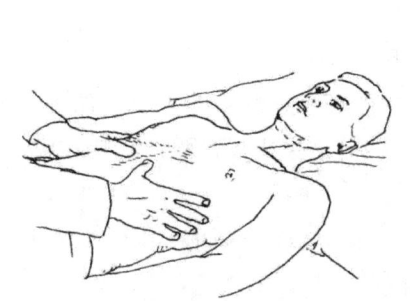

图5-5 胸廓扩张度的检查

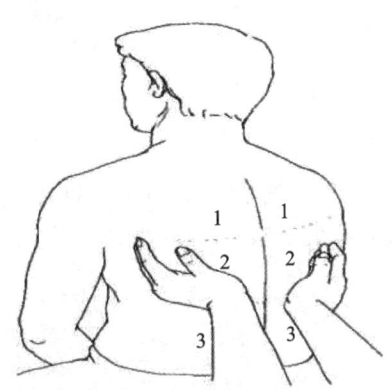

图5-6 语音震颤的检查

语音震颤的强弱与发音的强弱、音调的高低、胸壁的厚薄、气管、支气管是否通畅、胸壁传导是否良好等因素有关。一般发音强、音调低、胸壁薄及支气管至胸壁的距离近者语音震颤强,反之则弱。正常人语音震颤的特点:男性较女性强;成人较儿童强;消瘦者较肥胖者强;前胸上部较前胸下部强;右胸上部较左胸上部强;肩胛间区、左右胸骨旁第1、2肋间隙最强,肺底最弱。

语音震颤增强主要见于以下疾病:①肺组织实变,如大叶性肺炎实变期、大片肺梗死等;②接近胸膜的肺内巨大空腔,如空洞型肺结核、肺脓肿等。语音震颤减弱或消失主要见于慢性阻塞性肺疾病、阻塞性肺不张、大量胸腔积液或气胸、胸膜显著增厚粘连和胸壁皮下气肿等。

3. 胸膜摩擦感 正常人胸膜表面光滑,胸膜腔内存在少量液体,因此,呼吸时无胸膜摩擦感。当胸膜有炎症时,因纤维蛋白附着于两层胸膜表面,使其表面变得粗糙,呼吸时脏层和壁层胸膜相互摩擦,触诊有如皮革相互摩擦的感觉,即为胸膜摩擦感。通常于胸廓的下前侧部或腋下第5～7肋间较易触及,呼、吸两相均可触及。常见于纤维素性胸膜炎、结核性胸膜炎、肺炎等患者。

(三)叩诊

1. 叩诊的方法 胸部的叩诊方法有直接叩诊法和间接叩诊法两种,以后者常用。胸部叩诊时,被检查者取坐位或仰卧位,肌肉放松,两臂自然下垂,均匀呼吸。叩诊前胸、侧胸及肩胛下区时,检查者左手中指平贴在肋间隙,与肋骨平行;叩诊肩胛间区时,左手中指与脊柱平行。按先前胸、再侧胸、后背部的顺序进行,一般自肺尖开始,自上而下,由外向内,左右对比,逐个肋间隙进行叩诊。

2. 正常胸部叩诊音 正常胸部叩诊音为清音,其音响强弱和高低与肺内含气量、胸壁厚薄及邻近器官的影响有关。故前胸上部较下部叩诊音稍浊,右肺上部较左肺上部叩诊音稍浊,背部较前胸部叩诊音稍浊,右侧腋下部受肝脏影响叩诊音稍浊,左侧腋前线下方有胃泡,则叩诊音呈鼓音,故此区又称特劳伯(Traube)鼓音区(图5-7)。

3. 肺界的叩诊

(1) 肺上界:肺尖的上界。自斜方肌前缘中央部开始叩诊为清音,分别向内侧、外侧叩诊,当由清音变为浊音时,即为肺上界的内侧终点和外侧终点,两点间清音带的距离即为肺尖的宽度,正常为4～

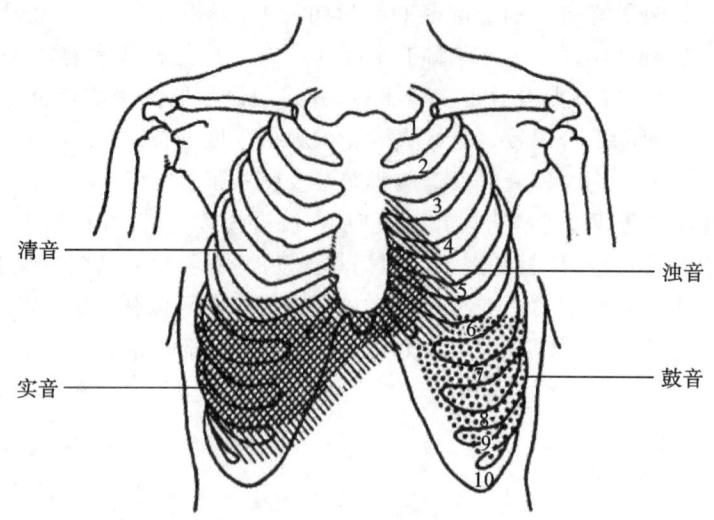

图 5-7　正常胸部叩诊音

6 cm,此区间又称克勒尼希(Kronig)峡(图 5-8)。右侧较左侧稍窄。肺上界变窄或叩诊浊音,常见于肺结核所致的肺尖浸润、纤维性变及萎缩等患者。肺上界变宽,常见于慢性阻塞性肺疾病。

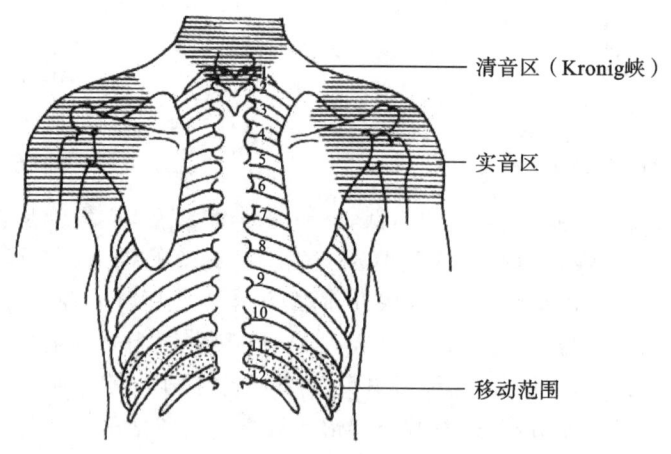

图 5-8　正常肺尖宽度

　　(2)肺下界:两侧肺下界大致相同,平静呼吸时位于锁骨中线第 6 肋间隙,腋中线第 8 肋间隙,肩胛线第 10 肋间隙。正常肺下界的位置可受体型、发育的影响而有所不同,如矮胖者的肺下界可上升 1 个肋间隙,瘦长者可下降 1 个肋间隙。病理情况下,肺下界下移见于慢性阻塞性肺疾病、腹腔内脏下垂;肺下界上移见于肺不张、肺纤维化、大量腹腔积液、气腹、肝大、脾大、腹腔内巨大肿瘤及膈肌麻痹等。

　　(3)肺下界的移动范围:相当于呼吸时膈肌的移动范围。叩诊方法:先在平静呼吸时,于肩胛线上叩出肺下界的位置,嘱被检查者做深吸气后屏住呼吸的同时,沿该线继续迅速向下叩诊,由清音变为浊音时,即为肩胛线上肺下界的最低点。待被检查者恢复平静呼吸后,再嘱其做深呼气后屏住呼吸,然后由下向上迅速叩诊,直至浊音变为清音,即为肩胛线上肺下界的最高点。测量最高点至最低点间的距离即为肺下界的移动范围(图 5-9)。正常人肺下界的移动范围为 6~8 cm。肺下界移动度减弱见于慢性阻塞性肺疾病、肺不张、肺纤维化、肺炎、肺水肿等。大量胸腔积液、气胸及胸膜广泛增厚粘连时不能叩出肺下界及其移动度。

　　4. 肺部异常叩诊音　在正常肺部清音区范围内出现浊音、实音、鼓音或过清音即为异常叩诊音,多提示肺、胸膜、膈或胸壁存在病理改变。浊音或实音见于肺炎、肺不张、肺结核、肺梗死、肺水肿、肺肿瘤、未液化的肺脓肿、胸腔积液、胸膜增厚等。鼓音见于气胸、空洞型肺结核及液化了的肺脓肿等。过清音见于慢性阻塞性肺疾病。

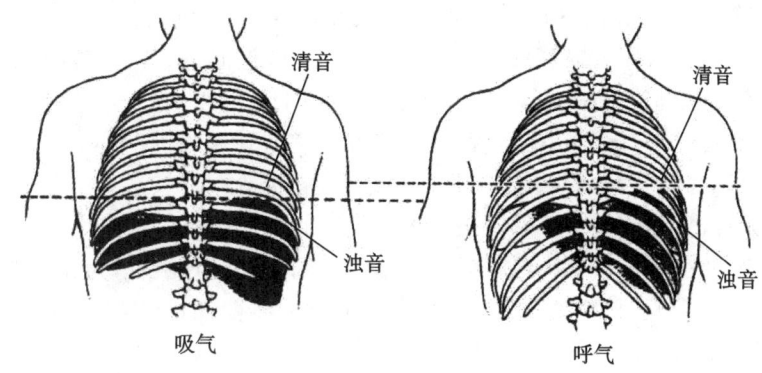

图 5-9　肺下界移动范围叩诊

（四）听诊

肺部听诊时,被检查者取坐位或卧位。听诊顺序一般由肺尖开始,自上而下依次检查前胸部、侧胸部和背部,并且要在上下、左右对称的部位进行对比。

1. 正常呼吸音　正常呼吸音有以下四种(图 5-10)。

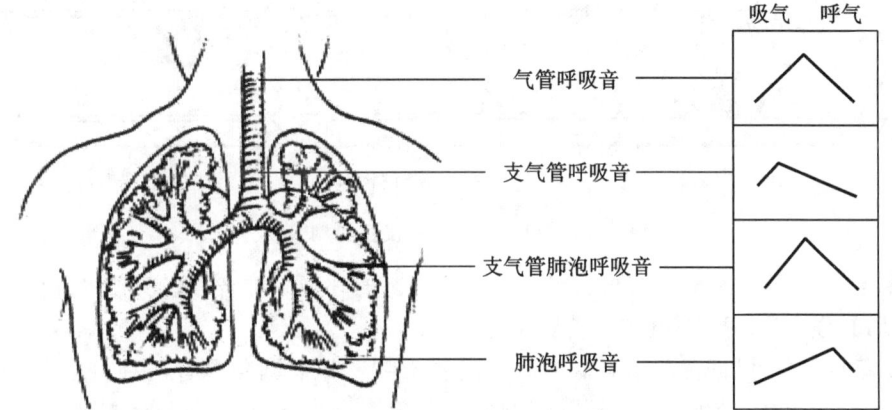

音频:肺部
听诊

图 5-10　四种正常呼吸音的特点

（1）气管呼吸音:空气进出气管所发出的声音,粗糙、响亮且高调,吸气时相与呼气时相几乎相等,于胸外气管上可闻及。因不说明临床上任何问题,一般不予评价。

（2）支气管呼吸音:呼吸时气流在声门、气管或主支气管形成湍流所产生的声音,此音颇似把舌抬高后经口腔呼气时所发出"ha"的音。听诊特点:呼气音较吸气音强而高调,呼气时相较吸气时相长。听诊部位:喉部、胸骨上窝、背部第 6、7 颈椎及第 1、2 胸椎附近。

（3）肺泡呼吸音:空气在细支气管和肺泡内进出时产生的声音。吸气时气流经支气管进入肺泡,冲击肺泡壁,使肺泡由松弛变为紧张,呼气时肺泡由紧张变为松弛,肺泡的这种弹性变化和气流的振动即肺泡呼吸音。它是一种叹息样的或柔和吹风样的"fu-fu"音。听诊特点:吸气音较呼气音强而高调,吸气时相较呼气时相长。听诊部位:大部分肺野内可闻及,乳房下部及肩胛下部最强,其次为腋窝下部,而肺尖及肺下缘区域则较弱。

（4）支气管肺泡呼吸音:兼有支气管呼吸音和肺泡呼吸音特点的混合性呼吸音。听诊特点:吸气音的性质与正常肺泡呼吸音相似,但音调较高且较响亮,其呼气音的性质与支气管呼吸音相似,但音调稍低、强度稍弱;支气管肺泡呼吸音的吸气时相与呼气时相大致相同。听诊部位:胸骨两侧第 1、2肋间隙,肩胛间区第 3、4 胸椎水平及肺尖前后部。

2. 异常呼吸音

1）异常肺泡呼吸音

（1）肺泡呼吸音减弱或消失:可出现在局部、单侧或双肺。常见于胸痛、肋骨骨折、重症肌无力、慢性阻塞性肺疾病、支气管狭窄、胸腔积液、气胸、大量腹腔积液、腹部巨大肿瘤等。

（2）肺泡呼吸音增强：双侧增强可见于剧烈运动、发热、代谢亢进、贫血、酸中毒等。单侧增强见于一侧胸腔和肺部病变引起肺泡呼吸音减弱时，健侧肺发生的代偿性肺泡呼吸音增强。

（3）呼气音延长：见于支气管炎、支气管哮喘、慢性阻塞性肺疾病等。

（4）断续性呼吸音：又称齿轮呼吸音，常见于肺结核、肺炎等。

（5）粗糙性呼吸音：见于支气管或肺部炎症的早期。

2）异常支气管呼吸音　在正常肺泡呼吸音的部位听到支气管呼吸音，为异常支气管呼吸音，又称管样呼吸音，常见于以下疾病：肺组织实变，如大叶性肺炎的实变期；肺内大空腔，如肺脓肿或空洞型肺结核；压迫性肺不张。

3）异常支气管肺泡呼吸音　在正常肺泡呼吸音的部位听到支气管肺泡呼吸音，为异常支气管肺泡呼吸音。常见于支气管肺炎、肺结核、大叶性肺炎早期等。

3．啰音　啰音是呼吸音以外的附加音，按其性质分为以下两种。

1）干啰音　气管、支气管或细支气管狭窄或部分阻塞，空气进出时形成湍流所产生的声音称干啰音（图 5-11）。

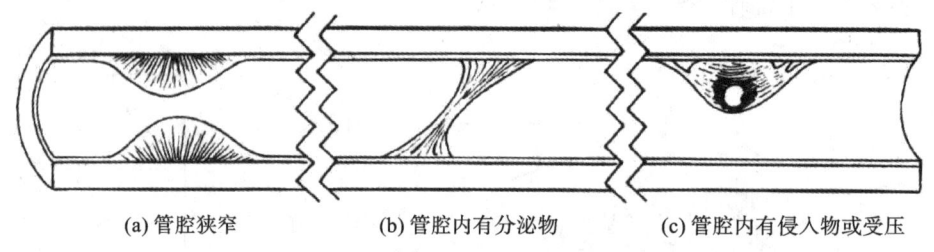

(a) 管腔狭窄　　　　　(b) 管腔内有分泌物　　　　　(c) 管腔内有侵入物或受压

图 5-11　干啰音的发生机制

（1）听诊特点：一种持续时间较长、带乐性、音调较高的呼吸附加音；吸气与呼气时均可听到，以呼气时更为明显；其强度、性质、部位及数量易改变。

（2）干啰音的分类：根据音调的高低可分为高调干啰音和低调干啰音两种（图 5-12）。①高调干啰音又称哨笛音，音调高，带乐性，常被描述为哮鸣音、飞箭音、"zhi-zhi"音及鸟鸣音，多发生于较小的支气管或细支气管。②低调干啰音又称鼾音，音调低，像熟睡时的打鼾声，多发生于气管或主支气管。

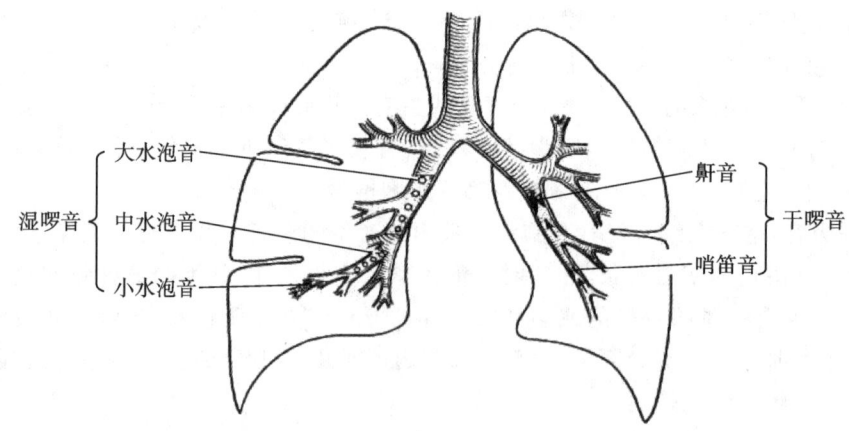

图 5-12　啰音的发生部位

（3）干啰音的临床意义：发生于双肺的干啰音，常见于支气管哮喘、慢性支气管炎、慢性阻塞性肺疾病、心源性哮喘等。局限性干啰音，常见于支气管内膜结核或肿瘤等。

2）湿啰音　湿啰音又称水泡音。由于气管、支气管及细支气管腔内有稀薄分泌物，如渗出液、痰液、黏液、血液、脓液等，当吸气时气流通过液体形成的水泡破裂所产生的声音，或小支气管壁因分泌物黏着而陷闭后，在吸气时突然张开重新充气所产生的爆裂音。

(1) 听诊特点:断续而短暂,一次连续出现多个;吸气和呼气早期均可听到,但以吸气时或吸气终末较明显;部位较恒定,性质不易变;咳嗽后可减轻或消失。

(2) 湿啰音的分类:根据呼吸腔径大小和腔内渗出物的多少分为粗湿啰音、中湿啰音、细湿啰音和捻发音(图 5-12)。①粗湿啰音又称大水泡音,发生于气管、主支气管或空洞内,见于支气管扩张、肺水肿等。②中湿啰音又称中水泡音,发生于中等大小的支气管,见于支气管炎、支气管肺炎等。③细湿啰音又称小水泡音,发生于小支气管,见于细支气管炎、支气管肺炎、肺淤血等。④捻发音是一种极细而均匀一致的湿啰音,似在耳边用手指捻搓一束头发所发出的声音,见于肺淤血、肺炎早期、肺泡炎等。

(3) 湿啰音的临床意义:①肺部局限性湿啰音,提示该部位有局限性病变,如肺炎、肺结核、支气管扩张等。②两侧肺底湿啰音,常见于心力衰竭引起的肺淤血、支气管肺炎等。③两肺野满布湿啰音,常见于急性肺水肿和严重支气管肺炎。

4. 语音共振 语音共振产生的方式和语音震颤基本相同。嘱被检查者用同等强度的声音重复发长音"yi",检查者用听诊器在被检查者胸壁听到的声音即为语音共振。正常情况下语音共振为柔和且含糊难辨的声音。语音共振减弱,常见于支气管阻塞、慢性阻塞性肺疾病、肥胖、胸腔积液、气胸、胸膜增厚等患者。语音共振增强,常见于肺实变患者。

5. 胸膜摩擦音 正常胸膜表面光滑,胸膜腔内存在微量液体起润滑作用,因此呼吸时无声响发生。但当胸膜发生炎症时,由于炎症、纤维素渗出,胸膜表面变得粗糙,呼吸时脏层胸膜和壁层胸膜相互摩擦而产生的声音即为胸膜摩擦音。该音似一手掩耳,另一手指在掩耳的手背上摩擦或两片皮革相互摩擦时所听到的声音。通常在吸气相和呼气相均能听到,但以吸气末或呼气初最为明显,屏气时消失。最常听到的部位是前下侧胸壁或腋下第 5~7 肋间隙。常见于纤维素性胸膜炎、肺梗死、胸膜肿瘤、尿毒症等患者。

四、心脏

心脏检查对于心血管疾病的诊断十分重要。检查时必须环境安静、光线充足,根据情况,被检查者采取坐位、卧位或半卧位,充分暴露胸部,依次按视诊、触诊、叩诊、听诊的顺序进行检查。

(一) 视诊

1. 心前区外形 正常人心前区外形与右侧胸壁相应部位基本对称,无异常隆起和凹陷。儿童因患先天性心脏病引起心脏肥大时心前区可隆起,常见胸骨下段及胸骨左缘第 3、4、5 肋间的局部隆起,如法洛四联症、肺动脉瓣狭窄引起的右心室肥大,少数见于儿童期风湿性心脏病二尖瓣狭窄所致的右心室肥大。位于胸骨右缘第 2 肋间及其附近的隆起,多由主动脉弓动脉瘤或升主动脉扩张所致。

2. 心尖搏动 心尖主要由左心室构成。心脏收缩时,心尖向前冲击前胸壁相应部位,引起局部向外搏动,即为心尖搏动。正常成人心尖搏动位于第 5 肋间左锁骨中线内侧 0.5~1.0 cm 处,搏动范围直径为 2.0~2.5 cm。部分正常人,如肥胖者和乳房悬垂者,心尖搏动不明显。心尖搏动受多种生理因素和病理因素的影响。

(1) 生理因素:小儿、矮胖体型及妊娠者,心脏呈横位,心尖搏动点移向外上方可达第 4 肋间左锁骨中线外;瘦长体型者心脏呈垂位,心尖搏动点移向内下可达第 6 肋间。剧烈运动与情绪激动时,心尖搏动增强。

(2) 病理因素:①心脏因素:左心室增大,心尖搏动点向左下移位;右心室增大,心尖搏动点向左移位。②胸部因素:一侧胸腔积液或积气时,心尖搏动点移向健侧;一侧肺不张或胸膜粘连时,心尖搏动点移向患侧。③腹部因素:大量腹腔积液、腹腔内巨大肿瘤时心尖搏动点向上移位。另外,左心室肥大、甲亢、发热、贫血时,心尖搏动增强;扩张型心肌病、心肌梗死、心包积液、缩窄性心包炎时,心尖搏动减弱;肺气肿、左侧大量胸腔积液或积气时,心尖搏动减弱或消失。

3. 心前区异常搏动 胸骨右缘第 2 肋间收缩期搏动,多见于主动脉弓动脉瘤或升主动脉扩张;胸骨左缘第2肋间收缩期搏动,多见于肺动脉扩张或肺动脉高压,也可见于少数正常青年人在体力活动或情绪激动时;胸骨左缘第3、4肋间搏动,多见于先天性心脏病所致的右心室肥厚;剑突下搏动可见于肺源性心脏病、右心室肥大、腹主动脉瘤及消瘦者等。

（二）触诊

心脏触诊除了可以证实视诊所发现的心尖搏动位置和心前区异常搏动外,还可进一步发现其他心脏体征,如震颤、心包摩擦感等,与视诊同时进行可起到互补的效果。触诊方法:检查者先将右手全手掌置于被检查者心前区,然后逐渐缩小至用手掌尺侧(小鱼际)或示指、中指及环指指腹并拢同时触诊,必要时也可单指指腹触诊。

1. 心尖搏动及心前区搏动 触诊除可进一步确定心尖搏动的位置外,还可以判断心尖或心前区的抬举性搏动。检查时感觉到手指尖端被强有力的心尖搏动抬起且持续至第二心音开始,即为心尖区抬举性搏动,是左心室肥大的可靠指征。而胸骨左下缘收缩期抬举性搏动则是右心室肥大的可靠指征。

2. 震颤 震颤是用手触诊时感觉到的一种细小的震动感,与在猫喉部摸到的呼吸震颤类似,故又称猫喘。其发生机制与心杂音相同,由于触诊对低频震动敏感而听诊对高频振动敏感,故有震颤一定能听到杂音,但听到杂音不一定能触到震颤。震颤是器质性心血管疾病的特征性体征之一,常见于某些先天性心血管疾病或狭窄性瓣膜病变。触及震颤时首先要确定部位及来源,再确定其出现的时期,最后分析其临床意义(表5-1)。

表 5-1　心前区震颤的临床意义

部　位	时　期	常见病变
胸骨右缘第2肋间	收缩期	主动脉瓣狭窄
胸骨左缘第2肋间	收缩期	肺动脉瓣狭窄
胸骨左缘第3、4肋间	收缩期	室间隔缺损
胸骨左缘第2肋间	连续性	动脉导管未闭
心尖区	舒张期	二尖瓣狭窄
心尖区	收缩期	二尖瓣关闭不全

3. 心包摩擦感 当急性心包炎时,因纤维蛋白渗出引起心包膜表面粗糙,心脏搏动时,脏层和壁层心包相互摩擦产生的振动传至胸壁,产生心包摩擦感。可在心前区或胸骨左缘第3、4肋间触及,并且收缩期与舒张期均可触到,以收缩期、坐位前倾或深呼气末更易触及。它与胸膜摩擦感相似,但屏气后不消失。

（三）叩诊

心脏叩诊的目的在于确定心脏的大小及形状。心浊音界包括相对浊音界和绝对浊音界,心脏左、右缘被肺遮盖的部分,叩诊呈相对浊音,而不被肺遮盖的部分叩诊呈绝对浊音。其中,相对浊音界可反映心脏的实际大小。

1. 叩诊方法 心脏叩诊采用间接叩诊法。被检查者取卧位或坐位,卧位时板指与肋间隙平行,坐位时板指可与肋间垂直。通常左侧的心浊音界使用轻叩诊法,而右侧心浊音界使用较重的叩诊法。

2. 叩诊顺序 通常的顺序为先左后右,由外向内,自下而上。叩诊左界时,从心尖搏动外2～3cm处开始,由外向内,逐一肋间向上叩诊,直至第2肋间。叩诊右界时,先在右锁骨中线上叩出肝上界,然后于其上一肋间由外向内、逐一肋间向上叩诊,直至第2肋间。在各肋间叩诊音由清音变为浊音处用笔做一标记,分别测量各个标记点距前正中线的垂直距离,并测量左锁骨中线至前正中线的垂直距离。

3. 正常心浊音界 正常人心脏左界从第2肋间开始向外逐渐形成一个凸起的弧形,直至第5肋间。右界在各肋间几乎与胸骨右缘一致,仅第4肋间稍超过胸骨右缘向右凸出。以前正中线至左右相对浊音界的垂直距离(cm)表示正常人心界,并标出左锁骨中线至前正中线的垂直距离(cm)。正常成人心脏相对浊音界见表 5-2。

表 5-2 正常成人心脏相对浊音界

右界/cm	肋 间	左界/cm
2~3	2	2~3
2~3	3	3.5~4.5
3~4	4	5~6
	5	7~9

注:左锁骨中线距前正中线的距离为 8~10 cm。

4. 心浊音界改变及其临床意义

(1)心脏本身因素:①左心室增大:心浊音界向左下扩大,心腰加深,心界呈靴形(图 5-13)。常见于主动脉瓣关闭不全、高血压心脏病,又称主动脉型心。②右心室增大:右心室轻度增大时,绝对浊音界增大,相对浊音界无明显改变;右心室显著增大时,相对浊音界向两侧扩大。常见于肺源性心脏病、房间隔缺损等。③左、右心室增大:心浊音界向两侧扩大,且左界向左下扩大,称普大型。常见于扩张型心肌病、全心衰竭等。④左心房和肺动脉段增大:心腰部饱满或膨出,心浊音界呈梨形(图 5-14)。常见于二尖瓣狭窄,又称二尖瓣型心。⑤心包积液:心浊音界向两侧扩大,相对浊音界和绝对浊音界几乎相同,并随体位而发生改变,卧位时心底部浊音界明显增宽,坐位时心浊音界呈三角形烧瓶状(图 5-15)。

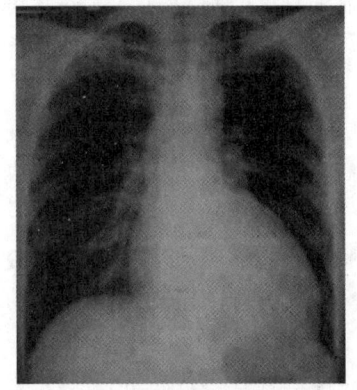
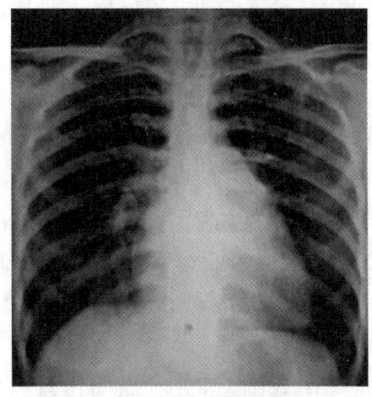
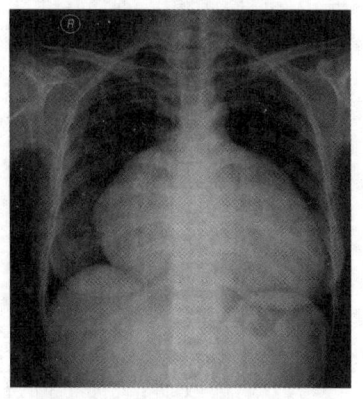

图 5-13 主动脉瓣关闭不全的　　图 5-14 二尖瓣狭窄的心浊　　图 5-15 心包积液的心浊
　　　　心浊音界(靴形心)　　　　　　　音界(梨形心)　　　　　　　音界(坐位)

(2)心脏外因素:如一侧大量胸腔积液或积气时,心浊音界向健侧移位,一侧胸膜增厚、粘连或肺不张时,心浊音界向患侧移位。肺气肿时心浊音界缩小或叩不出。大量腹腔积液、腹腔内巨大肿瘤可使心浊音界向左增大。

(四)听诊

心脏听诊是心脏检查中最重要的方法。通过听诊能对心脏的病理生理状况进行综合分析,做出正确的诊断。听诊时,被检查者一般取卧位或坐位,必要时改变体位进行听诊。

1. 心脏瓣膜听诊区　心脏各瓣膜开放与关闭时所产生的声音传导至体表听诊最清楚的部位,称为心脏瓣膜听诊区(图 5-16),其与解剖部位不完全一致。通常有以下 5 个心脏瓣膜听诊区。

(1)二尖瓣区:位于心尖搏动最强点,又称为心尖区。

(2)肺动脉瓣区:位于胸骨左缘第 2 肋间。

(3)主动脉瓣区:位于胸骨右缘第 2 肋间。

(4)主动脉瓣第二听诊区:位于胸骨左缘第 3 肋间,又称 Erb 区。

(5)三尖瓣区:位于胸骨下端左缘,即胸骨左缘第 4、5 肋间。

音频:心脏听诊

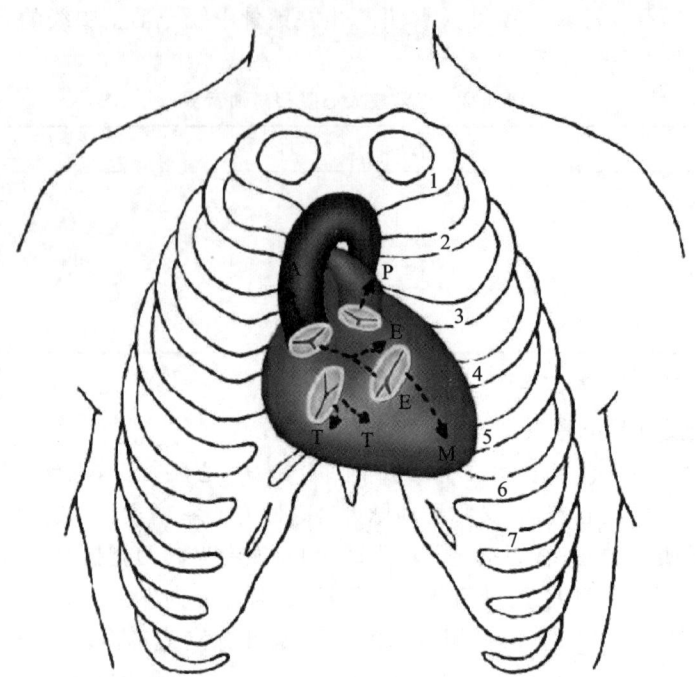

图 5-16　心脏瓣膜解剖位置及瓣膜听诊区

M. 二尖瓣区；A. 主动脉瓣区；E. 主动脉瓣第二听诊区(Erb 区)；P. 肺动脉瓣区；T. 三尖瓣区

2. 听诊顺序　通常从二尖瓣区开始,沿逆时针方向,依次听诊肺动脉瓣区、主动脉瓣区、主动脉瓣第二听诊区、三尖瓣区。

3. 听诊内容　听诊内容包括心率、心律、心音、额外心音、心脏杂音及心包摩擦音。

1) 心率　每分钟的心搏次数称心率,以第一心音为准。正常成人在安静、清醒的状态下心率范围为 60~100 次/分。女性较男性稍快,儿童较快,3 岁以下的儿童多在 100 次/分以上,老年人偏慢。成人心率超过 100 次/分为心动过速,心率低于 60 次/分为心动过缓。

2) 心律　心脏跳动的节律称心律。正常人心律规则,部分青年人和儿童可出现随呼吸改变的心律,即吸气时心率增快,呼气时减慢,称窦性心律不齐,一般无临床意义。通过听诊能发现的最常见的心律失常为期前收缩和心房颤动。

(1) 期前收缩:又称早搏,在规则心律基础上,突然提前出现一次心跳,其后有一较长间歇。如果期前收缩规律出现,每一次正常搏动后出现一次期前收缩,称为二联律;每两次正常搏动后出现一次期前收缩,称为三联律,以此类推。根据其异位起搏点的不同可分为房性、房室交界性和室性三种,通过听诊难以区分,必须行心电图检查进行鉴别。

(2) 心房颤动:简称房颤,听诊特点如下。①心律绝对不规则;②第一心音强弱不等;③脉率小于心率,称为脉搏短绌。心房颤动常见于二尖瓣狭窄、冠状动脉粥样硬化性心脏病、高血压、甲亢等。

3) 心音

(1) 心音的产生和特点:按心音在心动周期中出现的先后顺序,依次为第一心音(S_1)、第二心音(S_2)、第三心音(S_3)和第四心音(S_4)。一般情况下只能听到 S_1 和 S_2,在部分健康青少年可听到 S_3,S_4 一般听不到,如能听到,则属于病理性。心脏听诊最基本的技能是判断 S_1 和 S_2,在此基础上才能进一步判断心脏杂音和额外心音所处的心动周期时相。①S_1:标志心室收缩的开始,主要由房室瓣关闭引起的振动产生。特点:音调较低,历时较长,在心尖区最响,与心尖搏动同时出现。②S_2:标志心室舒张的开始,主要由半月瓣关闭引起的振动产生。特点:音调较高,历时较短,在心底部最响,不与心尖搏动同时出现。

(2) 心音的改变及其临床意义:①S_1 强度改变:取决于心肌收缩力、心室的充盈度、瓣膜的弹性和位置。S_1 增强常见于二尖瓣狭窄、高热、贫血、甲亢等,S_1 减弱常见于二尖瓣关闭不全、心肌梗死、心力衰竭等,S_1 强弱不等常见于心房颤动、完全性房室传导阻滞。②S_2 强度改变:主要与体循环和(或)肺循环阻力的大小及半月瓣的病理改变有关。S_2 有两个主要成分,即主动脉瓣成分(A_2)和肺动脉瓣成分(P_2),其中,A_2 在主动脉瓣区听诊最清楚,P_2 在肺动脉瓣区听诊最清楚,且一般情况下,青少年 $P_2 > A_2$,成人 $P_2 = A_2$,老年人 $P_2 < A_2$。S_2 增强见于高血压、动脉粥样硬化、肺源性心脏病、二尖瓣狭窄伴肺动脉高压等,S_2 减弱常见于低血压、主动脉瓣狭窄、肺动脉瓣狭窄等。③心音性质改变:心肌严重病变时,S_1 失去了原有特征而与 S_2 极其相似,则形成"单音律"。当心率增快,收缩期与舒张期时限几乎相等时,听诊到的心音类似钟摆声,又称"钟摆律"或"胎心律",提示病情严重,见于大面积急性心肌梗死、重症心肌炎等。

4)额外心音 额外心音为在正常 S_1、S_2 之外听到的附加心音,多数为病理性,大部分出现在 S_2 之后,即舒张期,与原有的 S_1、S_2 构成三音律。也可出现在 S_1 之后,即收缩期。

(1)奔马律:出现在 S_2 之后的额外心音,当心率增快时,与原有的 S_1、S_2 组成类似马奔跑的啼声,故称奔马律。其中,舒张早期奔马律最常见,又称为室性奔马律,是病理性的 S_3,出现则提示有严重器质性心脏病,如心力衰竭、急性心肌梗死、重症心肌炎等。其与生理性 S_3 的主要区别是,生理性 S_3 可见于健康人,尤其是儿童和青少年,在心率不快时易发现,左侧卧位及呼气末明显,坐位或立位时可消失。

(2)开瓣音:又称二尖瓣开放拍击音,常位于 S_2 之后的 $0.05\sim0.06$ s,见于二尖瓣狭窄瓣膜尚柔软时。听诊特点:音调高而清脆、响亮,呈拍击样,在心尖内侧较清楚。它表示二尖瓣瓣叶弹性及活动尚好,是二尖瓣分离术适应证的重要参考条件。

5)心脏杂音 心脏杂音指除心音与额外心音外,出现在心脏收缩期或舒张期的异常声音。它可以与心音分开或相连续,甚至完全掩盖心音。

(1)心脏杂音产生的机制:正常血流呈层流状态,中央流速最快,越远离中央则越慢。心脏杂音的产生是由血流加速、瓣膜口狭窄或瓣膜关闭不全、异常血流通道、心腔内漂浮物、血管管径异常改变等,导致层流转变为湍流或旋涡,冲击心壁、瓣膜、大血管壁等产生振动所致。

(2)心脏杂音听诊要点:①最响部位和传导方向:心脏杂音最响部位常为病变所在部位。如心脏杂音在心尖部最响,提示二尖瓣病变;心脏杂音在主动脉瓣区最响,提示主动脉瓣病变等。心脏杂音常沿着产生心脏杂音的血流方向传导,也可经周围组织向四周扩散。如二尖瓣关闭不全的心脏杂音多向左腋下、左肩胛下区传导,主动脉瓣狭窄的心脏杂音向颈部传导,而二尖瓣狭窄的心脏杂音常局限于心尖部。一般心脏杂音传导得越远,声音越弱,但性质和出现时期仍不变。②出现时期:心脏杂音出现在不同的时期反映着不同的病变。心脏杂音出现在 S_1 与 S_2 之间为收缩期杂音;出现在 S_2 与下一个心动周期 S_1 之间的心脏杂音为舒张期杂音;在收缩期和舒张期连续出现则为连续性杂音;收缩期和舒张期都出现心脏杂音但不连续称为双期杂音。一般认为,舒张期杂音和连续性杂音均为器质性杂音,而收缩期杂音则可能为功能性或器质性杂音,需鉴别。③性质:由于心脏杂音的频率不同,表现出的音调与音色也不同。一般而言,不同音调与音色的心脏杂音,可反映不同的病理改变。如心尖区舒张期隆隆样杂音是二尖瓣狭窄的特征;心尖区粗糙的吹风样全收缩期杂音提示二尖瓣关闭不全等。通常,功能性杂音较柔和,器质性杂音较粗糙。④强度:包括心脏杂音的响度及其在心动周期中的变化。收缩期杂音强度通常采用 Levine 六级分级法(表5-3)。舒张期杂音也可参照收缩期杂音分级标准,但只分为轻度、中度、重度三级。心脏杂音分级的记录方法为心脏杂音级别为分子,6 为分母。如响度为 3 级的杂音可记录为 3/6 级杂音。一般认为,收缩期杂音在 2 级及以下多为功能性,在 3 级及以上多为器质性。⑤体位、呼吸和运动对心脏杂音的影响:a.体位:如前倾坐位时,主动脉瓣关闭不全的叹气样杂音更易听及;左侧卧位可使二尖瓣狭窄的舒张期隆隆样杂音更明显;仰卧位时,二尖瓣、三尖瓣与肺动脉瓣关闭不全的杂音更明显。b.呼吸:深吸气时,可使三尖瓣或肺动脉瓣狭窄与关闭不全的心脏杂音增强。如深吸气后紧闭声门并用力做呼气动作(Valsalva 动作)时,胸腔压力增高,回心血量减少,经瓣膜产生的心脏杂音减弱。c.运动:运动时心率会增快,心搏增强,在一定的心率范围内可使心脏杂音增强。

表 5-3　心脏杂音强度分级

级　别	响　度	听诊特点	震　颤
1	很轻	微弱,需在安静环境下仔细听诊才能听到,易被忽略	无
2	轻度	较易听到,不太响亮	无
3	中度	杂音明显,较响亮	可有
4	中度	杂音响亮	有
5	重度	杂音很强,向四周传导,但听诊器离开胸壁即听不到	明显
6	重度	杂音震耳,即使听诊器离开胸壁一定距离也能听到	强烈

（3）心脏杂音的临床意义:心脏杂音的听诊对某些心血管疾病的诊断及鉴别诊断具有重要的参考价值。但是有心脏杂音不一定有心脏病,有心脏病也可以无心脏杂音。根据心脏杂音产生的部位有无器质性病变可将心脏杂音分为器质性杂音和功能性杂音。器质性杂音是产生心脏杂音的部位有器质性病变,功能性杂音包括生理性杂音、相对性杂音和全身性疾病（如甲亢）造成的血流动力学改变产生的杂音。

6）心包摩擦音　产生机制与心包摩擦感相同。在心前区或胸骨左缘第 3、4 肋间听诊最清楚,其性质粗糙、音调高、搔抓样、较表浅,类似纸张摩擦的声音,且在坐位前倾和呼气末更明显。心包摩擦音与心脏搏动一致,与呼吸无关,因此屏气时摩擦音不消失,可以此与胸膜摩擦音相鉴别。常见于各种感染性心包炎,也可见于急性心肌梗死、尿毒症等导致的心包炎。

五、血管

（一）脉搏

检查脉搏主要用触诊。检查时可选择桡动脉、肱动脉、股动脉、颈动脉和足背动脉等。检查时需对比两侧脉搏情况,正常人两侧脉搏差异很小,不易察觉。但在某些疾病时,两侧脉搏会明显不同,如缩窄性大动脉炎或无脉症。在检查脉搏时应注意脉率、脉律、紧张度与动脉壁状态、强弱和脉波变化。

1. 脉率　动脉搏动的频率称脉率。正常成人在安静、清醒的状态下脉率为 60～100 次/分,与心率一致,故各种可以导致心率改变的因素都可以影响脉率,如生理、病理或药物等。当发生某些心律失常,如心房颤动或频发期前收缩时,脉率小于心率,称为脉搏短绌。

2. 脉律　脉搏的节律反映心脏的节律。正常人脉律规则,窦性心律不齐者的脉律可随呼吸改变,吸气时增快,呼气时减慢。各种心律失常均可影响脉律,如二度房室传导阻滞者可有脉搏脱漏,称脱落脉;心房颤动者脉律绝对不规则、脉搏强弱不等、脉搏短绌;期前收缩呈二联律或三联律者可形成二联脉、三联脉等。

3. 紧张度与动脉壁状态　脉搏的紧张度与动脉硬化的程度有关。正常人的动脉壁光滑、柔软,具有一定的弹性,用手指按压阻断血流时,其远端的动脉不能触及。检查时,可通过两个手指指腹按压在桡动脉上,通过施加压力及感受血管壁弹性状态来判断脉搏紧张度。例如,将桡动脉用力压紧后,虽远端手指不能触到动脉搏动,但可触及动脉硬而缺乏弹性似条索状、迂曲状或结节状,则提示动脉硬化。

4. 强弱　脉搏的强弱与心排血量、脉压及外周血管阻力有关。脉搏增强且振幅大,称为洪脉,见于高热、甲亢、主动脉瓣关闭不全等。脉搏减弱而振幅低,称为细脉,见于心力衰竭、主动脉瓣狭窄与休克等。

5. 脉波　了解脉波变化有助于心血管疾病的诊断。医生通过仔细触诊动脉（如桡动脉、肱动脉或股动脉）可发现各种脉波异常的脉搏。

（1）正常脉波:由升支（叩击波）、波峰（潮波）和降支（重搏波）三个部分构成。

（2）水冲脉:脉搏骤起骤落,犹如潮水涨落,又称跳脉或陷落脉,是脉压增大所致。常见于主动脉瓣关闭不全、甲亢、先天性心脏病动脉导管未闭、严重贫血等。检查者握紧被检查者手腕掌面,将其前臂高举过头,可明显感知桡动脉急促而有力,犹如水冲的脉搏。

(3)交替脉:节律规则而强弱交替的脉搏。一般认为是左心室收缩力强弱交替所致,为左心室心力衰竭的重要体征之一。常见于高血压心脏病、急性心肌梗死和主动脉瓣关闭不全导致的心力衰竭等。

(4)奇脉:吸气时脉搏明显减弱或消失,又称"吸停脉",是左心室搏出量减少所致。常见于心包积液和缩窄性心包炎。

(5)无脉:脉搏消失,常见于严重休克及多发性大动脉炎。

(二)血压

血压一般指体循环动脉血压,是重要的生命体征。

1. 测量方法 血压的测量方法有两种,包括直接测压法和间接测压法,目前主要采用的是间接测压法,即袖带加压法,使用血压计测量。血压计包括汞柱式、弹簧式和电子血压计,其中汞柱式血压计较为准确,故最常用。操作过程:嘱被检查者测量前半小时内禁烟、禁饮咖啡、排空膀胱,在安静环境下休息至少 5 min,取坐位或仰卧位,裸露被测上肢(一般为右上肢),伸直并轻度外展,肘部与心脏处于同一水平,将袖带紧贴皮肤缠于上臂,其下缘距肘窝约 2.5 cm,气袖的中央位于肱动脉表面。袖带松紧度以能放进 1~2 个手指为宜。检查者触及肘窝处肱动脉搏动后,将听诊器体件置于肱动脉搏动处,然后向袖带内充气,边充气边听诊,待肱动脉搏动声消失,再升高 30 mmHg,接着以恒定的速度缓慢放气,双眼随汞柱下降,视线与汞柱表面相平。在放气的过程中听到第一声时的汞柱值为收缩压,声音消失时的汞柱值为舒张压。血压应至少测量 2 次,间隔 1~2 min,如收缩压或舒张压 2 次读数相差 5 mmHg 以上,应再次测量,最终以 3 次读数的平均值作为测量结果。

2. 血压标准 根据《中国高血压防治指南(2018 年修订版)》的标准,正常成人血压标准及高血压分类如表 5-4 所示。

表 5-4　血压水平的定义和分类

类 型		收缩压/mmHg		舒张压/mmHg
正常血压		<120	和	<80
正常高值		120~139	和(或)	80~89
高血压	1 级高血压(轻度)	140~159	和(或)	90~99
	2 级高血压(中度)	160~179	和(或)	100~109
	3 级高血压(重度)	≥180	和(或)	≥110
	单纯收缩期高血压	≥140	和	<90

注:若患者的收缩压与舒张压不在同一级别,则以较高的级别为准;单纯收缩期高血压也可按收缩压水平分为 1、2、3 级。

3. 血压变动的临床意义

(1)高血压:血压测量值受多种因素的影响,如情绪激动、紧张、运动、吸烟等。若在安静、清醒和未使用降压药的条件下,采用标准测量方法,至少 3 次非同日测得血压的收缩压≥140 mmHg 和(或)舒张压≥90 mmHg,即可认为是高血压,但如果仅有收缩压达到标准则称为单纯收缩期高血压。绝大多数高血压为原发性高血压,约 5% 为继发性高血压,后者可见于慢性肾炎、嗜铬细胞瘤、肾动脉狭窄等。高血压是动脉粥样硬化和冠心病的重要危险因素,也是心力衰竭的重要原因。

(2)低血压:凡血压低于 90/60 mmHg 称为低血压。常见于休克、心肌梗死、急性心脏压塞等严重病症。

(3)双上肢血压差别显著:正常双上肢血压差别为 5~10 mmHg,超出此范围为异常,常见于多发性大动脉炎或先天性动脉畸形等。

(4)上下肢血压差异常:正常下肢血压较上肢血压高 20~40 mmHg,若下肢血压低于上肢,则应考虑主动脉缩窄或胸腹主动脉型大动脉炎等。

(5)脉压改变:收缩压与舒张压之差为脉压,脉压正常为 30~40 mmHg。脉压增大(>40

mmHg），可见于甲亢、主动脉关闭不全、严重贫血等。脉压减小（＜30 mmHg），可见于主动脉瓣狭窄、心包积液及严重心力衰竭等患者。

（三）周围血管征及血管杂音

1. 周围血管征　由脉压增大引起，主要见于主动脉瓣重度关闭不全、甲亢、动脉导管未闭、严重贫血等。除可触及水冲脉外，还有以下体征。

（1）枪击音：将听诊器膜形体件轻放在外周较大动脉（如股动脉）表面时，可闻及与心跳一致，短促如射枪的声音。

（2）Duroziez 双重杂音：将听诊器钟形体件稍加压置于股动脉上，可闻及收缩期与舒张期双期吹风样杂音。

（3）毛细血管搏动征：用手指轻压被检查者指甲末端或以玻片轻压口唇黏膜使局部发白，伴随着心脏的收缩和舒张，在发白的局部边缘可见到红、白交替的节律性微血管搏动现象，即为毛细血管搏动征。

2. 血管杂音

（1）静脉杂音：一般不明显。在颈根部近锁骨处甚至锁骨下，尤其是右侧可闻及低调、柔和、连续的营营声，在坐位及站立时明显，此与颈静脉血液快速回流入上腔静脉有关。用手指压迫颈静脉暂时中断血流时，杂音可消失，属无害性杂音。

（2）动脉杂音：多见于周围动脉、肺动脉和冠状动脉。如甲亢时，常在肿大的甲状腺上闻及连续性杂音，提示局部血流丰富。

第 5 节　腹 部 检 查

腹部主要由腹壁、腹腔和腹腔内脏器组成。腹部检查是体格检查的重要组成部分，对诊断疾病具有重要的意义。腹部检查仍然采用视诊、触诊、叩诊、听诊四种方法，其中触诊最为重要。为了避免触诊引起胃肠蠕动增加，使肠鸣音发生改变，腹部检查的顺序应为视诊→听诊→叩诊→触诊。

一、腹部体表标志与分区

为了准确描述脏器病变和体征的部位和范围，常借助腹部的体表标志，人为地对腹部进行分区，以便熟悉脏器的位置和其在体表的投影。

（一）体表标志（图 5-17）

（1）肋弓下缘：由第 8～10 对肋软骨连接形成的肋弓和第 11、12 浮肋构成。常用于腹部分区，肝、

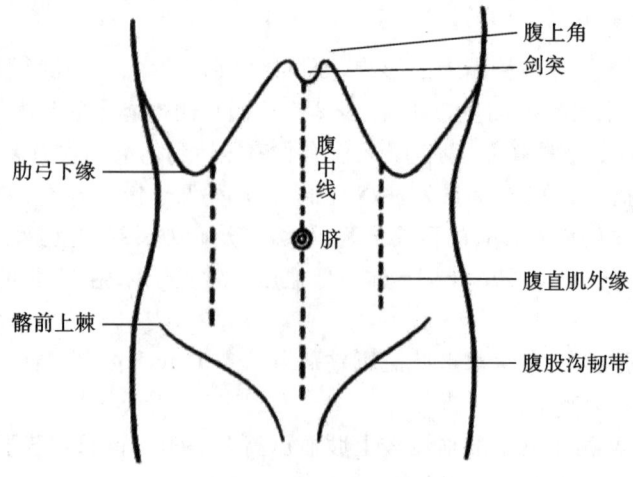

图 5-17　腹部体表标志示意图

脾的测量和胆囊的定位。

（2）剑突：胸骨下端的软骨，是腹部体表的上界，常作为肝脏测量的标志。

（3）腹上角：两侧肋弓至剑突根部的交角，用于判断体型及肝脏的测量。

（4）脐：位于腹部中心，是腹部四区分法的标志。该处易患脐疝。

（5）髂前上棘：髂嵴前端上部的骨性突起，是腹部九区分法的标志和骨髓穿刺的常用定位标志。

（6）腹直肌外缘：相当于锁骨中线在腹部的延续，常作为胆囊点的定位标志。

（7）腹中线：前正中线的延续，是腹部四区分法的垂直线。该处易患白线疝。

（8）耻骨联合：两耻骨间的纤维软骨连接，与耻骨共同组成腹部体表下界。

（9）肋脊角：背部两侧第12肋骨与脊柱的交角，是检查肾脏压痛与叩击痛的位置。

（二）腹部分区（图5-18）

1. 四区分法 通过脐画一水平线与一垂直线，两线相交将腹部分为四区，即左、右上腹部和左、右下腹部。各区包含的脏器如下。

（1）右上腹部：肝、胆囊、幽门、十二指肠、小肠、胰头、右肾上腺、右肾、结肠肝曲、部分横结肠、腹主动脉、大网膜。

（2）右下腹部：盲肠、阑尾、部分升结肠、小肠、右输尿管、胀大的膀胱、淋巴结，女性右侧输卵管和卵巢、增大的子宫，男性右侧精索。

（3）左上腹部：肝左叶、脾、胃、小肠、胰体、胰尾、左肾上腺、左肾、结肠脾曲、部分横结肠、腹主动脉、大网膜。

（4）左下腹部：乙状结肠、部分降结肠、小肠、左输尿管、胀大的膀胱、淋巴结，女性左侧输卵管和卵巢、增大的子宫，男性左侧精索。

此种分区方法简单易行，但较粗略，难以准确定位。

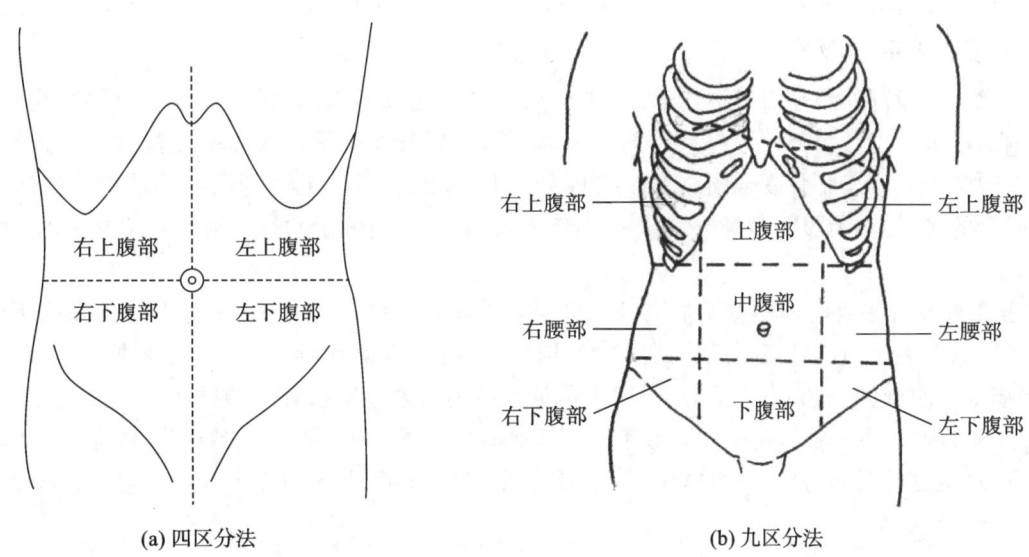

(a) 四区分法　　　　　　　(b) 九区分法

图5-18 腹部体表分区示意图

2. 九区分法 由两侧肋弓下缘连线和两侧髂前上棘连线为两条水平线，经左、右腹股沟韧带的中点作两条垂直线，四线相交将腹部划分为井字形九区。即左、右上腹部（季肋部），左、右侧腹部（腰部），左、右下腹部（髂窝部）及上腹部、中腹部（脐部）和下腹部（耻骨上部）。各区包含的脏器如下。

（1）右上腹部（右季肋部）：肝右叶、胆囊、结肠肝曲、右肾、右肾上腺。

（2）右侧腹部（右腰部）：升结肠、空肠、右肾。

（3）右下腹部（右髂窝部）：盲肠、阑尾、回肠末端、淋巴结，女性右侧输卵管和卵巢，男性右侧精索。

（4）上腹部：胃、肝左叶、十二指肠、胰头、胰体、横结肠、腹主动脉、大网膜。

（5）中腹部（脐部）：十二指肠、空肠、回肠、下垂的胃或横结肠、肠系膜及淋巴结、输尿管、腹主动脉、大网膜。

(6)下腹部(耻骨上部):回肠、乙状结肠、输尿管、胀大的膀胱,女性增大的子宫。

(7)左上腹部(左季肋部):脾、胃、结肠脾曲、胰尾、左肾、左肾上腺。

(8)左侧腹部(左腰部):降结肠、空肠、回肠、左肾。

(9)左下腹部(左髂窝部):乙状结肠、淋巴结,女性左侧输卵管和卵巢,男性左侧精索。

九区分法较细,定位准确,但因各区较小,包含脏器常超过一个分区,加上体型不同,脏器位置可略有差异。故临床上常用四区分法,不足之处以九区分法补充。

 案例 5-5

患者,男,30岁。反复上腹部痛6年,多于秋季出现。近1周以来于每天凌晨0点左右出现上腹部痛,3 h前患者进食后突然出现持续性剧烈腹痛,以中上腹部为重,深呼吸时疼痛加重。腹部查体:腹式呼吸明显减弱,全腹腹肌紧张,全腹压痛(+),反跳痛(+),肝浊音界消失,肠鸣音减弱。

问题:该患者最可能的诊断是什么?触诊典型的腹膜炎三联征包括哪些症状?

二、视诊

视诊前,嘱被检查者排空膀胱,取低枕仰卧位,双手自然置于身体两侧,充分暴露全腹部,注意保暖,以免腹部受凉而引起不适,光线宜充足而柔和。检查者应站在被检查者右侧,按一定顺序自上而下地观察被检查者的腹部外形、呼吸运动,有无腹壁静脉曲张、胃肠型和蠕动波以及腹壁其他情况等。

(一)腹部外形

应注意观察腹部外形是否对称,有无全腹或局部的膨隆或凹陷,有腹腔积液或腹部肿块时,还应进行腹围的测量。正常腹部外形包括腹部平坦、腹部饱满、腹部低平。腹部平坦指健康成人平卧时,前腹壁大致处于肋缘至耻骨联合同一平面或略为低凹。肥胖者或小儿(尤其餐后)前腹壁稍高于肋缘至耻骨联合的平面,称为腹部饱满。消瘦者及老年人,前腹壁稍低于肋缘至耻骨联合的平面,称为腹部低平。

1. 腹部膨隆　平卧时前腹壁明显高于肋缘至耻骨联合的平面,外观呈凸起状,即腹部膨隆,常见于肥胖、妊娠、肝硬化门静脉高压症、各种原因引起的肠梗阻或肠麻痹、腹内巨大肿块(如巨大卵巢囊肿、畸胎瘤等)、腹壁肿块、心力衰竭等,对腹腔积液及腹内巨大肿块患者,需测量腹围。

2. 腹部凹陷　仰卧时前腹壁明显低于肋缘至耻骨联合的平面,称为腹部凹陷,常见于消瘦、脱水者。严重时,腹部外形如舟状,称舟状腹,见于恶病质,如结核病、恶性肿瘤等慢性消耗性疾病。

(二)呼吸运动

正常人可见到呼吸时腹壁上下起伏,吸气时上抬,呼气时下陷,即腹式呼吸运动。成年男性及小儿以腹式呼吸为主,成年女性以胸式呼吸为主,腹壁起伏不明显。腹式呼吸减弱常见于腹腔积液、腹膜炎、急性腹痛、腹腔内巨大肿物、妊娠等。腹式呼吸消失常见于胃肠穿孔引起的急性腹膜炎、膈肌麻痹等。腹式呼吸增强常见于癔症性呼吸、大量胸腔积液。

(三)腹壁静脉

正常人腹壁皮下静脉一般不显露。当腹壁静脉显而易见或迂曲变粗时,则为腹壁静脉曲张,常见于门静脉高压导致循环障碍或上、下腔静脉回流受阻时侧支循环形成。

为判断腹壁曲张静脉的来源,检查时应注意其血流方向。正常时脐水平线以上的腹壁静脉血流为自下而上流入上腔静脉,脐水平线以下的腹壁静脉为自上而下流入下腔静脉。门静脉高压时,腹壁曲张静脉以脐为中心向四周伸展成放射状,形如水母头(图 5-19);上腔静脉梗阻时,上腹壁的曲张静脉血流方向转向下;下腔静脉梗阻时,脐以下的曲张静脉血流方向转向上(图 5-20)。

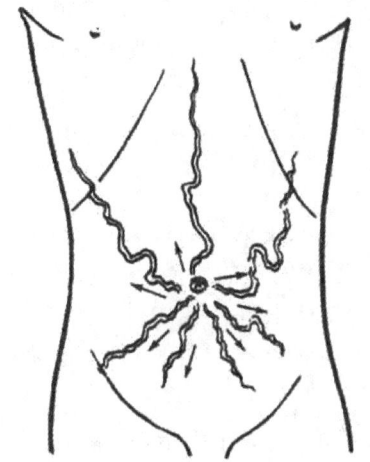

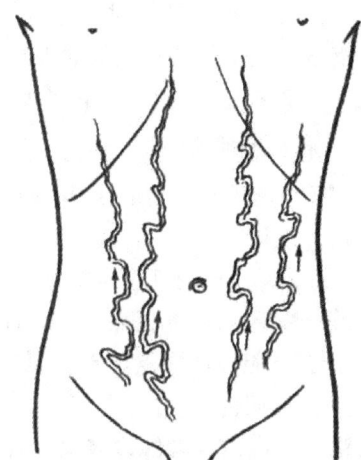

图 5-19 门静脉高压时腹壁浅静脉血流分布和方向   图 5-20 下腔静脉梗阻时腹壁浅静脉血流分布和方向

检查方法:首先选择一段没有分支的腹壁静脉,检查者将右手示指和中指并拢,压在静脉上,一只手指紧压不动,另一只手指紧压静脉并向外滑动,挤出该段静脉内血液,到一定距离后松开该手指,观察静脉是否充盈,如迅速充盈,则血流方向是从松开的一端流向紧压手指的一端。再同法放松另一只手指,观察静脉充盈速度,即可判断血流方向(图 5-21)。

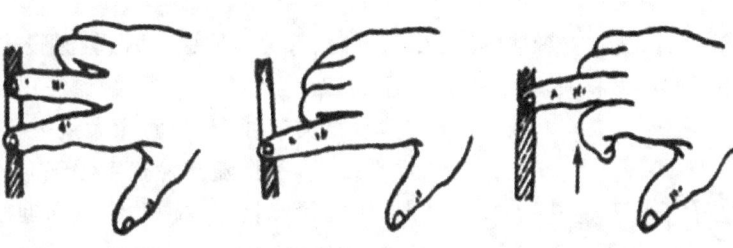

图 5-21 检查静脉血流方向示意图

(四)胃肠型和蠕动波

正常人腹部一般看不到胃和肠的轮廓及蠕动波形,腹壁较薄或松弛的老年人、经产妇或极度消瘦者可能见到。其他人如出现胃肠型和蠕动波,多见于胃肠道梗阻等。

(五)腹壁其他情况

除以上腹部视诊内容外,还应注意观察腹部有无皮疹、色素、腹纹、瘢痕,疝及脐部情况,腹部体毛等。

三、触诊

触诊是腹部检查的主要方法。触诊时,患者应排尿后取低枕仰卧位,双手自然置于身体两侧,髋、膝关节屈曲,两腿稍分开。医生站在患者右侧,面对患者,前臂尽量与腹部表面在同一水平,检查时一般自左下腹部开始沿逆时针方向至右下腹部,最后至脐部。先触诊健康部位,再逐渐移向病变区域。并且边触诊边注意观察被检查者的反应与表情。

(一)腹壁紧张度

正常人腹壁触之柔软、较易压陷,但有一定张力。若因不习惯触摸或怕痒而发笑导致腹肌自主性痉挛,称为肌卫增强,但在适当诱导、转移注意力后可消失,不属于异常情况。在某些病理情况下可使腹壁紧张度增加或降低。

1. 腹壁紧张度增加 当急性胃肠穿孔或脏器破裂导致急性弥漫性腹膜炎时,腹膜受刺激出现腹肌痉挛、腹壁明显紧张,甚至强直如木板,即为板状腹。如腹壁触之柔韧而具有抵抗力,不易压陷,则称为柔韧感或揉面感,见于结核性腹膜炎、癌性腹膜炎等。局部腹壁紧张常见于腹内脏器炎症波及局部腹膜的情况,如急性胆囊炎时引起右上腹腹肌紧张,急性阑尾炎时出现右下腹腹肌紧张等。

2. 腹壁紧张度减低　检查时腹壁松软无力,失去弹性,见于慢性消耗性疾病或大量排出腹腔积液后,也可见于经产妇或年老体弱者、脱水患者。

(二)压痛及反跳痛

正常腹部触摸时不引起疼痛,重按时仅有压迫感。

1. 压痛　触诊时,用右手示指、中指指端放于腹壁逐渐深压而发生的疼痛即为压痛,多来自腹壁或腹腔内的病变。压痛的部位常提示相关腹腔脏器的病变。位置较固定的压痛点可反映一些特定的疾病,如阑尾压痛点又称麦氏点(McBurney point),位于脐与右髂前上棘连线中外 1/3 交界处,出现压痛提示阑尾炎;胆囊压痛点位于右锁骨中线(或右腹直肌外缘)与肋缘交界处,急性胆囊炎时可出现墨菲(Murphy)征阳性。

2. 反跳痛　当检查者触诊被检查者腹部出现压痛后,用并拢的 2～3 个手指(示指、中指、环指)压于原处并稍停片刻,再迅速将手抬起,此时若被检查者感觉疼痛骤然加重,并伴有痛苦表情或呻吟,称为反跳痛。反跳痛提示腹膜壁层已受炎症累及。因此,当腹内脏器炎症尚未累及壁腹膜时,可仅有压痛而无反跳痛。如患者出现腹肌紧张、压痛及反跳痛,称为腹膜刺激征或腹膜炎三联征,是腹膜炎患者的典型表现。

(三)脏器触诊

1. 肝脏触诊

(1)触诊方法:触诊时,被检查者取仰卧位,两侧髋、膝关节屈曲,并做较深腹式呼吸运动以使肝脏随膈上下移动。检查者站在被检查者右侧,用单手或双手触诊。①单手触诊法:检查者将右手四指并拢,掌指关节伸直,与肋缘大致平行地放在右侧腹部脐水平线上,手指随被检查者呼气时压向腹壁深处,吸气时,手指缓慢抬起并向肋缘方向迎触下移的肝缘,如此反复进行,逐渐向肋缘移动,直到触及肝缘或肋缘。检查者需在右锁骨中线及前正中线上,分别触诊肝缘并测量其与肋缘或剑突根部的距离,以厘米表示。②双手触诊法:检查者左手托住被检查者的右腰部,拇指张开置于右上腹部,触诊时左手向上推,右手放置位置及触诊方法同单手触诊法(图 5-22)。

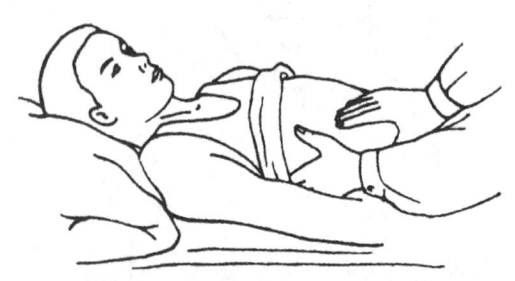

图 5-22　肝脏双手触诊示意图

(2)触诊内容:触及肝脏时,注意以下内容。①大小:正常成人肝脏一般在肋缘下不能触及,但腹壁松弛的瘦长体型者在深吸气时可于肋弓下触及肝下缘,在 1 cm 以内;于剑突下触及肝下缘,在 3 cm 以内。如超出此标准,可考虑肝脏下移或肝大。肝脏下移常见于内脏下垂、肺气肿、右侧胸腔大量积液、膈下脓肿等。肝大分为弥漫性及局限性,弥漫性肝大常见于病毒性肝炎、肝淤血、脂肪肝及早期肝硬化等;局限性肝大常见于肝脓肿、肝肿瘤及肝囊肿等。肝脏缩小常见于急性和亚急性重型肝炎,门静脉性肝硬化晚期,病情极其严重。②质地:肝脏质地一般分为三级,即质软、质韧(中等硬度)和质硬。质软:如触口唇,见于正常肝脏。质韧:如触鼻尖,见于急性病毒性肝炎、脂肪肝、慢性病毒性肝炎及肝淤血等。质硬:如触前额,见于肝硬化、肝癌(质地最坚硬)。肝脓肿或囊肿有液体时,肝有囊性感。③边缘和表面状态:正常肝脏边缘整齐、厚薄一致、表面光滑。肝边缘圆钝常见于脂肪肝或肝淤血;肝边缘锐利,表面触及细小结节,常见于肝硬化;肝边缘不规则,表面不光滑,呈不均匀的结节状,常见于肝癌。④压痛:正常肝脏无压痛。当肝包膜有炎症反应或受到牵拉时,可出现压痛,轻度弥漫性压痛常见于病毒性肝炎、肝淤血等;局限性剧烈压痛常见于较表浅的肝脓肿。⑤搏动:正常肝脏及因炎症、肿瘤等原因引起的肝大并不伴有搏动。如触到肝脏搏动,应注意其为单向性还是扩张性。单向性搏动常为传导性搏动,由肝脏传导其下面的腹主动脉搏动所致。扩张性搏动为肝脏本身的搏动,常见于三尖瓣关闭不全。

(3)肝大的临床意义:如急性病毒性肝炎时,肝脏轻度肿大,边缘钝,表面光滑,质稍韧,有充实感及压痛;肝淤血时,肝脏明显肿大,大小随淤血程度变化较大,边缘圆钝,表面光滑,质韧,有压痛,肝颈静脉回流征阳性为其特征;脂肪肝时,肝大,表面光滑,质软或稍韧,但无压痛;肝硬化早期,肝脏常肿大,晚期则缩小,质较硬,边缘锐利,表面可触及小结节,无压痛。肝癌时肝脏逐渐肿大,质地坚硬如石,边缘不规则,表面不光滑,可有大小不等的结节或巨块,压痛和叩击痛明显。

2. 胆囊触诊 正常时胆囊不能触及。如在右肋缘下、腹直肌外缘处,触到一呈梨形或卵圆形、表面光滑、张力较高、有触痛的包块,并可随呼吸上下移动,即为肿大的胆囊,常见于急性胆囊炎、胆囊结石或胆囊癌等。检查方法:检查者将左手掌平放在被检查者右胸下部,以拇指指腹勾压于右肋下胆囊点处,嘱其缓慢深吸气,在吸气时发炎的胆囊下移,碰到用力按压的拇指,即引起疼痛,称为胆囊触痛,如因剧烈疼痛导致被检查者中止吸气动作,称为墨菲征阳性(图 5-23),见于急性胆囊炎。

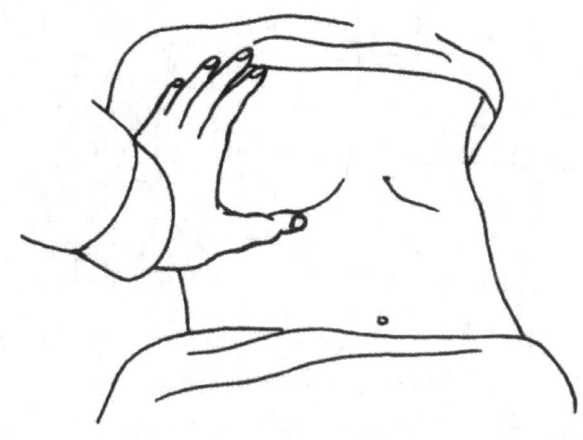

图 5-23 墨菲征检查方法

3. 脾脏触诊 正常脾脏不能触及。如能触到脾脏,考虑可能为内脏下垂、左侧胸腔积液、积气或脾脏肿大至正常 2 倍以上。

(1)触诊方法:被检查者取仰卧位,髋、膝关节屈曲,检查者左手绕过被检查者腹前方,手掌置于其左胸下部第 9~11 肋骨处,试将其脾脏从后向前托起,右手掌平放于脐部,与左肋弓大致垂直,自脐平面开始配合腹式呼吸,迎触脾尖,直至触到脾缘或左肋缘(图 5-24)。当脾脏轻度肿大,仰卧位不易触到时,嘱被检查者取右侧卧位,左下肢屈曲,再用双手触诊即可触到。

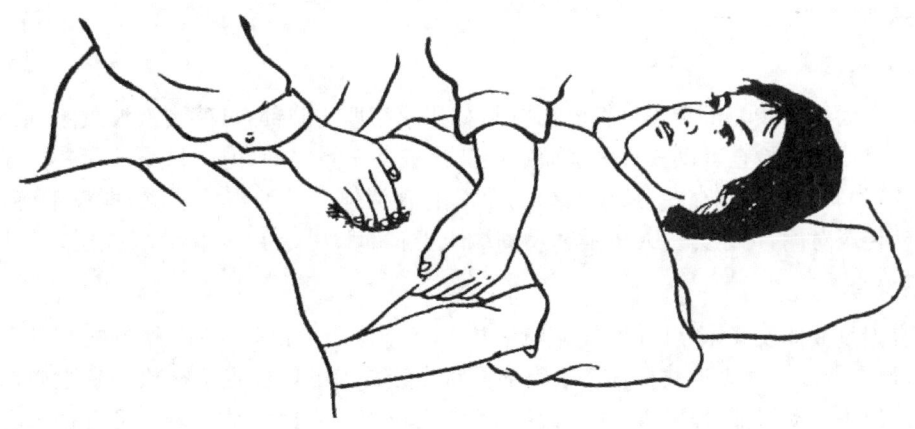

图 5-24 脾脏触诊示意图

(2)脾大分度:可分为轻、中、高三度。脾下缘不超过肋下 2 cm 为轻度肿大;超过 2 cm,但在脐水平线以上为中度肿大;超过脐水平线或前正中线为高度肿大,即巨脾。

（3）脾大的临床意义：脾脏轻度肿大常见于急慢性病毒性肝炎、伤寒、粟粒型结核、急性疟疾等；脾脏中度肿大常见于肝硬化、慢性淋巴细胞白血病、慢性溶血性黄疸、系统性红斑狼疮等；脾脏高度肿大常见于慢性粒细胞白血病、黑热病、慢性疟疾、淋巴瘤和恶性组织细胞病等。

4. 肾脏触诊　正常人肾脏一般不易触及。身材瘦长者及肾下垂、游走肾或肾脏代偿性增大时，肾脏较易触及。肾脏触诊常用双手触诊法，被检查者可采取仰卧位或立位。肾脏肿大常见于肾盂积水或积脓、肾肿瘤、多囊肾等。当肾脏和尿路有炎症或其他疾病时，可在相应部位出现压痛点（图 5-25），如季肋点（第 10 肋骨前端）压痛提示肾脏病变；上输尿管点（脐水平线腹直肌外缘）或中输尿管点（髂前上棘水平腹直肌外缘，相当于输尿管第二狭窄处）压痛提示输尿管结石、结核或化脓性炎症；肋脊点（背部第 12 肋骨与脊柱的交角顶点）和肋腰点（第 12 肋骨与腰肌外缘的交角顶点）压痛提示肾脏炎症性疾病，如肾盂肾炎、肾脓肿、肾结核等。

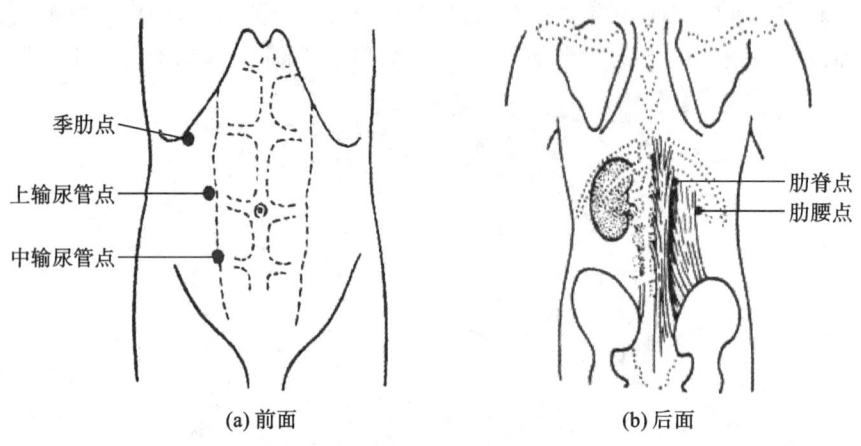

（a）前面　　　　　　　　　（b）后面

图 5-25　肾脏疾病压痛点示意图

5. 膀胱触诊　正常膀胱空虚时隐于盆腔内，不易触及。当膀胱充盈胀大越过耻骨上缘时，在下腹中部可触及扁圆形或圆形的囊性肿物，不能用手推移，按压有尿意，排尿或导尿后缩小或消失。膀胱胀大常见于尿道梗阻（如前列腺增生或前列腺癌）、昏迷、截瘫所致的尿潴留等。

（四）腹部肿块

腹部肿块常包括肿大或易位的脏器、炎症性肿块、囊肿、肿大的淋巴结以及肿瘤、胃结石、肠内粪块等，应注意鉴别。如触及，首先应将正常的脏器与病理性肿块区别开。正常腹部可触到的结构有腹直肌肌腹及腱划、腰椎椎体及骶骨岬、乙状结肠粪块、横结肠及盲肠等。如在腹部触到以上内容之外的肿块，则为异常，多有病理意义。当触到这些肿块时，需注意其部位、大小、形态、质地、移动度及有无压痛和搏动等。

（五）液波震颤

当腹腔内有大量（3000 ml 以上）游离液体时，如用手指叩击腹部，可感到液波震颤（或称波动感）。检查时，被检查者平卧，检查者以一只手掌面贴于被检查者一侧腹壁，另一只手四指并拢屈曲，用指端叩击对侧腹壁，如有大量液体存在，贴于腹壁的手掌有被液体波动冲击的感觉，即波动感。为防止腹壁本身的震动传至对侧，可让另一人将手掌尺侧缘压于脐部腹中线上，以阻止腹壁震动的传导。

（六）振水音

当胃内有大量液体及气体存留时，气体与液体相互碰撞所发出的声音，称为振水音。检查时，被检查者仰卧，检查者以一耳凑近被检查者上腹部或将听诊器膜形体件置于被检查者上腹部进行听诊，同时以冲击触诊法振动胃部，即可听到振水音。正常人在餐后或饮大量液体时可有振水音，如果在清晨空腹或餐后 6 h 以上仍有此音，提示幽门梗阻或胃扩张。

四、叩诊

腹部叩诊一般采用间接叩诊法，用于了解某些脏器的大小及有无叩击痛，胃肠道充气情况，腹腔有无积液、积气和肿块等。

（一）腹部叩诊音

正常腹部叩诊时,除肝脾所在部位、增大的膀胱和子宫占据的部位以及两侧腹部近腰肌处叩诊为浊音外,其余大部分区域为鼓音。鼓音区明显增大见于胃肠高度胀气、人工气腹、胃肠穿孔等。鼓音区缩小,病变部位出现浊音或实音,可见于大量腹腔积液、腹腔内肿瘤或肝、脾或其他脏器极度肿大。叩诊顺序一般从左下腹部开始,沿逆时针方向至右下腹部,最后叩诊脐部。

（二）肝脏及胆囊叩诊

1. 肝脏叩诊方法 叩诊肝上界时,一般沿右锁骨中线、右腋中线和右肩胛线,由肺区向下叩向腹部,当由清音变为浊音时,即为肝上界,又称肝相对浊音界。再向下叩 1～2 个肋间隙,由浊音变为实音处,称为肝绝对浊音界(亦称肺下界)。叩诊肝下界时,从腹部鼓音区沿右锁骨中线或正中线向上叩,由鼓音变为浊音处即为肝下界。正常肝脏在右锁骨中线上,其上界位于第 5 肋间隙,下界位于右上腹部下缘,两者之间的距离为肝上下径,为 9～11 cm;在右腋中线上,其上界为第 7 肋间隙,下界相当于第 10 肋水平;在右肩胛线上,其上界为第 10 肋间隙。

2. 肝浊音界改变的临床意义 肝浊音界向上移位,见于右肺纤维化、右下肺不张、气腹、麻痹性肠梗阻等。肝浊音界向下移位,见于肺气肿、右侧张力性气胸等。肝浊音界扩大,见于肝癌、肝脓肿、病毒性肝炎、肝淤血等。肝浊音界缩小,见于急性重型病毒性肝炎、肝硬化和胃肠胀气等。肝浊音界消失代之以鼓音,是急性胃肠穿孔的一个重要征象。

3. 胆囊叩诊 临床上不能用叩诊检查胆囊的大小,仅能检查胆囊区有无叩击痛,胆囊区叩击痛为胆囊炎的重要征象。

（三）移动性浊音

当腹腔内有较多的液体存留时,先让被检查者取仰卧位,检查者站在被检查者右侧,自腹中部脐水平面开始向被检查者左侧叩诊,当由鼓音转变为浊音时,板指固定不动,嘱被检查者向右侧取卧位,再度叩诊该处,如呈鼓音,表明浊音移动。同样方法向右侧叩诊。这种因体位改变而出现浊音区变动的现象称为移动性浊音,是判断有无腹腔积液的重要体征,当腹腔内游离液体在 1000 ml 以上时即可查出。

（四）肋脊角叩击痛

检查时,被检查者取坐位或侧卧位,检查者用左手掌平放在肋脊角处(肾区),右手握拳,用轻到中等的力量叩击左手背。正常时无肋脊角叩击痛。当发生肾小球肾炎、肾盂肾炎、肾结石、肾结核及肾周围炎等疾病时,肾区可有不同程度的叩击痛。

（五）膀胱叩诊

当膀胱充盈时,在耻骨联合上方叩诊呈圆形浊音区,排尿或导尿后叩诊为鼓音。

五、听诊

腹部听诊时,将听诊器膜形体件置于腹壁上,全面听诊腹部各区。

（一）肠鸣音

肠蠕动时,肠管内气体和液体随之流动,产生一种断断续续的咕噜声,称为肠鸣音。一般在右下腹部听诊。正常情况下,肠鸣音为 4～5 次/分。如肠鸣音达 10 次/分以上,音调不特别高亢,称为肠鸣音活跃,常见于急性胃肠炎、服泻药后或胃肠道大出血等;如肠鸣音频率高且响亮、高亢,甚至呈叮当声或金属音,则称为肠鸣音亢进,常见于机械性肠梗阻;如肠鸣音 3～5 min 才听到一次,称为肠鸣音减弱,见于老年性便秘、腹膜炎、电解质紊乱(低钾血症)及胃肠动力低下等;如持续听诊 3～5 min 未听到肠鸣音,用手指轻叩或搔弹刺激腹部仍未听到肠鸣音,则称为肠鸣音消失,见于急性弥漫性腹膜炎或麻痹性肠梗阻。

（二）血管杂音

正常腹部无血管杂音。血管杂音对诊断某些疾病起着一定的作用。如腹中部的收缩期血管杂音（喷射性杂音）常提示腹主动脉瘤或腹主动脉狭窄；收缩期血管杂音在左、右上腹部，常提示肾动脉狭窄。

第6节　生殖器、肛门、直肠检查

生殖器、肛门、直肠检查是体格检查的组成部分。由于部位比较特殊，检查者在检查前要以被检查者为中心，向被检查者说明检查目的、方法和重要性，以消除被检查者害羞心情和紧张情绪，取得被检查者同意。同时尊重被检查者权利，保护被检查者隐私，特别需要注意的是，男检查者检查女性被检查者时，应有女医务人员在场。

一、男性生殖器检查

（一）阴茎

1. 包皮　阴茎的皮肤在阴茎颈前向内翻转覆盖于阴茎表面称为包皮。成人包皮不应掩盖尿道口。翻起包皮后应露出阴茎头，翻起后仍不能露出尿道外口或阴茎头者称为包茎，常见于先天性包皮口狭窄或炎症、外伤后粘连。若包皮长度超过阴茎头，但翻起后能露出尿道口或阴茎头，称包皮过长。

2. 阴茎头与冠状沟　检查时应将包皮上翻暴露全部阴茎头及阴茎颈，观察其表面的色泽，有无充血、水肿、分泌物及结节等。正常阴茎头红润、光滑，如有硬结并伴有暗红色溃疡、易出血或融合成菜花状，应考虑阴茎癌的可能。阴茎颈部发现单个椭圆形质硬溃疡称为下疳，愈后留有瘢痕，此征对诊断梅毒有重要价值。阴茎头如出现淡红色小丘疹融合成蕈样，呈乳突状突起，应考虑为尖锐湿疣。

3. 尿道口　检查尿道口时检查者用示指与拇指，轻轻挤压龟头使尿道张开，观察尿道口有无红肿、分泌物及溃疡。

4. 阴茎大小　正常成人阴茎长 7～10 cm。过小呈婴儿型阴茎者，见于垂体功能或性腺功能不全；在儿童期阴茎过大呈成人型阴茎者，见于性早熟，如促性腺激素过早分泌。

（二）阴囊

1. 阴囊皮肤及外形　正常阴囊皮肤较身体其他部位皮肤颜色深，多皱褶。检查时注意观察阴囊皮肤有无皮疹、脱屑溃烂等损害，观察阴囊外形有无肿胀、有无肿块及静脉情况。阴囊常见病变有阴囊湿疹、阴囊水肿、阴囊象皮肿、阴囊疝、鞘膜积液等。

2. 精索　精索为柔软的条索状圆形结构，由腹股沟管皮下环延续至附睾上端。精索在左、右阴囊腔内各有一条，位于附睾上。检查时检查者用拇指和示指触诊精索，从附睾摸到腹股沟皮下环。正常精索呈柔软的条索状，无压痛。精索呈串珠样肿胀见于输精管结核；若有挤压痛且局部皮肤红肿，多为精索急性炎症；靠近附睾的精索触及硬结，常为丝虫病所致；精索有蚯蚓团样感，多为精索静脉曲张所致。

3. 睾丸　检查时检查者用拇指、示指和中指触及睾丸，注意其大小、形状、硬度及有无触压痛等，并作两侧对比。睾丸急性肿痛，压痛明显者，见于急性睾丸炎，常继发于流行性腮腺炎、淋病等。睾丸慢性肿痛多由结核引起；一侧睾丸肿大、质硬并有结节，应考虑睾丸肿瘤或白血病细胞浸润。当阴囊触诊未触及睾丸时，应触诊腹股沟管内或阴茎根部、会阴部等处，或用超声检查腹腔，如睾丸隐藏在以上部位，称为隐睾症。

4. 附睾　附睾位于睾丸后外侧，上端膨大，下端细小。检查时检查者用拇指、示指和中指触诊。触诊时应注意附睾大小，有无结节和压痛；急性炎症时肿痛明显，且常伴有睾丸肿大，附睾与睾丸分界不清；慢性附睾炎时，附睾肿大而压痛轻。若附睾肿胀而无压痛，质硬并有结节感，伴有输精管增粗且呈串珠状,可能为附睾结核。结核病灶可与阴囊皮肤粘连,破溃后易形成瘘管。

(三) 前列腺

前列腺位于膀胱下方、耻骨联合后约 2 cm 处。检查时被检查者取肘膝卧位,跪卧于检查台上,也可采用右侧卧位或站立弯腰位。检查者示指戴指套(或手套),指端涂以润滑剂,徐徐插入肛门,向腹侧触诊。正常前列腺质韧而有弹性,左、右两叶之间可触及正中沟。良性前列腺肥大时正中沟消失,表面光滑有韧感,无压痛及粘连,多见于老年人。前列腺肿大且有明显压痛,多见于急性前列腺炎;前列腺肿大、质硬、无压痛,表面有硬结节者多为前列腺癌。前列腺触诊时可同时做前列腺按摩留取前列腺液做化验检查,急性前列腺炎时严禁按摩。

(四) 精囊

精囊位于膀胱底的后方,输精管壶腹的外侧,左、右各一,由过曲的管道组成,其排泄管与输精管壶腹的末端合成射精管。正常时,肛诊一般不易触及精囊。如可触及则为病理状态。

二、女性生殖器检查

一般情况下,女性生殖器检查不作为常规检查,如全身性疾病疑有局部表现时可做外生殖器检查,疑有妇产科疾病时应由妇产科医生进行检查。检查时被检查者应排空膀胱,暴露下身,仰卧于检查台上,两腿外展、屈膝呈截石位,检查者戴无菌手套进行检查。

(一) 外生殖器

1. 阴阜 阴阜位于耻骨联合前面,为皮下脂肪丰富、柔软的脂肪垫。性成熟后,阴阜皮肤有阴毛,呈倒三角形分布,为女性第二性征。阴毛先浓密后脱落且明显稀少或缺如,见于性功能减退症或希恩综合征等;阴毛明显增多,呈男性分布,多见于肾上腺皮质功能亢进。

2. 大阴唇 大阴唇为一对纵行长圆形隆起的皮肤皱襞,皮下组织松软,富含脂肪及弹力纤维。未生育女性两侧大阴唇自然合拢遮盖外阴,经产妇两侧大阴唇常分开;老年女性或绝经后女性则常萎缩。

3. 小阴唇 小阴唇位于大阴唇内侧,为一对较薄的皮肤皱襞,两侧小阴唇常合拢遮盖阴道外口。小阴唇表面光滑、呈浅红色或褐色,前端融合后包绕阴蒂,后端汇合形成阴唇系带。小阴唇炎症时常有红肿、疼痛。局部色素脱失见于白斑症;若有结节、溃烂,应考虑癌变可能。

4. 阴蒂 阴蒂为两侧小阴唇前端汇合处与大阴唇前连合之间的隆起部分,外表为阴蒂包皮,其内具有男性阴茎海绵体样组织,性兴奋时能勃起。阴蒂过小见于性发育不全,过大应考虑两性畸形,红肿见于外阴炎症。

5. 阴道前庭 阴道前庭为两侧小阴唇之间的菱形裂隙,前部有尿道口,后部有阴道口。前庭大腺分布于阴道口两侧,如黄豆粒大,开口于小阴唇与处女膜的沟内。如有炎症,则局部红肿、硬痛并有脓液溢出。肿大明显而压痛轻可见于前庭大腺囊肿。

(二) 内生殖器

1. 阴道 检查时,医生用拇指、示指分开两侧小阴唇,在前庭后部可见阴道外口,其周围有处女膜。未婚女性一般不做阴道检查,但已婚女性有指征者不能省略该项检查。正常阴道黏膜呈浅红色,柔软、光滑。检查时应注意其紧张度,有无瘢痕、肿块、分泌物、出血等,并观察宫颈有无溃烂及新生物形成。

2. 子宫 触诊子宫应以双合诊法进行检查。正常宫颈表面光滑,妊娠时质软着紫色,检查时应注意宫颈有无充血、糜烂、肥大或息肉。环绕宫颈周围的阴道分前、后、左、右穹窿,后穹窿最深,为诊断性穿刺的部位。

3. 输卵管 正常输卵管表面光滑、质韧无压痛。输卵管肿胀、增粗或有结节,弯曲或僵直,且常与周围组织粘连、固定,明显触压痛者,多见于急、慢性炎症或结核。

4. 卵巢 成年女性卵巢表面光滑、质软,绝经后萎缩变小、变硬。卵巢触诊多用双合诊法。卵巢增大有压痛常见于卵巢炎症,卵巢囊肿常可出现卵巢不同程度肿大。

三、肛门与直肠检查

检查肛门与直肠时可根据病情需要,让被检查者采取不同的体位。

(一)常用的体位

1. 肘膝位 被检查者两肘关节屈曲,置于检查台上,胸部尽量靠近检查台,两膝关节屈曲成直角跪于检查台上,臀部抬高。此体位常用于前列腺、精囊及内镜检查。

2. 左侧卧位 被检查者取左侧卧位,右腿向腹部屈曲,左腿伸直,臀部靠近检查台右边。检查者位于被检查者背后进行检查。此体位适用于病重、年老体弱或女性患者。

3. 仰卧位或截石位 被检查者仰卧于检查台上,臀部垫高,两腿屈曲、抬高并外展。此体位适用于重症体弱患者或膀胱直肠窝的检查,亦可进行直肠双合诊,即右手示指在直肠内,左手在下腹部,双手配合,以检查盆腔脏器或病变情况。

4. 蹲位 被检查者下蹲呈排便姿势,屏气向下用力。此体位适用于检查直肠脱出、内痔及直肠息肉等。

肛门与直肠检查所发现的病变(如肿块、溃疡等)应按时针方向进行记录,并注明检查时被检查者所取体位。肘膝位时肛门后正中点为 12 点钟位,前正中点为 6 点钟位,而仰卧位或截石位的时钟位则与此相反。

(二)视诊

检查者用手分开被检查者臀部,观察肛门及其周围皮肤颜色及皱褶,正常人颜色较深,皱褶自肛门向外周呈放射状。提肛收缩肛门时括约肌皱褶更明显,做排便动作时皱褶变浅。还应观察肛门周围有无脓血、黏液、肛裂、外痔、瘘管口或脓肿等。

1. 肛门闭锁与狭窄 肛门闭锁多见于新生儿先天性畸形;因感染、外伤或手术引起的肛门狭窄,常可在肛周发现瘢痕。

2. 肛门瘢痕与红肿 肛门周围瘢痕,多见于外伤或手术后;肛门周围有红肿及压痛,常为肛门周围炎症或脓肿。

3. 肛裂 肛裂是肛管下段(齿状线以下)深达皮肤全层的纵行及梭形裂口或溃疡。患者自觉排便时疼痛,排出的粪便表面常附有少许鲜血。检查时肛门常可见裂口、前哨痔,有时见齿状线上相应的肛乳头肥大,触诊时有明显触压痛。

4. 痔 痔是直肠下端黏膜下或肛管皮肤下的静脉丛扩大和曲张所致的静脉团,多见于成人。患者常有大便带血、痔块脱出、疼痛或瘙痒感。内痔位于齿状线以上,表面被直肠下端黏膜所覆盖,在肛门内口可查到柔软的紫红色包块,排便时可突出肛门外;外痔位于齿状线以下,表面被肛管皮肤所覆盖,在肛门外口可见紫红色柔软包块;混合痔是齿状线上、下均可发现紫红色包块,上部被直肠黏膜、下部被肛管皮肤所覆盖,同时具有外痔与内痔的特点。

5. 肛门直肠瘘 肛门直肠瘘简称肛瘘,有内口和外口,内口在直肠或肛管内,瘘管经过肛门软组织开口于肛门周围皮肤,肛瘘多为肛管或直肠周围脓肿与结核所致,不易愈合,检查时可见肛门周围皮肤有瘘管开口,有时有脓性分泌物流出,在直肠或肛管内可见瘘管的内口或伴有硬结。

6. 直肠脱垂 直肠脱垂又称脱肛,是指肛管、直肠或乙状结肠下端的肠壁,部分或全层外翻而脱出于肛门外。检查时被检查者取蹲位,观察其肛门外有无突出物。如无突出物或突出不明显,让被检查者屏气做排便动作,此时肛门外可见紫红色球状突出物,且随排便力气加大而突出更为明显。

(三)触诊

肛门和直肠触诊通常称为肛诊或直肠指诊。患者可采取肘膝位、左侧卧位或仰卧位等。触诊时检查者右手戴手套或右手示指戴指套,并涂以润滑剂,如肥皂液、凡士林、液状石蜡等后,将示指置于肛门外口轻轻按摩,等被检查者肛门括约肌适应放松后,再徐徐插入肛门、直肠内。先检查肛门及括约肌的紧张度,再检查肛管及直肠的内壁。注意有无压痛及黏膜是否光滑,有无肿块及搏动感。直肠指诊时应注意有无以下异常改变:①直肠剧烈触痛,常因肛裂及感染引起;②触痛伴有波动感见于肛门、直肠周围脓肿;③直肠内触及柔软、光滑而有弹性的包块常为直肠息肉;④触及坚硬凹凸不平的包块,应考虑直肠癌;⑤指诊后指套表面带有黏液、脓液或血液,应取其涂片镜检或做细菌学检查。如直肠病变病因不明,应进一步做内镜检查,如直肠镜和乙状结肠镜,以助鉴别。

第 7 节　脊柱与四肢检查

一、脊柱检查

脊柱是支撑体重、维持躯体各种姿势的重要支柱,也是躯体活动的枢纽。脊柱检查时按视诊→触诊→叩诊顺序进行。

(一)脊柱弯曲度

正常人直立时,脊柱从侧面观察有四个生理弯曲:颈椎稍向前凸,胸椎稍向后凸,腰椎明显向前凸,骶椎明显向后凸。从后面观察脊柱有无侧弯时,被检查者取坐位或立位,检查者用拇指、示指或中指沿脊柱棘突以适当的压力自上而下划压,此时皮肤会出现一条红色充血痕,以此痕作为标准,观察脊柱有无侧弯。正常人脊柱无侧弯。当脊柱过度后弯时为脊柱后凸,也称驼背,多发生于胸段脊柱,常见于佝偻病、脊柱结核、强直性脊柱炎等。脊柱过度向前凸出性弯曲为脊柱前凸,多发生于腰椎,常见于妊娠晚期、大量腹腔积液、腹腔巨大肿瘤等。

(二)脊柱活动度

正常人脊柱有一定活动度,颈椎和腰椎活动范围最大,胸椎活动范围最小,骶椎和尾椎几乎无活动度。检查时,嘱被检查者做前屈、后伸、左右侧弯、旋转等动作,以观察脊柱的活动性及有无变形。活动受限可见于颈部或腰部肌纤维组织炎及韧带受损、颈椎病、椎间盘突出、结核或肿瘤浸润、脊椎骨折或关节脱位等。

(三)脊柱压痛与叩击痛

1. 压痛　嘱被检查者取端坐位,身体稍向前倾,检查者用右手拇指从枕骨粗隆开始从上向下逐个按压脊椎棘突和椎旁肌肉。正常时每个棘突及椎旁肌肉均无压痛。如有,则提示压痛部位可能有病变。脊柱压痛见于脊柱结核、椎间盘突出、脊柱外伤或骨折等。椎旁肌肉压痛见于腰背肌纤维炎或劳损。

2. 叩击痛　用中指或叩诊锤垂直叩击各椎体棘突为直接叩击法,胸椎与腰椎检查多用此法。间接叩击时,被检查者取坐位,检查者将左手掌置于其头部,右手半握拳,用小鱼际肌部位叩击左手背,了解脊柱各部位有无疼痛。一般叩痛部位为病变部位。正常时脊柱无叩击痛,如出现叩击痛,可见于脊柱结核、脊椎骨折、椎间盘突出等。

二、四肢检查

四肢检查通常以视诊与触诊为主,重点检查关节。检查内容为四肢与关节的形态、位置、活动度等。

(一)形态异常

1. 杵状指(趾)　手指或足趾末端增生、肥厚、增宽,指甲从根部到末端拱形隆起,呈杵状膨大(图5-26)。常见于支气管扩张症、慢性肺脓肿、支气管肺癌、发绀型先天性心脏病、亚急性感染性心内膜炎、肝硬化等。

2. 匙状甲　匙状甲又称反甲,特点为指甲中央凹陷,边缘翘起,指甲变薄,表面粗糙并有条纹(图5-27)。常见于缺铁性贫血和高原疾病,偶见于风湿热及甲癣。

3. 梭形关节　指关节增生、肿胀成梭状畸形,双侧对称,早期出现局部的红肿、疼痛,晚期活动受限,手指和腕部向尺侧偏斜(图5-28)。见于类风湿关节炎。

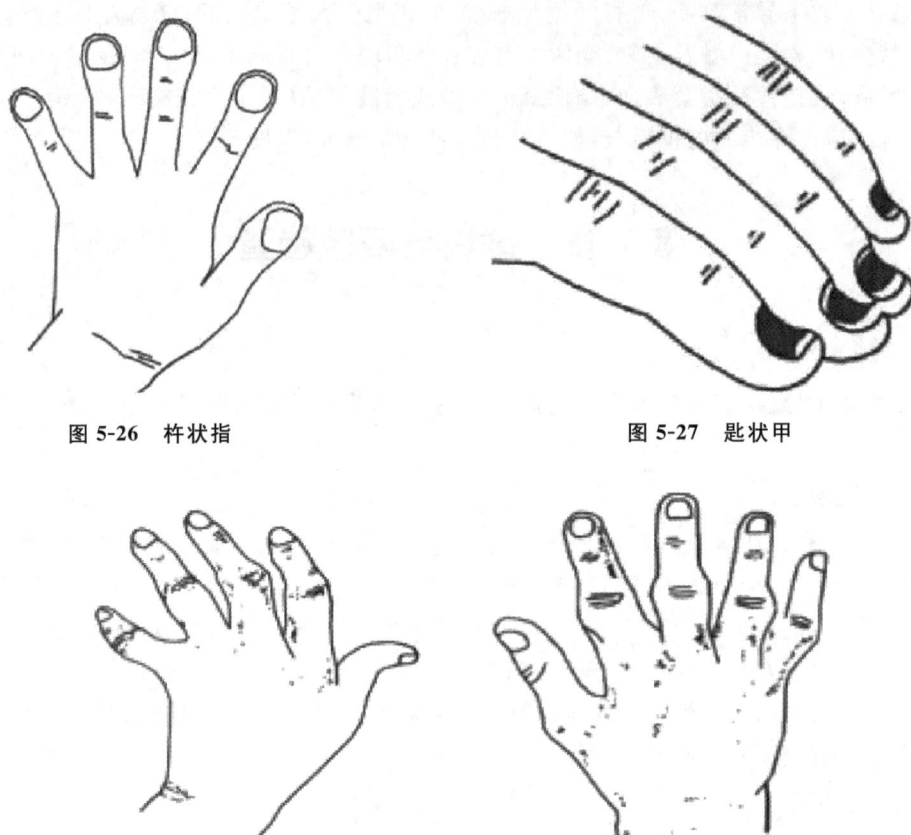

图 5-26　杵状指　　　　　　　　　　图 5-27　匙状甲

图 5-28　梭形关节

4. 爪形手　手指呈鸟爪样,系手掌的骨间肌和小鱼际肌明显萎缩所致。见于尺神经损伤、进行性肌萎缩、脊髓空洞症等。

5. 膝外翻　患者直立双腿并拢时,两股骨内髁及两胫骨内髁可同时接触,如两踝距离增大,小腿向外偏斜,双下肢呈"X"形,即为膝外翻,又称为"X形腿"(图 5-29)。见于佝偻病。

6. 膝内翻　患者直立双踝并拢时,双侧股骨内髁间距增宽,小腿向内偏斜,双下肢呈"O"形,为膝内翻,又称为"O形腿"(图 5-29)。见于小儿佝偻病。

7. 膝关节肿胀　膝关节匀称性胀大并双侧膝眼消失且突出,见于膝关节积液。当关节积液在中等量以上时可出现浮髌试验阳性(图 5-30),即嘱被检查者取平卧位,下肢放松伸直,检查者一手虎口

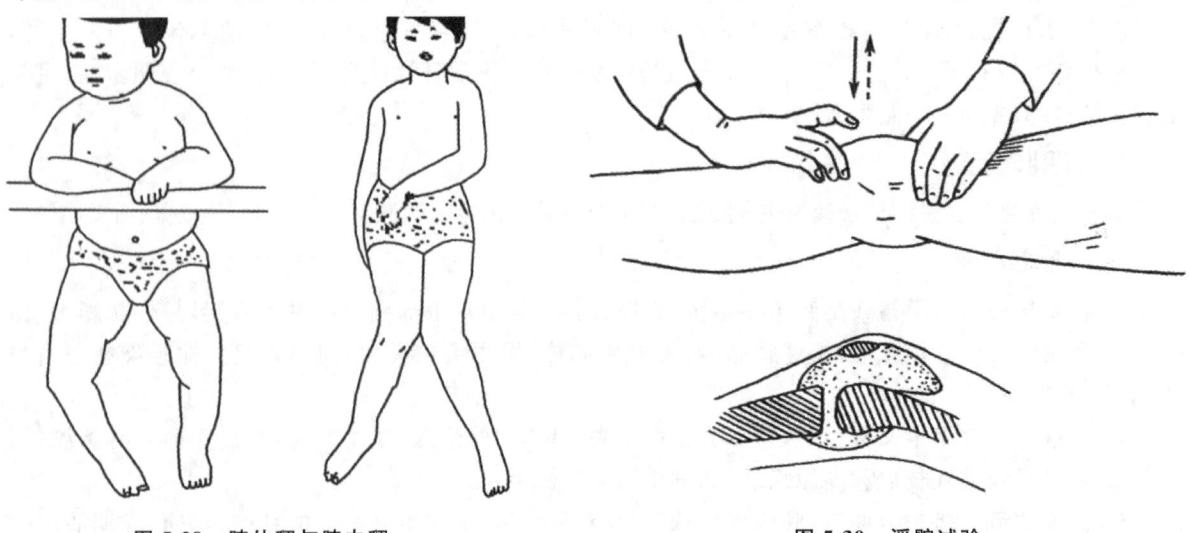

图 5-29　膝外翻与膝内翻　　　　　　　图 5-30　浮髌试验

卡于患膝髌骨上,并压迫髌上囊,另一手固定于髌骨下极两侧,用示指垂直按压髌骨并迅速抬起,按压时髌骨与关节面有碰触感,松开时髌骨浮起。

8. 马蹄足 踝关节跖屈,前半足着地,常因跟腱挛缩或腓总神经麻痹导致。

9. 足内翻 跟骨内旋,前足内收,站立时足不能踏平,外侧着地。常见于小儿麻痹后遗症。

10. 足外翻 跟骨外旋,前足外展,足纵弓塌陷。见于胫前胫后肌麻痹。

(二) 活动度检查

检查时嘱被检查者主动活动或检查者检查时使被检查者做被动活动。

第 8 节　神经系统检查

案例 5-6

患者,男,2 岁,剧烈头痛 10 h,伴呕吐,无发热。查体:脑膜刺激征阳性。

问题:该患者最可能的诊断是什么? 脑膜刺激征包括哪些?

神经系统检查是体格检查中的重要组成部分,包括脑神经、运动功能、感觉功能、神经反射及自主神经功能检查,本节主要介绍神经反射的检查。

反射是神经系统的基本活动,是通过反射弧完成的,反射弧包括感受器、传入神经、中枢、传出神经和效应器。反射弧中任何一环节有病变都可导致反射的减弱或消失。反射受高级神经中枢控制,如病变在锥体束以上,可使反射活动失去抑制而出现反射亢进。反射分为生理反射和病理反射,根据刺激部位的不同,生理反射又可分为浅反射和深反射。

一、浅反射

刺激皮肤、黏膜或角膜等引起的反射称为浅反射。

(一) 角膜反射

嘱被检查者向内上方注视,将棉签棉絮捻细拉长,从被检查者视野外接近并迅速轻触其角膜外缘。正常反应为被刺激侧眼睑迅速闭合,此为直接角膜反射;同时对侧眼睑也出现闭合反应,此为间接角膜反射。传入神经为三叉神经眼支,中枢在脑桥,传出神经为面神经。直接角膜反射消失而间接角膜反射存在,见于患侧面神经麻痹患者;直接角膜反射和间接角膜反射均消失见于三叉神经损害、深昏迷患者。

(二) 腹壁反射

被检查者取仰卧位,双下肢稍屈曲,用钝头竹签分别沿肋缘下、脐水平和腹股沟上的平行方向,由外向内轻划两侧腹壁皮肤,分别称为上、中、下腹壁反射(图 5-31)。正常反应为受刺激部位的腹肌收缩。上、中、下腹壁反射中枢分别为胸髓 7～8 节、胸髓 9～10 节、胸髓 11～12 节。双侧上、中、下腹壁反射均消失见于昏迷、急性腹膜炎患者;一侧上、中、下腹壁反射均消失见于同侧锥体束损害;肥胖者、老年人及经产妇也会出现腹壁反射减弱或消失。

(三) 提睾反射

用钝头竹签自下向上轻划股内侧上方皮肤。正常反应为同侧

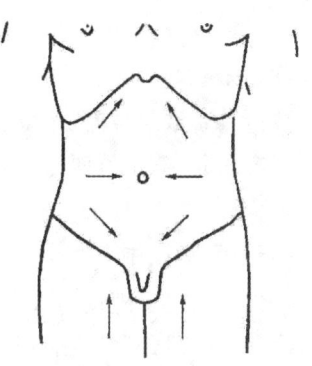

图 5-31　腹壁反射和提睾反射检查示意图

提睾肌收缩,睾丸上提(图 5-31)。双侧提睾反射消失见于腰髓1～2节病损,一侧提睾反射减弱或消失见于锥体束损害。

(四)肛门反射

用大头针轻划肛门周围皮肤。正常反应为肛门外括约肌收缩。肛门反射障碍见于骶髓4～5节或肛尾神经病变。

(五)跖反射

被检查者取仰卧位,下肢伸直,检查者手持被检查者踝部,用钝头竹签划足底外侧,从足跟向前至小趾关节处再转向拇趾侧。正常反应为足趾屈曲。跖反射消失见于骶髓1～2节病损。

二、深反射

刺激骨膜、肌腱通过深部感受器完成的反射为深反射,又称腱反射。检查时需要被检查者的配合,肢体放松。检查者叩击力量应均等,两侧对比进行。

(一)肱二头肌反射

被检查者前臂屈曲,检查者用手托起其肘部,并将左手拇指置于被检查者肱二头肌肌腱上,右手持叩诊锤叩击检查者的左手拇指(图 5-32)。正常反应为被检查者肱二头肌收缩,前臂快速屈曲。反射中枢为颈髓5～6节。

(二)肱三头肌反射

被检查者外展上臂,半屈肘关节,检查者以左手托起其肘部,右手持叩诊锤直接叩击鹰嘴上方的肱三头肌肌腱(图 5-33)。正常反应为被检查者肱三头肌收缩,前臂伸展。反射中枢为颈髓6～7节。

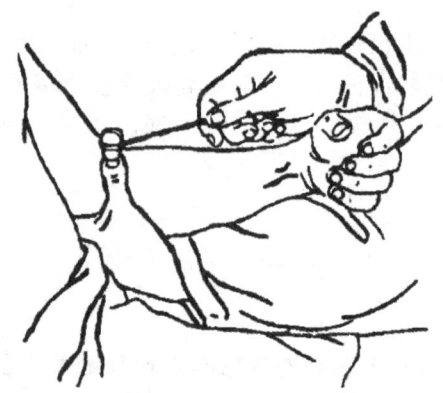
图 5-32　肱二头肌反射检查示意图

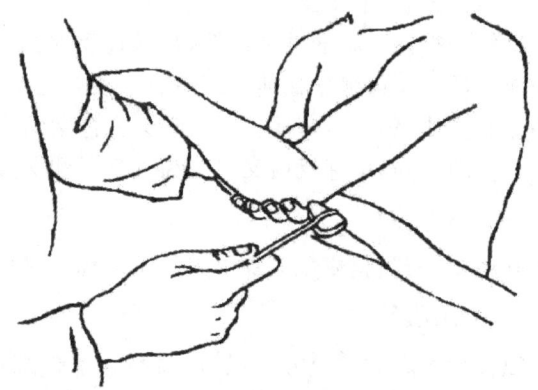
图 5-33　肱三头肌反射检查示意图

(三)桡骨膜反射

被检查者前臂处于半屈半旋前位,检查者用左手托住其腕部,使腕关节自然下垂,然后用叩诊锤直接叩击桡骨茎突(图 5-34)。正常反应为肱桡肌收缩,前臂旋前、屈肘。反射中枢为颈髓5～6节。

(四)膝反射

被检查者取坐位时,小腿完全放松下垂,与大腿成直角;取仰卧位时,检查者左手托起被检查者膝关节使之屈曲,右手持叩诊锤叩击髌骨下方的股四头肌肌腱(图 5-35)。正常反应为小腿伸展。反射中枢为腰髓2～4节。

(五)跟腱反射

跟腱反射又称踝反射。被检查者取仰卧位,髋关节、膝关节屈曲,下肢外旋外展位。检查者左手将被检查者的足部背屈成直角,右手持叩诊锤叩击跟腱(图 5-36)。正常反应为腓肠肌收缩,足向趾面屈曲。反射中枢为骶髓1～2节。

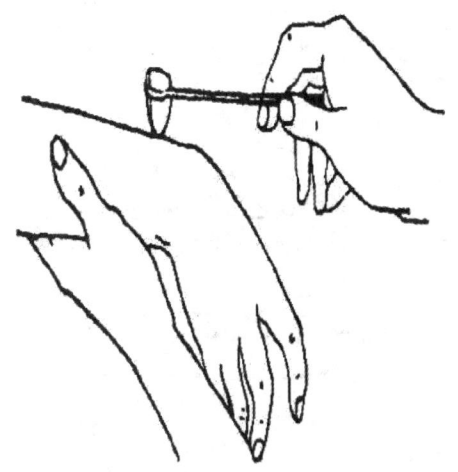

图 5-34 桡骨膜反射检查示意图

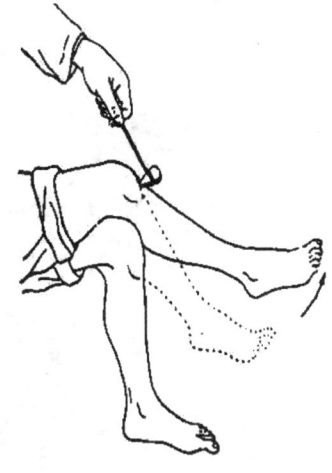

图 5-35 膝反射检查示意图

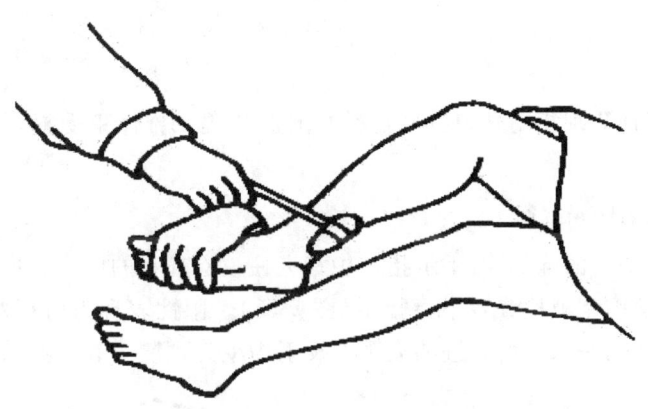

图 5-36 跟腱反射检查示意图

（六）阵挛

深反射亢进时，用力使相关肌肉处于持续紧张状态，该组肌肉发生节律性收缩，称为阵挛。

1. 髌阵挛 被检查者取仰卧位，下肢伸直，检查者用拇指及示指捏住其髌骨上缘，用力向远端快速连续推动数次后维持推力。阳性反应为股四头肌发生节律性收缩，使髌骨有节律地上下移动。

2. 踝阵挛 被检查者取仰卧位，髋与膝关节稍屈曲，检查者一手托住被检查者腘窝部，一手持被检查者足底前端，突然用力使踝关节背伸并用手持续压于足底。阳性反应为足部交替性屈伸动作。

三、病理反射

当锥体束病变时，大脑失去了对脑干和脊髓的抑制作用而出现的异常反射称为病理反射（图5-37）。1 岁半以内的婴幼儿由于神经系统发育不完善，可出现这种反射，多为双侧，但不属于病理性。

（一）巴宾斯基征（Babinski 征）

检查方法同跖反射。阳性表现为拇趾背伸，其余四趾呈扇形展开。

（二）奥本海姆征（Oppenheim 征）

检查者用拇指和示指沿被检查者的胫骨前缘用力由上向下加压推移。阳性表现同巴宾斯基征。

（三）戈登征（Gordon 征）

检查者用手以适当的力量捏压被检查者腓肠肌。阳性表现同巴宾斯基征。

（四）查多克征（Chaddock 征）

检查者用钝头竹签从被检查者外踝下方足背外缘由后向前划至跖趾关节处。阳性表现同巴宾斯

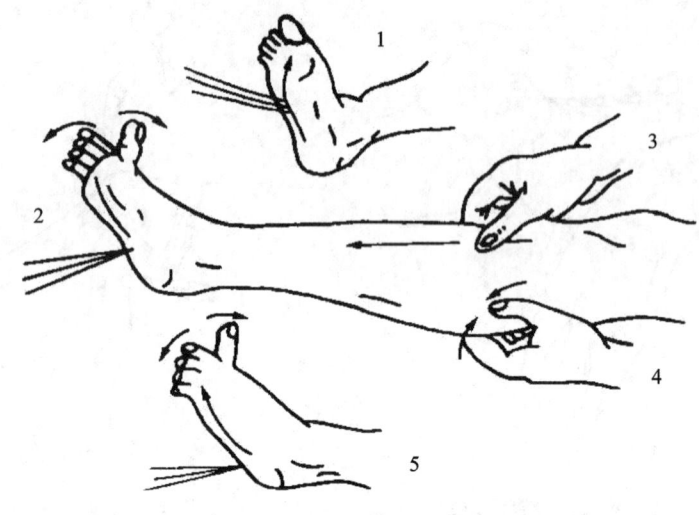

图 5-37　病理反射检查示意图

1.跖反射；2.巴宾斯基征；3.奥本海姆征；4.戈登征；5.查多克征

基征。

以上四种体征除阳性表现相同外，临床意义也相同，均提示锥体束受损，其中巴宾斯基征是最经典的病理反射。

（五）霍夫曼征（Hoffmann 征）

检查者左手持被检查者的腕部，右手示指与中指夹住被检查者的中指并向上提，使其腕部处于轻度过伸位，再以拇指迅速弹刮被检查者中指指甲（图 5-38）。阳性表现为拇指及其余四指掌屈。一般认为是病理发射，也有认为是深反射亢进的表现。反射中枢为颈髓 7 节至胸髓 1 节。

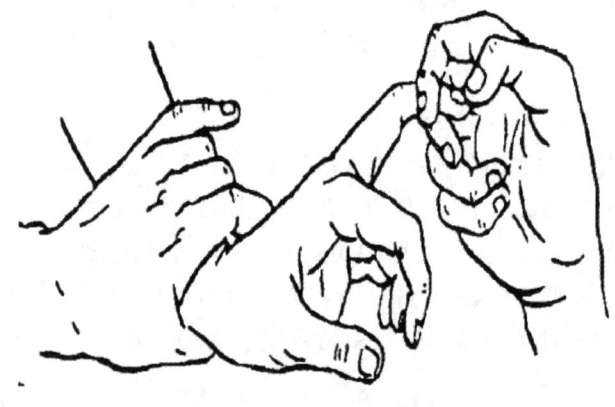

图 5-38　霍夫曼征检查示意图

四、脑膜刺激征

脑膜受到病损刺激而出现的体征称为脑膜刺激征，见于脑膜炎、蛛网膜下腔出血、颅内高压等。

（一）颈强直

被检查者去枕仰卧，双下肢伸直，检查者一手置于被检查者胸前，另一手托住被检查者枕部做被动屈颈动作。若被动屈颈时，被检查者感觉到抵抗力增强，下颏不能贴近前胸，则为颈强直。需排除因颈椎或颈部肌肉局部病变引起者。

（二）克尼格征（Kernig 征）

被检查者取仰卧位，一侧髋关节、膝关节屈曲成直角，检查者用手将其小腿抬高伸膝，正常人膝关节可伸达 135°以上（图 5-39）。阳性表现为伸膝受限且伴疼痛与屈肌痉挛。

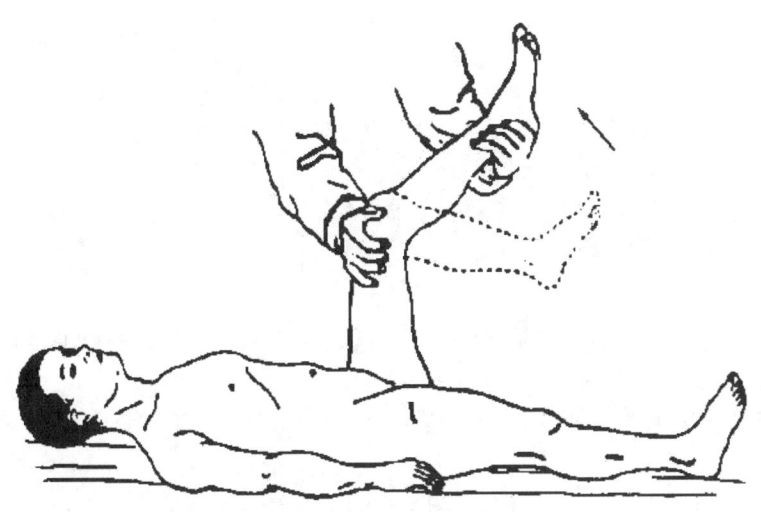

图 5-39 克尼格征检查示意图

（三）布鲁津斯基征（Brudzinski 征）

被检查者取仰卧位，双下肢伸直，检查者一手按在被检查者胸前，另一手托起被检查者枕部做被动屈颈动作（图 5-40）。阳性表现为当头部前屈时，双侧髋关节与膝关节同时屈曲。

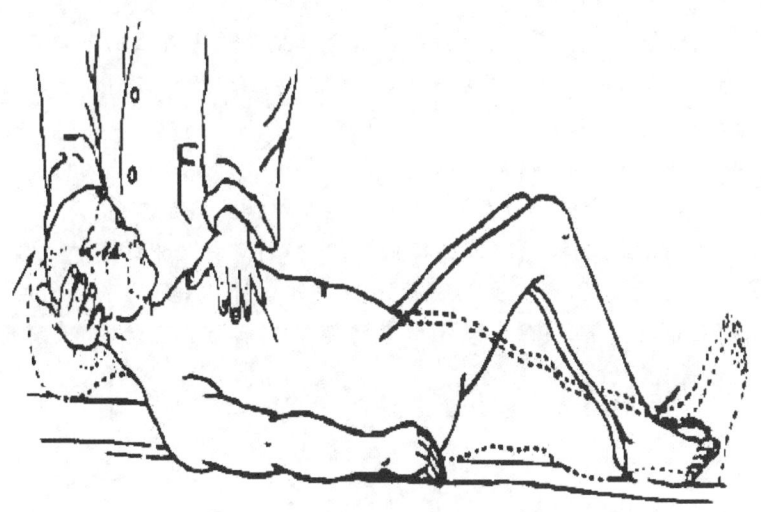

图 5-40 布鲁津斯基征检查示意图

课程思政

培养学生良好的健康观

当代大学生在健康观念上和健康状况上存在一些问题。正确的健康观不仅包括身体健康，更包括心理健康和社会健康，即良好的心理状态和社会适应能力，大学生只有树立正确的健康观，才能建立起良好的生活方式。目前很多大学生的生活方式并不健康，诸如熬夜、暴饮暴食、过分节食等等。大学生对心理健康也缺乏重视，不能充分认识、接纳并提升自我，缺乏抵抗挫折的能力。另外大学生在人际交往方面也存在一些问题，部分大学生脱离群体，独来独往，惧怕、厌恶或不屑与人交往，长期如此，心理健康问题也逐渐显露。大学生健康存在种种问题，这些问题的解决不仅需要大学生自身树立正确的健康观，也需要家庭、学校和社会的帮助。

1．个人层面

（1）认识、接纳并提升自我。

（2）树立正确的世界观、人生观和价值观。

（3）改正不良的生活习惯，多进行体育锻炼。

（4）学会自我心理调节。

2．家庭层面

（1）家长多与子女进行感情和思想上的沟通，对其进行合理引导而非限制约束。

（2）家长对待子女不要过分溺爱或严厉粗暴。

（3）家长有意识地培养子女的独立意识和能力，培养其爱护身体的生活习惯和尊重他人的意识。

（4）家长要加强有关家庭教育的学习，学习心理学和教育学的有关知识。

3．学校层面

（1）充分利用学生会、学校社团等组织，组织大学生参加集体活动，让每个大学生都有机会参与其中。

（2）建立完善的校内心理咨询机构，与社会心理咨询机构合作，积极主动向大学生提供心理咨询帮助。

（3）完善并严格执行宿舍查寝制度，严查宿舍卫生及熬夜甚至夜不归宿等问题。

（4）开设并重视心理健康教育课程或讲座，对大学生进行积极引导。

4．社会层面

（1）完善公共体育设施，让每个大学生在校外都有进行体育锻炼的机会。

（2）大力支持心理咨询机构的发展，健全社会心理服务体系。

（3）积极倡导社会主义核心价值观，提倡正能量，纠正社会中的不良之风。

大学生是国家的生力军，大学生的健康不仅关乎其个人，更关乎我们国家未来的发展。在学生健康问题凸出的当下，关注大学生健康问题意义重大。及时遏止、解决大学生心理生理不健康问题，促进大学生的健康成长。

→ **目标检测**

目标检测答案

单项选择题

1．体格检查的方法正确的说法是（   ）。

A．视诊、触诊、叩诊、听诊　　　　B．视诊、触诊、叩诊、听诊、嗅诊

C．望诊、闻诊、问诊、切诊　　　　D．触诊、叩诊、听诊、嗅诊

E．看、触、听、闻

2．视诊要求在哪种光线下进行？（   ）

A．强光　　　　B．避光　　　　C．紫光　　　　D．白炽灯光　　　　E．自然光

3．触诊可以补充（   ）。

A．视诊所不能确定的体征　　　　B．叩诊所不能确定的体征

C．听诊所不能确定的体征　　　　D．嗅诊所不能确定的体征

E．问诊所不能确定的体征

4．检查肝、脾、肾时应采用何种触诊方法？（   ）

A．浅部触诊法　　B．滑行触诊法　　C．双手触诊法　　D．深压触诊法　　E．冲击触诊法

5. 蜘蛛痣常分布在(　　)。

A.腹部　　　　　　　　　　　　B.背部　　　　　　　　　　　　C.上腔静脉分布区

D.下肢　　　　　　　　　　　　E.腰部

6. 皮下出血面积的直径多大称为紫癜?(　　)

A.<2 mm　　　　B.2～3 mm　　　　C.3～5 mm　　　　D.>5 mm　　　　E.以上均可以

7. 不属于皮肤、黏膜下出血的是(　　)。

A.斑疹　　　　　　B.紫癜　　　　　　C.瘀点　　　　　　D.瘀斑　　　　　　E.皮下血肿

8. 下列哪种激素增多引起蜘蛛痣和肝掌?(　　)

A.雄激素　　　　　B.醛固酮　　　　　C.雌激素　　　　　D.糖皮质激素　　　　E.抗利尿激素

9. 全身性淋巴结肿大常见于(　　)。

A.白血病　　　　　　　　　　　　B.淋巴结炎症　　　　　　　　　　C.乳腺癌

D.淋巴结结核　　　　　　　　　　E.再生障碍性贫血

10. 患者,男,7 岁,右手指受伤后感染,右腋窝出现肿块,疼痛,伴发热、头痛 3 天。查体:T 39.5 ℃,右侧腋窝有一直径 3 cm 大小的肿块,质韧,压痛,无波动感,皮肤红、肿、热。血白细胞 $13\times10^9/L$,中性粒细胞 0.88,应考虑患者为(　　)。

A.急性淋巴结炎　　　　　　　　　B.急性蜂窝织炎　　　　　　　　　C.丹毒

D.急性淋巴管炎　　　　　　　　　E.腋窝脓肿

11. 患者,女,35 岁,咯血 4 天入院,面色晦暗,双颊暗红,口唇发绀,其病因首先考虑(　　)。

A.白血病　　　　　　　　　　　　B.肺结核　　　　　　　　　　　　C.风湿性二尖瓣狭窄

D.支气管扩张　　　　　　　　　　E.再生障碍性贫血

12. 扁桃体超过腭咽弓而未达咽后壁中线者为(　　)。

A.Ⅰ度肿大　　　B.Ⅱ度肿大　　　C.Ⅲ度肿大　　　D.Ⅳ度肿大　　　E.正常

13. 正常人瞳孔的直径为(　　)。

A.1～2 mm　　　B.2～3 mm　　　C.3～4 mm　　　D.4～5 mm　　　E.5～6 mm

(14～16 题共用题干)

患者,女,35 岁,自诉心悸、怕热多汗 3 个月就诊,查体:P 120 次/分,消瘦,眼球突出,目光闪烁,甲状腺未超过胸锁乳突肌前缘,质韧,表面光滑,震颤,听诊有"嗡嗡样"杂音,律齐。

14. 该患者可能的病变是(　　)。

A.单纯性甲状腺肿　　　　　　　　B.甲状腺炎　　　　　　　　　　　C.甲状旁腺瘤

D.甲状腺瘤　　　　　　　　　　　E.甲亢

15. 其甲状腺肿大的程度为(　　)。

A.正常　　　　　B.Ⅰ度　　　　　C.Ⅱ度　　　　　D.Ⅲ度　　　　　E.不能确定

16. 甲状腺检查最主要的方法是(　　)。

A.视诊　　　　　B.触诊　　　　　C.叩诊　　　　　D.听诊　　　　　E.嗅诊

17. 双肺满布湿啰音常见于(　　)。

A.肺炎　　　　　B.肺结核　　　　C.胸腔积液　　　　D.肺水肿　　　　E.肺气肿

18. 湿啰音听诊特点为(　　)。

A.持续时间长　　　　　　　　　　B.多在呼气末明显

C.短时间内数目可明显增减　　　　D.似打鼾的声音

E.部位恒定,易变性小,咳嗽后减轻或消失

19. 胸膜摩擦音与心包摩擦音鉴别要点为(　　)。

A.有心脏病史　　　　　　　　　　B.患者体质状况

C.咳嗽后摩擦音是否消失　　　　　D.改变体位后摩擦音是否消失

E.屏住呼吸后摩擦音是否消失

20. 关于心脏震颤和心脏杂音的关系,下列描述正确的是(　　　)。

A. 有心脏杂音一定能触到心脏震颤　　　　B. 有心脏震颤一定能听到心脏杂音

C. 无心脏震颤就听不到心脏杂音　　　　　D. 心脏震颤与心脏杂音产生的机制不同

E. 无心脏杂音也可能触到心脏震颤

21. 抬举性心尖搏动常见于(　　　)。

A. 急性心肌炎　　B. 右心室肥大　　C. 左心室肥大　　D. 左心房肥大　　E. 心肌梗死

22. 梨形心常见于(　　　)。

A. 主动脉瓣关闭不全　　　　　B. 高血压心脏病　　　　　C. 全心衰竭

D. 心包积液　　　　　　　　　E. 二尖瓣狭窄

23. 腹部检查方法中最重要的是(　　　)。

A. 视诊　　　　B. 触诊　　　　C. 叩诊　　　　D. 听诊　　　　E. 嗅诊

24. 墨菲征阳性常见于(　　　)。

A. 消化性溃疡　　B. 急性阑尾炎　　C. 急性胆囊炎　　D. 胰腺炎　　E. 急性腹膜炎

25. 腹部触诊内容不包括(　　　)。

A. 压痛及反跳痛　　　　　B. 腹壁紧张度　　　　　C. 包块

D. 移动性浊音　　　　　　E. 液波震颤

26. 腹壁揉面感多见于(　　　)。

A. 急性胃肠穿孔　　　　　B. 结核性腹膜炎　　　　　C. 腹腔内出血

D. 急性胆囊炎　　　　　　E. 急性胰腺炎

27. 腹部体格检查的顺序是(　　　)。

A. 视诊、触诊、叩诊、听诊　　　B. 视诊、听诊、叩诊、触诊　　　C. 叩诊、视诊、触诊、听诊

D. 听诊、视诊、触诊、叩诊　　　E. 听诊、触诊、视诊、叩诊

28. 腹部移动性浊音阳性,提示游离腹腔积液量至少为(　　　)。

A. 300 ml　　　B. 500 ml　　　C. 800 ml　　　D. 1000 ml　　　E. 1500 ml

29. 脊柱过度后弯称为脊柱后凸,也称为驼背,多发生于(　　　)。

A. 颈段脊柱　　　B. 胸段脊柱　　　C. 腰段脊柱　　　D. 骶椎　　　E. 腰、骶段

30. 匙状甲多见于(　　　)。

A. 支气管肺癌　　B. 慢性肺脓肿　　C. 支气管扩张症　　D. 心力衰竭　　E. 缺铁性贫血

31. 浅反射不包括(　　　)。

A. 角膜反射　　B. 腹壁反射　　C. 桡骨膜反射　　D. 跖反射　　E. 肛门反射

32. 巴宾斯基征阳性表现为(　　　)。

A. 脚趾不动　　　　　　　　B. 脚趾均跖屈　　　　　　　C. 脚趾均背屈

D. 伸小腿　　　　　　　　　E. 拇趾背伸,其余四趾呈扇形展开

33. 以下哪项为脑膜刺激征内容? (　　　)

A. 戈登征　　　B. 奥本海姆征　　　C. 查多克征　　　D. 克尼格征　　　E. 霍夫曼征

34. 以下哪项不属于深反射? (　　　)

A. 腹壁反射　　　　　　　B. 膝反射　　　　　　　C. 桡骨膜反射

D. 肱二头肌反射　　　　　E. 跟腱反射

(陈辉芳)

常用辅助检查

　　辅助检查是医务人员进行医疗活动、获得有关资料的方法之一。常用的有实验室检查、影像学检查和心电图检查等。辅助检查与其他临床资料综合分析,有助于疾病诊断、病情与疗效的观察、防治措施的制订、预后的判定。

课程思政

现代医学的个体化诊疗

　　2012 年,上海一例 63 岁的前列腺肉瘤晚期患者最终选择了靶向治疗,然而,基因测序和药物测试的结果显示,任何一种先前在临床上用于抗前列腺肉瘤的药物对他而言都是无效的。如果他使用其中任何一种药物,不仅无法得到抗肿瘤效果,还会承受多余的药物副作用。最后,这例患者和他的家属听取了医生的建议,根据药物检测结果,在通过伦理审查之后,接受了一种之前用于肾癌治疗的靶向药,并顺利延长了 1 年生存期。这个案例体现了在现代医学中,技术正让个体化诊疗的实现成为可能。而个体化,正是"4P"医学模式(4P medical model)所倡导的元素之一。近年来,随着基因技术和健康理念的发展,医学模式正逐渐走向"4P"医学模式:预防性(preventive)、预测性(predictive)、个体化(personalized)和参与性(participatory)。可以看到,从生物-心理-社会医学模式到"4P"医学模式,现代医学更以人为主体,强调人的主动性。这一案例有助于增强学生的使命感和对生命的敬畏感。

第 1 节　常用实验室检查

案例 6-1

　　患者,女,39 岁,因面色苍白、头晕、乏力 1 年余,加重伴心慌 1 月余来诊。体格检查:贫血貌,皮肤黏膜无出血点,浅表淋巴结不大,巩膜不黄,口唇苍白,心肺检查无异常,肝脾不大。化验:Hb 60 g/L,RBC 3.0×10^{12}/L,PLT 260×10^9/L,WBC 6.5×10^9/L。分类:中性分叶核粒细胞 70%,淋巴细胞 27%,单核细胞 3%,网织红细胞 1.5%。尿蛋白(—),镜检(—),大便潜血(—)。

问题:1. 该患者的初步诊断是什么?

2. 如需确诊还要做哪些辅助检查?

一、血常规检查

传统的血常规检查包括红细胞(RBC)计数、血红蛋白(Hb)含量测定、白细胞(WBC)计数及分类计数,是临床上应用广泛的检查项目之一。近年来,由于血液分析仪器的广泛使用,血液常规检测的项目增多,包括红细胞计数、血红蛋白含量测定、红细胞平均值测定和红细胞形态检测,白细胞计数及分类计数,血小板计数、血小板平均值测定和血小板形态检测等。

课堂互动:传统血常规检查包含哪些项目?

(一) 红细胞计数和血红蛋白含量测定

课堂互动答案

【标本采集方法】 毛细血管采血。

【参考值】 红细胞计数和血红蛋白含量的参考值见表 6-1。

表 6-1　红细胞计数和血红蛋白含量的参考值

对　象	红细胞计数/($\times 10^{12}$/L)	血红蛋白含量/(g/L)
成年男性	4.0~5.5	120~160
成年女性	3.5~5.0	110~150
新生儿	6.0~7.0	170~200

【临床意义】

1) 生理性变化　红细胞计数增多见于胎儿、新生儿、高原居民等;减少见于 3 个月的婴儿至 15 岁以前的儿童,妊娠中、晚期和部分老年人。

2) 病理性变化

(1) 红细胞计数增多:单位体积血液内的红细胞计数和血红蛋白含量高于参考值上限。①相对性增多:因血浆容量减少,故红细胞计数和血红蛋白含量相对增多。见于剧烈呕吐、大面积烧伤、严重腹泻、大量出汗、尿崩症等。②绝对性增多:临床上称为红细胞增多症,按病因分为原发性(如真性红细胞增多症)和继发性(如肺源性心脏病)两类。

(2) 红细胞计数减少:单位体积血液内红细胞计数和血红蛋白含量低于参考值低限,常称为贫血(anemia)。根据血红蛋白减少的程度把贫血分为四级:①轻度贫血:男性血红蛋白<120 g/L,女性血红蛋白<110 g/L。②中度贫血:血红蛋白<90 g/L。③重度贫血:血红蛋白<60 g/L。④极重度贫血:血红蛋白<30 g/L。

课堂互动:如何评估贫血严重程度?

(二) 白细胞计数和白细胞分类计数

课堂互动答案

【标本采集方法】 毛细血管采血。

【参考值】

1) 白细胞计数　成人:(4~10)$\times 10^9$/L。新生儿:(15~20)$\times 10^9$/L。6 个月至 2 岁婴幼儿:(11~12)$\times 10^9$/L。

2) 白细胞分类计数　常用白细胞分类计数参考值见表 6-2。

表 6-2　常用白细胞分类计数参考值

细胞类型	百分数/(%)	绝对值/($\times 10^9$/L)
中性粒细胞(N)		
杆状核(st)	0~5	0.04~0.5

续表

细 胞 类 型	百分数/(%)	绝对值/($\times 10^9$/L)
分叶核(sg)	50～70	2～7
嗜酸性粒细胞(E)	0.5～5	0.05～0.5
嗜碱性粒细胞(B)	0～1	0～0.1
淋巴细胞(L)	20～40	0.8～4
单核细胞(M)	3～8	0.12～0.8

【临床意义】 若白细胞计数高于 10×10^9/L,提示白细胞增多;若白细胞计数低于 4×10^9/L,称白细胞减少。中性粒细胞在白细胞中所占百分比最高,因此它的数值增减是影响白细胞总数高低的关键,即白细胞总数高低的意义与中性粒细胞数值增减的意义基本上是一致的。但两者的数量关系也有不一致的情况,此时,需要具体情况具体分析。

1) 中性粒细胞

(1) 中性粒细胞生理性增多:新生儿至 2 岁幼儿的中性粒细胞均比成人的多。妊娠中晚期及分娩时、剧烈运动、情绪激动、严寒、高温等都会引起中性粒细胞暂时性增多。

(2) 中性粒细胞病理性增多:①急性感染,尤其是化脓性球菌感染;②严重组织损伤或坏死,如大手术后、严重外伤、大面积烧伤、急性心肌梗死等;③急性大出血;④急性溶血;⑤急性中毒,化学物质中毒或药物(如铅、汞、安眠药等)中毒,尿毒症、糖尿病酮症酸中毒等;⑥非造血系统恶性肿瘤及白血病等。

课堂互动:中性粒细胞病理性增多见于哪些情况?

(3) 中性粒细胞病理性减少:①感染性疾病,其中病毒性感染是常见原因,如病毒性肝炎、流感、风疹、巨细胞病毒等感染,细菌感染(如伤寒、副伤寒杆菌感染)也是常见原因;②血液系统疾病,常见于再生障碍性贫血、粒细胞缺乏症、部分急性白血病(非白细胞性白血病)、恶性组织细胞病等;③化学药物副作用或放射线损伤,如使用抗肿瘤药物、抗甲状腺药物、氯霉素、免疫抑制剂等;④脾功能亢进、淋巴瘤及某些自身免疫性疾病,如系统性红斑狼疮等。

课堂互动答案

(4) 中性粒细胞的核象变化:中性粒细胞的核象标志着它的发育阶段。正常人外周血中的中性粒细胞以 2～3 叶的分叶核占多数,可见少量杆状核,杆状核与分叶核的正常比值为 1:13。病理情况下,中性粒细胞核象可发生变化,出现核左移或核右移现象(图 6-1)。①核左移:外周血中杆状核粒细胞>5%,乃至出现更幼稚的细胞,称为核左移。常见于急性感染、急性中毒、溶血和粒细胞性白血病等。②核右移:外周血中中性粒细胞核出现 5 叶或更多叶,其数量大于 3% 时称为核右移。此为骨髓造血功能减退或造血物质缺乏的表现,主要见于巨幼细胞贫血和应用抗代谢药物后等。

(5) 中性粒细胞毒性变化:如细胞大小不均、中毒颗粒、空泡变性等,见于严重感染、中毒及恶性肿瘤等。

2) 嗜酸性粒细胞 嗜酸性粒细胞增多见于变态反应性疾病(如支气管哮喘、荨麻疹等)、寄生虫病(如血吸虫病、蛔虫病等)、皮肤病(如湿疹、牛皮癣等)、血液病(如淋巴瘤、慢性粒细胞白血病等)患者。嗜酸性粒细胞减少见于伤寒、副伤寒及长期应用肾上腺皮质激素患者。

3) 嗜碱性粒细胞 嗜碱性粒细胞增多见于慢性粒细胞白血病、嗜碱性粒细胞白血病、骨髓纤维化等患者。嗜碱性粒细胞减少无临床意义。

4) 淋巴细胞 淋巴细胞生理性增多见于出生 1 周后的婴儿,可持续到 6～7 岁。淋巴细胞病理性增多见于病毒感染、结核病、传染性单核细胞增多症、淋巴细胞白血病、淋巴瘤、自身免疫性疾病、移植排斥反应等。淋巴细胞减少见于放射病、先天性免疫缺陷综合征或获得性免疫缺陷综合征、长期应用肾上腺皮质激素等患者。

5) 单核细胞 单核细胞生理性增多见于婴幼儿及儿童。单核细胞病理性增多见于疟疾、结核病、

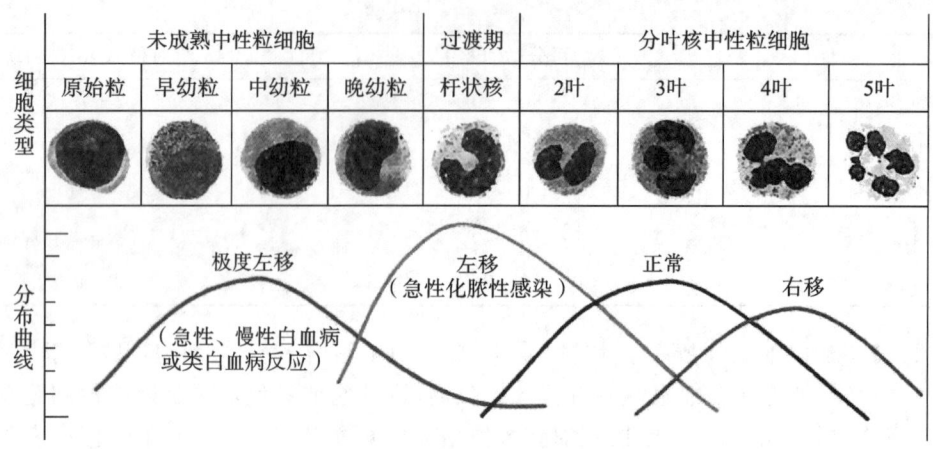

图 6-1　中性粒细胞的核象变化

单核细胞白血病、淋巴瘤、急性感染恢复期等。单核细胞减少一般无临床意义。

（三）血小板计数检查

1. 血小板计数　血小板计数（PLT）的目的是辅助出血性疾病的诊断、了解骨髓增生情况、手术前准备等。

【标本采集方法】　毛细血管采血。

【参考值】　（100～300）×10^9/L。

【临床意义】

（1）生理变化：进食、运动、午后、妊娠中晚期可轻度增加，每天有 6％～10％ 的波动。月经期前可稍降低。

（2）病理变化：血小板计数＞400×10^9/L 称血小板增多，血小板计数增多可增加血液的黏滞性，主要见于急性溶血、急性出血、真性红细胞增多症、慢性粒细胞白血病、脾切除等；血小板计数＜100×10^9/L 称血小板减少，在（30～50）×10^9/L 之间可出现自发性紫癜，若血小板计数＜20×10^9/L，可发生内脏出血。血小板减少见于：①造血功能障碍：再生障碍性贫血、急性白血病、放射病、骨髓转移瘤等。②破坏增加：原发性血小板减少性紫癜、系统性红斑狼疮、脾功能亢进等。③消耗过多：如弥散性血管内凝血（DIC）。

2. 血小板平均容积　血小板平均容积（mean platelet volume，MPV）即血小板的平均体积，其大小与血小板计数呈非线性负相关，在分析其临床意义时，应结合血小板计数的变化才更有意义。

（四）网织红细胞的测定

网织红细胞（reticulocyte，Ret）是晚幼红细胞脱核后的细胞。它较成熟红细胞稍大，直径 8～9.5 μm，是瑞特染色血涂片中的嗜多色性红细胞。

【标本采集方法】　毛细血管采血。

【参考值】　相对数 0.005～0.015；绝对数（24～84）×10^9/L。

【临床意义】

1）网织红细胞增多

（1）提示骨髓造血功能旺盛：见于各种增生性贫血，如溶血性贫血、失血性贫血等，以溶血性贫血增多最显著。

（2）提示抗贫血治疗有效：缺铁性贫血及巨幼细胞贫血分别给予铁剂或叶酸治疗 4～5 天后网织红细胞开始升高，1 周左右达高峰，故网织红细胞数量可作为贫血治疗的疗效判断指标。

2）网织红细胞减少　提示骨髓造血功能减低，常见于再生障碍性贫血。在急性白血病时，骨髓中异常细胞大量浸润，使红细胞增生受到抑制，网织红细胞也减少。

（五）红细胞沉降率的测定

红细胞沉降率（erythrocyte sedimentation rate，ESR）简称血沉，是指红细胞在一定条件下沉降的速率。影响红细胞沉降率的主要因素是血浆蛋白成分，红细胞数量、大小、形状也可影响红细胞沉降率。目前常用血沉仪法测定，用仪器来记录抗凝血红细胞在第一小时内下沉的距离。

【标本采集方法】 静脉采血 1.6 ml，注入含有 3.8％枸橼酸钠溶液 0.4 ml 的小瓶内充分混匀，用橡皮塞塞好瓶口，立即送检。

【参考值】 男性 0～15 mm/h；女性 0～20 mm/h。

【临床意义】

1）生理性增快 见于 12 岁以下的儿童、60 岁以上的老年人、妇女月经期及妊娠 3 个月以上者。

2）病理性增快 除受生理因素影响外，红细胞沉降率增快一般提示患者有器质性疾病，但无特异性，必须结合临床资料，才能判断其临床意义。临床上常见于下列情况。

（1）急、慢性炎症，如急性细菌性炎症、结核病活动期、活动性风湿热及心肌炎等。

（2）恶性肿瘤、白血病等。

（3）严重的组织损伤及坏死，如大手术、急性心肌梗死等。

（4）血清球蛋白增高的疾病，如系统性红斑狼疮、慢性肾炎、肝硬化等。

（5）其他，如贫血、高胆固醇血症、糖尿病等。

3）减慢 临床意义较小。见于严重贫血、球形细胞增多症、纤维蛋白含量降低的患者。

二、尿液检查

尿液是泌尿系统的终末代谢产物，尿液的性状和组成，可反映机体代谢情况，并受机体各系统功能状态的影响。尿液检查有助于诊断泌尿系统疾病，是泌尿系统疾病诊断和疗效观察的首选项目，同时可协助机体其他系统疾病的诊断，还可以对临床用药进行安全监护。

（一）尿液常规检查标本采集与保存

用清洁容器留取新鲜尿液 100～200 ml 及时送检。肾脏疾病或做早期妊娠诊断试验时，以晨尿为好。糖尿病患者应空腹留尿，否则应注明留尿时间。细菌培养时，可用 0.1％的苯扎溴铵消毒外阴和尿道口，留取中段尿或导尿于消毒容器中。不可将粪便或其他分泌物、消毒液等混入尿液标本中；成年女性应避免经血与白带混入尿液标本中。采集 24 h 尿液标本做尿蛋白或尿定量时，应加入防腐剂，常用甲苯 5 ml。

（二）一般性状检查

1. 尿量

【参考值】 成人为 1000～2000 ml/24 h。

【临床意义】

（1）多尿：尿量>2500 ml/24 h。多尿常见于以下几种情况：①暂时性多尿：饮水过多、应用利尿剂、输液过多等。②病理性多尿：尿崩症、糖尿病、慢性肾小球肾炎及慢性肾盂肾炎后期等。

（2）少尿：尿量<400 ml/24 h（或<17 ml/h）。尿量<100 ml/24 h 或 12 h 内无尿液排出称为无尿。少尿常见于以下几种情况：①肾前性少尿：各种原因所致的休克、严重脱水、心力衰竭等。②肾性少尿：各种肾实质性病变，如急性肾小球肾炎、慢性肾功能衰竭等。③肾后性少尿：各种原因所致的尿路梗阻。

课堂互动：多尿和少尿分别多见于哪些情况？

2. 外观

【参考值】 正常尿液为淡黄色至深黄色透明液体，颜色的深浅受某些食物、药物和尿量等的影响。

【临床意义】

课堂互动答案

（1）无色：见于尿量增多，如尿崩症、糖尿病或饮水、输液过多等。

（2）淡红色或红色:尿中含血量超过 1 ml/L,尿液外观呈淡红色、红色、洗肉水样或混有血凝块,称为肉眼血尿,见于急性肾小球肾炎、肾结核、肾结石、尿路结石、肾肿瘤、泌尿系统感染及出血性疾病等。

（3）浓茶色或酱油色:尿含游离血红蛋白时,可呈浓茶色或酱油色,称为血红蛋白尿,见于血型不合的输血反应、阵发性睡眠性血红蛋白尿(PNH)、进食卟啉类食物色素等。

（4）深黄色:振荡后泡沫也呈黄色,胆红素定性试验阳性者为胆红素尿,见于阻塞性黄疸及肝细胞性黄疸。尿液浓缩及服用呋喃唑酮、维生素 B_2、大黄等药物后尿液也呈黄色,但振荡后泡沫不黄,胆红素定性试验阴性。

（5）云雾状混浊:提示菌尿或脓尿。菌尿尿液静置后不下沉,脓尿含有较多白细胞及炎性渗出物,静置后可下沉,形成白色云雾状沉淀,见于泌尿系统感染性疾病,如肾盂肾炎、膀胱炎、尿道炎等。

（6）乳白色混浊:尿内含有大量乳糜微粒及蛋白质,呈乳白色,称为乳糜尿,见于丝虫病。

3．气味

【参考值】　正常尿液的气味来自挥发性酸和酯类,久置后有氨臭味。

【临床意义】　糖尿病酮症酸中毒患者尿液可有烂苹果味。有机磷农药中毒患者尿液可有蒜臭味。慢性膀胱炎或尿潴留时,尿液可有氨臭味。

4．尿液 pH

【参考值】　6.0～6.5。

【临床意义】　正常尿液 pH 受饮食的影响,进食蛋白质多时尿液 pH 降低,进食蔬菜多时尿液 pH 可升高。因此,在排除干扰因素后出现的 pH 过高或过低才称为碱性尿或酸性尿。

（1）碱性尿:见于碱中毒、膀胱炎、肾小管性酸中毒及服用碳酸氢钠等药物。

（2）酸性尿:见于酸中毒、高热、糖尿病、痛风及服用氯化铵、维生素 C 等。

5．尿比重　尿比重是指在 4 ℃时,同体积的尿与纯水的质量比。目前,尿比重测定多用尿试纸进行筛检,其他方法有比重计法、折射仪法等。

【参考值】　1.015～1.025。

【临床意义】

（1）尿比重增高:急性肾小球肾炎、脱水、高热等患者,尿量少而比重高;糖尿病患者尿量多而比重高。

（2）尿比重降低:见于慢性肾功能衰竭、尿崩症等患者。

（三）化学检查

1．尿蛋白质定性试验

【参考值】　阴性。

【临床意义】　尿蛋白质定性试验呈阳性时称蛋白尿。

（1）生理性蛋白尿:尿蛋白质定性一般不超过(＋),定量测定不超过 0.5 g/24 h,见于剧烈活动、发热、受寒或精神紧张等情况,为一过性蛋白尿。

（2）病理性蛋白尿:①肾小球性蛋白尿,见于肾小球肾炎、肾病综合征及糖尿病、系统性红斑狼疮、高血压等引起的继发性肾小球疾病患者。②肾小管性蛋白尿,见于肾盂肾炎及汞等重金属盐、磺胺类药物中毒、氨基糖苷类抗生素中毒等患者。③混合性蛋白尿,见于肾脏病变同时累及肾小球和肾小管的疾病,及糖尿病、系统性红斑狼疮等患者。④溢出性蛋白尿,因血浆中出现大量小分子蛋白质,经肾小球滤出过多,超过肾小管的重吸收能力导致,见于多发性骨髓瘤、巨球蛋白血症、急性溶血性疾病等。

2．尿糖定性试验　尿糖定性试验常用的方法有两种。

（1）试纸法:该法简单方便,是目前临床上最常用的方法。

（2）班氏定性试验:现趋于淘汰。

【参考值】　阴性。

【临床意义】 正常尿内含微量葡萄糖,含糖量<5.0 mmol/24 h,尿糖定性试验为阴性。当血糖浓度>8.88 mmol/L,尿中葡萄糖含量会相应增加,尿糖定性试验为阳性,称为糖尿。

(1)血糖增高性糖尿:见于糖尿病、甲亢、嗜铬细胞瘤、库欣综合征、胰腺癌、肝功能不全等患者。

(2)血糖正常性糖尿:也称肾性糖尿,见于家族性肾性糖尿、慢性肾小球肾炎或肾病综合征等患者。

(3)暂时性糖尿:短时间内进食大量碳水化合物或静脉注射大量葡萄糖可引起血糖暂时性升高,从而出现尿糖定性试验阳性,称为摄入性糖尿。应激性糖尿见于颅脑外伤、脑血管意外、急性心肌梗死及精神刺激等患者,是肾上腺素、肾上腺糖皮质激素等大量分泌所致。

(4)其他糖尿:肝功能严重破坏所致果糖或半乳糖性糖尿;妊娠期及哺乳期妇女产生的乳糖尿;经尿液中排出的药物,如阿司匹林、异烟肼等及尿中维生素 C、尿酸等物质浓度过高时,均可使尿糖定性试验试剂中的成分产生还原反应造成假性糖尿。

3.尿酮体试验

【参考值】 阴性。

【临床意义】 尿中出现酮体称为酮尿。阳性见于糖尿病酮症酸中毒、严重呕吐、腹泻、剧烈运动、高脂饮食、饥饿等患者。

(四)显微镜检查

显微镜检查是指用显微镜对新鲜尿液标本中的沉渣进行检查,判断有无各种类型的细胞、管型和结晶体等有形成分。

【参考值】

(1)红细胞:玻片法每高倍视野 0～3 个。

(2)白细胞:玻片法,成年男性为每高倍视野 0～3 个,成年女性为每高倍视野 0～5 个。

(3)肾小管上皮细胞:无。

(4)移行上皮细胞:少量。

(5)鳞状上皮细胞:少量。

(6)管型:每高倍视野 0～1 个。

(7)生理性结晶:可见磷酸盐、草酸钙、尿酸等结晶。

【临床意义】

(1)上皮细胞:如出现肾小管上皮细胞,提示肾实质已有损害,见于急性肾小球肾炎或慢性肾小球肾炎、肾移植后排异反应期患者。

(2)白细胞和脓细胞:如发现每高倍视野中白细胞超过 5 个,称为镜下脓尿,见于泌尿系统感染患者,如肾盂肾炎、膀胱炎等,也可见于各种肾脏疾病和肾移植术后患者。

(3)红细胞:每高倍视野中平均见到 3 个以上红细胞,称为镜下血尿,见于急性肾小球肾炎、慢性肾小球肾炎、肾结核、肾结石、肿瘤及出血性疾病等。

(4)管型:①透明管型:可偶见于正常人清晨浓缩尿中;剧烈运动、高热等情况下可少量增加;明显增多见于肾小球肾炎、肾盂肾炎、恶性高血压、肾病综合征等患者。②颗粒管型:粗颗粒管型见于慢性肾小球肾炎及药物中毒所致的肾小管损伤者,细颗粒管型见于慢性肾小球肾炎与急性肾小球肾炎后期患者。③细胞管型:红细胞管型是诊断肾小球病变的重要依据,常见于急性肾小球肾炎、慢性肾小球肾炎发作期等患者;白细胞管型提示有化脓性炎症,常见于急性肾盂肾炎、间质性肾炎等患者;上皮细胞管型提示肾小管有病变,常见于急性肾炎、肾移植急性排斥反应等患者。④蜡样管型:提示肾小管病变严重,预后差,见于慢性肾小球肾炎晚期、肾功能衰竭及肾淀粉样变性等患者。

(5)结晶:①生理性结晶:有磷酸盐、碳酸钙、尿酸盐、尿酸及草酸钙结晶,少量出现无临床意义。若磷酸盐、尿酸及草酸钙结晶持续出现在新鲜尿液中并伴有较多红细胞,应疑有结石。②病理性结晶:胆红素结晶仅见于阻塞性黄疸和肝细胞性黄疸患者,胆固醇结晶见于泌尿系统感染、乳糜尿等患者,磺胺类药物结晶见于服用磺胺类药物患者。

磺胺类药物结晶易引起泌尿系统结石

服用磺胺类药物时,应注意磺胺类药物结晶易在酸性尿液中形成,从而诱发泌尿系统结石及肾损伤,因此用药时应嘱患者多饮水并采取碱化尿液的措施。

(五)尿沉渣细胞计数

【参考值】

(1)男性:红细胞<30000/h,白细胞<70000/h。

(2)女性:红细胞<40000/h,白细胞<140000/h。

(3)男、女性:管型<3400/h。

【临床意义】 同尿显微镜检查。

三、粪便检查

粪便检查是临床上最常用的检查项目之一,主要目的如下:了解消化系统有无炎症、出血、寄生虫感染、肿瘤等病变;间接判断胃肠、肝、胆、胰腺的功能及状况;检查有无致病菌,以协助诊断肠道传染病。

(一)标本采集

采集新鲜粪便少许置于清洁干燥不渗漏的器皿中及时送检。无粪便而必须检查时可通过肛诊采集,不可用灌肠后的粪便。做细菌培养应置标本于无菌容器内。应挑选黏液、脓血等异常成分,不应混入尿液、消毒剂等。用化学方法进行隐血试验时,应嘱患者试验前 3 日内禁食瘦肉、动物血、动物肝脏、富含叶绿素的食物,停服铁剂和维生素 C,不咽下口咽部出的血,以免产生假阳性结果。

(二)一般检查

1. 颜色与性状 正常粪便为棕黄色成形软便,婴儿略呈金黄色。粪便颜色与形状可因食物、药物的影响而改变。

(1)水样或糊状便:见于各种原因引起的腹泻,尤其是急性胃肠炎。

(2)黏液、脓样或脓血便:见于痢疾、溃疡性结肠炎、结肠癌及直肠癌等。

(3)胶冻状便:见于各种肠炎、痢疾。

(4)柏油样便:粪便黑色富有光泽,呈柏油样,见于上消化道出血。

(5)鲜血便:提示下消化道出血,如结肠及直肠癌、肛裂和痔疮等。

(6)白陶土样便:见于各种原因引起的阻塞性黄疸。

(7)米泔水样便:呈白色淘米水样、量多,见于霍乱和副霍乱。

(8)乳凝块便:见于乳儿消化不良。

(9)细条状便:呈细条状或扁条状,见于直肠癌及肠道狭窄。

课堂互动:如何评估粪便的颜色和性状?

2. 气味 正常粪便含吲哚及粪臭素,故有臭味。慢性胰腺炎及直肠癌溃烂继发感染时,患者粪便可有恶臭。

3. 寄生虫虫体 粪便中可出现寄生虫虫体,蛔虫、蛲虫、绦虫等的较大虫体及其片段混在粪便中,肉眼可辨认,钩虫虫体常需将粪便冲洗过筛后才能看到。服用驱虫剂者应检验粪便中有无排出的虫体,以判断驱虫效果。

课堂互动答案

(三)化学检查

1. 隐血试验

【参考值】 阴性。

【临床意义】 当消化道有出血时,粪便隐血试验常呈阳性,见于消化性溃疡、消化道肿瘤、肠结核、钩虫病、溃疡性结肠炎等患者。

2. 粪便胆色素检查

【标本采集方法】 应连续收集 3 日的粪便,每日将粪便混匀称重后取出约 20 g 送检。

【参考值】 粪胆红素阴性;粪胆素阳性。

【临床意义】 粪胆素减少或消失见于胆道梗阻,完全梗阻时呈阴性,不完全梗阻时则可能呈弱阳性。粪胆红素阳性见于婴幼儿粪便或成人腹泻时。

(四)显微镜检查

【参考值】 ①红细胞,无;②白细胞,无或偶见;③吞噬细胞,无;④肠黏膜上皮细胞,无;⑤肿瘤细胞,无;⑥淀粉颗粒,偶见;⑦脂肪颗粒,偶见;⑧肌肉纤维、植物细胞、植物纤维等,少见;⑨磷酸盐、草酸钙、碳酸钙等结晶,少量;⑩细菌,可有正常菌群,革兰阳性球菌和革兰阳性杆菌与革兰阴性杆菌的比值约为 1:10;⑪寄生虫卵和原虫,无。

【临床意义】

1)细胞检查 用显微镜观察细胞的形态及数量是粪便显微镜检查的基本内容。

(1)有红细胞:见于肠道下段炎症或出血,如细菌性痢疾、肠炎、结肠癌、阿米巴痢疾、溃疡性结肠炎等。

(2)有白细胞:中性粒细胞增多见于溃疡性结肠炎、细菌性痢疾等患者,嗜酸性粒细胞增多见于过敏性肠炎、肠道寄生虫病等患者。

(3)有吞噬细胞:见于细菌性痢疾、溃疡性结肠炎等患者。

(4)有肠黏膜上皮细胞:见于肠道炎症等患者。

(5)有肿瘤细胞:见于大肠癌等患者。

2)食物残渣检查 正常粪便中的食物残渣已充分消化,一般无细小颗粒,而未经充分消化的食物残渣,才能被显微镜检查所发现。

(1)淀粉颗粒:见于慢性胰腺炎、胰腺功能不全等患者。

(2)脂肪颗粒:见于急慢性胰腺炎、吸收不良综合征等患者。

(3)其他食物残渣:胰腺外分泌功能不全时可见肌肉纤维增加,肠蠕动亢进时可见植物纤维增加。

3)结晶检查 病理性结晶主要是夏科-莱登结晶,见于阿米巴痢疾、过敏性肠炎等。

4)细菌检查 正常菌群的量和菌谱处于相对稳定状态,保持着细菌与宿主间的生态平衡。肠道菌群失调见于长期使用广谱抗生素、免疫抑制剂及伪膜性肠炎等患者。

5)寄生虫卵或原虫检查 肠道寄生虫病主要依靠显微镜检查粪便中是否存在虫卵、原虫滋养体及包囊等来诊断。常见的寄生虫卵有蛔虫卵、钩虫卵、鞭虫卵、蛲虫卵、血吸虫卵、姜片虫卵等。原虫主要有阿米巴滋养体及其包囊等。

四、肝功能检查

肝脏是人体重要的代谢器官,其主要功能包括蛋白质、糖、脂肪及胆红素的代谢,维生素的活化和储藏,激素的灭活,凝血和纤溶因子的生成等。为了解肝脏各种功能状态而设计的实验室检查方法,统称为肝功能试验。

本小节重点介绍肝脏蛋白质代谢功能试验、胆红素代谢功能试验及血清酶学检查,肝癌标志物及肝炎病毒血清标志物的检查虽不属于肝功能检查范畴,但与肝脏的病理改变有关,故一并在本小节中加以介绍。

(一)蛋白质代谢功能试验

肝脏是合成蛋白质的重要器官。90%以上的血清总蛋白和全部的血清白蛋白由肝脏合成,当肝细胞损害时,血清蛋白质合成减少,因此血清总蛋白和血清白蛋白含量是反映肝功能的重要指标。

1. 血清总蛋白、白蛋白、球蛋白及白蛋白与球蛋白的比值测定

【标本采集方法】 抽取空腹静脉血 2 ml,注入干燥试管内送检,不抗凝。

【参考值】 血清总蛋白(TP):60~80 g/L。白蛋白(A):40~50 g/L。球蛋白(G):20~30 g/L。白蛋白与球蛋白的比值(A/G):(1.5~2.5)∶1。

【临床意义】

(1)血清总蛋白及白蛋白降低:常见于肝细胞严重受损患者,如亚急性重型肝炎、慢性肝炎、肝硬化、肝癌等,亦见于某些肝外疾病患者,如长期营养不良、肾病综合征、恶性肿瘤等。

(2)血清总蛋白及球蛋白增高:常见于慢性肝疾病患者,如慢性活动性肝炎、肝硬化、慢性酒精性肝病等,亦见于某些肝外疾病患者,如疟疾、黑热病、系统性红斑狼疮、多发性骨髓瘤等。

(3)A/G 倒置:白蛋白降低和(或)球蛋白增高均可使 A/G 倒置。见于肝功能严重受损及 M 球蛋白血症患者,如肝硬化、原发性肝癌、多发性骨髓瘤、原发性巨球蛋白血症等。血清白蛋白和 A/G 的动态变化常可提示病情的发展和预后。白蛋白持续下降,A/G 降低,提示肝细胞坏死进行性加重,预后不良;病情好转则白蛋白上升,A/G 也逐渐接近正常。

2. 血清蛋白电泳

【标本采集方法】 取空腹静脉血 2 ml,注入干燥试管内送检,不抗凝。

【参考值】 醋酸纤维膜法:白蛋白,0.62~0.71(62%~71%)。α_1 球蛋白,0.03~0.04(3%~4%)。α_2 球蛋白,0.06~0.10(6%~10%)。β 球蛋白,0.07~0.11(7%~11%)。γ 球蛋白,0.09~0.18(9%~18%)。

【临床意义】

(1)肝炎:急性肝炎早期或病情较轻时血清蛋白电泳多无异常,病情加重时出现白蛋白、α 球蛋白减少,γ 球蛋白升高。γ 球蛋白增高的程度与肝炎严重程度成正比。若持续增高,则提示转为慢性肝炎。

(2)肝硬化:白蛋白明显减少,γ 球蛋白明显升高,如进行性加重,则提示预后不良。

(3)原发性肝癌:除白蛋白减少、γ 球蛋白升高外,尚有 α_1 球蛋白和 α_2 球蛋白升高,在白蛋白和 α_1 球蛋白区带之间出现甲胎蛋白电泳区带。

(4)其他:如肾病综合征、糖尿病肾病患者,α_2 球蛋白和 β 球蛋白增高。

3. 血氨测定

【标本采集方法】 抽取静脉血 2 ml,注入含肝素的抗凝管内立即送检。

【参考值】 谷氨酸脱氢酶法:11~35 μmol/L。

【临床意义】

(1)增高:生理性增高见于高蛋白质饮食、剧烈运动等;病理性增高见于肝性脑病、重型肝炎、肝癌、上消化道出血及尿毒症等。

(2)降低:见于低蛋白质饮食、贫血。

(二)胆红素代谢功能试验

肝脏是胆红素代谢的重要场所。血清胆红素分为非结合胆红素和结合胆红素两类。非结合胆红素为脂溶性,难溶于水,不能通过肾脏排出,结合胆红素可溶于水,随胆汁排入肠道,在肠道细菌的作用下还原成尿胆原,随粪便排出体外。约 20% 的尿胆原经肠道重吸收入门静脉,重新转变为结合胆红素,再随胆汁排入肠腔,形成胆红素的肠肝循环,仅极少量尿胆原自尿中排出。当胆红素生成过多或肝脏摄取、结合、转运及排泄障碍,或胆道阻塞时,血中胆红素增高,可出现黄疸。临床上通过检测血清总胆红素、血清结合胆红素和血清非结合胆红素含量,尿内胆红素及尿胆原含量,来判断肝、胆系统在胆色素代谢中的功能状态及有无溶血,这对黄疸的诊断与鉴别诊断具有重要价值。

1. 血清总胆红素、血清结合胆红素和血清非结合胆红素测定

【标本采集方法】 抽取空腹静脉血 2 ml,注入不抗凝干燥试管中送检,注意标本切勿溶血。

【参考值】 血清总胆红素(STB):3.4～17.1 μmol/L。血清结合胆红素(CB):0～6.8 μmol/L。血清非结合胆红素(UCB):1.7～10.2 μmol/L。

【临床意义】

(1)判断有无黄疸及黄疸的程度:血清总胆红素在17.1～34.1 μmol/L 时,患者皮肤黏膜尚未见黄染,称为隐性黄疸;34.2～170 μmol/L 为轻度黄疸;171～342 μmol/L 为中度黄疸;342 μmol/L 以上为重度黄疸。

(2)黄疸类型的鉴别,详见第 3 章第 10 节。

2. 尿胆红素及尿胆原检查

【标本采集方法】

(1)留取新鲜尿液 20～30 ml,置于干燥清洁的容器中送检。如果做定量检测,则须留 24 h 尿液,尿胆原检查最好取晨尿,置于棕色容器内并加盖立即送检。

(2)检查前应避免使用磺胺类、普鲁卡因、苯唑青霉素以及卟胆原等药物,因这些药物可使试验呈假阳性或干扰测试结果。

(3)检查前避免饱餐、饥饿、剧烈运动等。

【参考值】 尿胆红素定性阴性。尿胆原定性阴性或弱阳性。尿胆原定量:24 h 尿含尿胆原0.84～4.2 μmol/L。

【临床意义】 详见第 3 章第 10 节。

(三)血清酶学检查

肝内含有丰富的酶,酶含量约占肝总蛋白质的 2/3。当肝脏有实质性损伤时,部分酶从受损的肝细胞内溢出入血,胆道病变可影响某些酶的排出,致使血清中这些酶的活性升高。因此,通过检查血清酶的变化可了解肝脏病变情况及程度。

1. 血清转氨酶测定 转氨酶是肝脏氨基酸代谢的关键酶之一。血清中的转氨酶有 20 余种,作为肝功能检查的转氨酶主要有丙氨酸转氨酶(ALT)和天冬氨酸转氨酶(AST)。ALT 主要分布于肝脏,其次是骨骼肌、肾脏、心肌等组织;AST 在心肌中含量最高,其次是肝脏。

【标本采集方法】 抽取空腹静脉血 2 ml,注入不抗凝干燥试管中送检。注意切勿溶血,嘱被检查者采血前避免剧烈运动和饮酒等。

【参考值】 终点法(Karmen 法):ALT 5～25 卡门单位,AST 8～28 卡门单位。速率法(37 ℃):ALT 10～40 U/L,AST 10～40 U/L。ALT/AST<1。

【临床意义】

(1)急性病毒性肝炎:ALT 与 AST 均显著升高,可达正常上限的 20～50 倍甚至 50 倍以上,但ALT 升高更明显,ALT/AST>1,为病毒性肝炎最敏感的检测指标。在肝炎病毒感染后 1～2 周,转氨酶达到高峰,第 3～5 周逐渐下降,ALT 与 AST 的比值也趋于正常。急性重型肝炎病情恶化时,黄疸进行性加重,酶活性反而降低,即出现"胆酶分离"现象,提示肝细胞严重坏死,预后不良。急性肝炎恢复期,如转氨酶活性不能降至正常或再升高,则提示急性病毒性肝炎转为慢性。

(2)慢性病毒性肝炎:转氨酶轻度升高或正常,ALT/AST>1,若 AST 升高较 ALT 显著,即ALT/AST<1,则提示慢性肝炎可能转入活动期。

(3)肝硬化:转氨酶活性取决于肝细胞进行性坏死程度,终末期肝硬化患者转氨酶活性可能正常或降低。

(4)非病毒性肝病:酒精性肝病、药物性肝炎、脂肪肝、肝癌等患者,转氨酶轻度升高或正常,且ALT/AST<1。

(5)急性心肌梗死:急性心肌梗死后 6～8 h,AST 开始升高,18～24 h 达高峰,4～5 天后降至正常。如 AST 下降后再次升高,提示梗死范围扩大或出现新的梗死。

2. 血清碱性磷酸酶测定

血清碱性磷酸酶(ALP)大部分来自肝脏和毛细胆管、骨骼,小部分来自肾脏。ALP 经胆管排入小肠,当肝脏病变时,ALP 产生过多或胆道排出受阻均可使血清 ALP 升高。

【标本采集方法】 同 ALT 测定。

【参考值】 连续监测法(37 ℃):成人为 40～150 U/L,儿童为小于 250 U/L。

【临床意义】

(1) 协助鉴别黄疸,胆汁淤积性黄疸时,其增高程度超过肝细胞性黄疸。

(2) 原发性肝癌或转移性肝癌时可增高。

(3) 患有骨骼疾病(如成骨细胞瘤、骨折恢复期等)时也可增高。

3. 血清 γ-谷氨酰转移酶(γ-GGT)测定

【标本采集方法】 同 ALT 测定。

【参考值】 硝基苯酚速率法(37 ℃):<50 U/L。

【临床意义】

(1) 胆道阻塞性疾病:γ-GGT 明显升高,其升高幅度与梗阻性黄疸的程度相平行。

(2) 原发性或转移性肝癌:由于肝内阻塞,诱使肝细胞产生大量 γ-GGT,癌细胞也合成 γ-GGT,均可使血清 γ-GGT 明显升高,阳性率达 90% 以上。

(3) 病毒性肝炎、肝硬化:急性肝炎 γ-GGT 中度升高;慢性肝炎、肝硬化 γ-GGT 正常,若 γ-GGT 持续升高,提示病变活动或病情恶化。

(4) 其他:酒精性肝炎、药物性肝炎,γ-GGT 明显或中度以上升高;脂肪肝、胰腺疾病等,γ-GGT 可轻度升高。

4. 血清单胺氧化酶测定 单胺氧化酶(MAO)大部分存在于肝细胞线粒体内,能促进结缔组织形成,血清 MAO 活性与体内结缔组织增生正相关,因此,临床上常用血清 MAO 活性检测来观察肝纤维化程度。

【标本采集方法】 同 ALT 测定。

【参考值】 伊藤法:<30 U。中野法:23～49 U。

【临床意义】

(1) 肝脏病变:约 80% 的肝硬化患者血清 MAO 活性增高,且与肝纤维化程度成正比。急性肝炎时 MAO 多正常,当发生肝细胞广泛坏死时,线粒体中的 MAO 释放入血可致血清 MAO 升高。慢性肝炎活动期,约半数患者血清 MAO 可增高。

(2) 肝外疾病:慢性充血性心力衰竭、甲亢、糖尿病等,血清 MAO 亦可升高。

(四) 乙型病毒性肝炎标志物检查

乙型肝炎病毒(HBV)是乙型肝炎的病原体,属 DNA 病毒。乙型病毒性肝炎标志物共有三对:①乙型肝炎病毒表面抗原(HBsAg)及表面抗体(抗-HBs);②乙型肝炎病毒核心抗原(HBcAg)及核心抗体(抗-HBc);③乙型肝炎病毒 e 抗原(HBeAg)及 e 抗体(抗-HBe)。其中,核心抗原全部存在于肝细胞核中,释放时抗原周围常被 HBsAg 包裹,故很难直接测定,所以临床上只对标志物中的其他"两对半"进行检查。

课堂互动:乙型病毒性肝炎标志物检查包含哪些项目?

【标本采集方法】 抽取空腹静脉血 2～4 ml,注入不抗凝干燥试管中送检。注意标本切勿溶血,嘱被检查者采血前避免剧烈运动、饮酒等。乙型肝炎是一种主要通过血液传播的传染病,因此抽取静脉血时必须严格无菌操作,还应严格执行消毒隔离制度,所用过的注射器及污染物必须严格消毒后才可丢弃,注意防止医源性交叉感染。

课堂互动答案

【参考值】 酶联免疫法(ELISA)和放射免疫法(RIA)均为阴性。

【临床意义】

1) HBsAg 阳性是 HBV 感染的标志,见于乙型肝炎的潜伏期、急性期、慢性期,或为 HBV 携带者。

2）抗-HBs　抗-HBs 是保护性抗体,阳性表示机体对 HBV 有一定免疫力,见于急性乙型肝炎恢复期、注射过乙型肝炎疫苗或抗-HBs 免疫球蛋白者。

3）HBeAg　阳性表明乙型肝炎处于活动期,提示 HBV 在体内复制、传染性较强;HBeAg 持续阳性,表明肝细胞损害较重,且可转为慢性乙型肝炎或肝硬化。

4）抗-HBe　阳性提示大部分 HBV 被消除,病毒复制减少,传染性降低。若乙型肝炎急性期即出现抗-HBe 阳性,则提示易进展为慢性乙型肝炎;慢性活动性肝炎出现阳性者可进展为肝硬化;HBeAg 与抗-HBe 均阳性,且 ALT 升高时可进展为原发性肝癌。

5）抗-HBc　抗-HBc 可分为 IgM、IgG 和 IgA 三型。抗-HBc 总抗体主要反映的是抗-HBc-IgG,其是 HBV 感染的重要指标,其检出率比 HBsAg 更敏感,也可作为乙型肝炎疫苗和血液制品的安全性鉴定和献血者的筛选;抗-HBc-IgM 阳性是乙型肝炎近期感染的指标,提示 HBV 在体内继续复制,表明患者血液有传染性;抗-HBc-IgG 阳性是 HBV 既往感染的指标,在体内持续时间长,具有流行病学意义。

乙型病毒性肝炎标志物五项指标（两对半）检测结果及临床意义见表 6-3。

表 6-3　乙型病毒性肝炎标志物五项指标检测结果及临床意义

HBsAg	抗-HBs	HBeAg	抗-HBe	抗-HBc	检测结果综合判断
−	−	−	−	−	未感染 HBV
−	−	−	−	+	曾感染 HBV,急性感染恢复期
−	−	−	+	+	乙型肝炎恢复期,弱传染性
−	+	−	−	−	HBV 感染恢复或接种乙型肝炎疫苗后
−	+	−	+	+	急性 HBV 感染恢复期
+	−	−	+	+	急性 HBV 感染趋于恢复
+	−	−	−	+	急、慢性乙型肝炎,慢性 HBsAg 携带者
+	−	+	−	+	急性或慢性乙型肝炎,传染性强,HBV 复制活跃
+	−	+	−	−	急性 HBV 感染早期,慢性 HBsAg 携带者
+	−	−	−	−	急性 HBV 感染中期
−	+	−	−	+	急性 HBV 感染恢复期或曾有感染史

（五）血清甲胎蛋白测定

甲胎蛋白(AFP)是胎儿早期由肝脏合成的一种糖蛋白,出生后不久即转为阴性或含量甚微。AFP 在原发性肝癌或胚胎性癌时明显增加,因此测定血中 AFP 浓度对上述疾病的诊断有重要意义。

【标本采集方法】　抽取空腹静脉血 3 ml,注入不抗凝干燥试管中送检。注意标本勿溶血,嘱被检查者采血前避免剧烈运动。

【参考值】　ELISA 定性:阴性。ELISA 定量:<25 μg/L。

【临床意义】

1）原发性肝癌　AFP 是目前最有价值的肝癌标志物。原发性肝癌患者 AFP 增高率为 75%～80%,常高于 300 μg/L,但约有 10% 的患者 AFP 为阴性。

2）肝炎　病毒性肝炎、肝硬化时 AFP 有不同程度的升高,但多低于 300 μg/L,常呈一过性增高。

3）某些恶性肿瘤　生殖腺胚胎癌(卵巢癌、睾丸癌、畸胎瘤等)、胃癌或胰腺癌时也可见 AFP 升高。

4）妊娠期间　妊娠 3 个月后 AFP 开始升高,7～8 个月达高峰,但多低于 300 μg/L,分娩后 3 周恢复正常。

五、肾功能检查

肾功能检查是判断肾脏疾病严重程度和估计预后、制订治疗方案、观察疗效、调整某些药物剂量的重要依据。肾脏的主要功能是生成尿液,维持体内水、电解质、蛋白质和酸碱等代谢平衡,同时兼有内分泌功能,可产生肾素、活性维生素D、红细胞生成素等,调节血压、钙磷代谢和红细胞生成。肾功能检查主要是检测肾小球滤过功能和肾小管重吸收、酸化等功能。目前肾小球功能检查包括内生肌酐清除率(endogenous creatinine clearance rate,Ccr)、血尿素氮(blood urea nitrogen,BUN)、血清肌酐(serum creatinine,Scr)。肾小管功能检查包括浓缩稀释试验(CDT)、尿渗量。本小节重点介绍肾小球功能试验和肾小管功能试验。

(一)肾小球功能试验

1. 内生肌酐清除率 肌酐是肌酸的代谢产物。血液中肌酐的生成有内源性和外源性两种。如在严格控制饮食条件和肌肉活动相对稳定时,血肌酐的生成和尿的排出量较稳定,其含量的变化主要受内源性肌酐的影响,且肌酐大部分经肾小球滤过,不被肾小管重吸收,也很少排泌,故肾在单位时间内将若干毫升血浆中的内生肌酐全部清除出去,称为内生肌酐清除率(Ccr),相当于肾小球滤过率。

【标本采集方法】

(1)检查前连续低蛋白质饮食(蛋白质<40 g/d)3天,并禁食肉类,避免剧烈运动。

(2)于第4天晨8时排净尿液,然后收集、记录24 h尿量,并加入甲苯3~5 ml防腐。

(3)试验日抽取静脉血2~3 ml,注入抗凝管内,充分混匀,与24 h尿液同时送检。

因在严格控制条件下,24 h内血浆和尿肌酐排泄量相对恒定,故可用4 h留尿改良方法,即准确收集4 h尿液,空腹一次性抽取静脉血2 ml进行肌酐测定。

【参考值】 成人80~120 ml/min。

【临床意义】

(1)判断肾小球损害的敏感指标:成人Ccr<80 ml/min,提示肾小球滤过功能已有下降趋势,当Ccr<50 ml/min时,血尿素氮、肌酐测定结果仍可在正常范围。

(2)评估肾小球滤过功能受损程度:Ccr在51~70 ml/min为轻度损害;Ccr在30~50 ml/min为中度损害;Ccr<30 ml/min为重度损害(肾功能衰竭),其中11~<30 ml/min属肾功能衰竭早期,6~10 ml/min为肾功能衰竭晚期,≤5 ml/min属肾功能衰竭终末期。

(3)指导治疗护理:Ccr在30~40 ml/min时应限制蛋白质摄入量,Ccr<30 ml/min时噻嗪类利尿剂常无效,Ccr<10 ml/min时应开始进行透析治疗。此外,肾功能不全时,凡由肾代谢或从肾排出的药物可根据Ccr降低的程度调节药物剂量和决定用药时间。

(4)动态观察肾移植术是否成功:肾移植术后Ccr应回升,若回升后又下降,提示可能有急性排异反应。

2. 血尿素氮和血清肌酐测定

血尿素氮(BUN)和血清肌酐(Scr)均为蛋白质代谢产物,主要经肾小球滤过而随尿排出,当肾实质受损,肾小球滤过率降低时,BUN 和 Scr 就会升高,故测定两者的浓度可作为肾小球滤过功能受损的重要指标。Scr 反映肾损害较 BUN 更敏感,但并非早期诊断指标。

【标本采集方法】 抽取空腹静脉血 3 ml,注入干燥试管内送检,不抗凝。注意标本勿溶血。

【参考值】 BUN:成人 3.2～7.1 mmol/L,婴幼儿 1.8～6.5 mmol/L。Scr:男性 53～106 μmol/L,女性 44～97 μmol/L。

【临床意义】

(1) Scr 和 BUN 增高:见于急、慢性肾小球肾炎,肾动脉硬化症,严重肾盂肾炎,肾结核,肾肿瘤等所致的肾小球滤过功能减退时。当肾功能轻度受损时,Scr 和 BUN 可无变化。当肾小球滤过功能下降 1/3 以上时,Scr 开始升高;下降 1/2 以上时,BUN 升高。因此,BUN 和 Scr 测定不能作为早期肾功能受损的指标。但对慢性肾功能衰竭,BUN 和 Scr 升高程度与病情严重性一致,可据此进行分期和采取有针对性的治疗措施。

(2) 鉴别肾前性和肾实质性少尿。

①肾前性少尿,如心力衰竭、脱水、休克、肝肾综合征等所致的血容量不足,肾血流量减少致少尿,此时 BUN 升高,但 Scr 升高不明显。

②肾实质性少尿,Scr 上升常高于 200 μmol/L,BUN 常同时升高。

(3) 蛋白质分解或摄入过多:如上消化道大出血、大面积烧伤、甲亢、高蛋白质饮食等可使 BUN 增高,但 Scr 多正常。

(二) 肾小管功能试验

1. 酚红排泄试验 酚红(PSP)是一种对机体无害的指示剂,静脉注射后大部分与蛋白质结合并经近端肾小管排泌,很少部分呈游离状态经肾小球滤过或通过肝胆排出。故尿中酚红含量的变化,可以反映近端肾小管的排泌功能。

【标本采集方法】

(1) 检查前避免使用阿司匹林、青霉素、酚酞、大黄等影响检测结果的药物。

(2) 检查前 2 h 开始至检查结束,禁止吸烟、饮茶或咖啡等。

(3) 检查开始时嘱患者一次性饮水 300～500 ml,20 min 后排净尿液。

(4) 静脉注入 0.6% 酚红 1 ml,为了保证用量准确,最好用少量生理盐水冲洗安瓿及注射器后将残量也注入血管。

(5) 静脉注射酚红后 15 min、30 min、60 min、120 min 分别收集患者尿液 4 次,将标本置于 4 个贴有编号的干燥清洁容器中送检。

【参考值】 15 min 排泌量>25%,2 h 排泌总量>55%。

【临床意义】

(1) 酚红排泌量减少:提示肾小管排泌功能降低,见于慢性肾盂肾炎、慢性肾小球肾炎、肾动脉硬化症等,其降低程度一般与病变严重程度正相关,但不能作为早期诊断肾功能改变的指标。此外,酚红排泌量减少尚可见于各种原因引起的肾血流量减少和尿路梗阻时。

(2) 酚红排泌量增高:见于甲亢、低蛋白血症等。

2. 肾脏浓缩和稀释功能试验 在日常或特定的饮食条件下,通过观察患者尿量和尿比重的变化,借以判断肾浓缩与稀释功能的方法,称为肾脏浓缩和稀释功能试验。

【标本采集方法】

(1) 昼夜尿比重试验:又称莫氏浓缩和稀释功能试验。试验当日患者照常进食,但每餐含水量不宜超过 500 ml,此外不再进食、饮水。晨 8 时排尿弃去,自上午 10、12 时和下午 2、4、6、8 时各留尿 1次,此后到次晨 8 时的尿液收集在一个容器内(共 7 次),分别测定尿量和尿比重,要注意排尿间隔时间必须准确,尿应排净。

（2）3 h尿比重试验：又称季氏试验。试验当日患者照常饮食和活动，晨8时排尿弃去，以后每隔3 h留尿一次，直至次晨8时，分装于8个容器，分别测定尿量和尿比重。

【参考值】 24 h尿总量1000～2000 ml；昼尿量与夜尿量之比为（3～4）：1；12 h夜尿量不应超过750 ml；尿液最高比重应在1.020以上，最高尿比重与最低尿比重之差不应小于0.009。

【临床意义】

（1）早期肾功能不全：表现为夜尿量＞750 ml，夜尿量＞日尿量。

（2）浓缩功能不全：表现为最高尿比重＜1.018，最高尿比重与最低尿比重之差小于0.009。若尿比重固定在1.010称为等渗尿，表明肾小管浓缩功能严重障碍。常见于慢性肾小球肾炎、慢性肾盂肾炎及高血压、肾动脉硬化等疾病引起的严重肾功能损害。

（3）肾稀释功能不全：日尿比重固定在1.018或更高，常见于急性肾小球肾炎、脱水等。

六、其他生化检查

（一）血清电解质测定

体液中的电解质主要有钾、钠、氯、钙、镁和无机磷等，它们在维持细胞的正常代谢和功能，水、电解质和酸碱平衡以及细胞内外的渗透压等方面起着重要作用。血清电解质测定只能大致反映血清中电解质的情况，不能直接反映细胞间液和细胞内液电解质的变化。

【标本采集方法】

（1）抽取空腹静脉血3 ml，如测定单项，需采血2 ml，注入干燥试管内送检，不抗凝。

（2）注意切勿溶血，尤其是血钾浓度测定，并注意试管内勿混入草酸钾、柠檬酸钠等抗凝剂及其他杂质。

【参考值】 血钾：3.5～5.5 mmol/L。血钠：135～145 mmol/L。血氯：95～105 mmol/L。血清总钙：2.25～2.58 mmol/L。离子钙：1.10～1.34 mmol/L。血磷：成人0.97～1.61 mmol/L，儿童1.29～1.94 mmol/L。

【临床意义】

1）血钾 人体内钾主要存在于肌肉组织、红细胞、内脏组织中。红细胞内钾浓度是血浆的25倍，故溶血标本对钾测定干扰最大。血钾对调节细胞内外渗透压，水、电解质和酸碱平衡，维持神经、肌肉，尤其是心肌的应激性均有重要作用。

（1）血钾增高：血钾浓度＞5.5 mmol/L为高钾血症。常见于：①摄入过多，如补钾过快、过量、输入大量库存血等；②排钾减少，如急/慢性肾功能不全伴少尿、尿闭；③钾从细胞内移出过多，如严重溶血、代谢性酸中毒、组织损伤等。

（2）血钾降低：血钾浓度＜3.5 mmol/L为低钾血症。常见于：①摄入不足，如长期低钾饮食、禁食、饥饿等；②丢失过多，如频繁呕吐、长期腹泻、胃肠引流；③长期应用排钾利尿剂及胰岛素等。

2）血钠 血钠是细胞外液的主要阳离子，多以氯化钠的形式存在，其主要生理功能是保持细胞外液容量、维持渗透压和酸碱平衡。

（1）血钠增高：血钠浓度＞145 mmol/L，并伴有血液渗透压过高时，称为高钠血症。常见于：①肾上腺皮质功能亢进症、原发性或继发性醛固酮增多症等；②水摄入不足或失水过多；③长期应用促肾上腺皮质激素（ACTH）或糖皮质激素等。

（2）血钠降低：血钠浓度＜135 mmol/L为低钠血症。常见于：①肾上腺皮质功能减退症，如缺乏醛固酮、皮质醇；②钠丢失过多，如大量出汗、长期呕吐及腹泻、慢性肾功能不全多尿期及大量应用利尿剂等；③摄入不足，如长期低盐饮食、饥饿及不适当输液等。

3）血清氯化物 血清氯离子是细胞外液的主要阴离子，其主要生理功能是调节机体水、电解质、渗透压及酸碱平衡。血氯增减的临床意义与血钠大致相同。

4）血钙 人体内的钙99%以上以磷酸钙或碳酸钙的形式存在于骨骼中，仅约0.1%存在于血液中。钙主要来自膳食，由小肠上段吸收，钙的代谢主要受维生素D及甲状旁腺激素的调节。钙离子的主要生理功能是降低神经、肌肉的应激性和维持心肌及其传导系统的兴奋性及节律性,参与凝血过程等。

(1)血钙增高:血清总钙>2.58 mmol/L为高钙血症。常见于:①原发性甲状旁腺功能亢进症、转移性骨癌和多发性骨髓瘤等;②摄入钙过多,如静脉输入钙过量、服用维生素D过多等。

(2)血钙降低:血清总钙<2.25 mmol/L为低钙血症。常见于甲状旁腺功能减退症、维生素D缺乏、佝偻病、婴儿手足搐搦症、肾脏疾病(如急/慢性肾功能衰竭和肾性佝偻病)、急性坏死性胰腺炎等。

5)血清无机磷 血液中的磷主要有两种存在形式,即有机磷和无机磷,临床上所检测的磷为无机磷。磷在体内参与糖、脂及氨基酸代谢,调节酸碱平衡,参与骨骼及牙齿的组成和构成能量转运物质。

(1)血清无机磷增高:血清无机磷浓度>1.61 mmol/L。常见于甲状旁腺功能减退症、骨折愈合期、多发性骨髓瘤、肾功能衰竭及补充过量维生素D等。

(2)血清无机磷降低:血清无机磷浓度<0.97 mmol/L。常见于甲状旁腺功能亢进症、佝偻病、肾小管疾病及糖尿病等。

(二)血清脂质和脂蛋白检查

血清脂质包括胆固醇、甘油三酯、磷脂和游离脂肪酸。血脂有两个来源:一个是外源性,即从消化道吸收而来;另一个是内源性,即由体内合成或组织转化而来。高脂饮食后血脂可暂时性明显升高,因此,空腹12~24 h后采血,才能较可靠地反映血脂水平。

课堂互动:血清脂质检查包含哪些项目?

1. 血清总胆固醇(TC)测定 血清中的胆固醇70%为胆固醇酯,30%为游离胆固醇,二者合称为总胆固醇。血液中的胆固醇仅10%~20%是直接从食物中摄取的,其他主要由肝脏和肾上腺等合成。胆固醇是合成胆汁酸、肾上腺皮质激素及性激素的重要原料,也是细胞结构的重要成分。血清总胆固醇测定常作为动脉粥样硬化的预防、发病估计及疗效观察的参考指标。

课堂互动答案

【标本采集方法】 素食或低脂饮食3天,抽取空腹静脉血2 ml,注入干燥试管内送检,不抗凝。

【参考值】 2.86~5.98 mmol/L。

【临床意义】

(1)血清总胆固醇增高:常见于以下情况。①动脉粥样硬化所致的心、脑血管病;②高脂血症、糖尿病、肾病综合征、甲减及阻塞性黄疸等;③长期高脂饮食、吸烟、饮酒、精神过度紧张等。

(2)血清总胆固醇降低:常见于严重肝病、甲亢、严重贫血、营养不良及恶性肿瘤等。

2. 血清甘油三酯(TG)测定 甘油三酯直接参与胆固醇及胆固醇酯的形成,与动脉粥样硬化及血栓的形成有密切关系。

【标本采集方法】 同血清总胆固醇测定。

【参考值】 0.56~1.70 mmol/L。

【临床意义】

(1)血清甘油三酯增高:见于冠心病、原发性高脂血症、糖尿病、肥胖病、肾病综合征、胆道阻塞及高脂饮食等。

(2)血清甘油三酯降低:见于严重肝病、甲亢、肾上腺皮质功能减退症及营养不良等。

3. 血清高密度脂蛋白胆固醇(HDL-C)测定

高密度脂蛋白(HDL)的主要作用是运输内源性胆固醇至肝脏处理,故有抗动脉粥样硬化的作用。临床上一般通过检测高密度脂蛋白胆固醇的含量来反映高密度脂蛋白水平。

【标本采集方法】 取空腹静脉血2 ml,注入干燥试管内立即送检,不抗凝。

【参考值】 >1.04 mmol/L为合适水平。

【临床意义】 高密度脂蛋白胆固醇降低(<0.9 mmol/L)是临床冠心病的先兆。此外,动脉粥样硬化、糖尿病、肾病综合征等高密度脂蛋白胆固醇也降低。

4. 血清低密度脂蛋白胆固醇(LDL-C)测定

低密度脂蛋白(LDL)是富含胆固醇的脂蛋白。低密度脂蛋白向组织及细胞内运送胆固醇,直接促使动脉粥样硬化。临床上一般通过检测低密度脂蛋白胆固醇的含量来反映低密度脂蛋白水平。

【标本采集方法】 同血清高密度脂蛋白胆固醇测定。

【参考值】 <3.12 mmol/L 为合适水平。

【临床意义】 低密度脂蛋白胆固醇增高是发生冠心病的危险因素,此外,甲减、肾病综合征、阻塞性黄疸、肥胖症等患者低密度脂蛋白胆固醇也增高。

(三)空腹血糖测定

血糖主要指血液中的葡萄糖含量。通常膳食摄入的葡萄糖在小肠吸收,经门静脉进入肝,在肝内代谢、合成及分解,再经血液送至各组织利用储存。正常情况下,血糖浓度受到肝脏、胰岛素、内分泌激素和神经等因素的调节,使其葡萄糖的分解与合成处于动态平衡状态,故血糖浓度基本保持稳定。空腹血糖(FBG)检测是诊断糖代谢紊乱最常用和最重要的指标。

【标本采集方法】

(1)患者晚餐后一般不再进食,最好不吸烟。

(2)次晨抽取空腹静脉血 1 ml,注入干燥试管中送检,不抗凝。亦可注入含抗凝剂的试管中混匀后送检。

【参考值】 葡萄糖氧化酶法:3.9～6.1 mmol/L。邻甲苯胺法:3.9～6.4 mmol/L。

【临床意义】

1)血糖增高 当空腹血糖>7.0 mmol/L 时,称为高血糖症。引起血糖增高的常见原因如下。

(1)生理性增高:见于餐后 1～2 h,高糖饮食、精神过度紧张、剧烈运动等。

(2)病理性增高:①糖尿病,最多见;②内分泌疾病,如皮质醇增多症、甲亢、嗜铬细胞瘤等;③应激性高血糖,如颅内压增高、颅脑损伤、脑出血、急性心肌梗死等;④其他,如高热、呕吐、严重脱水、全身麻醉、窒息等。

课堂互动:血糖病理性增高见于哪些情况?

2)血糖降低 空腹血糖<3.9 mmol/L 为血糖降低,当空腹血糖<2.8 mmol/L 时称为低血糖症。引起血糖降低的常见原因如下。

(1)生理性降低:见于饥饿、长期剧烈运动后、妊娠期等。

课堂互动答案

(2)病理性降低:①胰岛素过多,如胰岛素及降糖药使用过量,胰岛 B 细胞增生或肿瘤;②对抗胰岛素的激素分泌不足,如生长激素及肾上腺皮质激素缺乏;③肝糖原储存过少,如重型肝炎、急性重型肝炎、肝癌等;④其他,如急性酒精中毒、严重营养不良等。

(四)口服葡萄糖耐量试验(OGTT)

OGTT 是检测体内血糖调节机制的一种方法。临床上主要用于诊断症状不明显或空腹血糖升高不明显的可疑糖尿病患者。

正常人口服一定量的葡萄糖后,暂时升高的血糖通过神经体液的反馈调节,使胰岛素分泌增加,从而促进血糖在肝脏与组织中合成糖原并加以储存,在较短时间内回降至空腹水平,以保持体内糖代谢的动态平衡,此现象称为耐糖现象。当糖代谢紊乱时,口服一定量葡萄糖后血糖急剧升高,但迟迟不能恢复至空腹水平;或血糖升高虽不明显,但短时间不能降至原来水平,称为糖耐量异常或糖耐量降低。

【标本采集方法】

(1)受试前 3 天正常饮食(每天碳水化合物摄入量>150 g),受试前 1 天晚餐后禁食。

(2)受试前 8 h 内禁止吸烟、饮酒或咖啡等刺激性饮料;停用胰岛素及肾上腺皮质激素类药,注意避免剧烈运动和精神紧张。

(3)次晨抽取空腹静脉血 2 ml 后,将 75 g 葡萄糖溶于 250 ml 温开水中,嘱患者 5 min 内饮完或进食 100 g 馒头,从饮/食第一口开始计时。分别于 0.5 h、1 h、2 h 及 3 h 各抽取静脉血 1 ml,并在每次抽血后留取尿标本同时送检。

【参考值】 空腹血糖 3.9~6.1 mmol/L。口服葡萄糖后 0.5~1 h,血糖达高峰(一般为 7.8~9.0 mmol/L),峰值<11.1 mmol/L,2 h 血糖(2 hPG)<7.8 mmol/L,3 h 恢复至空腹血糖水平。各次尿糖均为阴性。

【临床意义】

1) 诊断糖尿病 两次空腹血糖>7.0 mmol/L,或有糖尿病症状+随机血糖>11.1 mmol/L,或 OGTT 中 2 hPG>11.1 mmol/L,可诊断为糖尿病。

2) 糖耐量异常(IGT) 空腹血糖<7.0 mmol/L,2 hPG 为 7.8~11.1 mmol/L,为糖耐量降低。常见于 2 型糖尿病、甲亢、皮质醇增多症、肥胖症及肢端肥大症等。

第 2 节 心电图检查

案例 6-2

患者,男,65 岁,因胸骨后压榨性疼痛 1 h 入院。患者于 1 h 前搬重物时突感胸骨后疼痛,为压榨性,有濒死感,经休息及舌下含服硝酸甘油后仍不能缓解,伴大汗。查体:T 36.4 ℃,P 100 次/分,R 20 次/分,BP 110/68 mmHg,面色苍白,心律不齐,双肺底湿啰音。

问题:该患者应行什么辅助检查?

一、心电发生原理

心脏机械收缩前先产生电生理活动,心房和心室的电生理活动可经人体组织传导到体表。心电图(ECG)是利用心电图机从体表记录心脏每一个心动周期中所产生电生理活动变化的曲线图形。

二、心电图各波段的组成和命名

正常情况下,窦房结产生的电激动在兴奋心房肌的同时经结间束传导至房室结,然后循希氏束—左、右束支—浦肯野纤维顺序传导,最后兴奋心室肌。这种先后有序的电激动传播,引起了一系列电位变化,形成了心电图上的相应波段。这样每一个心动周期都产生一组心电图波群(图 6-2)。

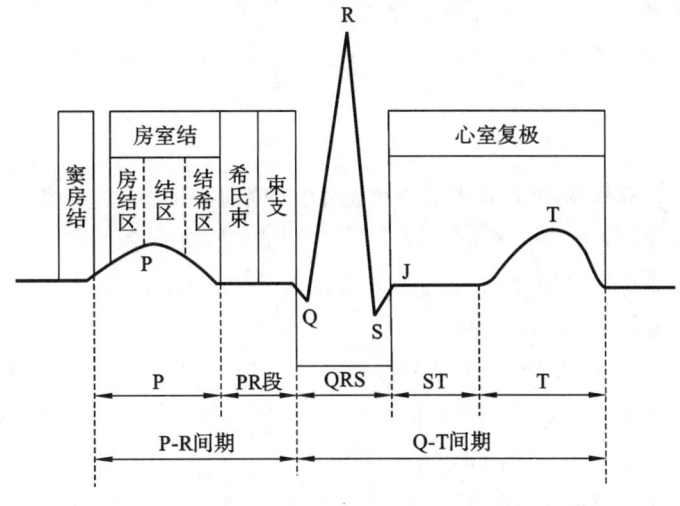

图 6-2 心脏的电激动和心电图波形对应关系

113

（一）P 波

P 波为左、右心房除极波,代表左、右心房除极的电位和时间。P 波在多数导联上呈一圆钝向上的波形,有时可能有轻微的切迹。

（二）P-R 间期

P-R 间期代表自心房开始除极至心室开始除极的时间,反映了电激动经心房、房室结、房室束到达心室所需的时间。

（三）QRS 波群

QRS 波群代表左、右心室肌除极的时间和电位变化。根据振幅的大小,分别以相应英文字母表示。

第一个向上的波为 R 波,R 波之前向下的波称为 Q 波,R 波之后向下的波称为 S 波,S 波之后再出现向上的波称为 R′波,R′波之后再出现向下的波称为 S′波,整个波群全部向下,称为 QS 波,自 QRS 波群起点到 R 波顶端垂线之间的水平距离为心室壁电激动的时间(VAT)。

（四）ST 段

ST 段指自 QRS 波群终点至 T 波起点的一段水平线,代表心室除极结束至复极开始的一段时间,常为一等电位线。

（五）T 波

T 波代表心室快速复极时的电位变化。正常情况下,T 波圆钝,占时较长。

（六）Q-T 间期

Q-T 间期指从 QRS 波群开始至 T 波终点的时间,代表心室肌除极和复极的全过程。

（七）U 波

U 波是 T 波后 $0.02\sim0.04$ s 出现的振幅很小的波,方向与 T 波相同。

三、心电图导联体系

在人体不同部位放置电极,并通过导联线与心电图机电流计的正负极相连,这种记录心电图的电路连接方法称为心电图导联。目前被广泛采纳的国际通用导联体系,称为常规 12 导联体系。这个体系由肢体导联和胸导联共同组成。

（一）肢体导联

（1）标准肢体导联:Ⅰ导联、Ⅱ导联、Ⅲ导联。

（2）加压单极肢体导联:aVR 导联、aVL 导联、aVF 导联。

心电图机的肢体导联线有红、黄、绿、黑 4 种颜色。其中,右上肢接红色,左上肢接黄色,左下肢接绿色,右下肢接黑色。

（二）胸导联

包括 $V_1\sim V_6$ 导联。其探测电极具体安放的位置如下(图 6-3)。

（1）V_1 导联:位于胸骨右缘第 4 肋间。

（2）V_2 导联:位于胸骨左缘第 4 肋间。

（3）V_3 导联:位于 V_2 与 V_4 连线的中点。

（4）V_4 导联:位于左锁骨中线与第 5 肋间相交处。

（5）V_5 导联:位于左腋前线与 V_4 同一水平处。

（6）V_6 导联:位于左腋中线与 V_4 同一水平处。

课堂互动答案

课堂互动:心电图导联体系有哪些?

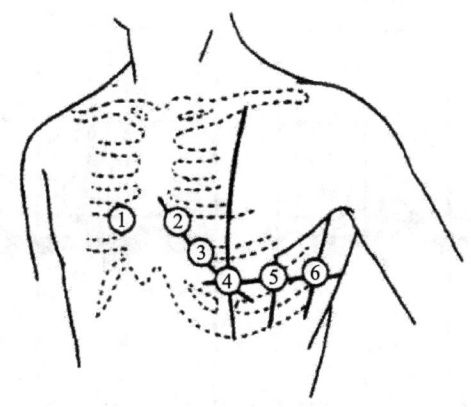

图 6-3 胸导联的连接位置

四、心电图的测量

（一）心电图纸

心电图多描记在特殊的记录纸(图 6-4)上。记录纸由纵线和横线划分为 1 mm² 的小方格。横向距离代表时间,当走纸速度为 25 mm/s 时,每两条纵线间(1 mm)表示 0.04 s。纵向距离代表振幅/电压,当标准电压 1 mV＝10 mm 时,两条横线间(1 mm)表示 0.1 mV。

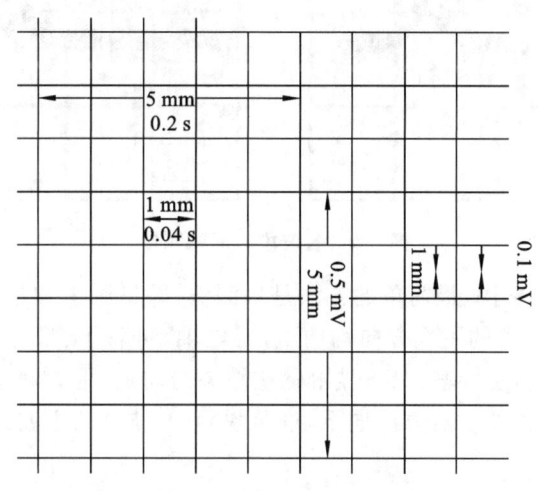

图 6-4 心电图记录纸示意图

（二）心率的测量

正常成人在安静清醒状态下,心率为 60～100 次/分。测量心率时,首先判断心脏节律是否整齐:①若心律齐,只需测量一个 P-P(或 R-R)间期的秒数,代入公式为:心率＝60/P-P(或 R-R)间期,即为心房率或心室率。如:R-R 间期为 0.8 s,心率为 60/0.8＝75 次/分。②若心律不齐,通常可先数 6 s 的心搏数,再乘以 10 即为心率。

（三）各波段振幅的测量(图 6-5)

测量正向波的高度时,从基线上缘垂直地测到波峰的顶端。测量负向波时,从基线下缘垂直地测到波谷的底端。

（四）各波段时间的测量(图 6-6)

测量时应选择波形清楚的导联。通常规定,测量各波时间应从波形起点的内缘测量至波形终点的内缘。

（五）平均心电轴

心电轴一般指的是平均 QRS 心电轴,是心室除极过程中全部瞬间向量的综合。

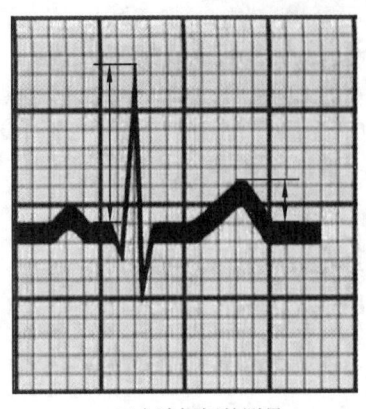

(a) 正向波振幅的测量　　　　　(b) 负向波振幅的测量

图 6-5　各波段振幅的测量

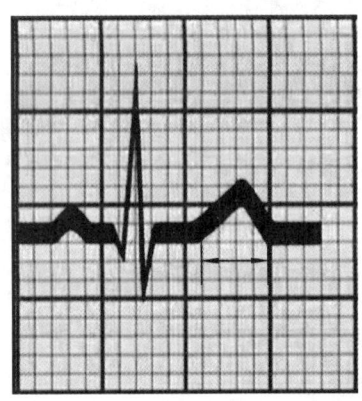
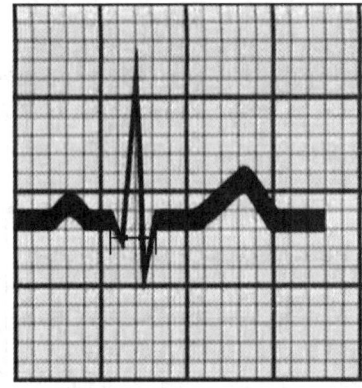

图 6-6　各波段时间的测量

1. 测定方法　临床上最常用、最简单的方法是目测法,即目测 I 和 Ⅲ 导联 QRS 波群的主波方向(图 6-7)。I、Ⅲ 导联 QRS 波群的主波方向均向上,心电轴不偏;I、Ⅲ 导联 QRS 波群的主波方向均向下,心电轴偏移情况不确定;I 导联 QRS 波群的主波方向向上,Ⅲ 导联 QRS 波群的主波方向向下,心电轴左偏;I 导联 QRS 波群的主波方向向下,Ⅲ 导联 QRS 波群的主波方向向上,心电轴右偏。

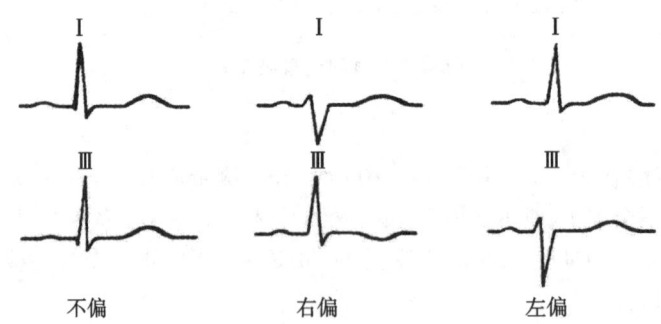

不偏　　　　　　　右偏　　　　　　　左偏

图 6-7　平均心电轴目测法示意图

2. 临床意义　心电轴偏移情况不确定可见于正常人、肺源性心脏病患者、冠状动脉粥样硬化性心脏病患者、高血压患者等;心电轴左偏可见于横位心(如矮胖体型、妊娠晚期等)、左心室肥厚、左前分支阻滞者等;心电轴右偏可见于垂位心(如瘦长体型)、右心室肥厚、左后分支阻滞者等。

五、心电图各波段的正常范围及意义(图 6-8)

(一)P 波

P 波宽度不超过 0.11 s,其振幅在肢体导联不超过 0.25 mV,胸导联不超过 0.2 mV。P 波在 I、

Ⅱ、aVF、V₄～V₆ 导联直立,aVR 导联倒置,其余导联可呈双向、倒置或低平。如果 P 波在Ⅰ、Ⅱ、aVF 导联倒置,aVR 导联直立,称逆行 P 波,表示电激动起源于房室交界区。左心房增大时,P 波时间 >0.12 s;右心房增大时,P 波振幅≥ 0.25 mV。

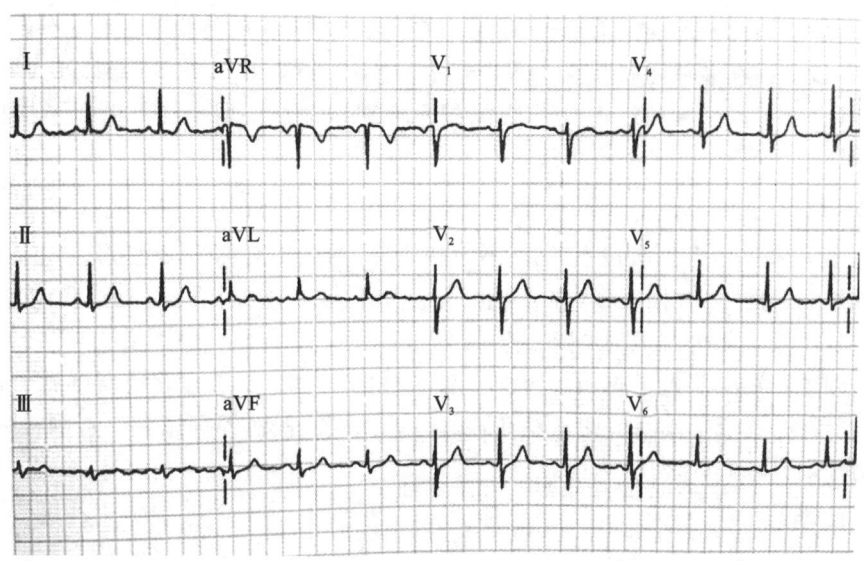

图 6-8　正常心电图

(二) P-R 间期

成人心率一般在 $60～100$ 次/分,P-R 间期在 $0.12～0.20$ s。P-R 间期随年龄和心率变化而变化,一般年龄越小,心率越快,则 P-R 间期越短;反之则越长,但不超过 0.22 s。P-R 间期延长见于房室传导阻滞,P-R 间期缩短见于预激综合征。

(三) QRS 波群

正常成人 QRS 波群时间为 $0.06～0.10$ s,不超过 0.11 s。QRS 波群因检测电极位置的不同而呈多种形态(图 6-9)。心室壁电激动时间在 V₁、V₂ 导联不超过 0.03 s,在 V₅、V₆ 导联不超过 0.05 s。正常 Q 波的振幅应小于同导联中 R 波的 1/4,时间应小于 0.04 s,V₁ 导联中不应有 Q 波,V₅、V₆ 导联常有正常 Q 波,超过正常范围的 Q 波,即 Q 波过深或过宽均称为异常 Q 波,常见于心肌梗死患者。正常人胸导联 QRS 波群自 V₁ 导联到 V₆ 导联 R 波逐渐增高,S 波逐渐减小。V₁、V₂ 导联呈 rS 型,R/S<1;V₃ 导联多呈 RS 型,R/S 接近 1;V₅ 导联呈 Rs 型,R/S>1。若 V₃ 导联呈 rS 型,V₅ 导联 S 波加深,提示心脏顺时针转位;若 V₃ 导联呈 Rs 型,提示心脏逆时针转位。aVR 导联 QRS 波群主波向下,可呈 rS、Qr、rSr'或 QS 型。正常人 $R_{V1}<1.0$ mV,$R_{V5}<2.5$ mV,$R_{aVR}<0.5$ mV,$R_{aVL}<1.2$ mV,$R_{aVF}<2.0$ mV。每个肢体导联中的 R 波振幅加 S 波振幅的绝对值均小于 0.5 mV,称为肢体导联低电压。QRS 波群或心室壁电激动的时间延长见于心室肥大或心室内传导阻滞患者。$R_{V5}>2.5$ mV、$R_{aVL}>1.2$ mV、$R_{aVF}>2.0$ mV 见于左心室高电压或左心室肥大患者。$R_{V1}>1.0$ mV,$R_{aVR}>0.5$ mV

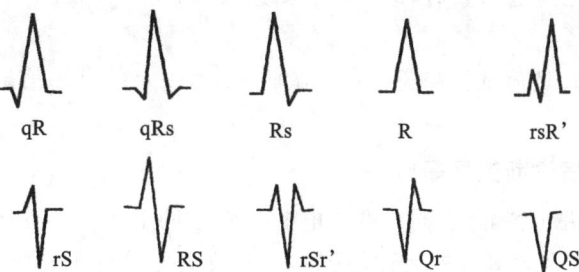

图 6-9　常见 QRS 波群形态及命名

可能为右心室肥大。肢体导联上 QRS 波群振幅绝对值相加均小于 0.5 mV,胸导联上 QRS 波群振幅绝对值相加小于 0.8 mV 称为低电压,见于肺气肿、心包积液、全身水肿等患者,偶见于正常人。

(四)ST 段

正常 ST 段为一等电位线,常有轻微的偏移。在任何导联(aVR 导联除外)上,ST 段向下偏移小于 0.05 mV;ST 段上移在肢体导联和 $V_4 \sim V_6$ 导联小于 0.1 mV,在 $V_1 \sim V_2$ 导联小于 0.3 mV,在 V_3 导联小于 0.5 mV。ST 段下移超过正常范围,常提示心肌缺血或心肌损伤;ST 段上抬超过正常范围多见于急性心肌梗死和急性心包炎等患者。

(五)T 波

T 波为 ST 段后从基线开始缓慢上升,然后较快下降,两肢不对称的圆钝波形。正常情况下,T 波的方向与 QRS 波群主波方向相一致,在 Ⅰ、Ⅱ、$V_4 \sim V_6$ 导联直立,在 aVR 导联倒置,在 Ⅲ、aVL、aVF、$V_1 \sim V_3$ 导联可以直立、双向或倒置。

在 R 波为主的导联中,T 波的振幅大于同导联 R 波的 1/10。T 波显著增高可见于心肌梗死超急性期或高血钾患者;T 波低平或倒置见于心肌损伤、心肌缺血、低血钾等患者。若倒置的深 T 波两肢对称,为冠状动脉供血障碍的表现,称为冠状 T 波。

(六)Q-T 间期

Q-T 间期的长短与心率快慢密切相关,心率越快,Q-T 间期越短,反之则越长。心率在 $60 \sim 100$ 次/分,Q-T 间期为 $0.32 \sim 0.44$ s。Q-T 间期延长见于心肌损害、低血钾、低血钙等患者。Q-T 间期缩短见于高血钙患者、洋地黄效应等。

(七)U 波

U 波方向与 T 波方向一致,在胸前导联特别是 V_3 较易见到。U 波增高常见于低血钾、高血钙等患者,U 波倒置可见于冠心病、心肌梗死等患者。

六、心电图的临床应用

(一)心电图的决定性诊断

(1)各种心律失常,包括激动起源异常和各种传导障碍。

(2)确定有无心肌梗死,并可判断心肌梗死的部位、范围及演变过程。

(二)心电图的协助性诊断

(1)患心肌疾病和慢性冠状动脉供血不足等时,可大致了解心肌损害的情况。

(2)判断有无心房肥大或心室肥大,从而协助某些心脏病的病因诊断,如二尖瓣狭窄、肺源性心脏病及某些先天性心脏病等。

(3)辅助诊断急性心包炎或缩窄性心包炎。

(4)揭示某些药物(如洋地黄、奎尼丁、锑剂等)对心肌的影响,尤其是毒性作用。

(5)揭示电解质紊乱,如有无低血钾或高血钾。

(6)施行心脏手术和心导管检查时,进行心电图连续监视,可以及时了解心律的变化及心肌供血情况。

(7)心电图可通过运动负荷试验和药物负荷试验,获得一定的有用信息,协助筛选高危人群或指导制订患者的康复计划。

(三)心电图对心脏病诊断的局限性

(1)一些心电图改变并无特异性,同样的心电图改变可见于多种心脏病,如右心室肥大可见于肺源性心脏病、风湿性心脏病及大多数先天性心脏病。T 波改变可见于心肌缺血、心肌炎,也可见于药物作用和电解质紊乱等。

(2)某些心脏病变,如较轻的心脏瓣膜病或双侧心室肥厚的心脏病,其心电图往往正常。

（3）心电图的正常范围较大,各种数值的判定标准并不是绝对的,应避免将一些临界值误认为病理现象。

（4）心电图不能对心脏功能进行评估。

动态心电图

　　动态心电图又称长程心电图,是当代重要的心电检测技术。动态心电图由 Holter 发明并于 1961 年首先应用于临床,故又称 Holter 系统。它是用随身携带的记录器连续记录人体 24 h、48 h 或更长时间的心电变化,经计算机处理分析及回放打印的心电图。与常规心电图相比,动态心电图记录的信息量大,且可记录患者不同状态下的心电图,能为临床疾病的诊断提供有价值的资料。

第3节　常用影像学检查

案例 6-3

　　患者,男,18 岁。1 h 前踢足球时突发左侧胸痛,伴呼吸困难。查体:气管向右侧移位,左侧胸壁隆起、呼吸运动减弱,触诊语音震颤减弱,叩诊呈鼓音,听诊呼吸音消失。

　　问题:1. 该患者可能的诊断是什么?

　　　　　2. 需进行什么检查可确诊?

一、超声检查

超声检查是运用超声波的物理特性和人体器官组织声学性质上的差异,对人体组织的物理特征、形态结构与功能状态做出判断而进行疾病诊断的一种非创伤性检查方法。

（一）超声成像的基本原理

1. 声像图的形成　人体结构对于超声波而言是一种复杂的介质,各种器官与组织(包括病理组织)有其特定的声阻抗和衰减特性。超声波射入体内,由表面到深部,将经过不同声阻抗和不同衰减特性的器官与组织,从而产生不同的反射与衰减。这种不同的反射与衰减是构成超声图像的基础。根据回声强弱,超声设备将接收到的回声以明暗不同的光点依次显示在显示屏上,可呈现出人体的断面超声图像,称为声像图。声像图是层面图像,改变探头位置可获得任意方位的声像图,并可观察活动器官的运动情况。声像图以明(白)暗(黑)之间不同的灰度来反映回声的有无和强弱,无回声区为暗区(黑影),强回声区为亮区(白影)。

2. 人体组织的声学分型　超声波在经过各种正常器官或病变器官的内部后,内部回声可以是无回声、低回声或不同程度的强回声。

（1）无回声:超声波经过的区域没有反射,成为无回声的暗区(黑影)。①液性暗区:均质的液体,声阻抗无差别或差别很小,不构成反射界面,形成液性暗区,如血液、胆汁、尿液和羊水等。因此,血管、胆囊、膀胱和羊膜腔等脏器呈现液性暗区。胸腔积液、心包积液、腹腔积液、肾盂积水以及含液体的囊性肿物及包虫囊肿等也呈现液性暗区。在暗区后方常见回声增强,出现亮的光带(白影)。②衰减暗区:肿瘤组织对超声的吸收,造成声能明显衰减而没有回声,故呈现衰减暗区。③实质暗区:均质的实质,声阻抗差别小,可出现无回声暗区。肾实质、脾等正常组织,肾癌及透明样变性等病变组织可表现为实质暗区。

(2)低回声:实质器官(如肝脏、脾脏等)的内部回声为分布均匀的点状回声,在这些实质器官发生急性炎症并出现渗出时,其声阻抗比正常组织小,出现低回声区(灰影)。

(3)强回声:强回声可分为较强回声、强回声和极强回声三种。①较强回声:实质器官内致密组织或血管增多的肿瘤组织,声阻抗差别大,反射界面增多,使局部回声增强,呈密集的光点或光团(灰白影),如癌组织、子宫肌瘤及血管瘤等。②强回声:介质内部结构致密,与邻近的软组织或液体有明显的声阻抗差,从而引起强反射。例如,骨质、结石、钙化等可出现带状或块状强回声区(白影),由于透声差,下方声能衰减,而出现无回声暗区,即声影。③极强回声:含气器官,如肺、充气的胃肠等,因与邻近软组织的声阻抗差别极大,声能几乎全部被反射回来,不能透射,而出现极强的光带。

(二)超声的检查方法

1. A型超声诊断法(即幅度调制型) 此法以波幅的高低代表界面反射信号的强弱,借此鉴别病变的物理特性;以反射波之间的距离探测界面距离,测量脏器径线。此法可用于对组织结构的定位及定性。然而,由于此法过分粗略,目前已基本淘汰。

2. B型超声诊断法(即辉度调制型) 此法以不同亮度的光点表示界面反射信号的强弱,反射强则亮,反射弱则暗,称灰阶成像。此法采用多声束连续扫描,每一单条声束上的光点连续地分布成一幅切面图像,可以显示脏器的二维图像。图像纵轴表示人体组织深度,即界面至探头的距离,横轴表示超声束在扫描方向上的位置,反映切面图像的宽度。当扫描的回声信号构成图像的速度超过24帧/秒时,则能显示脏器的实际活动状态,称为实时显像。根据探头及扫描方式不同,又可分为线形扫描、扇形扫描、凸弧扫描等。B型超声诊断法可清晰显示脏器外形与毗邻关系,以及软组织的内部回声、内部结构、血管与其他管道分布情况等。因此,B型超声诊断法(简称B超)是目前临床上使用最为广泛的,也是最重要、最基本的一种超声诊断法。

3. M型超声诊断法(即超声光点扫描法) 此法是将单声束超声波所经过的人体各层解剖结构的回声以运动曲线的形式从时间上和空间上加以展开显示的一种超声诊断法。其图像纵轴代表回声界面空间位置关系和深度,横轴代表扫描时间。此法主要用于探测心脏,扫描出来的图像称为M型超声心动图。本法常与心脏实时成像扇形扫描法相结合使用。

4. D型超声诊断法(即超声多普勒诊断法) 当声源与接收器做相对运动时,声波的频率发生变化,此种现象即多普勒效应。声波频率的变化称频移,频移即多普勒信号,该信号经仪器处理后,以波、色彩等形式表示出来。D型超声诊断法正是利用多普勒效应的基本原理来探测血管内及心脏内血液流动反射回来的各种多普勒信号,以频谱或色彩的形式显示,从而进行疾病诊断的一种方法。

目前常用的D型超声诊断法有频谱多普勒诊断法和彩色多普勒血流显像两种。频谱多普勒诊断法将血流的信息以波形(即频谱)的形式显示,横轴代表时间,纵轴代表频移或流速。可监听血液流动状态的声音称多普勒音,正常多普勒音为悦耳的声音。彩色多普勒血流显像是在二维显像基础上,对血流的多普勒信号进行彩色编码,以色彩形式显示血流的方法,有很强的直观感和空间感。目前,大多以红色表示血流方向朝向探头,蓝色表示血流方向背离探头,湍流则以绿色或多彩表示。

应用D型超声诊断法,可检测血流的方向、速度、性质、分布范围、有无反流及异常分流等,具有重要的临床应用价值。

(三)超声检查的临床应用

超声检查能够用来显示组织器官的解剖结构和某些功能状态,临床上广泛地应用于颅脑、眼球、心脏、血管、肝脏、胆囊、脾脏、胰腺、肾脏、膀胱、前列腺、肾上腺、子宫、卵巢、甲状腺等组织器官探测,以及肺脏和胃肠道某些疾病的诊断。

临床应用的主要目的如下:①检测实质性脏器的大小、形态及物理特性。②检测囊性器官的大小、形状、走向及某些功能状态。③检测心脏、大血管及外周血管的结构、功能与血流动力学状态。

④鉴定脏器内占位性病变的物理特性,部分可鉴别良、恶性。⑤检测积液的存在与否,并对积液量做出初步估计。⑥随访经药物或手术治疗后各种病变的动态变化。⑦引导穿刺、活检或导管置入,进行辅助诊断及超声介入治疗。

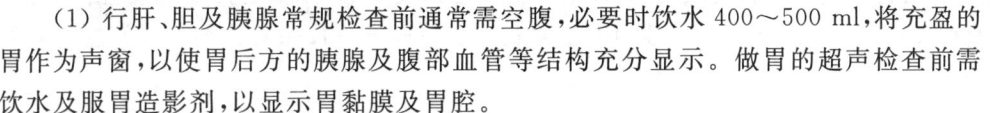
课堂互动:超声检查临床应用的目的有哪些?

(四)超声检查的注意事项

课堂互动答案

(1)行肝、胆及胰腺常规检查前通常需空腹,必要时饮水 400～500 ml,将充盈的胃作为声窗,以使胃后方的胰腺及腹部血管等结构充分显示。做胃的超声检查前需饮水及服胃造影剂,以显示胃黏膜及胃腔。

(2)做妇科及肾、膀胱、前列腺等的超声检查时,患者应于检查前 2 h 饮水 400～500 ml 并憋尿,以充盈膀胱。

(3)婴幼儿及检查不合作者可给予 10%水合氯醛灌肠,待安静入睡再行检查。

(4)腹部检查前两日应避免行胃肠钡剂造影及胆系造影,因钡剂可能干扰超声检查。

(5)行超声检查操作前应详细了解患者有关病史,明确检查目的。使用适当检查手段(如采用体表或腔内探头等),必要时应与临床医生联系。若需进行介入性超声,首先应了解患者凝血功能,并准备好必需的器械,同时做好消毒隔离和无菌操作,严格防止交叉感染。

知识链接

超声检查新技术

1. 三维超声 三维超声是近年来超声医学领域中的一项新技术,可分为静态三维超声和动态三维超声。三维超声可直观地显示脏器的立体解剖结构,多方位、多层次地显示病变性质和程度,以做出较准确的定量分析,临床上主要应用于心脏病、腹部疾病及妇产科疾病等的诊断。

2. 声学造影 声学造影的基本原理是通过心导管或周围静脉注入能产生微气泡的声学造影剂,在脏器内形成大量浓密的云雾状回声反射。声像图上可显示脏器内造影剂显影是否顺利、流动的方向、分流和(或)反流的剂量、时相、造影剂清除时间等,据此可对脏器的疾病做出判断。

3. 介入性超声 介入性超声的主要特点是在实时超声的引导或监视下,进行各种穿刺活检、抽吸引流、X 线造影及注射药物等操作,以完成诊断及某些治疗。

二、放射学检查

1895 年,德国物理学家伦琴在研究阴极射线管放电现象时,发现了 X 线,很快将其应用于医学领域,为医学影像学的发展奠定了基础。目前,放射学检查仍然是影像学检查的基本的内容。

(一)X 线成像的基本原理

X 线能够使人体在荧光屏或胶片上形成影像,首先是由于 X 线具有穿透性、荧光效应和感光效应等特性;其次是由于人体组织具有密度和厚度的差别。当 X 线通过人体各种不同组织时,被吸收的程度不同,所以到达荧光屏或胶片上的 X 线的量就有差别。这样,在荧光屏或胶片上就形成黑白不同的影像。

(二)常用的 X 线检查方法

1. 普通检查

(1)透视:利用 X 线通过人体被检查部位到达荧光屏后所产生的影像进行检查的方法。它是 X 线检查的常用方法。透视主要用于具有良好自然对比度的胸部、四肢骨骼等。其优点如下:可转动患者,进行多体位观察;可同时观察器官的形态和功能,如心脏、大血管的搏动等;操作方便;费用较低;可立即得到结果。其缺点如下:影像对比度及清晰度较差,难以观察密度差别小的器官及厚度大的部位;没有客观的记录,不利于复查对比。采用影像增强电视系统,可使影像对比度增强,清晰度提高。

(2)摄片:X线通过人体被检查部位到达X线胶片,使X线胶片感光,经显影、定影处理后,X线胶片上显示被检查部位影像的方法。这是X线检查的主要方法。其优点如下:影像清晰,对比度较好;适于细微病变和厚密部位观察;可留作永久性记录,以利于复查对比。其缺点如下:费用较高,一般摄片不能显示功能状态。

2. 造影检查　将对比剂引入器官内或周围,使之产生明显对比,以显示器官形态与功能的方法。对比剂通常分为高密度(阳性)对比剂和低密度(阴性)对比剂。造影方法按照对比剂引入的途径分为直接引入法和生理排泄法。

> **知识链接**
>
> **造影方法**
>
> 1. 直接引入法　通过人体自然孔道、病理瘘管或体表穿刺等途径,将对比剂直接引入造影部位的方法,如胃肠钡餐造影、胆道系统术后"T"形管造影等。
>
> 2. 生理排泄法　口服对比剂或将对比剂经静脉注入体内,由器官排泄至脏器的管腔中显影的方法,如排泄性尿路造影、口服胆道造影等。

3. 特殊检查　利用特殊的X线设备和工具,采用某种特殊摄影技术,以获得与X线检查及造影检查所不同的图像效果。特殊检查主要包括X线体层摄影、X线放大摄影、X线荧光摄影、眼球异物定位、高千伏摄影、软X线摄影等,目前最常用的是软X线摄影。

(三)X线图像的特点

X线图像是前后各个组织结构相互叠加在一起的二维影像,由从黑到白的不同灰阶组成,可反映人体组织结构的解剖及病理状态。X线图像上的黑白影像主要反映物质密度的高低及人体的厚度。物质密度高,在X线图像上呈白影;物质密度低,在X线图像上呈黑影。

(四)其他影像学检查

1. 电子计算机体层摄影(CT)　CT是利用X线对人体选定层面进行扫描,取得信息,经计算机处理而获得重建图像的方法。图像的密度用CT值来表示。CT的密度分辨力较高。常用的CT检查分为平扫、增强扫描和造影扫描。CT在各系统疾病的诊断中发挥着重要的作用。

(1)颅脑CT:对颅内肿瘤、脑出血、脑梗死、颅脑外伤、颅内感染及寄生虫病、脑先天性畸形、脑萎缩、脑积水和脱髓鞘疾病等具有较大的诊断价值。

(2)头、面、颈部CT:对眼眶和眼球良(恶)性肿瘤、眼肌病变、乳突及内耳病变、耳的先天发育异常、鼻窦和鼻腔的炎症及肿瘤、鼻咽部肿瘤(尤其是鼻咽癌)、喉部肿瘤、甲状腺肿瘤及颈部肿块等有较好的定位、定量和定性能力,已成为常规检查方法。

(3)胸部CT:对支气管肺癌的早期诊断和显示肺癌的内部结构,观察肺门和纵隔有无淋巴结转移、淋巴结结核,以及纵隔肿瘤的准确定位等较普通X线检查具有显著的优越性,亦可较好地显示肺间质和肺实质病变。

(4)腹部和盆腔CT:可用于肝、胆、胰、脾、肾、肾上腺、膀胱、前列腺、子宫及附件、腹腔及腹膜后病变的诊断,对于明确占位性病变的部位、大小以及与邻近组织结构的关系、淋巴结有无转移等具有重要的作用。

(5)脊柱和骨关节CT:可用于脊柱退行性变(如椎管狭窄、椎间盘病变)、脊柱外伤和脊柱肿瘤的诊断。

对于骨关节病变,CT可显示骨肿瘤的内部结构和对软组织的侵犯范围,以弥补普通X线检查的不足。

2. 核磁共振成像(MRI)　MRI是利用原子核在磁场内发生共振所产生的信号,进行图像重建的一种技术。MRI 显示的解剖结构非常逼真,病变与解剖结构的关系明确。MRI 是多参数成像,主要有 T_1 加权像(T_1WI)、T_2 加权像(T_2WI)及质子密度加权像(PDWI),T_1WI 主要反映组织间 T_1 特征参数,T_2WI 主要反映组织间 T_2 特征参数,PDWI 主要反映氢质子的密度。

(1)神经系统:MRI 目前已成为颅颈交界区、颅底、后颅窝及椎管内病变的最佳检查方法。对脑肿瘤、脑血管疾病、颅脑先天发育异常等均具有极高的敏感性。对于脑脱髓鞘疾病、脑与脊髓肿瘤、脊髓空洞症、颅脑外伤、颅脑先天畸形等,MRI 为首选方法。

(2)头颈部:MRI 的应用大大改善了眼、鼻窦、鼻咽腔及颈部软组织的检出、定位、定量与定性,对显示头颈部血管狭窄、闭塞、畸形及颅内动脉瘤具有重要价值。

(3)肌肉关节系统:MRI 已成为肌肉、肌腱、韧带、软骨病变的主要检查手段之一,对关节周围病变、股骨头无菌性坏死及骨髓腔内病变均具有重要的诊断价值。

(4)心血管系统:MRI 可显示心脏大血管内腔与心壁和血管壁的结构,可对主动脉瘤、大动脉炎、肺动脉栓塞以及大血管发育异常等进行诊断,也可用于诊断心肌、心包等的病变。

(5)纵隔:MRI 可以直接对纵隔内、肺门区以及大血管周围实质性肿块与血管做出鉴别。

(6)腹部与盆腔:MRI 对腹部与盆腔器官(如肝、胰、脾、肾、肾上腺、前列腺等)病变的发现、诊断与鉴别诊断也具有一定的价值。

(7)乳腺:MRI 对软组织具有极佳的分辨率,使其成为诊断乳腺病变有价值的方法。

3. 介入放射学 以影像诊断学为基础,并在影像设备的引导下,利用经皮穿刺及导管技术等,对一些疾病进行非手术治疗或者采集组织学、细菌学、生理和生化相关材料,以明确病变性质的新兴的临床学科。

随着介入放射学技术的发展,根据实施该项技术的途径,可分为血管介入技术和非血管介入技术两大类。

4. 数字 X 线成像检查技术

(1)计算机 X 线摄影(CR):CR 是使用可记录并由激光读出 X 线成像信息的成像板(IP)作为载体,经 X 线曝光及信息读出处理,形成数字平片影像的方法。CR 系统可实现常规 X 线摄影信息数字化,使常规 X 线摄影的模拟信息直接转换为数字信息;能提高图像的分辨率及显示能力,突破常规 X 线摄影技术的固有局限性。

(2)数字 X 线摄影(DR):DR 是将透过人体的 X 线信号,通过平板探测器直接转换成数字影像,进入计算机中进行存储、分析和保存的方法。DR 图像具有分辨率较高、图像锐利度好、细节显示清楚、放射剂量小、曝光宽容度大、可根据临床需要进行各种图像后处理等优点,还可实现放射科无胶片化。

(3)数字减影血管造影(DSA):DSA 是影像增强技术、电视技术和计算机技术与常规 X 线血管造影相结合的一种新的医学检查方法。DSA 是基于顺序图像的数字化,将未造影的图像和造影图像分别经影像增强器增强,经摄像机扫描矩阵化,经模/数转换数字化,两者相减而获得数字化图像,最后经数/模转换成减影图像的方法。DSA 消除了整个骨骼和软组织结构对检查结果所产生的影响,浓度很低的对比剂所充盈的血管在减影图像中显示出来,具有很强的对比度。

第 4 节 内镜检查

 案例 6-4

患者,女,58 岁。上腹部疼痛 10 余年,加重伴体重进行性下降 1 个月余。患者于 10 年前开始出现餐后上腹部不适,返酸,经门诊诊断为"胃溃疡",常服用治疗胃溃疡的药物,药名不详,服药不规律。近一个月来上腹部疼痛加重,餐后明显,食欲不佳,并有体重明显下降5 kg。为进一步诊治入院。

问题:1. 该患者可能的诊断是什么?

2. 需进行什么检查可确诊?

内镜检查和治疗已得到世界范围的广泛应用。内镜可用来检查消化系统疾病、呼吸系统疾病、泌尿系统疾病和妇科疾病等,也可用来检查腹腔和腹腔内一些实质性脏器(如肝、胰等)的疾病。内镜下诊断的主要优点在于可以取活体组织进行检查,配以色素染色、放大等技术,明显提高了各系统疾病的确诊率。

一、内镜的种类

内镜问世至今已历经四代,依次为硬式内镜、可曲式内镜、纤维内镜和电子内镜。目前第三代内镜纤维内镜已在临床上得到广泛应用。第四代内镜电子内镜靠电子摄像系统导像,成像于电视屏幕上,可供多人观看,便于教学和会诊,并有录像、摄影等多种功能,以便于资料保存。

课堂互动:内镜有哪些种类?

二、内镜的用途

1. 诊断方面 借助内镜可直接观察病变及放大病变,并可进行活体组织检查(简称活检)、摄影、黏膜染色、内镜超声(检查胃肠壁及胃肠外器官)等操作。

课堂互动答案

2. 治疗方面 利用内镜可进行电灼、电凝止血或切除息肉、腔内异物切除、出血病灶治疗(喷洒或注射止血药物、钳夹止血)、病变黏膜局部切除、食管静脉曲张结扎或硬化治疗、食管狭窄的扩张、切开 Oddi 括约肌取石、内镜下置管、胃镜下胃腔缝合、腹腔镜下切开胆囊取石或切除胆囊等治疗。

三、内镜的临床应用

(一)上消化道内镜检查

利用上消化道内镜检查,检查者能够清晰地观察食管、胃、十二指肠的黏膜状态,对上消化道黏膜的病变及畸形均能做出诊断,加上活体组织的病理学和细胞学检查,诊断更为可靠。上消化道内镜检查安全性高,因此其适用范围广泛,原则上食管、胃及十二指肠的疾病,诊断不明时均可做此项检查。自应用纤维内镜以来,一些上消化道疾病的诊断率明显提高,如上消化道慢性炎症、早期胃癌及上消化道出血的病因诊断等。据上消化道内镜检查资料,在上消化道疾病的内镜诊断中,炎症最多见,其次是消化性溃疡和消化道肿瘤,其他还有消化道息肉、消化道憩室、食管胃底静脉曲张、食管贲门黏膜撕裂、消化道异物和胃石等。

(二)结肠镜检查

结肠镜检查对诊断下消化道的病变,尤其是不明原因的下消化道出血、下腹痛和腹泻等有很大意义,其诊断的正确性常较 X 线钡剂灌肠造影检查更高。但结肠镜检查要比上消化道内镜检查操作更复杂,技术要求更高,患者亦有一定的痛苦,故宜正确选择适应证,并与 X 线钡剂灌肠造影检查配合应用,方可提高其诊断正确率。结肠镜检查一般较安全,但如果未能严格把握适应证、未按操作规程操作或操作技术不熟练,就有可能发生并发症,主要并发症有结肠穿孔、结肠出血、肠系膜撕裂、结肠浆膜撕裂、结肠黏膜下气肿等。

(三)纤维支气管镜检查

纤维支气管镜检查于 20 世纪 70 年代在我国开始应用,逐渐普及,成为支气管疾病等诊断和治疗的一项重要手段。它具有管径细、弯曲度大、可视范围广、可进入亚段支气管、可在直视下进行活检或刷检、可进行支气管肺泡灌洗、患者痛苦少等优点。新一代电子摄像纤维支气管镜,其图像更加清晰,显像、资料储存功能更齐全。它适用于如下情况:不明原因的咯血,需明确出血原因及部位者;原因不明的肺不张、阻塞性肺炎、局限性肺气肿,怀疑支气管阻塞病变者;性质不明的弥漫性病变、孤立性结节或肿块,需做活检、刷检或支气管肺泡灌洗者;收集下呼吸道分泌物做细菌学检查;用于治疗,如钳取异物、肺脓肿直视下吸痰和局部用药,以及激光、高频电刀解除气道内梗阻等。

知识链接

超声内镜检查

超声内镜是头端具有微型超声探头的一种内镜。在内镜观察消化道各种异常改变的同时,可于距病灶最近的位置对病灶进行超声扫描的检查方法称为超声内镜检查(EUS)。EUS 能清晰地显示消化道壁及其周围脏器的良恶性病变,可用于对食管、胃和胰胆系统的良恶性病变的定位、定性诊断和介入治疗。

目标检测

单项选择题

目标检测答案

1. 关于正常成年男性红细胞、血红蛋白、白细胞的正常参考值的描述,下列哪项正确?(   )

A. $(3.5\sim5.0)\times10^{12}/L$、$110\sim150$ g/L、$(4\sim10)\times10^{9}/L$

B. $(4.0\sim5.0)\times10^{12}/L$、$110\sim150$ g/L、$(4\sim10)\times10^{9}/L$

C. $(4.0\sim5.0)\times10^{12}/L$、$120\sim160$ g/L、$(4\sim10)\times10^{9}/L$

D. $(4.0\sim5.5)\times10^{12}/L$、$120\sim160$ g/L、$(4\sim10)\times10^{9}/L$

E. $(4.0\sim5.5)\times10^{12}/L$、$110\sim160$ g/L、$(4\sim10)\times10^{9}/L$

2. 下列关于以血红蛋白(Hb)标准判断贫血的描述,哪一项是正确的?(   )

A. 成年男性 Hb<110 g/L   B. 成年女性 Hb<120 g/L

C. 成年男性 Hb<120 g/L   D. 成年女性 Hb<100 g/L

E. 成年男性 Hb<130 g/L

3. 淋巴细胞增多见于(   )。

A. 病毒性感染   B. 寄生虫感染   C. 化脓菌感染   D. 血清病   E. 放射病

4. 中性粒细胞增多常见于(   )。

A. 伤寒   B. 化脓性感染   C. 系统性红斑狼疮

D. 脾功能亢进   E. 病毒感染

5. 每升尿中含血量超过多少即可呈现淡红色,称为肉眼血尿?(   )

A. 1 ml   B. 2 ml   C. 3 ml   D. 4 ml   E. 5 ml

6. 少尿是指 24 h 尿量为(   )。

A. 50~100 ml   B. 100~150 ml   C. 150~200 ml   D. 200~300 ml   E. <400 ml

7. 粪便镜检有大量白细胞常见于(   )。

A. 肠炎   B. 细菌性痢疾   C. 阿米巴痢疾   D. 消化不良   E. 克罗恩病

8. 细条状粪便常见于(   )。

A. 便秘   B. 痔疮   C. 直肠癌   D. 肠结核   E. 消化不良

9. 粪便隐血试验持续阳性常见于(   )。

A. 消化性溃疡   B. 肠结核   C. 食动物血   D. 胃癌   E. 痔疮

10. 下列哪项是反映肝损害最敏感的检查指标?(   )。

A. AFP(甲胎蛋白)   B. ALT(丙氨酸氨基转移酶)

C. AST(天冬氨酸转氨酶)   D. γ-GGT(γ-谷氨酰转移酶)

E. ALP(碱性磷酸酶)

11. 临床上怀疑急性肝炎时,应尽快行下列哪项检查?(　　　)

A. 蛋白质代谢检查　　　　　　　　B. ALT 检查　　　　　　　　C. ALP 检查

D. 血清胆红素检查　　　　　　　　E. 血脂检查

12. 空腹血糖正常值为(　　　)。

A. 3.5～6.5 mmol/L　　　　　　　B. 3.9～6.1 mmol/L　　　　　　C. 3.9～7.0 mmol/L

D. 3.5～8.5 mmol/L　　　　　　　E. 3.5～6.1 mmol/L

13. 血清钾正常范围为(　　　)。

A. 2.9～6.0 mmol/L　　　　　　　B. 2.9～5.0 mmol/L　　　　　　C. 3.5～5.0 mmol/L

D. 3.5～5.5 mmol/L　　　　　　　E. 3.5～6.0 mmol/L

14. 下列可防止动脉粥样硬化的脂蛋白是(　　　)。

A. CM　　　　B. VLDL　　　　C. LDL　　　　D. HDL　　　　E. 以上都不是

15. 下列可导致动脉粥样硬化的脂蛋白是(　　　)。

A. CM　　　　B. VLDL　　　　C. LDL　　　　D. HDL　　　　E. 以上都不是

16. 下列哪项检查常用作肺结核的筛查?(　　　)

A. CT　　　　　　　　　　　　　　B. 胸部 X 线片　　　　　　　　C. 结核菌素试验

D. 红细胞沉降率　　　　　　　　　E. 痰结核菌检查

17. 下列何种疾病应首选 CT 检查?(　　　)

A. 脑出血　　　　B. 肺炎　　　　C. 肝癌　　　　D. 冠心病　　　　E. 肾结石

18. 下列组织中在 X 线片上显示白色的是(　　　)。

A. 骨骼　　　　B. 肌肉　　　　C. 乳房　　　　D. 皮肤皱褶　　　　E. 肺野

19. 代表心房除极的心电图波形是(　　　)。

A. QRS 波群　　　　B. S 波　　　　C. T 波　　　　D. P 波　　　　E. U 波

20. 窦性 P 波是指(　　　)。

A. R 波规律出现　　　　　　　　　　B. Ⅰ、Ⅱ导联直立,aVF、V_3 导联倒置

C. aVF、V_3 导联直立,Ⅰ、Ⅱ导联倒置　　　D. Ⅰ、Ⅱ、aVF 导联直立,aVR 导联倒置

E. Ⅰ、Ⅱ导联倒置,aVR 导联直立

21. 正常人在 R 波为主的导联中 Q 波振幅不应大于同导联 R 波的(　　　)。

A. 1/2　　　　B. 1/4　　　　C. 1/6　　　　D. 1/10　　　　E. 1/5

22. 绿色导联线应连接在(　　　)。

A. 右上肢　　　　B. 左上肢　　　　C. 右下肢　　　　D. 左下肢　　　　E. 胸前

23. 胸导联探查电极位置正确的是(　　　)。

A. V_1 在胸骨右缘第 4 肋间　　　　　　　B. V_2 在胸骨左缘第 4 肋间

C. V_3 在 V_2 与 V_5 连线的中点　　　　　　D. V_4 在左锁骨中线与第五肋间相交处

E. V_5 在左腋前线与 V_3 同一水平处

24. 心电图纸移动速度为 25 mm/s,横距 1 mm 代表(　　　)。

A. 0.04 s　　　　B. 0.08 s　　　　C. 0.02 s　　　　D. 0.01 s　　　　E. 0.10 s

(宣永华)

急诊疾病

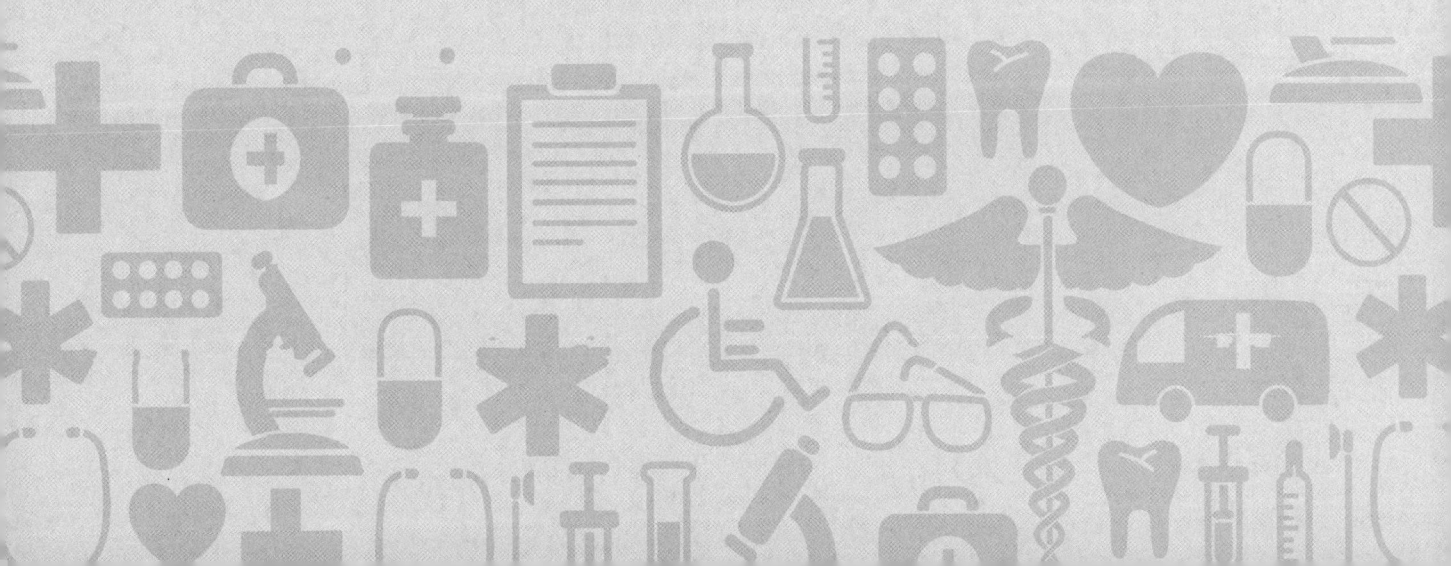

常见急症

第 1 节 休 克

休克是由各种致病因素引起有效循环血量减少,器官和组织微循环灌注不足,致使组织细胞缺氧、代谢紊乱和器官功能受损的临床综合征。

一、休克的病因分类

休克按其病因不同,可分为以下几类。

1. 低血容量性休克 最常见,见于出血、烧伤、失水、腹泻、呕吐等。

2. 心源性休克 见于急性心肌梗死、心力衰竭及严重心律失常等。

3. 感染性休克 见于严重感染,尤其是革兰阴性杆菌释放的内毒素引起的败血症。

4. 过敏性休克 见于使用抗生素、生物制品,接触昆虫,食物及花粉过敏等。

5. 神经源性休克 见于麻醉药、降压药使用过量,脊髓外伤,剧痛,直立性低血压,过度紧张恐惧等。

休克根据其病情轻重可分为轻度休克、中度休克和重度休克;按病程进展又可分为休克早期(微循环收缩期或缺血缺氧期)、休克期(微循环扩张期或淤血性缺氧期)和休克晚期(微循环衰竭期)。

课堂互动:休克按病因分类,可分为哪几类?

二、休克的临床分期与表现

休克的临床表现可分为两个阶段:休克代偿期和休克期。

课堂互动答案

（一）休克代偿期

休克代偿期即休克早期,有效循环血量减少,机体启动代偿机制。中枢神经系统兴奋性增加,交感神经活动增强,患者表现为精神紧张、兴奋、烦躁不安,面色苍白、四肢湿冷,呼吸加快,血压正常或稍高,脉压缩小,尿量正常或减少。如果患者在休克早期能得到及时诊断、治疗,休克可以很快得到纠正,但如果不能及时有效治疗,休克会进一步发展,患者进入休克期。

（二）休克期

休克期即休克抑制期,患者由兴奋转为抑制,表现为神志淡漠,反应迟钝,甚至出现意识模糊或昏迷,口唇及肢端发绀,四肢厥冷,脉搏细速,血压下降至 80 mmHg 以下。严重时,全身皮肤黏膜明显发绀,脉搏无力,血压测不出,少尿或无尿。患者可出现急性呼吸窘迫综合征、代谢性酸中毒及脏器功能改变的表现。弥散性血管内凝血(disseminated intravascular coagulation，DIC)时，患者可出现皮肤黏膜瘀斑及全身广泛、严重的出血倾向，甚至可出现多器官功能障碍综合征(MODS)。

三、辅助检查

1. 动脉血压检查 血压是机体维持循环状态稳定的三个要素之一，较其他两个因素(心排血量和外周阻力)更容易获得，因此血压是休克治疗中最常用的监测指标。但是休克代偿期血压的变化并不大，所以在判断病情时，应兼顾其他参数进行综合分析，动态观察血压的变化更有临床意义。一般认为，收缩压<90 mmHg、脉压<20 mmHg是休克存在的依据，血压回升、脉压增大是休克好转的征象。

2. 中心静脉压(CVP)测定 CVP能反映右心功能，反映血容量、回心血量和右心排血功能之间的关系。正常范围为4～12 cmH$_2$O，CVP降低常表明有效血容量不足。

3. 肺动脉楔压(PAWP) PAWP较CVP可更准确地反映左心房压力。PAWP正常范围为5～12 mmHg。若PAWP低于正常，则提示血容量不足。若PAWP高于正常，提示肺循环阻力增高。

4. 心排血量(CO)和心脏指数(CI) CO正常范围为4～6 L/min，CI正常范围为2.5～3.5 L/(min·m^2)。休克时CO和CI均不同程度降低，但某些脓毒性休克(暖休克)时CO和CI却可能正常或增高。

5. 尿量测定 尿量是反映肾血流量和血容量状况的简便、易行的方法。当尿量少于20 ml/h时，往往表示肾灌注不良或血容量不足。

6. 血液检查 包括血气分析、血乳酸监测、血电解质测定，血尿素氮、肌酐、血清酶及凝血因子等测定；血常规、血小板计数、血细胞比容等检查；血培养及药敏试验等。

7. 其他 包括胸部X线片和心电图检查等。

四、诊断要点

有典型临床表现时，休克的诊断并不难，重要的是能在早期及时发现并正确处理。

1. 早期诊断 早期诊断依据包括：①血压升高而脉压缩小；②心率增快；③口干；④皮肤湿冷、肢端发凉、黏膜苍白；⑤皮肤静脉萎陷；⑥尿量减少(<30 ml/h)。

2. 诊断标准 临床上休克的诊断标准：①有休克的诱因；②有意识障碍；③脉搏细速，脉搏>100次/分或不能触及；④四肢湿冷、胸骨部位皮肤指压阳性(压后再充盈时间>2 s)；皮肤花斑、黏膜苍白或发绀；尿量<30 ml/h或无尿；⑤收缩压<90 mmHg；⑥脉压<20 mmHg；⑦原有高血压者收缩压较基础水平下降30%以上。

凡符合上述"诊断标准"中第①项，第②③④项中的两项和第⑤⑥⑦中的一项者，即可诊断为休克。

五、防治要点

休克是一种急危重症，早期、迅速采取有效的抢救措施是救治成功的关键。治疗的关键在于尽早去除病因、尽快恢复有效循环血量、维持机体正常代谢水平、保护重要脏器功能。

(一)一般治疗

1. 体位 患者平卧，将下肢抬高15°～30°；伴有呼吸困难时，将头、胸部抬高30°。保持安静，避免不必要的搬动。

2. 快速建立静脉通道 选用大口径静脉穿刺针建立输液通道，必要时建立2～3条通道，或行深静脉穿刺、静脉切开。

3. 保持呼吸道通畅 给予吸氧，流量为4 L/min左右。必要时使用呼吸机。

(二)病因治疗

积极处理原发病，去除休克的原始诱因(如止血、抗感染、强心、镇痛、抗过敏等)是治疗休克的先决条件。

(三)扩容治疗

大部分休克患者存在有效循环血量绝对或相对不足，其治疗的共同目标是恢复组织灌注，所以及时、快速、有效地补充血容量是治疗休克的关键（心源性休克除外）。补液的原则是"先快后慢、先晶后胶、按需补液"。

（四）纠正酸中毒

休克时常有酸中毒，应及时纠正。治疗酸中毒的根本办法是补液扩容，改善微循环灌注。

（五）血管活性药物的应用

应用血管活性药物是抗休克治疗的重要手段之一，但须在积极治疗原发病因（如抗感染、止血等）、补充有效循环血量、纠正酸中毒等基础上，选用适当的血管活性药物。常用的血管活性药物有缩血管药、血管扩张药、抗胆碱药等。血管活性药物使用得当可提高动脉血压，改善血流灌注，从而使休克得到改善。

（六）糖皮质激素的应用

这类药物的应用指征有争议，目前较为一致的看法是糖皮质激素适用于感染性休克、心源性休克、过敏性休克、顽固性休克及休克并发急性呼吸窘迫综合征（ARDS）或脑水肿等。

（七）防治 DIC 及营养支持

对于休克患者，需注意防治 DIC 的发生及给予足够营养支持。

知识链接

休克诊断思路

休克的诊断思路："一看"，即看意识、肤色、甲床、颈静脉、呼吸；"二摸"，即摸肢体温度、湿度和脉搏；"三测"，即测血压和脉压；"四量"，即观察尿量。

第 2 节　心肺脑复苏

一、概述

心肺复苏（cardiopulmonary resuscitation，CPR）是针对心搏和呼吸骤停所采取的恢复循环和呼吸功能的抢救措施。脑复苏（CR）是减轻心搏骤停后脑缺血损伤、保护脑功能的救治措施。在实践中发现，有效的人工呼吸、心脏按压和电除颤可大大提高心肺复苏的效果，使患者很快恢复心搏、呼吸，但脑复苏却比较困难。从最后的治疗效果来看，脑复苏失败也就意味着整个心肺复苏的失败。因此，现代医学强调在心肺复苏过程中注意对脑功能的保护，即将既往的心肺复苏延伸为心肺脑复苏（cardio-pulmonary-cerebral resuscitation，CPCR）。

随着心肺脑复苏内容的充实、应用的普及，不少濒死的患者生命得到挽救。整个复苏程序可分为基础生命支持（basic life support，BLS）、高级生命支持（advanced life support，ALS）和后续生命支持（prolonged life support，PLS）三个阶段。

二、基础生命支持

基础生命支持也称现场复苏或初期复苏，是发现患者心搏骤停后立即采取的急救措施。内容包括识别心搏骤停、启动急诊医疗服务体系、建立人工循环、开放气道、人工呼吸等。基础生命支持可由医疗专业人员操作，也可由非专业人员操作。

基础生命支持的核心内容可以归纳为 CABD：C（circulation）人工循环、A（airway）开放气道、B（breathing）人工呼吸、D（defibrillation）电除颤。具体实施步骤可分为以下十步。

（一）判断

首先要判断患者心搏、呼吸是否停止。若患者出现意识突然丧失、大动脉（如颈动脉、股动脉等）

搏动消失、无自主呼吸，即可诊断为心搏、呼吸骤停，应立即实施抢救。切忌反复测量血压、听心音或等待心电图结果等，以免延误抢救时机。

知识链接

心搏骤停

引起心搏骤停的原因很多，冠状动脉粥样硬化性心脏病是最常见的原因，其他常见原因有电击、溺水、创伤、窒息、严重过敏反应和药物过量等。心搏骤停患者大多是一时性心律失常，病变并非已发展到致命的程度。只要抢救及时、正确、有效，许多患者有望救活。

在常温下，心搏停止3 s患者即感到头晕，10～20 s可发生晕厥或抽搐，60 s后瞳孔散大，呼吸可同时停止，4～6 min后脑细胞可能发生不可逆损害。因此，要使患者得救，避免脑细胞死亡，以便于心搏、呼吸恢复后意识也能恢复，就必须立即进行有效的心肺复苏。复苏开始得越早，患者存活率越高。4 min内进行复苏者约50%可被救活；4～6 min开始复苏者，约10%可被救活；超过6 min开始复苏者存活率仅为4%；10 min以上开始复苏者，存活率更低。

（二）呼救、启动急诊医疗服务体系

一旦确定患者心搏骤停，应立即向周围呼救。作为目击者，此时应请人协助拨打急救电话，启动急诊医疗服务体系（EMSS）。

（三）摆放正确体位

将患者置于硬板床或地面上，取仰卧位，头偏向一侧，双上肢置于躯干两侧，双下肢伸直。当患者呈俯卧位需要翻转身体时，应沿纵轴平行翻转，尽量做到不使患者身体出现扭曲。在翻转患者身体时应注意有无颈部损伤和骨折，如有颈部骨折应整体搬动来摆放体位，以防颈髓损伤或高位截瘫的发生。

（四）心前捶击复律

心前捶击能使少数心搏骤停患者（如无脉性室速患者）恢复窦性节律。因此，一旦确认心搏骤停而手边无除颤仪时，应坚定地予以心前捶击。具体方法是拳头抬高20～30 cm，捶击患者胸骨中下1/3处1～2次。

（五）人工循环

胸外心脏按压是建立人工循环（circulation，C）的主要办法，按压位置为胸骨下半部（图7-1），即胸骨中下1/3交界处（两乳头连线与胸骨交界处）。按压时，抢救者跪于患者身旁，一手掌根部置于按压位置，另一手掌根部平行叠放于第一手掌之上（小于3岁的儿童，用2个手指按压，其余儿童用单手按压），双手紧扣，双臂绷直，垂直向下用力按压，一般按压力量以使胸骨下陷5 cm为宜（儿童3～4 cm），然后放松，使胸廓回弹，但手掌根部不能离开胸壁，如此反复，频率为至少100次/分（婴幼儿120次/分）。按压应平稳、有规律地进行，不能间断，不能冲击式按压（图7-2）。心脏按压与人工呼吸的比例为30∶2。

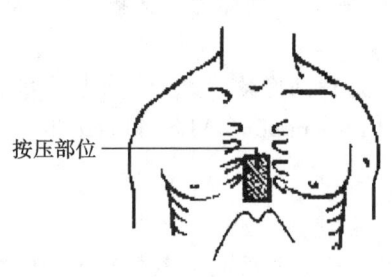

按压部位

图7-1　胸外心脏按压部位

（六）开放气道

保持呼吸道通畅是进行人工呼吸的先决条件，因此，首先应清除呼吸道、口鼻腔内的异物或分泌物，取出义齿，以便开放气道。昏迷患者往往因舌肌松弛后坠，阻塞气道而使通气障碍，急需开放气道。开放气道（airway，A）的方法包括以下几种。

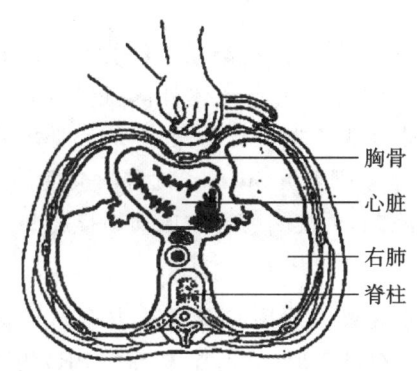
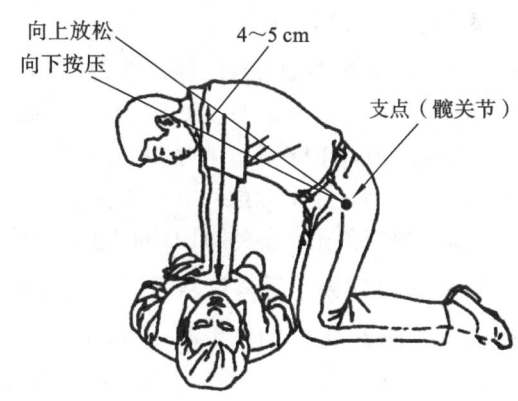

图 7-2 胸外心脏按压方法

1. 抬颏-仰头法 抢救者一手置于患者前额,下压使其头向后仰,另一手示指、中指置于患者下颏处,抬起下颏(推向前上方),使下颌角、耳垂连线与地面垂直(图 7-3)。此法较安全,适用于所有患者。

2. 托颌法 抢救者将手放置在患者头部两侧,两手拇指按住患者口角旁,其余手指托住下颌部,用力将下颌向上抬起,使下颌牙列高于上颌牙列(图 7-4)。此法也可畅通气道,适用于疑有颈椎损伤的患者。

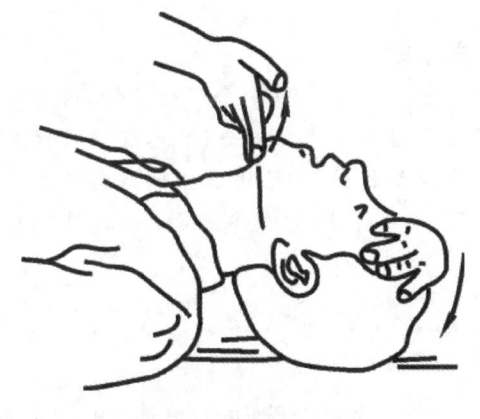

图 7-3 抬颏-仰头法

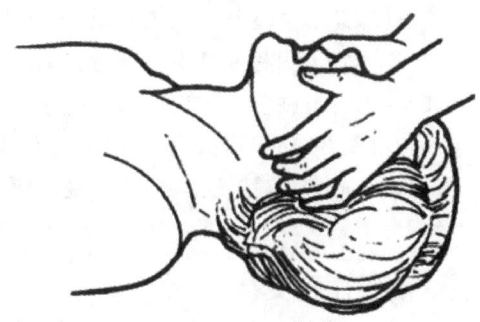

图 7-4 托颌法

(七)判断自主呼吸

在畅通气道的同时,通过"一看、二听、三感觉"的方法判断患者有无自主呼吸,即观察患者的胸部有无起伏;用耳或面部贴近患者口鼻,听或感觉患者呼吸道有无气流声及气体呼出。若抢救者非专业急救者,不能确定有无自主呼吸,或医务人员在 10 s 内不能觉察到有效的自主呼吸,应立即开始人工呼吸。

(八)人工呼吸

最常用的急救方法是口对口人工呼吸(breathing,B)。进行口对口人工呼吸时,抢救者用固定患者前额的手的拇指与示指捏闭患者鼻孔,然后深吸一口气,用嘴唇密封住患者的口部,用力吹气 1 s 以上(图 7-5),当患者胸部隆起后即停止吹气,放开紧捏的鼻孔,使患者被动呼气。吹气频率为 10～12次/分,通常每心脏按压 30 次后,迅速大力吹气 2 次,即心脏按压与人工呼吸的比例为 30:2。

对于牙关紧闭或口唇有创伤的患者,在确保呼吸道通畅的情况下可用口对鼻人工呼吸法,婴幼儿可用口对口鼻人工呼吸法。

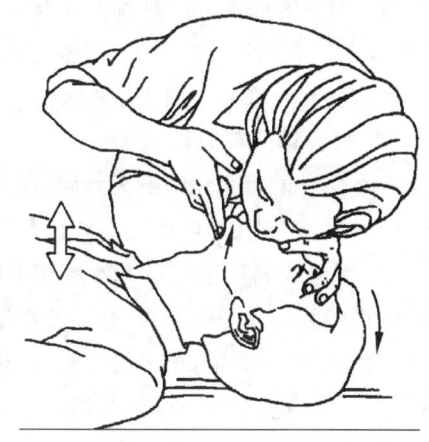

图 7-5 口对口人工呼吸

（九）早期体外除颤

大部分成人出现突然、非创伤性心搏骤停时的最初心律失常为心室颤动（简称室颤），而除颤（defibrillation,D）是对室颤最为有效的治疗方法。现场有条件者可用自动体外除颤器（automated external defibrillator,AED）进行电除颤。AED大大方便了非专业急救人员的操作，为心搏骤停的抢救争取了宝贵的时间。公众除颤计划要求受过训练的人员（非专业人员30 min就可学会使用AED）在5 min内就近使用预先准备的AED对心搏骤停者实施电除颤，可使院前急救成功率提高2～3倍。

（十）判断复苏效果，尽早实施高级生命支持

在胸外心脏按压和人工呼吸3～4 min后，可评估复苏效果。效果好者尽早安全转运至医院ICU，实施高级生命支持。无效者继续进行心肺复苏（CPR）。有条件时，在心肺复苏（CPR）的同时也可由2名抢救人员尽早实施现场高级生命支持。

判断复苏有效的指标：①可触及颈动脉搏动；②收缩压＞60 mmHg；③患者面色由发绀转为红润；④瞳孔由大变小，对光反射逐渐恢复；⑤自主呼吸恢复；⑥心电图出现窦性心律、房性心律或交界性心律，并能听到相应的心音。

课堂互动答案

课堂互动：基础生命支持的核心内容有哪些？

知识链接

现场抢救考虑终止复苏的指征

现场复苏应坚持不间断地进行，不可轻易做出停止复苏的决定，若符合下列条件，现场抢救人员方可考虑终止复苏。①急救现场情况危险，严重威胁人员生命安全；②患者呼吸和循环已得到有效恢复；③有急救人员接替复苏或其他人员接替抢救；④已由医生判断患者死亡（一般抢救30 min以上）。如果在现场或转运途中急救，经过评估，宣布终止复苏时应该做好在场家属的解释、安慰工作，以取得家属充分理解。

三、高级生命支持

高级生命支持也称后期复苏，由专业急救人员到达现场后进行或在医院内进行，是在基础生命支持的基础上利用设备、特殊技术和药物等进行更为有效的呼吸、循环支持，以恢复患者自主心跳和呼吸，重建心肺功能的方法。高级生命支持应尽早开始。

（一）人工通气

主要方法有气管内插管、气管切开建立人工气道，并根据患者自主呼吸情况行呼吸支持。

1. 气管内插管　如有条件，应尽可能早期实施气管内插管以代替口对口人工呼吸。因为气管内插管是进行人工通气的最好方法，它能保持呼吸道通畅，减少气道阻力，便于清理呼吸道分泌物，减少解剖无效腔，为吸氧加压人工通气（呼吸机）、气管内给药等提供有利条件。

2. 气管切开　通过气管切开可较长时间保持呼吸道通畅，防止或迅速解除气道梗阻，清除气道分泌物，减少气道阻力和解剖无效腔，增加有效通气量，也便于吸痰、加压给氧及气管内滴药。气管切开常用于面颈部创伤后呼吸困难或已行气管内插管需要较长时间应用呼吸机辅助呼吸者。

3. 呼吸支持　吸氧可有效地纠正低氧血症。根据不同条件可用不同的给氧方式，包括面罩、口咽或鼻咽导管、简易呼吸器、气管插管喉罩、氧源性机械呼吸机等，根据患者自主呼吸情况选择氧疗或呼吸机辅助呼吸。其中，用简易呼吸器行人工呼吸是最简单的一种人工机械通气方式（图7-6）。简易呼吸器由一个橡皮囊、三通阀门、连接管和面罩组成。在橡皮囊后面有一单向阀门，可保证橡皮囊舒张时空气能单向进入；其侧方有一氧气入口，可由此输氧10～15 L/min，徒手挤压橡皮囊，保持适当的频率、深度和时间，可以使吸入气体的氧浓度增至60%～80%。

（二）人工循环

继续进行胸外心脏按压，必要时采取胸内心脏按压。循环辅助设备包括胸外按压器、心肺复苏机等。

（三）电除颤或心脏起搏

室颤者首次除颤无效时，持续心肺复苏、纠正缺氧和酸中毒、静脉注射肾上腺素（可重复使用）及利多卡因（1～1.5 mg/kg）或溴苄铵（5～10 mg/kg），可提高再次除颤成功率。

人工心脏起搏是通过心脏起搏器发放脉冲电刺激，引起心肌兴奋与收缩的治疗方法。临时心脏起搏主要用于心室停搏、严重心动过缓。

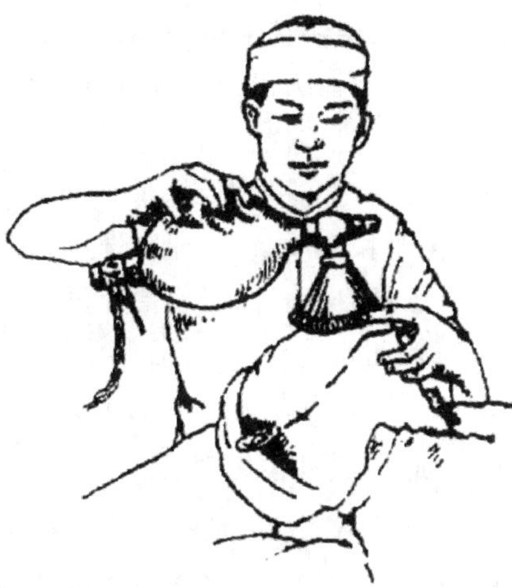

（四）复苏用药

图 7-6 用简易呼吸器行人工呼吸

复苏用药的目的在于增加脑、心等重要器官的血流灌注，纠正酸中毒、提高心肌张力或室颤阈值，以利于除颤。

1. 给药途径 以静脉给药为首选，其次是气管滴入法。心内注射给药目前不主张应用，仅在开胸心脏按压或其他途径无法注入药物时采用。

2. 常用药物 肾上腺素是心脏复苏的首选药物，其他药物有利多卡因、胺碘酮、阿托品、溴苄铵、多巴胺、碳酸氢钠等。

（五）监测

在复苏过程中应尽早使用心电监护仪，以明确心搏骤停类型和心律失常变化情况，指导抗心律失常治疗。同时应重视动脉压、中心静脉压、血气分析、尿量、电解质、肝肾功能等监测，一旦发现异常，应立即采取措施。

四、后续生命支持

后续生命支持即复苏后处理，指自主循环恢复后进一步采取措施，以确保脑功能的恢复和其他器官功能的稳定，使患者不遗留包括神经系统在内的后遗症。

（一）脑复苏

心搏、呼吸骤停患者复苏成功的最终目的是脑复苏，通过恢复脑的再灌注来促进中枢神经系统功能的恢复，以恢复患者智能、生活和工作能力。脑灌注压受颅内压和平均动脉压的影响（脑灌注压＝平均动脉压－颅内压），当其小于 30 mmHg 时，脑血流灌注严重不足，将引起脑细胞坏死。因此，在心肺复苏的同时和自主循环恢复后应尽早采取脑复苏措施。研究证明各种药物在脑复苏领域疗效甚微，而亚低温疗法（32～35 ℃）对脑具有保护作用，且无明显不良反应。脑复苏的措施如下。

1. 维持有效血压水平 自主循环恢复后，应尽快提高动脉压和脑灌注压，在改善脑循环、防止缺氧性脑损伤和恢复脑功能方面有着重要作用。因此在补充血容量的基础上，应适当应用血管活性药物，将平均动脉压维持在 90～100 mmHg。首选多巴胺，也可与多巴酚丁胺联合使用。

2. 防治脑水肿 心搏骤停后患者常出现脑水肿，而脑水肿的治疗又是改善脑灌注、促进神经细胞功能恢复的主要措施。对神志恢复缓慢或有颅内压增高者，应及时选用甘露醇、利尿剂。

3. 亚低温治疗 研究证明，体温每下降 1 ℃，脑代谢下降 5%～7%，体温 32 ℃时脑组织代谢率降至正常的 50%，所以降温是降低脑代谢率的一种有效方法。降温技术有多种，如使用冰袋、冰毯、冰帽等。目前，多主张头部亚低温疗法，有条件者可在心搏骤停 5 min 内实施。方法：应用冰帽或冰袋降低头部温度，保持头温（即耳温）34 ℃，持续时间根据患者具体情况而定，以听觉或痛觉恢复为限，一般为 2～5 天。

4. 应用脑保护药　可应用以下药物。

（1）促进脑细胞代谢药物：细胞色素 C、辅酶 A、胞二磷胆碱、脑活素等。

（2）钙通道阻滞剂：尼莫地平、维拉帕米、利多氟嗪等。

（3）氧自由基清除剂：甘露醇、维生素 E、维生素 C、丹参注射液等。

（4）肾上腺皮质激素：通常选用地塞米松，也可选用短效的甲泼尼龙。

5. 高压氧治疗　高压氧治疗可很大程度提高患者的动脉血氧分压，明显提高脑组织和脑脊液的氧分压，有效纠正脑缺氧，减轻脑水肿，降低颅内压，促进缺氧脑细胞的功能修复，促进患者意识的恢复，同时高压氧治疗也有利于其他器官的血氧供应。有条件者可尽早实施。

（二）维护其他器官功能

1. 维护循环功能　心搏骤停后综合征常伴有心律失常、心排血量降低和休克，应通过严密监测、评估病情变化，发现心电图和血流动力学改变并采取相应措施，如抗心律失常、抗休克等，以维护循环功能。

2. 维持呼吸功能　自主呼吸恢复良好者，无须气管插管，注意保持呼吸道通畅，经面罩或鼻导管吸氧。自主呼吸存在但不稳定者，应保留气管插管，给予高浓度吸氧，必要时应用呼吸兴奋剂或行机械通气。自主呼吸微弱或消失者，应保留气管插管，接通呼吸机行机械通气。

3. 防治肾功能不全　心搏骤停时间长、心搏骤停后持续低血压或大量应用缩血管药物，均可能造成肾功能不全。所以，患者宜留置导尿管，记录每小时尿量、尿液比重；监测血压、血肌酐、尿素氮变化。一旦出现肾脏替代治疗指征，应考虑血液透析或血液滤过。

4. 防治消化道出血　心搏骤停后综合征可导致应激性溃疡，糖皮质激素或抗凝药物的应用均可能引起急性上消化道大出血。尽早恢复胃肠黏膜的血液供应是控制应激性溃疡发生与发展的关键，亦可使用保护胃黏膜、降低胃内氢离子浓度的药物治疗，如质子泵抑制剂。

（三）其他治疗

如保持水、电解质及酸碱平衡，及时控制感染等。

第 3 节　损　　伤

损伤是机体在受到各种致伤因子作用后出现的组织器官的完整性破坏或功能障碍。损伤包括创伤、烧伤、冻伤、咬伤等，临床上十分常见，故在急诊和外科领域中占有非常重要的地位。

一、分类与发病机制

损伤分类能确定损伤的性质和程度，为治疗提供必要的依据，有利于及时抢救有生命危险的伤员，并进行有效的院前急救和转运。常见的损伤分类如下。

（一）按致伤部位分类

按致伤部位分类是临床上最常用的分类法。损伤可分为颅脑伤、颌面部伤、颈部伤、胸（背）部伤、腹（腰）部伤、骨盆伤、脊柱脊髓伤和四肢伤等。

（二）按致伤因素分类

常见的致伤因素如下：①机械因素，多为钝性或锐性暴力所致的损伤，也称为创伤，如擦伤、挫伤、扭伤、挤压伤、刺伤、撕裂伤等。②物理因素，如冻伤、烧伤、电击伤、放射伤等。③化学因素，如强酸、强碱所致的损伤。④生物因素，如毒蛇、昆虫等动物咬伤。

多发伤一般指在同一致伤因素作用下，人体同时或相继遭受两处以上解剖部位的损伤。复合伤指两种或两种以上致伤因素同时或相继作用于机体所造成的损伤。如放射线与热力作用造成的放烧复合伤，热力和冲击波作用造成的烧冲复合伤，毒剂与机械力作用造成的毒剂创伤复合伤等。

（三）按有无伤口分类

损伤部位皮肤黏膜完整者称为闭合伤，如挫伤、扭伤、挤压伤、震荡伤、关节脱位等；损伤部位皮肤黏膜破损者称为开放伤，如擦伤、切割伤、刺伤、撕裂伤和火器伤等。

开放伤者常有外出血，并发感染的机会较多，尤其应注意防治破伤风。破伤风是一种与创伤密切相关的特异性感染，一旦发生，患者死亡率高。致病的破伤风杆菌为专性厌氧菌，发生外伤时该菌可能污染伤口及深部组织，如伤口外口小，伤口内有坏死组织、血块充塞，或填塞过紧、局部缺血等，可形成一个适合该菌生长繁殖的缺氧环境。

（四）按损伤程度分类

一般分为轻伤、重伤、危重伤、濒死伤四类。

1. 轻伤　伤情较轻，无重要脏器损伤。一般不需住院治疗，如挫伤、扭伤、撕裂伤等。此类伤员现场分类以绿色标记。

2. 重伤　伤情虽较重但生命体征平稳，可以在一定时间内做好术前准备及必要的检查，争取在 12 h 内手术。如上肢开放性骨折、无呼吸障碍的胸部外伤等，此类伤员现场分类以黄色标记。

3. 危重伤　伤情严重，伤员随时可能发生生命危险，必须紧急处理。如内脏大出血、休克、张力性气胸等。生命体征常有显著异常，此类伤员现场分类以红色标记。

4. 濒死伤　濒死伤的生存机会很小。此类伤员现场分类以黑色标记。

损伤后机体可发生局部和全身反应，这些反应有利于机体对抗损伤因子的有害作用，以维持内环境的稳定和促进机体的康复。但若反应过于强烈，对机体也会造成有害的影响。

> **课堂互动**：按致伤因素分类，损伤可分为哪几类？

二、临床表现

损伤的临床表现与致伤因素及作用部位密切相关，亦与伤员的年龄、患病情况有关。

课堂互动答案

1. 局部表现　①疼痛：与受伤部位、轻重及炎症反应有关，活动时加重，一般 1～3 天缓解，持续或加重提示可能并发感染。②肿胀：由局部出血和炎性渗出所致。③功能障碍：由创伤、疼痛、炎症所致。④皮下瘀斑：由皮下血管出血造成。⑤伤口：开放性创伤伤员可见皮肤裂口、局部出血、组织坏死甚至器官脱出体外。

2. 全身表现　①发热：多由损伤区血液或其他组织分解坏死物吸收引起，一般在 38 ℃左右，受伤后 3 天逐渐恢复。体温过高或持续不退，应考虑存在感染或中枢性高热。②休克：与创伤、失血、感染等因素有关。③其他严重并发症：如急性呼吸窘迫综合征、急性肾衰竭、应激性溃疡或多器官功能障碍综合征等。

三、辅助检查

根据伤员的情况和医院具体条件合理选择辅助检查，如常规化验、X 线透视或摄片、CT 检查、MRI 检查、B 超检查、各种诊断性穿刺等。

四、诊断要点

损伤的诊断有时非常容易，仅根据外伤史和局部表现就可以做出正确诊断。有时却十分困难，如闭合性损伤、多发伤、复合伤等，常需要多专业联合诊断。对复杂性损伤应做到"三不"，即不随便确定诊断、不满足于某个诊断、不忽视隐匿的损伤。

损伤的诊断主要是明确伤部、伤型、伤因和伤情。通过详细询问病史（包括伤因、伤时、地点、姿势、伤后局部和全身表现、处理经过等）结合体格检查一般可做出诊断。体格检查时，应先检查患者的神志、呼吸、脉搏、血压等生命体征，区分伤情轻重；然后对各系统做全面仔细的检查。若患者有危及生命的严重损伤或并发症，应先采取相应的急救措施，待伤情好转再做全面检查。对闭合伤要查明深部重要组织器官有无损伤；对开放伤要了解伤口形状、大小、深度、出血情况、污染程度、有无异物存留以及深层重要组织器官损伤情况等。必要时进行辅助检查以明确诊断。

五、防治要点

(一)现场急救

损伤的治疗从现场急救开始,基本原则是先救命,后治伤。如发生窒息、大出血、呼吸困难等情况,必须立即抢救,否则伤员会在短时间内死亡。即使发生心搏骤停,只要有可能抢救,就应立即进行心肺复苏,以挽救伤员生命。妥善的现场急救能为后续治疗奠定良好的基础,预防或减轻并发症,有利于伤员顺利康复。

(1)去除致伤因素,避免继续损伤。例如,塌方致挤压伤时应尽可能移去压迫肢体上面的物体,迅速将患者搬运至较安全的地方。

(2)优先抢救心搏和呼吸骤停、窒息、大出血、张力性气胸、休克、内脏脱出等可能危及患者生命的急症,确保循环得以维持和呼吸道通畅。

(3)包扎伤口,以防进一步污染和出血。

(4)骨折或关节损伤的肢体应进行临时固定。

(5)酌情使用止痛剂,但应避免掩盖病情。

(6)液体复苏,以防休克的发生与恶化。

(7)根据伤情选用适当的运输工具,迅速将伤员就近转运到有救治条件的医疗单位。

(二)后续救治

经过现场急救或紧急处理后,根据伤情继续积极采取有效措施进行救治。

1. 清创 对常见的软组织伤口,应反复冲洗、消毒周围皮肤,清除异物和坏死组织后缝合。清创的目的是使污染的伤口转变为清洁伤口,有利于缝合后一期愈合。一般受伤后 6～8 h 必须清创,必要时可延长至 12 h 甚至更长时间。

2. 确定性手术 经过早期紧急救治处理后根据伤员具体情况施行确定性手术,如胸腹器官修复、骨折固定术等。

3. 防治感染 污染较重和组织破坏严重者应及时、足量、有效应用适宜抗生素,开放性创伤伤员必须注射破伤风抗毒血清。

4. 维护重要脏器的功能 严重创伤可直接造成重要脏器损伤,休克、感染、全身炎症反应等引起继发性损害,亦可导致脏器功能障碍。因此,应对伤员呼吸、循环、肝肾功能等进行全面、系统的监测,采取积极有效的措施,维护重要脏器的功能,预防多器官功能衰竭等并发症的发生。

六、临床常见损伤

(一)烧伤

烧伤是由热力(如火焰、热液、热蒸气、热金属等)、电流、放射线、化学物质等作用于人体所引起的组织损伤。烧伤不仅是皮肤损伤,还可深达肌肉、骨骼,严重者引起一系列全身变化,如休克、感染等。根据致伤因素,烧伤可分为热力烧伤、电烧伤、化学烧伤、放射线损伤等。其中,热力烧伤最常见,约占80%。

1. 伤情判断 烧伤的严重程度主要取决于烧伤的面积和深度。

(1)烧伤面积估计:人体体表面积按100%计,烧伤面积以烧伤区占体表面积的百分比表示。常用的面积计算方法如下。

①新九分法:将全身体表面积分成11个9%,另加1个1%来计算的方法。此法适用于大片烧伤区的面积计算。儿童因头部面积较大,并随着年龄增长而逐渐改变身体各部位的比例,应给予矫正。计算方法见表7-1。

表 7-1　新九分法各部位体表面积的估计

部　　位		占成人体表面积的百分比/(%)	占儿童体表面积的百分比/(%)
头颈	发部	3	
	面部	3	9×1	9+(12-年龄)
	颈部	3		

续表

部 位		占成人体表面积的百分比/(%)		占儿童体表面积的百分比/(%)
双上肢	双手	5	9×2	9×2
	双前臂	6		
	双上臂	7		
躯干	躯干前	13	9×3	9×3
	躯干后	13		
	会阴	1		
双下肢	双臀	男 5,女 6	9×5+1	9×5+1-(12-年龄)
	双大腿	21		
	双小腿	13		
	双足	男 7,女 6		

②手掌法:以患者自己五指自然并拢后一手掌面积为体表总面积的 1% 来估计。此法适用于小片、散在烧伤区的面积计算。

(2) 烧伤深度估计:按损伤组织的层次,一般采用"三度四分法",将烧伤分为Ⅰ度、浅Ⅱ度、深Ⅱ度和Ⅲ度烧伤。Ⅰ度烧伤组织学损伤在表皮层,轻度红肿,无水疱,患者有烧灼感,疼痛,3～5 天可愈合,脱屑,不留瘢痕。浅Ⅱ度烧伤组织学损伤在表皮全层和真皮浅层,部分生发层残留,水疱大而薄,创面淡红,渗出明显,患者感觉过敏,剧痛,一般 2～3 周愈合,不留瘢痕。深Ⅱ度烧伤组织学损伤在表皮至真皮深层,尚残留皮肤附件,水疱小而厚,创面红白相间,渗出明显,患者感觉迟钝,疼痛,一般 3～4 周愈合,遗留瘢痕,有色素沉着。Ⅲ度烧伤组织学损伤在皮肤全层甚至达脂肪、肌肉、骨骼,创面苍白、焦黄炭化,皮革样,干燥,树枝状栓塞血管网,患者感觉迟钝,痛觉消失,3～4 周后焦痂可脱落愈合,但恢复时间不等,常遗留瘢痕。

(3) 烧伤严重程度的分类。

①轻度烧伤:Ⅱ度烧伤面积在 9% 以下。

②中度烧伤:Ⅱ度烧伤面积为 10%～29%,或Ⅱ度烧伤面积不足 10%。

③重度烧伤:烧伤总面积为 30%～49% 或Ⅱ度烧伤面积为 10%～19%,或烧伤面积虽达不到上述百分比,但已发生休克等严重并发症、呼吸道烧伤或有较严重的复合伤。

④特重烧伤:烧伤总面积在 50% 以上;或Ⅲ度烧伤面积在 20% 以上;或已有严重并发症。

2. 病理生理和临床分期

(1) 局部改变:烧伤后 48 h 内以渗出为主;伤后 3～5 天开始修复。烧伤后皮肤屏障功能丧失,感染机会明显增加,局部可发生脓性创面、痂下积脓和坏死。

(2) 全身改变:烧伤后 48 h 内,体液大量丢失和红细胞破坏,导致低血容量和血红蛋白尿,严重时可致低血容量性休克和急性肾衰竭。48 h 以后,由于全身创伤炎症反应,患者处于持续的高代谢状态,免疫功能下降,可致脓毒症。

(3) 病程演变及临床分期。

①休克期:烧伤后,由于局部坏死组织释放组胺等血管活性物质,局部毛细血管扩张、通透性增加而导致体液渗出,大量渗出可导致低血容量性休克。

②感染期:烧伤后,只要有创面存在,就有可能发生感染,感染贯穿于整个病程中。

③修复期:伤后 3～5 天机体开始修复,修复时间长短取决于伤势轻重和处理是否得当。创面感染可使伤势加重、修复时间延长、预后差。

3. 防治要点

(1) 现场急救:应尽快让患者脱离致伤环境,抢救生命,保护创面,减轻损伤,减轻痛苦,安全转送。

（2）防治休克：主要用于大面积烧伤、有大量渗出的患者，最基本的措施是补充血容量。

（3）防治感染：关键在于正确处理创面。患者休克基本控制后，在良好的止痛和无菌条件下应尽早清创。一般创面可外敷软膏类药物。创面污染轻的四肢烧伤及小面积烧伤可用包扎疗法。头颈部、会阴部烧伤及有严重感染创面和大面积烧伤患者可用暴露疗法。感染创面根据情况可选用湿敷、半暴露、局部浸泡或全身浸浴等方法充分引流脓性分泌物。根据创面特点和病程进展选用合适的抗生素，加强全身支持及对症处理。

（4）其他：及时纠正体液失衡、维护脏器功能、防治各种并发症等。

（二）常见部位损伤

1. 颅脑损伤　颅脑损伤多见于交通工矿等事故、自然灾害、爆炸、火器伤、坠落、跌倒，以及各种锐器、钝器对头部的伤害，约占全身各部位损伤总数的 20%，发生率仅次于四肢损伤，居第二位，而死亡率却居首位。常见的颅脑损伤有头皮损伤、颅骨骨折和脑损伤，三者可单独发生，也可合并存在。

（1）头皮损伤：一般为暴力直接作用于头皮所致，如碰撞伤、刀砍伤等。头皮可出现裂伤、出血或在局部形成血肿。

（2）颅骨骨折：按发生部位，颅骨骨折可分为颅盖骨骨折和颅底骨折。其中，颅盖骨骨折较常见。颅骨骨折的重要性不在于骨折本身，而在于骨折引起的脑神经组织和血管损伤等。

（3）脑损伤：往往与头皮损伤和颅骨骨折合并发生，但脑损伤的程度和处理效果直接决定患者预后。脑损伤有原发性和继发性之分，前者包括脑震荡、脑挫裂伤等，后者包括脑水肿和各种颅内血肿。脑损伤患者常见的临床表现包括意识障碍、呼吸功能障碍、循环功能障碍、运动功能障碍、语言障碍、瞳孔变化等。

2. 胸部损伤　胸部损伤的发生率居第三位，占全部损伤的 10%~25%。胸部损伤的类型包括肋骨骨折、胸骨骨折、损伤性气胸、损伤性血胸、肺挫伤、心脏损伤等。胸腔内的主要脏器是肺和心脏，损伤后易发生呼吸和循环衰竭。因此，在处理胸部损伤患者时应保持呼吸道通畅，必要时可做气管插管或气管切开。呼吸、心搏骤停者立即进行心肺复苏。

3. 腹部损伤　腹部损伤也很常见。据统计，平时腹部损伤约占创伤手术患者的 20%；战时腹部损伤占战伤手术的 5%~8%。腹部损伤伤情常较复杂，是威胁患者生命的重要原因。腹部损伤分开放伤和闭合伤两类。开放伤按是否穿透腹膜又分为穿透伤与非穿透伤。前者多伴有内脏伤，后者因冲击效应也会引起内脏伤。腹部损伤的危险性主要是腹腔实质性脏器或大血管破裂引起的大出血，以及空腔脏器破损造成的腹腔感染。因此，早期正确诊断和处理是降低此类损伤致死率的关键。

4. 泌尿系统损伤　泌尿系统损伤以男性尿道损伤最为多见，肾、膀胱次之。泌尿系统损伤大多数是胸、腰、腹或骨盆损伤的合并伤。因此，当上述部位严重受损时应注意有无泌尿系统损伤。泌尿系统损伤的主要表现为出血和尿液外渗。大量出血可导致失血性休克，血肿和尿液外渗可继发感染。因此，尽早确诊、正确处理对泌尿系统损伤的预后极为重要。

5. 骨折和关节损伤　骨折和关节损伤在各类损伤中较多见，大多数是由各种暴力作用所致，若处理不当，不仅加重患者病情，甚至可能导致残疾或死亡。骨折和关节损伤包括四肢骨折、关节脱位、脊柱骨折、骨盆骨折等。骨折后可出现畸形、异常活动、骨擦音或骨擦感，一旦出现即可诊断为骨折。骨折和关节损伤的治疗要点为复位、固定和功能锻炼。

第4节　中　暑

一、概述

中暑是指人体在高温、湿度较大和无风的环境中，出现以体温调节中枢障碍，汗腺功能障碍，水、电解质丧失过多为特征的急性疾病。根据发病过程及轻重，中暑可分为先兆中暑、轻度中暑和重度中暑。根据发病机制和临床表现不同,重度中暑可分为热痉挛、热衰竭、热射病。

体温的调节机制基本上属于神经反射活动。温度感受器接受机体内、外环境温度的刺激,通过下丘脑体温调节中枢,反射性引起内分泌腺、骨骼肌、皮肤血管和汗腺等组织器官活动的改变,从而调节机体的产热和散热过程,使体温保持在相对恒定的水平。

人体体温调节机制简图如图 7-8 所示。

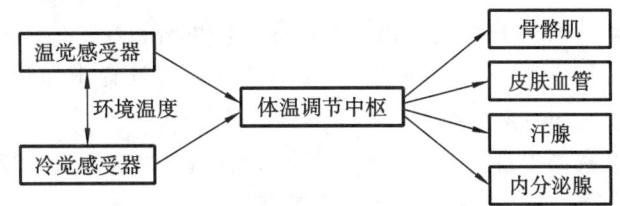

图 7-8　人体体温调节机制简图

人体在寒冷环境中增加产热、减少散热,在炎热环境中减少产热、增加散热。但人体调节体温的能力是有限的,当长时间置身于寒冷环境中,机体产生的热量不足以补偿散失的热量时,体温降低;而在高温环境中过久,体内热量散不出去,可导致体温升高。

二、临床表现

(一)先兆中暑

人体处在高温环境下一定时间后,可出现多汗、口渴、头痛、头晕、四肢无力、注意力不集中、动作不协调等症状。体温一般正常或略有升高,一般不高于 37.5 ℃。若能及时转移到阴凉通风处,补充水和电解质,通常短时间内即可恢复。

(二)轻度中暑

除上述先兆中暑表现外,患者出现面色潮红、皮肤灼热,或早期呼吸循环衰竭的表现,如面色苍白、皮肤湿冷、血压下降、脉搏加快等,体温往往在 38 ℃以上。若能及时处理,通常在数小时内恢复。

(三)重度中暑

除上述症状外,患者可出现晕厥、昏迷、痉挛、皮肤干燥无汗或体温在 40 ℃以上,应紧急处置,如不及时救治将会危及生命。

1. 热痉挛　热痉挛一般发生于患者大量出汗后,饮水多而电解质补充不足,血钠、血氯浓度明显降低时。患者肌肉突然出现阵发性痉挛和疼痛,体温可在正常范围。热痉挛也可为热射病的早期表现。

2. 热衰竭　患者血容量不足,主要表现为头晕、头痛、心慌、口渴、恶心、呕吐、皮肤湿冷、血压下降、晕厥或神志模糊。患者体温正常或稍高。热衰竭可以是热痉挛和热射病的中间过程,若治疗不及时,可发展为热射病。

3. 热射病　热射病是一种致命性急症,主要表现为高热(直肠温度≥41 ℃)和神志障碍。早期受影响的器官依次为脑、肝、肾和心脏。根据发病时患者所处的状态和发病机制,临床上分为两种类型:劳力性和非劳力性热射病。劳力性热射病主要是在高温环境下内源性产热过多所致;非劳力性热射病主要是在高温环境下体温调节功能障碍引起散热减少所致。

三、防治要点

中暑处理原则:尽快使患者脱离高温现场,降低体温,补充水分及电解质,对症处理,防治多器官功能障碍综合征。

(一)先兆中暑

立即使患者脱离高温环境,转移至阴凉通风处休息即可。

（二）轻度中暑

使患者迅速脱离高温现场，转移至通风、阴凉、干燥的地方，让患者仰卧，解开衣扣，脱去或松开衣服。如衣服被汗水湿透，应换上干衣服，同时开电扇或开空调降温，以尽快散热。可让患者饮用绿豆汤、淡盐水等解暑。亦可口服人丹或藿香正气水。不能饮水的患者及时静脉滴注生理盐水或林格液。

（三）重度中暑

使患者迅速脱离高温现场，并根据发病机制和临床类型进行救治。

1. 热痉挛　主要补充氯化钠，一般可口服含盐清凉饮料或饮食中加盐，局部按摩，必要时给予10%葡萄糖酸钙溶液 10～20 ml 缓慢注射。

2. 热衰竭　使患者脱离高温现场，转移至通风阴凉处休息，尽快大量补液，一般不必应用升压药。

3. 热射病　病死率较高，应立即采取以下急救措施。

（1）物理降温：最简便的方法是将患者置于通风阴凉处（空调休息室更好），电风扇吹风，头部冷敷，在头部、腋窝、腹股沟等大血管处放置冰袋，可用冷水或 30%酒精擦浴直到皮肤发红。每 10～15 min 测量 1 次体温。有条件时可使用降温毯或自动降温仪进行物理降温。循环系统严重衰竭导致其他方法难以迅速降低中心体温时，腹腔冷液降温是降低中心体温的有效手段。

（2）药物降温：首选氯丙嗪，其药理作用有抑制体温调节中枢、扩张血管、松弛肌肉和降低氧消耗，是协助物理降温的常用药物，目前多主张物理降温与药物降温同时进行。用法：25～50 mg 加入 5%葡萄糖溶液 500 ml 中静脉滴注 1～2 h。用药过程中要观察血压，血压下降时应减慢滴速或停药，低血压时应使用升压药。降温过程中，必须始终观察肛温变化，待肛温降至 38 ℃时，应停止药物降温，暂停物理降温，待体温回升后继续以物理降温为主。

（3）对症治疗：保持患者呼吸道通畅，给予吸氧。补液滴注速度不宜过快，用量适宜，以避免加重心脏负担，诱发心力衰竭。纠正水、电解质紊乱和酸中毒。休克患者用升压药，心力衰竭患者用快速起效的洋地黄制剂。疑有脑水肿的患者应给予甘露醇脱水，急性肾衰竭患者可进行血液透析。发生弥散性血管内凝血时应用肝素，必要时加用抗纤维蛋白溶解药物。抽搐者可给予镇静剂。目前对于肾上腺皮质激素在热射病患者的应用尚有不同看法，一般认为肾上腺皮质激素对高温引起的机体应激和组织反应以及脑水肿、肺水肿的防治有一定的效果，但剂量不宜过大，用药时间不宜过长，以避免发生继发感染。

预防中暑应从根本上改善劳动和居住条件，如隔离热源、降低车间温度、调整作息时间，可供给0.3%含盐清凉饮料。暑热季节要加强宣传中暑的防治知识。心血管系统器质性疾病、中枢神经系统器质性疾病，明显的呼吸、消化或内分泌系统疾病等应列为高温作业的禁忌证。

 目标检测

单项选择题

目标检测答案

1. 休克患者卧位时头、腿应抬高（　　）。

A. 30°　　　　　　　B. 35°　　　　　　　C. 50°　　　　　　　D. 15°　　　　　　　E. 90°

2. 休克患者使用激素应（　　）。

A. 早期、少量、短程　　　　　B. 长期、足量、长效　　　　　C. 早期、足量、短程

D. 早期、足量、长效　　　　　E. 长期、足量、短程

3. 在内脏器官继发性损害方面，休克患者死亡的主要原因是（　　）。

A. 急性呼吸功能衰竭　　　　　B. 急性肾衰竭　　　　　C. 内毒素血症

D. 心功能下降　　　　　E. 体温过低

4. 休克早期的主要临床表现是（　　）。

A. 脉搏短促　　　　　　　　　B. 脉压增大　　　　　C. 四肢湿冷

D. 血压上升   E. 腹痛、恶心、呕吐

5. 休克的最主要特征是（   ）。

A. 心排血量降低   B. 动脉血压降低   C. 组织循环灌流量锐减

D. 外周阻力升高   E. 外周阻力降低

6. 心肺脑复苏时人工呼吸的频率是（   ）。

A. 6～8 次/分   B. 8～10 次/分   C. 10～12 次/分

D. 12～15 次/分   E. 15～18 次/分

7. 成人一次失血量超过总血量多少才能引起休克？（   ）

A. 15%   B. 40%   C. 20%   D. 50%   E. 30%

8. 失血性休克血压下降早期主要与（   ）。

A. 交感神经-肾上腺髓质系统衰竭有关

B. 低血容量引起回心血量不足、心排血量降低有关

C. 血管紧张度下降、外周阻力降低有关

D. 血液灌流不足、微循环血管大量扩张有关

E. 细胞严重缺氧能量代谢障碍有关

（秦立国）

常见中毒性疾病

1. 掌握急性中毒的判断方法及处理原则,急性一氧化碳中毒的原因、临床表现及防治要点。
2. 熟悉常见中毒性疾病的临床表现、防治要点。
3. 了解常见中毒性疾病的病因、发病机制和诊断要点。

第 1 节 概 述

化学物质进入人体,在效应部位积累到一定量而产生损害的全身性疾病称为中毒。引起中毒的化学物质称毒物。毒物根据来源和用途可分为以下几种:①工业性毒物;②药物;③杀虫剂;④有毒动植物。中毒可分为急性中毒和慢性中毒两大类。短时间内吸收大量毒物可引起急性中毒,急性中毒发病急骤,症状严重,变化迅速,如不及时治疗可危及生命。长时间吸收少量毒物可引起慢性中毒,慢性中毒起病缓慢,病程较长,大多缺乏特异性诊断指标,往往容易漏诊和误诊。

课程思政

云南山歌版"红伞伞白杆杆"预防野生菌中毒视频火了

"红伞伞,白杆杆,吃完躺板板;躺板板,睡棺棺,然后埋山山;埋山山,哭喊喊,亲朋都来吃饭饭;吃饭饭,有伞伞,一起躺板板……"云南曲靖富源县公安局的民警,采用上述歌词,用云南山歌的曲调,以幽默风趣的表演形式,自编自导了一则宣传慎食野生菌的视频,该视频发布后走红网络。"越来越贴近生活、贴近大众了""警察叔叔可爱起来没人可比""好形象,好生动,老少皆易理解""为了喊老乡不要随意采食野生蘑菇,他们真的是很拼了"……网友纷纷为富源公安点赞。云南省卫健委发布的预防野生菌中毒预警公告提到,随着气温升高、雨季来临,云南省野生菌进入上市高峰,已发生多起农村居民自采自食野生菌中毒和死亡事件。为防范和减少误采、误食有毒野生菌中毒事件的发生,保障人民群众身体健康和生命安全,发布相关预警。

一、病因及中毒机制

(一)病因

1. 职业性中毒　在生产过程中,某些原料、中间产物和成品是有毒的。若不注意劳动保护或在运输、使用、保管过程中不遵守安全防护制度或处理不当,与毒物密切接触可发生中毒。

2. 生活性中毒　生活中误食、意外接触有毒物质、用药过量、自杀等情况,使过量毒物进入人体,可引起中毒。

（二）中毒机制

课堂互动答案

毒物可经皮肤黏膜、呼吸道、消化道等途径进入人体。有毒物质的种类繁多，效应部位不一，常见的中毒机制如下。

1. 局部刺激、腐蚀作用　例如，强酸、强碱可吸收组织中的水分，并与蛋白质或脂肪结合，使细胞变性和（或）坏死。

2. 缺氧　例如，一氧化碳、氰化物等窒息性毒物可阻碍氧的吸收、转运或利用。

3. 麻醉作用　例如，有机溶剂和吸入性麻醉药等强亲脂性化学物质易透过血脑屏障，干扰脑细胞的氧和葡萄糖代谢而抑制大脑功能。

4. 抑制酶的活力　例如，有机磷杀虫药抑制胆碱酯酶，氰化物可抑制细胞色素氧化酶，重金属可抑制含巯基的酶等。

5. 干扰细胞或细胞器的功能　例如，四氯化碳经酶催化形成的自由基，使肝细胞膜产生脂质过氧化，引起线粒体、内质网变性而导致肝细胞死亡。

6. 受体的竞争　例如，阿托品可阻断 M 胆碱能受体。

影响毒物作用的因素有毒物本身的理化性质，人体接触毒物的方式、量，毒物进入人体时间以及个体的易感性等。

二、临床表现

不同毒物中毒的临床表现多样。急性中毒者可有严重发绀、昏迷、惊厥、呼吸困难、休克、少尿等表现。慢性中毒多见于职业性中毒和地方病，可有全身各系统表现。常见急性中毒的临床表现见表8-1。

表 8-1　常见急性中毒的临床表现

影响部位	主要中毒表现	可引起中毒的毒物
皮肤黏膜	灼伤	强酸、强碱、甲醛、苯酚、百草枯等腐蚀性毒物
	发绀	麻醉药、有机溶剂、刺激性气体、亚硝酸盐、苯胺、硝基苯等
	黄疸	生鱼胆、四氯化碳、百草枯等
	颜面潮红	阿托品、颠茄、乙醇、硝酸甘油
	皮肤湿润	有机磷杀虫药、水杨酸、拟胆碱药、吗啡类
	樱桃红色	一氧化碳、氰化物
眼	瞳孔缩小	有机磷杀虫药、阿片类、镇静催眠药及氨基甲酸酯类
	瞳孔扩大	阿托品、莨菪碱、甲醇、乙醇、大麻、苯、氯化物等
	视神经炎	甲醇、一氧化碳等
神经系统	昏迷	麻醉药、镇静催眠药、有机溶剂、一氧化碳、硫化氢、氰化物、有机汞、拟除虫菊酯类杀虫药、乙醇、阿托品等
	谵妄	有机汞、抗胆碱药、醇、苯、铅等
	肌纤维颤动	有机磷杀虫药、有机汞、有机氯杀虫药、汽油、乙醇、硫化氢等
	惊厥	毒鼠强、窒息性毒物、有机氯杀虫药、拟除虫菊酯类杀虫药及异烟肼等
	瘫痪	可溶性钡盐、一氧化碳、三氧化二砷、蛇毒、河鲀毒素等
	精神异常	二硫化碳、一氧化碳、有机溶剂、乙醇、阿托品、抗组胺药和蛇毒等
呼吸系统	呼吸气味	氰化物（苦杏仁味）
		有机磷杀虫药、黄磷、铊等（大蒜味）
		苯酚和甲酚皂溶液（苯酚味）

影响部位	主要中毒表现		可引起中毒的毒物
呼吸系统	呼吸加快或深大		二氧化碳、呼吸兴奋剂、水杨酸类、抗胆碱药
	呼吸减慢		催眠药、吗啡、海洛因
	肺水肿		刺激性气体、磷化锌、有机磷杀虫药、百草枯等
消化系统	中毒性肝损害		硝基苯、毒蕈、氰化物、蛇毒等
	中毒性胃肠炎		铅、砷、强酸、强碱、磷化锌等
循环系统	心律失常		
		心动过速	阿托品、颠茄、氯丙嗪、拟肾上腺素药
		心动过缓	洋地黄类、毒蕈、拟胆碱药、钙通道阻滞剂、β受体阻滞剂
	心搏骤停		
		直接作用于心肌	洋地黄类、奎尼丁、氨茶碱、吐根碱
	缺氧		窒息性毒物
	低钾血症		可溶性钡盐、棉酚、排钾利尿剂
泌尿系统	肾小管坏死		毒蕈、蛇毒、生鱼胆、斑蝥、氨基糖苷类抗生素
	肾小管堵塞		砷化氢、蛇毒、磺胺结晶等
血液系统	溶血性贫血		砷化氢、苯胺、硝基苯等
	再生障碍性贫血		氯霉素、抗肿瘤药等
	出血		阿司匹林、氯霉素、氢氯噻嗪、抗肿瘤药
	血液凝固障碍		肝素、香豆素类、水杨酸类、蛇毒等

1. 呼吸系统表现　许多毒物(包括吸入有毒气体)会损害呼吸系统功能。中毒患者可出现刺激性呛咳、呼吸困难、发绀、肺水肿及呼吸节律不整齐,严重者导致呼吸中枢抑制或呼吸肌麻痹及呼吸衰竭。不同原因的中毒患者可出现不同的呼吸气味,如有机磷杀虫药中毒患者的呼出气体中可有蒜臭味、氰化物中毒患者有苦杏仁味等。

2. 循环系统表现　多数中毒患者会出现循环系统症状,如心动过速、心动过缓、血压改变等。严重者可出现致死性的心力衰竭和休克。可由毒物直接作用于心肌,引起心肌功能障碍和心力衰竭,如洋地黄类、锑剂、吐根碱中毒等;或为毒物作用于血管系统及神经系统,导致严重心律失常、低血压等,如巴比妥类、三氧化二砷中毒等,最终引起继发性心力衰竭。拟交感神经毒物可引起血压升高、心动过速及其他心律失常,而拟副交感神经毒物则会引起心动过缓。

3. 消化系统表现　在急性中毒时,患者胃肠道症状通常较为显著。大多数为食入性中毒,少数为非食入性中毒。毒物进入消化道后,由于毒物对肠道的直接刺激及对消化道局部组织的破坏,患者可出现腹痛、恶心、呕吐和腹泻等症状。毒物吸收后也可通过神经反射及全身作用,引起同样症状。消化道症状严重者常会伴有脱水、酸中毒、电解质紊乱等。肝脏是毒物代谢转化的主要场所,由消化道进入的毒物,大多经肝脏代谢。肝脏受到毒物侵犯后可发生不同程度的损害,出现黄疸、转氨酶升高等肝功能损害表现。

4. 神经系统表现　当神经系统受到毒素直接损害或中毒后的缺血缺氧损伤时,可导致神经功能失调,严重者出现脑器质性破坏和功能障碍。患者表现为烦躁、惊厥、精神失常、瘫痪、昏迷、去大脑强直以及中枢性呼吸衰竭和神经源性休克等。瞳孔变化是观察脑功能状态的重要体征,并可在一定程度上鉴别毒物种类。吗啡、有机磷杀虫药等中毒时,患者瞳孔通常显著缩小;而曼陀罗类、阿托品中毒时,患者瞳孔扩大。瞳孔扩大伴对光反射消失提示脑功能损害严重。

5. 泌尿系统表现　肾脏是毒物及其代谢产物排泄的主要器官。机体中毒后,毒物对肾脏的直接损害作用或循环系统、呼吸系统障碍导致的肾脏缺血与缺氧,可引起不同程度的肾脏损害症状,表现为血尿、蛋白尿、水肿、尿量减少等,如汞、铅中毒,以及生鱼胆、蛇毒中毒等,严重损害者可出现急性肾功能衰竭,表现为短期内出现少尿、高血压、氮质血症等。

6. 血液系统表现 有些毒物能抑制骨髓造血功能,从而引起贫血、出血,如氯霉素、苯中毒等;砷化氢中毒等可致溶血性贫血;蛇毒等可致血液凝固障碍,患者表现为全身出血;应激、休克和缺氧还可诱发弥散性血管内凝血,引起皮肤、消化道等部位广泛出血。

7. 皮肤黏膜表现 腐蚀性毒物可引起皮肤、消化道及呼吸道黏膜损伤;引起氧合血红蛋白不足的毒物可导致发绀,如亚硝酸盐中毒等;肝脏受损可致黄疸,如四氯化碳、生鱼胆中毒等。

课堂互动:呼吸时有特殊气味的中毒有哪些?

三、辅助检查

急性中毒时,应常规留取剩余毒物或可能含有毒物的标本(如血液、尿液、粪便、呕吐物、胃液、剩余食物或药物等)进行化验分析。对于慢性中毒,检查环境中和人体内毒物的存在,有助于确定诊断。

课堂互动答案

四、诊断要点

急性中毒应尽早诊断,以便及时救治。慢性中毒极易误诊、漏诊。对职业性中毒的诊断需持慎重态度。

中毒的诊断主要依据毒物接触史、相应的临床表现和辅助检查或毒物分析鉴定。对剩余毒物或可能含毒物的标本进行化验分析,对疾病的诊断尤其重要。若为有毒气体中毒,可采集现场毒气标本进行分析,以便于确诊。

确定毒物后,还须了解毒物服用剂量、发病时间和脏器受累表现及就诊前处理等,以便确定相应的处理方案。

知识链接

判断中毒的方法

由于毒物种类极多,临床表现各异,诊断中毒除采取以上常规方法外,对疑似中毒患者,还可对所在地区流行病学发病率较高的毒物进行筛选和鉴别。

五、防治要点

根据毒物的种类、进入途径和临床表现进行治疗。防治要点:立即脱离中毒现场;及时清除进入人体内已被吸收或尚未被吸收的毒物;尽可能选用特效解毒药或拮抗药;积极进行对症、支持治疗。

(一)立即终止接触毒物

迅速而有效地清除毒物,防止毒物继续被机体吸收,是急性中毒患者最为重要的抢救措施。

吸入或接触中毒时应立即将患者撤离中毒现场,并转移至通风良好的地方。皮肤黏膜沾染毒物时应立即脱去被污染的衣服,用清水反复冲洗接触部位的皮肤。若毒物溅入眼内,应立即用清水彻底冲洗。

(二)清除体内尚未被吸收的毒物

常用方法有催吐或洗胃等,以清除胃肠道内尚未被吸收的毒物,越早、越彻底,效果越好。

1. 催吐 对神志清醒且能合作的患者,可嘱其饮温水 300~500 ml,然后用压舌板刺激咽后壁或舌根部诱发呕吐,饮水与呕吐要反复进行,直至吐出物澄清为止,必要时可用催吐糖浆催吐。吞服石油蒸馏物和腐蚀剂者不应催吐。

2. 洗胃 洗胃应尽早进行,一般在服毒后 6 h 内洗胃最有效。若超过 6 h,由于毒物的作用,胃排空延缓,部分毒物滞留于胃内,仍有洗胃的必要。对昏迷患者、孕妇、心脏病患者宜采用吸引器洗胃。吞服强腐蚀性毒物的患者禁忌洗胃,以防插胃管引起食管穿孔或胃穿孔。惊厥患者插胃管时可能诱发惊厥,昏迷患者插胃管易致吸入性肺炎,应慎重。食管静脉曲张患者也不宜洗胃。

洗胃时患者取坐位,危重患者取平卧位,头偏向一侧。插胃管时应避免误入气管。由口腔向下插进约 50 cm,先吸出胃液,再每次注入 200～300 ml 洗胃液,洗胃液不宜注入过多,以免促使毒物进入肠内。

每次灌注后尽量排出洗胃液。为了使毒物尽量排尽,需反复灌洗直至洗胃回收液澄清为止,洗胃回收液总量为 2000～5000 ml。拔出胃管时,要先将胃管口夹住,以免在拔管过程中胃管内的液体反流入气管。

洗胃液以生理盐水最常用,也可根据不同毒物选用合适的洗胃液。常用洗胃液的应用见表 8-2。

表 8-2　常用洗胃液的应用

溶　液	作用机制	适用范围	禁　用
温水、生理盐水	清洗	砷、硝酸银、溴化物及不明原因中毒	—
1∶5000 高锰酸钾	强氧化剂	催眠药、镇静药、阿片类、烟碱、生物碱、氰化物、砷化物、无机磷、士的宁等中毒	内吸磷、乐果、对硫磷中毒
2％碳酸氢钠	分解	有机磷杀虫药、氨基甲酸酯类杀虫药、拟除虫菊酯类杀虫药、苯、香蕉水、铊、汞、硫、铬、硫酸亚铁、磷等中毒	敌百虫及强酸中毒
1％～3％鞣酸	沉淀	吗啡类、辛可芬、洋地黄、阿托品、颠茄、莨菪、草酸、乌头、黎芦、发芽马铃薯、毒蕈等中毒	—
10％面糊	—	碘、碘化物中毒	
鸡蛋清	—	腐蚀性毒物、硫酸铜、铬酸盐中毒	—

3. 导泻　洗胃后可灌入泻药以清除进入肠道内的毒物。例如,硫酸钠或硫酸镁 15 g 溶于水中,由胃管注入。若硫酸镁吸收过多,镁离子对中枢神经系统有抑制作用。肾功能不全、呼吸抑制患者,昏迷患者及磷化锌和有机磷杀虫药中毒晚期患者都不宜使用。

4. 灌肠　除腐蚀性毒物中毒外,适用于口服中毒、中毒时间超过 6 h、导泻无效者,以及抑制肠蠕动的毒物(如巴比妥类、颠茄类、阿片类等药物)中毒者。灌肠方法:1％温肥皂水 5000 ml,于高位连续多次灌肠。

(三)促进已吸收毒物的排出

1. 利尿排毒　许多毒物由肾脏排泄,加速利尿可促进毒物排出。若肾功能正常或肾功能损害较轻可用渗透性利尿剂,如 20％甘露醇 250 ml,快速静脉滴注,或用呋塞米等利尿。改变尿的酸碱度(pH)也有利于某些毒物的排泄,如用碳酸氢钠使尿液碱化,可增加弱酸性化合物(如苯巴比妥、水杨酸类等)由尿液中排出的可能性。

2. 吸氧　吸氧可纠正中毒患者的组织缺氧状态。一氧化碳中毒时,吸氧可促使碳氧血红蛋白解离,加速一氧化碳排出。

3. 血液净化疗法　血液净化疗法包括腹膜透析、血液透析、血液灌流等方法,对镇静剂、安眠药、抗生素、生物碱等中毒有效。

(四)特殊解毒剂的应用

中毒一经确定,应尽快使用特殊解毒剂。常用特殊解毒剂见表 8-3。

表 8-3　常用特殊解毒剂

解毒药物	解毒种类	解毒作用
依地酸钙钠	铅、锰中毒	—

续表

解 毒 药 物	解 毒 种 类	解 毒 作 用
二巯丙醇	砷、汞、锑中毒	—
二巯丙磺钠	砷、汞、铜、锑中毒	—
二硫丁二钠	锑、铅、汞、铜、砷中毒	—
二乙基二硫代氨基甲酸钠	铁、镍、铊中毒	可与金属形成稳定且可溶的金属螯合物,并将其排出体外
亚甲蓝	亚硝酸盐、苯胺、硝基苯等中毒	可使中毒者产生的高铁血红蛋白还原为正常血红蛋白
亚硝酸盐 硫代硫酸钠	氰化物	亚硝酸盐使血红蛋白氧化为高铁血红蛋白,后者与血液中的氰化物络合成氰化高铁血红蛋白;硫代硫酸钠使氰离子转变为毒性低的硫氰酸盐,并将其排出体外
纳洛酮	阿片类麻醉药中毒	阿片受体拮抗剂,对中毒引起的呼吸抑制有特异的拮抗作用
解磷定、氯解磷定	有机磷杀虫药中毒	恢复胆碱酯酶活力

(五)对症处理

很多毒物中毒并无特殊解毒疗法,及早清除毒物和积极的对症治疗,可帮助危重患者度过危险期。对症处理重在保护重要脏器,使其恢复功能,主要措施包括保持呼吸道通畅、维持呼吸和循环功能、保持水和电解质及酸碱平衡、防治并发症等。

> **知识链接**
>
> **如何预防中毒?**
>
> 防治中毒重在预防。应加强防毒宣教和毒物管理,普及动植物、药物及生活中其他可致中毒物质的相关防毒知识;看护好小儿,防止其误食毒物和药物;青少年可发生自伤性服毒。应重视青少年的身心健康问题;预防职业性中毒和生活性中毒等。

第2节 急性一氧化碳中毒

案例 8-1

患者,女,48岁。家住平房,生煤火取暖,晨起感到头痛、头晕、视物模糊而摔倒,被他人发现后送至医院。急查血液碳氧血红蛋白试验呈阳性。

问题:1. 该患者可能患什么疾病?

　　　2. 如何诊断?

急性一氧化碳(CO)中毒又称煤气中毒,是由含碳物质燃烧不完全产生的CO,在防护不周或通风不良情况下,被人体过量吸入所引起的中毒。

一、病因及发病机制

CO 是无色、无味、无臭的气体。该气体相对密度(比重)为 0.967,性质稳定,不会自行分解,也不易被氧化。当空气中 CO 浓度达到 12.5% 时,有爆炸的危险。

在生产和生活中,产生 CO 的环境很多:①炼钢、炼焦、煤气制造等车间;②石灰、砖瓦、陶瓷、玻璃及水泥等窑炉;③矿井采掘、放炮作业或煤矿瓦斯爆炸时;④隧道中火车排出的废气、密闭空调车长时间开放排出的废气;⑤合成丙酮、甲醇、甲醛及氨的过程中;⑥冬季烧煤或烧炭取暖,家中煤气灶、燃气热水器故障导致煤气泄漏,而室内通风不良;⑦失火现场空气中 CO 浓度可达 10%,也可引起中毒;⑧农村废弃的密闭沼气池及长时间不用的储物地窖;⑨城市排水不畅的污水管道等。

工业生产过程中的 CO 中毒,多因设施故障或违反操作规程所致。生活中的 CO 中毒则可因自我防护不当、意外、自杀等原因所致。

接触 CO 是否中毒,主要取决于 CO 的浓度和接触时间,也取决于个体的健康状况。

CO 中毒主要引起组织缺氧。CO 被吸收入体内后,与血红蛋白(Hb)结合形成稳定的碳氧血红蛋白(COHb)。CO 与 Hb 的亲和力比 O_2 与 Hb 的亲和力大 240 倍,吸入较低浓度的 CO 即可产生大量的 COHb。COHb 不能携带氧气,且不易解离(COHb 的解离速度是氧合血红蛋白的 1/3600),还阻碍氧的释放而造成低氧血症,从而引起组织缺氧。此外,CO 浓度过高,还可与含二价铁的肌球蛋白结合,影响氧从毛细血管弥散到细胞内的线粒体,损害线粒体功能,同时 CO 与还原型细胞色素氧化酶的二价铁结合,可抑制细胞色素氧化酶活性,影响细胞呼吸和氧化过程,阻碍细胞对氧的利用。

CO 中毒时,血管吻合支少且代谢旺盛的器官(如大脑和心脏等)易遭受损害。

二、临床表现

急性 CO 中毒的症状与血液中 COHb 的浓度密切相关,也与患者中毒前的健康状况及体力活动强度等有关,按中毒程度可分为以下三度。

1. 轻度中毒　血液中 COHb 浓度可达 10%～20%。患者出现头痛、头晕、四肢无力、恶心、呕吐、心悸、视物不清、感觉迟钝、嗜睡、意识模糊、谵妄、幻觉、抽搐等症状。如能及时脱离中毒环境,吸入新鲜空气或氧疗,症状很快便消失。

2. 中度中毒　血液中 COHb 浓度可达 30%～40%。患者出现呼吸困难、意识丧失、昏迷,对疼痛刺激可有反应,瞳孔对光反射和角膜反射迟钝,呼吸加快和脉搏增快,皮肤多汗、颜面潮红、口唇黏膜呈樱桃红色。此时如能迅速脱离中毒环境,给予氧疗即可恢复正常且无明显并发症。

3. 重度中毒　血液中 COHb 浓度可高于 50%。患者迅速陷入深昏迷,各种反射消失、呼吸急促、体温升高、周身大汗、脉搏快而弱、血压下降、瞳孔缩小或扩大、大小便失禁,常有脑水肿、惊厥、呼吸衰竭、肺水肿、上消化道出血、严重心肌损害、心律失常等表现。患者可出现大脑局灶性损害及锥体系或锥体外系损害体征。危重患者常因呼吸、循环衰竭而死亡。昏迷时患者胸背部及肢体受压部位皮肤可出现红肿和水疱。受压部位肌肉可发生压迫性坏死。幸存者多有不同程度的后遗症。

部分重度中毒患者经抢救意识障碍恢复后,经 2～60 天的"假愈期"可出现各种不同的神经精神症状,称为急性一氧化碳中毒迟发脑病(神经精神后遗症),主要表现为精神意识障碍,如痴呆、谵妄状态或去大脑皮层状态;锥体外系功能障碍,如帕金森病;锥体系神经损害,如偏瘫、大小便失禁等;大脑皮质局灶性功能障碍,如失语、失明、继发性癫痫等;脑神经及周围神经损害,如视神经萎缩、听神经损害及周围神经病变等。

课堂互动:急性 CO 中毒的典型临床表现有哪些?

三、辅助检查

1. 血液 COHb 测定　可采用以下几种方法。①加碱法:取患者血液 1～2 滴用蒸馏水 3～4 ml 稀释后,加 10% 氢氧化钠溶液 1～2 滴,混匀。血液中 COHb 增多时,加碱后血液仍保持淡红色不变,正常血液则呈绿色。②分光镜检查法:取血液数

课堂互动答案

滴,加入蒸馏水 10 ml,用分光镜检查,可见特殊的吸收带。监测血液中 COHb 浓度不仅能明确诊断,还有助于分型和估计预后。

2. 脑电图检查 可见弥漫性低波幅慢波,与缺氧性脑病进展相平行。

3. 心电图检查 重度中毒患者心肌缺氧,出现 ST 段改变及 T 波改变、心律失常等。

4. 头部 CT 检查 脑水肿时可见病理性密度减低区。

四、诊断要点

根据吸入较高浓度 CO 的接触史,急性发生的中枢神经损害的症状和体征,如不同程度意识障碍和皮肤黏膜呈樱桃红色等,结合血液 COHb 浓度增高的结果可确定急性 CO 中毒的诊断。

知识链接

急性 CO 中毒昏迷者甄别

急性 CO 中毒昏迷者,需与脑血管意外、脑震荡、糖尿病酮症酸中毒及其他中毒等可引起昏迷的疾病相鉴别。应注意对相关病史的询问(尤其是老年人),详细了解现场环境情况及同室其他人有无同样症状等。

五、防治要点

(一) 终止 CO 继续吸收

立即将患者转移至空气新鲜、通风良好的地方。使患者处于平卧位,注意保暖,保持呼吸道通畅。

知识链接

CO 中毒的预警

若患者掉进污水深坑或地窖等处,应及时报警,在无确切把握时不要草率下去救人,以免自身发生 CO 中毒。此时应设法对事故发生处通风,并等待专业救援人员的到来。

(二) 纠正缺氧

吸入氧气可加速碳氧血红蛋白(COHb)的解离,轻、中度 CO 中毒患者可用面罩或鼻导管高流量吸氧(5~10 L/min)。氧气中可加入 5% CO_2,CO_2 对刺激呼吸中枢、加速 COHb 的解离更为有效。有条件者或严重中毒患者应给予高压氧舱治疗,以使血液中物理溶解氧增加,供组织细胞利用,促使昏迷患者清醒,加快神经系统功能恢复。呼吸停止时,应及时进行人工呼吸,或用呼吸机维持呼吸。危重患者可考虑血浆置换。

(三) 防治脑水肿

严重中毒后 24~48 h,脑水肿达到高峰并可持续数天。应采取脱水疗法。最常用的是 20% 甘露醇快速静脉滴注。2 天后颅内压增高好转时可减量。也可静脉注射呋塞米脱水。糖皮质激素(如地塞米松)也有助于缓解脑水肿。

(四) 对症治疗

有惊厥、抽搐者,可用地西泮等镇静;高热患者采用冰帽、冰袋和冬眠药物等进行降温;可使用能量合剂,如三磷酸腺苷、辅酶 A、细胞色素 C、大剂量维生素 C 等,促进脑细胞功能恢复。

(五) 防治并发症和后遗症

昏迷期间必须加强护理,保持呼吸道通畅,必要时行气管切开术。定时翻身以防发生压疮和肺炎。必要时使用抗生素。注意营养,必要时给予鼻饲。如有后遗症,应给予相应的治疗。严防神经系统和心脏后遗症的发生。

知识链接

如何预防煤气中毒

寒冷季节室内使用取暖煤炉时,要装好烟囱。并保持烟囱结构严密和通风良好,防止漏烟、倒烟;生活用的煤气设备,要经常检修,防止漏气。

目标检测

目标检测答案

单项选择题

1. 口唇呈樱桃红色、意识丧失,常提示(   )。

A. 有机磷杀虫药中毒 　　　　B. 阿托品中毒 　　　　C. 铅中毒

D. 氯丙嗪中毒 　　　　E. 一氧化碳中毒

2. 急性一氧化碳中毒的主要依据是(   )。

A. 煤气泄漏 　　　　B. 意识障碍 　　　　C. 皮肤黏膜发绀

D. 血液碳氧血红蛋白浓度升高 　　　　E. 血氧饱和度下降

3. 急性一氧化碳中毒的首选急救措施是(   )。

A. 应用脱水剂 　　　　B. 使用利尿剂 　　　　C. 使用高压氧舱

D. 迅速脱离中毒环境 　　　　E. 应用呼吸中枢兴奋剂

4. 预防急性一氧化碳中毒的错误做法是(   )。

A. 多开门窗 　　　　B. 煤气淋浴器安装在浴室外

C. 定期检查管道安全 　　　　D. 使用带有自动熄火装置的煤灶

E. 燃气阀门可长期开放

5. 抢救经呼吸道吸入毒物的急性中毒患者时,首要采取的措施是(   )。

A. 清除尚未吸收的毒物 　　　　B. 排出已吸收的毒物 　　　　C. 使用解毒剂

D. 对症治疗 　　　　E. 立即脱离现场及急救

6. 使呼吸有蒜味的毒物是(   )。

A. 阿托品 　　　　B. 安定 　　　　C. 酒糟

D. 有机磷杀虫药 　　　　E. 亚硝酸盐

(李佳佳)

常见系统疾病

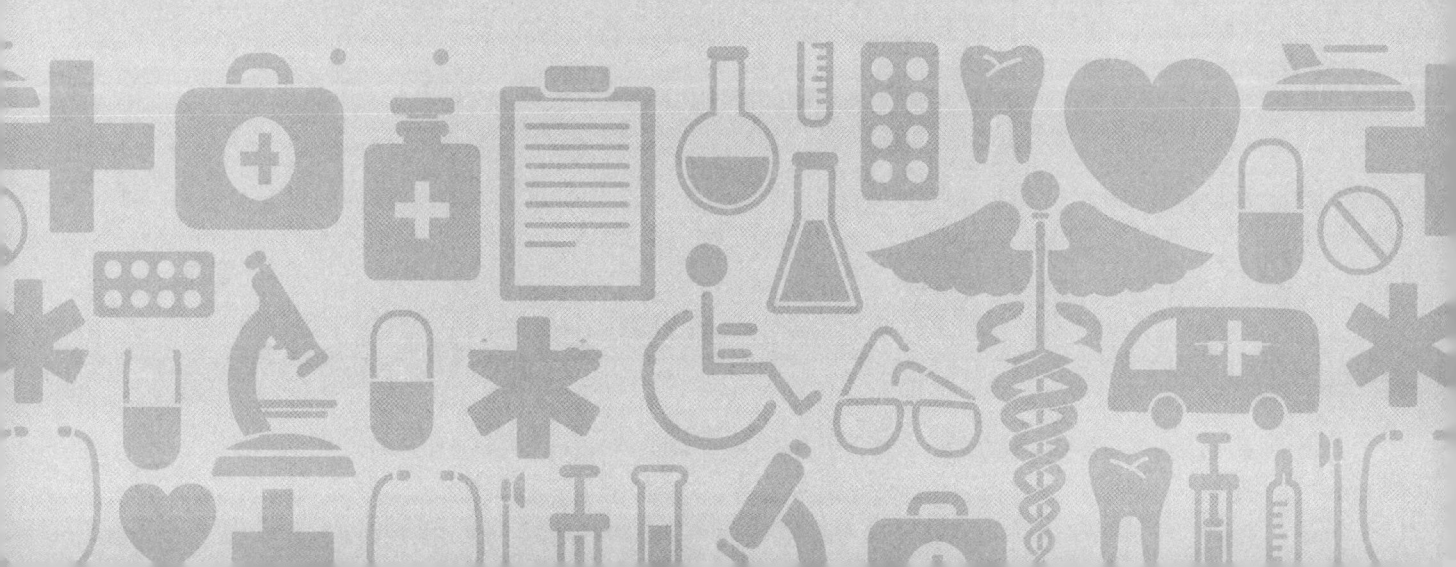

呼吸系统疾病

1. 掌握呼吸系统常见疾病的病因、临床表现及诊断依据。
2. 熟悉呼吸环系统常见疾病的辅助检查、并发症和治疗原则。
3. 了解呼吸系统常见疾病的分类、发病机制及治疗原则。

第 1 节　急性上呼吸道感染

案例 9-1

　　患者,男,17 岁,既往体健,前天突然出现鼻塞、打喷嚏,今天上午急起高热,体温 39.7 ℃。辅助检查显示患者胸廓对称,肺纹理清晰,透过度均匀,肺实质内未见异常密度影,气管居中,纵隔没有移位,心脏及大血管影未见明显异常,心影不大;痰液、血液嗜酸性粒细胞数过高。

　　问题:请根据症状和辅助检查结果进行诊断并给出治疗方案。

　　急性上呼吸道感染是鼻腔、咽、喉部急性炎症的总称,常见病原体是病毒,少数为细菌。其发病无年龄、性别、职业和地区差异。

一、病因及发病机制

1. 感染　急性上呼吸道感染有 70%～80% 由病毒引起,常见病毒有流感病毒(甲型、乙型、丙型)、副流感病毒、鼻病毒、腺病毒、冠状病毒等。细菌可直接引起感染或继发于病毒感染,以溶血性链球菌为多见,其次为流感嗜血杆菌、肺炎球菌、葡萄球菌等。

2. 其他　当机体受凉、过度疲劳等时,全身或呼吸道局部防御功能降低,原已存在于上呼吸道或从外界侵入的病毒或细菌可迅速繁殖,引起急性上呼吸道感染,尤其是老幼体弱者或有慢性呼吸道疾病者更易罹患。

课堂互动:诱发急性上呼吸道感染的因素有哪些?

二、临床表现

根据不同的临床表现,急性上呼吸道感染可分为以下六种。

1. 普通感冒　以鼻咽炎为主要表现,如无并发症,一般 5～7 天痊愈,具有自限性。潜伏期 1～4 天,起病急。患者主要表现为鼻咽部症状,如咽痒、打喷嚏、鼻塞、流

课堂互动答案

清水样鼻涕,可伴有咽痛,有时因耳咽鼓管炎而使听力减退,也可出现流泪、味觉迟钝、呼吸不畅等。一般无发热、恶寒,无全身症状或有短暂的全身酸痛、乏力、头痛、纳差、腹胀、便秘或腹泻。

2. 急性病毒性咽炎 主要表现为咽部发痒或灼热感,咳嗽少见,咽痛不明显。当出现吞咽疼痛时,常提示有咽部细菌感染。流感病毒和腺病毒感染时可有发热和乏力。腺病毒咽炎可伴有眼结膜炎。体格检查可发现咽部明显充血水肿,颌下淋巴结肿大且有触痛。

3. 急性病毒性喉炎 主要表现为声嘶、讲话困难、咳嗽时疼痛,常有发热、咽痛。体格检查可见喉部水肿、充血,局部淋巴结轻度肿大和有触痛,可闻及喉部的喘鸣音。

4. 急性疱疹性咽峡炎 主要表现为明显咽痛、发热,多见于儿童,偶见于成人。体格检查可见咽部充血,软腭、悬雍垂、咽及扁桃体表面有灰白色疱疹及浅表溃疡,周围有红晕,之后形成疱疹。病程约1周。

5. 咽结膜热 主要表现为发热、咽炎、结膜炎,体格检查可见咽及眼结膜明显充血。病程4～6天,常发生于夏季,多见于儿童,易在游泳者中传播。

6. 细菌性咽炎及扁桃体炎 起病急,主要表现为明显咽痛、畏寒、发热(体温可达39 ℃以上)。体格检查可见咽部明显充血,扁桃体肿大、充血,表面有黄色脓性分泌物,颌下淋巴结肿大、压痛,肺部无异常体征。

课堂互动:急性上呼吸道感染可以分为哪些类型?

三、辅助检查

1. 外周血常规 病毒性感染时外周血白细胞计数正常或偏低,淋巴细胞比例增高。细菌性感染时,外周血白细胞计数增加,特别是中性粒细胞比例增多,有核左移现象。

课堂互动答案

2. 胸部 X 线检查 一般无需此项,需与肺炎鉴别时考虑。

3. 病原学检查 针对严重的感染并发症患者,包括病毒抗体检测、病毒分离、痰培养及药物敏感试验等。

四、诊断要点

(1) 依据流行病学、病史、临床症状和体征,进行初步诊断。

(2) 以卡他症状为主要临床表现,即鼻塞、鼻痒、流鼻涕、眼干眼痛、扁桃体肿大等。很多急性传染病如麻疹、流脑、脊髓灰质炎等疾病的早期表现类似于感冒,需要加以鉴别。

(3) 必要时可进行细菌培养或病毒分离。

知识链接

急性呼吸道传染病——麻疹

麻疹是由麻疹病毒引起的急性呼吸道传染病,临床特征为发热、咳嗽、流涕、眼结膜炎、特殊的口腔麻疹黏膜斑。临床上分为三期,分别是前驱期、出疹期和恢复期。前驱期一般持续3～4天。此期起病急,主要临床表现为急起发热、咳嗽、流涕、咽部充血及咽痛等,眼结膜充血、畏光、流泪、眼睑水肿。部分患者可有胃肠道症状。患者于发热第3～4天进入出疹期。皮疹首先出现于耳后、发际,渐至前额、面、颈,自上而下至胸、腹、背及四肢,最后达手掌与足底,2～3天波及全身。全身毒血症状加重,体温可达40 ℃,嗜睡或烦躁不安,甚至谵妄、抽搐;咳嗽加重,舌乳头红肿,眼结膜红肿、畏光等。3～4天出疹达到高峰,进入恢复期,患者常于1～2天内迅速好转,体温下降,全身症状明显减轻,皮疹按出疹的顺序依次消退,残留浅褐色色素沉着斑,伴糠样细小脱屑,1～2周退尽。随皮疹消退,全身症状减轻,整个病程为10～14天。如有并发症,病程延长。

五、防治要点

1. 一般治疗 通常情况下,感冒具有自限性,可以不进行药物治疗,以休息、忌烟、多饮水、保持室内空气流通为主。

2. 对症治疗 感冒常见症状有鼻塞、流鼻涕、打喷嚏和咽痛,可以根据症状选用解热镇痛药及减少鼻咽充血和分泌物的抗感冒复合剂或中成药。

发热、咽痛和全身酸痛者可服用对乙酰氨基酚等解热镇痛药;鼻塞、流鼻涕者可以使用伪麻黄碱、马来酸氯苯那敏片等;咳嗽者可以用右美沙芬等镇咳药;有痰者可以用祛痰药,如愈创甘油醚。若同时存在多种不适症状,可以使用抗感冒复合剂,如双酚伪麻片、银翘解毒片等。

需特别注意的是,不可重复服用同类解热镇痛药。紧急高热者可注射阿尼利定,若无效果不可大量盲目应用阿尼利定,应当使用其他治疗方法。

3. 对因治疗 病毒性感染者可服用抗病毒药物,如利巴韦林、奥司他韦等。细菌性感染者或病毒性感染继发细菌性感染者可根据病原菌选用敏感的抗菌药物。常选青霉素、第一代头孢菌素、大环内酯类。

4. 中成药治疗 连花清瘟胶囊、清瘟解毒丸、抗病毒口服液、复方双花口服液等可治疗流感及风热感冒;蒲地蓝消炎片等可以抗炎消肿,治疗咽炎。

5. 预防 戴口罩、勤洗手是有效的保护措施。坚持有规律的适合个体的体育活动,增强体质,劳逸适度,生活规律,是预防上呼吸道感染的最好方法。注意与呼吸道患者隔离,防止交叉感染。

第 2 节　慢性阻塞性肺疾病

案例 9-2

患者,男,67 岁,患慢性支气管炎 15 年,因晨起咳嗽、呼吸困难来院就诊。经初步检查发现,患者胸廓前后径增大、呼吸变浅、呼吸频率增快、呼气时相延长。胸部叩诊呈过清音,心浊音界缩小。听诊闻及双肺呼吸音减低,呼气延长,有干啰音。

问题:根据患者的症状和体征,接下来需要做哪些辅助检查?针对患者当前的症状,可采取哪些防治措施?

慢性阻塞性肺疾病是一种常见的、可预防和治疗的慢性气道疾病。特点是持续性的肺部气流受限和相应的呼吸系统症状,其气流受限不完全可逆,呈进行性发展。慢性阻塞性肺疾病的严重合并症会影响患者的生活质量和工作能力,具有高致死率,对个人及社会都是十分沉重的负担,是亟待解决的公共卫生问题。

慢性阻塞性肺疾病与慢性支气管炎和肺气肿密切相关。慢性支气管炎是气管、支气管黏膜及其周围组织的慢性非特异性炎症,临床上以长期咳嗽、咳痰或伴有喘息及反复发作为特征。如患者慢性咳嗽、咳痰或伴有喘息,每年发作达 3 个月以上,连续 2 年或以上,并能排除心、肺的其他疾病,即可诊断为慢性支气管炎。阻塞性肺气肿是终末细支气管远端的气道弹性减退,过度膨胀、充气和肺容量增大,或伴有气道壁破坏的病理状态。患者临床症状与肺气肿程度有关。在肺气肿早期,患者可无症状或仅在劳动、运动时感到呼吸困难、胸闷、气短,随病情逐渐发展,呼吸困难症状逐渐加重。体格检查时发现患者肺部语音震颤减弱、叩诊出现过清音、胸廓前后径增大呈桶状,胸部 X 线检查及血液检查排除气胸、肺结核等疾病,即可确诊为肺气肿。当慢性支气管炎、肺气肿患者肺功能检查出现气流受限,并不完全可逆时才可诊断为慢性阻塞性肺疾病。

一、病因及发病机制

1. 吸烟 吸烟是导致慢性阻塞性肺疾病最危险的因素。吸烟时间越长,吸烟量越大,慢性阻塞性肺疾病发病率越高。

2. 感染 感染是慢性阻塞性肺疾病发生发展的重要因素之一。病原体以鼻病毒、流感病毒和呼吸道合胞病毒多见。在病毒损伤气道黏膜的基础上可发生细菌感染,以流感嗜血杆菌、肺炎球菌及甲型链球菌多见。

3. 职业粉尘和化学物质 长时间接触烟雾、工业废气及室内污染空气等,可引起与吸烟无关的慢性阻塞性肺疾病。

4. 大气污染 大气中的有害气体(如二氧化硫、二氧化氮、氯气、臭氧等)的慢性刺激,可造成支气管黏膜损伤,纤毛清除功能下降,分泌物增加,为细菌入侵创造条件。

5. 蛋白酶-抗蛋白酶平衡失调 人体内存在弹性蛋白酶和弹性蛋白酶抑制因子,弹性蛋白酶能够分解弹力纤维。弹性蛋白酶增多或弹性蛋白酶抑制因子减少,可导致正常组织结构被破坏,形成肺气肿病变。

6. 其他 呼吸道防御和免疫功能低下、自主神经功能失调、营养、遗传、年龄、性别等因素可能参与慢性阻塞性肺疾病的发生。

慢性阻塞性肺疾病的发病机制复杂,目前尚未完全阐明。研究认为,慢性阻塞性肺疾病的发病与长期气道炎症关系密切。在炎症早期,气管、支气管黏膜受损,上皮细胞坏死脱落与再生修复交替出现。长期的坏死脱落和再生修复使假复层纤毛柱状上皮呈鳞状上皮化生,杯状细胞和黏液腺增生,分泌物增多。随着疾病进展,炎症由支气管壁向周围扩散,黏膜下平滑肌束断裂、萎缩,甚至软骨被破坏。支气管壁渐渐失去支撑而塌陷,使支气管腔狭窄,分泌物潴留而继发感染。晚期支气管周围纤维组织增生,使管腔僵硬、塌陷,病变蔓延至细支气管和肺泡,使肺组织结构被破坏,继而发生阻塞性肺气肿和肺间质纤维化,引起肺动脉高压和肺源性心脏病。

> **课堂互动**:慢性阻塞性肺疾病的病因和诱因有哪些?

二、临床表现

1. 典型症状 主要临床表现是慢性咳嗽、咳痰和呼吸困难。早期可无明显症状,随病情进展逐渐出现咳嗽、咳痰。后期以呼吸困难为主要表现。

课堂互动答案

(1) 慢性咳嗽:长期、反复和逐渐加重的咳嗽,以晨起和夜间阵咳较为显著。

(2) 咳痰:多为咳嗽伴随症状,痰液多为白色黏液或浆液性。患者常于晨起时剧烈阵咳,咳出后症状缓解;急性加重时痰液可变为黏液脓性,不易咳出。

(3) 气短或呼吸困难:早期仅在劳力活动时出现,之后逐渐加重,发展为日常活动甚至休息时也感到呼吸困难;活动后呼吸困难是慢性阻塞性肺疾病的"标志性症状"。

(4) 胸闷和喘息:重症或急性加重者可见明显胸闷或喘息。

2. 体征 早期无明显体征,随疾病进展可出现以下体征:胸廓前后径增大、剑突下胸骨下角增宽;呼吸变浅、呼吸频率增快、呼气时相延长、辅助呼吸肌参与呼吸运动;重症者可见胸腹呼吸矛盾运动等。胸部叩诊呈过清音,心浊音界缩小,肺肝界降低,听诊闻及双肺呼吸音减低,呼气时相延长,有散在的干、湿啰音或哮鸣音。

3. 并发症

(1) 右心功能不全:食欲不振、腹胀、下肢水肿等体循环淤血相关症状。

(2) 呼吸衰竭:明显发绀和严重呼吸困难;行为怪异、谵妄、嗜睡甚至昏迷。

(3) 自发性气胸:突然加重的呼吸困难、胸闷和(或)胸痛,可伴有发绀。

三、辅助检查

1. 肺功能检查 肺功能检查不仅可以明确诊断,还能评价病情轻重。吸入支气管舒张剂后第 1 s

用力呼气容积(FEV_1)<80%的预计值,且(第 1 s 用力呼气容积/用力肺活量)<70%者,可确定为不完全可逆的气流受限。肺气肿时呼吸功能<60%,即既有(第 1 s 用力呼气容积/用力肺活量)<60%,最大通气量<80%的预计值,还有残气量增加,残气量占肺总量的百分比增加,残气量>40%说明肺过度充气,对诊断阻塞性肺气肿有重要意义。

2. 胸部 X 线检查 早期胸部 X 线片无特殊征象。病情反复发作者可见两肺纹理粗乱,呈网状或条索状阴影,以两肺下野明显。胸部 X 线片主要表现为胸廓扩张,肋间隙增宽,肋骨平行,膈肌降低且变平,两肺野的透亮度增加,肺血管纹理外带纤细、稀疏和变直,而内带的血管纹理可增粗和紊乱。心脏常呈垂直位,心影狭长。胸部 X 线片对确定肺部并发症及与其他疾病鉴别有重要意义。慢性阻塞性肺疾病并发肺动脉高压和肺源性心脏病时,胸部 X 线片可表现为右下肺动脉干扩张,肺动脉段明显突出,中心肺动脉扩张和外周分支纤细,形成"残根"征,右心室增大。

3. 胸部 CT 检查 胸部 CT 检查有助于早期诊断和表型评估。能辨别小叶中心型和全小叶型肺气肿,确定肺大疱的大小和数量,辅助判断肺大疱行切除术或外科减容手术等的预后。

4. 血常规 合并急性感染时,白细胞总数增高和中性粒细胞计数增高,喘息型慢性支气管炎患者可有嗜酸性粒细胞增多。患者可表现为外周血红蛋白、红细胞和血细胞比容明显增高,以及贫血。

5. 血气分析 早期可无变化,随着病情发展,动脉血氧分压降低,二氧化碳分压升高,并可出现代偿性呼吸性酸中毒,血液酸碱度降低等。

四、诊断要点

(1)依据病史、临床症状和体征,进行初步诊断。特别注意病史和体征。

(2)肺功能检查确定持续气流受限是慢性阻塞性肺疾病诊断的必备条件。吸入支气管扩张剂后,(第 1 s 用力呼气容量/用力肺活量)<70%为确定存在持续气流受限的指标,若能同时排除其他已知病因或具有特征病理表现的气流受限疾病,则可明确诊断为慢性阻塞性肺疾病。

五、防治要点

1. 急性加重期治疗 最小化本次急性加重期的影响,预防再次急性加重的发生。

(1)氧疗:针对伴有呼吸衰竭的患者。通常为低浓度、低流量持续给氧,可经鼻导管或文丘里面罩给氧。应及时进行动脉血气分析,保证氧合满意且未引起二氧化碳潴留。

(2)控制感染:脓性痰是应用抗菌药物的敏感指标。根据情况合理使用抗菌药物并确定给药途径,如病情较轻和可以接受口服的患者,推荐口服给药。抗菌药物治疗 2～3 天评估疗效,症状改善可继续使用,推荐疗程为 5～7 天。近期反复全身应用糖皮质激素治疗的患者若使用抗菌药物治疗效果不佳,应注意真菌感染的可能。若检查发现流感病毒感染,推荐使用奥司他韦、帕拉米韦或扎那米韦等。鼻病毒等其他呼吸道病毒感染尚缺乏应用抗病毒药物治疗的依据。

(3)支气管扩张剂:优先选择单用短效 β 受体激动剂或联合短效抗胆碱能药物吸入治疗。若上述药物治疗 12～24 h,病情改善不佳,可考虑联合应用茶碱类药物。

(4)糖皮质激素:针对中重度患者,全身使用糖皮质激素,推荐甲泼尼龙 40 mg/d,治疗 5 天,静脉应用与口服疗效相当。

(5)排痰:补液有助于稀释痰液;使用祛痰药,能促进痰液的清除和改善症状。

(6)其他:①并发心力衰竭者:必要时可采用利尿剂,单用利尿剂效果不佳者,可使用小剂量强心剂。②并发心律失常者:应及时识别和治疗诱因以及治疗原发病,若不能去除诱因或纠正无效,可应用抗心律失常药物。③肺栓塞者:采用预防性抗凝措施。

2. 稳定期的治疗 减轻当前症状,包括缓解呼吸系统症状、改善运动耐量和健康状况;降低未来风险,包括防止疾病进展、防治急性加重及减少病死率等。

(1)健康教育指导:患者及有关人员应当提高对慢性阻塞性肺疾病的认识及处理疾病的能力,加强预防,减少急性加重,提高生活质量,维持病情稳定。重点内容:戒烟,加强劳动保护,了解慢性阻塞性肺疾病病理生理与临床基础知识,长期规律用药,正确使用吸入药物及吸入装置,掌握缓解呼吸困难的技巧、就诊时机、呼吸康复相关知识、急性加重期处理办法、终末期慢性阻塞性肺疾病的伦理问题。

（2）危险因素管理:对于有戒烟意愿的患者采取"5A"戒烟干预方案;对于无戒烟意愿的患者采取"5R"干预措施。针对职业暴露,建议患者采用有效通风、无污染炉灶和劳保防具等方式避免持续暴露在潜在刺激物中;环境污染则需要公共政策支持、地方及国家资源投入、生活习惯改变和患者个人保护等。

3. 药物治疗 推荐小剂量联合用药。联合治疗比单药治疗能在肺功能、临床症状和健康状态改善以及降低急性加重风险方面获益更多。

（1）支气管扩张剂:短期使用可缓解症状,如特布他林、沙丁胺醇、左旋沙丁胺醇、异丙托溴铵等。长期规律应用可预防和减轻症状,如维兰特罗、乌美溴铵。支气管扩张剂可分为:β_2 受体激动剂、抗胆碱能药物、茶碱类药物。长效抗胆碱能药物在减少急性加重及住院频率方面优于长效 β_2 受体激动剂。

（2）吸入性糖皮质激素:多与长效支气管扩张剂联合应用,目的是阻止肺通气功能降低。有研究认为,稳定期外周血嗜酸性粒细胞计数是指导慢性阻塞性肺疾病药物治疗方案联合 ICS(吸入性糖皮质激素)的主要指标,随着外周血嗜酸性粒细胞数增加,应用 ICS 更利于降低急性加重的风险。目前尚缺乏外周血嗜酸性粒细胞计数指导中国慢性阻塞性肺疾病人群 ICS 治疗的研究。

（3）祛痰药及抗氧化药:对痰不易咳出者可使用祛痰药排痰,如厄多司坦、福多司坦和氨溴索等。

4. 药物治疗随访 建立"评估-回顾-调整"长期随访的管理流程,帮助患者建立良好的用药依从性,重点评估呼吸困难和急性加重发生情况是否改善,并根据情况调整治疗方案。

5. 辅助治疗 对药物治疗起协同作用,包括呼吸康复治疗、长期家庭氧疗等。

（1）呼吸康复治疗:在全面评估的基础上,为患者提供个体化综合干预措施,如运动锻炼、教育和行为改变,以改善患者生理及心理状况、促进健康行为。

（2）长期家庭氧疗:对慢性呼吸衰竭患者持续给氧能延长寿命,改善生活质量。常用鼻导管吸氧。

（3）疫苗接种:预防相应病原体感染,减少慢性阻塞性肺疾病急性加重,降低全因病死率。

（4）经支气管镜肺减容术:减少肺容积,改善肺、胸壁和呼吸肌力学特征。对异质性肺气肿患者效果较好。

（5）姑息治疗及终末期管理:针对预计生存期少于 6 个月的患者,应与患者及其家属充分沟通可能发生的各种危急情况、治疗措施及经济负担,讨论复苏等事宜。综合评估患者身体、心理和精神状况,选择合适的康复训练、营养支持等,改善患者症状,减轻患者及家属的痛苦。

6. 预防 戒烟,控制职业环境污染,减少有害气体和有害颗粒的摄入,避免发病的高危因素。对有高危因素的人群,定期进行肺功能检查,早发现、早干预。

课程思政

绿水青山就是金山银山——防治呼吸系统疾病从保护环境做起

"绿水青山就是金山银山"是时任浙江省委书记习近平于 2005 年 8 月在浙江湖州安吉考察时提出的科学论断。简而言之,是规划先行,既要金山银山,又要绿水青山。从 2005 年到 2015 年,科学论断提出 10 年来,浙江干部群众把美丽浙江作为可持续发展的最大本钱,护美绿水青山、做大金山银山,不断丰富发展经济和保护生态之间的辩证关系,在实践中将"绿水青山就是金山银山"化为生动的现实,成为千万群众的自觉行动。2017 年 10 月 18 日,习近平在党的十九大报告中指出,坚持人与自然和谐共生,必须树立和践行绿水青山就是金山银山的理念,坚持节约资源和保护环境的基本国策。

近些年大气污染成为全球问题,大气污染物(如 PM2.5、PM10 颗粒物等)对全身器官(尤其是肺脏)的损伤引起了医学界的高度重视。随着一系列应对大气污染的治理措施的落实,我国空气污染有了很大改观,慢性气道疾病的急性加重次数也相应减少。

第 3 节　慢性肺源性心脏病

案例 9-3

　　患者,女,89 岁,已确诊慢性阻塞性肺疾病,因口唇发绀、呼吸困难来院就诊。经初步检查发现,患者颈静脉怒张,肝、脾大且有压痛,并出现腹腔积液和下肢水肿。

　　问题:根据患者的症状和体征,进行初步诊断并给出治疗方案。

　　慢性肺源性心脏病是常见病,在我国发病率为 0.41%~0.47%,患者发病年龄多在 40 岁以上,且患病率随年龄增长而增高。高寒地区较暖和地区多,北方多于南方,农村高于城市。从慢性肺、胸疾病发展到慢性肺源性心脏病多数需时较长,一般为 6~10 年。急性发作以冬春季多见,急性呼吸道感染常诱发肺、心功能衰竭,病死率较高。

一、病因及发病机制

1. 病因　①以慢性支气管炎所致的慢性阻塞性肺疾病最多见,占 80%~90%。②由支气管扩张症、支气管哮喘、重症肺结核、尘肺等疾病发展而来。③偶见于胸廓运动障碍性疾病、肺血管疾病。

2. 发病机制　本病是由肺组织、肺血管、胸廓的慢性病变引起肺组织结构和功能异常,导致肺血管阻力增加,肺动脉压力增高,使右心扩张、肥大,伴或不伴右心衰竭的心脏病。

二、临床表现

　　本病发展缓慢,临床上除原有肺、胸部疾病的各种症状和体征外,主要表现为逐步出现肺、心功能衰竭以及其他器官损害的征象。按心、肺功能的不同情况分为以下两个时期。

1. 肺、心功能代偿期　此期主要是慢性阻塞性肺疾病的表现,即慢性咳嗽、咳痰、气促,活动后可感心悸、呼吸困难、乏力和劳动耐力下降。体格检查可有明显肺气肿征,听诊多有呼吸音减弱,偶有干、湿啰音,下肢轻微水肿,下午明显。心浊音异常因肺气肿而不易叩出。心音遥远,但肺动脉瓣区可有第二心音亢进,提示有肺动脉高压。三尖瓣区出现收缩期杂音或剑突下可见心脏搏动,多提示右心室肥大。部分病例因肺气肿而出现胸膜腔内压升高,阻碍腔静脉回流,可见颈静脉充盈。又因膈下降,肝上界及下缘明显下移,应与右心衰竭的肝淤血征相鉴别。慢性肺源性心脏病患者常有营养不良的表现。

2. 肺、心功能失代偿期　本期临床表现以呼吸衰竭为主,表现为缺氧和二氧化碳潴留所引起的症状,急性呼吸道感染是常见诱因。有或无心力衰竭,以右心衰竭为主,也可出现心律失常(以房性心律失常为主)。患者心率增快,呼吸困难明显,发绀,颈静脉怒张,肝、脾大且有压痛,并出现腹腔积液和下肢水肿。因为右心室扩大,三尖瓣区相对关闭不全,在胸骨左缘第四、五肋间隙或剑突下区可闻及收缩期杂音,严重时心前区可有舒张期奔马律。

　　并发症:肺性脑病、酸碱失衡及电解质紊乱、心律失常、休克、消化道出血、弥散性血管内凝血。

三、辅助检查

1. 实验室检查　红细胞计数和血红蛋白含量可增高,全血黏度和血浆黏度增高,动脉血气分析示低氧血症,常伴高碳酸血症,并有血钾、血钠、血镁、血钙水平降低。

2. 影像学检查　胸部 X 线检查:除有肺、胸等组织器官的基础疾病及急性肺部感染的特征外,尚可有肺动脉高压征。心电图检查:主要有右心室肥大的改变,如电轴右偏,也可见右束支传导阻滞及低电压图形,可作为诊断慢性肺源性心脏病的参考条件。心电向量图检查:呈现出右心房、右心室肥大的图形。

四、诊断要点

　　(1)患者有慢性支气管炎、肺气肿或其他肺、胸疾病及有肺血管病史和相关症状、体征,加上肺动脉高压、右心室肥大或右心功能不全表现,并有前述的心电图、胸部 X 线片表现,再参考心电向量图、超声心动图、肺阻抗血流图、肺功能或其他检查,可以做出诊断。

(2)本病须与冠状动脉粥样硬化性心脏病(简称冠心病)、风湿性心脏病、原发性心肌病等鉴别。

五、防治要点

慢性肺源性心脏病的治疗目标:减轻症状,改善生命质量和活动耐力,减少急性加重次数,提高患者生存率。

1. 急性加重期 积极控制感染、通畅呼吸道、改善呼吸功能、纠正缺氧和二氧化碳潴留、控制呼吸和心力衰竭。

(1)控制感染:呼吸系统感染是引起慢性肺源性心脏病急性加重致肺、心功能失代偿的常见原因,如存在感染征象,需积极控制感染。参考痰或呼吸道分泌物培养及药物敏感试验选择抗菌药物。常用的有青霉素类、氨基糖苷类等抗菌药物。选用广谱抗菌药物时必须注意可能继发的真菌感染。用药原则是及时、足量、联合、静脉给药。

(2)控制呼吸衰竭:纠正缺氧和二氧化碳潴留。给予扩张支气管、祛痰等治疗,通畅呼吸道,改善通气功能,纠正水、电解质及酸碱失衡等。需要时给予无创正压通气或气管插管有创正压通气治疗。

(3)控制心力衰竭:一般在积极控制感染、改善呼吸功能后,慢性肺源性心脏病患者的心力衰竭便能得到改善。但对治疗后无效或病情较重患者可适当选用温和的利尿药联合保钾利尿剂,如氢氯噻嗪与螺内酯联用。对于感染已控制且应用利尿剂治疗无改善、无明显感染、心力衰竭合并室上性快速心律失常或心力衰竭合并急性左心衰竭的患者,可使用正性肌力药,推荐作用快、排泄快的洋地黄类药物,小剂量静脉给药。对于慢性肺部疾病所致肺动脉高压及慢性肺源性心脏病不建议使用前列环素类药物、内皮素受体拮抗剂及磷酸二酯酶-5 抑制剂治疗。如果患者心率无明显增快(静息状态下心率<100 次/分),可使用血管扩张药。

(4)控制心律失常:一般心律失常经治疗感染、缺氧后可自行消失。如果持续存在可根据心律失常的类型选用药物。

2. 稳定期 积极治疗和改善基础支气管、肺疾病,延缓基础疾病进展;增强患者免疫功能、预防感染,减少或避免急性期加重;加强康复锻炼和营养,改善生命质量。

(1)药物治疗:对于具有明显气流受限的患者,使用吸入性糖皮质激素联合长效 β 受体激动剂和(或)长效 M 受体阻滞剂吸入。

(2)氧疗:对血氧饱和度不足的患者,使用长程家庭氧疗和(或)家庭无创呼吸机治疗。

(3)疫苗接种:每年进行流感疫苗接种,对于反复发生肺炎者,可接种肺炎疫苗。

(4)其他:加强康复锻炼和营养支持。去除急性加重的诱因:对于吸烟的患者,积极劝导戒烟;改善生活环境,减少环境污染等。可在医生的指导下,服用能改善症状的中成药,如济生肾气丸、人参养荣丸、补肺丸等。

第 4 节　支气管哮喘

案例 9-4

患者,男,17 岁,气喘 4 h。8 年来每于春季突然出现发作性喘息、气急、胸闷、咳嗽及呼吸困难。体温 36.7 ℃,端坐呼吸,两肺遍布哮鸣音。痰液、血液嗜酸性粒细胞数过高。

问题:请判断可能的诊断和诱因,并给出治疗方案。

支气管哮喘是由嗜酸性粒细胞、肥大细胞和 T 淋巴细胞等多种炎症细胞和细胞组分参与的气道慢性炎症。这种炎症使易感者对各种激发因子具有气道高反应性，并引起气道缩窄。临床上表现为反复发作的喘息、呼气性呼吸困难、胸闷或咳嗽等症状，常在夜间和（或）清晨发作、加剧。常出现广泛多变的可逆性气流受限，多数患者可自行缓解或经治疗缓解。

一、病因及发病机制

根据 2020 年版《支气管哮喘防治指南》，我国 20 岁及以上人群的哮喘患病率为 4.2%，其中 26.2% 的哮喘患者已经存在气流受限。

哮喘是由多种细胞以及细胞组分参与的慢性气道炎症性疾病，临床表现为反复发作的喘息、气急，伴或不伴胸闷或咳嗽等症状，同时伴有气道高反应性和可逆的气流受限，随着病程延长，气道结构可发生改变，即气道重塑。哮喘是一种异质性疾病，具有不同的临床表型。目前认为哮喘的核心是慢性气道炎症性、气道高反应性和可逆的气流受限。

不管哪一种类型、哪一期的哮喘，都表现为多种炎症细胞特别是肥大细胞、嗜酸性粒细胞和淋巴细胞等多种炎症细胞在气道的浸润和聚集。这些炎症细胞分泌出多种炎症介质和细胞因子，它们互相作用构成复杂的网络，使气道反应性增高、气道收缩、黏液分泌增加、血管渗出增多。

气道高反应性表现为气道对各种刺激因子出现过强或过早的收缩反应。神经因素也被认为是哮喘发病的重要环节。

目前，哮喘的相关基因尚未完全明确。研究表明，与气道高反应性、血清免疫球蛋白调节和特异性反应相关的基因在哮喘的发病中起着重要作用。此外，环境因素主要包括吸入物，如尘螨、花粉、真菌、动物毛屑、二氧化硫、氨气等各种特异和非特异性吸入物；感染，如细菌、病毒、原虫、寄生虫等感染；食物，如鱼、虾、蟹、蛋类、牛奶等；药物，如普萘洛尔、阿司匹林等；气候变化、运动、妊娠等都可能是哮喘的激发因素。

总之，哮喘与变态反应、气道炎症、气道反应性增高及神经因素等相互作用有关。

课堂互动：如何预防支气管哮喘发作？

二、临床表现

课堂互动答案

1. 临床分期 根据临床表现，支气管哮喘可分为急性发作期、慢性持续期和临床控制期。急性发作期是指喘息、气促、咳嗽、胸闷等症状突然发生，或原有症状加重，并以呼气流量降低为特征，常因接触变应原或呼吸道感染而诱发。慢性持续期是指每周均不同频度和（或）不同程度地出现喘息、气促、胸闷、咳嗽等症状。临床控制期指患者无喘息、气促、胸闷、咳嗽等症状 4 周以上，1 年内无急性发作，肺功能正常。

2. 临床分级 可根据白天、夜间哮喘症状出现的频率和肺功能检查结果，将慢性持续期哮喘病情严重程度分为间歇状态、轻度持续、中度持续和重度持续。

3. 典型哮喘症状及体征 ①反复发作性喘息、气促，伴或不伴胸闷或咳嗽，夜间及晨间多发，常与接触变应原、冷空气，物理、化学性刺激，以及上呼吸道感染、运动等有关。②发作时及部分未控制的慢性持续性哮喘，双肺可闻及散在或弥漫性哮鸣音，呼气时相延长，每分钟呼吸常在 28 次以上。但在轻度哮喘或非常严重的哮喘发作时，哮鸣音可不出现。哮喘持续状态时，表现为心率增快、脉搏 110 次/分以上，发作严重时可出现发绀，严重呼吸困难，吸气浅、呼气长而费力，张口呼吸，面色苍白，血压下降，大汗淋漓，严重脱水，神志烦躁或模糊，甚至出现呼吸衰竭。③上述症状和体征可经治疗缓解或自行缓解。

4. 不典型哮喘症状 咳嗽变异性哮喘：咳嗽为唯一或主要症状，无喘息、气促等典型哮喘的症状和体征。胸闷变异性哮喘：胸闷是唯一或主要症状，无喘息、气促等典型哮喘的症状和体征。隐匿性哮喘：无反复发作的喘息、气促、胸闷或咳嗽的表现，但长期存在气道反应性增高者。14%～58% 的无症状但气道反应性增高者可发展为有症状的哮喘。

5. 并发症 本病发作时可并发气胸、肺不张等；长期反复发作和感染可并发慢性支气管炎、肺气肿、支气管扩张症、间质性肺炎、肺纤维化和慢性肺源性心脏病。

三、辅助检查

1. 肺功能 肺通气功能指标:一秒用力呼气容积(FEV_1)和呼气流量峰值(PEF)可反映气道阻塞的严重程度,是客观判断哮喘病情常用的评估指标。气流受限客观检查:①支气管舒张试验阳性(吸入支气管舒张剂后,FEV_1 增加大于 12%,且 FEV_1 绝对值增加大于 200 ml);或抗感染治疗 4 周后与基线值比较,FEV_1 增加大于 12%,且 FEV_1 绝对值增加大于 200 ml(排除呼吸道感染)。②支气管激发试验阳性:一般应用吸入激发剂乙酰甲胆碱或组胺,通常以吸入激发剂后 FEV_1 下降不少于 20%,判断结果为阳性,提示存在气道高反应性。③呼气流量峰值(PEF)平均每日昼夜变异率(至少连续 7 日每日 PEF 昼夜变异率之和/总天数 7)>10%,或 PEF 周变异率{(2 周内最高 PEF 值−最低 PEF 值)/[(2 周内最高 PEF 值+最低 PEF 值)×1/2]×100%}>20%。

2. 哮喘控制测试(ACT)问卷 ACT 问卷是评估哮喘患者控制水平的问卷,ACT 得分与专家评估的患者哮喘控制水平具有较好的相关性。ACT 适于在缺乏肺功能设备的基层医院推广。

3. 呼出气一氧化氮(FeNO) 哮喘未控制时 FeNO 升高,糖皮质激素治疗后降低。FeNO 可以作为评估气道炎症类型和哮喘控制水平的指标,可用于预判和评估吸入激素后的反应。

4. 痰嗜酸性粒细胞计数 发作时可有嗜酸性粒细胞增多,但多不明显,如并发感染可有白细胞数增高,中性粒细胞比例增高。痰涂片在显微镜下可见较多嗜酸性粒细胞,还可见到嗜酸性粒细胞退化形成的尖棱结晶、黏液栓和透明的哮喘珠。

5. 外周血嗜酸性粒细胞计数 外周血嗜酸性粒细胞计数增高可作为诱导痰嗜酸性粒细胞的替代指标。

6. 血清总 IgE 和变应原特异性 IgE 变应原特异性 IgE 增高是诊断过敏性哮喘的重要依据之一,其水平高低可以反映哮喘患者过敏状态的严重程度。

7. 变应原检测 包括皮肤变应原点刺试验及特异性 IgE 检测。通过检测可以明确患者的过敏因素,嘱患者尽量避免接触变应原。变应原检测可用于指导变应原特异性免疫疗法。

8. 胸部 X 线检查 早期哮喘发作时可见两肺透亮度增加,呈过度充气状态;在缓解期多无明显异常;如并发呼吸道感染,可见肺纹理增加及炎性浸润阴影。同时要注意肺不张、气胸或纵隔气肿等并发症的存在。

四、诊断要点

(1)反复发作的喘息、呼气性呼吸困难,胸闷或咳嗽,多与接触变应原、冷空气、物理或化学性刺激,上呼吸道感染、运动等有关。

(2)发作时双肺可闻及散在弥漫性、以呼气相为主的哮鸣音,呼气时相延长。

(3)上述症状可经治疗缓解或自行缓解。

特别说明的是,符合上述症状和体征,同时具备气流受限客观检查中的任一条,并排除其他疾病所引起的喘息、气促、胸闷及咳嗽,可以诊断为哮喘。

而患者仅表现为反复咳嗽、胸闷或其他呼吸道症状,同时具备气流受限客观检查的任一条,已排除其他疾病所引起的呼吸道症状(咳嗽/胸闷/气道反应性增高),可诊断为不典型哮喘。

五、防治要点

哮喘治疗以抑制气道炎症为主,使哮喘症状得到控制,减少复发乃至不发作。哮喘治疗给药剂量应个体化,儿童按体重、年龄酌情减少,症状缓解后可适当减少剂量。目前推荐所有成年和青少年哮喘患者接受包含吸入性糖皮质激素(ICS)的控制治疗,以降低重度急性发作的风险,ICS 可以作为每日常规用药,在轻度哮喘患者中可采用 ICS+福莫特罗按需给药。整个哮喘治疗过程中需要连续对患者进行评估、调整并观察治疗反应。控制性药物的升降级应按照阶梯式方案选择。哮喘控制维持 3 个月以上可以考虑降级治疗,以找到维持哮喘控制的最低有效治疗级别。

哮喘治疗原则及治疗药物如下。

1. 避免或消除变应原 部分患者能找到引起哮喘发作的变应原或其他非特异性刺激因素,应立即使患者脱离与变应原的接触,这是治疗哮喘最有效的方法。

2. 支气管炎解痉药 治疗哮喘的药物均具有平喘作用,常称为平喘药。

(1)肾上腺素受体激动剂:常用肾上腺素、麻黄碱、异丙肾上腺素、沙丁胺醇、特布他林和非诺特罗等,可激活腺苷酸环化酶,使细胞内的环磷酸腺苷含量增加,游离钙离子减少,支气管平滑肌松弛,是控制哮喘急性发作的首选药物。肾上腺素受体激动剂的用药可采用定量雾化吸入、口服或静脉注射。

(2)茶碱类:茶碱类能抑制磷酸二酯酶,提高平滑肌细胞内的环磷酸腺苷浓度,同时具有腺苷受体的拮抗作用;可刺激肾上腺分泌肾上腺素,促进呼吸肌收缩;还能增强气道纤毛的清除作用和抗炎作用。茶碱类是目前治疗哮喘的有效药物。

(3)抗胆碱能药物:如异丙托溴铵,可以阻断节后迷走神经通路,降低迷走神经兴奋性,阻断因吸入刺激物引起的反射性支气管收缩而起舒张支气管的作用。

3. 祛痰剂 可使用溴己新或氯化铵合剂促进排痰,也可气雾吸入、湿化气道、稀释痰液,以利排痰。

4. 糖皮质激素 由于哮喘的病理基础是慢性非特异性炎症,糖皮质激素是当前防治哮喘最有效的药物。其主要作用机制是抑制炎症细胞的迁移和活化、抑制细胞因子的生成、抑制炎症介质的释放、增强平滑肌细胞 β_2 受体的反应性。但长期使用副作用多,因而不可滥用。

5. 中成药处方 金利油胶囊、止咳定喘口服液、百令胶囊、寒喘丸、橘红丸等。

6. 预防哮喘发作 可采用艾灸法、拔罐法预防哮喘发作。如三伏天时用艾条悬灸大椎穴和夹脊穴,或者在大椎、肾俞、肺俞、脾俞拔罐。

哮喘治疗方案分级(包括急性发作期、慢性持续期和临床控制期)如下。

(1)第 1 级治疗:仅限用于偶有短暂的白天症状(每个月少于 2 次,每次持续数小时),没有夜间症状,无急性发作风险,肺功能正常的患者。推荐治疗方案:按需低剂量 ICS+福莫特罗吸入剂。不推荐吸入抗胆碱能药物(如异丙托溴铵)、口服短效茶碱类,这些药物也能缓解哮喘症状,但起效慢,有不良反应。

(2)第 2 级治疗:低剂量控制性药物+按需使用缓解药物。低剂量 ICS+福莫特罗按需使用可以作为第 2 级哮喘治疗的推荐方案。

(3)第 3 级治疗:推荐使用低剂量 ICS+长效 β 受体激动剂(LABA)复合制剂作为维持治疗方案。低剂量 ICS+福莫特罗按需治疗或短效 β 受体激动剂(SABA)按需治疗。

(4)第 4 级治疗:中等剂量 ICS+LABA 维持治疗;高剂量 ICS 加吸入噻托溴铵,在 6 岁以上哮喘患者,联合噻托溴铵喷雾剂吸入治疗,可以改善肺功能和延长需要口服激素治疗的急性发作出现时间。

(5)第 5 级治疗:采用第 4 级治疗,且吸入技术正确,患者依从性良好,而仍有持续哮喘症状或有急性发作的患者,需要转诊到哮喘专科按重度哮喘处理。第 5 级治疗推荐使用高剂量 ICS+LABA,根据哮喘临床表型评估附加药物治疗。

第 5 节 肺炎球菌性肺炎

案例 9-5

患者,男,20 岁,既往体健,前天打篮球时突遭暴雨,回家后急起高热,体温 39.7 ℃。实验室检查显示患者胸廓对称,肺纹理清晰,透过度均匀,肺实质内未见异常密度影,气管居中,纵隔没有移位,心脏及大血管影未见明显异常,心影不大;痰涂片发现典型的革兰染色阳性、带荚膜的双球菌。

问题：请根据症状和辅助检查结果进行诊断并给出治疗方案。

一、肺炎球菌性肺炎概述

肺炎球菌为革兰阳性双球菌，有荚膜。肺炎球菌不产生毒素，不引起原发性组织坏死形成空洞，其致病原因在于菌体外的荚膜对组织的侵袭作用、抗吞噬作用，毒力强。当人体免疫功能正常时，肺炎球菌是寄居在口腔及鼻咽部的一种正常菌群。婴幼儿在出生后不久，口腔即开始有肺炎球菌寄居，肺炎球菌寄居情况随年龄、季节及免疫状态的变化而有差异。

肺炎球菌性肺炎（PDs）既可导致急性中耳炎、鼻窦炎等非侵袭性疾病，也可导致脑膜炎、菌血症、菌血症性肺炎等侵袭性疾病，是全球严重的公共卫生问题之一。肺炎球菌也是我国年龄<5岁儿童和年龄≥60岁老年人因感染性疾病死亡的重要致病菌之一。

二、病因及发病机制

肺炎球菌一般经呼吸道飞沫传播或由定植菌导致自体感染，通常并不引起疾病。当定植环境发生变化（如机体抵抗力下降、年老体弱等）时，肺炎球菌将穿过黏膜防御体系而引发侵袭性感染。除单独致病外，肺炎球菌还常与其他病毒（如新型冠状病毒、流感病毒等）发生合并感染，增加疾病严重程度，危害患者身体健康。侵袭性肺炎球菌性疾病虽多为散发病例，但在密闭环境（如学生宿舍、养老院、儿童护理中心等）中，偶有暴发性疫情。

吸烟者，痴呆者，慢性支气管炎、支气管扩张症、充血性心力衰竭、免疫缺陷患者等均易受肺炎球菌侵袭。

三、临床表现

1. 症状　起病前常有受凉、淋雨、疲劳、醉酒、病毒感染史，大多有数日上呼吸道感染的前驱症状。起病多急骤，高热、寒战，体温通常在数小时内升至 39～40 ℃，呈稽留热，脉率随之增加。患者感全身肌肉酸痛，患侧胸部疼痛，可放射到肩部或腹部，咳嗽或深呼吸时加剧。痰少，可带血或呈铁锈色，胃纳锐减，偶有恶心、呕吐、腹痛或腹泻，可误诊为急腹症。

2. 体征　患者呈急性热病容，面颊绯红，鼻翼扇动，皮肤灼热、干燥，口角及鼻周有单纯疱疹；有败血症者，可出现皮肤、黏膜出血点，巩膜黄染；累及脑膜时，可有颈抵抗及病理性反射，心率增快，有时心律不齐。早期肺部体征无明显异常，仅有胸廓呼吸运动幅度减小，叩诊轻度浊音，呼吸音减低及出现胸膜摩擦音；肺实变时有叩诊呈浊音、触觉语颤增强及支气管呼吸音等典型体征；消散期可闻及湿啰音，重症患者有肠充气，上腹部压痛多与炎症累及膈胸膜有关；感染严重时可伴发休克、急性呼吸窘迫综合征及神经症状，表现为神志模糊、烦躁、呼吸困难、嗜睡、谵妄、昏迷等。

本病自然病程为 1～2 周；发病 5～10 天，体温可自行骤降或逐渐消退；使用有效的抗菌药物可使体温在 1～3 天恢复正常，患者的其他症状与体征亦随之逐渐消失。

3. 并发症　肺炎球菌性肺炎的并发症近年来已很少见。严重败血症或毒血症患者，易发生感染性休克，尤其是老年人，表现为血压降低、四肢厥冷、多汗、发绀、心动过速、心律失常等，而高热、胸痛、咳嗽等症状并不突出。少数患者可并发心肌炎、心包炎、胸膜炎，并发胸膜炎时多为浆液纤维蛋白性渗出液，偶可发生脓胸。肺脓肿亦为常见并发症。

四、辅助检查

1. 血常规　白细胞总数增加，中性粒细胞比例多在 80% 以上。

2. 痰涂片　直接涂片做革兰染色及荚膜染色镜检，如发现典型的革兰染色阳性、带荚膜的双球菌，即可初步做出病原学诊断。持续培养 24～48 h 可确定病原体。聚合酶链反应检测及荧光标记抗体检测可提高病原学诊断率。

3. 胸部 X 线检查　早期仅见肺纹理增粗。因肺泡内充满炎性渗出物，在实变阴影中可见支气管气道征，可有少量胸腔积液；在肺炎消散期，胸部 X 线片显示炎性浸润逐渐吸收，可有片状区域吸收较快,出现假空洞,多数病例在起病 3 周后才完全消散。老年患者病灶消散较慢。

五、诊断要点

(1)根据典型症状与体征,结合胸部 X 线检查,做出初步诊断。年老体衰、继发于其他疾病的患者临床表现常不典型,需认真加以鉴别。病原菌检测是确诊本病的主要依据。

(2)本病需与下列疾病相鉴别。

①干酪样肺炎:急性结核性肺炎的临床表现与肺炎球菌性肺炎相似,胸部 X 线片亦有肺实变,但前者常呈低热乏力,痰液中易找到结核菌,胸部 X 线片显示病变多在肺尖或锁骨上下,密度不均,消散缓慢,且可形成空洞或肺内播散。肺炎球菌性肺炎经青霉素治疗 3~5 天,体温可迅速下降,随症状改善肺内炎症亦较快吸收。

②急性肺脓肿:早期临床表现与肺炎球菌性肺炎相似,但随病程进展,患者咳出大量脓臭痰,此为肺脓肿的特征。致病菌多为金黄色葡萄球菌、肺炎克雷伯菌或其他革兰阴性杆菌、厌氧菌。胸部 X 线片显示脓腔及液平面,不难鉴别。

③肺癌:少数周围型肺癌的胸部 X 线片影像与肺炎相似,但通常无急性感染中毒症状,血白细胞计数不高,痰液中发现癌细胞可确诊。

六、防治要点

1. 抗菌药物治疗 一经诊断立即给予抗菌药物治疗,不必等待细菌培养结果。肺炎球菌性肺炎首选青霉素 G 80 万单位,肌内注射,每天两次。注意要在皮内试验无过敏反应后才能注射。如果患者对青霉素过敏,可采用阿米卡星、左氧氟沙星。

2. 支持疗法 患者应卧床休息,注意补充足够的蛋白质、热量及维生素。监测神志、呼吸、脉搏、血压及尿量等,注意防止休克。剧烈胸痛者,可酌用少量镇痛药。鼓励饮水,避免失水,预防体内电解质平衡紊乱。

3. 并发症的处理 经抗菌药物治疗后,患者高热常在 24 h 内消退,或数天内逐渐下降。若体温降而复升或 3 天后仍不降者,应考虑肺炎球菌的肺外感染,如脓胸、心包炎或关节炎等。

4. 感染性休克的治疗 ①首先应纠正休克,补充血容量,以维持有效血容量,减低血液黏滞度,预防弥散性血管内凝血。②在输液的同时,可加用多巴胺、异丙肾上腺素等血管活性药物,以帮助恢复血压,保证重要器官的血液供应,使收缩压维持在正常范围。在补充血容量的情况下,亦可应用血管扩张剂,以改善微循环。③诊断明确者,可加大青霉素剂量,或用第二、三代头孢菌素。④对病情危重、全身毒血症严重的患者,可短期静脉滴注氢化可的松或地塞米松。⑤纠正水、电解质和酸碱平衡紊乱,输液不宜过快,以免发生心力衰竭与肺水肿。随时监测和纠正钾、钠、氯紊乱以及酸碱中毒。

5. 中成药及中药治疗 鸡苏丸、清气化痰丸、仙方活命饮、清肺饮、肺热宁等。

6. 预防 避免淋雨、运动出汗后吹风受寒、过度劳累等情况,可适当服用姜糖水。

课程思政

无药可治的超级细菌——抗生素滥用的恶果

抗生素耐药性(AMR)源于微生物(包括细菌等)不再对抗生素等相关治疗药物产生反应。这种对抗生素产生耐药性的细菌,逐步演变为超级细菌,并在全球蔓延开来。世界卫生组织研究指出,这些无法杀灭的超级细菌每年导致 70 万人死亡,其中包括 23 万新生儿。如不对抗生素滥用情况加以遏制,预计到 2050 年,全球每年死于抗生素耐药性感染的将有 1000 万人。美国疾病预防控制中心(CDC)统计,在美国每年大约有 200 万人感染超级细菌,因此而丧生的人数超过 23000 人。

我国也存在着过度使用抗生素的问题。根据调查,我国对抗生素的人均年消费量为 138 g,我国每年生产抗生素类药物约 20 万吨。由于抗生素的误用和滥用,抗生素耐药性出现的速度加快,感染预防和控制也越来越难。抗生素的耐药性如此严重,但认知度却不高。

第6节 呼吸衰竭

案例 9-6

> 患者,男,20岁,既往体健,暑假期间与同学去河边游泳时,突然抽筋溺水,被同学及时发现救起。24 h后出现呼吸频率加快、发绀,表情焦虑、出汗,送往医院就诊,血气分析异常,出现低氧血症,给予常规氧疗后,症状未改善。胸部X线片显示肺纹理增多,边缘模糊,有斑片状阴影。
>
> 问题:请根据症状和辅助检查结果进行诊断并给出治疗方案。

呼吸衰竭是由各种病因引起的气体交换功能的严重障碍,是一种临床诊断性疾病,胸部X线检查可发现一些引起呼吸衰竭的病因及病变范围,显示病变的进展和转归情况,有助于确定和调整治疗方案。

一、病因及发病机制

呼吸衰竭是呼吸系统疾病患者死亡的重要原因,也是临床急救中经常遇到的课题。呼吸衰竭是人体与外界气体交换障碍引起的生理功能和代谢紊乱的临床综合征。呼吸道及肺组织、鼻、口咽、脑、脊髓、胸廓、呼吸肌和心血管系统等组织结构的异常,如慢性支气管炎、肺气肿、支气管扩张症、肺间质纤维化、大量胸腔积液或广泛胸膜增厚钙化等均可诱发呼吸衰竭。

根据病因的不同,呼吸衰竭可分为泵衰竭和肺衰竭。驱动或调控呼吸运动的中枢神经系统、外周神经系统、神经肌肉组织(包括神经-肌肉接头和呼吸肌)以及胸廓统称为呼吸泵,这些部位的功能障碍引起的呼吸衰竭称为泵衰竭。通常泵衰竭会引起通气功能障碍。气道阻塞、肺组织和肺血管病变造成的呼吸衰竭称为肺衰竭。肺实质和肺血管病变常引起换气功能障碍。

肺通气不足、弥散障碍、通气血流比例失调、肺内动-静脉解剖分流增加、耗氧量增加等是诱发呼吸衰竭的主要机制。这些机制使通气、换气过程发生障碍,导致呼吸衰竭。临床上单一机制引起的呼吸衰竭很少见,往往是多种机制并存或随着病情的发展先后参与并发挥作用。

1. 肺通气不足 肺泡通气量减少,不能维持正常的肺泡氧分压和肺泡二氧化碳分压,从而引起缺氧和二氧化碳潴留。

2. 弥散障碍 氧气、二氧化碳等气体通过肺泡膜进行交换的物理弥散过程发生障碍。气体弥散的速度取决于肺泡膜两侧气体分压差,气体弥散系数,肺泡膜的弥散面积、厚度和通透性,同时气体弥散量还受血液与肺泡接触时间以及心排血量、血红蛋白含量、通气血流比例的影响。

3. 通气血流比例失调 血液流经肺泡时能否保证血液动脉化,即得到充足的氧,并充分排出二氧化碳,除需有正常的肺通气功能和良好的肺泡膜弥散功能外,还取决于肺泡通气量。肺部病变如肺泡塌陷、肺炎、肺不张、肺水肿等引起病变部位的肺泡通气不足,通气/血流值变小,肺血管病变(如肺栓塞)引起栓塞部位血流减少,通气/血流值增大,肺泡通气不能被充分利用等,都会导致低氧血症。

4. 肺内动-静脉解剖分流增加 肺动脉内的静脉血未经氧合直接流入肺静脉,是导致通气血流比例失调的一种特殊情况。

5. 耗氧量增加 发热、寒战、呼吸困难和抽搐均会增加耗氧量。

二、临床表现

根据起病情况的不同,呼吸衰竭可分为急性呼吸衰竭和慢性呼吸衰竭。

急性呼吸衰竭是突发意外使正常肺功能被破坏,如溺水、电击、外伤、药物中毒或理化刺激以及急性呼吸窘迫综合征等。呼吸功能突然衰竭者的临床表现中,急性的完全窒息或呼吸骤停最危险,可在数分钟内致命。

慢性呼吸衰竭是在原有慢性阻塞性肺疾病等基础上,随着疾病不断进展,患者健康状况不断恶化,呼吸功能障碍逐步加重,出现严重缺氧和二氧化碳潴留,甚至导致死亡。

急性呼吸衰竭和慢性呼吸衰竭的相似的临床症状如下。

1. 发绀 发绀为缺氧的典型症状,常见于口唇、口腔黏膜、甲床等血流量较大的部位。该症状受患者血红蛋白量、皮肤色素及心功能状态的影响,因此缺氧者不一定都有发绀。

2. 神经精神症状 缺氧和二氧化碳潴留都会引起神经精神症状。缺氧程度、二氧化碳潴留程度、机体的适应力和代偿能力共同决定了症状的轻重。因此急性呼吸衰竭患者的症状较慢性病例明显。急性严重缺氧患者,可立即出现精神错乱、狂躁、昏迷、抽搐等症状,而慢性缺氧患者多有智力、定向功能障碍的表现。

3. 循环系统症状 急性呼吸衰竭和慢性呼吸衰竭患者都可出现心律失常、血压异常上升或降低的临床表现。急性严重缺氧可引起心室颤动或心搏骤停。慢性缺氧易诱发右心衰竭,患者出现颈静脉怒张、肝大及下肢水肿等。

4. 消化与泌尿系统症状 急性和慢性呼吸衰竭对肝、肾功能都有影响。辅助检查可发现丙氨酸转氨酶与血尿素氮升高、尿蛋白含量升高等,尿沉渣镜检可见红细胞和管型。呼吸衰竭可导致胃肠道黏膜充血水肿、糜烂渗血,或应激性溃疡引起上消化道出血。上述症状均可随缺氧和二氧化碳潴留的纠正而消失。

本节主要论述急性呼吸窘迫综合征和慢性呼吸衰竭的临床症状。

课堂互动:如何区分急性呼吸衰竭和慢性呼吸衰竭?

（一）急性呼吸窘迫综合征

急性呼吸窘迫综合征属于急性呼吸衰竭的一个类型,可发生于成人和儿童。急性呼吸窘迫综合征是一种以进行性呼吸困难和顽固性缺氧为特征的急性呼吸衰竭,它是一系列病理改变的连续变化过程,病因复杂,以广泛肺泡损伤和血气改变为病理

课堂互动答案

生理特征,表现为蛋白性肺泡水肿和低氧血症,典型症状是严重低氧血症和呼吸极度困难窘迫。急性呼吸窘迫综合征的发生机制是患者肺脏内血管与组织间液体交换功能紊乱,使肺含水量增加,减低了肺的顺应性,导致肺泡塌陷,通气血流比例失调。

1. 病因 休克、创伤、感染、吸入有毒气体、误吸液体进入气管、药物过量、代谢紊乱、血液系统疾病等都可诱发急性呼吸窘迫综合征。

2. 机制 急性呼吸窘迫综合征的发生机制可能与以下因素有关。可增加血管通透性,导致肺间质水肿的血管活性物质,如组胺、缓激肽等;可导致肺损伤和间质水肿,甚至引发全身炎症反应综合征的白细胞和炎症因子,如多核粒细胞、肿瘤坏死因子等;血小板在肺内聚集后,可阻塞肺毛细血管机械作用、破坏血管壁和增加血管通透性;肺表面活性物质缺乏。

3. 主要症状 儿童主要表现为呼吸增快、呼气呻吟、发绀、鼻翼扇动等。成人主要表现为每分钟呼吸次数大于 28 次或呼吸窘迫、发绀,常有烦躁、表情焦虑、出汗等。

4. 临床分期 损伤后 4~6 h 是损伤期,患者可出现轻微呼吸增快,但无典型的呼吸窘迫。胸部 X 线检查无阳性发现。损伤后 6~48 h 是相对稳定期,经过积极救治,患者循环功能相对稳定,但逐渐出现呼吸困难、呼吸频率加快等症状,可能出现过度通气。但肺部体征尚不明显。胸部 X 线检查可见肺纹理增多、模糊和网状浸润影。损伤后 24~48 h 是呼吸衰竭期,患者呼吸困难和发绀进行性加重,常伴有烦躁、焦虑、多汗等。常规氧疗后,患者的呼吸困难无法改善。胸部 X 线检查可发现两肺散在斑片状阴影,呈磨玻璃样。损伤后 48 h 进入终末期,患者出现极度呼吸困难和严重发绀,出现神经精神症状,如嗜睡、昏迷等。胸部 X 线检查显示呼吸衰竭期的斑片状阴影融合

成大片状浸润阴影。

5. 辅助检查

（1）动脉血气分析：动脉血氧分压常显著降低，即使吸纯氧，亦未能恢复正常水平。动脉二氧化碳分压在疾病早期多明显降低或正常，疾病晚期可升高。

（2）胸部 X 线检查：早期检查无异常，或边缘模糊的肺纹理增多。相对稳定期出现斑片状阴影。呼吸衰竭期斑片状阴影相互融合，呈毛玻璃样。终末期两肺阴影密度增高，阴影边缘不清或消失。

6. 诊断　无胸部 X 线片征象改变，具备以下 4 项或 5 项，即可诊断为急性呼吸窘迫综合征。

（1）具有可引起急性呼吸窘迫综合征的原发疾病，如休克、创伤、严重感染等。

（2）每分钟呼吸次数大于 28 次或出现呼吸窘迫。

（3）血气分析异常，出现低氧血症。

（4）胸部 X 线片征象异常，出现肺纹理增多，边缘模糊，斑片状阴影或大片状阴影等。

（5）排除慢性肺疾病和左心衰竭。

（二）慢性呼吸衰竭

慢性呼吸衰竭可分为 I 型呼吸衰竭和 II 型呼吸衰竭，又称换气障碍型呼吸衰竭和通气功能衰竭型呼吸衰竭。肺实质病变使肺顺应性下降、换气功能障碍，可引发换气障碍型呼吸衰竭；呼吸道梗阻、生理无效腔增大或胸廓异常使肺泡通气量不足，可引发通气功能衰竭型呼吸衰竭。两者都可使动脉血氧分压下降，换气障碍型呼吸衰竭使动脉血二氧化碳分压降低或正常，通气功能衰竭型呼吸衰竭导致动脉血二氧化碳分压增高。

除神经肌肉疾病、呼吸中枢驱动功能降低等病因外，肺疾病导致的慢性呼吸衰竭患者多有明显的呼吸道症状，动脉血气表现为代偿性呼吸性酸中毒。因此当患者有多梦、遗尿、晨起头痛、乏力、嗜睡、情绪异常等症状，可进行动脉血气检查，排除夜间二氧化碳潴留，即神经肌肉疾病、呼吸中枢驱动功能降低等因素导致的慢性呼吸衰竭，避免误诊。

1. 病因　可由喉水肿、支气管痉挛、肺炎、肺水肿、肺栓塞、肺血管炎、胸廓外伤、气胸、脑血管病变、脑外伤、慢性阻塞性肺疾病等诱发。

2. 临床表现　呼吸困难、发绀、失眠、烦躁、躁动、皮肤红润、温暖多汗、食欲减退、上消化道出血、少尿或无尿等。

3. 并发症　可引起肺动脉高压，产生右心衰竭，伴体循环淤血体征。可损害心肌，出现周围循环衰竭。可导致胃肠道黏膜充血水肿、糜烂渗血，或应激性溃疡引起上消化道出血。可并发酸碱失衡和电解质紊乱。

4. 辅助检查

（1）动脉血气分析是诊断呼吸衰竭的主要依据。呼吸衰竭患者的动脉血氧分压低于 60 mmHg。换气障碍型呼吸衰竭患者的动脉血二氧化碳分压在正常范围或降低，通气功能衰竭型呼吸衰竭患者的动脉血二氧化碳分压高于 50 mmHg。

（2）胸部 X 线检查对原发病的诊断有重大意义，可鉴别肺炎、肺脓肿、慢性阻塞性肺疾病等。

（3）胸部计算机断层扫描有助于诊断特发性肺间质纤维化、慢性支气管炎等疾病。

（4）B 型超声检查对诊断胸腔积液、囊性或实性肿物、心血管病变、横膈病变等疾病有较大帮助。

（5）肺功能检查可鉴别呼吸困难的原因，判断气道阻塞的部位，还能评估肺疾病的严重程度，判断患者对外科手术（特别是胸部手术）的耐受力及术后发生并发症的可能性等。

（6）电解质检查：呼吸性酸中毒合并代谢性酸中毒时，患者常伴有高钾血症；呼吸性酸中毒合并代谢性碱中毒时，患者常有低钾血症和低氯血症。

（7）痰涂片与细菌培养检查：有利于指导用药，控制感染。

5. 诊断　根据患者具有慢性阻塞性肺疾病等病史、缺氧的临床表现及呼吸困难、发绀等体征，结合辅助检查结果，可做出诊断。

知识链接

诱发呼吸衰竭的原发病对应的胸部 X 线片特征

不同原发病诱发的呼吸衰竭患者的胸部 X 线片可呈现不同特征。急性呼吸窘迫综合征、新生儿呼吸窘迫综合征、肺水肿时,患者的胸部 X 线片呈现白肺,即两肺对称性弥漫病变使肺野出现毛玻璃样改变。肺炎时,肺小叶、肺段及肺叶出现散在斑片状边缘模糊阴影。肺囊肿、肺脓肿时,胸部 X 线片可看到肺内空洞及空腔,如在大片浓密炎性阴影中出现圆形透亮区。肺含气量增加,呈肺气肿征,即胸廓前后径增大,心后间隙增大,肋骨平直,呈"栅栏状",膈肌下降,双肺透光性增强,可见于慢性阻塞性肺疾病、小儿先天性大叶肺气肿。一侧胸部阴影,多见于肺炎、胸腔积液、肺不张、肺发育不良等。

三、辅助检查

1. 动脉血气分析　动脉血气分析对于判断呼吸衰竭和酸碱失衡的严重程度及指导治疗具有重要意义,可以反映机体的代偿状况,有助于对急性或慢性呼吸衰竭的鉴别。通常情况下,急性呼吸衰竭患者氧分压降低、二氧化碳分压正常或偏低,慢性呼吸衰竭患者氧分压降低、二氧化碳分压增高。由于动脉血气分析结果受年龄、海拔高度、氧疗等多种因素的影响,在具体分析时一定要结合临床情况。

2. 肺通气功能检测　肺通气功能的检测能判断通气功能障碍的性质(阻塞性、限制性或混合型)及是否合并换气功能障碍,并对通气和换气功能障碍的严重程度进行判断。

3. 胸部影像学检查　胸部影像学检查包括胸部 X 线检查、胸部电子计算机断层扫描、胸部血管造影等。

4. 纤维支气管镜检查　纤维支气管镜检查可准确诊断大气道情况、取得用于检验的活性病理组织。

四、诊断要点

(1) 根据患者的病因、病史、诱因、临床表现及体征可做出诊断。

(2) 动脉血气分析对明确诊断、分型、指导治疗以及判断预后均有重要意义。

①急性呼吸衰竭综合征的诊断标准:动脉血氧分压常显著降低,小于 60 mmHg,即使吸纯氧也不能使血氧分压恢复正常水平。发病早期存在过度通气,二氧化碳分压多明显降低或正常,临终前可升高。因此二氧化碳分压升高表明病情严重,预后不良。

②慢性呼吸衰竭综合征的诊断标准:换气障碍型呼吸衰竭为海平面平静呼吸空气的条件下二氧化碳分压正常或下降,氧分压小于 60 mmHg;通气功能衰竭型呼吸衰竭为海平面平静呼吸空气的条件下二氧化碳分压大于 50 mmHg,氧分压小于 60 mmHg;吸氧条件下,计算氧合指数氧分压小于 300 mmHg 时,提示呼吸衰竭。

知识链接

毫米汞柱与千帕的换算

毫米汞柱(mmHg)即毫米水银柱,是直接用水银柱高度的毫米数表示压强值的单位。千帕,物理学名词,表示压力为 1000 帕。帕是帕斯卡的简称,是国际单位制中表示压强的基本单位。毫米汞柱与千帕间可以进行换算。1 毫米汞柱=0.133 千帕。

五、防治要点

1. 治疗要点　给予呼吸支持、病因治疗,积极检测其他重要脏器功能,防治并发症。

(1) 保持气道畅通:开放气道、清除气道异物,必要时建立人工气道。

(2) 氧疗:在保证血氧分压迅速提高到 60 mmHg 或脉搏容积血氧饱和度达 90%以上的前提下,

尽量减低吸氧浓度。

（3）病因治疗：针对不同的病因采取适当的治疗措施，如因肺炎诱发急性呼吸衰竭，必须治疗肺炎。

（4）一般支持疗法：如果存在电解质紊乱和酸碱平衡失调，应及时加以纠正。注意保持患者体内水液代谢平衡，提供足够的营养支持。

（5）防治合并症：呼吸衰竭往往会累及其他重要脏器，因此应及时将重症患者转入 ICU，加强对重要脏器功能的监测与支持，预防和治疗肺动脉高压、慢性肺源性心脏病、肺性脑病、肾功能不全、消化道功能障碍和弥散性血管内凝血等并发症。

2. 预防　进行安全教育，减少因溺水、电击、外伤等突发意外诱发的急性呼吸衰竭。加强临床检测，预防慢性阻塞性肺疾病等疾病发展成为慢性呼吸衰竭。

第7节 肺　　癌

案例 9-7

患者，男，73 岁，有 40 年吸烟史，近 3 个月出现胸闷、咳嗽、痰中带血，并伴关节痛。胸部 X 线片显示左肺门阴影增大。

问题：本病首先考虑的可能诊断是什么？需要进一步做哪些检查？

提示：患者为老年男性，有多年吸烟史，出现胸闷、咳嗽、痰中带血并伴关节痛，结合胸部 X 线片示肺门阴影增大，首先考虑支气管肺癌的可能性，应做胸部 X 线检查、痰脱落细胞检查，必要时行支气管镜检查，若仍不能明确可行剖胸探查术。

肺癌是常见的肺部原发性恶性肿瘤，在所有恶性肿瘤中，肺癌的发病率和死亡率均位居首位。年龄、种族、家族史与吸烟对肺癌的发病均有影响。肺癌病死率极高，总体 5 年生存率低。相关数据显示，我国肺癌发病人数和死亡人数分别占全球的 37.0% 和 39.8%。我国肺癌死亡率在 44 岁以前的人群中处于较低水平，45 岁以后快速上升，80～84 岁达到峰值，其后有所下降。城市地区和农村地区的肺癌各年龄段死亡率趋势相似。

肺癌是预后较差的恶性肿瘤之一。基于全球 61 个国家的预后数据显示，肺癌年龄标准化的 5 年生存率仅为 10.0%～20.0%。尽管在过去几十年中，我国肺癌的诊疗水平取得了较大的进步，但目前肺癌预后仍然较差。2012—2015 年，我国肺癌人群 5 年生存率为 19.7%，总体没有明显提高。男性肺癌患者 5 年生存率低于女性，农村地区肺癌患者 5 年生存率低于城市地区。

一、病因

1. 吸烟　吸烟会显著增加肺癌的发病风险。吸烟者吸烟量越大，患肺癌的风险越高。

2. 二手烟暴露　二手烟暴露是肺癌的危险因素。有文献报道，有家庭二手烟暴露的女性患肺癌的风险为无二手烟暴露的女性的 1.4 倍，工作场所二手烟暴露者患肺癌的风险为无二手烟暴露者的 1.78 倍。

3. 慢性阻塞性肺疾病（COPD）史　COPD 史可显著增加肺癌发病风险。据报道，有 COPD 史者患肺癌的风险可达无 COPD 史者的 2 倍以上。

4. 职业致癌因子　已被确认的致人类肺癌的职业致癌因子有石棉、氡、铍、镉、镍、二氧化硅、煤烟和煤烟尘等。

5. 肺癌家族史 肺癌家族史是肺癌发生的危险因素。据报道,有肺癌家族史者患肺癌的风险可达无肺癌家族史者的 1.85 倍。

6. 遗传因素 最新的基因研究表明,我国人群存在肺癌易感遗传位点,可增加肺癌发病风险。

7. 其他可能因素 空气污染、电离辐射、食物中天然维生素 A、β 胡萝卜素的摄入量不足、病毒感染、真菌毒素、机体免疫功能低下及内分泌失调等因素可能影响肺癌的发生。

二、病理

肺癌的分布情况:右肺多于左肺,下叶多于上叶。起源于主支气管、肺叶支气管的肺癌称为中央型肺癌。起源于肺段支气管远侧,位于肺的周围部位者称为周围型肺癌。

癌肿的生长速度和转移扩散途径取决于癌肿的组织学类型、分化程度等生物学特性。按癌细胞形态特征通常将肺癌分为 4 种主要类型:①鳞状上皮细胞癌:大多起源于较大的支气管,常为中央型肺癌。癌细胞生长较为缓慢,病程较长,较晚发生转移,且通常首先经淋巴道转移,到晚期才发生血行转移。手术切除率较高。②未分化小细胞癌:一般起源于较大支气管,大多为中央型肺癌。癌细胞分化程度低,生长快,较早经淋巴道转移和血行转移至身体远处器官组织,故预后差。对放射治疗或抗癌药物治疗敏感度高。③腺癌:多起源于较小的支气管,为周围型肺癌。癌细胞生长较缓慢,但有的病例较早期发生血行转移。④细支气管肺泡癌:起源于末梢细支气管等肺周围组织,为周围型肺癌。癌细胞生长缓慢,分化程度好,很少经淋巴道或血行转移,但常侵犯胸膜,产生胸腔积液。

三、临床表现

肺癌的临床表现与癌肿部位、大小、类型、发展阶段、有无并发症或转移有密切关系。有 5%～15% 的患者发现肺癌时无症状。主要症状如下。

1. 咳嗽 最常见的早期症状。患者出现刺激性干咳或少量黏液痰。肿瘤引起远端支气管狭窄时,咳嗽加重,多为持续性,呈高音调金属音。当有继发感染时,痰量增多,呈黏液脓性。

2. 咯血 三分之一以上的患者以咯血为首发症状。多为痰中带血或间断血痰。若癌肿侵蚀大血管,可引起大咯血。

3. 胸闷、气急、喘鸣 由于肿瘤引起支气管狭窄,患者有胸闷、气急及局限性喘鸣音。肺部病变广泛,或转移至胸膜,出现大量胸腔积液;或转移至心包,出现心包积液,患者气急加重。

4. 发热 一般肿瘤可因坏死而引起发热,多数发热是由肿瘤引起的继发性肺炎所致。

5. 胸痛 肿瘤直接侵犯胸膜、肋骨和胸壁,可引起不同程度的胸痛。

6. 压迫和转移表现 ①肿瘤压迫大气道,可引起吸气性呼吸困难;②压迫食管可引起吞咽困难;③癌肿直接压迫或转移至纵隔淋巴结,肿大的淋巴结压迫喉返神经,可引起声音嘶哑;④压迫上腔静脉时,上腔静脉回流受阻,导致头面部、颈部和上肢水肿,胸前部淤血和静脉曲张,可引起头痛、眩晕;⑤位于肺尖部的癌肿,可压迫颈部交感神经,引起病侧眼睑下垂、瞳孔缩小、眼球内陷,同侧额部与胸壁无汗或少汗;⑥转移至肝脏,可导致肝大、肝区痛、厌食、黄疸、腹腔积液等;⑦发生脑、脊髓转移时,可引起头痛、呕吐、眩晕、抽搐、嗜睡、失明、偏瘫等中枢神经系统症状。

7. 肺外表现 包括内分泌系统、神经肌肉、结缔组织、血液系统等的异常改变,又称副癌综合征。如肥大性肺性骨关节病、男性乳房发育、库欣综合征、抗利尿激素分泌失调综合征、神经肌肉综合征、高钙血症等。

8. 其他 患者食欲减退、精神不振、贫血、体质消耗等,可呈现消瘦和恶病质。

四、辅助检查

1. 影像学检查 诊断肺癌最常用的重要手段。

(1) 低剂量螺旋 CT(LDCT):目前临床推荐在 50～74 岁的高风险人群中开展肺癌筛查。LDCT 的优点是辐射剂量远低于常规胸部 CT。LDCT 用于肺癌筛查的灵敏度通常大于 90%,特异度为 28.0%～100.0%。与 X 线检查相比,LDCT 可明显增加 I 期肺癌检出率,同时降低肺癌相关死亡率。其缺点主要体现在以下 4 个方面:假阳性、辐射危害、过度诊断和过度治疗。

（2）普通胸部 X 线检查：对早期肺癌,胸部 X 线检查虽尚未能显现肿块,但可见由支气管阻塞引起的局部肺气肿、肺不张或病灶邻近部位的浸润性病变或肺部炎性病变。中央型肺癌常显示肺叶或一侧全肺不张,靠近肺门区边缘不整齐或分叶状肿块和纵隔淋巴结肿大影像。癌肿病灶中心部分坏死形成空洞者则显示肿块内有偏心性透亮区,空洞壁厚,内壁凹凸不平。周围型肺癌胸部 X 线检查表现为肺野边缘部位孤立性圆形或椭圆形块影,轮廓不规则,常呈现小的分叶或切迹,边缘模糊、毛糙。

（3）支气管断层片：可显示突入支气管腔内肿块影。

（4）支气管造影：可显示充盈缺损、管腔中断。

（5）计算机断层扫描：可发现早期肺癌病变,对肺门及纵隔淋巴结的病变诊断意义较大。

2. 痰细胞学检查　连续数日收集患者晨痰进行检查。痰细胞学检查的特异性达 99％,因此痰细胞学检查发现癌细胞基本可以确诊癌症。但是痰细胞学检查的敏感性较低。

3. 支气管镜检查　对中心型肺癌诊断率高。可了解肿瘤的类型、分化程度、生长部位,对肿瘤分期和制订手术方案有重要意义。

五、诊断要点

应对肺癌早期征象提高警惕,避免漏诊、误诊,特别是 40 岁以上长期重度吸烟且有下列情况者应作为可疑肺癌对象进行有关排癌检查：①无明显诱因的刺激性咳嗽持续 2～3 周,治疗无效者；②原先有慢性呼吸道疾病,咳嗽性质改变者；③短期内持续反复痰中带血而无其他原因可解释者；④反复发作的同一部位的肺炎；⑤原因不明的肺脓肿,无中毒症状,无大量脓痰,无异物吸入史,抗炎治疗效果不显著者；⑥原因不明的四肢关节痛及杵状指（趾）；⑦胸部 X 线片显示局限性肺气肿或段叶性肺不张；⑧胸部 X 线片显示孤立性圆形病灶和单侧性肺门阴影增大者；⑨原有肺结核、病灶已稳定而形态或性质发生改变者；⑩无中毒症状的胸腔积液,尤其是血性、进行性增加者。肺癌常与某些肺部疾病共存,或其影像学表现与某些疾病相似,常易误诊或漏诊,必须及时进行鉴别,以利于早期诊断。主要应与肺结核、肺炎、肺脓肿、结核性渗出性胸膜炎等进行鉴别诊断。

六、防治要点

1. 治疗　肺癌的治疗效果取决于肺密度的早期诊断。肺癌治愈率较低,一方面是因早期诊断困难,大多数人确诊时已失去根治性治疗机会；另一方面,肺癌患者多为高龄、吸烟者,肺功能不佳,无根治性手术的条件。要提高肺癌的治愈率,关键在于早期发现、早期诊断和合理治疗。目前使用治疗肺癌单一方法的临床疗效都不能令人满意,应树立整体观点,联合应用多种方法综合治疗,以提高肺癌的治疗效果。以提高人体抗病能力为原则,既要根治局部病灶,又要保护人体不受重大损害。常采用的治疗方法有手术治疗、放射治疗、化学药物治疗、中医中药治疗和免疫治疗等。其中以手术治疗的效果最好,放射治疗次之,单纯药物治疗最差。一般认为,鳞状上皮细胞癌预后较好,腺癌次之,未分化小细胞癌最差。

（1）无远处转移和严重心、肝、肾等重要脏器合并症的非小细胞肺癌患者可采用手术治疗。肿瘤早期无淋巴结转移者,也可手术治疗。中晚期患者需辅以放射治疗和化学药物治疗。

（2）有肺门淋巴结转移但无远处转移的非小细胞肺癌患者也可采用手术切除治疗,但是必须辅以放射治疗和化学药物治疗。

2. 预防　禁止吸烟,避免吸入二手烟。戴口罩、勤洗手,尽量避免上呼吸道感染。

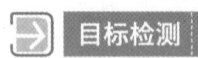 目标检测

一、单项选择题

目标检测答案

1. 下列哪项是支气管肺癌的重要危险因素？（　　　）

A. 吸烟　　　B. 高血压　　　C. 糖尿病　　　D. 职业　　　E. 肥胖

2. 慢性阻塞性肺疾病与下列哪种因素无关？（　　　）

A. 吸入有害气体   B. 吸烟   C. 吸入有害颗粒

D. 环境污染   E. 性别

3. 肺炎球菌性肺炎的好发人群是( )。

A. 儿童   B. 老年人   C. 新生儿   D. 青壮年   E. 婴儿

4. 肺炎球菌性肺炎患者的典型痰液为( )。

A. 白色黏液样   B. 鲜血样   C. 脓性   D. 泡沫状   E. 铁锈色

5. 肺炎球菌性肺炎的抗感染治疗首选抗生素( )。

A. 红霉素   B. 庆大霉素   C. 青霉素   D. 磺胺类   E. 异烟肼

6. 支气管哮喘临床表现的最突出特点是( )。

A. 吸气性呼吸困难   B. 呼气性呼吸困难   C. 咯血

D. 脓痰   E. 胸痛

7. 急性上呼吸道感染的主要传播途径是( )。

A. 消化道   B. 血液   C. 医疗器械   D. 接触   E. 空气飞沫

8. 支气管肺癌的特征性咳嗽为( )。

A. 刺激性干咳   B. 夜间咳嗽加重   C. 阵发性咳嗽

D. 音调金属音   E. 犬吠样咳嗽

二、多项选择题

1. 慢性阻塞性肺疾病的治疗原则是( )。

A. 保证气道通畅   B. 维持血氧浓度   C. 控制感染

D. 祛痰镇咳   E. 解痉平喘

2. 急性呼吸衰竭的典型症状有( )。

A. 发绀   B. 精神错乱、狂躁、昏迷、抽搐

C. 心律失常、血压异常上升   D. 智力、定向功能障碍

E. 胃肠道黏膜充血水肿、糜烂渗血

3. 慢性肺源性心脏病的治疗原则是( )。

A. 积极控制感染   B. 通畅呼吸道

C. 改善呼吸功能   D. 纠正缺氧和二氧化碳潴留

E. 控制呼吸和心力衰竭,避免心律失常

(肖奕珂)

循环系统疾病

第 1 节　心 律 失 常

案例 10-1

患者,男,67 岁。反复发作心悸 2 年,加重 1 个月。

患者 2 年前晨练时出现心悸,持续约 2 h 后自行缓解,以后类似发作反复出现。近 1 个月心悸发作较前频繁,伴胸闷,持续时间延长至 4～6 h 方能自行缓解,发作时多次查心电图一致。既往有高血压病史 10 余年,最高血压 160/100 mmHg,坚持服药治疗,血压控制尚可。吸烟 30 年,15～20 支/日。无遗传病家族史。

查体:T 36.2 ℃,P 98 次/分,R 18 次/分,BP 156/96 mmHg。神志清楚,口唇无发绀,甲状腺无肿大。双肺未闻及干湿啰音。心界不大,心率 98 次/分,律不齐,各瓣膜听诊区未闻及杂音。腹平软,无压痛,肝脾肋下未触及。双下肢无水肿。

尿微量白蛋白:220 mg/d。发作时心电图如图 10-1 所示。

问题:1. 该患者的诊断及诊断依据是什么?
　　　2. 该患者的治疗原则是什么?

一、概述

心脏的起搏传导系统由负责正常心电冲动形成与传导的特殊心肌组成,包括窦房结,结间束,房室结,希氏束,左、右束支和浦肯野纤维网,具有产生冲动和传导的功能,与心律失常发生密切相关。正常心律起源于窦房结,成人以每分钟 60～100 次的频率,规律地发出冲动,沿正常传导系统在一定时间内顺序激动心房和心室。心脏冲动起源部位、频率与节律、传导速度、传导途径中任何一项发生异常称心律失常。

窦房结是控制心脏正常活动的起搏点。

房内束分为结间束和房间束。结间束连接着窦房结与房室结。房间束是连接左、右心房的主要分支。房内束损伤或病变可引起房内传导阻滞、房室分离、交界性心律、病态窦房结综合征等。

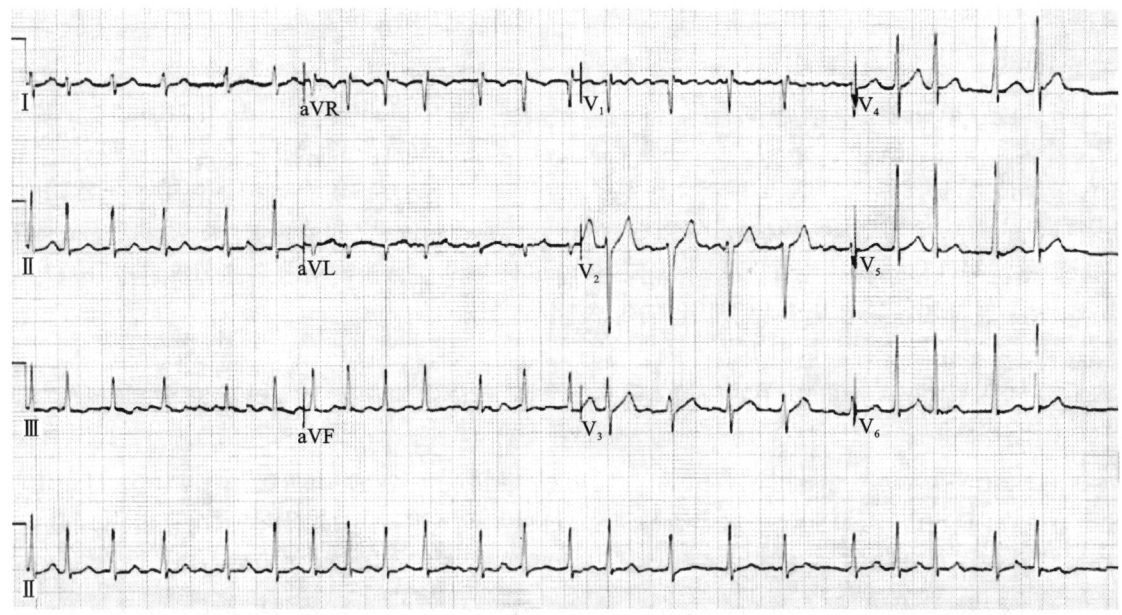

图 10-1 发作时心电图

结间束终末连接房室结的部分,有房室结、房室束主干近端,合称房室交界区,是正常房室间传导的唯一通路。房室结位于房间隔底部的右侧,冠状静脉窦入口的前上方。房室交界区呈双向、双路传导,两者是引起反复心律的解剖学基础。

希氏束由房室结向前伸展,传导纤维逐渐排列呈束状延续而成。起始部穿过房室间纤维组织环及中央纤维体,称为入段;继而沿室间隔膜部向前直至隔的肌顶部分,称为非穿入段。希氏束在室间隔肌顶部先分出左束支后分支,再分出左束支前分支,本身延续成右束支,构成三支系统。左后分支粗而短,呈扇形分布于室间隔后半部及左心室隔面壁和后乳头肌。左前分支细而长,分布于室间隔的前半部及左室前侧壁和乳头肌。右束支也细长,沿室间隔右侧面走行,分布于整个右心室。两侧束支在心内膜下走向心尖并分成无数细支,相互吻合成网,称为浦肯野纤维网,深入心室肌。

（一）心律失常的分类

1. 按发生原理分类

1）冲动形成异常

（1）窦性心律失常:窦性心动过速;窦性心动过缓;窦性心律不齐;窦性停搏;窦房结内游走性心律;病态窦房结综合征。

（2）异位心律:①被动性异位心律:逸搏（房性、房室交界性、室性）,逸搏心律（房性、房室交界性、室性）;②主动性异位心律:期前收缩（房性、房室交界性、室性）,阵发性心动过速（房性、房室交界性、室性）,心房扑动与颤动,心室扑动与颤动。

2）冲动传导异常

（1）生理性传导阻滞:干扰,房室分离,差异性传导。

（2）病理性传导阻滞:窦房传导阻滞,房内传导阻滞,房室传导阻滞,室内传导阻滞（左、右束支及左束支分支传导阻滞）。

（3）传导途径异常:预激综合征。

2. 按发作时心率的快慢分类

（1）快速性心律失常:心动过速（窦性、室上性、室性）,扑动和颤动（房性、室性）,可引起快速性心律失常的预激综合征。

（2）缓慢性心律失常:窦性缓慢性心律失常（包括窦性心动过缓、窦性停搏、窦房传导阻滞、病态窦房结综合征）,房室交界性心律,心室自主心律,可引起缓慢性心律失常的传导阻滞（包括房室传导阻滞、室内传导阻滞）。

（二）诊断

心律失常的诊断，依据以下要点进行。

1. 病史 心律失常的诊断应从详尽采集病史入手。病史通常能提供对诊断有用的线索：心律失常的存在及类型；诱发因素如烟、酒、咖啡、运动及精神刺激等；发作的频率、程度，加重及缓解的方式；对患者造成的影响，产生症状或对预后的影响；对药物和非药物方法（如体位、呼吸、活动等）的反应。

2. 体格检查 体格检查应着重于判断心律失常的性质及其对血流动力学的影响。心脏听诊结合颈静脉搏动有助于做出心律失常的诊断和某些鉴别诊断。

3. 常规心电图 常规心电图为最简单方便而又常能明确诊断的方法。应记录 12 导联心电图，根据 P 波和 QRS 波群形态和时限，P-QRS 关系，P-P 间期、P-R 间期与 R-R 间期确定心律失常的存在，并明确其类型。

4. 动态心电图 动态心电图是一种可以在自然活动情况下，连续 24 h 记录患者心电图变化的方法。动态心电图检查不影响患者日常生活与工作，可以提高心律失常的检出率，在患者出现晕厥、心悸、胸痛等自觉症状时，可判断是否为心律失常及由哪种心律失常所致；可了解心律失常的发生是否与某些活动及情绪变化有关；可评价抗心律失常治疗措施的效果；在安装起搏器后，可检测起搏器的功能状况；对某些无症状的心脏病患者，可检测心律失常的发生情况，以便评估预后。

5. 运动试验 运动试验能在心律失常发作间隙诱发心律失常，因而有助于间歇发作心律失常的诊断。

6. 食管心电图描记 解剖学结构上左心房后面毗邻食管，因此，食管插入电极导管并置于心房水平时，能记录到清晰的心房电位，并能进行程序电刺激。

7. 心脏电生理检查 一般用于以下几种情况：无创性检查不能明确诊断的窦房结功能障碍；需要定位的房室传导阻滞；室上性心动过速伴血流动力学障碍，但药物治疗无效；反复发作的持续性室性心动过速和心室颤动（简称室颤）；原因未明的晕厥反复发生；需要对患者猝死的危险性进行评价。

课堂互动：心律失常最常用的检查方法有哪些？

（三）治疗

1. 治疗原则 无器质性心脏病，不伴有血流动力学和不伴有症状的良性心律失常患者，一般不需特殊治疗；血流动力学影响大或有潜在生命危险的心律失常需紧急处理；急性心肌梗死、心肌炎及药物毒副作用并发心律失常时，易发生较快而严重的变化，应予以密切观察，积极治疗。

课堂互动答案

2. 治疗方法

1）心理治疗 功能性心律失常经心理疏导治疗后可好转或消失。

2）病因治疗 治疗心律失常的根本措施。如能去除病因，心律失常可消失。

3）抗心律失常药物治疗 最常用的治疗方法。

（1）快速性心律失常的药物治疗：按其对动作电位的主要效应可分为四大类。

Ⅰ类为钠通道阻滞剂，通过阻断心肌和心脏传导系统的钠通道而起到膜稳定作用。主要代表药物为奎尼丁、利多卡因、普罗帕酮。

Ⅱ类为β受体阻滞剂，主要代表药物为普萘洛尔。

Ⅲ类为钾通道阻滞剂，可延长动作电位时间，主要代表药物为胺碘酮。

Ⅳ类为钙通道阻滞剂，主要代表药为维拉帕米、地尔硫草等。

（2）缓慢性心律失常的药物治疗：多选用增强窦房结自律性、促进房室传导、对抗某些药物对心脏抑制作用的药物，如异丙肾上腺素、阿托品等。

4）机械刺激 常采用压迫眼球等刺激迷走神经的方法治疗室上性快速性心律失常。

5）电复律 ①同步电复律必须使电刺激落入 QRS 波群 R 波起始后 30 ms 左、右心室绝对不应期内,以免诱发室颤。主要用于室性和室上性心动过速,心房扑动和颤动的转复。禁忌证:洋地黄中毒和低血钾者不能用。②非同步电复律可在任何时候放电,用于心室扑动和颤动的转复。

6)介入性治疗

(1)电起搏:①人工心脏起搏器;②程控或连续刺激。

(2)经导管射频消融术(RFCA):药物治疗无效者,根据电生理对心律失常折返途径的定位,经静脉导管电灼、冷冻或激光等消融术切断折返环路,从而根治因折返所致的心动过速。

7)外科手术治疗 用于治疗快速性心律失常,如切除室壁瘤治疗由室壁瘤所致的室性快速性心律失常等。

知识链接

植入型心律转复除颤器的应用

心源性猝死(SCD)已成为公共卫生问题。植入型心律转复除颤器(ICD)是目前预防SCD最为有效的治疗措施。目前临床应用的ICD分为经静脉植入型心律转复除颤器(TV-ICD)和全皮下植入型心律转复除颤器(S-ICD)。近年来,无论是器械本身还是相关临床研究都取得了较大进展。

二、窦性心律失常

冲动起源于窦房结的心律称为窦性心律。正常窦性心律的频率为60~100次/分。心电图显示窦性心律的P波在Ⅰ、Ⅱ、aVF导联直立,aVR导联倒置;P-R间期为0.12~0.20 s。窦性心律失常是由窦房结冲动发出频率异常或窦性冲动向心房传导受阻所导致的心律失常。根据心电图及临床表现分为窦性心动过速、窦性心动过缓、窦性停搏、窦房传导阻滞以及病态窦房结综合征。

(一)窦性心动过速

1. 病因 主要与交感神经兴奋性增高或迷走神经张力降低有关。

1)生理性 见于健康人运动、情绪紧张、饮酒、喝茶或咖啡时。

2)病理性 见于发热、贫血、休克、心力衰竭(简称心衰)、心肌炎、甲状腺功能亢进症、缺氧等。

3)药物作用 见于应用阿托品、麻黄碱、异丙肾上腺素及肾上腺素等药物后。

2. 临床表现

1)症状 无症状或仅感心悸、不适、乏力、忧虑等。由某些疾病引起者可有原发病的症状,如休克、贫血症状等。

2)体征 心尖搏动和颈部血管搏动增强,心率增快,常为101~160次/分,心律规整,心音响亮,少数心尖部可出现功能性收缩期杂音。由某些疾病引起者可有原发病的体征。

3. 心电图检查 窦性心律的心电图特征:P-R间期≥0.12 s;P-P间期<0.6 s,即P波频率>100次/分,其频率范围常在101~160次/分,少数可达160次/分以上,甚至可达200次/分(图10-2)。

4. 治疗 主要是病因治疗。对症状较明显而顽固者,可酌选地西泮、β受体阻滞剂、洋地黄制剂、钙通道阻滞剂等药物,但应注意每种药物的毒副作用。

(二)窦性心动过缓

窦性心律时,心率低于60次/分者称为窦性心动过缓。

1. 病因

1)生理性 常见于正常人,尤其是运动员,强体力劳动者及老年人,夜间入睡后更易发生。

2)病理性 心性因素:见于冠心病,尤其是急性下壁心肌梗死早期、心肌炎、病态窦房结综合征等。心外因素:见于颅内压增高、黏液性水肿、黄疸、伤寒等。

3)药物作用和电解质紊乱 见于应用洋地黄类、β受体阻滞剂、利血平、胍乙啶、胺碘酮等药物后,以及高钾血症等。

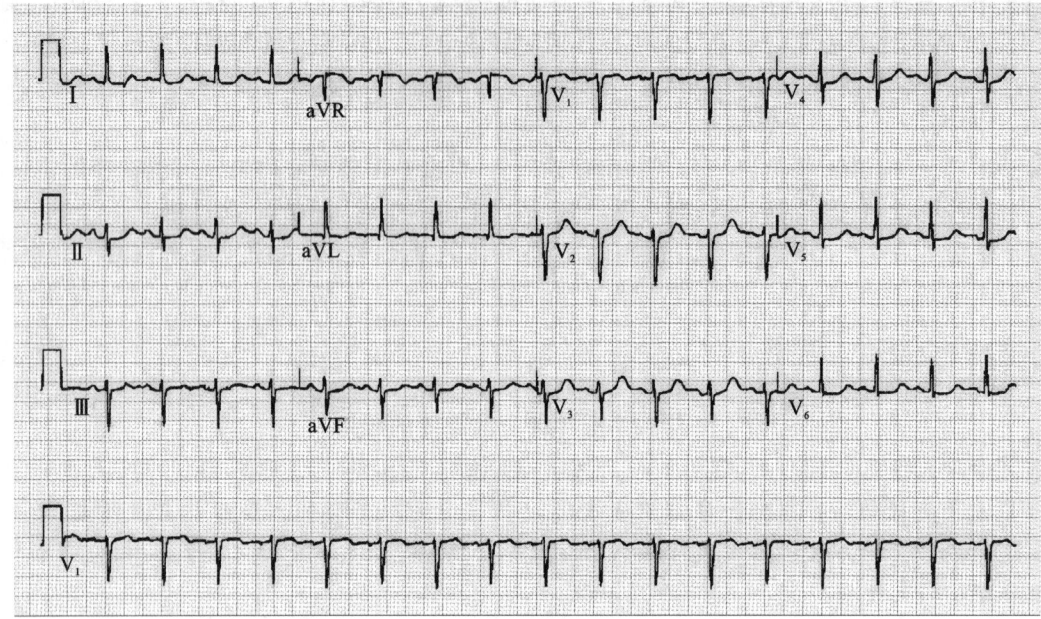

图 10-2　窦性心动过速

2. 临床表现

1) 症状　一般无特殊自觉症状。心率显著缓慢,尤其伴有器质性心脏病者,可有乏力、头晕、胸闷,甚至发生晕厥、心绞痛、低血压或缺血性脑血管病。

2) 体征　心率<60 次/分,多在 40~59 次/分,活动后可增快;节律整齐或轻度不齐。有原发病的相应体征。

3. 心电图检查　心电图特征:P 波呈窦性,常伴窦性心律不齐,即同一导联 P-P 间期相差>0.12 s。

4. 诊断　根据乏力、头晕、胸闷及心率<60 次/分,多数即可做出诊断,心电图可确定诊断。但须注意与房室交界性心律、窦房传导阻滞、房室传导阻滞,特别是 2∶1 阻滞相鉴别。

5. 治疗　心率不低于 50 次/分者,一般不出现症状,无须治疗,仅针对原发病治疗即可。对症状明显或心率低于 40 次/分者,可选用阿托品。对急性心肌梗死或因药物作用而出现显著心动过缓者,因心动过缓可能是心搏骤停的先兆,须迅速采取有效措施,可选用异丙肾上腺素或阿托品。对因心动过缓而反复发生晕厥的病态窦房结综合征患者,应安装永久性心脏起搏器。

6. 预防　积极防治能引起窦性心动过缓的各种疾病。心率偏慢或有窦性心动过缓病史者,慎用抑制交感神经或兴奋迷走神经的药物。显著心动过缓者可酌情安装心脏起搏器,以防晕厥的发生。

（三）窦性停搏

窦性停搏或窦性静止(sinus pause or sinus arrest)指窦房结不能产生冲动。心电图表现为在较正常 P-P 间期显著长的间期内无 P 波发生,或 P 波与 ORS 波群均不出现,长的 P-P 间期与基本的窦性 P-P 间期无倍数关系(图 10-3)。长时间的窦性停搏后,下位的潜在起搏点(如房室交界处或心室),可发出单个逸搏或逸搏性心律控制心室。

窦性停搏多见于窦房结变性与纤维化、急性下壁心肌梗死、脑血管意外等病变以及迷走神经张力增高或颈动脉窦过敏;此外,应用洋地黄类、乙酰胆碱等药物亦可引起窦性停搏。时间过长的窦性停搏(>3 s)且无逸搏发生时,患者可出现黑蒙、短暂意识障碍或晕厥,严重者可发生阿-斯综合征(Adams-Stokes综合征),甚至死亡。

治疗可参照病态窦房结综合征的治疗。

（四）窦房传导阻滞

窦房传导阻滞(SAB)简称窦房阻滞,指窦房结冲动传导至心房时发生延缓或阻滞。理论上窦房

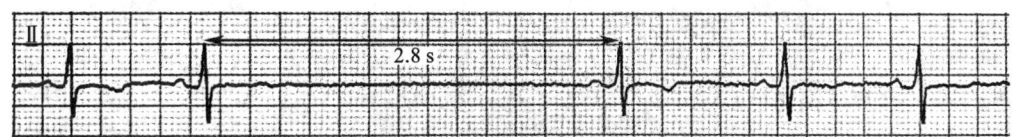

图 10-3　窦性停搏

Ⅱ导联中第 2 个与第 3 个 P 波间隔长达 2.8 s

阻滞可分为三度。由于体表心电图不能显示窦房结电活动,因而无法确立一度窦房阻滞的诊断。三度窦房阻滞与窦性停搏鉴别困难。二度窦房阻滞分为两型:莫氏Ⅰ型阻滞即文氏阻滞,表现为 P-P 间期进行性缩短,直至出现一次长 P-P 间期,该长 P-P 间期短于基本 P-P 间期的两倍(图 10-4);莫氏Ⅱ型阻滞时,长 P-P 间期为基本 P-P 间期的整数倍。窦房阻滞后可出现逸搏心律。窦房阻滞的病因及治疗参见"病态窦房结综合征"。

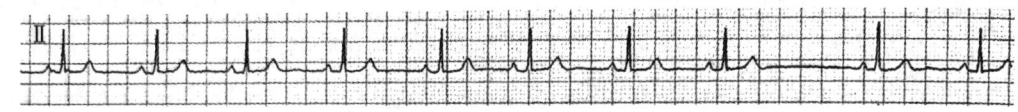

图 10-4　二度Ⅰ型窦房阻滞

Ⅱ导联可见窦性 P-P 间期逐渐缩短,直至出现一次长 P-P 间期,长的 P-P 间期(1.47 s)短于基本 P-P 间期(0.95 s)的两倍。

(五)病态窦房结综合征

病态窦房结综合征(简称病窦综合征)是由于窦房结及其周围组织的器质性病变,导致其起搏和(或)传导功能减退而引起以心动过缓为主要特征的多种心律失常和不同程度血流动力学障碍的综合征。大多患者于 40 岁以后出现症状。本病病程发展大多缓慢,从出现症状到症状严重可达 5~10 年或更长时间。

1. 病因

1) 常见病因　冠心病,急性心肌梗死患者中约 5% 发生本病。右冠状动脉主干或左回旋支闭塞时,约半数发生本病。

2) 少见病因　高血压心脏病,风湿性心脏病,二尖瓣脱垂,先天性心脏病,家族性窦房结疾病,手术损伤窦房结,系统性红斑狼疮,硬皮病,恶性肿瘤等。

2. 临床表现　起病隐袭,进展缓慢,大多经历数年或数十年,症状轻重不一。主要临床表现是缓慢心室率等引起脑、心、肾血流灌注不足的表现,尤其以脑供血不足的症状为主。

1) 脑供血不足的表现　轻者乏力、头晕、眼花、失眠、记忆力差、反应迟钝等;严重者可出现短暂黑蒙、晕厥或阿-斯综合征的反复发作。

2) 心脏供血不足的表现　轻者心悸,尤其心律突然改变时更多见。严重者可有心绞痛、心功能不全,甚至心脏停搏。

3) 其他表现　肾脏血流灌注不足者可出现间歇性少尿,还可有胃肠不适等。

3. 辅助检查

1) 心电图

(1) 持续而显著的窦性心动过缓(心率<50 次/分)。

(2) 窦性停搏或窦房传导阻滞。

(3) 窦房传导阻滞与房室传导阻滞并存。

(4) 心动过缓-心动过速综合征(BTS)。

(5) 出现房室交界处逸搏或逸搏心律。

2) 运动试验　半分钟内做下蹲动作 15 次,心率<90 次/分为阳性。奔走或在双倍二级梯运动时心率<90 次/分,或出现频繁窦房传导阻滞、逸搏心律时为阳性。

3) 阿托品试验　阿托品 2 mg 加生理盐水 2 ml 快速静脉注射,注射后 1 min、2 min、3 min、4

min、5 min、10 min、15 min、20 min、25 min、30 min 各记录心电图一次。注射后的心率＜90 次／分结果为阳性。如注射后出现房室交界区逸搏心律也为阳性。

4）异丙肾上腺素试验　以每 100 ml 0.2 mg 的浓度，每分钟 2 μg 的速度静脉点滴异丙肾上腺素，静脉点滴后如心率＜100 次／分，结果为阳性。

4．治疗

1）病因治疗　促进病变恢复。

2）药物治疗

（1）缓慢心律症状明显者可试用阿托品或异丙肾上腺素。

（2）病窦综合征合并心衰时，宜先用利尿剂和（或）血管扩张剂治疗，强心剂可用多巴酚丁胺。如已安装起搏器，则可用洋地黄。

（3）起搏治疗：严格掌握安装起搏器的指征，预防性起搏治疗是不恰当的。安装起搏器的指征为严重窦性心动过缓、窦房传导阻滞或窦性停搏伴以下情况之一者：频发阿-斯综合征；合并顽固心衰，药物治疗无效者；并发快速异位心律失常，影响工作、生活，药物治疗无效者。

三、期前收缩

期前收缩是常见的心律失常之一，是一种比基本心律提前出现的异位搏动。按起源部位不同可分为房性、房室交界性、窦房交界性和室性期前收缩。其中以室性最多见，房性次之。

（一）房性期前收缩

房性期前收缩指起源于窦房结以外心房的任何部位的期前收缩。

1．病因　目前病因尚未完全清楚。可发生于任何年龄，其中儿童少见，老年人多见。

1）生理性　可由神经功能异常（如精神紧张、疲劳、过量饮酒、喝浓茶及吸烟等）引起。

2）病理性　可由器质性心脏病所致，如冠状动脉粥样硬化性心脏病（简称冠心病）、心肌炎、风湿性心脏病及心肌病等。

3）药物作用及电解质紊乱　药物（如肾上腺素、异丙肾上腺素、咖啡因、麻黄碱等）的应用，某些药物（如洋地黄、奎尼丁等）中毒时也可引起。

2．临床表现　常见症状如心悸、乏力、头晕等。查体：听诊时在基本心律之间出现提早搏动，其后有一较长间歇，期前收缩的第一心音增强，第二心音减弱或消失。

3．心电图检查的特征表现

（1）提前出现 P′波，其形态与窦性 P 波不同（图 10-5）。

（2）P′-R 间期≥0.12 s。

（3）QRS 波群有三种形式：①多数与正常窦性 QRS 波群形态完全一样；②有时因室内差异性传导而变形；③个别因房性期前收缩未下传，P′波后无 QRS 波群。

（4）多数期前收缩后代偿间歇不完全，少数期前收缩后代偿间歇完全。

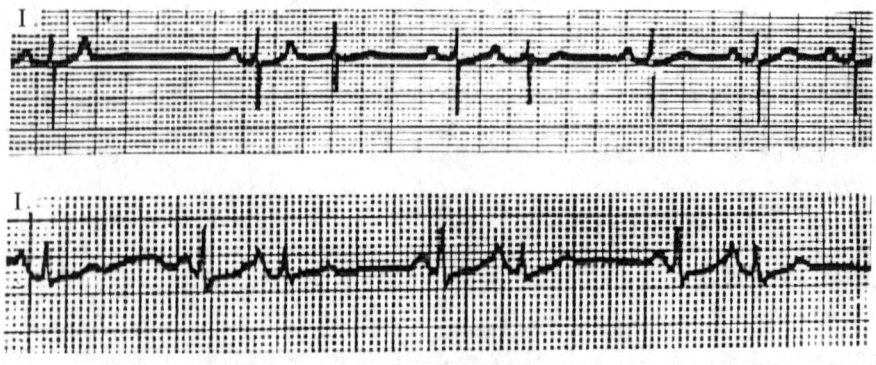

图 10-5　房性期前收缩

4. 治疗　房性期前收缩通常无须特殊治疗。药物中毒引起者应立即停药;电解质紊乱引起者应纠正电解质紊乱等。伴有器质性心脏病或病理性期前收缩者,必须积极治疗,首选 β 受体阻滞剂如普萘洛尔、阿替洛尔等。合并心衰、传导阻滞、休克、支气管哮喘者禁用 β 受体阻滞剂。

(二)室性期前收缩

室性期前收缩是一种常见的心律失常,是希氏束分叉以下部位过早发生的,使心肌提前除极的搏动。

1. 病因　室性期前收缩可见于各种心脏病患者,也可见于正常人。

(1)生理性:可见于各种原因导致的精神紧张,咖啡、烟、酒亦能诱发。正常人会随着年龄的增长而发病率增加。

(2)病理性:心肌炎、缺氧、缺血、麻醉和手术均可使心肌受到机械、电、化学刺激而发生室性期前收缩。

(3)药物作用及电解质紊乱:洋地黄、奎尼丁、三环类抗抑郁药物中毒者发生严重心率失常之前可先出现室性心律失常。

2. 临床表现　室性期前收缩是否引起症状,取决于其出现的频率,患者的敏感性及注意力,一般不与期前收缩数目完全成正比。患者感觉心悸,发作频繁或时间过长时,可有心绞痛或低血压。

听诊时,室性期前收缩后出现较长的停歇。第二心音强度减弱,仅能听到第一心音。

3. 心电图检查(图 10-6)

(1)提前出现的 QRS 波群宽大畸形,时限多不短于 0.12 s,T 波与主波方向相反。

(2)提前出现的 QRS 波群之前多无提早的 P'波,如舒张晚期出现的室性期前收缩,其前偶有窦性 P 波,但二者无传导关系。有时室性期前收缩可逆传至心房,QRS 后出现逆行 P'波,但 R-P'间期多不短于 0.20 s。

(3)期前收缩后多有完全性代偿间歇。

(4)室性期前收缩如与期前 QRS 波群配对时间不恒定,长的两个异位搏动之间距,是短的两个异位搏动之间距的整数倍,且常有室性融合波者为室性并行心律。

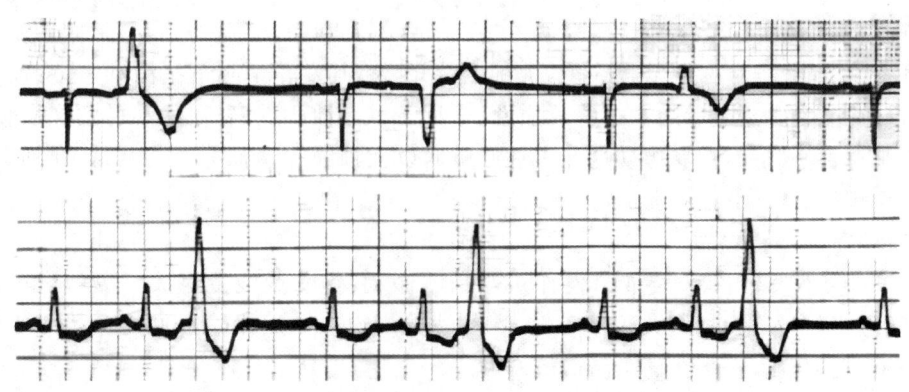

图 10-6　室性期前收缩

4. 治疗

(1)治疗原则:对无器质性心脏病、偶发或不影响心排血量的期前收缩,室性期前收缩不会增加此类患者心脏性死亡的风险,一般不需特殊治疗,但应耐心解释,以消除顾虑。伴有器质性心脏病或病理性期前收缩,必须积极治疗,以防引起室性心动过速或心室颤动而猝死。

(2)药物治疗　①首选药物:美西律。②次选药物:胺碘酮或普罗帕酮。③急性心肌梗死时发生的室性期前收缩,即使是偶发也必须积极治疗,首选利多卡因,亦可选用胺碘酮。④心动过缓时的期前收缩可试用阿托品。⑤洋地黄中毒引起的期前收缩,应立即停用洋地黄,并给予钾盐和苯妥英钠。⑥心衰时的期前收缩,若非洋地黄中毒引起者,可给予洋地黄类药物。病史不清者,首选胺碘酮。⑦低钾血症时出现的期前收缩,适当补钾。

（三）房室交界性期前收缩

房室交界性期前收缩简称交界性期前收缩,其冲动起源于房室交界区,可前向和逆向传导,分别产生提前发生的 ORS 波群与逆行 P 波;逆行 P 波可位于 QRS 波群之前(P-R 间期<0.12 s)、之中或之后(R-P 间期<0.20 s);ORS 波群形态正常,当发生室内差异性传导时,QRS 波群形态可有变化(图10-7)。交界性期前收缩通常无须治疗。

心电图特征性改变包括以下方面:

(1) 提前出现的 QRS 波群一般与窦性者相同,少数因室内差异性传导而变形。

(2) 逆行 P'波(P'波在 I、II 导联倒置,P'波在 aVR 导联直立)有三种可能:①位于 QRS 波群之前,则 P'-R 间期<0.12 s。②位于 QRS 波群之后,则 R-P' 间期<0.20 s。③埋于 QRS 波群之中则无逆行 P'波。逆行 P'波和 QRS 波群的关系与其逆传速度有关。

(3) 期前收缩后多有完全性代偿间歇。

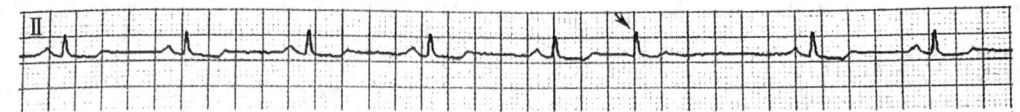

图 10-7　房室交界性期前收缩

箭头指示为房室交界性期前收缩

四、阵发性心动过速

阵发性心动过速是一种阵发性、迅速而规则的异位心律,由三个或三个以上连续发生的期前收缩所组成。心率多在 160～220 次/分,以 200 次/分左右常见。临床特点是突然发作,突然终止。根据其起搏点部位不同,可分为房性、房室交界性及室性三种。在体表心电图上,前两种不易鉴别时可统称为阵发性室上性心动过速,其远比阵发性室性心动过速常见。

阵发性室上性心动过速大部分由折返机制引起,折返可发生在窦房结、房室结与心房,分别称为窦房结折返性心动过速、房室结折返性心动过速与心房折返性心动过速。

（一）阵发性室上性心动过速

1. 病因　①功能性:常见于无器质性心脏病的年轻人,其发作常与情绪激动、过度疲劳、吸烟、饮酒、喝茶、体位改变、吞咽运动等有关。②器质性:常见于风湿性心脏病、冠状动脉粥样硬化性心脏病、心肌病、慢性肺源性心脏病、甲状腺功能亢进性心脏病以及预激综合征等。③其他:洋地黄中毒、肾上腺素过量、低血钾等。

2. 临床表现

1) 症状　常突然发生,突然终止。发作可与情绪激动、饱餐或疲劳有关,但有时也无明显诱因。发作持续时间可为数秒、数小时,数天不等,少数可达数周以上。发作时常见的症状为心悸、头晕、头颈部发胀、胸闷、乏力、出汗、多尿、呕吐、四肢发麻等。

2) 体征　心律绝对规整,不因深呼吸或运动而变化。第一心音强度不变,脉细弱而速。心脏原有杂音可减弱或消失。

3. 心电图检查　连续出现 3 个或 3 个以上成串的房性或交界性期前收缩,频率为 160～220 次/分,节律绝对规则;QRS 波群一般与窦性心律时相同,偶当伴有室内差异性传导时则宽大畸形。可出现继发性 ST-T 改变;阵发性房性心动过速时可见房性 P'波,且 P'-R 间期≥0.12 s;阵发性交界性心动过速时,可见逆行 P'波,如 P'波在 QRS 波群之前,则 P'-R 间期<0.12 s;如 P'波在 QRS 波群之后,则 R-P' 间期<0.20 s;如 P'波埋藏于 QRS 波群之中则 P'波缺如;心率过快时,P'波与 T 波重叠而不易辨认,称为阵发性室上性心动过速。

4. 治疗　短暂发作并无明显症状者无须特殊治疗。对持续发作或有器质性心脏病者除病因治疗外选用下列措施。

1）首选治疗

（1）机械性刺激迷走神经疗法：①深吸气后屏气，用力做呼气运动（Valsalva 法）；或深呼气后屏气，用力做吸气运动。②刺激咽喉引起恶心或呕吐。③按摩颈动脉窦（相当于甲状软骨上缘水平）：患者取仰卧位，先按摩右侧 10～15 s，无效时再试左侧，不可两侧同时按摩，以免引起脑缺血。有脑血管病变者禁用。④压迫眼球：本法可引起视网膜剥离，现已不再应用。按摩颈动脉或压迫眼球的同时，必须听诊或记录心电图，一旦心动过速停止，立即停止按摩或压迫。

（2）药物兴奋迷走神经疗法：①新斯的明皮下注射，一般 20 min 见效，必要时半小时可重复一次。有器质性心脏病或支气管哮喘者禁用。②升压药：通过升高血压而反射性兴奋迷走神经，使心动过速终止。适用于无高血压和器质性心脏病而血压偏低者。

（3）维拉帕米：第Ⅳ类抗心律失常药。目前被列为首选药，但偶可引起窦性心动过缓，甚至心脏停搏，注射时宜同时观察心电图改变。有心功能不全和病窦综合征者禁用。

（4）三磷酸腺苷（ATP）：通过与房室交界区细胞膜上的腺苷受体相结合而终止发作，主要用于折返性室上性心动过速，应在心电监护下应用。

（5）洋地黄制剂：有器质性心脏病，尤其伴有心功能不全且两周内未用过此类药物者应首选西地兰。

2）电生理治疗 ①同步直流电复律：适用于各种药物不能控制者，但洋地黄中毒者不宜使用。②超速起搏或程控刺激：对折返性室上性心动过速疗效较好，且可用于洋地黄治疗中的患者。对难治性室上性心动过速可用本法评价药物疗效，以指导临床用药。

3）预防性治疗 对发作频繁者，发作控制后，可选下列药物之一口服维持一段时间：①洋地黄使发作终止者，继续给予维持量；②奎尼丁；③普萘洛尔；④维拉帕米；⑤苯妥英钠。

（二）阵发性室性心动过速

1. 病因 ①严重心肌损害者最常见，如风湿性心脏病、急性心肌炎、原发性心肌病等，尤其是冠心病急性心肌梗死占绝大多数。②无明显器质性心脏病者少见，即所谓原发性电紊乱。③其他原因：药物中毒，如洋地黄、奎尼丁等中毒。④心脏的机械性刺激，如心脏内直视手术、心导管检查等。⑤电解质紊乱，如高钾血症、低钾血症等。

2. 临床表现

1）症状 临床症状因发作时心室率、心动过速持续时间、原有心脏病变不同而异。发作时间短于 30 s，可自行终止的为非持续性室性心动过速的患者，通常无症状；发作时间超过 30 s，需要药物或电复律方能终止的为持续性室性心动过速患者，常伴有血流动力学障碍与心肌缺血。临床主要表现为低血压、气促、心绞痛、晕厥等。

2）体征 心律轻度不规整，第一心音强度轻度不一，颈静脉搏动和心搏可不一致，偶见 α 波。脉搏细速而弱。

3. 心电图检查 连续出现 3 个或 3 个以上成串的室性期前收缩，频率多为 150～200 次/分，节律相对规整，R-R 间期可相差 0.02～0.03 s；QRS 波群增宽（>0.12 s）；如有窦性 P 波，则其频率较慢，且 P 波与 QRS 波群间无固定关系；偶可产生心室夺获或室性融合波（图 10-8）。

4. 鉴别诊断 阵发性室性心动过速、阵发性室上性心动过速、窦性心动过速的临床意义、治疗及预后不同，故需准确进行鉴别（表 10-1）。

表 10-1 窦性心动过速、阵发性室上性心动过速、阵发性室性心动过速的鉴别

鉴别项目	窦性心动过速	阵发性室上性心动过速	阵发性室性心动过速
病因	常继发于多种情况，如发热等	多无器质性心脏病或有心脏病	多有器质性心脏病
反复发作史	多有	多有	多无

鉴 别 项 目	窦性心动过速	阵发性室上性心动过速	阵发性室性心动过速
发作与终止	逐渐增快 逐渐终止	突然增快 突然终止	突然增快 突然终止
心房率	与心室率一致	与心室率一致	＜心室率
心室率	＜160 次/分	160～220 次/分	150～200 次/分
心律	规则,可轻度不齐	绝对规则	相对规则,每分钟相差 3～10 次
第一心音强度	一致	一致	轻度不一
心音分裂	无	无	多有
按摩颈动脉窦	心率暂时逐渐减慢,停 止按摩心率复原	发作突然停止或不变	不变
治疗	病因治疗,β受体阻滞 剂、镇静剂等有效	兴奋迷走神经药物、维 拉帕米、洋地黄等有效	利多卡因、美西律等 有效
心电图P波	窦性P波	异位P波,并与QRS波 群有固定关系	不易辨认,如有窦性P 波,与QRS波群也无关
QRS波群	正常	正常	增宽＞0.12 s,畸形
T波方向	与QRS波群主波方向 一致	与QRS波群主波方向 一致	与QRS波群主波方向 相反
心室夺获与室性融合波	无	无	可有

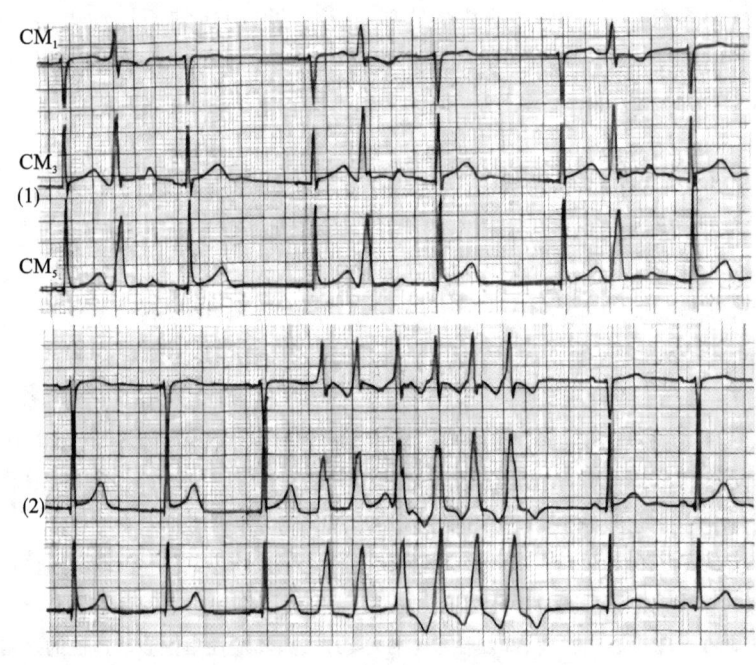

图 10-8　阵发性室性心动过速

5. 治疗　急性发作时的治疗:由于其发作常引起休克、心功能不全、心绞痛,甚至发展为心室颤动而猝死,必须尽快控制发作。

1) 首选治疗　①利多卡因是Ⅰb类抗心律失常药。由于其疗效确切,作用迅速,为目前首选药物。②苯妥英钠适用于洋地黄中毒引起者。③同步直流电复律,病情危急时应立即选用本法治疗,本法转为窦性心律的成功率达 90% 以上。

2) 次选治疗　普鲁卡因胺是Ⅰa类抗心律失常药,用药时随时观察血压和心电图,血压下降或心电图 QRS 波群增宽时应立即停药。利多卡因无效者可改用美西律静脉注射。

3) 预防性治疗　急性发作控制后,可改口服药维持一段时间,以防复发。一般首选Ⅰa类抗心律失常药,如奎尼丁、普鲁卡因胺;次选Ⅰc类,如普罗帕酮等;其次选择Ⅰb类,如美西律等,也可试用胺碘酮。单一药物无效时,可选作用机理不同的两种药物合用,不宜使用大剂量甚至接近中毒量的单一药物预防。

五、扑动与颤动

(一) 房扑与房颤

心房颤动(简称房颤)指心房肌纤维发生频率为 350～600 次/分的不规则的冲动,心房丧失了有效的机械性收缩,是常见的心律失常之一,60 岁以上人群中发生率为 1%,且发生率随年龄增长而增加。房颤时仅有部分房性冲动不规则地下传心室。临床上根据其发作时心室率的快慢分成快速室率性房颤(心室率多为 100～160 次/分)和慢速室率性房颤(心室率<100 次/分)。按发作持续时间的长短可分为阵发性房颤和持续性房颤。前者发作时间在 48 h 以内,可自行恢复或药物控制;后者发作时间超过 48 h,但小于 7 天,不易自行恢复,需要药物或电复律治疗,并需要预防复发。经复律与维持窦性心律治疗无效者称为永久性房颤或慢性房颤。

1. 病因

1) 器质性心脏病　占绝大多数。常见于风湿性心脏病,尤其是二尖瓣狭窄、冠心病、高血压心脏病、甲状腺功能亢进性心脏病、慢性缩窄性心包炎、原发性心肌病等。

2) 其他　预激综合征、心导管检查、低温麻醉、胸腔和心脏手术、洋地黄中毒、急性感染及脑血管意外等。少数无器质性心脏病者也可出现房颤,称为特发性房颤或良性房颤。

2. 临床表现

1) 症状　房颤症状的轻重与心室率快慢有关。心室率接近正常者可无自觉症状,阵发性或心室率较快的房颤患者症状常明显,如心悸、胸闷、气急、乏力甚至晕厥等。房颤时心排血量减少 25% 或以上,因此器质性心脏病并发房颤者,不论是否合并显著心衰,对体力活动等的耐受性一般会降低。年轻而无器质性心脏病的特发性房颤患者,可能仅有心慌的感觉。冠心病并发快速房颤者,可发生心绞痛以至心肌梗死,诱发严重心衰及并发休克等症状。

2) 体征　心律绝对不整,心音强弱不等,脉搏短绌是本病的特征。一旦房颤者心室率变得规律,应考虑:恢复窦性心律;房性心动过速;房扑及固定的房室传导比率;房室交界区性心动过速或室性心动过速。如心室率变为慢而规律(30～60 次/分),提示可能出现完全性房室传导阻滞。

> **课堂互动**:房颤的临床表现有哪些?

3. 心电图检查　P 波消失,代之以大小不等、形态不一、节律不整的心房颤动(即 f 波),频率为 350～600 次/分,在 V_1、Ⅱ、Ⅲ、aVF 导联上较明显;R-R 间期绝对不等;QRS 波群大多与窦性心律时相同,当心室率过快,发生室内差异性传导时则 QRS 波群畸形(图 10-9)。

课堂互动答案

4. 诊断与鉴别诊断

(1) 常有引起房颤的心脏病。

(2) 有突发或持续的心悸、气短及胸闷等症状,伴心律绝对不整,心音强弱不等及脉搏短绌体征,临床上据此特征性体征大多数可做出诊断。

(3) 心电图改变可确定诊断。

(4) 需与心房扑动进行鉴别。

(5) 房颤伴室内差异性传导与室性异位搏动鉴别。

5. 治疗　治疗目标包括控制心室率,酌情恢复并维持窦性心律和预防血栓栓塞发生。措施如下。

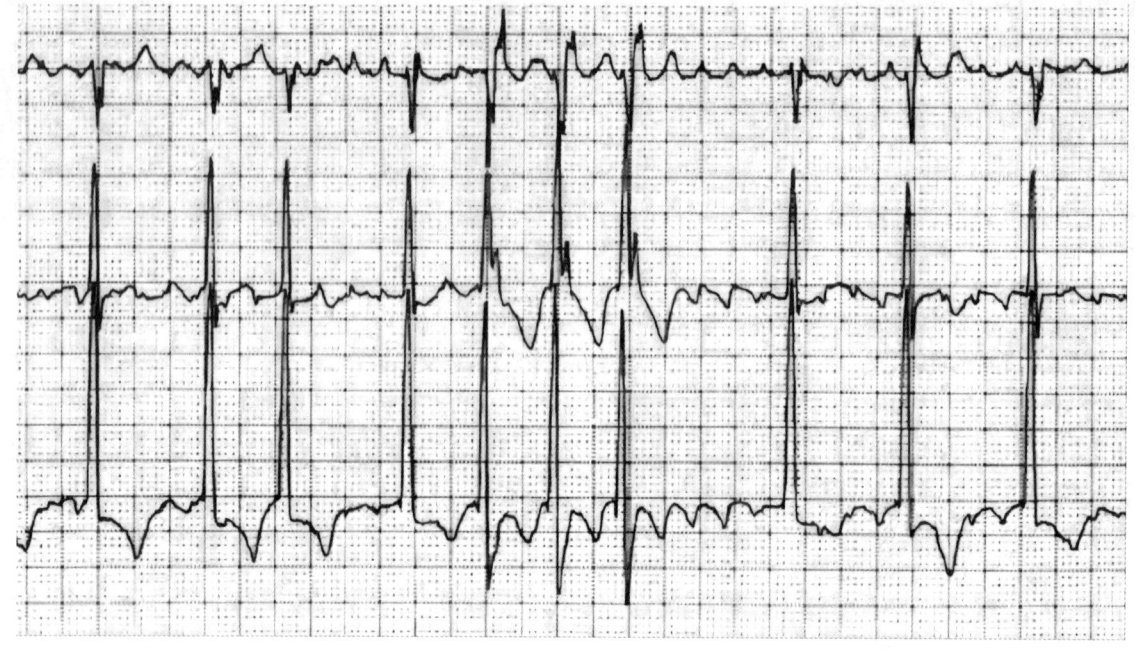

图 10-9　房颤

1）病因治疗　积极寻找、治疗或去除病因和诱因。即使有些病因不能治愈，能解除血流动力学异常也很重要。

2）控制心室率

（1）发作时心室率不快（<100 次/分）且无症状者，可不予治疗，或适量应用镇静剂。但房颤合并Ⅲ度房室传导阻滞心室率缓慢者，病窦综合征合并房颤者应选电起搏治疗，或在此基础上用抗心律失常药。

（2）快速房颤：最初治疗的目标是减慢心室率，控制心室率后，部分患者在 24～48 h 内自行恢复窦性心律。措施：①洋地黄：伴心功能不全者的首选治疗药物。目标是使休息时心室率控制在 60～80 次/分，轻度活动时不超过 100 次/分。如单用洋地黄制剂不能控制心室率，可加服 β 受体阻滞剂，从小剂量开始，如心功能不全未加重，可酌加量至心室率控制满意为止。②β 受体阻滞剂，但由于其负性肌力作用，运动耐力不增加。③钙通道阻滞剂：维拉帕米。④交感神经张力较高的患者可合用小剂量的可乐定和地高辛。⑤预激综合征合并房颤者可选用普鲁卡因胺、普罗帕酮或胺碘酮静脉注射治疗，禁用洋地黄与维拉帕米。

3）转复心律　使房颤恢复为窦性心律，以增加心排血量和降低动脉栓塞的发生率。

（1）复律指征：房颤持续时间 1 年以内，心脏无明显扩大及心肌无严重受损；二尖瓣术后发生房颤而经 2～3 周仍未消失者；基本病因和诱因去除或矫正后房颤持续存在，如甲状腺功能亢进症已控制而房颤仍未消失者；用洋地黄和其他药物后心室率仍显著过快或很不稳定者；一次转复后能维持 3 个月以上且症状改善而复发者。总之，要给每名患者一次复律机会，除非有一些特殊的紧急情况。

一般可先控制心室率，待症状消失再考虑去除病因并复律。但房颤后患者如有神志不清、心肌缺血、心衰、血压下降、心室率难以控制等紧急情况者，应立即复律，主要采用体外同步直流电复律。

（2）复律方法：①同步直流电复律成功率较高（可达 80%～90%），安全性较高，副作用较少，需时较短，宜作为首选方法，持续性房颤更应如此。但反复短阵发作者不宜选用。②药物复律，对房颤持续时间短于 48 h 者，药物复律可起到重要作用，有效率为 60%～90%；超过 48 h 者药物复律成功率下降，可降到 15%～30%，电复律成功率增加。使用胺碘酮后，如转复窦性心律则改为维持量。服药期间如出现明显心动过缓或显著 Q-T 间期延长者立即停药。

6. 预防　祛除病因，避免诱发因素，预防复发和血栓栓塞。转复窦性心律后继续服用维持量药物，以防复发。

（二）心室扑动和心室颤动

心室扑动和心室颤动是较严重的心律失常。心室扑动时心室有快而微弱无效的收缩;心室颤动时则心室内各部分肌纤维发生更快而不协调的乱颤,两者对血流动力学的影响均等于心室停搏。

1. 病因 常见的有急性心肌梗死,严重低钾血症,药物(如洋地黄、奎尼丁、氯喹等)的毒性作用、心脏手术、低温麻醉以及电击伤等。发病机理与心房扑动及颤动相似。

2. 临床表现 心室扑动与颤动一旦发生,患者会迅速出现心脑缺血综合征(即阿-斯综合征)。表现为意识丧失、抽搐,继而呼吸停止。检查时听不到心音也无脉搏。

3. 心电图 心室扑动表现为规则而宽大的心室波,向上和向下的波幅不等,频率为150~250次/分。心室颤动表现为形态、频率及振幅均完全不规则的波动,频率为150~500次/分(图10-10)。

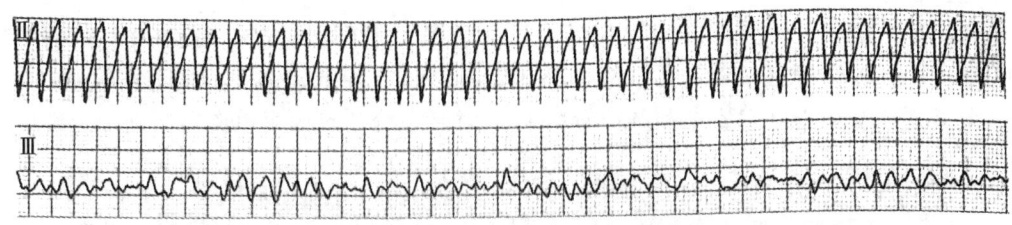

图 10-10　心室扑动与心室颤动

Ⅱ导联呈连续的波动,形似正弦波,频率为250次/分,无法分辨 QRS 波群、ST 段及 T 波,为心室扑动;
Ⅲ导联呈形态、振幅各异的不规则波动,频率约300次/分,QRS-T 波群消失,为心室颤动

4. 治疗 应立即就地进行心肺复苏。患者取平卧头低位,抢救者以掌根在患者心前区胸骨下端拳击 2~3 次,继以胸外心脏按压及进行口对口或口对鼻的人工呼吸;并尽快建立有效的呼吸通道、静脉输液通道,进行心电图监测,静脉注射肾上腺素;必要时加用阿托品和利多卡因,应用一些其他药物;无效者予以电除颤和心脏起搏,同时给予纠正酸碱与电解质平衡失调、低氧血症等治疗措施;对易发心室颤动而药物预防无效的高危患者,可采用自动除颤器。

六、房室传导阻滞

房室传导阻滞指冲动从心房传到心室的过程中冲动传导延迟或中断,或完全被阻断的一种现象。阻滞部位可发生在心房、房室结、希氏束或左、右束支等,常分为房室束分叉以上阻滞与房室束分叉以下阻滞两类。其按阻滞程度分为三度,一度、二度统称为不完全性房室传导阻滞,三度称为完全性房室传导阻滞。

1. 病因 本病可由传导组织的功能障碍或轻度病变使其不应期延长,或结构上的严重损害所引起。前一类阻滞常为暂时性或间歇性,后一类则多为永久性。

1)常见病因　①药物作用:洋地黄、奎尼丁、普鲁卡因胺等药物作用下的传导阻滞为暂时性,多为一度或二度房室传导阻滞。②器质性心脏病:各种心肌炎,尤以风湿性心肌炎最常见。冠心病急性心肌梗死,尤其是下壁梗死的房室传导阻滞,大多为暂时性,而慢性冠脉供血不足的传导阻滞常为持久性。原发性心肌病,尤其是扩张型心肌病。传导系统变性:成人孤立性慢性传导阻滞最常见的病因。先天性心脏病,尤其是心房或心室间隔缺损。

2)较少见病因　①迷走神经张力过高。②心脏直视手术。③钙化性主动脉瓣狭窄。④甲状腺功能亢进症与黏液性水肿。⑤少数健康的运动员和重体力劳动者。

2. 临床表现

1)一度房室传导阻滞　常无症状。听诊时可有第一心音减弱。

2)二度房室传导阻滞　二度Ⅰ型房室传导阻滞患者可能有心脏停搏或心悸感。听诊时有心搏脱漏,第一心音的强度随 P-R 间期的改变而改变。二度Ⅱ型房室传导阻滞患者常有心悸、疲乏、头晕,如脱漏频繁,心室率过缓可引起晕厥和心功能不全,可在短期内进展到完全性房室传导阻滞。听诊时心律可整齐或不齐,取决于房室传导比率的改变,如 2∶1 阻滞时则心律慢而规则;3∶2 阻滞时则似期前收缩形成的二联律。

3）三度房室传导阻滞 其症状取决于是否建立心室自主节律,以及自主心律的速率和心肌的基本情况。如病变进展快,心室自主心律未及时建立则出现心室停搏,如停搏3～5 s,患者可仅感到头晕、眼前短暂发黑及全身无力。如停搏5～10 s,常引起昏厥伴面色苍白与两眼发直。停搏15 s以上,则引起阿-斯综合征。如自主心律建立,且起搏点位于希氏束,则心室率较快(40～60 次/分),患者可能无症状。如为三支病变,心室自主心律的起搏点甚低,心室率过缓(25～40 次/分),可能出现心功能不全和脑缺血的症状,体力活动后症状更明显。严重者可发生猝死。体征:心率缓慢,每搏输出量增多可引起收缩压增高,脉压增宽,第一心音强度经常变化,第二心音可正常或呈反常分裂。由于房室分离,有时心房、心室同时收缩,可听到响亮的第一心音"大炮音"。

3. 心电图检查

1）一度房室传导阻滞(图10-11) P-R间期＞0.20 s;每个P波后都有QRS波群。如QRS波群形态与时限均正常,则传导延缓部位几乎都在房室结,极少数在希氏束本身;如QRS波群呈束支阻滞图形,则传导延缓部位可能在房室结和(或)希氏束-浦肯野系统。希氏束电图可协助确定部位。

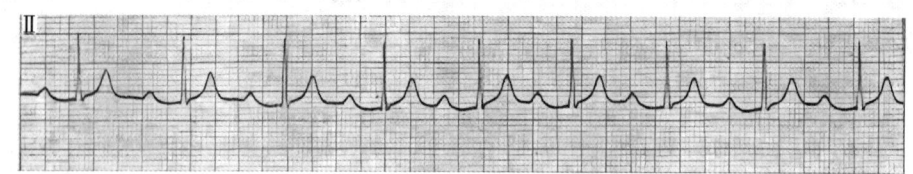

图10-11 一度房室传导阻滞

2）二度房室传导阻滞 根据脱漏发生前P-R间期有无逐渐延长的规律分为两型(图10-12)。

（1）Ⅰ型:又称莫氏Ⅰ型或文氏阻滞,心电图特征如下。①P-R间期递减性逐渐延长,直至P波后脱漏一次QRS波群,以后又周而复始。②R-R间期逐渐缩短,直至P波下传受阻。③包含受阻P波的R-R间期小于两个P-P间期之和。④QRS波群时限多正常,此种情况阻滞部位几乎均在房室结,极少数位于希氏束内。如呈束支阻滞图形,则阻滞部位在房室结或希氏束-浦肯野系统。此型有时也可发展为三度房室传导阻滞。

（2）Ⅱ型:又称莫氏Ⅱ型,心电图特征如下。①P-R间期恒定,可能正常或延长。②有间歇受阻的P波和心室脱漏,形成2∶1,3∶2,4∶3等比例的房室传导阻滞。如QRS波群正常,阻滞部位可能在希氏束内;如呈束支阻滞图形,则阻滞位于希氏束-浦肯野系统。以下方法有助鉴别:颈动脉窦按摩可改善,阿托品可加重希氏束-浦肯野系统的阻滞;但同样的干预对房室结阻滞则起相反作用。

当2∶1房室传导阻滞时,如QRS波群正常,则可能为Ⅰ型;如同时有3∶2阻滞,且第2个心动周期之P-R间期延长者,则可确诊为Ⅰ型;如QRS波群呈束支阻滞图形,则需做电生理检查,才能确定阻滞部位。

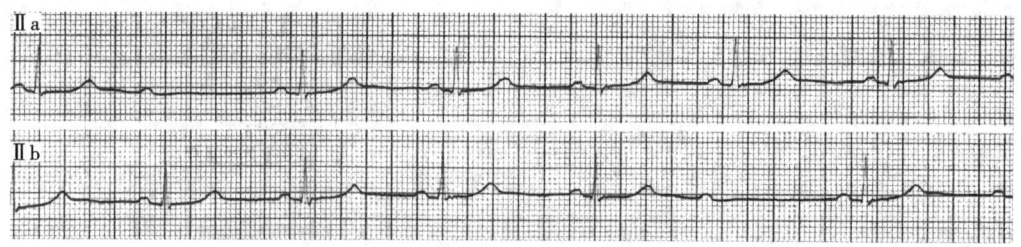

图10-12 二度房室传导阻滞

3）三度房室传导阻滞(图10-13) P波与QRS波群无关;心房率＞心室率,心房律可以是窦性或异位心律;QRS波群的形态和时限取决于心室起搏点的位置。如起搏点位于希氏束分叉以上,则QRS波群正常,频率为40～60 次/分;如起搏点位于希氏束分叉以下,则QRS波群宽大畸形,频率为20～40 次/分。

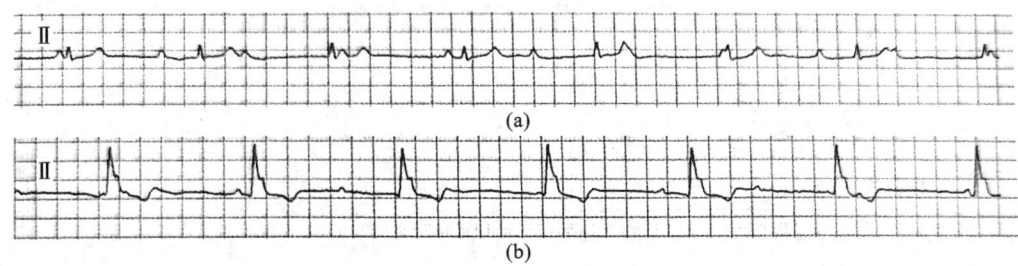

图 10-13 三度房室传导阻滞

(a) Ⅱ导联 P 波节律轻度不规则,平均频率 75 次/分,QRS 波群形态及时限正常,节律规则,频率 48 次/分,提示起搏点在希氏束分叉以上;(b) 另一患者Ⅱ导联 P 波节律规则,频率 60 次/分,QRS 波群增宽,时限 0.18 s,提示起搏点在希氏束分叉以下

4. 治疗

1) 病因治疗 急性心肌炎、急性心肌梗死或心脏直视手术损伤者,可用泼尼松,必要时可用地塞米松。迷走神经张力过高引起者可用阿托品或异丙肾上腺素。急性感染引起者可用抗生素。药物作用引起者应停用有关药物等。

2) 房室传导阻滞的治疗 主要是改善症状,防止阿-斯综合征的发作。

(1) 一度与二度Ⅰ型房室传导阻滞:如心室率＞50 次/分,又无症状者,传导阻滞本身一般无须治疗。

(2) 二度Ⅱ型与三度房室传导阻滞:①忌用药物:如奎尼丁、普鲁卡因胺、普萘洛尔、胺碘酮及大量钾盐等。无明显心功能不全者,洋地黄也不宜应用,以免加重房室传导阻滞。②药物治疗:症状明显或心室率＜40 次/分者可选用下列药物,以提高心室率和促进传导,预防阿-斯综合征的发生。a. 口服阿托品口服,必要时可肌内或静脉注射;b. 舌下含化异丙肾上腺素,如预防或治疗阿-斯综合征的发作,过量不仅可明显增快心房率而使房室传导阻滞加重,还能导致严重室性异位心律。

3) 人工心脏起搏器 药物治疗无效或阿-斯综合征反复发作者应安装人工心脏起搏器。

七、室内传导阻滞

室内传导阻滞又称室内阻滞,指希氏束分叉以下部位的传导阻滞。室内传导系统由三个部分组成:右束支、左前分支和左后分支,室内传导系统的病变可波及单支、双支或三支。

右束支阻滞较为常见,常发生于风湿性心脏病、高血压心脏病、冠心病、心肌病与先天性心血管病,亦可见于大面积肺梗死、急性心肌梗死后。此外,正常人亦可发生右束支阻滞。

左束支阻滞常发生于充血性心衰、急性心肌梗死、急性感染、奎尼丁与普鲁卡因胺中毒、高血压心脏病、风湿性心脏病、冠心病与梅毒性心脏病。左前分支阻滞较为常见,左后分支阻滞则较为少见。

单支、双支阻滞通常无临床症状。偶可听到第一、二心音分裂。完全性三分支阻滞的临床表现与完全性房室传导阻滞相同。由于替代起搏点在分支以下,起搏频率更慢且不稳定,预后差。

1. 心电图检查

1) 右束支阻滞(RBBB) QRS 波群时限≥0.12 s。V_1、V_2 导联呈 rSR 波形,R 波粗钝;V_5、V_6 导联呈 qRS 波形,S 波宽阔。T 波与 QRS 主波方向相反(图 10-14)。不完全性右束支阻滞的图形与上述相似,但 QRS 波群时限＜0.12 s。

2) 左束支阻滞(LBBB) QRS 波群时限≥0.12 s。V_5、V_6 导联 R 波宽大,顶部有切迹或粗钝,其前方无 q 波。V_1、V_2 导联呈宽阔的 QS 或 rS 波形。V_5、V_6 导联 T 波与 QRS 波群主波方向相反(图 10-14)。不完全性左束支阻滞图形与上述相似,但 QRS 波群时限＜0.12 s。

3) 左前分支阻滞 额面平均 QRS 电轴左偏达 −45°～−90°。Ⅰ、aVL 导联呈 qR 波形,Ⅱ、Ⅲ、aVF 导联呈 rS 图形,QRS 波群时限＜0.12 s(图 10-15)。

4) 左后分支阻滞 额面平均 QRS 电轴右偏达 +90°～+120°(或+80°～+140°)。Ⅰ 导联呈 rS 波形,Ⅱ、Ⅲ、aVF 导联呈 qR 波形,且 $R_Ⅲ>R_Ⅱ$,QRS 波群时限＜0.12 s。确立诊断前应首先排除常见引起电轴右偏的病变,如右心室肥厚、肺气肿、侧壁心肌梗死与正常变异等。

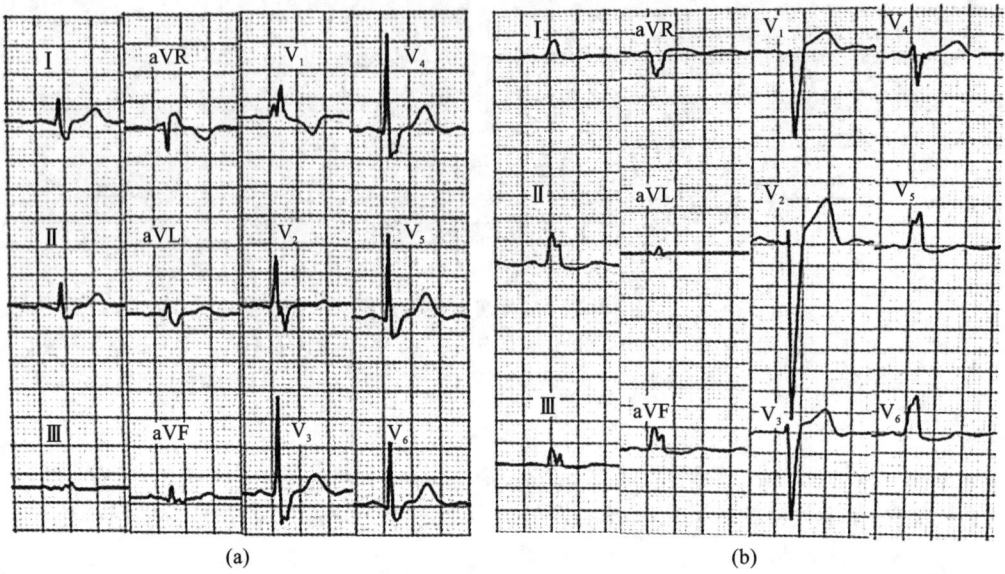

图 10-14　完全性束支阻滞

（a）完全性右束支阻滞，窦性心律，QRS 波群时限 0.16 s。V₁ 导联呈 rsR′，V₅、V₆ 导联呈 RS 波形，S 波宽阔；（b）完全性左束支阻滞，窦性心律，QRS 波群时限 0.14 s。V₅、V₆ 导联 R 波宽大，顶部有切迹，V₁ 导联呈 QS 波形

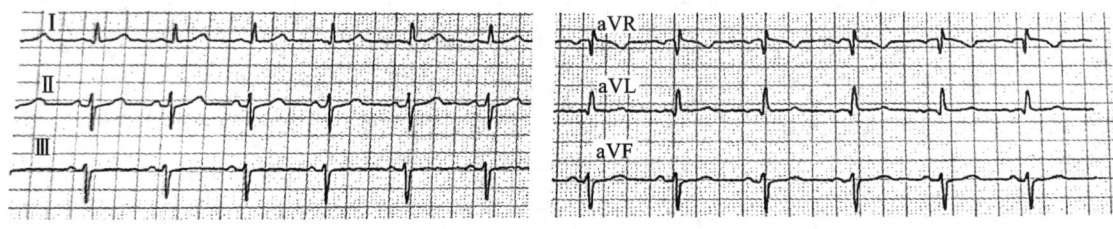

图 10-15　左前分支阻滞

知识链接

各种类型心律失常的治疗要点（表 10-2）

表 10-2　各种类型心律失常的治疗要点

类　型	主要疾病	治疗要点
窦性心律失常	窦性停搏、病窦综合征	无症状者随诊观察，有症状者接受起搏治疗
房性心律失常	房性心动过速、心房扑动、心房颤动	治疗原发病，采用抗心律失常药物治疗或同步电复律，上述治疗无效，反复发作者可选用射频消融术。有血栓风险的患者给予抗凝治疗
房室交界性心律失常	阵发性室上性心动过速、预激综合征	首选射频消融术
室性心律失常	室性期前收缩	无明显症状者，无须药物治疗。症状明显者可选用药物治疗
	室性心动过速	药物或电复律终止发作，预防复发
	心室扑动、心室颤动	立即进行心肺复苏和电复律
心脏传导阻滞	一度、二度、三度房室传导阻滞	一度、二度Ⅰ型房室传导阻滞心室率不慢者无须治疗，二度Ⅱ型或三度房室传导阻滞者如心室率慢伴有明显症状，应安装心脏起搏器

2. 治疗

（1）慢性单侧束支阻滞的患者如无症状，无须治疗。

（2）双分支与不完全性三分支阻滞患者有可能进展为完全性房室传导阻滞，但无须常规预防性起搏器治疗。

（3）急性前壁心肌梗死并双束支、三分支阻滞或慢性双分支及不完全性三分支阻滞伴有晕厥或阿-斯综合征发作者，则应及早考虑使用心脏起搏器。

第 2 节　原发性高血压

案例 10-2

患者，男，65 岁。反复头晕、头痛 20 年，劳累后气短 1 年，加重 3 天。

患者 20 年前开始于工作中出现头晕、头痛，呈胀痛，无黑蒙、晕厥、视物旋转，无肢体麻木、乏力，无恶心、呕吐。曾在当地医院就诊，测血压为 180/110 mmHg，间断服用"倍他乐克"治疗，未监测血压。头晕、头痛时有发作。近 1 年来常感劳累后气短，偶有夜间阵发性呼吸困难。3 天前因情绪激动再次感头晕、头痛，轻度活动时有气短，休息后无明显好转，无心悸、胸痛，测血压 190/110 mmHg，为进一步诊治入院。发病以来食欲较好，睡眠差，夜尿次数增多，大便正常。既往无糖尿病病史。无烟酒嗜好。无高血压家族史。

查体：T 36.6 ℃，P 92 次/分，R 22 次/分，BP 170/90 mmHg。体型稍胖，神志清楚。眼睑无水肿，无颈静脉充盈，甲状腺无肿大。双肺底可闻及少量湿啰音，心尖搏动点位于第 6 肋间左锁骨中线外 1 cm，心率 92 次/分，律齐，心尖部可闻及 3/6 级收缩期吹风样杂音，向左腋下传导。腹软，无压痛，肝脾肋下未触及。双下肢无水肿。

辅助检查：尿常规示蛋白（＋），红细胞 0～5 个/HP。

问题：1. 该患者的临床诊断是什么？诊断依据是什么？

2. 针对该患者目前的病情，可应用哪些药物进行治疗？

高血压是心脑血管病发病的首要危险因素，我国 71％的脑卒中和 54％的心梗死亡与高血压有关。不同地区、种族及年龄的人群，高血压发病率不同。工业化国家较发展中国家高，西方国家人群患病率平均为 15％～20％。同一国家不同种族之间也有差异。近年来，高血压的发生呈明显上升趋势，我国现有高血压患者 2.9 亿～3 亿人。我国流行病学调查显示，我国高血压发病率城市高于农村，北方高于南方，高原少数民族地区发病率也较高。较常见于老年人，男、女性高血压患病率差别不大，青年期男性略高于女性，绝经期后女性稍高于男性。

高血压（hypertension）是以体循环动脉收缩压和（或）舒张压增高为主要表现的临床综合征，是常见的心血管疾病之一。我国目前采用国际上统一的标准，收缩压≥140 mmHg 和（或）舒张压≥90 mmHg 即诊断为高血压。

高血压可分为原发性和继发性两大类。在绝大多数患者中，高血压病因不明，称为原发性高血压，占高血压患者总数的 95％以上；在不足 5％的患者中，血压升高是某些疾病的一种临床表现，本身有明确而独立的病因，称为继发性高血压。对年龄＜30 岁或年龄＞55 岁的高血压患者，应该考虑继发性高血压。单纯的收缩性高血压（收缩压＞160 mmHg，舒张压＜90 mmHg）因血管顺应性减退引起，在老年患者中常见。

　　长期高血压可引起有害的血管重塑,能引起动脉、脑、心和肾脏等器官功能性或器质性损害,最终导致这些器官的功能衰竭,是心血管疾病死亡的主要原因之一。

　　原发性高血压的严重程度不仅与血压升高的水平有关,患者的心血管危险因素及合并的靶器官损害也应纳入全面的评价,危险度分层亦是治疗的目标及预后判断的必要依据。因此,原发性高血压的分级与危险度的分层有助于高血压的诊治和预后判断。

　　根据血压增高的水平,高血压可进一步分为三级(表10-3)。

表 10-3　血压水平分级

分　级	诊室血压/mmHg		
	收缩压		舒张压
正常血压	<120	和	<80
高血压前期	120~139	和(或)	80~89
高血压	≥140	和(或)	≥90
1级高血压(轻度)	140~159	和(或)	90~99
2级高血压(中度)	160~179	和(或)	100~109
3级高血压(重度)	≥180	和(或)	≥110
单纯收缩期高血压	≥140	和	<90

注:当收缩压和舒张压分属于不同分级时,以较高的级别作为标准;1 mmHg=0.133 kPa。

课堂互动:高血压是如何分级的?

　　以上诊断标准适用于任何年龄的成人,且必须在非药物应用状态下,经两次或两次以上测定取平均值,偶然测得一次血压增高不能诊断为高血压,必须重复和进一步测量。对于儿童,目前尚无公认的高血压诊断标准,但通常低于成人高血压的诊断水平,并随年龄而异。目前常用百分位法,收缩压和(或)舒张压在所在年龄性别第90~95百分位数之间者为正常血压偏高,超过第95百分位者为高血压。

课堂互动答案

　　原发性高血压危险度的分层是根据血压水平结合危险因素及合并的靶器官受损情况将患者分为低、中、高和极高危险组。治疗时不仅要考虑降压,还要考虑危险因素及靶器官损害的预防及逆转(表10-4、表10-5)。

表 10-4　影响预后的因素

心血管疾病的危险因素	靶器官损害	相关临床情况
用于危险度分层的危险因素		
收缩压和舒张压的水平(1~3级)	左心室肥厚(心电图、超声心动图及X线检查)	脑血管疾病
男性>55岁	蛋白尿和(或)轻度血浆	缺血性卒中
女性>65岁	肌酐浓度升高(106.1~176.8 μmmol/L)	脑出血
总胆固醇>6.5 mmol/L	超声或X线检查证实有动脉粥样斑块(颈动脉、髂动脉、股动脉或主动脉)	短暂性脑缺血发作
糖尿病	视网膜动脉狭窄	心脏病
		心肌梗死
早发心血管疾病家族史	—	心绞痛
		冠脉血管重建术

续表

心血管疾病的危险因素	靶器官损害	相关临床情况
影响预后的其他危险因素		
高密度脂蛋白胆固醇降低	—	心力衰竭
低密度脂蛋白胆固醇升高	—	肾脏疾病
糖尿病伴微量白蛋白尿	—	糖尿病肾病
葡萄糖耐量异常	—	肾衰竭（血肌酐浓度＞176.8 μmmol/L）
肥胖	—	血管疾病衰竭
久坐不动的生活方式	—	夹层动脉瘤
纤维蛋白原增高	—	有症状性动脉疾病
高危人群	—	高血压性视网膜病变
高危地区	—	出血或渗出、视乳头水肿

表 10-5　定量预后的危险分层

其他危险因素和病史	血压/mmHg		
	1 级（轻度） （140～159/90～99）	2 级（中度） （160～179/100～109）	3 级（重度） （≥180/110）
无其他危险因素	低危	中危	高危
1～2 个危险因素	中危	中危	极高危
＞3 个危险因素或靶器官损害或糖尿病	高危	高危	极高危
有并发症	极高危	极高危	极高危

一、病因及发病机制

动脉血压取决于外周血管阻力和心排血量，即平均动脉压＝心排血量×外周阻力。凡是能直接或间接导致心排血量和（或）外周血管阻力增高的原因，均可引起血压升高。通常认为，高血压是在一定的遗传背景下受多种因素的影响，使正常血压调节机制失调所致。可能的影响因素包括以下几个方面。

1. 遗传因素　原发性高血压具有遗传易感性，有聚集于某些家族的倾向。由于血压受多种因素影响，故遗传"易感性"也是由多个基因决定的。

2. 血压的调节　血压的调节是一个复杂的过程，受机体内、外环境的影响。例如，影响心排血量本身的因素有细胞外液量、心率和心肌收缩力等。血压的急性调节主要通过压力感受器及交感神经活动来实现，而慢性调节则主要通过肾素-血管紧张素-醛固酮系统及肾脏对体液容量的调节来完成。

3. 肾素-血管紧张素系统（RAS）　目前关于 RAS 与高血压的关系尚无最终定论，大约 30% 的患者血浆肾素活性减低，15% 为高肾素活性，约 55% 肾素活性正常。近年来发现血管壁、心脏、中枢神经、肾脏及肾上腺等组织中均有 RAS 成分的 mRNA 表达，并有血管紧张素 Ⅱ 受体存在，说明组织中 RAS 自成系统，在高血压的发生和发展过程中占据着比循环 RAS 更重要的地位。

4. 血管内皮功能异常　正常情况下，血管内皮能产生一些血管舒张和收缩物质，前者包括前列环素、内皮源性舒张因子（如一氧化氮）等，后者包括内皮素、血管收缩因子、血管紧张素 Ⅱ 等。高血压时，一氧化氮生成减少，而内皮素增加，血管平滑肌细胞对收缩因子反应增强，血压增高。

5. 中枢神经系统和自主神经　长期从事紧张工作的劳动者，如医生、司机等发病率高，持续过度紧张与精神刺激、交感神经活动增强容易引起血压升高。大脑皮质兴奋与抑制过程失调导致皮质下血管运动中枢失去平衡，肾上腺素能活性增加，使节后交感神经释放去甲肾上腺素增多，其他神经递质如 5-羟色胺、多巴胺等引起外周血管阻力增高和血压上升。

6. 自身免疫学说 在部分难治性高血压患者体液中发现血管紧张素 Ⅱ 受体抗体和肾上腺素能受体抗体,这些抗体与相应的受体结合可能激动受体而起到类似于血管紧张素 Ⅱ 和肾上腺素的作用,使血压升高。

7. 肥胖与胰岛素抵抗 向心性肥胖患者常伴有高血压,胰岛素受体功能障碍,血糖升高。大多数高血压患者空腹胰岛素水平增高,而糖耐量有不同程度的降低,提示存在胰岛素抵抗。现有资料显示,50%的高血压患者存在胰岛素抵抗。

8. 高钠膳食 对于部分受试者,高钠饮食可使血压升高,而低钠饮食可降低血压。但改变钠盐摄入并不能影响所有患者血压水平。近年研究还提示饮食中低钾、低钙和低镁,肥胖、吸烟过量和饮酒都与高血压的发病有关。

二、临床表现

根据起病急缓和病情进展快慢,高血压可分为缓进型高血压和急进型高血压两型,临床上以缓进型高血压多见。流行病学调查结果表明,缓进型高血压患者占原发性高血压患者95%以上,其中以中、老年人为主。

1. 一般表现 原发性高血压在临床上大多数进展缓慢,故早期常无症状,而偶于体检时发现血压升高,少数患者则在发生心、脑、肾等并发症后才被发现。高血压患者可有头痛、头晕、头胀、眼胀、疲劳、心悸、耳鸣等症状,但症状轻重与血压水平并不一定相关。查体时可听到主动脉瓣第二心音亢进或呈金属音、主动脉瓣区收缩期杂音或收缩早期喀喇音。长期持续性高血压患者可有左心室肥厚并可闻及第四心音。高血压病后期的临床表现常与心、脑、肾功能不全或视网膜病变,主动脉等靶器官损害有关。

2. 并发症 主要是心、脑、肾及血管受累的表现。

1)心脏 左心室长期在高压下工作可致左心室肥厚、扩大,最终导致充血性心力衰竭。病程长者查体时可见心尖抬举样搏动,心界向左下扩大,主动脉第二心音亢进或有金属音。高血压可促使冠状动脉粥样硬化的形成及发展,并使心肌耗氧量增加。患者起初表现为劳力性呼吸困难,继之出现夜间阵发性呼吸困难等左心衰竭和急性肺水肿表现,部分患者出现心绞痛、心肌梗死及猝死。

2)脑血管 长期高血压可形成微动脉瘤,血压骤然升高可引起微动脉瘤破裂而致脑出血。高血压也促进脑动脉粥样硬化的发生,可引起短暂性脑缺血发作及脑动脉血栓形成。血压极度升高者可发生高血压脑病及高血压危象,表现为严重头痛、恶心、呕吐及不同程度的意识障碍、昏迷或惊厥,血压降低即可逆转。

3)肾脏 长期持久的血压升高可致进行性肾小动脉硬化,肾单位萎缩或消失,可表现为多尿、夜尿、蛋白尿、肾功能损害,但肾衰竭并不常见。

4)主动脉夹层 高血压是驱使血液突破主动脉粥样硬化的不稳定斑块进入夹层的主要原因,突发性胸部剧烈疼痛,向上可蔓延至颈部,向下可蔓延至会阴是其特点。

3. 特殊的临床类型 原发性高血压大多起病及进展缓慢,病程可达10余年至数十年,症状轻微,逐渐导致靶器官损害。但少数患者可表现为急进重危型,或具特殊表现而构成不同的临床类型。

1)恶性高血压 多为中、重度高血压发展而来,少数起病即为急进型,其发病机制尚不清楚。病理上以肾小动脉纤维样坏死为突出特征。临床特点如下。

(1)发病及进展急骤,多见于中、青年。

(2)血压显著升高,舒张压持续≥130 mmHg。

(3)头痛、视物模糊、眼底出血、渗出和视乳头水肿。

(4)持续蛋白尿、血尿及管型尿,常伴肾功能不全。

(5)进展迅速,如不给予及时治疗,预后差,可死于肾衰竭、脑卒中或心力衰竭。

如有上述表现但无视乳头水肿,则称为急进型高血压。

2）高血压危重症

（1）高血压危象：高血压患者在某些诱因（如突然的精神创伤、过度紧张、焦虑、疲劳、寒冷刺激及女性内分泌紊乱等）的作用下，交感神经功能亢进，血清中儿茶酚胺增高，周围血管阻力突然上升，血压急剧升高，收缩压（SBP）可达到 260 mmHg，舒张压（DBP）可达到 120 mmHg，称为高血压危象。临床表现为头痛、烦躁、面色苍白或潮红、多汗、眩晕、恶心、呕吐、心悸、气急及视物模糊等。伴靶器官病变者可出现心绞痛、肺水肿或高血压脑病。血压以收缩压显著升高为主，也可伴舒张压升高，且发作历时短暂，须紧急处理，控制血压后病情可迅速好转，但易复发。

（2）高血压脑病：在高血压病程中发生急性脑血液循环障碍，引起脑水肿和颅内压增高而产生的临床征象。可能的发生机制：过高的血压突破了脑血管自身调节机制，导致脑血流灌注过多，液体渗入脑血管周围组织，引起脑水肿。临床表现为严重头痛、恶心、呕吐，轻者可仅有烦躁、意识模糊，严重者可发生抽搐、昏迷。

3）老年高血压　年龄超过 60 岁、达到高血压诊断标准者。若收缩压≥140 mmHg，舒张压＜90 mmHg，称为老年单纯性收缩期高血压。老年高血压的病理基础为大动脉粥样硬化、纤维化和钙化，血管顺应性下降。其临床特征如下。

（1）收缩压升高明显，舒张压升高缓慢，脉压明显增大（常超过 80 mmHg）。

（2）血压随体位变动而变化，血压波动性大，老年人压力感受器敏感性减退，对血压的调节功能降低，易造成血压波动及直立性低血压，尤其在使用降压药物治疗时要密切观察。

（3）心、脑、肾等器官常有不同程度损害。

（4）血压随季节、昼夜变化波动幅度较大。部分老年患者血压在夏季较低，在冬季较高，有的老年患者昼夜之间血压变化明显。

三、辅助检查

（一）血常规、尿常规、肾功能、血糖、血脂、血尿酸、电解质、心电图、胸部 X 线和眼底检查

上述检查有助于了解靶器官的功能状态并正确选择治疗药物。早期患者的上述检查结果可无特殊异常，后期患者可出现尿常规异常，肾功能减退；胸部 X 线片可见主动脉弓迂曲延长、左心室增大；心电图可见左心室肥厚劳损。部分患者可伴有血清总胆固醇、甘油三酯、低密度脂蛋白胆固醇水平增高和高密度脂蛋白胆固醇水平降低，亦常有血糖或尿酸水平增高。

（二）动态血压监测

采用特殊的血压测量和记录装置，一般 10～30 min 测量血压一次，并应用记忆模块，连续观察 24 h，计算机回放分析血压数据，以便合理进行降压治疗、疗效评价和预后判断。健康个体和多数高血压患者的血压呈现双峰，昼夜规律性变化。血压于夜间睡眠期间一般降低，一般在午夜 2—3 时最低，凌晨血压往往急剧上升。白天血压处于相对较高水平，多呈双峰，分别在上午 8—9 时和下午 4—6 时。24 h 动态血压的这种昼高夜低的趋势图称为"杓形"，即有一明显的夜间谷，夜间血压较白天血压低 10% 以上。反之，夜间谷变浅，夜间血压均值较白天下降＜10%，称为"非杓形"，而无明显的夜间谷，甚至夜间血压高于白天者，称为"反杓形"。血压呈非杓形或反杓形改变者的心、脑等靶器官损害程度明显大于呈杓形者，预后也较之更差。

> **课堂互动**：血压昼夜是如何波动的？

四、诊断要点

根据前述的高血压的诊断标准，临床诊断思路如下。

1. 定性诊断　有赖于血压的正确测量，非同日休息 15 min 后测血压 3 次。通常采用间接方法在上臂肱动脉部位规范测量。

课堂互动答案

2. 定量诊断与鉴别诊断　一旦诊断为高血压，必须进一步检查有无引起高血压的基础疾病存在，即鉴别是原发性高血压还是继发性高血压。如为原发性高血压，除病史及体格检查外，尚需获得相关

的实验室检查结果,以评估其危险因素及有无靶器官损害或相关的临床疾病等。如为继发性高血压,则针对病因进行检查和治疗,常见的继发性病因如下。

1) 肾实质病变　慢性肾小球肾炎与原发性高血压伴肾功能损害者不易区别。一般情况下,反复水肿、明显贫血、血浆蛋白水平低、蛋白尿出现早而血压升高相对轻,眼底病变不明显有利于慢性肾小球肾炎的诊断。而原发性高血压多见于中老年人,血压升高明显,蛋白尿出现较晚,眼底改变明显。急性肾小球肾炎多见于青少年,有急性起病及链球菌感染史,有发热、血尿、水肿史,鉴别并不困难。无论是1型还是2型糖尿病,均可发生肾损害而引起高血压,但后期高血压使用降压药不易控制。

2) 肾动脉狭窄　病变性质可为先天性、炎症性或动脉粥样硬化性,前两者主要见于青少年,后者见于老年人。可为单侧或双侧性肾动脉主干或分支狭窄。本病多有舒张压中、重度升高,查体时可在上腹部或背部肋脊角处闻及血管杂音。快速静脉肾盂造影、放射性核素肾图有助于诊断,肾动脉造影可确诊。治疗方案包括手术、经皮肾动脉成形术和药物治疗。

3) 嗜铬细胞瘤　发生于肾上腺髓质或交感神经节等部位。成熟的嗜铬细胞瘤可间断或持续分泌过多肾上腺素和去甲肾上腺素,出现阵发性或持续性血压升高。凡血压波动明显,骤升、骤降伴心动过速、头痛、出汗、苍白症状,对一般降压药物无效,或高血压伴血糖升高、代谢亢进等表现者均应考虑寻求本病的诊断依据。

4) 原发性醛固酮增多症　系因肾上腺皮质增生或肿瘤分泌过多醛固酮所致。临床上以长期高血压伴顽固的低血钾为特征,主要临床表现为肌无力、周期性瘫痪、烦渴、多尿等。血压多为轻、中度增高。辅助检查有低血钾、高血钠、代谢性碱中毒、血浆肾素活性降低、尿醛固酮排泄增多等异常。螺内酯(安体舒通)试验阳性具有诊断价值。

5) 库欣综合征　病理改变系因肾上腺皮质肿瘤或增生,导致糖皮质激素分泌过多所致。临床上除血压增高外,特征性表现有向心性肥胖、满月脸、水牛背、皮肤紫纹、毛发增多、血糖增高等,诊断一般并不困难。24 h尿液中17-羟类固醇及17-酮类固醇增多,地塞米松抑制试验及肾上腺皮质激素兴奋试验阳性有助于诊断。

6) 主动脉缩窄　大多数为先天性血管畸形,少数为多发性大动脉炎所引起。患者有上肢血压高于下肢的反常现象。

此外,还需与颅内高压、妊娠高血压等鉴别。

五、防治原则

积极应用非药物方法和(或)药物治疗高血压并将血压控制在正常范围内,有效预防相关并发症的发生和靶器官损害,延缓甚至避免心、脑、肾病变的恶化,提高患者生存质量,降低病死率和病残率。

1. 降压治疗的基本原则　应紧密结合高血压的分级和危险分层进行个体化治疗方案,全面考虑患者的血压升高水平、并存的危险因素、临床情况以及靶器官损害,确定合理的治疗方案。具体原则如下。

(1) 低危患者:以改善生活方式为主,如6个月后无效,再进行药物治疗。

(2) 中危患者:首先积极改善生活方式,同时观察患者的血压及其他危险因素数周,然后决定是否开始药物治疗。

(3) 高危患者:改善生活方式的同时必须立即给予药物治疗。

(4) 极高危患者:必须立即开始对高血压及并存的危险因素和临床情况进行强化治疗。

(5) 绝大多数患者需终生服药。

2. 降压治疗的目标　即降低血压,使血压降至正常或接近正常水平;防止或减少心脑血管及肾脏并发症,降低病死率和病残率。根据《中国高血压防治指南》(2019年修订版),将降压目标确定如下。

(1) 一般高血压患者:<140/90 mmHg(部分患者可降至130/80 mmHg左右)。在我国,血压达标率低的原因之一在于部分医生认为降压目标即是140/90 mmHg。因而指南建议,一般高血压患者的降压目标应小于140/90 mmHg,部分可降至130/80 mmHg左右,这样即使患者血压出现波动,也能维持血压在140/90 mmHg以下。

（2）老年（65～79 岁）患者：＜150/90 mmHg。如患者可耐受，则可降至 140/90 mmHg 以下。

（3）80 岁以上患者：＜150/90 mmHg（SBP 140～150 mmHg）。另外，新指南对合并糖尿病、慢性肾病、蛋白尿、冠心病、脑血管病、心力衰竭等疾病的高血压患者的降压目标提出了建议。

知识链接

高血压实践指南最新修改：140/90 mmHg 不再是降压目标！

2020 年 5 月，国际高血压学会（ISH）发布了全球通用的《高血压实践指南》，修订各种情况的降压目标。

- 单一高血压的降压目标：3 个月内血压下降≥20/10 mmHg，最好＜140/90 mmHg；理想情况下，年龄＜65 岁患者，120/70 mmHg≤目标血压值＜130/80 mmHg；年龄≥65 岁患者，目标血压＜140/90 mmHg。
- 合并冠心病：目标血压值＜130/80 mmHg，老年患者＜140/80 mmHg。
- 合并脑卒中：目标血压值＜130/80 mmHg，老年患者＜140/80 mmHg。
- 合并心力衰竭：目标血压值＜130/80 mmHg，但应＞120/70 mmHg。
- 合并慢性肾病：目标血压值＜130/80 mmHg，老年患者＜140/90 mmHg。
- 合并慢性阻塞性肺疾病：目标血压值＜130/80 mmHg，老年患者＜140/90 mmHg。
- 合并糖尿病：目标血压值＜130/80 mmHg，老年患者＜140/90 mmHg。

对于高血压患者来说，并不是血压降到 140/90 mmHg 就可以高枕无忧，还要结合自身实际情况进行判断，不能擅自减少药量或停药。

此外，该指南还有以下亮点。

①仍然保留风险分层，但是对于风险分层做了一些简化（分为低危、中危、高危三个等级）。

②把血压的分类做了简化，把以前的 3 级和 2 级高血压合并为 2 级，也就是 160/100 mmHg 以上，统一定义为 2 级高血压，不再有 3 级高血压这一分类。

③关于药物的推荐，只推荐了一个单纯的 A＋C 固定复方。

---

3. 非药物治疗

1）控制体重　减轻体重有助于减轻胰岛素抵抗、糖尿病与高脂血症，延缓或逆转左心室肥厚的发生与发展。体重指数应控制在 24 kg/m² 以下。建议患者减少每日热量摄入并辅以适当的运动。

2）合理膳食　主要包括限制钠盐摄入（WHO 建议每日不超过 6 g），减少膳食脂肪，严格限制饮酒（每日酒精摄入量不得超过 20 g），多吃蔬菜、水果等富含维生素与纤维素的食物，摄入足量蛋白质和钾、钙、镁。

3）适量运动　高血压患者通过合理的体育锻炼可使血压有某种程度的下降，并减少某些并发症的发生。运动方案需根据血压水平、靶器官损害和其他临床情况、患者年龄、气候条件而定，可根据年龄及体质选择散步、慢跑、快步走、打太极拳等不同方式，不宜选择过于剧烈的运动项目。

4）保持健康心态　过分喜、怒、忧、思、悲、恐、惊等均可使血压不同程度升高。情绪激动、生活节奏过快、压力过大也是血压升高的常见诱因。高血压患者应努力保持宽松、平和、乐观的心态。

4. 药物治疗

1）药物治疗原则

（1）高血压是一种终身性疾病，一旦确诊应坚持终身治疗。

（2）自最小有效剂量开始，可视情况逐渐加量以获得最佳疗效。

（3）强烈推荐口服每日一次的长效制剂，以保证 24 h 内稳定降压，有助于防止从夜间较低血压到清晨血压突然升高而导致猝死、脑卒中和心脏病发作。

（4）单一药物疗效不佳时，不宜过多增加单种药物的剂量，而应及早联合用药，以便提高降压效果而不增加不良反应。

（5）判断某一种或几种降压药物是否有效以及是否需要更改治疗方案时，应充分考虑该药物达到最大疗效所需的时间。在药物发挥最大效果前过于频繁地改变治疗方案是不合理的。

2）降压药物的选择　　应根据治疗对象的个体状况、药物的作用、代谢、不良反应和药物相互作用，参考以下各点对治疗对象做出判定。

（1）是否存在心血管危险因素。

（2）是否已有靶器官损害和心血管疾病（尤其是冠心病）、肾病、糖尿病的表现。

（3）是否合并受降压药影响的其他疾病。

（4）与治疗合并疾病所使用的药物之间有无可能发生相互作用。

（5）选用的药物能减少心血管疾病发病率与死亡率的证据及其力度。

（6）所在地区降压药物品种供应与价格状况及治疗对象的经济承受能力。

因此，一种理想的降压药物，应具备以下几个条件。

①有效的降压作用。

②能够预防和逆转由高血压引起的心、脑、肾、大动脉结构改变。

③应减少或不增加心血管疾病的危险因素，如血脂、血糖及血尿酸代谢。

④应能保持良好的生活质量。

近年来，抗高血压药物种类繁多，根据不同患者的特点可单用或联合应用各类降压药。目前一线降压药物可归纳为六大类。

（1）利尿剂：在用药初期使细胞外液容量减低，进而使小动脉壁钠含量降低，小动脉对缩血管物质反应性下降，从而使血管扩张，血压下降，降压作用温和，可强化其他降压药物的作用。适用于轻、中度高血压，尤其是老年人收缩期高血压及心力衰竭伴高血压的治疗。用药过程中需注意监测血液电解质变化。此外，噻嗪类利尿剂还可干扰糖、脂和尿酸代谢，故应慎用于糖尿病和血脂代谢失调患者，禁用于痛风患者。保钾利尿剂可升高血钾，应尽量避免与血管紧张素转化酶抑制剂（ACEI）合用，禁用于肾功能不全者。

（2）血管紧张素转化酶抑制剂（ACEI）：通过抑制 ACE 使血管紧张素Ⅱ生成减少，并抑制激肽酶使缓激肽降解减少，发挥降压作用，并可逆转左心室肥厚。适用于各种类型高血压，尤可用于下列情况：高血压并左心室肥厚、左心室功能不全或心力衰竭、心肌梗死后、胰岛素抵抗、糖尿病肾损害、高血压伴周围血管病等。除降压作用外，还通过多种机制对心血管系统发挥有益作用。不良反应主要是刺激性干咳和血管性水肿，其次是味觉异常和皮疹。干咳发生率为 $10\%\sim20\%$，可能与体内缓激肽增多有关，停用后可消失。高钾血症、妊娠妇女和双侧肾动脉狭窄患者禁用。血肌酐超过 3 mg 者使用时需谨慎。此类药物具有储钾作用，应注意监测血钾。

（3）血管紧张素Ⅱ受体拮抗剂（ARB）：通过直接阻断血管紧张素Ⅱ受体发挥降压作用。临床作用与 ACEI 相同，但不引起咳嗽等不良反应。主要适用于不能耐受 ACEI 的患者。

（4）β受体阻滞剂：通过减慢心率、减低心肌收缩力、抑制血浆肾素释放等多种机制发挥降压作用。其降压作用较弱，起效时间较长（1～2 周），主要用于轻中度高血压，尤其是静息时心率较快（＞80 次/分）的中青年患者或合并心绞痛、心肌梗死的患者。近年来广泛使用的非选择性β受体阻滞剂同时具有α受体阻滞作用，如卡维地洛 5～10 mg 口服，2 次/日，降压效果良好。不良反应主要有心动过缓、乏力、四肢发冷。因其对心肌收缩力、房室传导及窦性心律均有抑制作用，并可增加气道阻力，故急性心力衰竭、支气管哮喘、病窦综合征、房室传导阻滞和外周血管病患者禁用。

（5）钙通道阻滞剂（CCB）：主要通过阻滞细胞膜的钙离子通道、抑制心肌收缩力、松弛周围动脉血管的平滑肌使外周血管阻力下降而发挥降压作用。常用氨氯地平 5 mg，1～2 次/日。可用于各种程度高血压，在老年高血压或合并稳定型心绞痛时尤为适用。CCB 还具有以下优势：对老年患者有较好的降压疗效；高钠摄入不影响降压疗效；非甾体抗炎药不干扰降压作用；对嗜酒的患者也有显著降压作用；可用于合并糖尿病、冠心病或外周血管病的患者。主要缺点是初始治疗阶段有反射性交感活性增强,引起心率增快、面部潮红、头痛、下肢水肿等,尤其是使用短效制剂时。非二氢吡啶类 CCB 抑制心肌收缩及自律性和传导性,不宜在心力衰竭、窦房结功能低下或心脏传导阻滞患者中应用,避免与 β 受体阻滞剂合用。

(6) α 受体阻滞剂:可阻断突触后 α1 受体,对抗去甲肾上腺素的缩血管作用,使周围血管阻力下降而降压。降压效果较好,但因易致直立性低血压,近年来临床应用逐渐减少。由于这类药物对血糖、血脂等代谢过程无影响,可改善胰岛素抵抗,当患者存在相关临床情况时,仍不失为一种较好的选择。

(7) 其他:我国常用的复方制剂有复方降压片、北京降压 0 号、拉贝洛尔、利血平等,曾多年用于临床并有一定的降压效果。

常用的治疗高血压的药物如表 10-6 所示。

表 10-6 常用的治疗高血压的药物

种 类	代表药物	作用机制	治疗特点	注意事项	备 注
利尿剂	氢氯噻嗪	利尿排钾	容量负荷过重的肾性高血压	CKD3 期可用噻嗪类,CKD3 期以下推荐袢利尿剂	与 ACEI/ARB 联用降低血钾
ACEI	卡托普利	竞争性抑制 ACE	肾性高血压优选	CDK3～4 期患者使用 ACEI/ARB 建议初始剂量减半	双肾动脉狭窄禁用
ARB		拮抗血管紧张素Ⅱ与受体结合	肾性高血压优选	监测血钾、血肌酐、GFR	
β 受体阻滞剂	美托洛尔	拮抗交感神经,减慢心率	一般不用于单药起始治疗肾性高血压	长期应用应遵循撤药原则	宜选用 α/β 受体阻滞剂
CCB	氨氯地平	松弛平滑肌;扩张血管	肾功能异常、盐敏感性高血压	主要为二氢吡啶类,无绝对禁忌证	我国 CKD 患者最常用降压药
α 受体阻滞剂	特拉唑嗪	扩张外周血管,血管阻力下降	不作为首选,常用于难治性高血压联合治疗	预防直立性低血压	可选用控释制剂

5. 降压药的联合应用 循证医学证据表明,小剂量异类降压药的联合应用比单用较大剂量的一种药物降压效果好且不良反应少,因此,联合应用降压药物日益受到重视。较为理想的联合方案(图 10-16)如下。

(1) ACEI(或 ARB)与利尿剂。

(2) CCB 与 β 受体阻滞剂。

(3) ACEI 与 CCB。

(4) 利尿剂与 β 受体阻滞剂。

(5) ARB 与 CCB。

关于复方剂型的降压药物存在的必要性尚有争议。其优点是服用方便,提高了患者治疗的依从性,疗效一般也较好;缺点是配方内容及比例固定,难以根据具体临床情况精细调整某一种或几种药物的剂量。临床实践中应结合患者具体情况综合考虑。

课堂互动答案

课堂互动:常用的六大类降压药物有哪些?

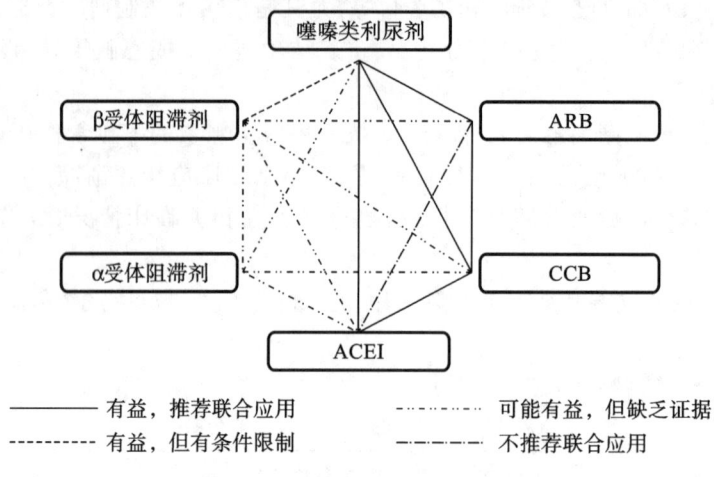

——— 有益，推荐联合应用　　·—·—·— 可能有益，但缺乏证据
- - - - - 有益，但有条件限制　　—·—·— 不推荐联合应用

图 10-16　高血压药物的联合应用

6. 不同人群的降压药物治疗

1）老年高血压的治疗　近年来一系列大规模临床研究表明，积极的降压治疗同样可以使老年高血压患者获益。老年患者降压目标也应在 140/90 mmHg 以下，老年患者血压不宜过低是一种完全错误的观念。但选择降压药物时应充分考虑到这一特殊人群的特点，如常伴有多器官疾病、肝肾功能不同程度减退、药物耐受性相对较差、药物相关性不良反应的发生率相对较高等。总的来讲，利尿剂、CCB、β 受体阻滞剂、ACEI 等均为较好的选择。

2）心肌梗死的患者　可选择无内在拟交感作用的 β 受体阻滞剂或 ACEI（尤其伴收缩功能不全者）。对稳定型心绞痛患者，也可选用 CCB。

3）合并糖尿病、蛋白尿或轻、中度肾功能不全者（非肾血管性）　可选用 ACEI。

4）合并心力衰竭者　宜选择 ACEI、利尿剂。

5）伴有脂质代谢异常者　可选用 α 受体阻滞剂、ACEI 和 CCB，不宜使用 β 受体阻滞剂及利尿剂。

6）妊娠高血压者　治疗原则与一般高血压基本相同，但选择药物时应考虑所选药物对胎儿是否有影响。一般认为，ACEI 和 ARB 可能会引起胎儿生长迟缓、羊水过少或新生儿肾衰竭，亦可能引起胎儿畸形，故不宜选用。

7）合并脑卒中者　脑卒中与动脉血压水平呈密切正相关，积极的降压治疗可明显减低脑卒中复发的危险性。循证医学研究主张将既往有脑血管病史患者的血压降低至 140/90 mmHg 以下，甚至更低。但在急性脑卒中时，尤其是发病 1 周以内，患者因颅内压增高、脑缺氧、疼痛及精神紧张等，可出现反射性血压升高。此时机体本身会对这一系列的变化做出生理反应与调整。如果在这一阶段过多地降低血压，有可能加重脑组织缺血、缺氧，不利于病情恢复甚至引起更为严重的后果。因此，只有血压严重升高（超过 180/105 mmHg），才可应用降压药物。一般认为，急性脑梗死发病 1 周以内，血压维持在 160～180/90～105 mmHg 较为适宜。

与缺血性脑卒中相比，出血性脑卒中的降压治疗更为复杂，血压过高会导致再次出血或活动性出血，血压过低又会加重脑缺血。对于这类患者，将血压维持在脑出血前水平或略高更为合理。血压过高时，可在降低颅内压的前提下慎重选用一些作用较为平和的降压药物，避免血压下降过快。一般 2 h 内血压降低不多于 25%。血压降低过快、过猛均可能对病情造成不利影响。急性脑出血时血压维持在 150～160/90～100 mmHg 为宜。

无论是脑出血还是脑梗死，一旦病情恢复稳定，均应逐步恢复降压治疗，并将血压控制在 140/90 mmHg 以下。

8）合并糖尿病者　英国糖尿病前瞻性研究发现，积极的降压治疗比降糖治疗获益更大。我国的"收缩期高血压试验"也证实，满意控制血压可使糖尿病总死亡率及心脑血管事件降低 50% 以上。目前主张高血压合并糖尿病患者降压目标为 130/80 mmHg 以下，降压目标应更为严格，即患者能够耐受的最低水平。同时还要更加严格地控制血糖,使其对心脑血管系统的危害性降至最小。

9）合并肾功能不全者　目前尚无充分证据证实降压治疗可减低发生肾衰竭的危险性,但积极合理的降压治疗至少可以延缓肾脏损害的发生。在不影响肾脏血流灌注、不使肾功能恶化的前提下,应把血压降至 130/80 mmHg 以下。如患者已经存在肾功能损害或 24 h 尿蛋白超过 1 g,则要将血压降到 125/75 mmHg 以下。同样,降压药物要尽量选用起效较为缓慢的长效制剂,如有腹泻,应停用 ACEI 及 ARB 类降压药物,并注意监测肾功能变化。

10）不宜使用某种降压药物的情况　合并支气管哮喘、抑郁症、糖尿病患者,不宜用 β 受体阻滞剂;痛风患者不宜用利尿剂;合并心脏起搏传导障碍者不宜用 β 受体阻滞剂及非二氢吡啶类 CCB。

5. 高血压急症的治疗　首先应迅速使血压下降,同时对靶器官的损害和功能障碍予以处理。对血压急骤增高者,以静脉滴注给药最为适宜,可随时改变药物的需要剂量。常用药物如下。

1）硝普钠　直接扩张动脉和静脉,使血压迅速降低。开始以每分钟 10～25 μg 静脉滴注,密切观察血压,每隔 5～10 min 可逐渐增加剂量到每分钟 200～300 μg。其降压作用迅速,停止滴注后,作用在 3～5 min 即消失。该药溶液对光敏感,每次应用前需新鲜配制,滴注瓶需用银箔或黑布包裹。该药在体内被代谢为氰化物,形成硫氰酸盐从尿液中排出,大剂量或超过 72 h 应用可能发生硫氰酸中毒,有肾功能不全时慎用。

2）硝酸甘油　以扩张静脉为主,较大剂量时也使动脉扩张。静脉滴注可使血压较快下降,开始为每分钟 5～10 μg,可逐渐增加至每分钟 50～100 μg。停药后数分钟作用即消失。副作用有心动过速、面色潮红、头痛、呕吐等。

3）硝苯地平　舌下含服软胶囊制剂可治疗较轻的高血压急症,用 10～20 mg 后 5～10 min 可见血压下降,作用可维持 4～6 h。

4）尼卡地平　二氢吡啶类 CCB 用于高血压急症治疗,静脉滴注从 0.5 μg/kg(体重)开始,密切观察血压,逐步增加剂量至 6 μg/kg(体重)。副作用有心动过速、面部潮红、恶心等。

知识链接

世界卫生组织推荐《成人高血压药物治疗指南》

2021 年 8 月 25 日,世界卫生组织(WHO)发布了《成人高血压药物治疗指南》,提出了协助各国改善高血压管理的新建议。

核心推荐 1:启动药物治疗的血压阈值。

对确诊为高血压且收缩压≥140 mmHg 或舒张压≥90 mmHg 的个体开始药物降压治疗。(强烈推荐,中到高质量证据)

对患有心血管疾病且收缩压为 130～139 mmHg 的个体进行药物降压治疗。(强烈推荐,中到高质量证据)

对没有心血管疾病但有高心血管风险、糖尿病或慢性肾病且收缩压为 130～139 mmHg 的个体进行药物降压治疗。(有条件推荐,中到高质量证据)

注意事项:应在高血压诊断后 4 周内开始药物治疗。

如果血压水平过高(例如收缩压≥160 mmHg 或舒张压≥100 mmHg),或伴有终末器官损害的证据,应立即开始治疗。

核心推荐 2:实验室检测。

在开始药物降压治疗时,建议筛查合并症和继发性高血压,但前提是检查不会延迟或阻碍开始治疗。(有条件推荐,低质量证据)

注意事项:建议的测试包括血清电解质和肌酐、血脂检测、糖化血红蛋白(HbA1c)或空腹血糖、尿试纸和心电图。不应为了检测而延迟治疗。相比之下,CCB 类降压药更适合不经实验室测试就开始使用。

核心推荐 3：心血管疾病风险评估。

世界卫生组织建议在药物降压治疗启动时或之后进行心血管疾病风险评估，但仅在可行且不会延误治疗的情况下进行。（有条件推荐，低质量证据）

注意事项：大多数收缩压≥140 mmHg 或舒张压≥90 mmHg 的患者需要药物治疗，在开始治疗前不需要评估心血管疾病风险。

心血管疾病风险评估对于收缩压 130～139 mmHg 的患者是否启动药物治疗的决策最重要。对于高血压患者，必须识别和适当治疗其他风险因素，以降低总心血管风险，这点至关重要。心血管疾病风险评估系统可根据当地情况选择。心血管疾病风险评估不应影响降压治疗的及时启动和（或）患者随访。

核心推荐 4：一线药物选择。

对于需要药物治疗的高血压成人患者，世界卫生组织建议使用以下三类降压药中的任何一种作为初始治疗（强烈推荐，高质量证据）：①噻嗪类药物；②血管紧张素转化酶抑制剂（ACEI，"普利"类），或血管紧张素受体阻滞剂（ARB，"沙坦"类）；③长效二氢吡啶类钙通道阻滞剂（CCB，"地平"类）。

注意事项：优先选择长效降压药。

需要考虑使用特定药物的情况包括：65 岁以上患者或非洲裔患者可选用利尿剂或 CCB，缺血性心脏病患者可选用 β 受体阻滞剂，严重蛋白尿、糖尿病、心力衰竭或肾病患者可选用 ACEI/ARB。

核心推荐 5：联合用药选择。

联合治疗最好是以单药复方制剂作为初始治疗方案（以提高依从性和持久性）。联合治疗中使用的降压药应从以下三类药物中选择：利尿剂（噻嗪类）、ACEI/ARB 和 CCB。（有条件推荐，中等质量证据）

注意事项：当基线血压高于目标血压≥20/10 mmHg 时，联合药物治疗可能特别有价值。

核心推荐 6：血压控制目标。

所有无合并症的高血压患者，血压治疗目标为＜140/90 mmHg。（强烈推荐，中等质量证据）。高血压且合并已知心血管疾病患者，收缩压治疗目标为＜130 mmHg。（强烈推荐，中等质量证据）。高血压高危患者（心血管疾病高危人群、糖尿病患者、慢性肾病患者），收缩压治疗目标为＜130 mmHg。（有条件推荐，中等质量证据）

核心推荐 7：病情评估频率。

在开始或更换降压药物后，每个月进行一次随访，直到患者血压达标。（有条件推荐，低质量证据）

血压得到控制的患者，每 3～6 个月进行一次随访。（有条件推荐，低质量证据）

核心推荐 8：非医师类的专业人员能否提供治疗。

世界卫生组织建议，药剂师和护士等非医师专业人员可以提供高血压药物治疗，只要满足以下条件：适当的培训、有处方权、有具体的管理方案和医师的监督。具体情况取决于当地规定。（有条件推荐，低质量证据）

（引自："医学新视点"公众微信号原创文章，有改动）

六、预防

原发性高血压的确切病因尚不明确，因此对本病的病因预防缺乏有效方法。但某些发病因素已较明确，如精神因素、钠摄入量、肥胖等，可针对这些可控因素进行预防，鼓励高危人群采取相应的预防措施和合适的生活方式。

此外,对高血压导致的靶器官损害并发症的二级预防也十分重要。可以结合社区医疗保健网,在社区人群中实施以健康教育为主导的高血压防治,如提倡减轻体重、减少食盐摄入、控制饮酒及适量运动,保持心情愉悦等健康生活方式,加强大众对高血压及其后果的认识,做到早发现和早治疗,提高对高血压的知晓率、治疗率、控制率。

同时,积极开展大规模人群普查,对高血压患者的长期监测、随访,掌握流行病学的动态变化等对本病的预防也具有十分重要的意义。

知识链接

健康人群血压管理流程图如图 10-17 所示。

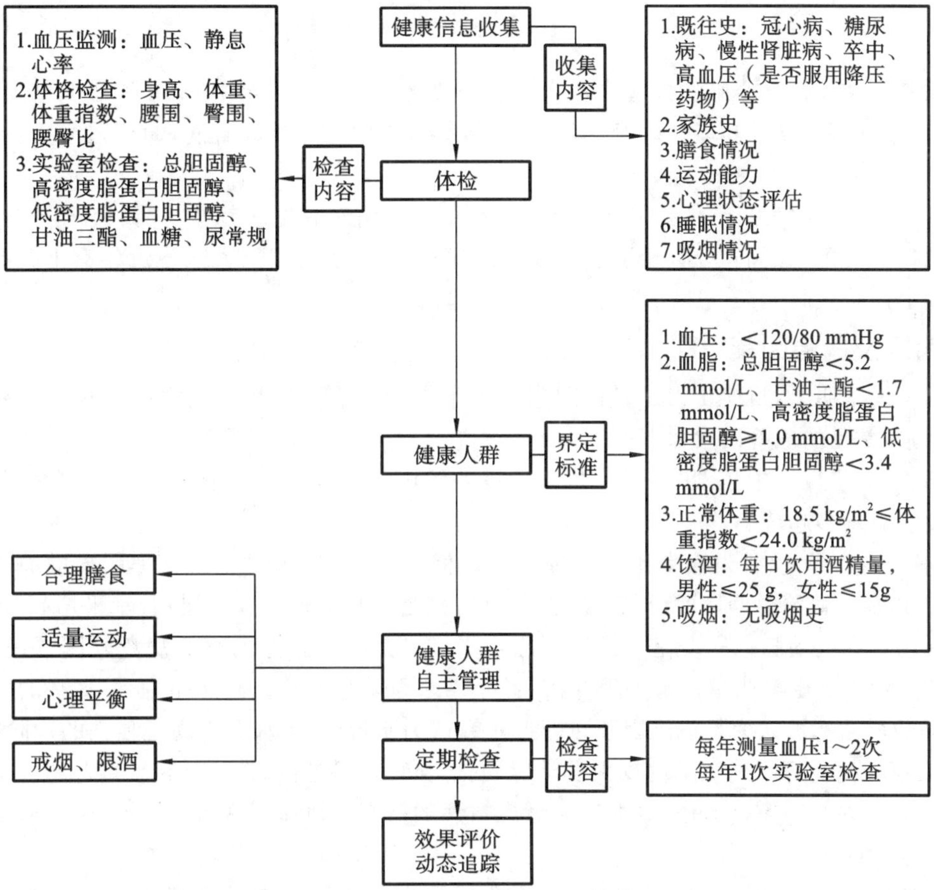

健康信息收集

收集内容

1.既往史:冠心病、糖尿病、慢性肾脏病、卒中、高血压(是否服用降压药物)等
2.家族史
3.膳食情况
4.运动能力
5.心理状态评估
6.睡眠情况
7.吸烟情况

检查内容

体检

1.血压监测:血压、静息心率
2.体格检查:身高、体重、体重指数、腰围、臀围、腰臀比
3.实验室检查:总胆固醇、高密度脂蛋白胆固醇、低密度脂蛋白胆固醇、甘油三酯、血糖、尿常规

健康人群

界定标准

1.血压:<120/80 mmHg
2.血脂:总胆固醇<5.2 mmol/L、甘油三酯<1.7 mmol/L、高密度脂蛋白胆固醇≥1.0 mmol/L、低密度脂蛋白胆固醇<3.4 mmol/L
3.正常体重:18.5 kg/m² ≤体重指数<24.0 kg/m²
4.饮酒:每日饮用酒精量,男性≤25 g,女性≤15 g
5.吸烟:无吸烟史

合理膳食
适量运动
心理平衡
戒烟、限酒

健康人群自主管理

定期检查

检查内容

每年测量血压1~2次
每年1次实验室检查

效果评价动态追踪

1 mmHg=0.133 kPa

图 10-17 健康人群血压管理流程图

第 3 节 冠状动脉粥样硬化性心脏病

案例 10-3

患者,女,59 岁。发作性胸痛 2 年。

患者 2 年来反复出现发作性胸骨后疼痛,呈压迫感,多因情绪激动或劳累诱发,每次发作 3～5 min,休息后症状可自行缓解,无头晕、头痛,偶有腹胀、反酸,曾到当地医院就诊,多次做心电图大致正常。患病以来,生活和活动如常,睡眠可,大小便正常,体重无变化。既往有糖尿病病史,口服降糖药及控制饮食治疗。无药物过敏史。

查体:T 36.5 ℃,P 80 次/分,R 18 次/分,BP 130/70 mmHg。神志清楚。无颈静脉怒张,双侧颈部未闻及血管杂音。双肺呼吸音清晰。心界不大,心率 80 次/分,律齐,未闻及心脏杂音。腹平软,无压痛,肝脾未触及。双下肢无水肿,双侧足背动脉搏动对称。

辅助检查:CK 175 U/L,CK-MB 8 U/L,cTnT 0.02 ng/ml。空腹血糖 7.8 mmol/L。

问题:1. 根据病例摘要,请写出该患者的诊断及诊断依据。

2. 该患者还需要进一步做哪些检查?

冠状动脉粥样硬化性心脏病指冠状动脉因粥样硬化发生狭窄甚至堵塞,导致心肌缺血、缺氧而引起的心脏病,它和冠状动脉功能性改变(痉挛)一起,统称冠状动脉性心脏病,简称冠心病,亦称缺血性心脏病。

本病多发生于 40 岁以上,但近年来发现 35 岁左右的病例有增多趋势。男性多于女性。以脑力劳动者多见。欧美国家发病率高,相当于中国、日本的 5～10 倍。我国发病率近年有上升趋势。该病是当今世界上严重威胁人类健康的疾病之一,已引起人们的重视。

一、病因及危险因素

本病病因尚未明了,目前认为是多种因素作用于不同环节而引起的疾病。这些因素称为易患因素或危险因素,常见的危险因素如下。

1. 年龄　40 岁以上中年人多见,49 岁以后进展较快,通常随着年龄的增加发病率也增加,但近年来青壮年发病有增多趋势。

2. 性别　本病男、女性发病率比例约为 2:1。但女性在绝经期之后发病率明显增加。

3. 高脂血症　血清总胆固醇、低密度脂蛋白(特别是氧化的低密度脂蛋白)水平增高、高密度脂蛋白水平降低均可导致动脉粥样硬化。甘油三酯水平增高是否为独立的冠心病危险因素尚存争议,但高甘油三酯常伴有高密度脂蛋白水平降低,二者并存即为易患因素。载脂蛋白 A 水平的降低和载脂蛋白 B 水平的增高都被认为是危险因素。新近研究认为脂蛋白(a)水平增高是独立的危险因素。

4. 高血压　高血压损伤动脉内皮引发动脉硬化,血压水平越高,动脉硬化程度越重。冠状动脉粥样硬化患者 60%～70% 有高血压,高血压患者患本病的概率较血压正常者高 3～4 倍。收缩压和舒张压增高都与本病密切相关。

5. 糖尿病　糖尿病患者发生本病的概率较无糖尿病者高 2 倍,本病患者糖耐量减低者颇常见。

6. 吸烟　吸烟者发生本病的概率和病死率较不吸烟者高 2～6 倍,且与每天吸烟的支数呈正相关,被动吸烟也是危险因素。

7. 其他因素

1) 体重　超标准体重的肥胖者(超重>10% 为轻度,>20% 为中度,>30% 为重度肥胖),尤其是体重迅速增加,且伴高血压或糖尿病者,动脉硬化的发病率增高。

2) 职业　从事脑力劳动以及经常处于紧张状态的工作者易患本病。

3) 饮食　本病发生与高热量、高动物性脂肪、高胆固醇、高糖和高盐膳食呈正相关。

4) 遗传　家族中有在年轻时患本病者,其近亲患病机会可 5 倍于无此种情况的家族。

5) 其他　微量元素缺乏,铬、锰、锌、钒、硒的摄入减少,铅、镉、钴的摄入增加,都可促使本病的发生。性情急躁、竞争性强、强迫自己为成就而奋斗的 A 型性格者易患本病。维生素 C 缺乏、缺氧、存在抗原-抗体复合物、动脉壁内酶的活性降低等均能使血管通透性增加,故被认为易致本病。

近年发现的危险因素还有饮食中抗氧化剂缺乏;胰岛素抵抗;体内铁储存过多;血管紧张素转换酶基因过度表达;某些凝血因子活性增高;血中同型半胱氨酸水平增高等。

二、发病机制

本病发病机制尚未完全清楚,目前认为动脉粥样硬化、高脂血症、高血压、糖尿病、儿茶酚胺水平增高、细菌或病毒感染、免疫性因子长期反复作用等,可损伤血管内膜。内膜损伤后胶原纤维暴露在血流中,有利于脂质的沉着和血小板的黏附和聚集。

另外,冠状动脉内膜和部分中膜由管腔直接供血,血中氧和营养物质可直接透入内膜和中膜,因而脂质易透入。脂质进入动脉壁,堆积在平滑肌细胞间、胶原和弹力纤维上,引起平滑肌细胞增生,平滑肌细胞和来自血流的单核细胞吞噬大量脂质成为泡沫细胞;脂蛋白又降解而释出胆固醇、胆固醇酯、甘油三酯等;低密度脂蛋白与动脉壁的蛋白多糖结合产生不溶性沉淀,都能够刺激纤维组织增生,使血管内膜表面形成粥样硬化斑块。

三、临床类型

本病可分为五种临床类型。

1. 无症状型冠心病 患者无症状,但静息时或负荷试验后有 ST 段压低,T 波减低、变平或倒置等心肌缺血的心电图改变;病理学检查示心肌无明显组织形态改变。此型也称隐匿型冠心病。

2. 心绞痛型冠心病 有发作性胸骨后疼痛,为一过性心肌供血不足引起心肌急性暂时性缺血、缺氧。病理学检查示心肌无明显组织形态改变或有纤维化改变。

3. 心肌梗死型冠心病 症状严重,由冠状动脉闭塞致相应部位心肌发生严重、持久的急性缺血性坏死所致。

4. 缺血性心肌病型冠心病 表现为心脏增大、心力衰竭(简称心衰)和心律失常,为长期弥漫性心肌缺血导致心肌纤维化引起,常为多支病变。临床表现与原发性扩张型心肌病类似。

5. 猝死型冠心病 因原发性心搏骤停而突然死亡,多为缺血心肌局部发生电生理紊乱,引起严重的室性心律失常所致。

上述 5 种类型的冠心病可以合并出现。

冠状动脉不论有无病变,都可发生严重痉挛,引起心绞痛、心肌梗死甚至猝死,但有粥样硬化病变的冠状动脉更易发生痉挛。冠状动脉的其他病变,如梅毒性主动脉炎(引起冠状动脉口狭窄)、栓塞、结缔组织病、创伤、先天性畸形等,亦可使血管阻塞而引起心脏病,但远较冠状动脉粥样硬化少见。

> **课堂互动:**冠心病可以分成几种临床类型?

近年来趋向根据发病特点和治疗原则不同分为两大类:慢性冠脉疾病(chronic coronary artery disease,CAD),也称慢性心肌缺血综合征(chronic ischemic syndrome,CIS);急性冠脉综合征(acute coronary syndrome,ACS)。前者包括稳定型心绞痛、缺血性心肌病和隐匿型冠心病等;后者包括不稳定型心绞痛、非 ST 段抬高型心肌梗死、ST 段抬高型心肌梗死和心源性猝死,约占所有冠心病患者的 30%。本节重点讨论心绞痛和急性心肌梗死这两种类型冠心病。

课堂互动答案

心　绞　痛

心绞痛是因冠状动脉供血不足致心肌急性暂时性缺血、缺氧,引起胸骨后或心前区阵发性压榨性疼痛或闷压不适为特点的临床综合征。表现为发作性前胸压榨样或窒息性疼痛,主要位于胸骨后部,可放射至心前区和左上肢,或至下颌。常发生于劳动或情绪激动时,持续数分钟,经休息或含化硝酸酯类药物后缓解。

一、病因、诱因与发病机制

(一)病因与诱因

本病多见于男性,多数患者在 40 岁以上。冠状动脉粥样硬化是最基本的原因,其次为冠状动脉血流量减少或缺血性疾病。除冠状动脉粥样硬化外,本病还可由主动脉瓣狭窄或关闭不全、梅毒性主动脉炎、原发性肥厚型心肌病、先天性冠状动脉畸形、风湿性冠状动脉炎等引起。此外严重贫血、一氧化碳中毒、甲状腺功能亢进症等均可参与或加重心绞痛发作。

常见诱因有体力劳动、情绪激动、饱餐、便秘、寒冷、阴雨天气、吸烟、酗酒、血压过高或过低、急性循环衰竭等。

（二）发病机制

当冠状动脉的供血与心肌的需血之间发生矛盾，冠状动脉血流量不能满足心肌代谢的需要，引起心肌急剧的、暂时的缺血、缺氧时，即可发生心绞痛。心肌耗氧量的多少主要与心肌张力、心肌收缩强度和心率有关，故常用"心率×收缩压"（即二重乘积）作为估计心肌耗氧量的指标。心肌产生能量需要大量的氧供，心肌细胞摄取血液氧含量的 65%～75%，而身体其他组织则仅摄取 10%～25%。因此心肌平时对血液中氧的吸取已接近于最大量，心肌需氧量再增加时已难从血液中更多地摄取，只能依靠增加冠状动脉的血流量来提供。

在正常情况下，冠状循环有很大的储备能力，其血流量可随身体的生理情况而有显著的变化；在剧烈体力活动时，冠状动脉适当地扩张，血流量可增加到休息时的 6～7 倍。缺氧时，冠状动脉也扩张，能使血流量增加 4～5 倍。动脉粥样硬化而致冠状动脉狭窄或部分分支闭塞时，冠状动脉顺应性降低，其扩张性减弱，血流量减少，且对心肌的供血量相对地比较固定。心肌的血液供应如减低到尚能满足心脏平时的需要，则休息时可无症状。一旦心脏负荷突然增加，如劳累、激动、左心衰竭等，使心肌张力增加、心肌收缩力增加和心率增快等致心肌耗氧量增加时，心肌对血液的需求增加，而冠状动脉的血液供应已不能相应增加，其侧支循环又未及时有效建立，心肌供氧和需氧严重失衡，即可引起心绞痛。在多数情况下，劳力诱发的心绞痛常在同一"心率×收缩压"的水平上发生。

疼痛感觉的产生可能是心肌在缺血缺氧的情况下，积聚过多的代谢产物，如乳酸、丙酮酸、磷酸等酸性物质，或类似于激肽的多肽类物质，刺激心脏内自主神经的传入纤维末梢，冲动经第 1～5 胸交感神经节及相应的脊髓段，传至大脑所致。此种痛觉反映在与自主神经进入相同水平脊髓段的脊神经所分布的皮肤区域，即胸骨后及两臂的前内侧与小指，尤其是在左侧，而多不在心脏部位。有人认为，在缺血区内富有神经分布的冠状血管的异常牵拉或收缩，可以直接产生疼痛冲动。

二、临床表现

心绞痛发作前往往有诱因，较常见的诱因为过度劳累、情绪激动、饱餐、受寒、吸烟、心动过速等。

（一）稳定型心绞痛

稳定型心绞痛（stable angina pectoris）也称劳力性心绞痛，是冠状动脉严重狭窄导致供血不足引起心肌急剧的、暂时的缺血与缺氧的临床综合征，常发生于心肌负荷增加时。

1. 症状　以发作性胸痛为主要特征，特点如下。

1）部位　典型心绞痛发生在胸骨体上段或中下段之后，可波及心前区，有手掌大小范围，边界欠清。疼痛可放射至左肩、左臂内侧直至环指和小指。不典型者，疼痛可位于胸骨下段，心前区或上腹部、颈部、下颌部、咽部、左肩胛部以及右胸前等处。每次心绞痛发作的部位是相对固定的。

2）性质　典型胸痛常为压榨性，有发闷或紧缩感，偶伴濒死感；也可有烧灼感，但不尖锐，不像针刺或刀扎样痛。每次发作时，疼痛轻重程度不一，但性质基本一致，患者往往不自觉地停止原来的活动，直至症状缓解。不典型者疼痛轻或仅有左胸前不适发闷感。疼痛一定出现在劳累的当时，而不是在劳累之后。

3）持续时间　疼痛出现后常逐步加重，大多在 3～5 min 逐渐消失，持续时间一般不少于 1 min，很少超过 15 min，严重者可一日数次发作，亦可数天或数周发作一次或多次。

4）缓解方式　休息或含化硝酸甘油片，疼痛可于 3 min 内消失（很少超过 5 min）。

5）伴随症状　乏力，皮肤冷或出汗，偶可伴有濒死的恐惧感。

2. 体征　不发作时一般无特异性体征。心绞痛发作时部分患者心率增快，血压升高，面色苍白，出冷汗，强迫停立位，表情焦虑；有时心脏听诊可闻及病理性第三心音及第四心音、奔马律。可有一过性的心尖部收缩期杂音，是乳头肌供血不足、功能失调致二尖瓣关闭不全而产生。

课堂互动答案

课堂互动：稳定型心绞痛的临床表现有哪些？

（二）不稳定型心绞痛

不稳定型心绞痛与稳定型心绞痛的主要差别在于冠状动脉内的粥样斑块不稳定,可继发斑块内出血、破裂等病理改变,导致血小板聚集,缺血加重。

胸痛的部位、性质与稳定型心绞痛相似,根据临床表现分为以下三种:①恶化型心绞痛:稳定型心绞痛在 1 个月内疼痛发作的频率增加,程度加重、时限延长、诱发因素变化。②初发型心绞痛:通常是在首发症状 1～2 个月之内新发生的心绞痛,并因较轻的负荷或体力活动所诱发。③静息型心绞痛:休息状态下发作心绞痛,或者轻微的活动即可诱发,持续时间通常超过 20 min。

课堂互动:不稳定型心绞痛的临床表现有哪些?

三、实验室和辅助检查

1. X 线检查 无异常发现或见心影增大、肺充血等。

2. 心电图(ECG)检查 心电图(ECG)检查为发现心肌缺血、诊断心绞痛最方便、最常用的有效而无创的方法。

课堂互动答案

(1) 静息 ECG:多数患者静息 ECG 正常,无异常表现,也可能有陈旧性心肌梗死的改变;少数患者可出现非特异性 ST 段和 T 波异常,有时出现房室或束支阻滞或室性、房性期前收缩等心律失常。

(2) 心绞痛发作时 ECG:绝大多数患者呈暂时性心肌缺血性 ST 段移位。ECG 常见 ST 段压低>0.1 mV,有时出现 T 波低平或倒置(图 10-18)。患者在平时有 T 波持续倒置,发作时反可变为直立(所谓"假性正常化"),发作缓解后恢复正常。虽然 T 波改变反映心肌缺血的特异性不如 ST 段,但如与平时 ECG 比较有明显差别,也有助于诊断。变异型心绞痛发作时 ECG 上见相关导联 ST 段抬高并有定位。

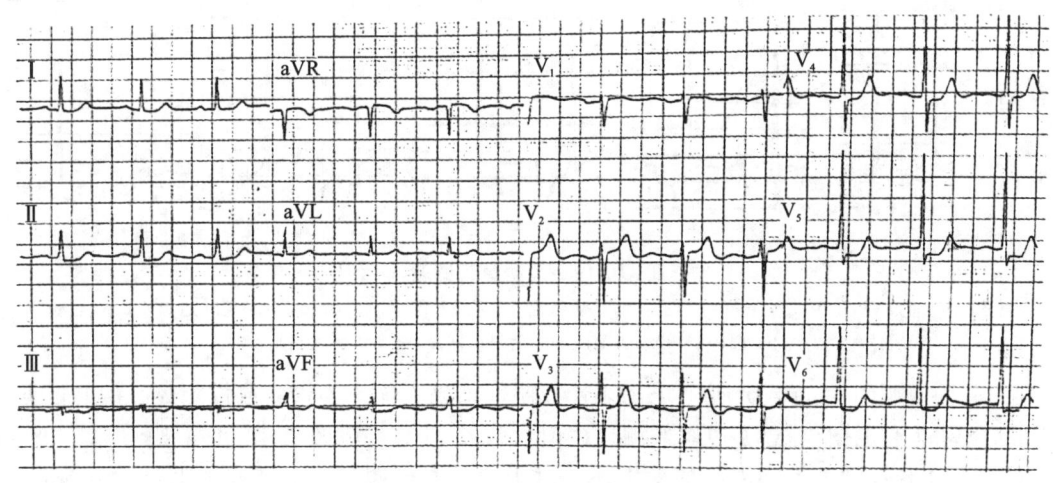

图 10-18　心绞痛发作时的心电图

Ⅱ、Ⅲ、aVF、V₄～V₆ 导联 ST 段压低

(3) 心电图负荷试验:最常用的是运动负荷试验,该试验可增加心脏负担以激发心肌缺血。运动方式主要为分级活动平板或蹬车试验。前者称为极量运动试验,较为常用,让受检者迎着转动的平板就地踏步,以达到按年龄预计可达到的最大心率(HR_max)或亚极量心率(85%～90%的最大心率)为负荷目标;后者称为亚极量运动试验,或次极量运动试验。运动中应持续监测心电图改变。运动前、运动中每当运动负荷量增加一次均应记录心电图,运动终止即刻及此后每 2 min 均应重复记录心电图,直至心率恢复至运动前水平。

进行心电图记录时,应同步测定血压。符合下列情况之一为阳性:①运动中发生典型心绞痛;②运动中或运动后,心电图导联上连续 3 个心脏搏动的 ST 段呈水平型或下斜型压低≥0.1 mV(J 点后 60～80 ms)持续 2 min(图 10-19);③运动中血压下降。运动中出现心绞痛、步态不稳。室性心动过速(接连 3 个以上室性期前收缩)或血压下降时,应立即停止运动,并给予相应处置。心肌梗死急性期、不稳定型心绞痛、明显心力衰竭、严重心律失常或急性疾病者禁做运动负荷试验。本试验有一定

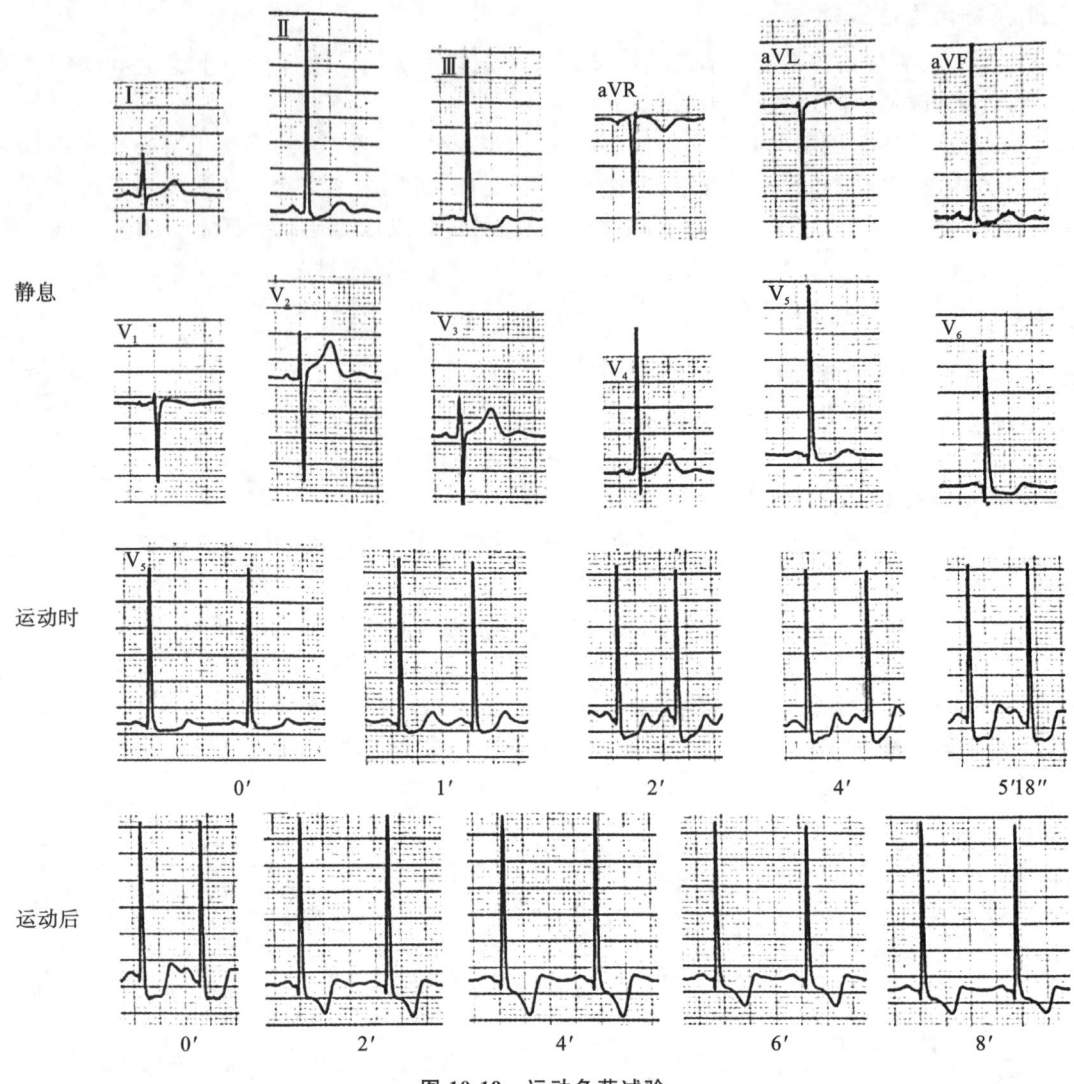

图 10-19　运动负荷试验

静息时心电图示Ⅱ、Ⅲ、aVF 和 V₅、V₆ 导联 ST 段压低；运动时 V₅ 导联 ST 段 1′时开始压低，5′18″时达到 4 mm；运动后 Ⅰ、Ⅱ、Ⅲ、aVF、V₃、V₄、V₅、V₆ 导联均出现 ST 段压低，T 波倒置，8 min 后仍未恢复，运动负荷试验阳性

可能出现假阳性或假阴性，单纯运动心电图阳性或阴性结果不能作为诊断或排除冠心病的依据。

（4）24 h 动态心电图：通过心电图监测连续记录患者 24 h 心电图变化，可发现 ST-T 改变和各种心律失常，有利于提高缺血性心电图的检出率。对于静息心电图（ECG）未见心肌缺血表现者可行动态 ECG 检测。记录到 ST-T 改变，但无症状时称为无症状性心肌缺血。

3. 血清学检查

（1）心肌损伤标志物：血清心肌酶（CK、CK-MB 等）和肌红蛋白、肌钙蛋白 T 或 I（TnT、TnI）测定，有助于鉴别心肌梗死和"微小心肌损伤"，TnT、TnI 还有助于不稳定型心绞痛的危险分层。

（2）C-反应蛋白和白介素-6：大多数不稳定型心绞痛患者血清 C-反应蛋白和白介素-6 增高，而稳定型心绞痛患者则正常。

4. 放射性核素检查　对心肌缺血诊断较有价值。²⁰¹Tl（铊）或¹³¹Cs（铯）随冠状动脉血流很快被正常心肌摄取而显影，缺血或坏死区则呈不显影的"冷区"。静息时铊显像所示灌注缺损主要见于心肌梗死后瘢痕部位。运动后冠状动脉供血不足时，可见明显的灌注缺损心肌缺血区。还有用⁹⁹Tc-MIBI（锝-甲氧基异丁基异腈）焦磷酸盐使新近坏死的心肌显影，而正常心肌不显影的"热点"显像法。单光子断层显像和正电子断层显像可确定心肌是否缺血以及缺血的部位。放射性核素心血池显像，可测定左心室射血分数，判定心室壁局部运动情况（图 10-20）。

扫码看彩图

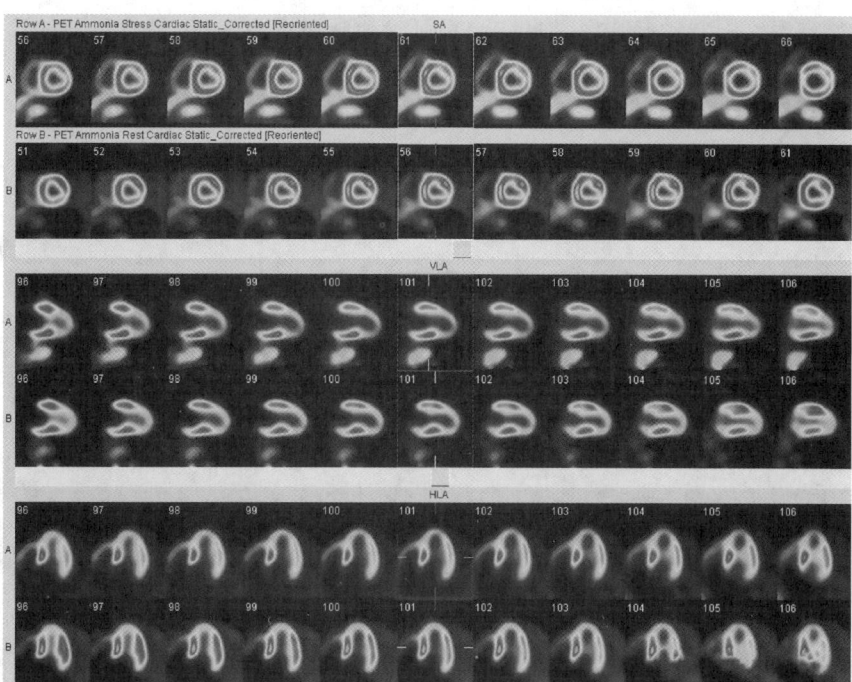

(a) 奇数排：负荷 ^{13}N-Ammonia PET/CT DMPI；偶数排：静息 ^{13}N-Ammonia PET/CT DMPI

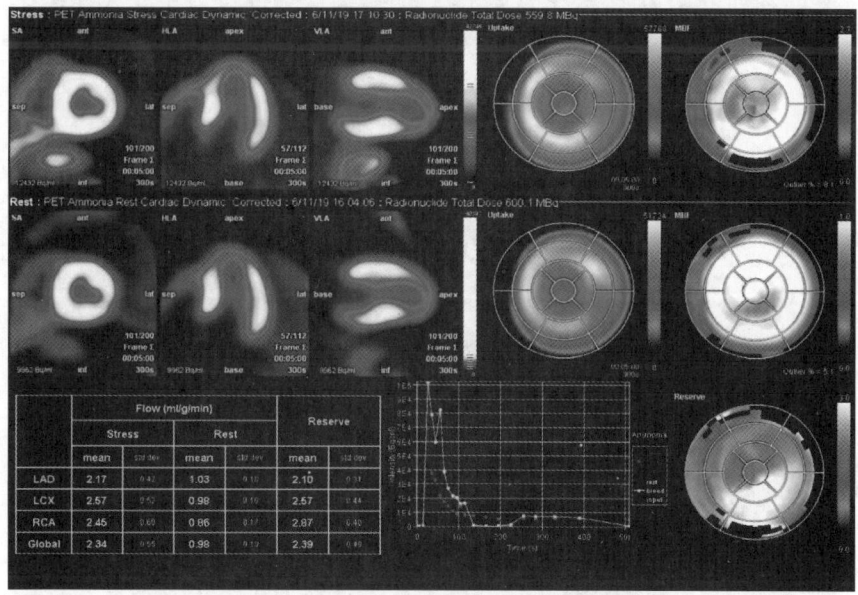

(b) ^{13}N-Ammonia PET/CT DMPI血流定量分析结果图

图 10-20

检查方法：首先行静息动态心肌灌注显像（DMPI）。CT 定位后，开始 PET 采集，采集 10 s 时静脉注射 370 MBq^{13}N-Ammonia，PET 动态采集总时间为 10 min。1 h 后行 ATP 负荷心肌灌注显像：ATP 泵入总时间 6 min，按体质量 0.14 mg/（kg·min）泵入；在 ATP 泵入 3 min 时开始 PET 采集，采集 10 s 后静脉注射 370 MBq^{13}N-Ammonia，采集时间为 10 min。静息及负荷显像均进行 CT 衰减校正。

检查所见：负荷 DMPI 显像示左心室显像清晰，室腔大小正常，前壁近心尖段、心尖部、下壁心尖段可见放射性稀疏缺损区，其余各室壁节段放射性分布基本均匀。静息 DMPI 显像示上述血流灌注减低区未见明显放射性填充。药物负荷/静息心肌灌注显像定量分析示负荷 CFR 值减低。

检查意见：左心室室腔大小正常，前壁近心尖段、心尖部、下壁心尖段血流灌注减低，且静息-药物负荷心肌灌注显像匹配，考虑严重心肌缺血-心肌梗死。

最终临床诊断：综合患者症状、冠状动脉造影及心肌血流灌注检查结果，临床考虑诊断冠状动脉微血管疾病。

来源：中华医学会核医学分会病例报告（206 号）^{13}N-Ammonia PET/CT 心肌灌注显像在冠脉微血管病变中的应用价值。

作者：内蒙古医科大学附属医院 王文睿 王雪梅

5. 冠状动脉造影　冠状动脉造影是目前诊断冠状动脉病变最准确、最有价值的诊断方法。冠状动脉造影(图 10-21)是用特殊形状的心导管经桡动脉、股动脉或肱动脉送到主动脉根部,分别插入左、右冠状动脉口的造影方法。注入少量含碘对比剂后,在不同的投射方位下摄影可使左、右冠状动脉及其主要分支清楚显影。可发现狭窄性病变的部位并估计其程度,指导治疗、判断预后。一般认为,管腔直径狭窄达 70% 以上会严重影响供血,狭窄达 50%～70% 者也有一定意义。

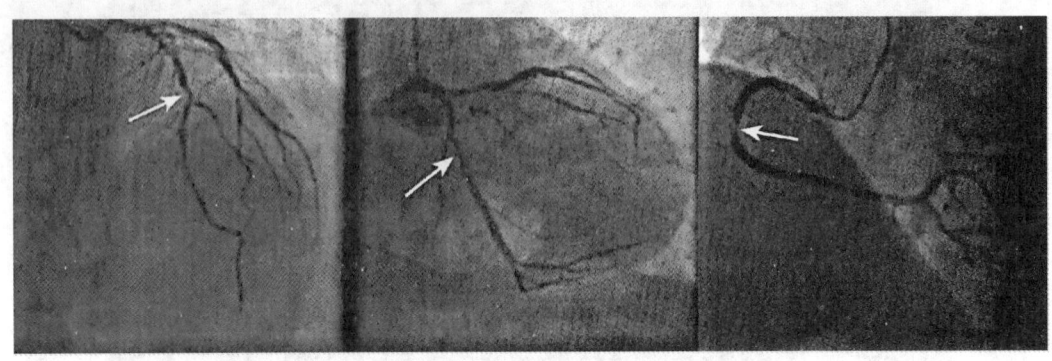

图 10-21　选择性冠状动脉造影显像

左图为正头位(AP+CRA 30°),箭头所示为左前降支中段的病变部位;中图为右前斜足位(RAO 30°+CAU 30°),箭头所示为左回旋支近中段的病变部位;右图为左前斜位(LAO 45°),箭头所示为右冠状动脉中段病变部位

冠状动脉造影指征如下:①内科治疗效果不佳,明确病变情况以考虑介入性治疗或旁路移植手术。②胸痛似心绞痛而不能确诊者。冠状动脉造影未见异常而疑有冠状动脉痉挛的患者,可谨慎地进行麦角新碱试验。

6. 其他检查　二维超声心动图检查:心绞痛及严重缺血发作时,可探测到缺血区心室壁节段性运动异常;冠状动脉内超声显像(IVUS,图 10-22)可显示血管壁的粥样硬化病变;血管镜及冠状动脉 CT 检查也已用于冠状动脉病变的诊断;冠状动脉内光学相干断层显像(OCT)、冠状动脉血流储备分数测定(FFR)以及最新的定量冠状动脉血流分数(QFR)等也可用于冠心病的诊断并有助于指导介入治疗。

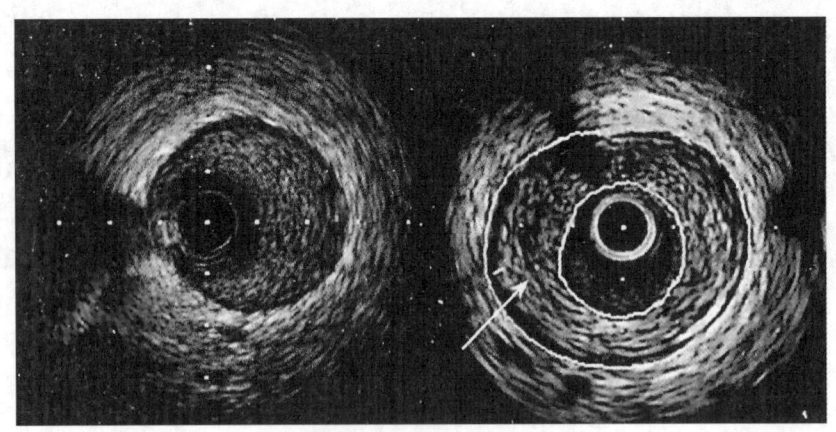

图 10-22　冠状动脉内超声显像

左图为基本正常节段血管;右图为冠状动脉粥样硬化病变部位,箭头所示为斑块;内圈为管腔横断面,外圈为外弹力膜,两圈之间的环形区域为粥样硬化斑块

四、临床类型

近年对确诊的心绞痛患者主张进行如下的分型诊断。

1. 劳力性心绞痛　疼痛由体力劳累、情绪激动或其他可以增加心肌需氧量的因素所诱发,休息或舌下含服硝酸甘油后迅速消失。包括以下几种。

1) 稳定型心绞痛　病程 1～3 个月,心绞痛发作的诱因、性质、部位、持续时间、发作的次数以及缓解方法基本无改变。

2）初发型心绞痛　过去未发生心绞痛或心肌梗死,首次发生的劳力性心绞痛时间在 1 个月内。或曾有稳定型心绞痛,但数月未出现疼痛,现再次发生,时间不超过 1 个月者,本型临床表现差异较大,同一患者可在不同劳累程度下诱发。

3）恶化型心绞痛　稳定型心绞痛的患者,在 3 个月内疼痛的频率、程度、时限、诱因经常变化,且进行性加重,用硝酸甘油不能使疼痛立即或完全缓解。部分患者可发展为心肌梗死或猝死,大多数患者经积极治疗亦可逐渐恢复为稳定型。

知识链接

劳力性心绞痛的两种特殊类型

①晨间第一次劳力性心绞痛:患者可在晨起从事较轻的体力活动,如洗漱时出现心绞痛,而此后从事更大强度的体力活动无心绞痛发生。

②走过性心绞痛:患者在开始走路时出现典型心绞痛症状,在继续行走时心绞痛症状可消失。

---

2. 自发性心绞痛　心绞痛的发生与心肌需氧量增加无明显关系,与冠状动脉血流储备量减少有关,为心肌一过性缺血所致。与劳力性心绞痛相比,自发性心绞痛的疼痛程度较重,时限较长,不易为硝酸甘油缓解,但无血清酶学改变。包括以下几种。

1）卧位型心绞痛　休息或熟睡时发生的心绞痛,常在半夜(偶在午睡)时发作,患者立即坐起或站立,硝酸甘油不易缓解。可能与做梦、夜间血压降低或发生未被察觉的左心衰竭,以致狭窄的冠状动脉远端心肌灌注不足有关。也可能由平卧时静脉回流增加,心脏工作量和需氧量增加所引起。本型也可发展为心肌梗死或猝死。

2）变异型心绞痛　发作时间较固定,多在后半夜或凌晨,或其他固定时间发作,发作时心电图(ECG)某些导联 ST 段抬高,与之相对应的导联则 ST 段压低。系在冠状动脉狭窄的基础上突然痉挛所致,如不及时治疗,患者迟早会发生心肌梗死。

3）急性冠状动脉功能不全　亦称中间综合征。疼痛性质介于心绞痛与心肌梗死之间。历时较长,达 30 min 或 1 h 以上,常为心肌梗死的前奏。

4）梗死后心绞痛　急性心肌梗死后 1 个月内又出现的心绞痛,有缺血性心电图改变而无心肌酶学异常。这是心肌梗死后部分尚未完全坏死的心肌处于严重缺血状态下又发生的疼痛,随时有再次梗死的可能。

3. 混合性心绞痛　劳力性心绞痛与自发性心绞痛混合出现。因为冠状动脉狭窄,冠状动脉血流储备量减少,而冠状动脉血流储备量的减少又不固定,经常波动性地发生,在此基础上而发生心绞痛。

近年来又将除稳定型劳力性心绞痛外的上述类型的心绞痛,以及冠状动脉成形术后心绞痛、冠状动脉旁路术后心绞痛等新近提出的心绞痛类型统称为不稳定型心绞痛,被认为是稳定型劳力性心绞痛和心肌梗死的中间状态。

五、诊断

根据典型的发作特点和体征,结合年龄和存在冠心病的危险因素,含用硝酸甘油后缓解情况,加上心电图改变,排除其他原因所致的心绞痛,一般即可建立诊断。发作时心电图无改变的患者可考虑做心电图负荷试验或做 24 h 动态心电图连续监测,仍不能确诊者可考虑行冠状动脉 CT 和冠状动脉造影以明确诊断。

根据加拿大心血管病学会分类,心绞痛严重度分为以下 4 级。Ⅰ级:一般体力活动(如步行和登楼)不受限,仅在强、快或长时间劳力时发生心绞痛。Ⅱ级:一般体力活动轻度受限。快步、饭后、寒冷或刮风中、精神应激或醒后数小时内步行或登楼;步行两个街区以上、登楼一层以上和爬山,均引起心绞痛。Ⅲ级:一般体力活动明显受限,步行 1～2 个街区,登楼一层引起心绞痛。Ⅳ级:一切体力活动都会引起不适,静息时也发生心绞痛。

六、鉴别诊断

主要与引起胸痛的疾病相鉴别。

1. 心脏神经症 其特点如下：①胸痛时间可持续几小时，或为短暂（几秒）的刺痛或隐痛，患者深吸一口气或叹息样呼吸症状可缓解。②胸痛部位经常变动，或在乳房下心尖部附近。③症状多在疲劳之后出现，而不在疲劳的当时，做轻度体力活动反觉舒适，有时可耐受较重的体力活动而不发生胸痛或胸闷。④含服硝酸甘油无效或在 10 min 后才"见效"，常伴有心悸、疲乏和其他神经衰弱症状。⑤心电图及其他检查无阳性发现。

2. 急性心肌梗死 本病疼痛部位与心绞痛相似，但性质更剧烈，持续时间可达数小时，常伴有休克、心律失常及心力衰竭，并有发热，含用硝酸甘油多数情况不能使之缓解。结合典型的心电图（ECG）和心肌酶学改变可进行鉴别。

3. 其他疾病引起的心绞痛 如严重主动脉瓣狭窄或关闭不全、风湿性冠状动脉炎、梅毒性主动脉炎引起冠状动脉口狭窄或闭塞、肥厚型心肌病、X 线综合征等，均可引起心绞痛，要根据其他临床表现来进行鉴别。

4. 肋间神经痛 常由肋软骨炎、胸膜炎、胸肌劳损引起，疼痛累及 1～2 个肋间，但并不一定局限在胸前，多为持续性刺痛或灼痛，咳嗽、用力呼吸和身体转动可使疼痛加剧，沿神经行径有压痛。

5. 其他 疼痛不典型者还需与食管病变、膈疝、消化性溃疡、肠道疾病、急性胰腺炎、颈椎病等引起的胸痛相鉴别。

七、治疗

治疗原则是改善冠状动脉血供和减少心肌耗氧，同时预防和治疗动脉粥样硬化。

1. 发作期的治疗 目的在于尽快缓解疼痛，终止发作。

1）休息 心绞痛发作时立即停止活动，就地休息，一般患者在停止原来的活动后症状即可消除。

2）药物治疗 舌下含服硝酸酯类药物是缓解心绞痛最有效的措施。这类药物可扩张冠状动脉，增加冠状动脉循环的血流量，还可扩张周围血管，减少静脉回心血量，减轻心脏前、后负荷，从而缓解心绞痛。

（1）硝酸甘油：立即舌下含服，1～2 min 即开始起效，5 min 内见效者为有效，约半小时后作用消失。对约 92% 患者有效，其中 76% 在 3 min 内见效。延迟见效或完全无效提示患者并非患冠心病或病情严重，也可能所含的药物已失效或未溶解，如属后者可嘱患者轻轻嚼碎后继续含化。长期反复应用可由于产生耐药性而效力减低，停用 10 天以上，即可恢复有效。副作用有头胀痛、头部跳动感、面红、心悸等，偶有血压下降、心动过速等。因此首次用药时，患者宜平卧片刻。

（2）硝酸异山梨酯：舌下含服，2～5 min 见效，作用维持 2～3 h，近年还可采用喷雾吸入剂型。

（3）亚硝酸异戊酯：用时以手帕包裹敲碎于鼻部吸入，10～15 s 内开始发挥作用，数分钟即消失。本药降压作用较硝酸甘油更明显，宜慎用。

（4）硝苯地平：含服，适用于变异型心绞痛。

2. 缓解期的治疗

1）一般治疗 ①尽量避免各种明确的诱因，如过度劳累、情绪激动等，注意劳逸结合，保持情绪稳定。避免进食过饱，禁烟酒。②控制危险因素，如高血压、高血糖、血脂代谢异常、肥胖、吸烟等。③注意饮食、生活起居的规律性。④一般不需卧床休息，可适当进行体育锻炼。对初次发作（初发型）或发作频繁、加重（恶化型）、或卧位型、变异型、梗死后心绞痛以及急性冠状动脉功能不全，疑为心肌梗死前奏的患者，嘱其休息，并严密观察。

2）药物治疗 应选用作用持久的抗心绞痛药物，可单独选用、交替应用或联合应用。常用药物如下。

（1）硝酸酯制剂：此类药物可扩张外周血管，减轻心脏前、后负荷和心肌氧耗，还可扩张冠状动脉，增加心肌供血。①硝酸异山梨酯：口服后半小时起作用，持续 3～5 h；缓释制剂药效可维持 12 h。②单硝酸异山梨酯。③硝酸戊四酯醇：服后 1～1.5 h 起作用，持续 4～5 h。④长效硝酸甘油制剂：服用长效片剂，硝酸甘油持续而缓慢释放，口服后半小时起作用，作用持续 8～12 h。用 2% 硝酸甘油贴膏或橡皮膏贴片(含 5～10 mg)涂或贴在胸前或上臂皮肤而缓慢吸收,适于预防卧位性心绞痛发作。

(2)β受体阻滞剂:通过阻断拟交感胺类,减慢心率,降低血压,减低心肌收缩力和耗氧量,从而缓解心绞痛的发作。此外,还可减低运动时血流动力的反应,使在同一运动量水平上心肌耗氧量减少;使非缺血心肌区小动脉缩小,从而使更多的血液通过极度扩张的侧支循环流入缺血区。副作用有心室射血时间延长和心脏容积增加,虽可使心肌缺血加重或引起心肌收缩力降低,但其使心肌耗氧量减少的作用远超过其副作用。

常用制剂:①普萘洛尔(心得安),逐步增加剂量。②美托洛尔(美多心安)。应用此类药物应注意:a. 停药时应逐渐减量,突然停药有诱发心绞痛或心肌梗死的可能。b. 此类药物与硝酸酯制剂有协同作用,故合并应用时剂量应偏小,开始剂量尤其要减少,以免引起直立性低血压。c. 心功能不全、慢性阻塞性肺疾病、心脏传导阻滞以及心动过缓者不宜使用,变异型心绞痛者禁用。d. 我国多数患者对此类药物比较敏感,个体差异较大,应坚持个体化原则,难以耐受大剂量。

(3)钙通道阻滞剂(CCB):主要作用是抑制钙离子进入细胞内,也抑制心肌细胞兴奋-收缩耦联中钙离子的利用。因而抑制心肌收缩,减少心肌耗氧量;扩张冠状动脉,解除冠状动脉痉挛,改善心内膜下心肌的供血;扩张外周小动脉,减轻心脏后负荷;还降低血黏度,抗血小板聚集,改善心肌微循环。

常用药物:①维拉帕米(异搏定)。②二氢吡啶类硝苯地平(心痛定);对于需要长期用药的患者,目前推荐使用控释、缓释或长效剂型。可引起反射性心率增快,可能是增加心血管事件的原因。③地尔硫䓬。本类药物副作用有头痛、头晕、失眠、血压下降、便秘及心率增快或减慢等。

治疗变异型心绞痛可首选钙通道阻滞剂,本类药可与硝酸酯制剂同服,其中硝苯地平尚可与β受体阻滞剂同服。维拉帕米和地尔硫䓬与β受体阻滞剂合用有抑制心肌收缩甚至引起猝死的危险。停用本类药时也应逐渐减量,避免突然停服,以免发生冠状动脉痉挛。

(4)抗凝防栓药物:长期口服小剂量的阿司匹林、噻氯匹定或氯吡格雷对抗血小板的聚集和黏附,可预防心绞痛和心肌梗死或再梗死。

(5)调脂药物:血脂增高者经饮食管理及运动锻炼后仍增高者,或血脂不高,但有发生心血管事件的倾向时均需给予以下降血脂药。常用药物:①烟酸类:降低甘油三酯和胆固醇,升高高密度脂蛋白水平。常用药物为烟酸、烟酸肌醇酯。②他汀类:通过阻止胆固醇合成降低血胆固醇水平,可改善血管内皮细胞功能,抑制血小板聚集、稳定斑块,防止血栓形成。药物有辛伐他汀、普伐他汀、洛伐他汀、氟伐他汀。③贝特类:降低胆固醇和甘油三酯水平。常用药物有非诺贝特、吉非罗齐、苯扎贝特。但他汀类药物与贝特类药物的联用易引起肌溶解,需谨慎使用。

(6)其他药物治疗:低分子右旋糖酐或淀粉代血浆(羟乙基淀粉)注射液可改善微循环,可用于频发心绞痛的治疗。高压氧治疗可增加全身的氧供,使顽固的心绞痛得到改善,但疗效不易巩固。体外反搏治疗也有一定疗效,可考虑应用。兼有早期心力衰竭或因心力衰竭而诱发心绞痛者,宜用快速起效的洋地黄类制剂。

(7)中医中药治疗:主要在疼痛期应用,可采用活血化瘀、芳香开窍及温通法进行治疗。常用成药有复方丹参片、冠心苏合丸、速效救心丸、丹参滴丸等。此外,针刺或穴位按摩治疗也有一定疗效。

3)冠状动脉血运重建术

(1)经皮冠状动脉腔内成形术(PTCI):PTCI是介入性心脏病学的诊疗技术,也是目前治疗冠心病的主要手段之一。包括经皮冠状动脉球囊扩张术、支架安置术、球囊切割术和旋切或旋磨术。其中球囊扩张术是通过球囊的机械性挤压作用,使斑块压缩、变形、血管内膜及中膜破裂,管腔扩大,恢复血流的方法。为防止扩张后再狭窄,可植入血管支架,最好为药物涂层支架。由于冠心病介入治疗逐步发展、完善,扩大了PTCI的适应证范围,由原来仅治疗简单的单支血管病变,逐步发展到可治疗复杂的多支血管病变、一支多处狭窄、血管分叉处狭窄、偏心及血管弯曲段病变、冠状动脉搭桥术后血管桥的狭窄以及慢性完全闭塞病变,甚至左主干病变等。

(2)外科手术:主动脉-冠状动脉旁路移植术(CABG)。取患者自身的大隐静脉作为旁路移植材料,一端吻合在主动脉,另一端吻合在有病变的冠状动脉段的远端,或游离内乳动脉远端,引入主动脉的血流以改善该冠状动脉供血心肌的血流供应。本手术目前对缓解心绞痛有较好效果。手术适应证:①左冠状动脉主干病变;②冠状动脉3支弥漫性病变;③对内科治疗反应不佳的稳定型心绞痛,影响工作和生活的恶化型心绞痛;④变异型心绞痛冠状动脉有中至重度固定狭窄者;⑤急性冠状动脉功能不全;⑥梗死后心绞痛。

4)运动锻炼　心绞痛缓解的患者,可谨慎安排适当的体育运动,促进侧支循环的建立,增强患者对体力活动和环境变化的耐力,从而改善症状。

3. 不稳定型心绞痛的处理　阿司匹林、氯吡格雷和低分子肝素是不稳定型心绞痛治疗中的重要措施,不推荐溶栓。

各种不稳定型心绞痛患者均应住院卧床休息,密切监护并进行积极的内科治疗,尽快控制症状和防止心肌梗死发生。治疗过程中应重复测定血清心肌酶水平和观察心电图变化,以排除急性心肌梗死,并注意胸痛发作时的 ST 段改变。

胸痛时可先舌下含硝酸甘油,如心绞痛反复发作可舌下含硝酸异山梨酯,必要时加大剂量,以收缩压不过于下降为度,症状缓解后改为口服。

如无心力衰竭可加用 β 受体阻滞剂或钙通道阻滞剂,剂量可稍加大。

胸痛严重而频繁或难以控制者,可用吗啡或哌替啶皮下注射,并静脉滴注硝酸甘油控制缺血发作,应以小剂量开始持续滴注,直至症状缓解或出现限制性副作用。

知识链接

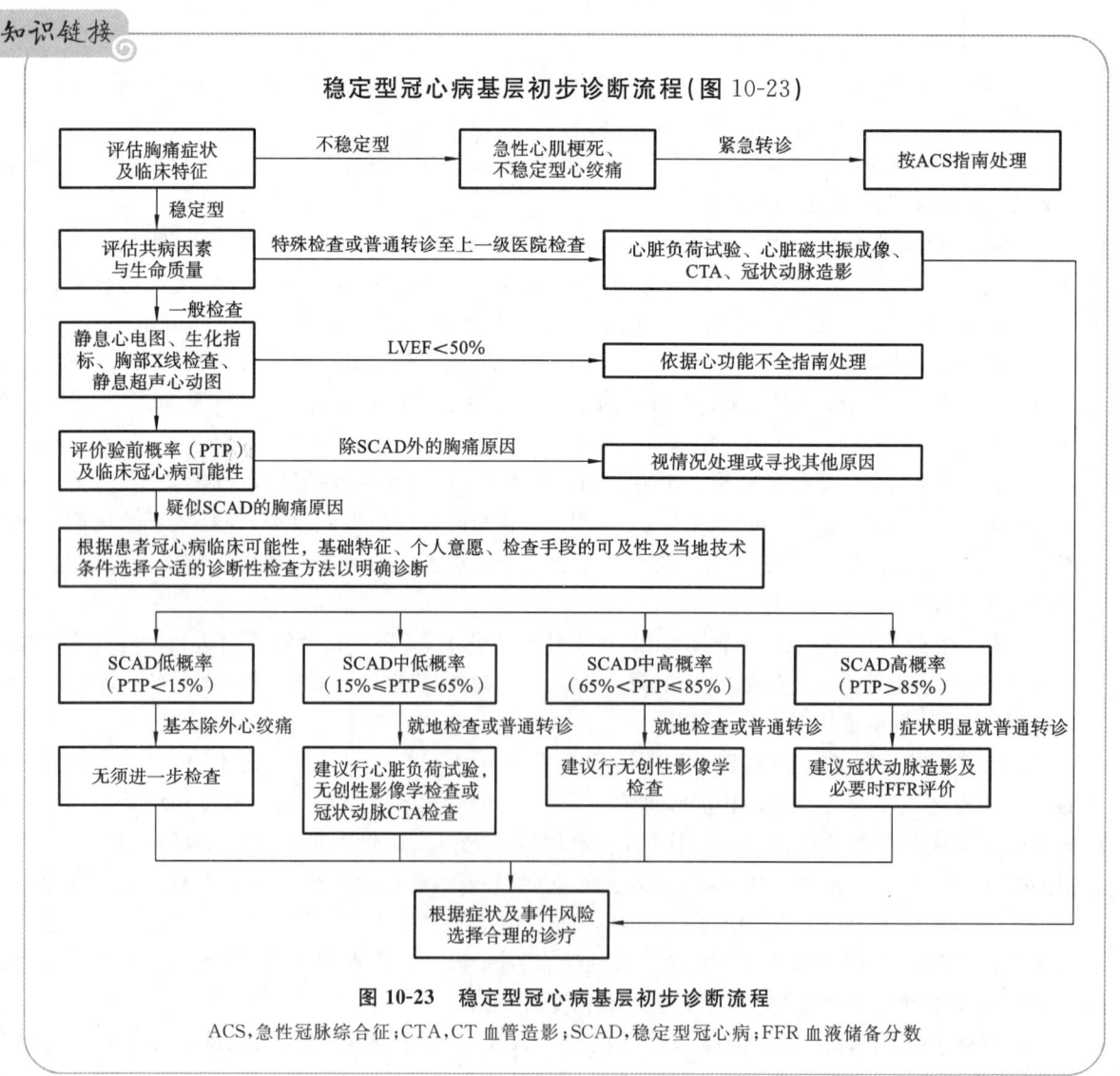

稳定型冠心病基层初步诊断流程(图 10-23)

图 10-23　稳定型冠心病基层初步诊断流程

ACS,急性冠脉综合征;CTA,CT 血管造影;SCAD,稳定型冠心病;FFR 血液储备分数

对发作时心电图 ST 段抬高或有其他证据提示其发作主要由冠状动脉痉挛引起的变异型心绞痛，宜用钙通道阻滞剂取代 β 受体阻滞剂。鉴于本型患者常有冠状动脉内粥样斑块破裂伴血栓形成，近年主张口服阿司匹林，一旦诊断为不稳定型心绞痛，应立即应用，而且需要长期服用。对阿司匹林过敏者可口服噻氯匹定或氯吡格雷。

肝素或低分子肝素皮下或静脉注射以预防血栓形成，对不稳定型心绞痛是有效的。

溶栓治疗对不稳定型心绞痛未见益处，但小剂量溶栓药联合肝素的疗效尚待进一步研究。

他汀类药物除有调脂功能外，还有稳定斑块、抗炎、改善内皮功能等作用，能显著减少冠心病患者的心血管事件。

不稳定型心绞痛患者情况稳定后应行选择性冠状动脉造影，有指征者考虑介入或手术治疗。

八、预后

心绞痛患者大多数能生存数年，但不稳定型心绞痛更容易进展为急性心肌梗死或有猝死的危险。有室性心律失常或传导阻滞者预后较差，但决定预后的主要因素为冠状动脉病变范围和心功能。左冠状动脉主干病变最为严重，此后依次为三支、二支与一支病变。左前降支病变一般较其他两大支严重。左心室造影、超声心动图检查或放射性核素心室腔显影显示射血分数降低和室壁运动障碍，对判断预后也有意义。

课堂互动答案

课堂互动：心绞痛发作时的治疗原则有哪些？

急性心肌梗死

急性心肌梗死（acute myocardial infarction，AMI）是在冠状动脉病变的基础上，冠状动脉供血急剧减少或中断，引起心肌持续而持久的严重缺血，导致部分心肌急性坏死的疾病。临床表现为持续性剧烈胸痛，心电图的动态演变及心肌酶水平升高等。属冠心病的严重类型。

根据第四版心肌梗死全球定义的标准，心肌梗死指急性心肌损伤[血清心脏肌钙蛋白（cardiac troponin，cTn）升高和（或）回落，且至少 1 次高于正常值上限（参考值上限值的第 99 百分位值）]，同时有急性心肌缺血的临床证据，包括：①急性心肌缺血症状；②新的缺血性心电图改变；③新发病理性 Q 波；④新的存活心肌丢失或室壁节段运动异常的影像学证据；⑤冠状动脉造影、腔内影像学检查或尸检证实存在冠状动脉血栓。

根据第四版心肌梗死全球定义，心肌梗死可分为 5 型。

1 型：冠状动脉粥样硬化斑块急性破裂或侵蚀，血小板激活，继发冠状动脉血栓性栓塞，引起心肌缺血、损伤或坏死。须具备心肌损伤和至少一项心肌缺血的临床证据。

2 型：心肌供氧和需氧之间失衡所致的心肌梗死，与冠状动脉粥样硬化斑块急性破裂或侵蚀、血栓形成无关。

3 型：心脏性死亡伴心肌缺血症状和新发生的缺血性心电图改变或心室颤动，但死亡发生于心脏生物标志物的血样本采集之前或发生于心脏生物标志物水平明确升高之前，尸检证实为心肌梗死。

4 型：包括经皮冠状动脉介入治疗（percutaneous coronary intervention，PCI）相关心肌梗死（4a 型）、冠状动脉内支架或支撑物血栓形成相关心肌梗死（4b 型）及再狭窄相关心肌梗死（4c 型）。

5 型：为冠状动脉旁路移植术（coronary artery bypass grafting，CABG）相关心肌梗死。

一、病因和发病机制

冠状动脉粥样硬化（极少数可能为冠状动脉炎症、栓塞、畸形等）可造成管腔严重狭窄和心肌供血不足，当冠状动脉侧支循环尚未建立，而狭窄动脉的管腔由于血栓形成或粥样斑块下出血致急性血肿，和（或）冠状动脉持续性地痉挛时，管腔迅速发生闭塞；管腔狭窄的基础上发生心排血量骤降（如休克、严重心律失常、出血、外科手术等）；左心室负荷剧增（如强体力劳动、用力大便、情绪过分激动、血压剧升时）；饱餐特别是进食大量脂肪性食物后，血脂升高，血黏度增加，血流缓慢，易致血小板聚集，形成血栓；睡眠或休息时，由于迷走神经兴奋性增高，冠状动脉痉挛。上述原因均可引起心肌急性严重持久的缺血,进而使心肌坏死。

二、病理

1. 冠状动脉病变　冠状动脉有弥漫广泛的粥样硬化病变,至少 1 支,多数为 2 支或以上。单支冠状动脉狭窄和多支冠状动脉狭窄管腔横切面减少均在 75％ 以上。常见的血管闭塞与相应部位的心肌梗死定位关系依次如下。

(1) 左前降支闭塞:引起左心室前壁、心尖部、下侧壁、前间隔和二尖瓣前乳头肌梗死。

(2) 右冠状动脉闭塞:引起左心室膈面(右冠状动脉占优势时)、后间隔和右心室梗死,并可累及窦房结和房室结。

(3) 左回旋支闭塞:引起左心室高侧壁、膈面(左冠状动脉占优势时)和左心房梗死,可能累及房室结。

(4) 左主干闭塞:引起左心室广泛梗死。

右心室和左、右心房梗死较少见。由冠状动脉痉挛引起管腔闭塞者中,个别患者可无粥样硬化病变。

2. 心肌病变　冠状动脉闭塞 20～30 min,即可引起少数缺血区域心肌坏死,1 h 后绝大部分心肌凝固性坏死,心肌间质充血、水肿,伴大量炎症细胞浸润。继之坏死的心肌纤维逐渐溶解,形成肌溶灶。坏死组织 1～2 周开始吸收,渐有肉芽组织形成并逐渐纤维化。6～8 周形成瘢痕而愈合,称陈旧性心肌梗死。大面积的心肌梗死累及心室壁的全层或大部分,称为 Q 波心肌梗死或透壁性心肌梗死。冠状动脉闭塞不完全或自行再通形成小范围心肌梗死呈灶性分布,以及坏死病变不到室壁厚度的 1/2,称为无 Q 波心肌梗死或心内膜下心肌梗死,此型再梗死率高。病变可累及心包而引起心包炎症;累及心内膜可诱发心室腔内附壁血栓形成。在心腔内压力的作用下,坏死心室壁向外膨出,可逐渐形成心室壁瘤或心脏破裂。

三、病理生理

1. 左心室舒张和收缩功能障碍　主要引起血流动力学变化,其严重程度和持续时间取决于梗死的部位、程度和范围。心脏收缩力减弱、顺应性减低、心肌收缩不协调,左心室压力曲线最大上升速度减低,左心室舒张末压增高、舒张和收缩末期容量增多。射血分数减低,心排血量下降,心率增快或有心律失常,血压下降,静脉血氧含量降低。可发生心源性休克。右心室梗死在心肌梗死患者中少见,其主要病理生理改变是右心衰竭的血流动力学变化,右心房压力增高,高于左心室舒张末压,心排血量减低,血压下降。

2. 左心室重构　心肌梗死发生后,梗死和非梗死区域的左心室大小、形态和室壁厚度所发生的改变,称为左心室重构。最主要的改变有梗死扩展和延展。梗死扩展无新的坏死心肌增加,只是梗死区心肌急性被动性扩张和变薄,但增加心力衰竭和室壁瘤的发生率。梗死延展指有新的坏死心肌,梗死范围扩大。

急性心肌梗死引起的心力衰竭称为泵衰竭,按 Killip 分级法可分为 4 级(表 10-7)。

表 10-7　Killip 分级(适用于急性心肌梗死)

Killip 分级	分 组 依 据
Ⅰ 级	无肺部啰音
Ⅱ 级	肺部有啰音,但啰音的范围小于 1/2 肺野
Ⅲ 级	肺部啰音的范围大于 1/2 肺野(严重肺水肿)
Ⅳ 级	心源性休克

四、临床表现

与梗死范围的大小、部位、侧支循环情况密切相关。

1. 症状

1) 先兆　1/2～2/3 的患者在发病前数日有先兆,前驱症状表现为乏力,胸部不适,活动时心悸、气急、烦躁、心绞痛等,原有心绞痛者发作性质改变,较以往频繁、疼痛较剧、持续较久、硝酸甘油疗效差、诱发因素不明显。疼痛同时伴有恶心、呕吐、头晕、大汗和心动过速,或伴有心功能不全、严重心律失常、血压波动幅度大等,同时心电图示 ST 段一过性明显抬高(变异型心绞痛)或压低,T 波倒置或高耸,应警惕近期内发生心肌梗死的可能。

2)胸痛 疼痛部位和性质与心绞痛相似,但疼痛的程度较重,持续时间长,可达数小时或数天,经休息或含化硝酸甘油也不能缓解,患者常伴有烦躁不安或恐惧感,面色苍白、大汗。在我国有 1/6～1/3患者疼痛性质、部位不典型,可表现为上腹部疼痛,类似于急腹症或表现为下颌、颈部疼痛而误诊为骨关节疾病,或表现为牙痛、咽痛而误认为五官科疾病。15.6%～22%患者可无疼痛症状,亦称无痛性心肌梗死,多见于糖尿病患者或老年人。

3)低血压和休克 疼痛时常见患者血压下降,可持续数周,且不能恢复到以前血压水平,属低血压,未必是休克。如疼痛缓解而收缩压仍低于 80 mmHg,或原有高血压,收缩压较原水平下降 80 mmHg 以上,且患者面色苍白、皮肤湿冷、大汗淋漓、尿量减少(<20 ml/h),神志迟钝甚至昏厥,则为休克表现,如无其他原因,应考虑心源性休克。休克多在起病后数小时至 1 周发生,约见于 20% 的患者,休克大多数持续数小时至数天。其原因是心肌广泛坏死(40% 以上)致心排血量急剧下降,而致心源性休克。其次是疼痛神经反射使血管扩张,少数患者也可能有血容量不足的因素参与。

4)心力衰竭 主要是急性左心衰竭,可在疾病的最初几天或于疼痛、休克好转阶段出现,占32%～48%。为梗死后心肌舒缩功能减弱或不协调所致,多表现为呼吸困难、咳嗽、不能平卧、发绀、烦躁等,严重者可发生肺水肿,或进而导致右心衰竭,出现颈静脉怒张、肝大、水肿等。右心梗死者一开始即出现右心衰竭表现。心梗时的心力衰竭称泵衰竭。

5)心律失常 多于发病后 1～2 周出现,以 24 h 内最为多见,发生率为 75%～95%,以室性心律失常多见,表现为频发室性期前收缩(每分钟 5 个以上),联律性或呈短阵室性心动过速(简称室速),过早室性期前收缩(R on T)或成对及多源性室性期前收缩,常预示即将出现室速或室颤等严重心律失常。此外各种房室传导阻滞及束支传导阻滞也较常见,严重者可出现完全性房室传导阻滞。室上性心律失常如室上性心动过速、心房扑动、心房颤动等则较少见。前壁心肌梗死者易发生室性心律失常,而下壁心肌梗死者易出现房室传导阻滞,多在 3～5 天内消失,如前壁心肌梗死合并房室传导阻滞或窦房传导阻滞则表明梗死范围广泛,预后严重。

6)全身症状 有发热、白细胞增高和血沉增快等,系因坏死物质被吸收所致。一般在发病后24～48 h 出现,程度与梗死范围相当。体温在 38 ℃左右,很少超过 39 ℃,多于 1 周内消退。部分患者可有紧张、失眠。

7)胃肠道症状 约 1/3 患者发病早期有恶心、呕吐和上腹部胀痛。与迷走神经受坏死心肌的刺激和心排血量降低致组织灌注不足有关,较重者可出现呃逆,个别患者不易纠正。

2. 体征 半数以上心力衰竭或原有高血压者有轻度或中度心脏增大。心尖部第一心音减弱是由心肌收缩力减弱造成的。部分患者心率可增快或减慢。二尖瓣区可闻及粗糙收缩期杂音或伴收缩中晚期喀喇音,是由二尖瓣乳头肌功能失调或断裂致严重缺血或坏死而造成的。心尖部可出现舒张早、晚期奔马律。部分患者在第 2、3 天出现心包摩擦音,为反应性纤维心包炎所致。此外,患者可有与心律失常、休克或心力衰竭相关的体征。

五、并发症

1. 栓塞 发生率为 1%～6%,发生于起病后 1～2 周,如为左心室附壁血栓,脱落后患者可发生脑、脾、肾、肠系膜或肢体动脉栓塞。如为长期卧床形成的下肢静脉血栓,脱落后患者可发生肺动脉栓塞。

2. 心室膨胀瘤 也称室壁瘤,主要见于左心室,也可发生于室间隔,少数发生于右心室,发生率为5%～20%,是在心室腔压力影响下,由心肌梗死部位的心室壁向外膨出而形成。检查可见左心室扩大,心脏搏动较广泛,可有收缩期杂音。发生附壁血栓时,心音减弱,心电图示病理性 Q 波,ST 段持续性抬高 1 个月以上。胸部 X 线检查、超声心动图、放射性核素心脏血池显像以及左心室造影可见局部心缘突出,搏动减弱或有反常搏动。

3. 乳头肌功能失调或断裂 发生率 50%,乳头肌因缺血、坏死等而收缩无力,甚至断裂,造成二尖瓣脱垂并关闭不全,心尖部闻及响亮的收缩期吹风样杂音和收缩中晚期喀喇音,轻者功能可以恢复,杂音也可消失。乳头肌完全断裂者少见,易发生心力衰竭,一旦出现则预后严重,患者常于数天内死亡。

4. 心脏破裂 很少见,常发生于梗死后一周内,多为心室游离壁破裂,造成患者急性心包积血与心包填塞而猝死。偶为室间隔破裂造成穿孔,在胸骨左缘 3～4 肋间可闻及响亮的收缩期杂音,常伴震颤,患者可发生左心衰竭和休克而迅速死亡。

5. 梗死后综合征 发生率约 10%,系机体对坏死物质产生过敏反应所致,可在心肌梗死后数周及数月发生,也有的在心肌梗死数天后发生,表现为心包炎、胸膜炎、肺炎,患者有发热、气急、胸痛加重等。

六、辅助检查

1. 实验室检查

1) 白细胞 发病后 24～48 h 增高,可增至 $(10\sim20)\times10^9/L$,中性粒细胞增多,嗜酸性粒细胞减少;血沉增快;可持续 1～3 周再降至正常。

2) 血清心肌酶 ①肌酸激酶(CK):起病后 6 h 升高,约 18 h 达高峰,48～72 h 消失,超过正常值 2～10 倍(一般 6～7 倍),特异性高。其同工酶 CK-MB 为心肌所特有,特异性与敏感性极高,CK-MB 的动态变化较为重要,并有助于判定梗死的范围和严重性。②天冬氨酸转氨酶(AST):发病后 6～12 h 增高,24～48 h 达高峰,3～6 天降至正常,此酶并非心肌所特有,故特异性较 CK 及 LDH 差。③乳酸脱氢酶(LDH):起病后 8～10 h 升高,2～3 天达高峰,持续 8～14 天,故适用于病程超过 2 天的病例。其同工酶有 5 种,其中 LDH 1 来源于心肌,LDH 1 诊断急性心肌梗死(AMI)的阳性率超过 95%。

3) 心脏特异性肌钙蛋白(Tn) AMI 患者在胸痛发作 3 h 后 TnT 和 TnI 开始升高,可分别持续 10～14 天和 7～10 天。因此既可用于 AMI 的早期诊断,也可用于后期诊断。

4) 血、尿肌红蛋白 尿肌红蛋白在梗死后 5～40 h 开始排泄,平均持续 83 h。血清肌红蛋白出现较 CK 略早,在 4 h 左右出现,高峰消失也较 CK 快,可尽早判定梗死扩展、再梗死。由于骨骼肌中也含有肌红蛋白,故特异性差。

2. 心电图(ECG) 典型 ECG 往往在梗死形成后数小时至 2 天出现。事实上,在典型图形出现以前已存在一种"超急性损伤期的 ECG 表现",此期易发生室颤和猝死。主要包括 3 个特征:①T 波增高(高耸);②斜坡形 ST 段抬高(ST 段斜行向上);③急性损伤区传导阻滞,可见室壁激动时间延长(超过 0.045 s 或更长)。QRS 波群时间延长(可达 0.12 s)。QRS 波群振幅增高,也有部分表现降低。

1) 典型 ECG 改变 包括:①病理性 Q 波:面向坏死心肌的导联出现深而宽的 Q 波(其宽度>0.04 s,深度>R 波的 1/4,以宽度意义为大)。②损伤区的波形:面向坏死区周围心肌损伤区导联出现 ST 段抬高,呈弓背向上型。③T 波倒置:面向损伤区周围缺血区导联出现 T 波倒置。

典型 ECG 演变过程:①急性期:起病时面向梗死区(坏死心肌)的导联出现病理性 Q 波和 ST 段抬高并与 T 波融合形成弓背向上的单向曲线,1～2 天出现病理性 Q 波,R 波减低或消失。②亚急性期:发病后数天至 2 周,面向梗死区的导联,抬高的 ST 段逐渐恢复到基线水平,T 波变平坦或倒置。背向梗死区的导联则 T 波增高。③慢性期:T 波由浅变深,第 3～6 周改变显著,以后由深变浅,最后 T 波直立,持续 3～4 个月或更长时间,部分患者 T 波倒置形成冠状 T(两肢对称,波谷尖锐),称为慢性冠状动脉供血不足。病理性 Q 波变小或消失,而 Q 波继续存在,称为陈旧性心肌梗死。

2) 非 Q 波心肌梗死 ECG 表现如下:①发作时普遍性 ST 段抬高,ST-T 演变与 Q 波性心肌梗死相似。②广泛 ST 段下移,可以是心内膜下心肌梗死,可见冠状 T 波。③既无 ST 段压低,也无 ST 段抬高。

3) 定位 根据特征性改变的导联来判断心肌梗死部位(表 10-8,图 10-24、图 10-25)。

表 10-8　ST 段抬高性心肌梗死的心电图定位诊断导联

梗 死 部 位	导　联	梗 死 部 位	导　联
前间隔	$V_1 \sim V_3$	局限前壁	$V_3 \sim V_5$
前侧壁	I 、aVL、$V_5 \sim V_7$	广泛前壁	$V_1 \sim V_5$
高侧壁	I 、aVL	下壁	II 、III 、aVF
后壁	$V_7 \sim V_9$		

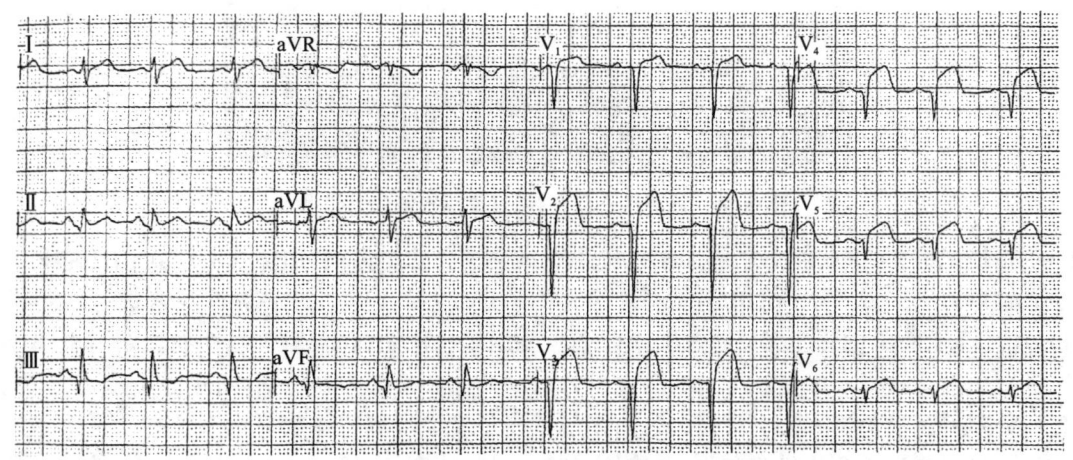

图 10-24　急性前壁心肌梗死的心电图

图示 $V_1 \sim V_5$ 导联 QRS 波群呈 QS 型,ST 段明显抬高

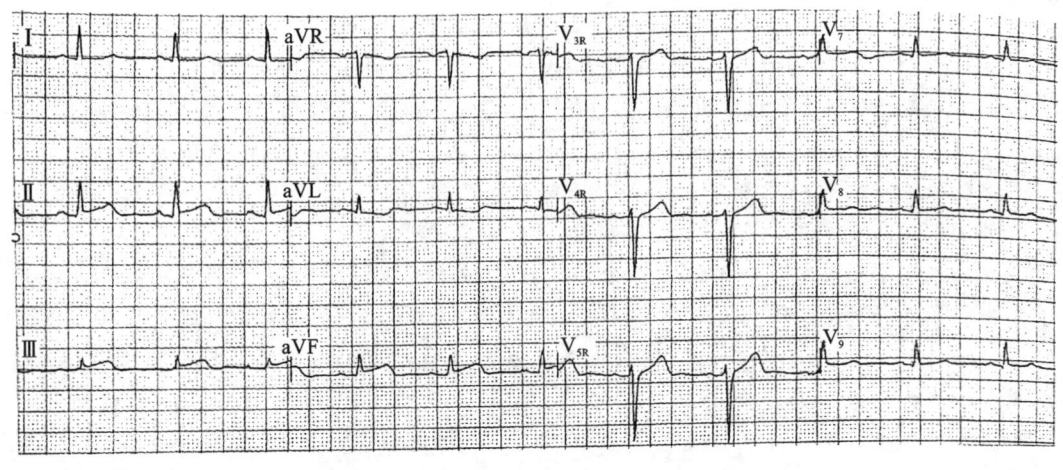

图 10-25　急性下壁心肌梗死的心电图

图示 II 、III 、aVF 导联 ST 段抬高

　　心肌梗死多在左心室,偶见右心室心肌梗死,其 ECG 特点如下:$V_3 \sim V_6$R 导联呈现心肌梗死特征性 ECG,ST 段抬高 0.5 mv 或以上,以 V_4R 导联表现最为重要。可合并后壁、下壁梗死,同时可有窦性心动过缓、房室传导阻滞等心律失常。

　　3. 影像学检查

　　1) 超声心动图　二维超声心动图和彩色多普勒超声心动图有助于了解心室壁的运动和左心室功能,诊断室壁瘤(图 10-26)和乳头肌功能失调等。还能确定急性心肌梗死(AMI)后二尖瓣或三尖瓣反流速度及有无室间隔破裂,心室内有无附壁血栓。

　　2) 放射性核素检查　利用坏死心肌细胞中的钙离子能结合放射性锝焦磷酸盐或坏死心肌细胞的肌凝蛋白可与其特异抗体结合的特点,静脉注射锝[99 Tc]焦磷酸盐或[111] In 抗肌凝蛋白单克隆抗体,进

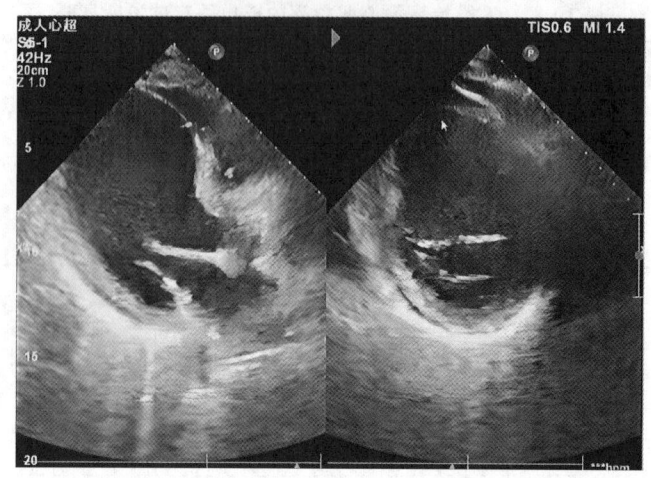

图 10-26　陈旧性心肌梗死,室壁瘤形成(男,62 岁)

行"热点"扫描或照相,可获得心室舒张—收缩—舒张全过程的图像;利用坏死心肌血供断绝和瘢痕组织中无血管以致²⁰¹Tl 或⁹⁹Tc-MIBI 不能进入细胞的特点,静脉注射这种放射性核素进行"冷点"扫描或照相,均可显示心肌梗死的部位和范围。前者主要用于急性期,后者用于慢性期。用门电路 γ 闪烁照相法进行放射性核素心腔造影可观察心室壁的运动和左心室的射血分数,有助于判断心室功能、诊断梗死后的室壁运动失调和心室壁瘤。目前多用单光子发射计算机体层显像来检查。正电子发射计算机体层扫描可观察心肌的代谢变化,更好地判断心肌的坏死情况。

课程思政

中国当代心脏病学之父陈灏珠

2020 年 10 月 30 日,中国工程院院士,中国当代心脏病学之父,复旦大学附属中山医院内科教授、博士生导师陈灏珠因病逝世,享年 96 岁。陈灏珠院士是中国著名的心血管病学家和医学教育家,是中国心血管病介入性诊断和治疗的主要奠基人,也是中国首位当选为中国工程院院士的心血管病内科专家。

陈灏珠院士是中国第一个提出"心肌梗死"医学名词的医生。

陈灏珠院士为推动我国心血管病介入性诊治技术的发展做出了开拓性贡献。陈灏珠院士率先在国内开展左心导管等介入诊断法、冠状动脉造影、冠状动脉腔内超声检查和用超速起搏法治疗顽固性快速心律失常,达国际先进水平。他率先用选择性冠状动脉造影和血管腔内超声检查诊断冠心病。

陈灏珠院士认为临床医学是一门应用科学,主要内容包括医疗、教学和科研三个方面。临床医生要不断学习、不断实践和不断创新;要用知识指导实践,从实践中丰富知识;既要具备广博的学问,又要不断补充新的知识,才能更好地为人民的健康服务。

一、练好基本功。学生要勤奋刻苦地学习,不断获取新的知识,紧跟医学发展的步伐;应该具备扎实的基本功,严格要求自己,不断实践,循序渐进。在无数次的练习和做好预案之后勇敢地去实践、去尝试。在学习的基础上进一步思考和创新,推动中国医学独立自主发展。

二、树立全心全意为人民服务的精神。救死扶伤,发扬人道主义的精神,把看到患者痊愈出院作为自己最大的幸福。

三、摆正医疗、教学和科研的关系。临床医疗工作要求临床医生勤读书、多看杂志、参加各种形式的学术交流,不断获得新的信息,包括网上的信息,扩大知识面,以提高诊治水平。

七、诊断

根据典型的临床表现,特征性的心电图改变以及辅助检查结果,一般不难诊断。世界卫生组织(WHO)关于 AMI 的诊断标准为下述 3 条中至少符合 2 条:①有缺血性胸部不适持续 30 min 以上的病史;②多次心电图记录有动态演变;③血清心肌损伤标记物升高或下降。老年患者突然发生严重心律失常、休克、心力衰竭、上腹部疼痛伴胃肠道症状而原因未明,或突然发生较重而持久的胸闷或胸痛者,都应考虑本病的可能。宜先按 AMI 来处理,并短期内进行心电图和血清心肌损伤标记物测定等的动态观察以确定诊断。无 Q 波心肌梗死和小的透壁性心肌梗死,血清心肌酶和肌钙蛋白测定的诊断价值更大。

课堂互动:急性心肌梗死(AMI)的诊断要点有哪些?

八、鉴别诊断

急性心肌梗死(AMI)需与以下一些疾病相鉴别。

1. 心绞痛　鉴别要点见表 10-9。

课堂互动答案

表 10-9　心绞痛和急性心肌梗死的鉴别要点

鉴别诊断项目	心 绞 痛	急性心肌梗死
疼痛性质	压榨性或窒息性	相似,但更剧烈
疼痛时限	短,≤15 min	长,数小时或 1～2 天
硝酸甘油疗效	显著缓解	作用较差
气喘或肺水肿	极少	常有
血压	升高或无显著改变	常降低,甚至发生休克
心包摩擦音	无	可有
发热	无	常有
血白细胞增加	无	常有
血沉增快	无	常有
血清心肌酶增高	无	有
心电图变化	暂时性 ST 段、T 波变化	有异常 Q 波和动态演变

2. 主动脉夹层　胸痛一开始即达高峰,呈撕裂样,常放射到背、肋、腹、腰和下肢,两侧上肢的血压和脉搏常有明显差别,发作时有休克表现但血压仍正常或偏高。可有下肢暂时性瘫痪、偏瘫和主动脉瓣关闭不全的表现。二维超声心动图、胸部 X 线检查和磁共振显像有助于诊断。

3. 急性肺动脉栓塞　患者可有胸痛、咯血、呼吸困难和休克,并有右心负荷急剧增加的表现(如发绀、P2 亢进、颈静脉怒张、肝大、下肢水肿等)。心电图示 Ⅰ 导联 S 波加深,Ⅲ 导联 Q 波显著、T 波倒置,胸导联过渡区左移,右胸导联 T 波倒置、肺性 P 波等,可协助鉴别。

4. 急性心包炎　尤其是急性非特异性心包炎患者可有较剧烈而持久的心前区疼痛。但发热出现在疼痛前或与疼痛同时出现,呼吸和咳嗽时加重,起病早期可闻及心包摩擦音。心电图除 aVR 导联外,其余导联均有 ST 段弓背向下抬高,T 波倒置,无异常 Q 波出现。心肌酶学检查和动态心电观察可协助鉴别。

5. 急腹症　急性胰腺炎、消化性溃疡穿孔、急性胆囊炎、胆石症、阑尾炎等,均有上腹部疼痛,可伴休克。仔细询问病史、详细体格检查、心电图检查和血清心肌酶测定可协助鉴别。

九、治疗

及早发现,及早住院,并加强住院前的诊治。治疗原则是改善冠状动脉供血,减少心肌耗氧量,保护和维持心脏功能,挽救濒死的心肌,防止梗死扩大,缩小心肌缺血范围,及时处理严重心律失常、泵衰竭和各种并发症,防止猝死。其中梗死相关血管重新开放、心肌前向血流的恢复极为重要。

1. 一般治疗

1）监护　连续监测心电、血压、呼吸、血氧饱和度和心功能的变化,及时发现和处理严重心律失常,防止猝死。必要时行血流动力学监测。

2）休息　一般应卧床1～3天,病情不稳定和高危患者卧床时间应适当延长。保持环境安静,解除焦虑,应减少或避免探视,防止不良刺激。

3）吸氧　最初几天一般予以鼻导管吸氧,氧流量2～4 L/min。严重左心衰竭、肺水肿或有机械并发症者需面罩加压吸氧。

4）护理　发病后3～7天重症患者应绝对卧床,日常生活由护理人员帮助进行,尽量减少患者的体力活动,然后逐渐在床上做四肢活动。进食宜少量多餐,以含充足热量和营养、易消化、低钠、低脂肪而少产气的流食或半流食为宜。保持大便通畅,避免用力大小便。除病重者外,卧床时间不宜过长,病情稳定后应鼓励早期活动,有利于减少下肢静脉血栓等并发症,及早康复。

2. 镇静止痛　①止痛药:首选吗啡皮下或静脉注射,必要时5～15 min可重复1次。哌替啶肌内注射,必要时1 h后再注射1次。以上二者均有抑制呼吸的副作用,可用纳洛酮拮抗。②硝酸酯类:硝酸甘油或硝酸异山梨酯舌下含化或静脉滴注(参见本章"心绞痛"),注意观察心率增快和血压降低情况。③镇静剂:因疼痛而紧张恐惧者可予以安定肌内注射。

3. 再灌注治疗　目的是使闭塞的冠状动脉再通,心肌得到再灌注,挽救濒死心肌,减少梗死延展,改善心肌重构和心室功能,提高存活率。

1）静脉溶栓疗法　疗效确切且简便易行,国内已普遍应用。静脉溶栓可使30天病死率由25%～30%下降到7%～8%。静脉溶栓治疗的适应证:①心电图至少两个相邻肢体导联ST段抬高≥0.1 mV(胸导联≥0.2 mV)或新发生的左束支传导阻滞。②胸痛持续30 min以上不缓解,发病时间<12 h。③年龄<75岁。另外,发病时间超过12 h者获益不大,但有持续性胸痛或广泛ST段抬高者仍可考虑静脉溶栓治疗。年龄≥75岁的患者,无论溶栓与否,死亡的危险性均很大,但研究表明,行静脉溶栓治疗后,每1000例患者中仍可多挽救10～30人生命。故年龄已经不再是静脉溶栓治疗的绝对禁忌,静脉溶栓治疗的时间窗也已经放宽。

静脉溶栓治疗的禁忌证:①有出血性脑卒中病史或1年内有过缺血性脑卒中。②血压>180/110 mmHg。③颅内肿瘤。④近期(2～4周)有活动性内脏出血(月经除外)、可疑主动脉夹层。⑤4周内有过创伤、心肺复苏或3周内接受过大的外科手术。⑥妊娠。⑦已知严重的出血倾向。⑧对溶栓药物过敏。⑨有活动性消化性溃疡。

静脉溶栓时应常规检查血常规、出凝血时间和血型。

常用溶栓药物及用法:①尿激酶静脉滴注。②链激酶或重组链激酶:目前主张静脉滴注,用前应做皮试。③重组组织型纤溶酶原激活剂(rt-PA):国内主张静脉给予。应用上述溶栓药物均应配合抗凝药物以提供溶栓治疗的低凝背景。一般在用溶栓药物前,首先静脉注射肝素,或皮下注射低分子肝素,用药后续以肝素持续静脉滴注48 h,以后改为皮下注射肝素或低分子肝素,用药期间要注意观察出血倾向,监测凝血酶原时间及其活动度,以维持在正常值的1.5～2倍为宜。使用溶栓药物前服阿司匹林,3天后可改维持量。

静脉溶栓的冠状动脉开通率一般为60%～80%,可根据冠状动脉造影直接判断,或根据:①心电图抬高的ST段于2 h内回降>50%。②胸痛2 h内基本消失。③2 h内出现再灌注性心律失常。④血清CK-MB峰值提前出现(14 h内),间接判断血栓溶解。

2）经皮冠状动脉介入治疗(PCI)　现已确定,急诊PCI可取得良好的再通效果,再梗死率低,尤其对高危患者降低病死率的作用更显著,已在临床推广应用。根据急性心肌梗死(AMI)发生后行PCI的时间及与溶栓的关系PCI可分为:①直接PCI:对AMI患者未采取溶栓治疗而进行的PCI,目前主要是直接支架置入术。②溶栓后PCI:溶栓治疗成功,梗死相关动脉再通后即刻PCI,可治疗闭塞的梗死相关血管。③补救性PCI:溶栓治疗失败患者仍有持续胸痛或反复心肌缺血,此时行PCI治疗,使高度狭窄的梗死相关血管恢复血流。④延迟 PCI:溶栓后不做急诊冠状动脉造影,在出院前进行选择性冠状动脉造影,对于存在严重狭窄的梗死相关血管施行 PCI 治疗。

4. β受体阻滞剂 通过减少心肌耗氧量、减少潜在致命性心律失常的发生,降低病死率。在起病的早期如无禁忌证即应用普萘洛尔、美托洛尔或阿替洛尔,尤其是前壁心肌梗死伴有交感神经功能亢进者,可防止梗死范围扩大,改善急、慢性期的预后。

β受体阻滞剂的禁忌证:①心率<60 次/分。②收缩压<100 mmHg。③二、三度房室传导阻滞或 P-R 间期>0.24 s。④中重度左心衰竭(Killip3 级及以上)。⑤严重慢性阻塞性肺疾病或哮喘。⑥末梢循环灌注不良。相对禁忌证为:①哮喘病史;②周围血管疾病;③2 型糖尿病。

5. 血管紧张素转换酶抑制剂(ACEI) 作用机制是通过影响心肌重构、减轻心室过度扩张而减少心力衰竭的发生率和降低死亡率。无禁忌证时应尽早应用,前壁心肌梗死伴心功能不全的患者效果最好,从小剂量开始渐增剂量。ACEI 的禁忌证:①收缩压<90 mmHg;②严重肾衰竭(血肌酐>265 μmol/L);③有双侧肾动脉狭窄病史;④对 ACEI 制剂过敏;⑤妊娠、哺乳妇女等。常用药物见"高血压"相关内容。

6. 治疗心律失常 心律失常必须及时消除,以免演变为严重心律失常甚至猝死(参见"心律失常"相关内容)。常见情况如下。

1)"警告性心律失常" 如频发、多形、成对、R on T 类室性期前收缩或室性心动过速,一旦发现应立即用利多卡因静脉注射,每 5~10 min 重复一次,至心律失常消失,继以(1~4) mg/min 的速度静脉滴注维持 24 h,或胺碘酮静脉注入,必要时重复,然后 1 mg/min 静脉滴注 6 h,再以 0.5 mg/min 维持,情况稳定后改用口服美西律或胺碘酮维持。

2)心室颤动 尽快采用非同步直流电除颤;对室性心动过速患者,药物疗效不满意时也应及早用同步直流电复律。

3)缓慢的心律失常 心室率>55 次/分,可暂作观察;心率<50 次/分,伴低血压、头晕等时,可用阿托品肌内注射或静脉注射。

4)房室传导阻滞 发展到二度或三度,伴有血流动力学障碍者,宜安装临时人工心脏起搏器,待传导阻滞消失后撤除。

5)室上性快速心律失常 用维拉帕米、β受体阻滞剂等药物治疗;不能控制时,可考虑用同步直流电复律。

7. 控制休克 根据休克是否纯属于心源性,抑或尚有周围血管舒缩障碍或血容量不足等因素,而分别处理。

1)补充血容量 估计有血容量不足,或中心静脉压和肺小动脉楔压低者,用右旋糖酐 40 或5%~10%葡萄糖溶液静脉滴注,输液后如中心静脉压上升>18 cmH$_2$O,肺小动脉楔压>15 mmHg,则应停止输注。右心室梗死时,中心静脉压升高未必是补充血容量的禁忌证。

2)应用升压药 补充血容量后血压仍不升,而肺小动脉楔压和心排血量正常时,提示周围血管张力不足,可给予多巴胺或多巴酚丁胺静脉滴注。前者与后者可以合用。大剂量多巴胺无效时,可静脉滴注去甲肾上腺素。

3)应用血管扩张剂 经上述处理血压仍不升,而肺小动脉楔压增高,心排血量低或周围血管显著收缩以致四肢厥冷并有发绀时,可采用硝普钠、硝酸甘油或酚妥拉明静脉滴注。

4)其他措施 包括纠正酸中毒、避免脑缺血、保护肾功能等,必要时应用糖皮质激素;洋地黄制剂 24 h 内一般不使用,但应权衡利弊等。上述治疗无效时,用主动脉内球囊反搏术进行辅助循环,然后做选择性冠状动脉造影,随即施行主动脉-冠状动脉旁路移植手术,可挽救患者的生命。

8. 治疗心力衰竭 主要是治疗急性左心衰竭,以应用吗啡和利尿剂为主,亦可选用血管扩张剂减轻左心室的负荷,或用多巴酚丁胺静脉滴注,肺水肿合并严重高血压时应静脉滴注硝普钠等治疗。洋地黄制剂可能引起室性心律失常,宜慎用。由于最早期出现的心力衰竭主要是坏死心肌间质充血、水肿引起顺应性下降所致,而左心室舒张末期容积尚不增大,因此在梗死发生后24 h内宜尽量避免使用洋地黄制剂。有右心室梗死的患者应慎用利尿剂。

9. 其他治疗　下列疗法可能有助于挽救濒死心肌,防止梗死扩大,缩小缺血范围,加快愈合,可根据患者具体情况考虑选用。

1) 极化液疗法　静脉滴注,1~2次/日,7~14日为一个疗程。有主张使用大剂量极化液(25%葡萄糖+胰岛素50 U/L+氯化钾80 mmol/L)以1.5 ml/(kg·h)静脉滴注。可促进心肌摄取和代谢葡萄糖,使钾离子进入细胞内,恢复细胞膜的极化状态,以利于心脏的正常收缩,减少心律失常,并促使心电图上抬高的ST段回到等电位线。近年还有建议在上述溶液中加入硫酸镁或门冬酸钾镁。

2) 促进心肌代谢药物　包括能量合剂(辅酶A、肌苷酸钠、细胞色素C、维生素C)、环磷酸腺苷葡甲胺(心先安)、1,6-二磷酸果糖等,可静脉滴注。

3) 右旋糖酐40或羟乙基淀粉静脉滴注　可减轻红细胞聚集,降低血黏度,且有扩容作用,有助于改善微循环灌流。

4) 抗凝疗法　为了建立和保持梗死相关动脉的通畅,预防深静脉栓塞形成、肺栓塞、心室内血栓形成和脑梗死,所有急性心肌梗死(AMI)患者,若无抗凝的禁忌证,应常规皮下注射肝素或低分子肝素。大面积前壁心肌梗死的患者,应于心肌梗死后口服抗凝药物治疗至少3个月(目标是达到INR 2.0~3.0)。可应用双香豆素、华法林。有心力衰竭、室壁瘤、心房颤动引起附壁血栓的可能时则应治疗6个月或更长时间。一旦发生出血,应中止治疗。由肝素引起出血者,用等量鱼精蛋白静脉滴注;由香豆素类引起者,给予维生素K_1静脉注入,必要时输血。

10. 恢复期的处理　住院3~4周或PCI术后2周,如病情稳定,体力增进,可考虑出院。近年主张出院前做症状限制性运动负荷试验、放射性核素和(或)超声检查,如显示心肌缺血或心功能较差,宜行补救PCI。心室晚电位检查有助于预测发生严重室性心律失常的可能性。近年临床研究提倡急性心肌梗死恢复后,进行康复治疗,逐步做适当的体育锻炼,有利于体力和工作能力的增进。经2~4个月的体力活动锻炼后,酌情恢复部分工作,部分患者可恢复全天工作,但应避免重体力劳动或精神过度紧张。

11. 并发症的处理　并发栓塞时,用溶栓和抗凝疗法。心肌梗死后综合征可用糖皮质激素或阿司匹林、吲哚美辛等治疗。室壁瘤如影响心功能或引起严重心律失常,宜手术切除或同时做主动脉-冠状动脉旁路移植手术。心脏破裂和乳头肌功能严重失调可考虑手术治疗,但手术死亡率高。

12. 右心室心肌梗死的处理　治疗措施与左心室心肌梗死略有不同。右心室心肌梗死引起右心衰竭伴低血压而无左心衰竭的表现时,宜扩张血容量,在24 h内可静脉输液3~6 L,直到低血压得到纠正或肺小动脉楔压达15~18 mmHg。如此时低血压未能纠正,可用正性肌力药多巴胺和多巴酚丁胺。伴有房室传导阻滞者可予以临时起搏。不宜用利尿剂。

13. 无Q波心肌梗死的处理　无Q波心肌梗死者住院期病死率较低,但心绞痛再发率、再梗死率和远期病死率则较高。治疗措施与Q波性心肌梗死者基本相同。钙通道阻滞剂中的地尔硫䓬和抗血小板的阿司匹林联合应用对降低再梗死率和远期病死率有显效。

十、预后

急性心肌梗死的预后与梗死的范围、部位、侧支循环建立的情况以及治疗是否及时成功有关。急性期采用溶栓疗法后死亡率为8%左右。死亡多发生于急性心肌梗死后第一周内,尤其是在最初数小时内,发生严重心律失常、休克或心力衰竭者,病死率尤高。

十一、预防

主要是预防动脉粥样硬化和冠心病。在社会中普及有关心肌梗死的急救知识和急救意识。冠心病患者长期口服小剂量的阿司匹林或噻氯匹定或氯吡格雷,可对抗血小板的聚集和黏附,可能有预防心肌梗死或再梗死的作用。ACEI及他汀类药物对冠心病的二级预防有肯定的疗效。

早知早预防！冠心病的 24 个危险因素

中国疾控中心基于 2017 年全球疾病负担的中国数据进行分析，总结出冠心病的 24 个危险因素对健康的影响，如图 10-27（排名越前，影响越大）所示。

代谢危险因素	环境危险因素	行为危险因素
1.高血压（1163.1） 2.高低密度脂蛋白胆固醇（987.0）		3.钠摄入过多（771.1） 4.吸烟（612.2）
8.高BMI（355.8）	9.室外颗粒物污染（391.1）	5.坚果摄入不足（527.6） 6.谷物摄入不足（481.6） 7.Ω-3脂肪酸摄入不足（397.7）
10.高血糖（315.8）		11.水果摄入不足（266.6） 12.纤维摄入不足（248.2）
	17.铅暴露（158.6）	13.蔬菜摄入不足（211.2） 14.豆类摄入不足（205.1） 15.多不饱和脂肪酸摄入不足（201.3） 16.身体活动不足（170.8）
19.肾脏功能受损（112.5）	20.室内空气污染（96.4）	18.吸二手烟（140.8）
		21.饮酒（50.6） 22.反式脂肪酸摄入过多（22.0） 23.含糖饮料摄入过多（20.9） 24.加工肉摄入过多（8.1）

图 10-27 2017 年中国缺血性心脏病 24 种危险因素——DALY 率（/10 万）顺位

第 4 节 病毒性心肌炎

 案例 10-4

患者，女，23 岁。间断咳嗽 2 周，加重伴心悸 4 天。

发病前 1 周有上呼吸道感染，出现间断咳嗽，无发热、咳痰，无胸闷、气喘，未予以治疗。4 天前咳嗽加重，次数频繁，伴间断心悸，每次症状持续数分钟，休息后好转。神志清，精神差，饮食、睡眠可，大小便正常。近期体重无明显变化。

查体：T 37.0 ℃，P 80 次/分，R 21 次/分，BP 120/90 mmHg，呼吸运动正常，语颤正常，未触及胸膜摩擦感、皮下捻发感。叩诊双肺呈清音，肺下界移动度 7.5 cm；听诊双肺呼吸音清晰，无干、湿啰音和胸膜摩擦音，语音传导正常。心前区无隆起，心尖搏动正常，心前区无异常搏动。触诊无震颤，无心包摩擦感；心脏叩诊相对浊音界正常。心率 80 次/分，律齐，心音正常，各瓣膜听诊区未闻及杂音、额外心音，无心包摩擦音。

实验室检查：肌钙蛋白 0.373 ng/ml。

问题：1. 请写出该患者可能的诊断及诊断依据。

2. 该患者的治疗方案如何制定？

心肌炎指心肌本身的炎症性病变，呈局灶性或弥漫性，可分为急性、亚急性或慢性，根据病因可分为非感染性和感染性两大类。非感染性因素包括变态反应（如风湿热等）、化学因素、物理因素或药物（如阿霉素等）。感染性因素：病原体可为细菌、病毒、真菌、立克次体、螺旋体或寄生虫，以及原虫等。近年来由于风湿热和白喉等所致心肌炎逐渐减少，而病毒性心肌炎的发病率显著增高，受到高度重视，是当前我国最常见的心肌炎。本节重点叙述病毒性心肌炎。

一、病因及发病机制

多种病毒可引起心肌炎，有报道在 24 种以上，常见的有柯萨奇病毒 A 组、B 组，埃可病毒、脊髓灰质炎病毒等，尤其是柯萨奇 B 组病毒，占比为 30%～50%。此外，人类腺病毒、流感病毒、风疹病毒、单纯疱疹病毒、肝炎（A、B、C 型）病毒及 HIV 等都能引起心肌炎。病毒的直接作用和机体的免疫反应是病毒性心肌炎的主要发病机制。

1. 病毒的直接作用　急性病毒感染时，大量的病毒于心肌组织中复制，直接致心肌损伤、坏死。在慢性期则主要表现为持续病毒感染致心肌损伤。

2. 免疫反应　在病毒性心肌炎起病 9 天后心肌内已不能再找到病毒，但心肌炎症仍在继续发展；病毒介导的免疫损伤作用，主要由 T 细胞免疫介导，在有些患者的心肌中间能发现抗原-抗体复合体。以上都提示免疫机制的存在。

病理组织学检查：依病变性质不同，分为以心肌变性、坏死为主的实质性心肌炎和以间质损害为主的间质性心肌炎。依病变范围不同，可分为局灶性和弥漫性心肌炎，前者心脏一般不增大，后者心脏可轻至中度增大，心肌质软而松弛，切面呈赤白色或黄色，可见微小出血灶。部分患者可进入慢性期，其主要病理改变为心肌间质增生水肿及充血，炎性细胞逐渐减少，纤维细胞开始增生，胶原纤维增多，可形成纤维瘢痕组织。急、慢性心肌炎均可累及传导系统，引起各种心律失常。个别侵及冠状动脉，引起冠状动脉炎和心肌梗死样改变。

二、临床表现

1. 症状　病毒性心肌炎患者临床表现常与病变的广泛程度相关，轻重变异很大，可完全没有症状，也可以猝死。约半数于发病前 1～3 周，有病毒感染前驱症状，如发热，全身倦怠感，即所谓"感冒"样症状或恶心、呕吐等消化道症状。然后出现心悸、胸痛、呼吸困难、水肿，甚至阿-斯综合征。

2. 体征　查体可见与发热程度不平行的心动过速，各种心律失常，可听到第三心音或杂音。颈静脉怒张、肺部啰音、肝大等心力衰竭体征。重症患者可出现心源性休克。

课堂互动：病毒性心肌炎的临床表现有哪些？

三、辅助检查

1. 胸部 X 线检查　可见心影扩大或正常，严重者有肺淤血或水肿，少数可伴有心包积液，呈烧瓶样改变。

课堂互动答案

2. 心电图　常见 ST-T 改变和各型心律失常，特别是室性心律失常和房室传导阻滞等。如合并心包炎可有弓背向下的 ST 段抬高，严重心肌损害时可出现病理性 Q 波，需与心肌梗死鉴别。

3. 超声心动图　可正常，左心室舒张功能减退，节段性或弥漫性室壁运动减弱，左心室增大或附壁血栓等。

4. 心肌酶学检查 血清肌钙蛋白(cTnT-T 或 D)、心肌肌酸激酶(CK-MB)增高,有助于诊断。

5. 病原学检查 发病后 3 周内,相隔两周的两次血清 CVB 中和抗体滴度呈四倍或以上增高,或一次高达 1:640,特异型 CVB IgM 1:320 以上(按不同实验室标准),肠道病毒核酸阳性,均为一些可能但不肯定的病因诊断指标。病毒血清学检测仅对病因有提示作用,不能作为诊断依据。确诊有赖于检出心内膜、心肌或心包组织内病毒、病毒抗原、病毒基因片段或病毒蛋白。

6. 心内膜心肌活检(EMB) 病毒感染心肌的确诊有赖于心内膜、心肌或心包组织内病毒、病毒抗原、病毒基因片段或病毒蛋白的检出,反复进行心内膜心肌活检有助于本病的诊断、病情和预后判断。但因其为有创检查,对于轻症患者,一般不作为常规检查。

7. 心脏磁共振 对心肌炎诊断有较大价值。典型表现为 T1 和 T2 信号强度增加,提示水肿,心肌早期钆增强,提示心肌充血,钆延迟增强扫描可见心外膜下或心肌中层片状强化。心肌损伤标志物检查可有心肌肌酸激酶(CK-MB)及肌钙蛋白(T 或 I)增高。

8. 非特异性炎症指标检测 红细胞沉降率加快,C-反应蛋白等非特异性炎症指标常升高。

四、诊断要点与鉴别诊断

关于成人急性病毒性心肌炎诊断参考标准和采纳世界卫生组织及国际心脏病学会联合会工作组关于心肌病定义和分类的意见,要点如下。

1. 病史与体征 在上呼吸道感染、腹泻等病毒感染后 3 周内出现心脏相关的表现,如出现不能用一般原因解释的感染后重度乏力、胸闷、心悸、头晕(心排血量降低所致)、心尖第一心音明显减弱、舒张期奔马律、心包摩擦音、心脏扩大、充血性心力衰竭或阿-斯综合征等。

2. 上述感染后 3 周内可能出现下列心律失常或心电图改变 ①窦性心动过速、房室传导阻滞、窦房传导阻滞、束支传导阻滞。②多源、成对室性期前收缩,自主性房性或交界性心动过速,阵发性或非阵发性室性心动过速,心房或心室扑动或颤动。③两个以上导联 ST 段呈水平型或下斜型下移≥0.05 mV 或 ST 段抬高或出现异常 Q 波。

3. 心肌损伤的参考指标 病程中血清心肌肌钙蛋白 I 或肌钙蛋白 T(强调定量测定)、CK-MB 水平明显增高。超声心动图示心腔扩大或室壁活动异常和(或)核素心功能检查证实左心室收缩或舒张功能减弱。

4. 病原学依据

1)急性期 从心内膜、心肌、心包或心包穿刺液中检测出病毒、病毒基因片段或病毒蛋白抗原。

2)病毒抗体 第二份血清中同型病毒抗体(如柯萨奇 B 组病毒中和抗体或流行性感冒病毒血凝抑制抗体等)滴度较第一份血清升高 4 倍(2 份血清应相隔 2 周以上)或一次抗体效价≥640 者为阳性,320 者为可疑阳性(如以 1:32 为基础者则宜以≥256 为阳性,128 为可疑阳性,根据不同实验室标准决定)。

3)病毒特异性 IgM 以≥320 者为阳性(按各实验室诊断标准,需在严格质控条件下)。如同时有血中肠道病毒核酸阳性者更支持有近期病毒感染。

对同时具有上述 1、2(①②③中任何一项)、3 中任何 2 项,在排除其他原因心肌疾病后,临床上可诊断急性病毒性心肌炎。如同时具有 4 中 1 项者,可从病原学上确诊急性病毒性心肌炎;如仅具有 4 中第 2、3 项者,在病原学上只能拟诊为急性病毒性心肌炎。

另外在病毒感染后 3 周内出现少数期前收缩或轻度 T 波改变,不宜轻易诊断为急性病毒性心肌炎。但患者有阿-斯综合征发作、充血性心力衰竭伴或不伴心肌梗死样心电图改变、心源性休克、急性肾衰竭、持续性室性心动过速伴低血压或心肌心包炎等在内的一项或多项表现,可诊断为重症病毒性心肌炎。

对难以明确诊断者,有条件时可做心内膜心肌活检进行病毒基因检测及病理学检查,并进行长期随访。

在考虑病毒性心肌炎诊断时,应除外 β 受体功能亢进、甲状腺功能亢进症、二尖瓣脱垂综合征及影响心肌的其他疾病,如风湿性心肌炎、中毒性心肌炎、冠心病、结缔组织病、代谢性疾病以及克山病

（克山病流行区）等。

5. 鉴别诊断 应注意排除甲状腺功能亢进症、二尖瓣脱垂综合征以及影响心功能的其他疾病（如结缔组织病），血管炎、药物及毒物等引起的心肌炎。可采用 EMB 来明确诊断。

五、治疗及防治要点

1. 一般治疗 急性期心肌炎患者应卧床休息，一般 3～4 周。进食富含维生素和蛋白质的食物。

2. 对症治疗 防治诱因，控制继发细菌感染，控制心力衰竭，纠正心律失常，抢救心源性休克。心力衰竭应及时控制，但应用洋地黄类药物时须谨慎，宜从小剂量开始，逐步增加，以避免发生毒性反应。除洋地黄类药物外，血管扩张剂和利尿药也可应用。

有报道血管紧张素转换酶抑制剂（ACEI）用于治疗病毒性心肌炎，可减轻心脏前、后负荷而降低心肌耗氧量，减少氧自由基的产生，从而减少炎症对心肌的损伤作用。血管紧张素Ⅱ受体阻滞剂对实验性病毒性心肌炎也有较好的疗效。

期前收缩频发或有快速性心律失常者，可采用抗心律失常药物。高度房室传导阻滞、快速室性心律失常或窦房结功能损害而出现晕厥或明显低血压时可考虑使用临时性心脏起搏器。目前不主张早期使用糖皮质激素，但有房室传导阻滞、难治性心力衰竭、重症患者高热持续不退或考虑有自身免疫的情况下则慎用。

3. 药物治疗

1）抗病毒治疗 可选用病毒唑、更昔洛韦，以及干扰素、中药黄芪颗粒等抗病毒治疗，但疗效不确切。

2）改善心肌代谢 增进心肌营养、促进心肌代谢的药物（如三磷酸腺苷、辅酶 A、肌酐、环化腺苷酸、细胞色素 C 等）在治疗中可能有辅助作用。近年来发现，黄芪对提高免疫功能及改善心功能可能有益，口服或注射均可；也可用免疫核糖核酸或胸腺素。

3）使用静脉丙种球蛋白 减轻心肌细胞损害，同时增加心肌细胞收缩功能。

4）糖皮质激素 通常不用，对重症合并心源性休克及严重心律失常（三度房室传导阻滞、室性心动过速）患儿，应早期、足量应用。糖皮质激素可选用强的松或强的松龙。危重病例可采用冲击治疗。

大多数患者经过适当治疗后可痊愈，不遗留任何症状或体征。部分患者急性期因严重心律失常（尤其是各型期前收缩持续较长时间）、急性心力衰竭和心源性休克而死亡。部分患者经过数周或数月后病情趋于稳定，但有一定程度的心脏增大、心功能减退、心律失常或心电图变化。此种情况历久不变，大致为急性期后心肌瘢痕形成，成为后遗症。还有部分患者由于急性期后炎症持续，转为慢性心肌炎，逐渐发展成扩张型心肌病，出现进行性心脏扩大、心功能减退，伴或不伴有心律失常，经过数年或一、二十年后死于上述各并发症。各阶段的时间划分比较难定，一般以 3 个月以内为急性期，6 个月至 1 年为恢复期，1 年以上为慢性期。患者在急性期可因严重心律失常、急性心力衰竭和心源性休克而死亡。

知识链接

病毒性心肌炎的好发人群与注意事项

病毒性心肌炎的好发人群为三类：一、儿童和青少年人群，随年龄增长，人体对病毒性心肌炎的易感性逐渐下降。二、基因易感人群，基因表达水平的差异决定了个体的疾病易感性及发病的严重程度。三、免疫功能低下的人群，疲劳、营养不良、精神压力过大等均可导致人体免疫功能降低。注意事项如下。

（1）注意休息，急性期应卧床，限制活动。恢复期避免过度疲劳，不宜做剧烈运动。

（2）多接触阳光，注意冷暖，防止感冒发生。饮食宜清淡和富有营养，不饮浓茶、咖啡。

（3）仔细观察病情变化，一旦出现呼吸气促，面色青紫，脉细微而数等危重症状，应及时抢救。

第5节　慢性心力衰竭

案例 10-5

　　患者,男,77 岁,高血压 30 年,夜间阵发性呼吸困难 15 年,间断双下肢水肿、少尿 5 年。近 1 个月上述症状逐渐加重,并伴有食欲不振和腹胀。

　　查体:T 37.5 ℃,P 88 次/分,R 22 次/分,BP 180/110 mmHg。神志清,端坐位,浅表淋巴结未触及肿大,可见颈静脉充盈,甲状腺不大。双肺呼吸音粗,未闻及干湿性啰音。心界向两侧扩大,心率 88 次/分,心律绝对不齐,心音遥远,未闻及心脏杂音及心包摩擦音。腹软,无压痛,肝肋下 4 cm,质软,有压痛,移动性浊音阳性。脾未及。肝颈静脉回流征阳性。双下肢可凹性水肿,无奇脉。

　　问题:1. 该患者的诊断是什么?
　　　　　2. 做出上述诊断的主要依据是什么?

一、病因及发病机制

(一)病因

1. 原发性心肌舒缩功能障碍

1)缺血性心肌损害　冠心病心肌缺血、心肌梗死是引起心力衰竭最常见的原因,一般预后较差。

2)心肌炎和心肌病　各种类型的心肌炎和心肌病均可引起,如弥漫性心肌炎、扩张型心肌病、肥厚型心肌病及结缔组织病的心肌损害等。

3)心肌代谢障碍　以糖尿病性心肌病多见,少见有严重的维生素 B_1 缺乏、心肌淀粉样变性等。

2. 心脏负荷过重

1)压力负荷(后负荷)过重　即收缩期负荷过重,是指心脏在收缩时所承受的阻抗负荷增加。①左心室后负荷过重见于高血压、主动脉瓣狭窄等;②右心室后负荷过重见于二尖瓣狭窄、慢性阻塞性肺气肿导致的肺动脉高压、肺栓塞等。心脏为克服增高的阻力,心室肌代偿性肥厚以保证射血量,持续的负荷过重,心肌发生结构及功能的改变,由代偿终至失代偿。

2)容量负荷(前负荷)过重　即舒张期负荷过重,是指心脏在舒张期所承受的容量负荷过大。左心室负荷过重见于心脏瓣膜关闭不全造成血液反流,如主动脉瓣关闭不全,二尖瓣关闭不全;右心室负荷过重见于心脏及动静脉分流性疾病,如房间隔缺损、室间隔缺损、动脉导管未闭等。此外,还见于伴有全身血容量增多或循环血容量增多的疾病如慢性贫血、甲状腺功能亢进症等。

3)心室舒张期充盈受限(心室前负荷不足)　常见于心室舒张期顺应性减低如高血压所致心肌肥厚、心包缩窄或心脏压塞、限制性心肌病等,心室充盈受限,使前负荷不足,体循环与肺循环淤血,出现心力衰竭(简称心衰)。

(二)诱因

有基础心脏病的患者,多数心衰的发生有如下明显的诱因。

1. 感染　为常见诱因。呼吸道感染最常见,其次风湿活动、感染性心内膜炎等,都可直接或间接使心肌收缩力减退而诱发心衰。

2. 心律失常　特别是快速心律失常,如快速性房颤、房扑等以及严重的缓慢性心律失常。心动过速会增加心肌耗氧量,诱发和加重心肌缺血;严重心动过缓使心排血量下降,诱发心衰。

3. **心脏负荷过重**　包括过度体力活动、暴怒、情绪激动、钠盐摄入过多及短时间内过快、过多输血、输液等。

4. **妊娠和分娩**　妊娠晚期机体代谢率和血容量明显增加；分娩过程子宫收缩、精神紧张、腹内压增高，使静脉回流增加，加重心脏负荷。

5. **不适当的药物治疗**　洋地黄用量不足或过量，某些抗心律失常药物及抑制心肌收缩力的药物使用不当，利尿剂和降压药的不合理使用等。

6. **其他**　出血、贫血、肺梗死、心室壁瘤、乳头肌功能失调以及环境、气候急剧变化等都可导致心衰的发生。

（三）发病机制

1. **心脏排血功能**　心排血量主要取决于心肌收缩与舒张的特性，但也受心脏前、后负荷和心率的影响。

1）心室的收缩与舒张特性　心肌收缩强度与速度主要取决于肌节长度（正常为 $2.0\sim2.2\ \mu m$）、钙离子运转和能量供应状况。在心脏扩大，心肌纤维伸长，肌节长度 $>2.2\ \mu m$ 及心肌肥厚时，肌浆网对 Ca^{2+} 摄取和释放减少，均可使心肌收缩力减低而致心搏量减少。心脏舒张所消耗的能量较收缩时更多，当能量供应不足时，如心肌缺血或室壁肥厚，心肌的舒张功能较收缩功能更早受损。

2）前负荷　舒张末期心室所承受的容量负荷为前负荷，常用心室舒张末压表示。前负荷主要受静脉回心血量和室壁顺应性的影响。根据 Frank-starling 定律，即在一定限度内，心肌纤维伸长，心室扩张可增加心肌收缩力，是一种早期代偿，如舒张末压继续增加超过一定限度时，心肌纤维过度伸长（$>2.2\ \mu m$），心肌收缩力反而下降，心搏量减少，出现心衰或心衰加重。

3）后负荷　后负荷指心室收缩射血时所克服增高的阻力，包括室壁张力和血管阻力。根据 Laplace 定律，室壁张力与心室内压力和心腔半径成正比，而与室壁厚度成反比。血管阻力主要取决于总外周血管阻力，但主动脉压及主动脉壁顺应性、血黏度和血容量也有一定的影响。后负荷与心排血量呈负相关，后负荷增加，心排血量减少。

4）心率　在一定限度内，心率增快可增加心排血量（心排血量＝心搏量×心率），体现机体的早期代偿。但若超过一定限度，则增快的心率使心室舒张期缩短，充盈量不足，心肌耗氧量增加，同样影响心肌收缩力，使心排血量减少。若心率太慢，舒张期过长，心室充盈接近最大限度，再增加心脏舒张时间也不能相应提高心排血量，故心排血量减少。

正常情况下，机体通过神经内分泌调节心肌的收缩与舒张，心脏前、后负荷及心率，以使心搏量适应机体代谢需求的变化。

2. **心功能不全**

1）血流动力学异常　当心排血量减少，心室舒张末压升高，左心室功能障碍引起组织灌注不足即出现肺循环微血管楔嵌压（PCWP）的升高，若 PCWP>2.4 kPa（18 mmHg）即出现肺淤血。当右心室舒张末压和右心房压升高大于 1.6 kPa（12 mmHg）即出现体循环淤血。

2）交感神经系统（SNS）、肾素-血管紧张素-醛固酮（RAAS）系统的激活　心衰患者血液循环中去甲肾上腺素水平升高，作用于心肌 β1 肾上腺受体，增加心肌收缩力并增快心率，以提高心脏排血量，但此时周围血管也收缩，心脏后负荷增加，均使心肌耗氧量增加。如得不到及时纠正与改善，心排血量降低，肾血流量随之减低，RAAS 系统被激活。其有利一面是心肌收缩力增强，周围血管收缩，维持血压，调节血液再分配，保证心、脑、肾等重要脏器的血供。同时促进醛固酮分泌，使水、钠潴留，增加总体液量及心脏前负荷，对心衰起代偿作用。不利的一面是 RAAS 系统被激活后，血管紧张素Ⅱ（AngⅡ）及相应增加的醛固酮使心肌、血管平滑肌、血管内皮细胞等发生重构。在心肌上 AngⅡ 通过各种途径使新的收缩蛋白合成增加，细胞外的醛固酮刺激纤维细胞转变为胶原纤维，使胶原纤维增多，促使心肌间质纤维化。在血管中使平滑肌细胞增生，管腔变窄，同时降低血管内皮细胞分泌一氧化氮的能力，使血管舒张受影响。这些不利因素的长期作用，可导致心衰的恶化，促进患者死亡。

3）心肌损害和心室重构　原发性心肌损害和心脏负荷过重使心功能受损，导致心室肥厚或扩大等代偿与失代偿变化。心室重构过程是在心腔扩大、心室肥厚的过程中,心肌细胞、胞外基质、胶原纤维网等均出现相应变化。心肌细胞减少使心肌整体收缩力下降;纤维化增加使心室的顺应性下降,重构更趋明显,心肌收缩力不能发挥应有的射血效应,形成恶性循环,终致不可逆转的终末阶段。

二、临床表现

临床上左心衰竭较常见,单纯右心衰竭较少见。一般左心衰竭后继发右心衰竭,称为全心衰竭,临床更多见。

1. 左心衰竭　主要表现为肺淤血及心排血量降低所致的临床综合征。

1）主要症状

（1）呼吸困难:为左心衰竭较早出现的主要症状。由于肺淤血使肺活量减少,不同情况下肺淤血程度不同,呼吸困难的表现也不相同,其表现形式如下。

①劳力性呼吸困难:左心衰竭最早出现的症状,开始仅发生在较重的体力活动时,休息后可缓解。以后呈进行性加重,因运动使回心血量增加,左心房压力增高使肺淤血加重。

②端坐呼吸:肺淤血达到一定程度时,患者因呼吸困难不能平卧而被迫采用高枕、或半坐卧位以减轻或缓解呼吸困难,称为端坐呼吸。更严重的患者坐于床边或椅子上,两足下垂,上身前倾,双手紧握床或椅子边缘,以辅助呼吸,减轻症状。其发生机制为端坐位时上半身的血液由于重力作用部分（可达 15%）转移至腹腔及下肢,回心血量减少,减轻肺淤血。同时,端坐位时横膈下降,肺活量较平卧位增加。

③夜间阵发性呼吸困难:多表现在夜间熟睡 1～2 h 后突然憋醒,被迫采取坐位,轻者坐位后可缓解,重者反复发作甚至不能平卧,呼吸深快,可有哮鸣音、咳嗽、咳泡沫样痰,称为心源性哮喘。其机制为睡眠时迷走神经兴奋性增高,冠状动脉收缩,心肌血供相对减少。同时小支气管平滑肌收缩,肺通气减少,加重心肌缺氧;平卧时静脉回心血量增多,加重肺淤血,同时平卧后体静脉压降低,周围皮下水肿液减少,循环血容量增多,心脏负担加重;平卧时膈肌高位,肺活量减少;急性肺水肿。

> **课堂互动**:心源性哮喘与支气管哮喘的区别是什么?

（2）咳嗽、咳痰、咯血:肺泡和支气管黏膜淤血所致,开始多在体力活动或夜间平卧时出现或加重,咳白色浆液性泡沫样痰,有时痰中带血丝,长期慢性肺淤血,静脉压力升高,支气管黏膜下血管扩张,一旦破裂可引起大咯血。

（3）疲乏、无力、头昏、心悸:因心排血量减少,组织、器官灌注不足以及反射性交感神经兴奋、心率代偿性增快所致。

课堂互动答案

（4）少尿及肾功能损害:严重的左心衰竭进行血液再分配时,首先是肾脏血流量明显减少,患者出现少尿,长期慢性肾血流量减少则出现血尿素氮、肌酐水平升高同时伴有肾功能不全的相应症状。

NYHA(美国纽约心脏病协会)分级见表 10-10。

表 10-10　NYHA 分级(适用于慢性单纯左心衰、收缩性心力衰竭)

NYHA 分级	分 组 依 据
Ⅰ级	患者有心脏病,但体力活动不受限制。一般体力活动不引起气促、疲乏、心悸或心绞痛
Ⅱ级	患者有心脏病,以致体力活动轻度受限制。休息时无症状,一般体力活动(每天日常活动)引起明显疲乏、心悸、气喘或心绞痛
Ⅲ级	患者有心脏病,以致体力活动明显受限制。休息时无症状,但小于一般体力活动,或从事一般家务活动即可引起明显疲乏、心悸、气喘或心绞痛
Ⅳ级	患者有心脏病,休息时也有心功能不全或心绞痛症状,进行任何体力活动均使不适加重

2）体征

（1）原有心脏病体征:常有心率增快,心尖区舒张期奔马律和肺动脉瓣区第二心音亢进。

（2）左心室增大：心尖搏动向左下移位,在心尖部可闻及收缩期杂音。

（3）交替脉：脉搏强弱交替,轻者仅在测血压时发现。

（4）肺部体征：因肺毛细血管压增高,液体可渗出到肺泡而出现湿性啰音。随着病情的加重,肺部啰音可局限于肺底或全肺,伴有哮鸣音,是左心衰竭的重要体征之一。

2. 右心衰竭 以体静脉淤血为主要表现。

1）主要症状

（1）恶心、呕吐、便秘及上腹隐痛：因长期消化道淤血而引起恶心、呕吐、便秘及上腹隐痛症状。

（2）少尿,夜尿增多,蛋白尿和肾功能减退：肾淤血引起少尿,夜尿增多,蛋白尿和不同程度肾功能减退。

（3）肝大、黄疸、心源性肝硬化：肝淤血肿大、肝包膜被扩张,早期引起上腹部饱胀不适,以后肝脏进行性增大牵扯肝包膜可致上腹及右季肋部疼痛。持续慢性右心衰竭可致黄疸及心源性肝硬化。

2）体征

（1）原有心脏病体征。

（2）颈静脉充盈或怒张：为右心衰竭最早期表现。患者取 $30°\sim45°$ 半坐卧位时静脉充盈度超过正常水平或在锁骨上方见到充盈怒张的颈外静脉,提示静脉压增高,同时压迫肿大的肝脏时,见颈静脉充盈加剧,称为肝颈静脉回流征阳性。

（3）心脏增大：单纯的右心衰竭较少见,多因左心衰竭引起,表现为全心增大,其右心增大较明显,右心室显著增大时,剑突下常可见明显搏动,并可引起三尖瓣相对关闭不全,在三尖瓣听诊区可闻及收缩期吹风样杂音。部分患者可在胸骨右缘第 5 肋间或剑突下闻及舒张期奔马律。

（4）肝大和压痛：在右心衰竭较早或心衰急性加重时出现。肿大的肝脏在剑突下、肋缘下均可触及,早期质地较软,压痛明显,长期右心衰竭可致心源性肝硬化,此时肝脏质地变硬,压痛和肝颈静脉回流征反而不明显,常伴有黄疸、腹腔积液及慢性肝功能损害。

（5）水肿：体静脉压力升高使皮肤等处组织出现水肿,为心衰的重要体征。首先出现于身体最低垂的部位,非卧床患者以脚、踝内侧和胫前较明显,仰卧位腰、骶部水肿,常为对称性可凹性。病情严重者可发展为全身性水肿。

课堂互动：心源性水肿与肾源性水肿的区别是什么？

（6）胸腔积液、腹腔积液和心包积液：右心衰竭时,静脉压增高,可出现双侧或单侧胸腔积液,单侧以右侧为多见。腹腔积液多为漏出液,晚期出现,常顽固并显著。在右心衰竭或全心衰竭者,也较常见少量的心包积液,超声心动图有助于明确诊断。

课堂互动答案

（7）发绀、营养不良、消瘦,甚至恶病质。

3. 全心衰竭 右心衰竭继发于左心衰竭而形成全心衰竭,而使左心衰竭的肺淤血临床表现减轻。常见的引起全心衰竭的疾病有原发性扩张型心肌病、急性弥漫性心肌炎、各种心脏病。

三、辅助检查

1. 静脉压增高 肘静脉压超过 1.4 kPa(10.5 mmHg)以上者,提示右心衰竭。

2. 尿常规及肾功能 因肾脏淤血可有轻度蛋白尿,尿中有少量透明或颗粒管型和少量的红细胞,可有轻度的氮质血症。

3. X 线检查 心影的大小及外形可为心脏病的病因诊断提供参考资料,并可用于了解有无肺淤血及程度。根据肺淤血的程度可判断左心衰竭的严重程度。早期肺静脉压增高时,主要表现为肺门血管影增强,上肺血管影增多与下肺纹理密度相仿,甚至多于下肺。当肺静脉压＞25 mmHg(3.33 kPa)时产生间质性肺水肿,显示 Kerley-B 线,即在肺野外侧清晰可见的水平线状影,为慢性肺淤血的特征性表现,是肺小叶间隔内积液。严重者可见胸腔积液。

4. 超声心动图检查

（1）准确提供各心腔大小变化、心瓣膜结构及室壁运动情况（图 10-28）。

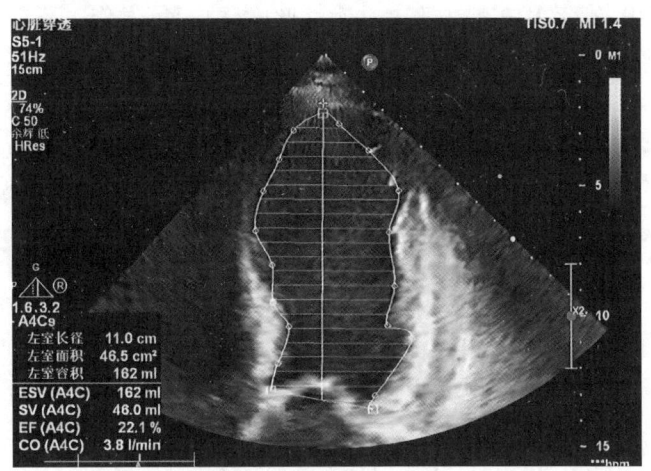

图 10-28 左心衰竭(男,70 岁,左心增大)

(2)测定心功能。

①收缩功能:以收缩末舒张末的容量差计算射血分数(EF 值)。正常 EF 值>50%,运动时至少增加 5%。左心衰时 EF 值<40%。

②舒张功能:超声多普勒是临床上最常用的判断舒张功能的方法,心动周期中舒张早期心室充盈最大值为 E 峰,舒张晚期心房收缩,心室充盈度为 A 峰,E/A 为两者之比值。正常 E/A 值>1.2,中青年应更大。舒张功能不全时,E 峰下降,A 峰增高,E/A 值降低,甚至小于 1。

5. 放射性核素心血池显影 除有助于判断心室腔大小外,还可以收缩末期和舒张末期心室影像的差别计算 EF 值,同时还可通过记录放射活性-时间曲线计算左心室最大充盈速率以反映心脏舒张功能。

四、诊断要点

典型的心衰诊断并不困难。左心衰竭依据原有心脏病的体征及肺淤血引起不同程度呼吸困难等可诊断;右心衰竭依据原有心脏病的体征及体循环淤血引起的颈静脉怒张、肝大、水肿等而诊断;全心衰竭依据原有心脏病的体征及左、右心衰竭表现而诊断。

血流动力学改变是诊断早期心衰或潜在性心衰最可靠的方法。若心室腔压力高于正常,左心室舒张末压(LVEDP)>18 mmHg、右心室舒张末压(RVEDP)>10 mmHg 即为心力衰竭。心室充盈压的升高要比临床症状与体征出现得早,故心室充盈压的测定可早期诊断心衰。临床上出现以下表现时也可考虑早期心衰。

1. 症状 早期症状多不明显或未引起重视。包括疲乏无力;窦性心动过速,面色苍白,出汗;劳力性气短和夜间阵发性呼吸困难。

2. 体征 肺底部呼吸音减弱和(或)细小湿啰音为肺淤血的早期征象。尤其是新近出现舒张期奔马律为早期心衰的征象。交替脉是左心衰竭早期体征。颈静脉充盈为早期右心衰竭体征。

3. 辅助检查 胸部 X 线片显示,心脏扩大,两肺中上野肺静脉纹理增粗,肺血管重新分布,或看到 Kerley-B 线,对早期心衰的诊断有意义。

部分患者可能会出现胸腔积液,对于左心室收缩功能,超声心电图或放射性心血池显影可提供诊断依据。

五、鉴别诊断

1. 支气管哮喘 左心衰竭时出现夜间阵发性呼吸困难,称为心源性哮喘,应与支气管哮喘鉴别。心源性哮喘多见于老年人中有高血压、冠心病、慢性心脏瓣膜病及有其他心脏病病史者,发作时患者必须坐起,重者肺部有干、湿啰音,甚至咳粉红色泡沫痰。强心、利尿及血管扩张剂有效,使用后肺部体征明显减少或消失。

支气管哮喘多见于中、青年人中有过敏史及慢性咳嗽病史者,发作时不一定为强迫坐位,咳白色痰后呼吸困难常可减轻,肺部听诊以哮鸣音为主,使用支气管扩张剂治疗有效。

2. 心包积液 缩窄性心包炎时,由于上腔静脉回流受阻可引起肝大、下肢水肿等表现,应根据病史、心脏及周围血管体征进行鉴别,超声心动图检查可确诊。

3. 肝硬化 当有腹腔积液伴下肢水肿时应与慢性右心衰竭鉴别,除基础心脏病体征有助于鉴别外,非心源性肝硬化不会出现颈静脉怒张等上腔静脉回流受阻的体征。

4. 缩窄性心包炎 心包积液、缩窄性心包炎与右心衰竭的鉴别见表 10-11。

表 10-11 心包积液、缩窄性心包炎与右心衰竭的鉴别

鉴 别 点	右 心 衰 竭	缩窄性心包炎	心 包 积 液
心脏病史	有	无	无
体征	心界向左侧扩大,三尖瓣区有收缩期杂音	心界正常,心音减低,心包叩击音,多有奇脉	心界向两侧扩大,心音遥远,有奇脉
X 线检查	心影向左扩大,心尖搏动与心浊音界左缘一致	心影大小正常,左右心缘变直,常见心包钙化	心影向两侧扩大,心尖搏动在心浊音界左缘内侧,无肺淤血
心包 B 超液性暗区	无	无	有

六、治疗原则

治疗目的在于减轻症状、去除诱因和控制心脏基础疾病。治疗慢性心衰不能仅限于缓解症状,应针对心室重构的机制采取综合治疗措施,包括病因治疗、调节心力衰竭的代偿机制、减少其负面效应如拮抗神经体液因子的过分激活等。还应提高运动耐量,改善生活质量和延长寿命,防止心肌损害进一步加重,降低死亡率,延长患者的寿命。值得注意的是,血管紧张转换酶抑制剂(ACEI)应该尽早使用,甚至对无症状的左心功能不全的患者,也应使用。一旦出现症状,则应采取以下措施(表 10-12)。

表 10-12 心力衰竭的治疗

治疗方案		主 要 内 容
	一般措施	(1) 限盐。 (2) 对无症状的心律失常避免使用抗心律失常药。 (3) 增强免疫力,抵抗流感和链球菌。
药物治疗	利尿剂	(1) 用于容量负荷过重的患者以达到正常的颈静脉压力和使水肿减轻。 (2) 根据每日体重调整用量。 (3) 存在利尿剂抵抗时,以静脉给药或联合用药,使用 2 种利尿剂(例如:呋塞米和美托拉索)。 (4) 小剂量的多巴胺改善肾血流量。
	ACEI	(1) 适应证:用于所有左心室功能减退所致的心力衰竭或无症状的左心室功能不全。 (2) 禁忌证:血清 K^+>5.5 mmol/L,进展期肾衰竭(例如:肌酐>3 mg/dL),双侧肾动脉狭窄,妊娠。
	β受体阻滞剂	(1) 用于 Ⅱ～Ⅲ 级心力衰竭患者,与 ACEI 和利尿剂联用。 (2) 禁忌证:支气管痉挛,有症状的心动过缓或高度心脏传导阻滞,不稳定的心衰或症状达Ⅳ级。
	洋地黄	用于收缩性心衰(特别是有房颤表现)有症状的患者,与 ACEI、利尿剂、β受体阻滞剂合用。
	其他措施	(1) 如果对 ACEI 不能耐受,考虑使用 ARB 和肼屈嗪加异山梨醇酯。 (2) Ⅳ级心力衰竭考虑使用螺内酯

1. 病因治疗

1）基本病因的治疗　对所有可能导致心脏功能受损的常见疾病如高血压、冠心病、糖尿病、代谢综合征等,在尚未造成心脏器质性改变前即应早期进行有效的治疗。对于少数病因未明的疾病如原发性扩张型心肌病等亦应早期干预。

2）消除诱因　常见的诱因为感染,特别是呼吸道感染,应积极选用适当的抗感染药物治疗。对于发热持续 1 周以上者应警惕感染性心内膜炎的可能性。心律失常特别是心房颤动也是诱发心衰的常见原因,对心室率很快的心房颤动应尽快控制心室率,如有可能,应及时复律,避免过劳、情绪激动等。

2. 一般治疗

1）休息　控制体力活动,避免精神刺激。鼓励心衰患者主动运动,从床边小坐开始逐步增加症状限制性有氧运动,这是因为长期卧床易发生静脉血栓甚至肺栓塞,且出现消化功能减低及肌肉萎缩。

2）改善生活方式　戒烟酒;肥胖患者控制体重;控制钠盐摄入,有利于减轻水肿等症状;但应注意在应用强效排钠利尿剂时,过分严格限盐可导致低钠血症。

3. 药物治疗

1）利尿剂　心衰治疗中最常用的药物,通过排钠排水减轻心脏的容量负荷,对缓解淤血症状,减轻水肿有显著的效果。常用的利尿剂如下。

（1）噻嗪类利尿剂:以氢氯噻嗪(双氢克尿噻)为代表,为中效利尿剂,作用于肾远曲小管,抑制钠的再吸收。轻度心衰可首选此药,同时补充钾盐,否则可因低血钾导致各种心律失常。噻嗪类利尿剂可抑制尿酸的排泄,引起高尿酸血症,长期大剂量应用还可干扰糖及胆固醇代谢,应注意监测。

（2）袢利尿剂:以呋塞米(速尿)为代表,为强效利尿剂。低血钾是其主要副作用,必须注意补钾。

（3）保钾利尿剂:①螺内酯(安体舒通)是醛固酮拮抗剂,在与噻嗪类或袢利尿剂合用时能加强利尿并减少钾的丢失。②氨苯蝶啶:常与排钾利尿剂合用,起到保钾作用。③阿米洛利:可单独用于轻型心衰的患者。使用保钾利尿剂可能产生高钾血症,不易同服钾盐。一般与排钾利尿剂联合应用时,发生高血钾的可能性较小。

电解质紊乱是长期使用利尿剂时最容易出现的副作用,特别是高血钾或低血钾均可导致严重后果,应注意监测。血管紧张素转换酶抑制剂、血管紧张素受体阻滞剂等有较强的保钾作用,与不同类型利尿剂合用时应特别注意监测血钾变化。

2）血管紧张素转换酶抑制剂(ACEI)　长效制剂,每日用药 1 次,可提高患者的依从性。常用药物为卡托普利和贝那普利。对重症心衰,在其他治疗配合下从极小量开始逐渐加量,至慢性期长期维持终生用药。

ACEI 的副作用有低血压、肾功能一过性恶化、高血钾及刺激性干咳。临床上血管神经性水肿患者、无尿性肾衰竭患者、妊娠哺乳期妇女及对 ACEI 药物过敏者禁用本类药物。双侧肾动脉狭窄、血肌酐水平明显升高($>225\ \mu mol/L$)、高血钾($>5.5\ mmol/L$)及低血压者应慎用。

3）血管紧张素 II 受体阻滞剂(ARB)　其阻断 RAS 的效应与 ACEI 相同甚至更完全,但缺少抑制缓激肽降解作用。当心衰患者因 ACEI 引起干咳而不能耐受时可改用 ARB,如氯沙坦、缬沙坦等。

4）醛固酮受体拮抗剂　小剂量螺内酯有阻断醛固酮效应,对抑制心血管的重构、改善慢性心衰的远期预后有很好的作用。对中重度心衰患者可加用小剂量醛固酮受体拮抗剂,但必须监测血钾。

5）β 受体阻滞剂　心功能不全且病情稳定的患者可以使用 β 受体阻滞剂,除非有禁忌或不能耐受。由于 β 受体阻滞剂具有负性肌力作用,临床应用时需十分慎重,坚持个体化原则。在心衰情况稳定已无体液潴留及 ACEI 的基础上应用,从小剂量开始,逐渐增加剂量,适量长期维持。临床症状改善常在用药后 2～3 个月出现。应避免突然停药以防心衰加重。β 受体阻滞剂的禁忌证为支气管痉挛性疾病、心动过缓、II 度及 II 度以上房室传导阻滞。

6）正性肌力药

（1）洋地黄类药物:具有正性肌力作用、电生理作用和迷走神经兴奋作用。常用药物为地高辛、洋地黄毒苷(西地兰)、毒毛花苷 K 等。

①应用洋地黄的适应证:各种充血性心衰无疑是应用洋地黄的主要适应证。在使用利尿剂、

ACEI(或 ARB)和 β 受体阻滞剂治疗过程中持续有心衰症状的患者,可考虑加用地高辛。

②影响洋地黄中毒的因素:洋地黄用药安全窗很小,轻度中毒剂量约为有效治疗量的两倍。心肌在缺血、缺氧情况下则中毒剂量更小。低血钾、低血镁是常见的引起洋地黄中毒的原因;肾功能不全以及与其他药物的相互作用也是引起中毒的因素。心血管病常用药物如胺碘酮、维拉帕米(异搏定)及奎尼丁等均可降低地高辛的经肾排泄率而增加中毒的可能性。

③洋地黄中毒表现:最重要的反应是各类心律失常,最常见者为室性期前收缩,多表现为二联律、非阵发性交界区心动过速、房性期前收缩、房颤及房室传导阻滞。快速房性心律失常又伴有传导阻滞是洋地黄中毒的特征性表现。洋地黄可引起心电图 ST-T 改变,称为洋地黄效应,但不能据此诊断洋地黄中毒。

④洋地黄中毒的处理:发生洋地黄中毒后应立即停药。单发性室性期前收缩、Ⅰ度房室传导阻滞等停药后常自行消失;对快速性心律失常者,如血钾浓度低则可经静脉补钾,如血钾不低可用利多卡因或苯妥英钠。电复律一般禁用,因易致心室颤动。有传导阻滞及缓慢性心律失常者可用阿托品皮下或静脉注射,一般不需安置临时心脏起搏器。

(2)非洋地黄类正性肌力药:肾上腺素能受体兴奋剂,包括 α 受体兴奋剂和 β 受体兴奋剂。其中,多巴胺是去甲肾上腺素的前体,其作用随应用剂量的大小而表现不同,较小剂量表现为心肌收缩力增强,血管扩张,特别是肾小动脉扩张,心率加快不明显。如果用大剂量则可出现不利于心衰治疗的负性作用。多巴酚丁胺是多巴胺的衍生物,增强心肌收缩力,扩血管作用不如多巴胺明显。起始用药剂量与多巴胺相同。此外,患者对多巴胺反应个体差异较大,应从小剂量开始,以不引起心率加快和血压增高为度。

7) 磷酸二酯酶抑制剂 其作用机制是抑制磷酸二酯酶活性,促进 Ca^{2+} 通道膜蛋白磷酸化,激活 Ca^{2+} 通道,使 Ca^{2+} 内流增加,心肌收缩力增强。目前临床应用的制剂为米力农,静脉滴注维持。此类药物仅限用于重症心衰,完善心衰的各项治疗措施后症状仍不能控制时短期应用。

4. 舒张性心衰的治疗 舒张性心功能不全患者由于心室舒张不良,左室舒张末压(LVEDP)升高,而致肺淤血,多见于高血压患者和冠心病患者。这两类患者还可能同时存在收缩功能不全,亦使 LVEDP 增高,何者为主? 有时难以区别。如果客观检查提示 LVEDP 增高,而左心室不大,LVEF 值正常,则表明以舒张功能不全为主。最典型的舒张功能不全见于肥厚型心肌病变,治疗的原则与收缩功能不全有所差别,主要措施如下。

1) β 受体阻滞剂 降低心室率,延长舒张期。改善心肌顺应性,使心室的容量-压力曲线下移,表明舒张功能改善。

2) 钙通道阻滞剂 降低心肌细胞内钙浓度,改善心肌主动舒张功能,主要用于肥厚型心肌病。

3) ACEI 从长远来看,改善心肌及小血管重构,有利于改善舒张功能,最适用于高血压心脏病及冠心病。

4) 尽量维持窦性心律 保持房室传导顺序,保证心室舒张期充分的容量。

5) 对肺淤血症状较明显者 可适量应用静脉扩张剂(硝酸盐制剂)或利尿剂降低前负荷,但不宜过度,因过分减少前负荷可使心排血量下降。

6) 禁用正性肌力药物的情况 在无收缩功能障碍的情况下,禁用正性肌力药物。

心衰的预后与病因、诱因和所接受的治疗等因素有关,但更主要取决于心衰的程度。因此心脏病患者应早期诊断,早期治疗,保护心功能,积极预防心衰的发生。一旦发生心衰,要尽早正规治疗,以免延误病情。

→ 目标检测

目标检测答案

一、单项选择题

1. 治疗预激综合征合并房颤不宜用(   )。

A. β 受体阻滞剂   B. 洋地黄   C. 普鲁卡因胺

D. 普罗帕酮　　　　　　　　　　E. 奎尼丁

2. 非同步直流电复律主要适用于（　　）。

A. 心房颤动　　　　　　　　B. 心房扑动　　　　　　　　C. 阵发性室性心动过速

D. 心室颤动　　　　　　　　E. 预激综合征

3. 为根治折返性室上性心动过速,应首选（　　）。

A. 抗心动过速起搏器　　　　B. 外科手术　　　　　　　　C. 射频消融术

D. 长期服用抗心律失常药物　E. 自动心脏复律除颤器

4. 室性心动过速伴低血压、休克时,终止发作的首选方法是（　　）。

A. 静脉注射利多卡因　　　　B. 同步电复律　　　　　　　C. 非同步电复律

D. 人工起搏超速抑制　　　　E. 压迫颈静脉窦

5. 患者,女,31 岁,慢性心房颤动,患者应用洋地黄过程中,心室率突然转为绝对规则,每分钟 52 次。提示下列哪一种情况发生？（　　）

A. 心房颤动已转变为窦性心律　　B. 已达洋地黄化

C. 为继续使用洋地黄的指征　　　D. 可能为洋地黄中毒

E. 已转复为心房扑动伴(2：1 传导)

6. 洋地黄治疗中出现室性期前收缩二联律（　　）。

A. 利多卡因　　　　　　　　B. 体外同步直流电复律　　　C. 异搏定

D. 西地兰　　　　　　　　　E. 苯妥英钠

7. 患者,男,55 岁,冠心病,近 2 周治疗后心悸,脉律不齐,心电图示窦性心律 78 次/分,频发房性期前收缩,短阵房速。除哪一药物外,均适用于治疗此心律失常？（　　）

A. 乙胺碘呋酮　B. 利多卡因　　C. 心得安　　　D. 普罗帕酮　　E. 维拉帕米

8. 下列哪项因素,一般不诱发早搏？（　　）

A. 吸烟　　　B. 饮酒　　　C. 咖啡　　　D. 高脂饮食　　E. 情绪激动

9. 窦性心动过速的心率范围通常是每分钟（　　）次。

A. 60~80　　B. 80~100　　C. 100~160　　D. 180~200　　E. 200~220

10. 室性早搏三联律,是指（　　）。

A. 每个窦性搏动后发生一次室性早搏

B. 每个窦性搏动后发生二次室性早搏

C. 每个窦性搏动后发生三次室性早搏

D. 每两个窦性搏动后发生一次室性早搏

E. 每三个窦性搏动后发生一次室性早搏

11. 对于房性早搏的治疗,主要采用（　　）。

A. 奎尼丁　　　　　　　　　B. 普鲁卡因胺　　　　　　　C. 胺碘酮

D. 心律平　　　　　　　　　E. 针对病因、诱因治疗

12. 下列不属于房颤临床特点的是（　　）。

A. 仅见于器质性心脏病　　　B. 心排血量下降 25%　　　　C. S_1 强弱不等

D. 心律绝对不规则　　　　　E. 短绌脉

13. 室颤的临床表现,不包括（　　）。

A. 意识丧失　　B. 面色苍白　　C. 血压测不清　　D. 脉搏触不到　　E. 心音消失

14. 最易引起心房颤动的疾病是（　　）。

A. 冠心病　　　　　　　　　B. 风湿性心脏病二尖瓣狭窄　C. 甲亢性心脏病

D. 高血压心脏病　　　　　　E. 缩窄性心包炎

15. 下列哪种心律失常禁用洋地黄？（　　）

A. 室性早搏　　　　　　　　B. 阵发性室上速　　　　　　C. 快速心房颤动

D.预激综合征伴心房颤动　　　　　E.Q-T 延长的扭转型室速

16. 诊断心律失常最有效的无创检查手段是（　　）。

A.心电图　　　　　　　　　　B.超声心动图　　　　　　　C.胸部 X 线检查

D.心脏 CT 检查　　　　　　　E.冠状动脉造影

17. 第一心音强弱不等,心律绝对不规整及具有短绌脉的心律失常是（　　）。

A.窦性心动过速　　　　　　　B.室上性心动过速　　　　　C.Ⅰ度房室传导阻滞

D.完全性房室传导阻滞　　　　E.心房纤颤

18. 引起病毒性心肌炎最常见的病毒是（　　）。

A.柯萨奇病毒　　　　　　　　B.肝炎病毒　　　　　　　　C.流感病毒

D.单纯疱疹病毒　　　　　　　E.风疹

19. 急性心肌梗死患者最早、最突出的症状是（　　）。

A.剧烈而持久的胸骨后疼痛　　B.心力衰竭　　　　　　　　C.心律失常

D.心源性休克　　　　　　　　E.发热

20. 目前诊断冠心病最有价值的是（　　）。

A.心电图　　　　　　　　　　B.心肌酶谱　　　　　　　　C.冠状动脉造影

D.冠状动脉 CT　　　　　　　E.超声心动图

21. 下列哪一项不是我国冠心病患者的主要易患因素？（　　）

A.糖尿病　　　　　　　　　　B.甲状腺功能低下　　　　　C.吸烟

D.高脂血症　　　　　　　　　E.高血压

22. 心绞痛发作时的首选药物是（　　）。

A.索米痛片　　　　　　　　　B.阿托品　　　　　　　　　C.哌替啶

D.硝酸酯制剂　　　　　　　　E.β 受体阻滞剂

23. 急性心肌梗死 24 h 内的主要死因是（　　）。

A.心律失常　　B.心源性休克　　C.心力衰竭　　D.心脏破裂　　E.室壁瘤

24. 冠心病最重要的危险因素是（　　）。

A.高血压　　　B.血脂异常　　　C.吸烟　　　　D.高血糖　　　E.饮酒

25. 诊断急性心肌梗死最快捷、最方便的方法是（　　）。

A.心电图　　　　　　　　　　B.超声心动图　　　　　　　C.放射性核素检查

D.心肌酶　　　　　　　　　　E.冠状动脉造影

26. 急性心肌梗死后 24 h 内宜避免使用（　　）。

A.利尿剂　　　B.血管扩张剂　　C.洋地黄制剂　　D.镇静剂　　E.止痛剂

27. 患者,男,60 岁,左胸部压榨性疼痛伴大汗 3 h,自含速效救心丸无效,急送入院。查体:P 85 次/分,BP 80/50 mmHg,四肢皮肤发凉,双肺未闻及啰音,心律不整,S_1 低钝。心电图示:窦性心律,偶有房性早搏,I,aVL,$V_2 \sim V_6$ 导联 ST 段抬高,T 波倒置。针对该患者的急救措施恰当的是（　　）。

A.积极经静脉扩充容量　　　　　　　B.静脉滴注利多卡因

C.静脉滴注硝酸甘油　　　　　　　　D.放置主动脉球囊反搏装置

28. 患者,男,72 岁,患有高血压 20 年,糖尿病 15 年。近 2 年活动能力明显下降,上 2 层楼即感气喘。查体:双肺底可闻及湿啰音,P 78 次/分,下肢无水肿。BbAlc 为 7.8%,NT-proBNP 865 pg/ml,eGFR 48 ml/min·1.75 m^2。该患者血压控制的目标值为（　　）。

A.150/90 mmHg　　B.140/90 mmHg　　C.130/90 mmHg　　D.130/80 mmHg

29. 患者,女,60 岁,1 个月来明显诱因心悸,呈发作性,持续 1～2 h 缓解,半小时前再次发作来院,近半年来自觉消瘦、乏力、出汗,食欲好,睡眠差,血压升高,查体:体温 37.3 ℃,BP 140/70 mmHg,皮肤出汗,颈部未闻及血管杂音。心界不大,心律不整,手颤(±),P 136 次/分,P 波消失,可见形态不等 f 波,ORS 波时限 0.08 s,间距不等。该患者最可能的诊断为（　　）。

A.阵发性室上性心动过速   B.频发性房性早搏

C.阵发性房颤   D.阵发性房扑

30. 改善急性左心衰竭症状最有效的药物是（　　）。

  A.利尿剂   B.洋地黄   C.钙通道阻滞剂

  D.β肾上腺素能受体阻滞剂   E.血管紧张素转换酶抑制剂

31. 心力衰竭患者症状加重的最常见诱因是（　　）。

  A.过度劳累   B.摄入液体过多   C.心肌缺血

  D.室性期前收缩   E.呼吸道感染

32. 最有助于提示患者左心衰竭的体征是（　　）。

  A.心尖部第一心音增强   B.开瓣音   C.舒张早期奔马律

  D.心包叩击音   E.主动脉瓣第二心音亢进

33. 鉴别右心衰竭与肝硬化的要点是（　　）。

  A.肺底部湿啰音   B.全身水肿   C.腹腔积液

  D.肝大   E.颈静脉怒张

34. 不是由于容量负荷过重所致心力衰竭的疾病是（　　）。

  A.主动脉瓣关闭不全   B.甲状腺功能亢进症   C.二尖瓣关闭不全

  D.室间隔缺损   E.动静脉瘘

35. 左心功能不全最主要的临床表现是（　　）。

  A.咯血   B.咳嗽   C.疲倦乏力   D.呼吸困难   E.腹泻

36. 禁忌使用洋地黄的是（　　）。

  A.心功能不全   B.阵发性室上性心动过速   C.心房颤动

  D.肥厚性梗阻型心肌病   E.心房扑动

37. 患者从事每天日常活动即出现心悸、气短症状,休息后缓解,其心功能分级应为（　　）。

  A.心功能Ⅱ级   B.心功能Ⅲ级   C.心功能Ⅰ级   D.心功能Ⅳ级   E.代偿期

38. 洋地黄中毒所致的心律失常最常见的是（　　）。

  A.心房颤动   B.房室传导阻滞   C.房性期前收缩

  D.室上性心动过速   E.室性期前收缩

39. 右心衰竭体循环淤血的表现是（　　）。

  A.端坐呼吸   B.心源性哮喘   C.咳嗽、咳痰

  D.阵发性夜间呼吸困难   E.肝颈静脉回流征阳性

40. 改善急性左心衰竭症状最有效的药物是（　　）。

  A.洋地黄   B.钙通道阻滞剂   C.利尿剂

  D.β受体阻滞剂   E.血管紧张素转换酶抑制剂

41. β受体阻滞剂的主要副作用是（　　）。

  A.高尿酸血症   B.血钾升高   C.咳嗽   D.诱发哮喘   E.降低心率

42. 超声心动图检查评价心脏收缩功能的主要指标是（　　）。

  A.E/A   B.左心房大小   C.左心室大小

  D.右心室大小   E.左心室射血分数

43. 单纯慢性左心衰竭最常见的临床表现是（　　）。

  A.黄疸   B.少尿   C.下肢水肿

  D.劳力性呼吸困难   E.咳粉红色泡沫样痰

44. 患者,女,46岁,劳力性心慌,伴恶心、呕吐,食欲缺乏,水肿,可能诊断为（　　）。

  A.急性肺水肿   B.肝淤血   C.夜间阵发性呼吸困难

  D.肾衰竭   E.肺淤血

45. 患者,女,35岁,既往风湿性关节炎病史10年,劳累后心悸、气促4年,近来加重,夜间不能平卧,查体:心尖部舒张期隆隆样杂音,肺底可听到细小水泡音,腹胀,双下肢水肿。该患者心功能不全的类型是(　　)。

  A. 左心衰竭   B. 右心衰竭   C. 全心衰竭

  D. 右心衰竭伴肺部感染   E. 左心衰竭伴肾功能不全

46. 患者,男,68岁。劳力性呼吸困难4年,1周前着凉后咳嗽,上述症状加重,不能平卧。查体:BP 180/95 mmHg,R 32次/分,端坐位,无颈静脉怒张,双肺可闻及较密集的干湿啰音,心界向左下扩大,P 107次/分,腹软,肝脾肋下未触及,双下肢无水肿。该患者的心功能分级为(　　)。

  A. NYHA Ⅰ级   B. NYHA Ⅱ级   C. NYHA Ⅳ级

  D. 全心衰   E. NYHA Ⅲ级

(47～48题共用题干)某高血压心脏病患者,1 h前因劳累后出现胸闷,气短加重,咳粉红色泡沫样痰。查体:血压190/106 mmHg,端坐呼吸,心界向左下扩大,心率120次/分,双肺底湿啰音,下肢无水肿。

47. 该患者目前的诊断为(　　)。

  A. 急性支气管炎   B. 急性左心衰   C. 急性右心衰

  D. 支气管哮喘   E. 变异型心绞痛

48. 对此患者的处理哪项最佳?(　　)

  A. 给予呋塞米、毛花苷C、硝普钠   B. 吸氧,给予氨茶碱、地高辛

  C. 给予吗啡、地塞米松、螺内酯   D. 坐位,给予多巴酚丁胺、普萘洛尔

  E. 给予哌替啶、呋塞米、美托洛尔

49. 治疗高血压伴变异性心绞痛患者,最佳的降压药物为(　　)。

  A. 利尿剂   B. ACEI   C. 钙通道阻滞剂

  D. β受体阻滞剂   E. α受体阻滞剂

50. 对高血压病的降压治疗,下述哪项是错误的?(　　)

  A. 除危重病例外,降压药物从小剂量开始

  B. 大多数患者需要长期用药   C. 顽固性高血压可联合用药

  D. 血压降至正常时即可停药   E. 根据个体化原则选用降压药物

51. 原发性高血压急症患者,首选的降压药是(　　)。

  A. 硝酸甘油 B. 氢氯噻嗪 C. 硝普钠 D. 阿替洛尔 E. 利舍平

52. 下列各种高血压,哪种最适合β受体阻滞剂治疗?(　　)

  A. 高血压伴心功能不全   B. 高血压伴肾功能不全

  C. 高血压伴支气管哮喘   D. 高血压伴心动过缓

  E. 高血压伴肥厚梗阻性心肌病

53. 接受降压药物治疗的高血压患者,起床时晕倒,片刻后清醒,首先考虑(　　)。

  A. 心源性休克   B. 高血压危象   C. 高血压脑病

  D. 急性左心衰竭   E. 体位性低血压

54. 我国高血压病引起的死亡中,最常见的原因是(　　)。

  A. 心力衰竭 B. 脑血管意外 C. 尿毒症 D. 高血压危象 E. 伴发冠心病

55. 高血压危象的发生机制可能为(　　)。

  A. 机制尚不清楚

  B. 过高血压突破脑血管的自身调节能力,脑灌注过多

  C. 交感神经功能亢进和血液循环中儿茶酚胺过多

  D. 先天性血管畸形

  E. 血管肾素活性明显增高

56. 老年人高血压最主要的特点是（　　）。

A. 多属轻中型,恶性者罕见

B. 以纯收缩压升高为多见

C. 大部分系动脉粥样硬化导致动脉弹性减退

D. 周围血浆肾素活性降低

E. 血压波动明显

57. 高血压Ⅲ期的临床表现不包括（　　）。

A. 心绞痛　　　　　　　　　　B. 脑卒中

C. 视网膜出血、渗出　　　　　D. 血肌酐 106～177 μmol/L

E. 主动脉夹层动脉瘤

58. 高血压分期标准最主要的依据是（　　）。

A. 病程长短　　　　　　　B. 血压增高速度　　　　　C. 症状轻重

D. 器官损伤及功能代偿情况　　E. 以上都不是

59. 合并糖尿病、尿蛋白阳性的高血压患者降压宜首选（　　）。

A. 二氢吡啶类钙通道阻滞剂　　B. β 受体阻滞剂

C. α 受体阻滞剂　　　　　　　D. 血管紧张素转换酶抑制剂

E. 中枢交感神经抑制剂

60. 鉴别肾性高血压和原发性高血压的要点是（　　）。

A. 血压高低　　　　　　　B. 有无血尿　　　　　　　C. 有无肾损害

D. 有无左心室增大　　　　E. 尿改变和高血压发病的先后

61. 患者,男,40 岁,近 10 年血压升高,血压最高为 160/110 mmHg,尿常规(一),心脏 X 线检查提示左心室肥大,应考虑诊断（　　）。

A. 高血压心脏病　　　　　B. 高血压肾小动脉硬化症　　　C. 急进型高血压

D. 高血压危象　　　　　　E. 高血压脑病

62. 患者,男,26 岁,上肢血压 180～200 mmHg/100～110 mmHg,下肢血压 140/80 mmHg,体格检查:肩胛间区可闻及血管杂音,伴震颤,尿 17-酮类固醇、尿 17-羟皮质类固醇水平正常,尿苦杏仁酸水平正常。其高血压应考虑为继发于（　　）。

A. 主动脉缩窄　　　　　　B. 嗜铬细胞瘤　　　　　　　C. 皮质醇增多症

D. 原发性醛固酮增多症　　E. 单侧肾动脉狭窄

63. 以小动脉硬化为主的患者的动脉血压变化特点是（　　）。

A. 主要为收缩压升高　　　B. 收缩压与舒张压均升高

C. 主要为舒张压升高　　　D. 收缩压降低,舒张压升高

E. 收缩压升高,舒张压可降低

64. 长期使用噻嗪类利尿剂治疗高血压可引起（　　）。

A. 低钠、低钙、高镁、低尿素血症　　B. 低钠、低钙、低镁、高尿素血症

C. 低钾、低钠、高镁血症　　　　　　D. 低钠、高钾、低镁血症

E. 以上都不是

65. 患者,女,66 岁,体检时发现血压高,无不适,其父亲于 49 岁时死于急性心肌梗死,查体:血压 155/100 mmHg,实验室检查血清总胆固醇 5.90 mmol/L,尿蛋白 240 mg/24 h,对该患者高血压的诊断应为（　　）。

A. 1 级,高危　　　　　　B. 2 级,高危　　　　　　　C. 2 级,极高危

D. 2 级,中危　　　　　　E. 1 级,极高危

66. 患者,男,68 岁。高血压病史 10 余年。查体:P 56 次/分,BP 160/90 mmHg,血肌酐 265 μmol/L,降压药物宜首选（　　）。

A. 美托洛尔 　　　B. 利血平 　　　C. 维拉帕米 　　　D. 氨氯地平 　　　E. 贝那普利

67. 患者,男,75 岁。高血压病史 16 年,平素血压 170/70 mmHg。实验室检查:空腹血糖 5.6 mmol/L,血肌酐 180 μmol/L,尿蛋白(++)。该患者收缩压至少应控制在(　　)。

A. 110 mmHg 以下 　　　　　B. 140 mmHg 以下 　　　　　C. 130 mmHg 以下

D. 120 mmHg 以下 　　　　　E. 150 mmHg 以下

二、多项选择题

1. 急性左心衰的病因包括(　　)。

A. 慢性心衰急性加重 　　　B. 急性心肌坏死和(或)损伤 　　　C. 急性血流动力学障碍

D. 快速输液 　　　　　　　E. 甲亢

2. 急性左心衰的治疗药物包括(　　)。

A. 镇静剂 　　　　　　　　B. 支气管解痉剂 　　　　　　　C. 利尿剂

D. 血管扩张药物 　　　　　E. 正性肌力药物

3. 急性左心衰使用利尿剂的注意事项包括(　　)。

A. 伴低血压、严重低钾、酸中毒者不宜应用

B. 大剂量和较长时间的应用可发生低血容量和低钠、低钾,增加其他降压药物引起低血压的危险

C. 应用过程应监测尿量,根据尿量及症状改善情况调整剂量

D. 伴高血压者不宜用

E. 糖尿病患者不宜用

4. 不属于心力衰竭时肺循环淤血表现的是(　　)。

A. 颈静脉怒张 　　　　　　B. 夜间阵发性呼吸困难 　　　C. 下肢水肿

D. 肝大、压痛 　　　　　　E. 以上都不是

5. 良性高血压时可出现以下病变?(　　)

A. 脑软化、出血 　　　　　B. 原发性颗粒性肾固缩

C. 左心室肥大 　　　　　　D. 细动脉壁广泛性纤维蛋白样坏死

E. 视网膜出血

6. 原发性高血压的严重后果常包括(　　)。

A. 脑出血 　　　　　　　　B. 糖尿病 　　　　　　　　　C. 下肢坏疽

D. 慢性肾功能不全 　　　　E. 左心衰竭

7. 下列哪类人群属于高血压的高危人群?(　　)

A. 大于 55 岁的男性 　　　B. 高血压患者的直系亲属 　　　C. 长期大量饮酒者

D. 超重人群 　　　　　　　E. 体力活动少者

8. 老年男性患者,主诉胸痛,如为心绞痛,还要具备(　　)。

A. 劳累时发作 　　B. 胸骨后闷痛 　　C. 持续数分钟 　　D. 持续数小时 　　E. 心尖区刺痛

9. 冠心病心绞痛的治疗可选用(　　)。

A. 洋地黄 　　B. 消炎痛 　　C. 硝酸酯类 　　D. 心得安 　　E. 吗啡

(张赢予)

消化系统疾病

1. 掌握消化系统疾病的临床表现、并发症。
2. 熟悉消化系统疾病的辅助检查、病理及诊断依据。
3. 了解消化系统疾病的病因、发病机制及治疗要点。

消化系统疾病是临床常见病,主要包括食管、胃、肠、肝、胆、胰以及腹膜、肠系膜、网膜等器官的器质性和功能性疾病。在我国,消化系统疾病是一类严重危害人民健康和影响社会劳动力的重要疾病,随着社会发展,疾病谱也在发生变化,酒精性肝炎和酒精性肝硬化日渐增多,恶性肿瘤的病死率中胃癌和肝癌分别排在第二和第三位,大肠癌、胰腺癌的患病率也在上升。以往在我国并未引起重视的胃食管反流性疾病和功能性胃肠病,现在也引起了消化病学界的高度重视。普及和采用根除幽门螺杆菌的治疗方法使消化性溃疡的复发率明显降低。

消化系统疾病的常见症状有厌食(食欲减退)、恶心与呕吐、嗳气与反酸、吞咽困难、烧灼感、腹胀、腹痛、腹泻和里急后重、便秘、呕血、黑便和便血等。消化系统疾病的常见实验室检查包括粪便常规检查、血培养和隐血实验、胃液分析、血清胆红素定量测定、甲胎蛋白测定等方法。其他检查方法主要包括内镜、超声、X 线、计算机断层扫描术(CT)和磁共振成像(MRI)、活体组织检查和脱落细胞检查等。

课堂思政

幽门螺杆菌与诺贝尔奖获得者

幽门螺杆菌(helicobacter pylori,Hp)是 1982 年由澳大利亚医师 B Marshall 在一个偶然的情况下分离培养出来的。Hp 感染作为慢性胃炎、消化性溃疡的最主要病因已经得到国际医学界的认可。研究还证实 Hp 感染与胃癌和胃淋巴瘤的发生密切相关。20 世纪 80 年代初,在澳大利亚佩斯(Perth)皇家医院病理科工作的 R Warren 教授发现胃炎和消化性溃疡患者的胃镜活检标本上定居有弯曲菌样的细菌。他们通过实验设计试图从胃活检标本中分离培养出该细菌,这一工作交给了医院年轻的住院医师 B Marshall 来完成。由于他们认为这种细菌非常接近于弯曲菌属,培养条件也是根据弯曲菌确定的。遗憾的是连续 34 个胃活检标本的培养均未发现细菌生长。接种培养第 35 个标本时,正是 1982 年 4 月西方的复活节。B Marshall 没有在 48 h 以后去医院观察细菌生长情况。在 5 天的复活节假期后,B Marshall 一上班就惊喜地发现培养基上长满了弯曲菌样的菌落。经分析,前面 34 个标本未能培养出该细菌是因为培养基仅孵育了 48 h 就被过早丢弃。该细菌就是现在被广泛研究的革兰阴性、微需氧螺旋杆菌——Hp。可以说 Hp 的发现是科学敏锐性和幸运相结合的结果。为了提供更确切的证据来证实 Hp 感染是胃疾病的直接致病因素,B Marshall 于 1984 年 7 月进行了一次吞服该菌的人体志愿者试验,志愿者就是 B Marshall 自己。B Marshall 的这一试验证实了 Hp 感染确实可引起急性胃炎。后续的多项志愿试验也证实了该结论,因此 R Warren 和 B Marshall 成为了 2005 年诺贝尔生理学或医学奖得主。

第1节 慢性胃炎

案例 11-1

患者,女,38岁。因间断腹胀、腹痛2年余,再发3天入院。2年前无明显诱因常感剑突下上腹间断性饱胀,钝痛,无反射痛,疼痛无明显规律,进食后加重,热敷后减轻。3天前无明显诱因上述症状再发,伴心悸、乏力、头晕,无恶心、呕吐、腹泻等。体格检查:体温36.5 ℃,脉搏78次/分,呼吸20次/分,血压110/80 mmHg。神清,慢性病容,腹平软,上腹轻压痛,无反跳痛及肌紧张。辅助检查:WBC $12.8×10^9$/L,N 0.8,L 0.2。

问题:1. 该患者的临床诊断是什么?诊断依据有哪些?

2. 应进行哪些实验室检查?

胃炎是指各种病因引起的胃黏膜炎症。按临床发病的缓急和病程长短,可分为急性胃炎和慢性胃炎两大类。另外,还有其他特殊类型胃炎,如感染性胃炎、化学性胃炎等。

慢性胃炎是由各种病因所致的胃黏膜的慢性炎性病变。目前,慢性胃炎多分为慢性浅表性胃炎和慢性萎缩性胃炎。慢性浅表性胃炎是指不伴有胃黏膜的萎缩性改变,胃黏膜层以慢性炎症细胞(如淋巴细胞和浆细胞)浸润为主的慢性胃炎。慢性萎缩性胃炎是指胃黏膜已发生萎缩性改变的慢性胃炎。慢性萎缩性胃炎又分为自身免疫性胃炎(A型胃炎)和多灶性萎缩性胃炎(B型胃炎)。前者萎缩性改变主要在胃体和胃底,由自身免疫引起,临床少见;后者萎缩性改变以胃窦为主,主要由幽门螺杆菌感染引起的浅表性胃炎发展而来,临床上十分常见。此病发病率居胃病首位,且发病率随年龄增长而增高。

一、病因及发病机制

慢性胃炎的病因及发病机制目前还未完全阐明,主要有以下几个方面。

1. 幽门螺杆菌(Hp)感染 目前认为,幽门螺杆菌感染是慢性胃炎最主要的病因。幽门螺杆菌有鞭毛,其感染力极强,可穿过黏液层定居于胃窦黏膜小凹处及其邻近上皮细胞表面繁衍;幽门螺杆菌有尿素酶,可分解尿素产生 NH_3,使上皮细胞受损;并且分泌多种毒素,引起中性粒细胞浸润,诱发炎症反应;其菌体壁还可作为抗原诱导免疫反应。这些因素长期存在可导致胃黏膜的慢性炎症。

课堂互动答案

课堂互动:慢性胃炎最主要的病因是什么?

> **知识链接**
>
> ### 幽门螺杆菌与慢性胃炎
>
> 幽门螺杆菌(helicobacter pylori,简称 Hp)呈"S"形或弧形弯曲,带有几根鞭毛,能在胃内穿过黏液层移向胃黏膜,其所分泌的黏附素能使其贴紧上皮细胞,其通过释放尿素酶,分解尿素产生 NH_3,在菌体周围形成"氨云",从而保持细菌周围中性环境。幽门螺杆菌的这些特点有利于其在胃黏膜表面定植。Hp通过上述产氨作用、分泌泡毒素 A 等物质而引起细胞损害;其细胞毒素相关基因(cag A)蛋白能引起强烈的炎症反应。这些因素的长期存在导致胃黏膜的慢性炎症。

2. 自身免疫 壁细胞损伤后能作为自身抗原刺激机体免疫系统产生相应的壁细胞抗体和内因子抗体,最终使胃酸分泌减少甚至缺失,影响维生素 B_{12} 的吸收,导致恶性贫血。

3. 十二指肠液反流 幽门括约肌松弛等因素造成十二指肠液反流,反流液内的胆汁、胰液等使胃黏膜屏障功能削弱而发生的慢性胃炎,即为胆汁反流性胃炎,多发生于胃窦部。

4. 其他因素 饮酒、吸烟、损害胃黏膜的药物及食物等均可反复损害胃黏膜。慢性右心衰竭、肝硬化门静脉高压及尿毒症等疾病也可使胃黏膜受损。

二、临床表现

慢性胃炎病程迁延,大多无明显症状,部分有消化不良的表现,包括上腹部饱胀不适,以餐后明显,出现无规律性的上腹部隐痛、嗳气、反酸、烧灼感、食欲不振、恶心、呕吐等消化不良症状。A 型胃炎可出现厌食、体重减轻和贫血。多数无明显体征,可表现为上腹部轻压痛。

三、辅助检查

1. 胃镜及胃黏膜活体组织检查 胃镜检查并同时取活体组织做组织病理学检查是最可靠的诊断方法。内镜下慢性浅表性胃炎可见黏膜充血、水肿,色泽较红,充血区和水肿区相间(红白相间),有灰白色、淡黄色分泌物附着,可见小片糜烂和出血点/斑;慢性萎缩性胃炎黏膜多呈苍白色或灰白色,可有红白相间,但以白为主,黏膜血管显露,色泽灰暗,皱襞细小,可有上皮增生或肠化形成的细小颗粒或较大结节,散在糜烂灶,黏膜易出血,黏液量极少或无。内镜下可见两种胃炎皆伴有胆汁反流。

课堂互动:慢性胃炎的内镜表现有哪些?

2. 幽门螺杆菌检测 对慢性胃炎患者做幽门螺杆菌检测是非常必要的。幽门螺杆菌检测已成为消化系统胃黏膜疾病的常规检测项目。检测方法分为侵入性检查和非侵入性检查两类。快速尿素酶实验侵入性检查为首选方法,操作简便,费用低。^{13}C 或 ^{14}C 尿素呼气试验检测幽门螺杆菌的敏感性及特异性高且无需胃镜检查,可作为根除后复查的首选方法。

课堂互动答案

3. 血清学检查 A 型胃炎血清促胃液素水平升高,抗壁细胞抗体和抗内因子抗体阳性。B 型胃炎患者血清促胃液素水平下降程度由视 G 细胞破坏程度决定,血清中亦可有抗壁细胞抗体,但滴度低。

四、诊断要点

出现反复上腹胀痛及不适表现,病程较长且无规律者应考虑该病。因临床表现不具特异性,确诊主要依赖胃镜检查及胃黏膜活检。幽门螺杆菌检测有助于病因诊断。

> **知识链接**
>
> **慢性胃炎与胃镜检查**
>
> 胃镜检查对慢性胃炎患者尤其是老龄患者尤为重要。但慢性胃炎患者往往因胃镜检查有一定的刺激且自己痛苦不大,故部分患者因畏惧而放弃此项检查。此时应耐心做好患者的思想工作,告知胃镜检查通常可以在全麻下进行,无痛苦,无禁忌证者可以使用,使其打消顾虑,配合检查。

五、防治要点

1. 去除病因 去除各种可能的致病因素,如避免摄入对胃有刺激的食物和纠正不良饮食习惯,戒除烟酒,慎用或不用可损害胃黏膜的药物。若为幽门螺杆菌感染引起的胃炎,应根除幽门螺杆菌,其治疗方案有以胶体铋剂或质子泵抑制剂(PPI)为基础的三联疗法方案,具体如下。

(1)胶体铋剂或质子泵抑制剂及用量:①奥美拉唑,40 mg/d;②兰索拉唑,60 mg/d;③枸橼酸钾,480 mg/d。选择一种。

（2）抗生素药物及用量：①克拉霉素，500～1000 mg/d；②阿莫西林，1000～2000 mg/d；③甲硝唑，800 mg/d。选择两种。

上述剂量分2次服，疗程7天。

三联疗法副作用较多，现多推荐奥美拉唑（每次40 mg，每日2次）加克拉霉素（每次500 mg，每日3次）二联给药，用药2周。

2. 对症处理　胃酸增高患者应用制酸剂。胃酸缺乏者，可服用稀盐酸、胃蛋白酶合剂等助消化。有胆汁反流的患者，可用铝碳酸镁或氢氧化铝凝胶治疗。有胃动力学改变者应用多潘立酮或西沙必利等。也可试用中药。这些药物除有对症治疗作用外，对胃黏膜上皮修复及炎症也有一定作用。

3. 自身免疫性胃炎治疗　无特殊治疗方法，如有恶性贫血，注射维生素 B_{12} 可获得纠正。

第2节　消化性溃疡

案例 11-2

患者，男，46岁，建筑工人。因反复上腹痛3年，加剧1 h入院。3年前因饮食无规律，出现阵发性上腹疼痛，多于饥饿后发作，进食后缓解，未引起重视，未服药及进一步检查。1 h前饮酒约150 ml后突然出现上腹绞痛，伴恶心，呕吐3次，为胃内容物，无血迹，在家未行处理，急诊入院。起病以来无寒战、发热，无心悸、气促。大小便正常。既往身体健康，否认肝炎、结核等病史，无外伤、手术及药物过敏史。吸烟，20支/日，偶尔饮酒。体格检查：体温37.8 ℃，脉搏90次/分，呼吸20次/分，血压110/75 mmHg，急性痛苦病容，全身皮肤及巩膜无黄染，浅表淋巴结不大。心肺无异常。腹平，板状腹，满腹压痛、反跳痛，肝脾触及不满意，移动性浊音阴性，肠鸣音减弱。实验室检查：白细胞计数15.8×10⁹/L，中性粒细胞0.87，淋巴细胞0.13。尿液一般检查（－）。血淀粉酶98 U/L。B超检查提示肝、胆、脾、双肾均正常。

问题：1. 最可能的诊断及诊断依据是什么？

　　　2. 应与哪些疾病进行鉴别？为了明确诊断，需进行哪些辅助检查？

消化性溃疡主要是指发生于胃和十二指肠的慢性溃疡，即胃溃疡（GU）和十二指肠溃疡（DU）。因其形成与胃酸和胃蛋白酶的消化作用有关，故称为消化性溃疡。

临床上十二指肠溃疡较胃溃疡多见，两者之比约为3∶1。DU好发于青壮年，GU的发病年龄较大，平均晚10年。消化性溃疡的发作有季节性，秋冬和冬春之交为好发季节。

一、病因及发病机制

病因尚未完全明了，一般认为消化性溃疡的形成是由于胃和十二指肠黏膜的保护作用与损害黏膜的因素失衡所致。当损害因素增强和（或）防御因素减弱时，就会产生溃疡。胃溃疡和十二指肠溃疡在发病机制上有不同之处，前者主要是防御-修复因素减弱所致，后者主要是损害因素增强所致。不同患者病因、发病机制可不同，但其临床表现却多相似。

（一）防御-修复机制

胃和十二指肠黏膜具有一系列防御和修复机制，能够抵御侵袭因素的损害，维持黏膜的完整性。当这种自身防御-修复机制受到损害时则可能发生消化性溃疡。

1. 黏膜屏障 分为黏膜细胞屏障和黏液屏障。胃黏膜上皮细胞的胞膜含有脂质,可形成脂质层,与细胞紧密连接,能防止 H^+ 从胃腔向黏膜内扩散,同时能防止 Na^+ 从黏膜细胞扩散入胃腔,从而保持胃黏膜与胃腔之间悬殊的 H^+ 浓度差。胃及十二指肠分泌的黏液含有碱性缓冲成分,且具有高度的黏着性,故对胃黏膜具有保护作用。黏膜屏障受到破坏为溃疡的形成创造了条件。

2. 黏膜血流及上皮细胞再生 胃和十二指肠有良好的血液循环和不断更新的上皮细胞。黏膜层有丰富的微循环网,以清除代谢废物和提供必需的营养物质,从而保证了上皮细胞更新的需要。

3. 黏膜的保护、营养作用 胃和十二指肠内有某种细胞能分泌前列腺素 E(主要是前列腺素 E_2),能促进黏膜上皮细胞分泌黏液及 HCO_3^-,增加黏膜血流量和蛋白质合成,并促进黏膜上皮细胞更新,是维持黏膜完整性的一个重要因素。

(二)黏膜损害因素

1. 幽门螺杆菌(Hp)感染 目前认为 Hp 感染是消化性溃疡重要的发病原因和复发因素之一。①消化性溃疡中 Hp 的感染率最高,如能排除检测前患者服用过抗生素、铋剂或非甾体抗炎药等因素,DU 患者的 Hp 感染率可高达 90% 以上,但有的 DU 人群中 Hp 阳性率约为 50%,GU 的 Hp 阳性率为 60%~90%。另外,Hp 阳性率高的人群消化性溃疡的患病率也较高。②临床上根除 Hp 可促进溃疡愈合和显著降低溃疡病的复发率。③Hp 感染改变了黏膜侵袭因素与防御因素之间的平衡,Hp 凭借其毒力因子的作用,诱发局部炎症和免疫反应,损害局部黏膜的防御-修复机制;另外,Hp 感染可增加促胃液素和胃酸的分泌。这两方面共同作用,造成了胃和十二指肠黏膜损害和溃疡的形成。

> **知识链接**
>
> ### 幽门螺杆菌与诺贝尔奖
>
> 幽门螺杆菌的发现和研究,引发了对消化性溃疡处理策略的重大变革。因此,2005 年诺贝尔生理学或医学奖颁给了对人类有突出贡献的来自澳大利亚珀斯皇家医院的两位学者,以表彰他们"发现了幽门螺杆菌以及这种细菌在胃炎和溃疡等疾病中扮演的角色"。

2. 胃酸和胃蛋白酶 目前"无酸,无溃疡"的观点得到普遍认同。胃酸对消化道黏膜的损伤作用一般只有在正常黏膜防御和修复功能遭受破坏时才发生。消化性溃疡的最终形成是由于胃蛋白酶的消化作用所致。胃蛋白酶的生物活性取决于胃液的 pH。胃蛋白酶能降解蛋白质分子,对黏膜有侵袭作用。在胃酸分泌正常的情况下罕有溃疡的发生。抑制胃酸分泌的药物能促进溃疡愈合,因此,胃酸超常分泌是溃疡发生的决定因素。

十二指肠溃疡患者平均基础酸排量和最大酸排量常大于正常人。胃溃疡患者的平均基础酸排量和最大酸排量多属正常或甚至低于正常。

3. 非甾体抗炎药 长期服用非甾体抗炎药可诱发消化性溃疡,妨碍溃疡愈合,增加溃疡复发率和出血、穿孔等并发症的发生率。由于摄入的非甾体抗炎药接触胃黏膜的时间较十二指肠黏膜长,因而与胃溃疡的关系更为密切。非甾体抗炎药损害胃及十二指肠的原因除药物的直接作用外,主要通过抑制前列腺素合成,削弱前列腺素对胃及十二指肠的保护作用而发生消化性溃疡。

4. 遗传因素 观察表明,单卵双胎发生溃疡的一致性高于双卵双胎;在一些罕见的遗传综合征如多发性内分泌腺瘤病 1 型、系统性肥大细胞增多症等,消化性溃疡为其临床表现的一部分。

5. 胃、十二指肠运动异常 部分十二指肠溃疡患者胃排空速度比正常人快,使十二指肠球部酸负荷量增大,黏膜易受损害。部分胃溃疡患者存在胃运动功能障碍,表现为胃排空延缓和十二指肠-胃反流。胃运动障碍可加重幽门螺杆菌感染或非甾体抗炎药对胃黏膜的损伤。

6. 应激和心理因素 长期精神紧张、焦虑或情绪剧烈波动的人易患消化性溃疡。十二指肠溃疡愈合后患者遭受精神应激时,溃疡容易复发或发生并发症。心理因素对消化性溃疡特别是对十二指肠溃疡的发生有明显影响。

7. 其他危险因素 ①吸烟:吸烟者消化性溃疡发生率比不吸烟者的高。吸烟影响溃疡愈合、促进溃疡复发和增加溃疡并发症发生率。吸烟可增加胃酸、胃蛋白酶分泌,抑制胰腺分泌碳酸氢盐,降低幽门括约肌张力和影响胃黏膜前列腺素合成。②饮食:与消化性溃疡关系不十分明确。酒、浓茶、咖啡和某些饮料能刺激胃酸分泌,摄入后易产生消化不良症状。高盐饮食被认为可增加胃溃疡发生的危险性,这与高浓度盐损伤胃黏膜有关。

胃溃疡好发于胃角和胃小弯,十二指肠溃疡好发于球部,前壁常见;胃或十二指肠溃疡一般为单个,若为两个以上,则称为多发性溃疡,胃和十二指肠同时发生溃疡称为复合性溃疡;溃疡形成多为圆形或椭圆形,直径多小于 10 mm。胃溃疡多比十二指肠溃疡面积大,可深至黏膜肌层,边缘光整,由肉芽组织构成,上覆盖有灰白或灰黄纤维渗出物。活动性溃疡周围黏膜常有炎性水肿,深者可达胃壁肌层或浆膜层,穿破浆膜层时可致穿孔,有破溃血管时可致出血。溃疡急性发作时可因炎症水肿和幽门痉挛而引起暂时性梗阻,慢性梗阻则因瘢痕收缩而呈持久性。

二、临床表现

本病的临床表现不一,部分患者可无症状,或以出血、穿孔等并发症作为首发症状。典型消化性溃疡有以下特点:①慢性过程,病情反复发作,病史可达几年甚至数十年。②周期性发作,发作与缓解交替,缓解期长短不一,几周到数年不等,发作常有季节性,多在秋冬或冬春之交发病,可因情绪不良、劳累和服非甾体抗炎药而诱发。③发作时上腹疼痛呈节律性。

(一)症状

上腹痛(表 11-1)为本病的主要症状,胃溃疡的疼痛部位多位于剑突下正中或偏左,十二指肠溃疡常在上腹偏右。疼痛性质可为钝痛、烧灼痛、胀痛或剧痛,有的则呈饥饿样不适感。大多呈轻度或中等度疼痛,可被制酸剂或进食缓解。胃溃疡患者约 2/3 的疼痛为有典型的节律性疼痛:餐后 0.5～1 h 开始出现上腹痛,持续 1～2 h 后逐渐缓解,下次进餐后疼痛复发,呈进食—疼痛—缓解的规律性。十二指肠溃疡一般餐后 2～3 h 开始出现疼痛,为空腹痛,可持续至下次进餐后才缓解,呈疼痛—进食—缓解的规律性。疼痛也可于睡前或午夜出现,称"午夜痛"。此外,常有反酸、嗳气、上腹胀满、恶心、呕吐等症状。随着病情的发展,可因并发症的出现而发生症状改变。

表 11-1　消化性溃疡上腹痛特点

项　目	胃　溃　疡	十二指肠溃疡
疼痛性质	烧灼或痉挛感	灼痛、胀痛、剧痛、钝痛、饥饿样不适
疼痛部位	剑突下正中或偏左	上腹正中或稍偏右
发作时间	进食后 0.5～1 h	进食后 2～3 h,午夜或凌晨 3 点常被疼醒,称为空腹痛、午夜痛或夜间痛
持续时间	1～2 h,胃排空后缓解	直到下次进餐或服止酸药为止
疼痛规律	进食—疼痛—缓解	疼痛—进食—缓解

课堂互动:消化性溃疡上腹痛有哪些特点?

(二)体征

溃疡活动时剑突下可有固定而局限的压痛点,压痛较轻,压痛点符合溃疡的部位,腹壁一般柔软。后壁溃疡常无上腹部压痛点。缓解时无明显体征。

课堂互动答案

(三)特殊类型的溃疡

1. 无症状性溃疡　15％～35％消化性溃疡患者可无任何症状。可发生于任何年龄,但以老年人多见,常因其他疾病做内镜或 X 线钡餐检查时被发现。

2. 老年人消化性溃疡　以胃溃疡多见,临床表现多不典型,疼痛多无规律,可出现食欲不振、恶心、呕吐、体重减轻、贫血等症状。老年人中位于胃体上部或高位的溃疡及胃巨大溃疡较多见,需与胃癌相鉴别。

3. 幽门管溃疡 溃疡发生在胃末端与球部连接 2 cm 的幽门管,上腹部疼痛较重,节律性和周期性不明显,对抗酸药反应较差,易发生幽门梗阻、出血和穿孔等并发症。

4. 球后溃疡 发生在十二指肠球部以下,多发生在十二指肠乳头的近端。有十二指肠溃疡的临床表现,但夜间痛及背部放射痛更为多见,药物治疗效果差,较易并发出血。X 线检查和胃镜检查易漏诊。

5. 复合性溃疡 胃和十二指肠同时发生的溃疡,十二指肠溃疡往往先于胃溃疡出现。

(四)并发症

1. 出血 消化性溃疡最常见的并发症。15%~25% 的消化性溃疡患者可并发出血。10%~25% 的患者以上消化道出血为首发症状。出血量与被侵蚀的血管大小有关,毛细血管破裂出血量小,如溃破动脉则出血量多,轻者粪便隐血呈阳性或出现黑粪,重者出现呕血,超过 1000 ml 可引起循环障碍,应积极抢救。

2. 穿孔 溃疡向深部发展穿透浆膜则发生穿孔,穿孔是消化性溃疡最严重的并发症。可分为急性、亚急性和慢性三种。①急性穿孔:多发生于前壁,病变溃破入腹腔引起弥漫性腹膜炎。起病急骤,可出现突发的腹部剧痛,持续而加剧,先出现于上腹,逐步波及全腹,腹肌紧张呈"板状腹",有显著的压痛和反跳痛。肝浊音界缩小或消失,腹部 X 线检查可见膈下游离气体,此为诊断穿孔的重要依据。②亚急性穿孔:邻近后壁穿孔较小,只引起局限性腹膜炎时称为亚急性穿孔。症状较急性轻,体征较局限。③慢性穿孔:胃和十二指肠后壁溃疡深至浆膜层时已与邻近组织或器官发生粘连,穿孔时胃内容物不流入腹腔称为慢性穿孔。腹痛失去原有的节律性,疼痛顽固而持续,常放射至背部。

3. 幽门梗阻 主要由十二指肠球部溃疡或幽门管溃疡引起。溃疡急性发作时可因炎症水肿和幽门部痉挛而引起暂时性梗阻,随炎症消退即好转。慢性梗阻主要因瘢痕收缩而呈持久性。幽门梗阻表现为胃排空延迟,上腹胀满不适,疼痛于餐后加重,并有恶心、呕吐,大量呕吐后症状可缓解,呕吐物含酸酵宿食,无胆汁。严重呕吐可致脱水和低钾、低氯性碱中毒。常发生营养不良和体重减轻。上腹部空腹振水音和胃蠕动波是幽门梗阻的典型体征。

4. 癌变 少数胃溃疡可发生癌变,十二指肠溃疡癌变则极少见。有长期慢性胃溃疡史,年龄在45 岁以上,溃疡迁延不愈,出现明显的体重下降或贫血,经严格的内科治疗无效,同时大便隐血试验持续呈阳性者应考虑溃疡癌变的可能,需进一步检查,胃镜取多点做活体组织病理检查可明确诊断。

> **课堂互动**:消化性溃疡的并发症有哪些?最严重的和最常见的分别是什么?

三、辅助检查

1. 胃镜检查和黏膜活检 胃镜检查和黏膜活检确诊消化性溃疡首选的检查方法。可直接观察溃疡部位、病变大小、性质,并可取活体组织做病理检查及幽门螺杆菌检测。

课堂互动答案

2. X 线钡餐检查 溃疡的 X 线征象有直接和间接两种,龛影是直接征象,对消化性溃疡有确诊价值。胃大弯侧痉挛性切迹、十二指肠球部激惹和球部畸形均为间接征象,提示有溃疡可能。随着内镜技术的普及和发展,上消化道钡剂造影应用越来越少。

3. 幽门螺杆菌检测 Hp 感染的诊断已成为消化性溃疡的常规检测项目。检测方法有侵入性和非侵入性两大类。前者需通过内镜取胃黏膜组织来检测 Hp,可同时确定存在的胃和十二指肠疾病。常用方法有快速尿素酶试验、组织学检查、黏膜涂片染色镜检、微需氧培养和聚合酶链反应(PCR)等,其中快速尿素酶试验是侵入性试验中诊断 Hp 感染的首选方法。非侵入性试验主要有血清学试验及 ^{13}C 或 ^{14}C 尿素呼气试验,可作为根除治疗后复查的首选试验。

4. 胃液分析 胃溃疡患者胃酸分泌正常或稍低于正常,部分十二指肠溃疡患者则增多。目前主要用于促胃液素瘤的辅助诊断。

5. 粪便隐血试验 活动性消化性溃疡隐血试验呈阳性,一般经治疗后 1~2 周内可转阴,如持续阳性,应考虑癌变。

课堂互动答案

> **课堂互动**:确诊消化性溃疡的方法有哪些?

四、诊断要点

根据慢性病程、周期性发作特点及节律性上腹部疼痛病史,可作出初步诊断。确诊需依靠X线钡餐检查和(或)胃镜活体组织检查,后者诊断价值大。

> **知识链接**
>
> 　　导致上腹部慢性疼痛的疾病很多,需注意与其他有上腹痛症状的疾病(如慢性肝胆胰疾病、功能性消化不良等)相鉴别。若胃镜检查发现胃和十二指肠溃疡,应注意与胃癌、胃泌素瘤相鉴别。

五、防治要点

治疗目的在于去除病因,控制症状,促进溃疡愈合,防止复发和避免并发症。

(一)一般治疗

生活要有规律,定时进餐,避免过度劳累和精神紧张,避免过冷、过热、过硬及辛辣等刺激性食物等。如有烟酒嗜好,应戒除。服用非甾体抗炎药者,应尽可能停服。

(二)药物治疗

1. 根除幽门螺杆菌　根除幽门螺杆菌可使大多数与幽门螺杆菌感染有关的消化性溃疡患者达到根治目的。治疗方案见慢性胃炎。

2. 抑制胃酸分泌　溃疡的愈合特别是十二指肠溃疡的愈合与抗酸治疗的强度和时间成正比。治疗常用药有 H_2 受体拮抗剂和质子泵抑制剂。H_2 受体拮抗剂,如西咪替丁、雷尼替丁、法莫替丁、尼扎替丁等,能阻止组胺与 H_2 受体结合,使壁细胞分泌胃酸减少。质子泵抑制剂使壁细胞分泌胃酸的关键酶 H^+-K^+-ATP 酶失去活性,阻滞壁细胞胞质内 H^+ 转移至胃腔而抑制胃酸分泌。几种常用药的剂量、用法见表 11-2。

表 11-2　几种常用药的剂量、用法

药　　物	常规治疗量	药　　物	常规治疗量
西咪替丁	800 mg qn(400 mg bid)	奥美拉唑	20 mg qd
雷尼替丁	300 mg qn(150 mg bid)	兰索拉唑	30 mg qd
法莫替丁	40 mg qn(20 mg bid)	泮托拉唑	40 mg qd
尼扎替丁	300 mg qn(150 mg bid)	拉贝拉唑	10 mg qd

3. 保护胃黏膜　胃黏膜保护剂有三种,即硫糖铝、枸橼酸铋钾和前列腺素类药物。硫糖铝抗溃疡的机制主要是其黏附覆盖在溃疡面上阻止胃酸和胃蛋白酶继续侵袭溃疡面,促进内源性前列腺素合成和刺激表皮生长因子。其不良反应是便秘。用法是硫糖铝 1.0 g,每日 3～4 次。枸橼酸铋钾除具有类似硫糖铝作用外,还有抑制幽门螺杆菌作用。短期服用的主要不良反应是舌苔发黑,长期服用可因铋在体内积蓄而引起神经毒性,故不宜长期用药。用法是枸橼酸铋钾,每次 120 mg,每日 4 次,8 周为 1 个疗程,餐前半小时口服,睡前加服一次。米索前列醇具有抑制胃酸分泌、增加胃十二指肠黏膜黏液/碳酸氢盐分泌和增加黏膜血流的作用。此类药主要用于胃溃疡的治疗。

(三)溃疡复发的预防

坚持严格正规的内科治疗是预防溃疡复发的前提,对所有可能导致溃疡发生的因素都应避免,尤其是幽门螺杆菌感染、服用非甾体抗炎药、吸烟等溃疡复发的危险因素,应尽量去除。

(四)外科手术治疗

对于大量出血经内科紧急治疗无效、急性穿孔、瘢痕性幽门梗阻、经内科正规治疗无效的顽固性溃疡以及胃溃疡疑有癌变者可行手术治疗。

（五）内镜治疗

根据溃疡出血病灶的内镜下特点选择治疗策略。消化性溃疡出血的内镜下治疗包括溃疡表面喷洒蛋白胶、出血部位注射 1∶10000 肾上腺素、出血点钳夹和热凝固术等,有时采取 2 种以上内镜治疗方法联合应用。结合质子泵抑制剂持续静脉滴注对消化性溃疡活动性出血止血成功率达 95％以上。

> **知识链接**
>
> 话说,病从口入,把好"口"这一关就能大大减少消化道疾病的发生。应做到生活有规律,劳逸结合,养成良好的饮食习惯,少食多餐,避免食用过冷、过热、粗糙、刺激性及不洁的食物。戒除烟酒,避免使用对胃黏膜有刺激的药物等。

第 3 节 胃　癌

案例 11-3

患者,女,65 岁。上腹部饱胀不适、食欲减退 3 个月余,上腹部隐痛、消瘦 1 个月余。查体:上腹部轻度压痛;红细胞、血红蛋白水平下降,大便隐血(＋)。X 线气钡双重造影显示胃小弯不规则龛影、环堤、指压迹,纤维胃镜检查显示胃小弯溃疡,溃疡一侧边缘有不规则堤岸状隆起,另一侧边缘无明显边界,周围黏膜有结节,凹凸不平、出血、糜烂。

问题:1. 该患者可能诊断为何病?

2. 如何处理?

胃癌是常见的恶性肿瘤之一,其发病有明显的地域性差别,在我国的西北与东部沿海地区胃癌发病率比南方地区明显更高。据《2020 年全球癌症统计报告:全球 185 个国家 36 种癌症发病率和死亡率的估计》,胃癌居全球癌症发病谱的第 5 位与死因谱的第 4 位。好发年龄在 50 岁以上,男性多于女性。胃癌的预后与胃癌的病理分期、部位、组织类型、生物学行为以及治疗措施有关。

一、病因及发病机制

胃癌病因尚不十分明确,与地域、环境、饮食及慢性萎缩性胃炎、胃息肉、胃溃疡、残胃炎等癌前病变等多种因素有关。《胃癌诊治难点中国专家共识(2020 版)》根据循证医学证据提出如下内容。

(1)胃癌发病率随年龄增加而升高,男性风险比女性高 6～8 倍。胃癌高风险人群定义为年龄≥40 岁且符合下列任意 1 条者:①胃癌高发地区人群。②幽门螺杆菌感染者。③既往患有慢性萎缩性胃炎、胃溃疡、胃息肉、手术后残胃、肥厚性胃炎、恶性贫血等胃癌前疾病。④为胃癌患者一级亲属(父母、子女、兄弟姐妹)。⑤存在胃癌其他风险因素(如摄入高盐、腌制饮食、吸烟、重度饮酒等)。

(2)5％～10％的胃癌患者存在家族性聚集现象。

据统计,胃大部切除术后,残胃发生癌变的概率比正常人高 2～3 倍。近年来,幽门螺杆菌与胃癌的关系越来越受到重视。1994 年,WHO 国际癌症研究机构提出"Hp 是一种致癌因子,在胃癌的发病中起病因作用"的观点。Hp 感染率高的国家和地区常有较高的胃癌发病率,且随着 Hp 抗体滴定度的升高胃癌的危险性也相应增加。病灶多见于胃窦及胃小弯侧,其次为贲门,胃体较少,广泛分布者更少。95％为腺癌,包括乳头状腺癌、管状腺癌、低分化腺癌、黏液腺癌等。

二、临床分期及病理类型

1. 早期胃癌　早期胃癌指病变仅限于黏膜或黏膜下层的胃癌,不论病变范围和是否有淋巴结转移。这类胃癌主要由胃镜发现,检出率仅15％～20％。早期胃癌可分为三型。Ⅰ型为隆起型,癌块突出5 mm以上。Ⅱ型为浅表型,癌块微隆与低陷在5 mm以内。其有三个亚型:Ⅱa型为表浅隆起型,Ⅱb型为表浅平坦型,Ⅱc型为表浅凹陷型。Ⅲ型为凹陷型,深度超过5 mm。此外还有混合型。

2. 进展期胃癌　进展期胃癌临床常见,指病变深度已经超过黏膜下层的胃癌。常分为肿块型胃癌,肿块小者如息肉,大者如蕈状巨块,突入胃腔,表面破溃出血、坏死或继发感染;溃疡型胃癌,中心凹陷呈溃疡,四周边缘不规则隆起,溃疡直径一般大于2.5 cm,向胃壁各层浸润;弥漫型胃癌,癌细胞向胃壁各层浸润,可累及胃的大部或全部,使胃壁僵硬者称为"皮革胃",此型癌细胞分化差,恶性程度较高,转移亦较早。

三、转移途径

1. 直接浸润　在胃癌细胞侵犯浆膜层时,可直接蔓延扩散至腹膜及相邻器官。

2. 淋巴结转移　胃癌的主要转移方式,先累及局部,继及远处淋巴结,少数情况下也可发生跳跃式转移。

3. 血行转移　一般发生于晚期,常见于肝脏,其次可累及肺、骨、肾和脑等。

4. 种植转移　癌细胞突破浆膜层后脱落入腹腔,种植于腹腔其他脏器、腹膜及盆腔表面,形成转移结节。女性患者转移到卵巢,称Krukenberg肿瘤。广泛转移后可出现大量癌性腹腔积液。

> **课堂互动**:胃癌的转移途径有哪些?

四、临床表现

1. 早期胃癌　症状常不典型,随着病情发展,逐渐可有上腹部不适、隐痛、嗳气、反酸、食欲减退,类似胃病或消化不良症状,有的患者有易饱感和软弱乏力等,易被患者或医生忽略或误诊。

课堂互动答案

2. 进展期胃癌　随着病情进展,症状日益加重,常有上腹痛、乏力、贫血和消瘦等。癌灶浸润胃周围血管则引起消化道出血,可出现呕血或便血。胃窦癌可引起幽门部分梗阻或完全性梗阻,可有恶心、呕吐。贲门部或高位小弯癌可有进食梗阻感。晚期出现上腹部固定性肿块或其他部位转移引起的体征,如左锁骨上淋巴结肿大、癌性腹腔积液、肝大、直肠或阴道指诊有盆腔或卵巢肿块及恶病质状态。

五、辅助检查

1. 血常规检查　常有不同程度的贫血,多为缺铁性贫血,也可见巨幼细胞贫血。

2. 粪便潜血试验　常持续阳性,有助于胃癌的诊断,可作为普查时的筛选试验。

3. 胃镜检查　可直视病变的部位和范围,亦可取活体组织检查,诊断准确率可达90％以上,为诊断胃癌的最有效方法。早期胃癌镜下可见局部黏膜呈颗粒状,粗糙不平,或呈轻度隆起或凹陷,有僵直感。

4. X线钡餐检查　目前仍为诊断胃癌的常用方法。常采用气钡双重对比和低张造影,肿块型胃癌表现为不规则充盈缺损;溃疡型胃癌则表现为形态不整的龛影,胃壁僵硬,蠕动波不能通过或邻近黏膜有断裂;弥漫型胃癌可见胃黏膜皱襞粗乱,胃壁僵硬,蠕动波消失,胃腔缩窄、钡剂排空快。如全胃受累则呈狭窄的"革袋状"胃。

5. 影像学检查　常用的有腹部超声、超声内镜检查(EUS)、多层螺旋CT(MSCT)等。这些检查除了能了解胃腔内和胃壁本身的情况外,主要用于判断胃周淋巴结,胃周器官肝、胰及腹膜等部位有无转移或浸润。

6. 胃脱落细胞学检查　用纤维光束胃镜直接冲洗或摩擦法,将抽出液离心沉淀后,用涂片法查找癌细胞。

7. 血清胃蛋白酶　血清胃蛋白酶原Ⅰ<70 μg/ml,胃蛋白酶原Ⅰ/胃蛋白酶原Ⅱ<3.0 为阳性。对胃癌的诊断阳性率为 84.6%,敏感性为 84.6%,特异性为 73.5%。

8. 胃液分析　胃癌患者胃液分析多显示游离酸缺乏或减少,经注射组胺后,游离酸改变仍不明显。

> 课堂互动:诊断胃癌最有效的方法是什么?

六、诊断要点

课堂互动答案

晚期胃癌的诊断不困难。早期诊断胃癌是提高治愈率的关键。但早期胃癌的症状不明显,也不典型,容易被患者和医生忽略。为了能早期发现胃癌,下列患者应详细检查:①有胃癌家族史或原有胃病史的人群,定期检查。②40 岁以上,既往无胃病史而出现上述早期消化道症状,或已有长期溃疡病史而近期症状改变明显或疼痛规律改变,特别是使用原有效药物而不能控制症状者。③对有癌前期病变者,应注意定期复查。④多年前曾行胃大部切除,近期又重新出现胃部症状者。为提高胃癌早期诊断率,主要应用纤维胃镜检查和 X 线钡餐检查,胃液细胞学检查现已较少应用。此外,连续病理切片、免疫组化、流式细胞分析、反转录-聚合酶反应(RT-PCR)等方法对诊断胃癌微转移已取得一些进展。

> **知识链接**
>
> **胃癌与良性胃溃疡的鉴别诊断**
>
> 良性胃溃疡一般病程较长,患者有典型疼痛的反复发作史,抗酸剂治疗有效,多不伴有食欲减退,多无明显体征,不会出现近期明显消瘦、贫血、腹部包块、左锁骨上窝淋巴结肿大等。依靠 X 线钡餐检查和胃镜检查,特别是细胞学检查,可以明确诊断。但应警惕胃溃疡恶变。

七、防治要点

基本原则:胃癌根治性切除术是目前唯一有可能将胃癌治愈的治疗方法,因此诊断一旦确定,如条件许可,应力争早日行根治性切除。应争取早期手术,辅以术前、术中和术后综合性疗法。

1. 手术治疗　手术治疗为胃癌的主要治疗手段。早期胃癌可选用内镜或腔镜切除术、腹腔镜下或开腹胃部分切除术、保留幽门的胃切除术、保留迷走神经的胃部分切除术等。

当前,对于早期胃癌常行内镜下黏膜切除术(endoscopic mucosal resection,EMR)或内镜黏膜下剥离术(endoscopic submucosal dissection,ESD)。EMR 适应证:①超声内镜证实的无淋巴结转移的黏膜内胃癌;②不伴有溃疡且小于 2 cm 的Ⅱa 病灶、小于 1 cm 的Ⅱb 或Ⅱc 病灶等。ESD 适应证:①无溃疡的任何大小的黏膜内肠型胃癌;②小于 3 cm 的伴有溃疡的黏膜内肠型胃癌;③直径<3 cm的黏膜下层肠型胃癌而浸润深度<500 μm。对于切除的癌变组织应进行病理检查,如切缘发现癌变或表浅型癌肿侵袭到黏膜下层,需追加手术治疗。

早期胃癌经合理治疗后黏膜癌的 5 年生存率为 98.0%,黏膜下癌为 88.7%。对于进展期胃癌,若患者全身情况允许,未发现有远处转移,可行根治性切除术,切除胃的全部或大部,以及大小网膜和局部淋巴结。手术切除范围应离癌肿边缘 6~8 cm,常见的胃窦癌远切端应达十二指肠球部 3 cm,并重建消化道。如癌肿已侵及胃周脏器或淋巴结转移已经超过N2,但尚能根治者,可行扩大胃癌根治术。如癌肿已有广泛转移,不能彻底切除,可行姑息性手术,单纯切除癌肿或行空肠造瘘,以暂时解决患者进食问题,为术后综合治疗创造有利条件。

2. 其他　包括放射治疗、化学疗法、免疫治疗及基因疗法等。其中,基因疗法包括抑癌基因治疗、自杀基因治疗、反义基因治疗、核酶基因转染治疗和基因免疫治疗等。目前多数还处于试验阶段,但有望成为胃癌治疗的新方法。

第4节　肝　硬　化

　　患者，男，67 岁，教师。因呕血、便血 5 日入院。5 日前无明显诱因出现呕血一次，量约 500 ml，鲜红色，含血块。共便血 7 次，每次量为 150～500 g，呈暗红色血便，稀糊状，伴头晕、乏力，无发热、腹痛、黄染、意识障碍、腹胀等。在当地经止血、补液、输血等治疗后，效果欠佳，遂来我院。既往有乙肝史 15 年余，肝硬化并上消化道出血史 6 年余，一直口服护肝药。无伤寒、结核病史，无外伤史，无外地常居史，无烟酒嗜好。体格检查：体温 36.3 ℃，脉搏 60 次/分，呼吸 15 次/分，血压 120/60 mmHg，面色晦暗，意识清楚，精神差，全身皮肤黏膜无黄染，有蜘蛛痣，皮下可见出血点，浅表淋巴结不大。心肺听诊正常。腹平软，肝脾未触及，全腹无压痛，移动性浊音(±)，肠鸣音活跃，双下肢水肿。实验室检查：白细胞计数 2.8×10^9/L，红细胞计数 2.69×10^{12}/L，中性粒细胞 0.83，红细胞平均体积(MCV)103 fl，血红蛋白 80 g/L，血小板计数 77×10^9/L。HBsAg(－)，抗 HBs(－)，HBeAg(－)，抗 HBe(－)，抗 HBc(－)，ALT 21 U/L，AST 30 U/L，总蛋白(TP)38.6 g/L，尿素氮(BUN)11.03 mmol/L，肌酐(Cr)82.9 mmol/L，碱性磷酸酶(ALP)40 U/L，γ-谷氨酰基转移酶(GGT)54 U/L，直接胆红素(DB)19.4 μmol/L，总胆红素(TB)31.3 μmol/L。B 超检查提示：肝被膜欠光滑，肝内血管纹理欠清晰，肝内光点粗，分布散，回声增强，右肝体积偏小，脾厚 46 mm，肋下 16 mm，肝、肾隐窝见液性暗区，最大面积 24 mm×61 mm。

　　问题：1. 该患者可诊断为何病？诊断依据有哪些？
　　　　　2. 该疾病有哪些原因？

　　肝硬化是一种以肝组织弥漫性纤维化、假小叶和再生结节形成为特征的慢性肝病。临床以肝功能损害和门静脉高压为主要表现，晚期常出现消化道出血、肝性脑病、继发感染等严重并发症。肝硬化是我国常见疾病和主要死亡原因之一。

课程思政

中国外科肝胆外科之父吴孟超之吻

　　中国肝胆外科之父吴孟超院士矢志医学，一辈子立志治病救人，以消灭肝癌为己任，他不但医术高超，更是具有高尚的医德，75 年从医生涯，拯救过 16000 多名患者，用尽仁心仁术。有一次，吴院士查完房，给一位 60 多岁男患者仔细叮嘱完注意事项后，患者依依不舍地拉住吴老的手，在手背上深情地亲吻了一下，吴老立刻拥抱患者在他面颊上作了一个回吻，患者立即被这股温暖感动得热泪盈眶。医患关系矛盾尖锐已经成为我们这个时代的敏感话题，医者应以心换心、换位思考，用心体贴患者的需求，给予患者家人般的温暖，进行积极和充满善意的沟通才能更有效化解矛盾，治愈患者身心。

一、病因及发病机制

引起肝硬化的病因很多，我国以病毒性肝炎所致的肝硬化为主。

1. 病毒性肝炎　主要为乙型、丙型和丁型肝炎病毒重叠感染，通常经过慢性肝炎阶段演变发展为肝硬化。

2. 酒精中毒 长期大量饮酒者,酒精及其中间代谢产物(乙醛)直接损害肝细胞,引起酒精性肝炎而发展成肝硬化。

3. 胆汁淤积 持续肝外胆管阻塞或肝内胆汁淤积,导致胆汁性肝硬化。

4. 药物或工业毒物 长期服用某些对肝脏有损害的药物如双醋酚丁、甲基多巴等,或长期反复接触某些化学毒物如磷、砷、四氯化碳等,可引起中毒性肝炎,最终导致肝硬化。

5. 循环障碍 缩窄性心包炎、慢性充血性心力衰竭、肝静脉或下腔静脉阻塞等使肝脏长期淤血,肝细胞缺氧、坏死和结缔组织增生,演变为心源性肝硬化。

6. 遗传和代谢疾病 由于某些遗传和代谢性疾病,某些物质或其代谢产物沉积于肝,造成肝损害,导致肝硬化,如肝豆状核变性(铜沉淀)、血色病(铁沉淀)、半乳糖血症等。

7. 其他 慢性炎症性肠病等导致的营养障碍、自身免疫性肝炎、长期感染血吸虫等均可发展为肝硬化。部分病例发病原因不明,称为隐源性肝硬化。

各种病因引起的肝硬化,病理变化和发展演变过程基本相同。在大体形态上,肝脏变形,早期肿大,晚期缩小,质地变硬,特征为广泛肝细胞变性坏死,再生结节,弥漫性结缔组织增生,假小叶形成。

这些病理变化造成严重的肝内血液循环障碍,形成门静脉高压,也使肝细胞营养障碍进一步加重,并促使肝硬化病变进一步发展。门静脉压力增高到一定程度,即可形成门体侧支循环,以食管、胃底静脉曲张和腹壁静脉曲张最为重要。脾因长期阻塞性充血而肿大,脾髓增殖,结缔组织大量形成。由于门体分流及血管活性物质增加,肺内毛细血管扩张,肺动静脉分流,通气/血流比例失调,引起低氧血症,称为肝肺综合征。

课堂互动:我国肝硬化最主要的原因是什么?

二、临床表现

肝硬化以 35～48 岁年龄高发。因肝脏有极强的代偿功能,患者通常起病隐匿,病程发展缓慢,可潜伏 3～5 年或 10 年以上。少数因短期大片肝坏死,3～6 个月可发展成肝硬化。临床上将肝硬化分为肝功能代偿期和失代偿期,但两期的界限常不清楚。

课堂互动答案

(一)代偿期

症状轻且缺乏特异性,以乏力、食欲不振为主要表现,可伴有腹部不适、恶心、上腹隐痛、腹泻等。以上症状多呈间歇性,劳累时出现,休息或治疗则缓解。患者营养状况一般,肝脏轻度肿大,质地结实,可有轻度压痛或无压痛。脾轻、中度肿大。肝功能正常或轻度异常。

(二)失代偿期

症状显著,主要为肝功能减退和门静脉高压两大临床表现。

1. 肝功能减退的临床表现

(1) 全身症状:一般状况与营养状况较差,消瘦乏力,精神不振,严重者因衰弱而卧床不起。面色灰暗、黝黑,可有不规则发热、皮肤干枯粗糙、水肿、舌炎、口角炎及夜盲等。

(2) 消化道症状:食欲不振甚至厌食,进食后上腹饱胀不适、恶心、呕吐,稍进油腻肉食即引起腹泻。患者可因腹腔积液和胃肠胀气而腹胀难受。上述症状的产生与肝硬化门静脉高压时胃肠道淤血水肿、消化吸收障碍和肠道菌群失调有关。半数以上患者有轻度黄疸,少数出现中、重度黄疸,提示肝细胞有广泛性坏死。

(3) 出血倾向和贫血:常有鼻、牙龈出血,皮肤紫癜及胃肠出血等倾向,与肝脏合成凝血因子减少、脾功能亢进和毛细血管脆性增加有关。贫血可因营养不良、肠道吸收障碍、失血和脾功能亢进等因素引起。

(4) 内分泌失调:肝脏对雌激素、醛固酮及抗利尿激素的灭活功能减退,男性患者常有性欲减退、睾丸萎缩、毛发脱落及乳房发育。女性患者可有月经失调、闭经、不孕等。部分患者出现蜘蛛痣和肝掌。面部和其他暴露部位皮肤色素沉着。

2. 门静脉高压的临床表现 脾大、侧支循环的建立和开放、腹腔积液是门静脉高压症的三大临床表现。尤其是侧支循环开放,对门静脉高压症的诊断有特征性意义。

(1)脾大:脾脏因长期淤血而肿大,一般为轻、中度大,也可在上消化道大量出血时暂时缩小。晚期因脾大及功能亢进常伴全血细胞减少。

(2)侧支循环的建立和开放:门静脉高压形成后,来自消化器官和脾的回心血流经肝脏受阻,导致门静脉系统与腔静脉之间交通支扩张,血流量增加,出现食管下段和胃底静脉曲张、腹壁静脉曲张及痔核形成。

(3)腹腔积液:为肝硬化最突出的临床表现。腹腔积液形成的因素有:①门静脉压力增高,使腹腔内脏器毛细血管床静水压增高,组织液回吸收减少而漏入腹腔;②低白蛋白血症,因肝功能减退使白蛋白合成减少及蛋白质摄入及吸收障碍引起,当血浆白蛋白低于 30 g/L 时,血浆胶体渗透压降低,血液成分外渗;③肝淋巴液生成过多,肝静脉回流受阻超过胸导管引流能力,淋巴管内压力增高,使大量淋巴液自肝包膜和肝门淋巴管渗出至腹腔;④抗利尿激素及继发性醛固酮增多,引起水钠重吸收增加;⑤有效循环血容量不足,使交感神经活动增强,前列腺素、心房肽(心钠素)、激肽释放酶-激肽活性降低,从而导致肾血流量减少,肾小球滤过率降低,排钠和排尿减少。

3. 肝脏触诊 早期肝脏增大,表面稍平滑,质中等硬。晚期肝脏缩小,表面可呈结节状,质地坚硬。一般无压痛,但在肝细胞进行性坏死或发生炎症时可有轻度压痛。

课堂互动:肝硬化门静脉高压表现有哪些?

(三)并发症

1. 上消化道出血 上消化道出血为本病最常见的并发症。多表现为突然大量的呕血和黑便,常引起出血性休克或诱发肝性脑病,死亡率高。出血主要原因是食管、胃底静脉曲张破裂出血,部分是由并发急性胃黏膜糜烂或消化性溃疡所致。

课堂互动答案

2. 感染 因患者抵抗力低下,常并发细菌感染,如肺炎、胆道感染、败血症和自发性腹膜炎等。

3. 肝性脑病 肝性脑病是晚期肝硬化最严重的并发症,也是本病最常见的死因,为严重肝病引起全身代谢紊乱(如血氨增高等)进而导致的中枢神经系统功能失调,主要表现为意识障碍、行为失常和昏迷。常见诱因有消化道出血、大量排钾利尿、放腹腔积液、高蛋白饮食、催眠镇静药、麻醉药、便秘、尿毒症、外科手术及感染等。

4. 原发性肝癌 并发原发性肝癌者多在大结节性或大小结节混合性肝硬化基础上发生。肝硬化患者短期内可出现肝脏迅速增大,持续性肝区疼痛,肝触诊发现肿块,腹腔积液增多且为血性,不明原因的发热等。经积极治疗而病情恶化者,应考虑并发原发性肝癌,需做进一步检查,如甲胎蛋白(AFP)检测及肝脏 B 超检查等。

5. 肝肾综合征 失代偿期肝硬化大量腹腔积液时,有效循环血容量不足及肾内血液重新分布,肾血管收缩导致肾血流量减少,肾小球滤过率下降,又称功能性肾衰竭。其特征是自发性少尿或无尿、氮质血症、稀释性低钠血症和低尿钠,但肾脏无明显器质性损害。

6. 电解质和酸碱平衡紊乱 常见有如下两种:①低钠血症:长期低钠饮食、利尿和大量放腹腔积液等导致钠丢失,抗利尿激素增多使水潴留超过钠潴留。②低钾低氯血症与代谢性碱中毒:由进食少、呕吐、腹泻、长期应用利尿剂或高渗葡萄糖、继发性醛固酮增多等引起。

三、辅助检查

1. 血常规检查 失代偿期常有不同程度的贫血。脾功能亢进时白细胞和血小板计数减少。

2. 尿常规检查 代偿期多正常,失代偿期可有蛋白尿、血尿和管型尿。有黄疸时出现胆红素,并有尿胆原增加。

3. 肝功能试验 代偿期正常或轻度异常,失代偿期多有异常。重症患者血清胆红素水平增高,转氨酶水平轻、中度增高,一般以丙氨酸氨基转移酶(ALT)水平增高较显著,但肝细胞严重坏死时则天冬氨酸转氨酶(AST)活力常高于 ALT。血清白蛋白水平降低,球蛋白水平增高,白蛋白与球蛋白的比例降低或倒置。凝血酶原时间有不同程度的延长,经注射维生素 K 亦不能纠正。

4. 免疫功能检查 血清 IgG、IgA 可水平增高。由病毒性肝炎引起的肝硬化患者,乙型、丙型、乙型加丁型肝炎病毒标记可呈阳性反应。

5. 腹腔积液检查 一般为漏出液。并发自发性腹膜炎、结核性腹膜炎或癌变时腹腔积液性质发生相应变化。

6. 影像学检查 CT 检查和 MRI 检查可显示早期肝大,晚期右叶萎缩、左叶增大。超声波可显示肝脏大小和外形改变,脾大。门静脉高压症时可见门静脉主干内径超过 13 mm,脾静脉内径增宽超过 8 mm,有腹腔积液时可见液性暗区。食管静脉曲张时行食管吞钡 X 线检查呈虫蚀样或蚯蚓样充盈缺损,胃底静脉曲张时钡剂呈菊花样充盈缺损。肝脏硬度测定(liver stiffness measurement,LSM)或瞬时弹性成像(transient elastography,TE)是无创诊断肝纤维化及早期肝硬化最简便的方法。病因不同的肝纤维化、肝硬化,其 LSM 的临界值(cutoff 值)也不同。

7. 内镜检查 可直视静脉曲张及其分布和程度。

8. 肝穿刺活体组织检查 若见有假小叶形成,可确诊为肝硬化。

9. 腹腔镜检查 可直接观察肝脾情况,并可在直视下对病变明显处进行肝穿刺做活体组织检查,对诊断肝硬化及排除其他肝病有很大帮助。

四、诊断要点

肝硬化的诊断需综合考虑病因、病史、临床表现、并发症、治疗过程、检验、影像学及组织学等检查。临床可分为代偿期、失代偿期、再代偿期及肝硬化逆转。

(一)代偿期肝硬化的诊断依据(下列四条之一)

(1)组织学符合肝硬化诊断。

(2)内镜显示食管胃静脉曲张或消化道异位静脉曲张,除外非肝硬化性门静脉高压。

(3)B 超、LSM 或 CT 等影像学检查提示肝硬化或门静脉高压特征:如脾大、门静脉主干内径≥1.3 cm,LSM 测定符合不同病因的肝硬化诊断界值。

(4)无组织学、内镜或影像学检查者,以下检查指标异常提示存在肝硬化(需符合 4 条中 2 条):①PLT$<100\times10^9$/L,且无其他原因可以解释;②血清 ALB<35 g/L,排除营养不良或肾脏疾病等其他原因;③INR>1.3 或 PT 延长(停用溶栓或抗凝药 7 天以上);④AST/PLT 比率指数(APRI):成人 APRI 评分>2。需注意降酶药物等因素对 APRI 的影响。

(二)失代偿期肝硬化的诊断依据

在肝硬化基础上,出现门静脉高压并发症和(或)肝功能减退。

(1)具备肝硬化的诊断依据。

(2)出现门静脉高压相关并发症,如腹腔积液、食管胃静脉曲张破裂出血、脓毒症、肝性脑病、肝肾综合征等。

(三)肝硬化再代偿和(或)逆转

临床研究证明,失代偿期 HBV、HCV 相关肝硬化患者,经过有效抗病毒治疗可显著改善肝脏功能,包括改善肝脏代偿功能,减少门静脉高压相关并发症,最终避免肝移植,类似"代偿期肝硬化"。HBV 相关肝硬化患者在抗病毒治疗期间的肝功能再代偿比 HCV 相关肝硬化的患者更常见。目前,对失代偿肝硬化再代偿(re-compensation)的定义仍不明确,也存在争论。总之,肝硬化患者出现失代偿后,由于病因有效控制、并发症有效治疗或预防等,可在较长时间(至少 1 年)内不再出现肝硬化失代偿表现(腹腔积液、消化道出血、肝性脑病等),但仍可存在代偿期肝硬化的临床与实验室检查特点,被认为"再代偿"。

五、防治要点

本病无特效治疗方案,关键在于重视早期诊断,治疗应针对病因及加强一般治疗,以缓解病情及延长代偿期。失代偿期主要采取对症治疗,改善肝功能和治疗并发症。

(一)一般治疗

1. 休息 代偿期患者宜减少活动,避免劳累。失代偿期患者应以卧床休息为主。

2. 饮食 以高热量、高蛋白质和维生素丰富而易消化的食物为宜。肝功能有显著损害或有肝性脑病先兆时,应限制或禁食蛋白质。有腹腔积液时应限水少盐。禁饮酒及避免进食粗糙、坚硬食物,禁用损害肝脏的药物。

(二)药物治疗

目前尚无特效的逆转肝硬化的药物。平时可适量使用维生素和消化酶。水飞蓟素有保护肝脏的作用。秋水仙碱有抗炎症和抗纤维化的作用,对肝储备功能尚好的代偿期肝硬化有一定疗效。中药一般以活血化瘀为主,按病情辨证施治,一般能获得较好疗效。

(三)腹腔积液治疗

1. 限制水、钠的摄入 腹腔积液患者必须限制水、钠的摄入,每天摄入钠盐量为 500~800 mg(氯化钠 1.2~2.0 g),进水量限制在每天约 1000 ml。约有 15% 的患者通过水、钠摄入的控制,可产生自发性利尿,使腹腔积液减退。腹腔积液减退后,仍需限制钠的摄入,防止腹腔积液再发生。

2. 使用利尿剂 临床常用保钾利尿剂如螺内酯和氨苯蝶啶等。效果不明显时加用呋塞米或氢氯噻嗪等排钾利尿剂。应用排钾利尿剂时需注意补钾。目前主张螺内酯和呋塞米联合使用。利尿治疗以每天体重减轻不超过 0.5 kg 为宜,剂量不宜过大,利尿速度不宜过猛,以免诱发肝性脑病、肝肾综合征等。

3. 提高血浆胶体渗透压 定期输注血浆、新鲜血或白蛋白,提高血浆的胶体渗透压,有助于改善肝功能和促进腹腔积液消退。

4. 放腹腔积液,输注白蛋白 大量腹腔积液引起腹胀、呼吸困难、行走困难时,放腹腔积液可减轻症状。单纯放腹腔积液只能临时改善症状,2~3 日内腹腔积液迅速复原。放腹腔积液时加输注白蛋白比大剂量用利尿剂效果好,能缩短住院时间。

5. 腹腔积液浓缩回输 主要用于难治性腹腔积液的治疗。将腹腔积液 5000~10000 ml 经超滤或透析浓缩成 500 ml 后,再经静脉回输。从而减轻水、钠潴留,并提高血清白蛋白浓度而提高血浆胶体渗透压,增加有效血容量,改善肾脏血液循环,减轻腹腔积液。不良反应及并发症有发热、电解质紊乱等。若腹腔积液有感染,则不可回输。

6. 颈静脉肝内门-体分流术 以介入放射学的方法在肝内的门静脉与肝静脉主要分支间建立分流通道。此法能有效降低门静脉压力,创伤小,安全性高,适用于食管静脉曲张大出血和难治性腹腔积液,但易诱发肝性脑病,主要用于等待肝移植前的门静脉高压患者。

7. 手术治疗 通过各种分流、断流术和脾切除术等,可降低门静脉系统压力和消除脾功能亢进。肝移植手术是近代对晚期肝硬化的治疗新进展,可提高患者存活率。

(四)并发症治疗

1. 上消化道出血 导致肝硬化死亡的主要原因。治疗措施包括禁食,静卧,加强监护,迅速补充有效血容量,采用有效止血措施,如使用止血药物、气囊压迫术、内镜下止血治疗等。

2. 自发性腹膜炎 可迅速加重肝脏损害,应积极加强支持治疗和抗菌药物的应用。强调早期、足量和联合应用抗菌药物,一经诊断应立即治疗。选用主要针对革兰阴性杆菌并兼顾革兰阳性球菌的抗菌药物,如氨苄西林、头孢噻肟钠等。

3. 肝性脑病 积极寻找并消除引起肝性脑病的诱发因素,减少肠内毒性物质的生成和吸收,应用降氨药物及其他纠正体内代谢紊乱的药物等。

4. 肝肾综合征 目前无有效治疗方案,重在预防。可采用积极改善肝功能,提高肾血流量等措施。

知识链接

干细胞移植疗法用于肝硬化的治疗

近年来干细胞移植疗法已逐渐用于肝硬化的治疗,此疗法是指把干细胞移植到患者体内,使其生长繁殖,修复受损肝细胞,重新建立正常肝脏功能的一种治疗方法。干细胞是具有自我复制和多向分化潜能的原始细胞,是机体的起源细胞,是形成人体各种组织器官的原始细胞。在一定条件下,它可以分化成多种功能细胞或组织器官,医学界称其为"万用细胞"。干细胞移植治疗是把健康的干细胞移植到患者或自己体内,以达到修复病变细胞或重建功能正常的细胞和组织的目的。干细胞移植疗法提高了终末期肝病患者的生活质量,延长了其生存时间,为肝硬化晚期治疗开辟了新的治疗途径,给患者带来了希望。

第5节 原发性肝癌

案例 11-5

患者,女,63岁。右上腹疼痛半年,加重伴上腹部包块1个月。半年前无明显诱因出现右上腹钝痛,为持续性,有时向右肩背部放射。1个月来,右上腹腹痛加重,自觉右上腹饱满,伴腹胀、纳差、恶心。遂来我院就诊。患者发病来,体重下降约4 kg。既往有乙型肝炎病史30余年。查体:右上腹饱满,无腹壁静脉曲张,右上腹压痛,无肌紧张,肝大(肋下5 cm),边缘钝,质韧,有触痛,肝上界叩诊在第5肋间。辅助检查:Hb 89 g/L,WBC $5.6×10^9$/L,ALT 84 U/L,AST 78 U/L,TBIL 30 μmolL,DBIL 10 μmol/L,ALP 188 U/L,GGT 64 U/L,AFP 880 ng/ml,CEA 24 mg/ml。B超:肝右叶实质性占位性病变8 cm,肝内外胆管不扩张。

问题:1. 该患者最可能患什么病?

2. 需要进一步做哪些检查?

原发性肝癌(primary carcinoma of the liver)简称肝癌,是指肝细胞或肝内胆管上皮细胞发生的恶性肿瘤,是我国常见的恶性肿瘤之一,尤其是东南沿海地区常见。由于发展快,容易转移和复发,因此死亡率高,原发性肝癌是目前我国第4位常见恶性肿瘤及第2位肿瘤致死病因。2020年中国肝癌的死亡顺位(第2位)高于发病顺位(第5位),发病率与死亡率约为世界平均水平的2倍,新发病例数和死亡病例数均约占全球总数的50%,其带来的疾病负担目前依旧沉重,尤其是在农村和西部地区。本病多见于40~60岁,在我国以40~49岁发病率最高,男、女比例约为3:1。

知识链接

因肝癌去世的名人

孙中山:公开资料中孙中山于1925年因患肝癌于北京去世,享年59岁。

焦裕禄:1964年因肝病不幸在郑州逝世,年仅42岁。

路遥:1992年享誉文坛的著名作家路遥在西安西京医院因肝癌医治无效离世,年仅42岁。

罗文:2002年中国香港著名艺人罗文病逝,终年52岁。

陈逸飞:2005年经历十年的肝硬化,没有等到肝移植,猝死于上海。

傅彪:2005年经西医移植化疗无效去世,只有42岁。

一、病因及发病机制

原发性肝癌的病因目前尚不清楚,流行病学调查显示与下列因素有关:①病毒性肝炎:病毒性肝炎是原发性肝癌致病因素中最为重要的一种。在我国约有 1.2 亿 HBsAg 阳性者,所以我国已成为全球肝癌发病率最高的国家。②黄曲霉素:玉米、花生等粮食霉变后,产生的黄曲霉素 B_1 是一种强烈的致癌物质。③饮水污染:以饮用沟塘水的危险性最大。④嗜酒:研究表明,酒精的消耗量与肝癌的发病率呈正相关,酒精性肝硬化患者肝癌发生率为 8%~10%。⑤其他因素:可能与遗传、化学品污染(如亚硝胺、农药等)、某些微量元素等(如硒含量低)有关。

原发性肝癌主要包括肝细胞癌(hepatocellular carcinoma,HCC)、肝内胆管癌(intrahepatic cholangiocarcinoma,ICC)和 HCC-ICC 混合型 3 种不同病理学类型,三者在发病机制、生物学行为、组织学形态、治疗方法以及预后等方面差异较大,其中 HCC 占 85%~90%。病理类型根据有无包膜、肿瘤数量和大小有不同的分型,其中国内常分为如下三种类型:①块状型:直径 5~10 cm,有包膜,如直径超过 10 cm 为巨块型。②结节型:直径 3~5 cm,无完整包膜,可为单结节、多结节或多个结节融合。③弥漫型:癌肿很小,弥散分布在左、右肝的各个部位。肝癌细胞学类型分为肝细胞癌、胆管细胞癌和混合型癌,其中绝大多数为肝细胞癌。

癌细胞主要通过血行转移,最常见通过门静脉形成癌栓向肝内扩散;也可通过肝静脉进入下腔静脉形成癌栓或向全身扩散,转移至肺、脑、骨等;还可直接侵入胆管形成胆管癌栓,造成胆道梗阻。淋巴结转移常通过肝门淋巴结向腹腔淋巴结转移。肝癌生长过快导致包膜破溃、腹腔内出血并发生腹膜种植转移。

课堂互动:原发性肝癌的病理分型有哪些?

二、临床表现

课堂互动答案

原发性肝癌早期缺乏典型症状,晚期可出现肝大、肝区疼痛、周身不适、食欲减退、乏力、消瘦、腹胀等全身和消化道症状,部分患者可有发热、黄疸、腹泻等症状。如不治疗,常于半年内死亡。

1. 肝区疼痛 肝区疼痛往往是最常见的症状,多为持续性钝痛、刺痛或胀痛,夜间和劳累后较明显,休息和治疗后并不能改善,且进行性加重。主要是因肿瘤生长迅速,使肝被膜膨胀所致。疼痛可牵涉至右肩背部。少数肝破裂可引起右上腹剧痛和压痛等腹膜刺激征的急腹症表现。

2. 消化道症状 主要表现为食欲减退、腹胀、恶心、呕吐、腹泻等,食欲减退最为常见。

3. 全身症状 有乏力、消瘦、发热,一般体温在 38 ℃以下,抗生素治疗无效。晚期则出现贫血、黄疸、腹腔积液、下肢水肿、皮下出血及恶病质等。

4. 肝大 为中、晚期肝癌最常见的主要体征,约占 95%。肝区触及质硬、凹凸不平的肿块(部分患者肋缘下可触不到),癌肿位于肝右叶顶部者可使膈肌抬高,肝浊音界上升,在少数情况下,肝大或肝区肿块(患者偶然扪及)成为肝癌的首发症状。

此外,肝癌患者常合并肝硬化,临床上可见肝硬化的体征,如肝掌、蜘蛛痣、静脉曲张和男性乳房发育等。若发生肺、骨、脑等处转移,可出现相应症状。

课堂互动:原发性肝癌最常见的症状是什么?

三、辅助检查

课堂互动答案

1. AFP 检测 这是诊断肝细胞癌最常用和最有价值的指标。AFP≥400 μg/L,并能排除妊娠、活动性肝炎、生殖系胚胎源性肿瘤,应首先考虑诊断为肝癌。如有影像学肝脏肿物的证据,则可诊断为肝癌。如 AFP 持续 2 个月超过正常值,应密切检测 AFP 变化并积极做多种影像学检查,注意发现或排除肝癌。

2. 影像学检查

(1) B超检查:这是目前肝癌定位中最常用的方法,可显示肿瘤的大小、形态、部位及肝静脉或门静脉内有无癌栓等,其诊断符合率可达 84%,能发现直径 2 cm 或更小的病变。该检查具有准确、无创、简便、价格低等优点。

(2) CT 检查:可检出直径约 1.0 cm 的早期肝癌,还可显示肿瘤的大小、位置、与周围脏器的关系、有无转移,对判断手术指征有重要的价值。

(3) 选择性腹腔动脉或肝动脉造影检查:采用超选择性肝动脉造影或数字减影肝血管造影,可显示直径 0.5 cm 的肿瘤,是目前定位诊断小肝癌的最佳方法。

(4) MRI 检查:在 T_1 加权像多表现为低信号,T_2 加权像为不均匀的稍高信号,有坏死液化多显示为更高信号。对肿瘤的良恶性,特别是肝血管瘤的鉴别优于 CT,显示血管与肿瘤的关系更清楚。

(5) 放射性核素肝扫描:可发现直径 3 cm 的肿瘤,对肝癌诊断的阳性符合率为 85%~90%。近年来采用放射性核素发射计算机体层扫描(ECT)则可提高诊断符合率,能分辨 1~2 cm 病变。

3. 细针肝穿刺活检 这是取得病理证据的有效方法。一般均在超声或 CT 引导下穿刺,吸取组织或细胞进行病理学检查。

4. 开腹检查 对疑为肝癌患者,以上检查仍不能确诊时,如情况允许,可开腹探查,以争取早期诊断和手术治疗。

课堂互动:肝细胞癌诊断最常用和最有价值的指标是什么?

四、诊断要点

临床上若遇持续性肝区痛、消化道症状难以治愈、肝硬呈结节状肿大、有肝病病史(肝炎或肝硬化)、AFP 升高、B 超检查及核素显像发现肝内占位病变等,这时才考虑肝癌常为时已晚。

课堂互动答案

为了提高手术切除率和 5 年生存率,宜在高发地区普查及高危人群随访中,采用实验室及影像学检查方法,争取检出无症状、无体征的亚临床肝癌或直径小于 5 cm 的小肝癌。另外,凡近期内肝脏明显增大、上腹有肿块、肝上界异常升高,或有部位较固定的肝痛、右上腹剧痛、按关节炎治疗无效的右肩痛,以及曾有肝病,出现低热、乏力、食欲减退、腹泻、消瘦而无肝炎活动证据等,若能及时检查,常可发现 90% 的症状、体征不典型的肝癌。

知识链接

原发性肝癌的鉴别诊断

原发性肝癌主要应与继发性肝癌相鉴别,通常继发性肝癌起病慢,症状轻,有原发癌灶的相应症状,癌灶多散在,AFP 一般为阴性,B 超检查有时可见"牛眼征"。结合病史、体征和相关检查不难鉴别。另外,原发性肝癌还应与肝硬化、肝良性肿瘤、肝脓肿、肝增生结节及与肝毗邻器官肿瘤相鉴别。

五、防治要点

早期诊断、早期治疗是提高疗效的关键。外科治疗以手术切除的效果最好,综合治疗是防止术后复发、提高生活质量、延长生存期的主要措施。

1. 手术治疗

(1) 手术切除:早期施行手术切除仍是现在延长生存期的唯一方法。手术切除后 5 年生存率可达 40% 以上,如为小肝癌,可达 60% 甚至 80% 以上。由于肝癌合并肝硬化占 60%~80%,因此,肝癌切除受到肝脏代偿功能的限制,目前肝癌切除主张局部切除,切除的范围包括肿瘤及周围 1 cm 以上的肝组织,或者做肿瘤所在的肝段或肝叶切除。根治切除需要达到肿瘤彻底切除、余肝无残癌、门静脉无癌栓、术后 2 个月 AFP 在正常值以下且不增高、影像学检查未见肿瘤残存及再发的效果。

对于超过 10 cm 的大肝癌或明显肝硬化者,可根据情况做其他治疗,然后争取做二期切除,二期切除的 5 年生存率可达 60%。合并门静脉或胆管癌栓的肝癌,仍主张手术切除治疗,术后给予综合治疗。

（2）肝移植：原发性肝癌也是肝移植手术的指征之一，主要问题是肝癌复发，复发率约为25％。但供体缺乏限制了肝移植的开展。

2. 其他外科治疗　在手术过程中因肿瘤大小、位置、肝硬化程度等判断肿瘤不能切除时，宜施行如术中肝动脉栓塞、微波固化、射频、液氮冷冻等治疗方法；或肝动脉结扎加插管、皮下埋藏药盒等，留待术后给予栓塞、灌注放射性核素微球或化疗药物治疗。

3. 介入治疗　介入治疗为除手术切除外的有效治疗方法。对于不能切除的肝癌、切除后复发的肝癌，可做X线下经导管肝动脉化疗栓塞治疗；此外，B超引导下的射频、瘤内无水酒精注射、微波固化均有良好疗效。

4. 药物治疗　分子靶向药物多激酶抑制剂索拉非尼（sorafenib）是目前唯一获得批准治疗晚期肝癌的分子靶向药物。肿瘤细胞表面的跨膜蛋白PD-1与其配体PD-L1结合可介导肿瘤的免疫逃逸。针对PD-1和（或）PD-L1的抗体已经应用于包括肝癌在内的进展期肿瘤的临床治疗，取得了较好的疗效。

5. 其他治疗　包括免疫治疗、放射治疗、射频治疗、聚焦超声治疗及中医中药治疗等。

肝癌手术后有较高的复发率，2年内复发率约为60％。术后定期做AFP、超声检查对早期发现复发有重要意义，对于复发肿瘤应给予积极治疗。

第6节　胆道疾病

　案例11-6

患者，女，62岁。2日前无明显诱因出现上腹痛，呈阵发性加重，疼痛剧烈时伴有恶心，疼痛时间不定，无发热、腹泻、黄疸。发病后曾在当地诊所治疗，具体用药不详，症状无好转。近半日疼痛加重，不能忍受，伴呕吐，呕吐物为胃内容物。既往右上腹间断疼痛2年，无外伤史，无肝炎病史。无外地生活史，无烟酒嗜好。体格检查：体温37.2 ℃，脉搏84次/分，呼吸20次/分，血压110/60 mmHg，营养中等，神志清楚，精神欠佳，慢性病容，皮肤巩膜无黄染，浅表淋巴结无肿大。心肺听诊无异常。腹平软，右上腹有压痛，右上腹局部触诊有抵抗，肝、脾未触及，肠鸣音正常。实验室检查：白细胞计数$12.7×10^9$/L，中性粒细胞0.81。ALT 12 U/L，AST 21 U/L，总蛋白58.9 g/L，A/G值1.44。总胆红素14.8 μmol/L，直接胆红素6.9 μmol/L，碱性磷酸酶85 U/L。B超检查提示：胆总管内径6 mm，胆囊壁厚5 mm，胆囊内及胆囊颈部可见数个强回声光团，最大直径19 mm，后方伴声影，可随体位改变，胆囊内充满弥漫性低回声光点。

问题：1. 最可能的诊断及诊断依据是什么？

2. 请制订治疗方案。

胆道系统起始于肝内的毛细胆管，逐步汇合为各级肝内胆管分支，至肝门部成为左、右肝管，最后在肝外汇总为肝总管。胆囊经胆囊管与肝总管相连，自胆囊管与肝总管连接处以下即成为胆总管，其终末端有奥迪括约肌，胆总管与胰管汇合后，开口于十二指肠乳头。一般将左、右肝管以上的胆管称为肝内胆管，自肝总管以下的胆管称为肝外胆管（图11-1）。

正常成人肝脏每天分泌800 ml左右胆汁，平时奥迪括约肌处于收缩状态，胆汁生成后流入胆囊储存并浓缩，进食后胆囊收缩、奥迪括约肌舒张，胆囊内胆汁经胆总管排出至十二指肠参与消化过程。

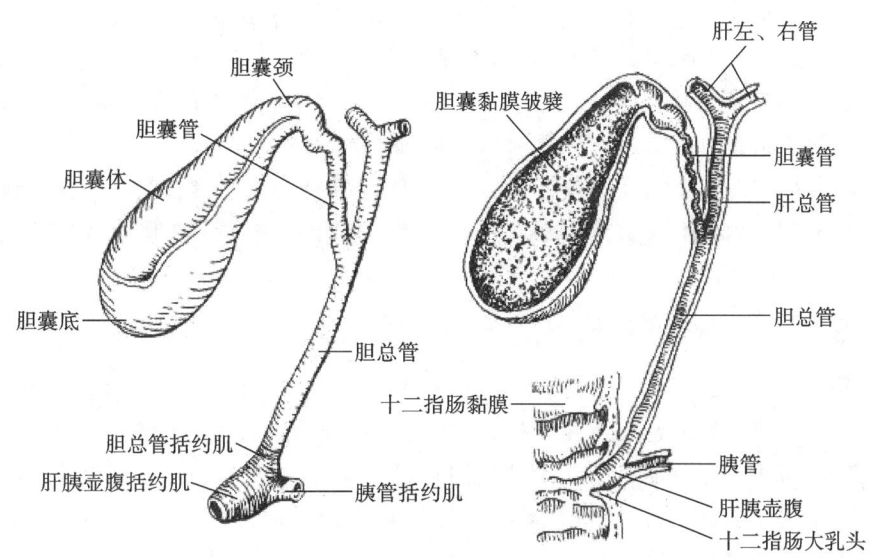

图 11-1　胆道系统解剖

胆道疾病包括结石、肿瘤、寄生虫病、先天性畸形等。胆道的病变可造成胆道梗阻,使胆汁淤滞,进一步影响肝脏功能,而且常导致继发感染,胆道结石等慢性刺激也可能诱发恶性肿瘤。

一、胆石症

胆石症包括发生在胆囊和胆管的结石,是常见病和多发病。按照胆石化学组成,常分为三类:胆固醇结石、胆色素结石、混合性结石。结石可发生在胆管系统的任何部位,在胆囊内的结石称为胆囊结石,在左、右肝管汇合部以上的结石称为肝内胆管结石,在汇合部以下的结石称为肝外胆管结石。

胆囊结石主要为胆固醇结石或以胆固醇为主的混合性结石,主要见于成人,发病率在 40 岁后随年龄增长而增高,女性多于男性。

(一)病因及发病机制

(1)胆固醇与胆汁酸浓度比例改变和胆汁淤滞是导致胆囊结石形成的主要因素。

(2)胆道感染、胆道梗阻、胆道异物(如蛔虫残体、虫卵、华支睾吸虫、缝线线结等)是形成肝内外胆管胆石的主要诱因。

胆道结石可导致急性和慢性胆管炎,如胆管梗阻后,胆道内压增加,感染胆汁可逆向经毛细胆管进入血液循环,导致脓毒症,结石嵌顿于壶腹部时可引起胆源性胰腺炎。

课堂互动:导致胆囊结石形成的主要因素是什么?

(二)临床表现

1. 胆囊结石　大多数患者可无症状,仅在体格检查时偶然发现,为无症状胆囊结石。少数患者出现典型症状为胆绞痛。胆绞痛一般在饱餐、进食油腻食物后或睡眠中体位改变时发生,这时结石可嵌顿在胆囊壶腹部或颈部,胆囊排空受阻,胆囊内压力升高,胆囊强力收缩而发生疼痛,可伴有恶心、呕吐。首次胆绞痛出现后,大多数患者一年内会再次发作。有些患者仅表现为上腹隐痛,或者有饱胀不适、嗳气、呃逆等,易被误诊为胃病。单纯的胆囊结石极少引起黄疸,即使有黄疸也较轻。平日无发作时可无阳性体征。

课堂互动答案

2. 肝外胆管结石　无梗阻时一般无症状或仅有上腹部不适,当结石造成胆管梗阻时可出现腹痛或黄疸,如继发胆管炎,可出现较典型的查科(Charcot)三联征:腹痛、寒战高热、黄疸。腹痛部位在剑突下或右上腹,呈阵发性发作,或为持续性疼痛阵发性加剧,可向右肩或背部放射,常伴恶心、呕吐。当胆管梗阻和感染进一步加重可导致急性梗阻性化脓性胆管炎(acute obstructive suppurative cholangitis,AOSC),亦称为急性重症胆管炎(acute cholangitis of severe type,ACST),临床表现进一步加重,在 Charcot 三联征的基础上,出现感染性休克和神志改变,统称为雷诺(Reynolds)五联征。黄疸的性质属于胆汁淤积性黄疸,其轻重程度、发生和持续时间取决于胆管梗阻的程度、部位和有无并发感染。体格检查:平日无发作时可无阳性体征,或仅有剑突下和右上腹深压痛。合并胆管炎时,可有腹膜炎征象,并可有肝区叩击痛。可触及肿大胆囊或有触痛。

3. 肝内胆管结石　常无症状或仅有上腹部和胸背部胀痛不适。多数患者以急性胆管炎就诊。体格检查可能仅可触及肿大或不对称的肝脏,肝区可有压痛和叩击痛。有其他并发症则出现相应的体征。

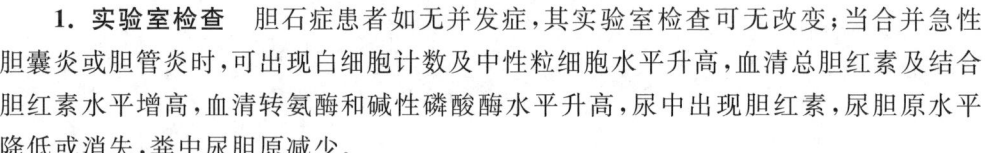

课堂互动:典型的 Charcot 三联征是指什么?

(三)辅助检查

1. 实验室检查　胆石症患者如无并发症,其实验室检查可无改变;当合并急性胆囊炎或胆管炎时,可出现白细胞计数及中性粒细胞水平升高,血清总胆红素及结合胆红素水平增高,血清转氨酶和碱性磷酸酶水平升高,尿中出现胆红素,尿胆原水平降低或消失,粪中尿胆原减少。

课堂互动答案

2. 影像学检查　B 超检查是首选,能发现胆道结石并明确其大小和部位,如合并梗阻可见肝内、肝外胆管扩张,胆总管远端结石可因肥胖或肠气干扰而不易观察。X 线片诊断率较低,除含钙的结石外,X 线片难以观察到结石。CT 检查能发现胆管扩张和结石的部位,磁共振胰胆管成像(MRCP)是无损伤的检查方法,可以发现胆管梗阻的部位。

课堂互动:确诊胆石症首选什么检查方式?

(四)诊断要点

胆绞痛患者除了应考虑胆囊结石以外,还需要考虑肝外胆管结石的可能,主要依靠影像学诊断,B 超检查诊断价值大:若发现胆囊内有强回声团,随体位改变而移动,其后有声影,即可确诊为胆囊结石。B 超检查还可显示肝内外胆管结石及部位,根据

课堂互动答案

肝胆管扩张部位可判断狭窄的位置,但需要与肝内钙化灶相鉴别,后者常无合并相应的胆管扩张。若患者合并有典型的 Charcot 三联征,则诊断胆管炎不难。

(五)防治要点

有症状和(或)并发症的胆囊结石,首选腹腔镜胆囊切除治疗。无症状的胆囊结石一般不需积极手术治疗,可观察和随诊。

肝外胆管结石以手术治疗为主。术中应尽量取尽结石,解除胆道梗阻,术后应保持胆汁引流通畅。对单纯的肝外胆管结石也可采用经十二指肠内镜取石术,治疗效果良好,但需严格掌握治疗的手术适应证。

肝内胆管结石仍以手术治疗为主,应尽可能取尽结石,解除胆道狭窄及梗阻,去除结石部位和感染病灶,恢复和建立通畅的胆汁引流,防止结石复发。

二、胆囊炎

胆囊炎是胆囊管梗阻和细菌感染引起的炎症,90%以上的患者合并有胆囊结石。

(一)病因及发病机制

1. 梗阻　胆囊管腔阻塞是急性胆囊炎最常见的病因。胆囊结石移动至胆囊管附近时可直接引起黏膜损伤,并可阻塞胆囊管,以致胆汁滞留、浓缩,从而进一步加重局部炎症、水肿,甚至引起胆囊壁坏死、穿孔。

2. 感染　主要为胆道内细菌所致的直接感染。胆囊管梗阻后,可使胆囊内压增高,黏膜受损,在此基础上细菌侵入,导致感染。致病菌多为肠道内的各种革兰阴性杆菌和厌氧菌,以大肠杆菌最为常见。少数患者可由血源性感染或邻近器官感染所致。

3．分型 根据病程不同胆囊炎有急性和慢性之分,急性胆囊炎又可分为单纯性、化脓性、坏疽性三种类型。若胆囊炎持续、反复发作则成为慢性胆囊炎。

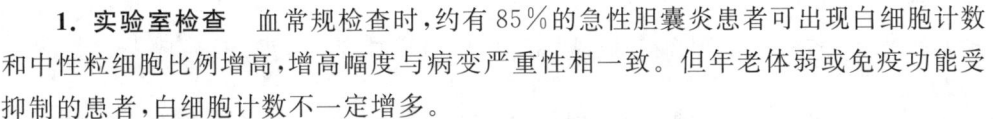

课堂互动:胆囊炎最常见的病因是什么?

（二）临床表现

课堂互动答案

1．症状 急性胆囊炎的主要症状是腹痛,进食油腻食物常为诱发因素。开始时常仅有上腹部胀痛不适,逐渐发展至绞痛,剧烈不可忍受,可放射至右肩、右侧腰背部,伴有恶心、呕吐等胃肠道症状。非结石性急性胆囊炎则可无胆绞痛。若有结石排出胆囊至胆总管,则可引起黄疸、肝功能损害,或诱发急性胰腺炎等。慢性胆囊炎症状常不典型,但多数患者既往有胆绞痛史。

2．体征 体格检查时,右上腹胆囊区可有压痛,胆囊炎性渗液波及浆膜时可有腹肌紧张、反跳痛,有些患者可触及肿大的胆囊,Murphy 征阳性。慢性胆囊炎体征常不明显。

课堂互动:急性胆囊炎的临床表现有哪些?

（三）辅助检查

课堂互动答案

1．实验室检查 血常规检查时,约有 85% 的急性胆囊炎患者可出现白细胞计数和中性粒细胞比例增高,增高幅度与病变严重性相一致。但年老体弱或免疫功能受抑制的患者,白细胞计数不一定增多。

2．影像学检查 B 超检查是首选,可见发炎的胆囊体积增大、囊壁增厚,囊内有结石时可显示强回声,其后有声影。CT、MRI 检查均能协助诊断。

（四）诊断要点

根据典型的临床表现,结合实验室检查和 B 超检查,诊断一般无困难,但应注意与消化性溃疡、胃炎、胰腺炎、消化道肿瘤、右肾及输尿管疾病等相鉴别。

（五）防治要点

1．非手术治疗 非手术治疗也是手术前的准备,包括禁食、抗感染、解痉止痛、纠正水和电解质失衡、营养支持及补充维生素等。抗感染应根据敏感细菌选择用药,按经验治疗时常选用在胆汁中浓度高的主要针对革兰阴性细菌的抗生素。解痉止痛一般选用阿托品类解痉药,以缓解胆囊管、胆总管及括约肌痉挛,忌用吗啡类止痛药。

2．手术治疗

（1）手术治疗指征:发病在 48～72 h 以内者;经非手术治疗无效且病情恶化者;有胆囊穿孔、弥漫性腹膜炎、急性化脓性胆管炎、急性坏死性胰腺炎等并发症者;其他如年老体弱的高危患者,应争取在患者情况最佳时期进行手术。

（2）手术方式选择:对确诊的胆囊炎患者,在积极非手术治疗的同时,如病情允许又无手术禁忌证者应积极进行手术治疗,一般施行胆囊切除术,首选腹腔镜胆囊切除。对高危患者或局部粘连解剖不清者,可先行胆囊造口术以减压引流,病情稳定 3 个月后再行胆囊切除。

知识链接

　　1987 年,法国的外科医生 Philipe Mouret 首次完成腹腔镜胆囊切除术(laparoscopic cholecystetomy,LC)。LC 具有创伤小、痛苦轻、恢复快、伤口愈合后瘢痕微小、疗效肯定等优点,是经典的微创外科技术。我国于 1992 年开始开展 LC,外科医生不断积累经验,不断提高技术,逐渐完善更新相关设备器械,使其手术适应证逐步扩大,副损伤越来越少,已成为治疗胆囊良性疾病的"金方法"。

第7节　急性胰腺炎

案例 11-7

　　患者，女，35岁。突然左上腹部疼痛伴恶心、呕吐 6 h。患者于 7 h 前晚餐进食过多脂肪食物约 1 h 后，突然感左上腹部疼痛不适并逐渐加剧，间歇性向左肩放射，伴频繁恶心、呕吐，随即进医院诊治。既往史：身体健康，无任何传染病史。查体：急性病容，表情痛苦，强迫体位，弯腰捧腹体态，皮肤巩膜无黄染，头颅五官无异常，局部肌紧张及反跳痛，肠鸣音活跃。实验室检查：RBC 3.5×10^{12}/L，Hb 100 g/L，WBC 12×10^{9}/L，N 0.9，L 0.1，血清淀粉酶 1200 U。

　　问题：1. 该患者最可能患什么病？

　　　　　2. 其诊断的主要依据是什么？

　　　　　3. 治疗要点有哪些？

　　急性胰腺炎（acute pancreatitis，AP）是胰酶在胰腺内被激活后引起胰腺组织自身消化的化学性炎症。临床上以急性上腹痛、恶心、呕吐、发热、血与尿淀粉酶水平增高为特点，病情轻重不等，轻者以胰腺水肿为主，病情常呈自限性，预后良好。重者胰腺出血坏死，伴腹膜炎、休克及多器官损害，死亡率高。

一、病因及发病机制

　　1. 胆道疾病　　这是急性胰腺炎最常见的病因，胆石症、胆道感染和胆道蛔虫等均可引起急性胰腺炎。在解剖上约 80% 的胰管与胆总管共同开口于十二指肠壶腹部，即"共同通道学说"。下列因素可能与胆源性胰腺炎有关。①梗阻：胆石、胆道感染、蛔虫致壶腹部狭窄和（或）奥狄氏括约肌痉挛，胆道内压力超过胰管内压力，使胆汁逆流入胰管，导致急性胰腺炎。②奥迪括约肌功能低下：胆石在移行中损伤胆总管、胰管、壶腹部或胆道炎症引起暂时性奥迪括约肌松弛，使十二指肠液反流入胰管，引起急性胰腺炎。③胆道炎症时细菌毒素、游离胆酸、非结合胆红素、溶血磷脂酰胆碱等，能通过胆胰间淋巴管交通支扩散到胰腺，激活胰酶，引起急性胰腺炎。

课堂互动：急性胰腺炎最常见的病因是什么？

　　2. 大量饮酒和暴饮暴食　　大量饮酒和暴饮暴食是导致急性胰腺炎的另一常见原因。酒精可致胰外分泌增加，并引起十二指肠乳头水肿与奥迪括约肌痉挛，胰液排出受阻，使胰管内压增加，引起急性胰腺炎。暴饮暴食使短时间内大量食糜进入十二指肠，刺激乳头，导致水肿，奥迪括约肌痉挛，同时导致大量胰液分泌。因胰液和胆汁流出不畅，引起急性胰腺炎。

课堂互动答案

知识链接

酒文化与疾病

　　世界卫生组织的数据表明，中国每年有 11 万多人死于酒精中毒，至少有 60 种疾病和酒精直接相关。过量饮酒不仅损害肝脏，还会抑制中枢神经系统，引起脑梗死，诱发脑卒中、心脏病、高血压、中毒性脑萎缩、胰腺炎等。另外，饮酒导致的间接危害也值得关注，如导致发生交通事故、引起家庭纠纷等。劝酒逼酒是用"友好"的名义毫不留情地摧残他人的身体。故而应提倡文明饮酒。

3. 胰管阻塞　胰管结石或蛔虫、胰管狭窄、肿瘤等均可导致胰管阻塞,当胰液分泌旺盛时,胰管内压升高,使胰管小分支和胰腺泡破裂,胰液和消化酶渗入间质而引发急性胰腺炎。

4. 手术与创伤　腹腔手术,特别是胰胆或胃手术,腹部钝挫伤,可直接或间接损伤胰组织与血液循环的供应而引起急性胰腺炎。内镜逆行胰胆管造影术(ERCP)后,可因重复注射造影剂或注射压过高而发生胰腺炎。

5. 其他　任何引起高钙血症的病因,如甲状旁腺肿瘤、维生素 D 过多等,均可导致胰管钙化,增加胰液分泌和促进胰蛋白酶原激活。家族性高脂血症可使胰液内脂质沉着而发病。急性胰腺炎还可继发于某些急性传染性疾病,如急性流行性腮腺炎等。某些药物如糖皮质激素、噻嗪类利尿剂、硫唑嘌呤、四环素、磺胺类等可能损伤胰腺组织,使胰液分泌或黏度增加,引起急性胰腺炎。8%～25% 的急性胰腺炎病因不明。

以上各种致病因素导致急性胰腺炎的途径各不相同,但具有相同的病理生理过程:胰腺自身消化的防卫作用被削弱,一系列胰腺消化酶原如胰蛋白酶原、糜蛋白酶原、前磷脂酶、前弹性蛋白酶、激肽释放酶原和前羟肽酶等被激活,进而发生胰腺自身消化,造成胰腺实质及邻近组织的病变,细胞的损伤和坏死又促使消化酶释出,形成恶性循环。胰腺组织的损伤过程中一系列炎性介质如氧自由基、血小板活化因子、前列腺素、白细胞三烯等和血管活性物质如一氧化氮、血栓素等可导致胰腺血液循环障碍,引起急性胰腺炎的发生发展。消化酶和坏死组织液又可通过血液循环和淋巴管途径输送到全身,引起多脏器损害,成为急性胰腺炎的多种并发症和致死原因。

急性胰腺炎病理变化一般分为水肿型和出血坏死型两种。水肿型胰腺炎胰腺肿大、水肿,胰腺周围有少量脂肪坏死,组织学检查提示间质水肿、充血,炎症细胞浸润。出血坏死型胰腺炎有较大范围的脂肪坏死灶和钙化斑,显微镜下胰腺组织的坏死主要是凝固性坏死,细胞结构消失。

二、临床表现

急性胰腺炎常在暴饮暴食或大量饮酒后发病。部分患者无诱因可查。其临床表现和病情轻重取决于病因、病理类型和诊治是否及时、得当。

(一)症状

1. 腹痛　腹痛为本病的主要表现和首发症状。常突然起病,多在酗酒或暴饮暴食后发生。疼痛部位多位于中上腹,程度轻重不一,呈持续性钝痛、刀割样痛、钻痛或绞痛,可阵发性加剧,并向腰背部呈带状放射,取弯腰抱膝位可减轻疼痛。使用一般胃肠解痉药不能缓解,进食时疼痛可加剧。水肿型患者腹痛 3～5 日可缓解。

出血坏死型者病情进展较快,疼痛剧烈,持续时间较长,可因渗液扩散引起全腹痛。个别年老体弱者可无腹痛或仅轻微腹痛。

> **课堂互动**:急性胰腺炎腹痛特点有哪些?

2. 恶心、呕吐及腹胀　大多数患者起病时伴有恶心、呕吐,有时呈频繁呕吐,吐出食物和胆汁,吐后腹痛并不减轻。同时有腹胀,甚至出现麻痹性肠梗阻。

3. 发热　多数患者有中度以上发热,一般持续 3～5 日。持续发热一周以上不退或逐日升高、白细胞计数升高应怀疑继发感染,如胰腺脓肿或胆道感染等。

课堂互动答案

4. 低血压或休克　低血压或休克见于出血坏死型胰腺炎。可逐渐出现,或在有并发症时发生。极少数可突然发生休克,甚至猝死。主要原因是有效血容量不足,缓激肽类致周围血管扩张,胰腺坏死,释放心肌抑制因子,使心肌收缩不良。可并发感染或消化道出血。

5. 水、电解质紊乱及酸碱平衡失调　胰腺炎患者多有轻重不等的脱水,呕吐频繁者可出现代谢性碱中毒。出血坏死型胰腺炎患者有明显脱水与代谢性酸中毒伴低血钾、低血镁、低血钙。

(二)体征

急性水肿型体征较轻,多表现为上腹压痛,也可出现腹胀及肠鸣音减少,无腹肌紧张及反跳痛。急性出血坏死型者,则出现急性腹膜炎体征,全腹压痛明显,并有腹肌紧张和反跳痛。伴肠麻痹者常有明显腹胀,肠鸣音减弱或消失,可出现腹腔积液征。少数患者也可因胰酶、坏死组织及出血穿过腹膜间隙与肌层渗入腹壁下,致腰部两侧皮肤呈暗灰蓝色(Grey-Turner 征)或脐周皮肤青紫(Cullen 征)。胆总管结石或胰头炎性水肿时可压迫胆总管,出现黄疸。因大量脂肪组织坏死分解出的脂肪酸与钙结合成脂肪酸钙,大量消耗钙,且胰腺炎时胰升糖素释放而刺激甲状腺分泌降钙素可致低血钙,出现手足搐搦,也是预后不良的表现。

课堂互动:急性胰腺炎胰酶、坏死组织及出血穿过腹膜间隙与肌层渗入腹壁下有哪些表现?

(三)并发症

并发症主要见于出血坏死型胰腺炎。局部并发症常有胰腺脓肿和假性囊肿。全身并发症可有上消化道出血、败血症、慢性胰腺炎、糖尿病、多器官衰竭等。

课堂互动答案

三、辅助检查

1.血常规检查 多有白细胞计数增多、中性粒细胞比例增高及核左移。

2.淀粉酶测定 血清淀粉酶一般在起病后 6~12 h 开始升高,48 h 后开始下降,历时 3~5 日。一般超过正常值的 5 倍可确诊。淀粉酶升高程度与病情严重性并不一致,出血坏死型胰腺炎由于胰腺细胞广泛破坏,血清淀粉酶值可正常甚或低于正常。其他急腹症如消化性溃疡穿孔、胆石症、胆囊炎、肠梗阻等均有淀粉酶值升高,但一般不超过正常值 2 倍。尿淀粉酶值升高较晚,在发病后 12~14 h 开始升高,持续 1~2 周。其淀粉酶数值受尿量影响。急性胰腺炎所致腹腔积液和胸腔积液中的淀粉酶值也可明显增高。

3.血清脂肪酶测定 常在病后 24~72 h 开始升高,持续 7~10 日,对病后就诊较晚的急性胰腺炎患者有诊断价值,且特异性较高。

4.淀粉酶、内生肌酐清除比值(Cam/Ccr) 急性胰腺炎时,血管活性物质增加使肾小管的通透性增加,肾对淀粉酶清除增加而肌酐清除未变。Cam/Ccr 的正常值为 1%~4%,胰腺炎时可增加 3 倍。

5.生化检查 常见暂时性血糖增高,持久的空腹血糖高于 10 mmol/L 反映胰腺坏死,表示预后严重。高胆红素血症见于少数患者。暂时性低钙血症常见于急性胰腺炎,血钙低于 1.75 mmol/L 提示出血坏死型胰腺炎。其他可出现天冬氨酸转氨酶(AST)、乳酶脱氢酶(LDH)水平增高,血清白蛋白水平降低等。

6.影像学检查

(1)X 线腹部平片可发现肠麻痹或麻痹性肠梗阻,并有助于排除其他急腹症,如内脏穿孔等。

(2)B 超检查可见胰腺弥漫性增大、胰内及胰周围回声异常,对胰腺肿大、胰腺脓肿及假性囊肿有诊断意义,亦可观察胆囊和胆道情况。

(3)CT 检查:轻症可见胰腺非特异性增大和增厚,胰周围边缘不规则,重症可见胰周围区消失,网膜囊和网膜脂肪变形,密度增加,胸腔积液和腹腔积液。对鉴别水肿型和出血坏死型胰腺炎有较大价值。

四、诊断要点

有胆道疾病、酗酒、暴饮暴食等病史,突发上腹部持续性疼痛并阵发性加重,伴恶心、呕吐、发热及上腹部压痛,血清淀粉酶和(或)尿淀粉酶值显著升高,除外其他急腹症即可确诊急性胰腺炎。水肿型患者病情较轻,出血坏死型病情重。若患者出现以下表现:全腹剧痛及腹肌强直、腹膜刺激征;烦躁不安、四肢厥冷等休克症状;肠鸣音显著降低、肠胀气等麻痹性肠梗阻;Grey-Turner 征或 Cullen 征;血钙水平显著下降到 2 mmol/L 以下;消化道大量出血;低氧血症;白细胞计数>18×10⁹/L、血尿素氮>14.3 mmol/L 及血糖>11.2 mmol/L(无糖尿病史)等,应考虑急性出血坏死型胰腺炎。

五、防治要点

治疗原则是减轻腹痛,减少胰液分泌,防治并发症。

急性水肿型胰腺炎经 3~5 日积极治疗多可痊愈。出血坏死型胰腺炎必须采取综合性措施积极抢救治疗。积极治疗胆道疾病、戒烟酒及避免暴饮暴食可在很大程度上防止急性胰腺炎的发生。

课堂互动答案

课堂互动:急性胰腺炎的治疗原则有哪些?

1.监护 密切监测血压、血氧和尿量等。如有条件应转入重症监护病房(ICU)。

2.维持水、电解质平衡 由于禁食、呕吐、胃肠减压等易造成水、电解质失衡,应积极补充液体和电解质,维持有效血容量。

3.减少胰腺外分泌

(1)禁食和胃肠减压:可减少胃酸与食物刺激胰液分泌,并减轻呕吐和腹胀。

(2)胰升糖素、降钙素和生长抑素类:能抑制胰液分泌。生长抑素类(似物奥曲肽)还可抑制胰酶合成,降低奥狄氏括约肌痉挛,减轻腹痛,减少局部并发症。

(3)抗胆碱能药物:常用阿托品、山莨菪碱(654-2)等,能抑制胃酸和胰液分泌。

(4)制酸剂:如 H_2 受体抑制剂或质子泵抑制剂,可抑制胃酸分泌,间接减少胰液分泌,并能防止胃黏膜病变发生。

4.解痉镇痛 阿托品或654-2肌内注射,疼痛剧烈者可加用哌替啶 $50\sim100$ mg 肌内注射。

5.抗菌药物 因多数急性胰腺炎与胆道疾病有关,故多可应用抗生素,如氧氟沙星、环丙沙星、克林霉素、头孢噻肟钠等,并可联合用甲硝唑或替硝唑等。

6.抑制胰酶活性 适用于出血坏死型早期,常用抑肽酶、氟尿嘧啶、叶绿素a及加贝酯等。

7.并发症治疗 急性坏死型胰腺炎伴腹腔内大量渗液者,或伴急性肾衰竭者,可采用腹膜透析。急性呼吸窘迫综合征除用地塞米松、利尿剂外,还应做气管切开和呼吸机治疗。并发糖尿病者可使用胰岛素等。

8.外科治疗 如出现肠穿孔、肠坏死,并发胰腺脓肿,以及胆道梗阻加重者可手术治疗。

9.内镜逆行胰胆管造影术(ERCP) 急性胰腺炎合并急性胆管炎的患者入院后 24 h 内应接受 ERCP。持续存在胆道梗阻者 72 h 内应接受 ERCP;如果实验室或临床证据未显示存在胆道梗阻,大部分胆源性胰腺炎患者无需行 ERCP;没有胆管炎和(或)黄疸,但高度怀疑胆总管结石的患者应行 MRCP 或 EUS。诊断性 ERCP 不应用于筛查。

知识链接

急性胰腺炎与益生菌

用益生菌可消除暴饮暴食的饱胀感。能用益生菌预防急性胰腺炎吗?预防性使用益生菌不但不能降低重症急性胰腺炎患者感染的发生率,反而增加其病死率。荷兰乌特列支大学医学中心 Besselink 等报告,对于预测的重症急性胰腺炎患者,预防性使用复合菌株益生菌并不能降低患者感染性并发症发生的危险,却增加患者的病死率。因此,对重症急性胰腺炎患者,应禁止使用益生菌治疗。

第8节 腹 外 疝

案例 11-8

患者,男,5岁。右下腹膨出3年,加重并疼痛1周。家长于患者2岁多时发现其每次哭闹时右下腹膨出包块,按压能自行回纳,严重时引起阴囊右侧肿胀。近1周来膨出频繁,哭闹及运动后明显,能回纳,偶伴有疼痛。体格检查:消瘦,营养欠佳,右下腹有滑动性包块,能通过腹股沟进入右侧阴囊,透光试验(一),余未见明显异常。

问题:1.该患者最可能患了什么病?

2. 其诊断的主要依据是什么？

3. 如何治疗？

体内某个脏器或组织离开其正常解剖部位，通过先天或后天形成的薄弱点、缺损或孔隙进入另一部位，称为疝。由一个体腔进入另一个体腔，而不突向体表的称为内疝，以脑疝多见。由体腔突出体表的称为外疝，以腹部多见。临床上疝多发生于腹部，腹部疝又以腹外疝为多见。腹腔内脏器或组织连同壁层腹膜离开原来的部位，经腹壁或盆腔壁的薄弱或缺损处向体表突出，在局部形成包块，称腹外疝，是腹部外科最常见的疾病之一，按突出的解剖部位可分为腹股沟疝、股疝、脐疝、切口疝、白线疝等，其中腹股沟疝发生率最高，占 90％以上。

一、病因及发病机制

腹壁强度降低和腹内压力增高是腹外疝发病的两个主要原因。

（一）腹壁强度降低

引起腹壁强度降低的潜在因素很多，有先天性因素，也有后天性因素。先天性因素有腹膜鞘状突未闭、脐环闭锁不全、腹白线发育不全及某些组织穿过腹壁的部位，如精索或子宫圆韧带穿过腹股沟管，股动、静脉穿过股管等。后天性因素有手术切口愈合不良、外伤、感染、腹壁神经损伤、老年、肥胖造成的肌肉萎缩等。

近年来，生物学研究发现，腹股沟疝患者本身的胶原代谢异常也是导致腹壁强度降低的一个因素。

（二）腹内压力增高

慢性咳嗽、便秘、排尿困难、腹腔积液、妊娠、婴儿哭闹、举重等都可引起腹内压增高。腹壁强度降低是疝发生的基础，腹内压力增高是疝发生的诱因。正常人虽有时腹内压增高，但只要腹壁强度正常，也不致发生疝。

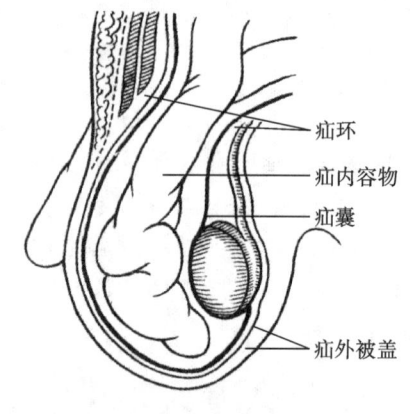

图 11-2 疝的组成

疝环
疝内容物
疝囊
疝外被盖

（三）病理解剖

典型的腹外疝由疝环、疝囊、疝内容物和疝外被盖组成（图 11-2）。疝环也称疝门，是疝突向体表的门户，亦即腹壁薄弱区或缺损所在。各类疝多以疝门部位而命名，如腹股沟疝、股疝、脐疝、切口疝等。疝囊是壁层腹膜经疝环向外突出的囊袋状结构，由疝囊颈和疝囊体构成。与疝门相连的部位称疝囊颈，是疝囊比较狭窄的部位，由于疝内容物经常经此而进出，故常受摩擦而增厚，临床上疝囊高位结扎术即在此处进行结扎。疝内容物是进入疝囊内的腹腔脏器或组织，以小肠最常见，大网膜次之。另外，盲肠、阑尾、膀胱等均可进入疝囊，但较少见。疝外被盖是指疝囊以外的腹壁各层组织。

（四）临床病理类型

1. 易复性疝 疝内容物容易回纳入腹腔内，称易复性疝。常在患者站立、行走、腹内压增高时突出，平卧或休息时回纳入腹腔。

2. 难复性疝 疝内容物不能回纳或不能完全回纳入腹腔内，称难复性疝，此类疝的内容物多为大网膜。常因疝内容物与疝囊粘连所致。滑动性疝也属难复性疝。

知识链接

滑动性疝是指疝内容物构成部分疝囊的疝，多见于右侧，常见的疝内容物有盲肠、乙状结肠或膀胱。临床上滑动性疝并不多见，也无特殊临床表现，不易在手术前做出诊断。凡年老、肥胖、病史较长的难复性疝患者，应考虑滑动性疝的可能。确诊后应给予手术治疗。

3. 嵌顿性疝 疝环较狭小而腹内压骤增时，疝内容物强行扩张囊颈而挤入疝囊后，囊颈弹性收缩，将内容物卡住，使其不能回纳腹腔，称为嵌顿性疝。如内容物为肠管，临床上可出现急性肠梗阻表现。发生嵌顿后，内容物血液循环障碍，导致组织淤血、水肿、渗出。如能及时解除嵌顿，病变可恢复正常。

4. 绞窄性疝 如嵌顿不能及时解除，病情进一步发展，造成疝内容物血液循环障碍持续加剧，最后导致血流完全阻断，即为绞窄性疝。疝内容物可发生坏死、继发化脓感染等。严重者可引起腹膜炎和中毒性休克。

嵌顿性疝和绞窄性疝是一个病理过程的两个阶段，临床上很难截然区分。肠管发生绞窄时，不仅疝囊内肠管可坏死，有时在腹腔内的中间肠袢也可发生坏死，甚至疝囊内的肠袢尚存活，而腹腔内的肠袢已坏死，因此手术处理嵌顿性疝或绞窄性疝时，必须将腹腔内的有关肠袢牵出，仔细检查，以防遗漏。

> **课堂互动**：腹外疝的临床病理类型有哪些？

二、临床表现

（一）腹股沟疝

课堂互动答案

发生在腹股沟区的腹外疝统称为腹股沟疝，是临床上最常见的腹外疝，分为腹股沟斜疝和腹股沟直疝两种。疝囊经腹壁下动脉外侧的腹股沟管内环通过腹股沟管由外环向体表突出，并可进入阴囊，称腹股沟斜疝。疝囊经腹壁下动脉内侧的直疝三角直接向体表突出，不进入阴囊，称腹股沟直疝。其中以腹股沟斜疝多见，占全部腹外疝的 75%～90%，占腹股沟疝的 85%～95%。腹股沟疝以男性多见，男、女发病率约为 15∶1，右侧多见。

> **知识链接**
>
> 腹股沟管是位于腹股沟韧带内上方，由外向内、由上向下、由深向浅的一个斜行潜在肌肉裂隙。成人长 4～5 cm，有精索或子宫圆韧带通过。腹股沟管有四个壁及两个口。前壁为皮肤、皮下组织和腹外斜肌腱膜，但外侧 1/3 部分尚有腹内斜肌覆盖；后壁为腹横筋膜和腹膜，内侧 1/3 处有腹股沟镰；上壁为腹内斜肌与腹横肌形成的弓状下缘；下壁为腹股沟韧带和腔隙韧带。内口即深环，是腹横筋膜的卵圆形间隙，在腹股沟韧带中点上方约 1.5 cm 处；外口即浅环，是腹外斜肌腱膜的三角形裂隙。

1. 腹股沟斜疝 多见于儿童与青壮年男性，主要表现为局部肿块。易复性斜疝表现为腹股沟区肿块或偶有胀痛，肿块常在站立、行走、劳动、咳嗽等腹压增高的情况下出现，多呈带蒂柄的梨形，可降至阴囊或大阴唇。平卧或用手推送，肿块可回纳而消失。疝块回纳后，用拇指压住腹股沟管内环处，嘱患者站立并咳嗽以增加腹内压而肿块不再出现，指尖有冲击感，移去手指后肿块又可出现。疝内容物如为肠袢，则肿块柔软、光滑，叩之呈鼓音，如为大网膜，则肿块坚韧呈浊音。难复性斜疝常有胀痛感且疝块不能完全回纳。嵌顿性斜疝常发生在强力劳动或便秘者排便等腹内压骤增时，表现为疝块突然增大，伴明显疼痛，不能回纳。检查发现肿块紧张发硬，并有明显触痛。疝内容物如为肠袢，会出现急性机械性肠梗阻表现。如不及时处理，将发生绞窄性斜疝，临床症状进一步加重，绞窄时间较长者，因疝内容物坏死感染，可引起腹膜炎、休克等。

2. 腹股沟直疝 常见于年老体弱的男性。站立时，在腹股沟区出现一半球形肿块，不会降入阴囊。平卧后因疝囊颈宽大，疝块多能自行回纳入腹腔而消失，极少发生嵌顿。

（二）股疝

疝囊通过股环，经股管向卵圆窝突出的疝称股疝。临床上较少见，占腹外疝的 3%～5%，常见于 40 岁以上妇女。疝块较小，常表现为腹股沟韧带下方一个半球形肿块。由于局部特殊的解剖结构，且股环本身较小，故易发生嵌顿，在腹外疝中嵌顿概率最高，高达 60%。一旦发生嵌顿，可迅速发展为绞窄性疝。临床上遇到 40 岁以上的女性，突然以急性肠梗阻就诊而查不出其他原因者，首先要想到股疝的可能,以免延误诊断。

(三)切口疝

切口疝是指发生于腹壁手术切口部位的疝,临床较常见,占腹外疝的第三位。多因切口愈合不良引起,其中切口感染是常见原因。多见于腹部纵形切口,最常见的是经腹直肌切口疝。表现为腹壁切口处逐渐膨隆,出现肿块,平卧休息时缩小或消失,站立时明显,常伴有腹部不适和消化不良等,有时可伴有不完全性肠梗阻表现。切口疝很少发生嵌顿。

(四)脐疝

疝囊通过脐环突出的疝称脐疝,可分为小儿脐疝和成人脐疝,临床上以小儿脐疝多见。小儿脐疝常见于经常啼哭的儿童,多属易复性疝,表现为啼哭时脐疝脱出,安静时肿块消失。疝囊颈一般不大,但极少发生嵌顿和绞窄。成人脐疝较少见,多为中年经产妇,易发生嵌顿和绞窄。

三、诊断要点

腹外疝依据病史及典型临床表现诊断并不困难,但在临床上要注意斜疝、直疝及股疝的鉴别(表11-3)。

表 11-3　斜疝、直疝及股疝的鉴别

鉴别要点	斜　疝	直　疝	股　疝
发病年龄	少年、青壮年	老年	中年
突出途径	经腹股沟管	经直疝三角突出	经股管
疝块外形	椭圆形或梨形	半球形、基底宽大	半球形、较小
疝块位置	腹股沟韧带上方,可进入阴囊	腹股沟韧带上方,绝不会进入阴囊	腹股沟韧带下方
回纳疝块后压住内环	不再突出	仍可突出	仍可突出
疝囊颈位置	腹壁下动脉外侧	腹壁下动脉内侧	—
嵌顿机会	较多	极少	最多

课堂互动:斜疝、直疝及股疝有哪些区别?

四、防治要点

避免并及时控制引起腹内压增高的因素是预防腹外疝发生的关键。如积极治疗咳嗽、便秘、腹腔积液,避免婴幼儿过度哭闹等,同时应注意加强腹肌锻炼。处理原则以手术修补腹壁缺损或薄弱处为主。手术出院后3个月内避免重体力劳动,以防复发。

课堂互动答案

1. 非手术治疗　1岁以内的婴幼儿,因随着身体生长发育,腹壁强度可逐渐增强,疝有自行消失的可能,可暂时使用棉线束带或绷带局部包扎压迫疝环(图11-3),以防疝块脱出。年老体弱或伴有其他严重疾病而禁忌手术者可通过佩带疝带(图11-4)等方法防止疝块脱出。

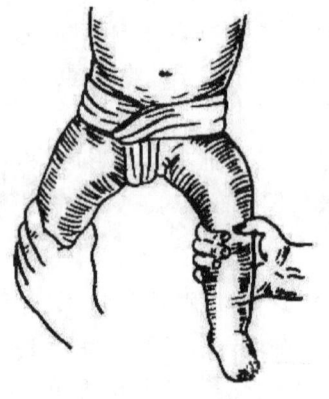

图 11-3　棉线束带使用法

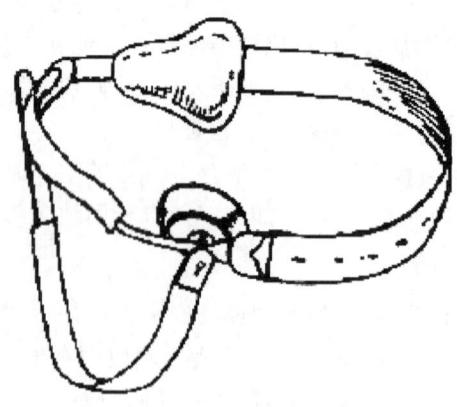

图 11-4　疝带

2. 手术治疗 腹股沟疝手术方法有传统疝修补术、无张力疝修补术和经腹腔镜疝修补术。传统疝修补术的基本原则是在高位结扎疝囊的基础上,加强或修补腹股沟管管壁。其中:加强腹股沟前壁,常用的是 Ferguson 法;修补或加强腹股沟后壁,常用的方法有 Bassini 法、Halsted 法、McVay 法和 Shouldice 法,临床最常用的方法是 Bassini 法。无张力疝修补术是应用人工材料合成纤维网填充腹壁缺损处并修补腹股沟管管壁,因不需要利用人体自身的健康组织进行修补,所以局部无张力,一般应用于腹壁缺损严重者。经腹腔镜疝修补术目前临床上较少开展。因股疝易嵌顿,一旦嵌顿可迅速发展为绞窄性,故一经确诊应尽早进行手术治疗,常用 McVay 法。

3. 嵌顿性疝和绞窄性疝的处理原则 嵌顿性疝和绞窄性疝原则上应紧急手术。但对于嵌顿性疝具备下列情况者可先试行手法复位:①嵌顿时间在 3～4 h 内,局部压痛不明显,也无腹部压痛或腹肌紧张等腹膜刺激征者;②年老体弱或伴有其他较严重疾病而估计肠袢尚未绞窄坏死者。手法复位本身有一定的危险性,在临床上要严格掌握其指征。

第9节 急性阑尾炎

案例 11-9

患者,女,28 岁,已婚。持续性腹痛伴呕吐 10 h。10 h 前无诱因感脐周痛,伴轻度恶心,呕吐一次,为胃内容物。2 h 前感右下腹痛。既往身体健康,停经 40 日。体格检查:痛苦病容,腹部平坦,无肠型,右下腹有压痛及反跳痛,肠鸣音存在,稍弱。妇科检查:阴道无异常分泌物,穹窿无触痛。

问题:1. 首先考虑的诊断是什么?
   2. 为进一步诊断,需要做哪些检查?
   3. 治疗原则是什么?

阑尾位于右髂窝部,远端为一盲端,系膜短于阑尾本身,使其呈蚯蚓状,长 5～10 cm,直径 0.5～0.7 cm,起于盲肠根部,附于盲肠后内侧壁、三条结肠带的汇合点。其体表投影多位于脐与右髂前上棘连线中外 1/3 交界处,即麦氏点(McBurney 点),但变异较多。阑尾尖端指向有六种类型(图 11-5)。

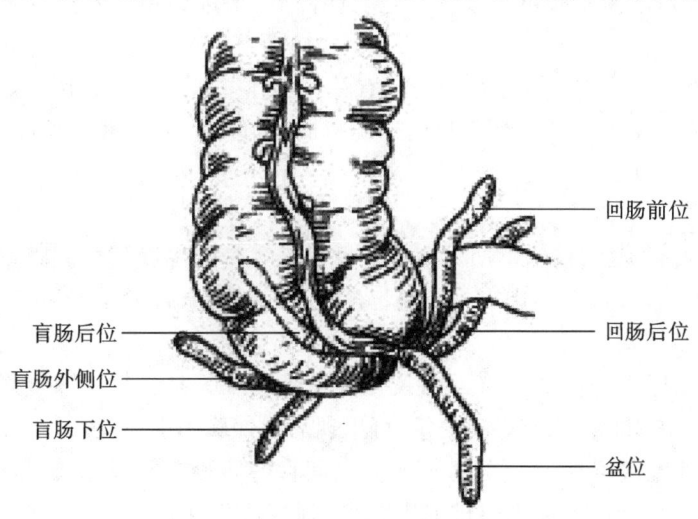

图 11-5 阑尾解剖位置变异

阑尾动脉是一种无侧支的终末动脉,当血液循环发生障碍时,可导致阑尾坏死;阑尾静脉与动脉伴行,最终回流入门静脉。当阑尾发炎时,菌栓脱落可引起门静脉炎和细菌性肝脓肿。阑尾的神经由交感神经纤维经腹腔丛和内脏神经传入,由于其传入的脊髓节段在第10~11胸节,故急性阑尾炎初期常表现为脐周牵涉痛,属内脏性疼痛。研究证明,阑尾也是一个淋巴器官,其黏膜和黏膜下层中含有丰富的淋巴组织,呈纵行分布,是阑尾感染常沿黏膜下扩散的原因。阑尾的淋巴组织参与B淋巴细胞的产生和成熟,具有一定的免疫功能。

知识链接

有关阑尾的最早记载

据记载,早在公元5世纪时,在古埃及人存放木乃伊的内脏的坛子上面,就有关于阑尾的记载,但确切的文字记载直到十五世纪末才出现。1492年,多才多艺的达·芬奇在解剖时注意到了这一条小小的阑尾。他在自己画的一幅解剖图的右下角中,作了如下的描述:阑尾是盲肠的一部分,它能收缩和膨胀,所以在盲肠内如有过多的肠气,盲肠也不会破裂。这一幅解剖图一直被认为是最早提及阑尾的记载。

急性阑尾炎是外科常见病,居各种急腹症的首位,以青壮年多见,男、女发病比例为(2~3):1。如能及时就医,大多数患者治疗效果较好。但有时诊断相当困难,处理不当时可发生一些严重的并发症,其死亡率为0.1%~0.5%。因此,如何提高疗效,减少误诊,仍值得重视。

一、病因及发病机制

1. 梗阻 阑尾腔梗阻是急性阑尾炎最常见的病因。阑尾特殊的解剖特点使阑尾腔容易发生梗阻。

常见的梗阻原因为:①阑尾腔堵塞,常由于粪石、食物碎屑、异物、蛔虫等;②阑尾壁损伤而致管腔狭窄或粘连;③阑尾系膜过短而形成的阑尾扭曲,阻碍管道通畅;④阑尾壁内淋巴组织增生或水肿引起管腔变狭窄;⑤阑尾开口于盲肠部位的附近有病变,如炎症、息肉、结核、肿瘤等,使阑尾开口受压,排空受阻,其中粪石梗阻最为常见,约占1/3。

2. 感染 主要为阑尾腔内细菌所致的直接感染。阑尾腔梗阻后,可使管腔内分泌物积存,内压增高,压迫阑尾壁,阻碍远侧血液循环,使黏膜受损,在此基础上管腔内细菌侵入,导致感染。致病菌多为肠道内的各种革兰阴性杆菌和厌氧菌。少数患者可由血源性感染或邻近器官感染所致。

3. 其他 胃肠疾病、饮食因素、遗传因素及精神紧张也可是急性阑尾炎的发病因素。患胃肠疾病(如腹泻、便秘)及精神过度紧张时可导致胃肠道功能障碍,引起阑尾壁反射性痉挛,使阑尾腔梗阻而致急性炎症。

此外,急性阑尾炎发病也与饮食习惯和遗传有关。多纤维素饮食的地区发病率低,可能与结肠排空加快、便秘减少有关。遗传因素所致的阑尾过度扭曲、管腔细小、长度过长等也是阑尾易发生急性炎症的条件。

4. 临床病理分型

(1)急性单纯性阑尾炎:属病变早期。病变多只限于黏膜和黏膜下层。阑尾外观轻度肿胀,浆膜面充血并有少量纤维素性渗出。临床表现较轻,经及时药物治疗后炎症可消退,但多数可转为慢性,易复发。

(2)急性化脓性阑尾炎:多由急性单纯性阑尾炎发展而来,阑尾显著肿胀,浆膜高度充血,表面覆以脓性渗出物,腔内亦有积脓。临床表现较重,可出现局限性腹膜炎表现。

(3)坏疽性及穿孔性阑尾炎:一种重型阑尾炎。其管壁坏死或部分坏死,呈暗紫色或黑色。阑尾腔内积脓,压力升高,阑尾穿孔。如未能被局限包裹,则可使炎症扩散,引起急性弥漫性腹膜炎、化脓性门静脉炎、感染性休克等,需急诊手术治疗。

（4）阑尾周围脓肿：阑尾化脓坏疽或穿孔，若进展较慢，可被大网膜、肠管包裹，形成炎性包块或阑尾周围脓肿。

课堂互动：急性阑尾炎的病理分型有哪些？

二、临床表现

（一）症状

课堂互动答案

1. 腹痛　典型表现为转移性右下腹痛，始于上腹或脐周，疼痛位置不确切，数小时(6～8 h)后转移并局限在右下腹。据统计，70％～80％患者的腹痛有此特点。少数患者病情发展快，疼痛一开始即局限于右下腹。因此，无典型的转移性右下腹疼痛史并不能排除急性阑尾炎。不同病理类型的阑尾炎的腹痛特点也有差异，急性单纯性阑尾炎表现为轻度隐痛；急性化脓性阑尾炎呈阵发性胀痛和剧痛；坏疽性阑尾炎呈持续性剧痛；持续剧痛波及中下腹或两侧下腹，常为阑尾坏疽穿孔的征象。有时阑尾穿孔后可因腔内压力骤减，腹痛可暂时减轻，但出现腹膜炎后，腹痛又会持续加剧，且其他伴随的症状和体征并未改善，甚至有所加剧。

另外，不同位置的阑尾炎的腹痛位置也不同，在临床上要综合分析判断。

2. 胃肠道症状　胃肠道症状不典型。发病早期可有厌食，部分病例可为首发症状。恶心、呕吐也可发生，但程度较轻。盆腔位阑尾炎或盆腔脓肿刺激直肠，可引起排便次数增多、里急后重。弥漫性腹膜炎时可致麻痹性肠梗阻，出现腹胀、排气排便减少。

3. 全身表现　全身表现包括早期乏力等。随着炎症发展，可出现心率增快、发热等，一般为低热，体温多在 38 ℃以下。高热多见于阑尾坏疽、穿孔或已并发腹膜炎。若伴有寒战和黄疸，则提示可能并发化脓性门静脉炎。

课堂互动：典型的阑尾炎腹痛有什么特点？

（二）体征

课堂互动答案

1. 步态与姿势　患者喜采取上身前弯且稍向患侧倾斜的姿势，或用右手轻扶右下腹部以减轻腹痛，走路时步态缓慢。

2. 右下腹压痛　右下腹固定压痛点是急性阑尾炎最常见的重要体征。压痛点通常在麦氏点，其他常见的压痛部位还有两侧髂前上棘连线的中、右 1/3 交界处(Lanz 点)，或右髂前上棘与脐连线和腹直肌外缘交点(Morris 点)(图 11-6)。压痛点位置可随阑尾位置改变而改变，不同患者压痛点的位置可不同，但一般局限在右下腹固定的范围内，因此临床上认为右下腹部固定压痛区的存在，要比压痛点的阳性更有诊断价值。病变早期腹痛尚未转移到右下腹时，右下腹便可出现固定压痛。压痛程度与病变程度相关。

课堂互动答案

课堂互动：急性阑尾炎典型的压痛点在何处？

3. 腹膜刺激征　可触及反跳痛、腹肌紧张，且有肠鸣音减弱或消失等，这是壁层腹膜受炎症刺激出现的防御反应，提示出现化脓、坏疽或穿孔。一般而言，腹膜刺激征的程度、范围与阑尾炎程度呈正相关，但在小儿、老人、孕妇、肥胖者或有盲肠后位阑尾炎时，腹膜刺激征可不明显。

4. 右下腹包块　如右下腹扪及压痛性、边界不清而固定的包块，应考虑阑尾周围脓肿。

5. 可作为辅助诊断的其他体征　如结肠充气试验、腰大肌试验、闭孔内肌试验、直肠指检等，均有助于诊断。部分患者可出现右下腹皮肤感觉过敏现象，如阑尾坏疽穿孔，则皮肤感觉过敏现象消失。

（1）结肠充气试验：患者取仰卧位，检查者一手压迫左下腹，另一手挤压近侧结肠，引起右下腹疼痛为阳性。

（2）腰大肌试验：患者取左侧卧位，右下肢伸直后伸，引起右下腹疼痛者为阳性，说明阑尾贴近腰大肌，或炎症已波及腰大肌。

（3）闭孔内肌试验：患者取仰卧位，右髋及右膝屈曲 90°内旋，引起右下腹疼痛者为阳性。提示阑

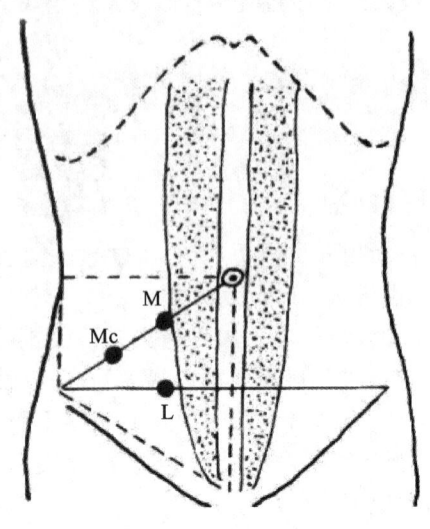

图 11-6　阑尾炎压痛点

注：Mc，Mc Burney 点；M，Morris 点；L，Lanz 点；点线围成的四边形为 Rapp 压痛区。

尾靠近闭孔内肌。

（4）直肠指检：直肠右前方有触痛为阳性，提示盆腔位阑尾或炎症已波及盆腔。当有盆腔脓肿时，直肠前壁可触及肿块或波动感。

（三）几种特殊类型阑尾炎的临床特点

1. 小儿急性阑尾炎　病情发展较快且严重，早期即出现高热和呕吐；右下腹体征不明显，但有局部压痛和肌紧张；穿孔率高，并发症发生率和死亡率也较高。

2. 妊娠期急性阑尾炎　较常见，压痛点随妊娠月份的增加而逐渐上移；腹膜刺激征不明显；炎症易扩散。

3. 老年人急性阑尾炎　表现轻，病理变化重；易缺血坏死或穿孔。

三、辅助检查

（一）实验室检查

1. 血常规检查　约90％患者可出现白细胞计数和中性粒细胞比例增高，两者往往同时出现，是临床诊断中的重要依据。但年老体弱或免疫功能受抑制的患者，白细胞计数不一定增多。随着病情发展，症状恶化，已经增多的白细胞计数突然降低，往往是脓毒血症的表现，属于危象，应予重视。

2. 尿常规检查　尿常规检查一般无阳性发现，但为排除类似阑尾炎症状的泌尿系统疾病，如输尿管结石，常规检查尿液仍属必要。偶有阑尾远端炎症并与输尿管或膀胱相粘连，尿中也可出现少量红细胞和白细胞。注意与泌尿系统结石相鉴别。

（二）影像学检查

如 B 超检查、X 线检查等，一般不必要，当诊断不肯定时可选用。近年来腹腔镜也应用到阑尾炎的诊疗中。

四、诊断要点

根据典型的转移性右下腹痛、右下腹固定压痛伴厌食、低热等结合实验室检查一般即可确诊，必要时可选用影像学检查。若症状、体征不典型，特别是阑尾位置变异时，应密切观察病情，以免误诊。

知识链接

　　右下腹痛虽是诊断阑尾炎的重要依据，但其他许多疾病同样可以引起类似阑尾炎的右下腹痛，如胃和十二指肠溃疡穿孔、宫外孕、卵巢滤泡或黄体囊肿破裂、卵巢囊肿蒂扭转及右侧输尿管结石、急性肠系膜淋巴结炎等，在临床上要注意鉴别。

五、防治要点

手术切除是急性阑尾炎的主要治疗方法。急性阑尾炎一经确诊，无论病情轻重，只要无手术禁忌证，均应首选手术治疗。某些情况下可暂不手术或手术风险过大，需采取非手术治疗。

1. 急性单纯性阑尾炎　最好行阑尾切除术，也可在严密观察下行抗感染等保守治疗。

2. 急性化脓性阑尾炎、坏疽性或穿孔性阑尾炎　一经确诊，应立即行急诊手术治疗。

3. 阑尾周围脓肿　一般应先行抗感染、使用中药等非手术疗法，待 3 个月后再行手术治疗，必要时也可直接切开引流。

4. 小儿急性阑尾炎、妊娠期急性阑尾炎、老年人急性阑尾炎　一经确诊，原则上应尽早手术。

（一）非手术治疗

非手术治疗仅适用于早期单纯性阑尾炎、阑尾周围脓肿或诊断尚未确定，以及有手术禁忌证者。此外，还可以作为阑尾手术前的准备，主要措施为根据致病菌种类选用敏感抗生素，目前临床上抗厌氧菌药物的应用显得日趋重要。

（二）手术治疗

原则上急性阑尾炎一经确诊，应尽早行阑尾切除术。对阑尾周围脓肿可行脓肿引流术。术后鼓励患者早期下床活动，以促进胃肠蠕动，减少术后肠粘连的发生。腹腔镜阑尾切除术是近年来的新技术，具有创伤小、恢复快的优点，可根据情况选用。

知识链接

阑尾的功能认知

多年来，人们认为阑尾是人类进化过程中退化不全的一个多余器官，以致有些国家在婴儿出生后即切除阑尾或进行附带阑尾切除。但研究发现，阑尾有很重要的免疫功能，国外有人通过解剖尸体发现，已被切除阑尾的人中癌症发生率和因癌症致死的死亡率均高于没有切除阑尾的人。阑尾的免疫能力在12～20岁时达到高峰，30岁后开始下降，60岁后消失。所以，临床上不主张附带阑尾切除的做法。

第10节 大 肠 癌

案例 11-10

患者，男，54岁。大便次数增加、带血3个月。3个月前无明显诱因排便次数增多，4～5次/天，不成形，间断带暗红色血迹。有中、下腹痛，无明显腹胀及恶心、呕吐。无发热，进食可。近来明显乏力，体重下降约4 kg，为进一步诊治收入院。既往体健，家族中无类似疾病。查体：T 37.3 ℃，P 75次/分，R 16次/分，BP 124/82 mmHg。一般状况稍差，皮肤无黄染，结膜苍白，浅表淋巴结未触及肿大。心肺无明确病变。腹平坦，未见胃肠型及蠕动波，腹软，无压痛，无肌紧张，肝脾未触及。右下腹似可触及约3 cm×5 cm的质韧包块，可推动，边界不清，直肠指检未见异常。辅助检查：大便潜血（＋），血 WBC 4.7×10⁹/L，Hb 83 g/L，入院后查血 CEA 42 ng/ml。

问题：1. 该患者最可能患了什么病？
2. 进一步需做何种检查？

大肠癌包括结肠癌与直肠癌（carcinoma of the colon and rectum），是消化系统常见的恶性肿瘤。直肠癌比结肠癌发病率高。近年因为结肠癌发病率逐渐增高，两者发生率已接近。其发病与生活方式、遗传、大肠腺瘤等关系密切。我国大肠癌约50%发生在40岁以下青年人，男女之比为1.65∶1。大肠癌目前居全球发病谱第3位和死因谱第2位。有数据表明，大肠癌的发病显示出了年轻化的趋势。大肠癌在发达国家的发病率约为发展中国家的4倍，但死亡率较为接近。

一、结肠癌

结肠癌是胃肠道常见的恶性肿瘤之一。近年来，我国的结肠癌发病率呈明显上升趋势，且有高于直肠癌的趋势，发病年龄逐渐年轻化，41～65岁发病率高。

谁曾败于结肠癌？

著名卡通画家、风靡世界的漫画《花生漫画》的作者查尔斯·舒尔茨因结肠癌溘然长逝，享年77岁。英国著名电影演员、美国好莱坞巨星、被评论家称为"具有优秀素质和人格魅力的真正的明星""优雅的同义语""天使的化身"的奥黛丽·赫本，因盲肠与结肠癌病重不治，死于瑞士洛桑的家中，终年63岁。

（一）病因及发病机制

结肠癌的发病原因可能是多方面的。随着分子生物学技术的发展，结肠癌被认为是一种发生与发展经过黏膜增生、腺瘤及癌变多步骤、多基因及多阶段参与的细胞遗传性疾病。结肠癌的常见病因如下。①癌前疾病：腺瘤，研究认为，结肠癌约半数来自腺瘤的癌变；溃疡性结肠炎，特别是长期慢性溃疡性结肠炎，由于肠黏膜反复破坏和修复，因而癌变率随病史的延长而增高，其病变程度及范围也与癌变相关。②膳食和运动：食物中过多的动物脂肪及动物蛋白质，缺少新鲜蔬菜水果及纤维素食品，缺乏适度的体力活动，使肠的蠕动功能下降，肠道菌群发生变化，肠道中胆酸和胆盐含量增多等，其结果都会引起或加重肠黏膜的损害。③环境因素：精神因素、钼的缺乏、阳光与维生素D的缺乏等因素也与结肠癌的发病有关。

结肠癌好发部位依次为乙状结肠、回盲部、升结肠、降结肠和横结肠。绝大多数结肠癌为腺癌。根据肿瘤的大体形态可分为如下几种类型。①肿块型：肿瘤向肠腔内生长，易发生溃疡、出血、继发感染和坏死，恶性程度低，转移较晚；好发于右侧结肠，特别是盲肠。②浸润型：肿瘤沿肠壁浸润，易引起肠腔狭窄和肠梗阻，转移早，多发生于左侧结肠。③溃疡型：为结肠癌最常见类型，肿瘤向肠壁深层生长并向周围浸润，早期即可发生中央部坏死而形成大溃疡，易发生出血、感染和穿孔，转移早，恶性程度高。根据肿瘤的组织学可分为如下几种类型。①腺癌：最多见。②黏液腺癌：预后较差。③未分化癌：因易侵入血管和淋巴管，预后最差。

课堂互动：结肠癌的组织病理分型有哪些？

结肠癌的分期普遍采用Dukes法。①A期：癌仅局限于肠壁内，又分为A_0、A_1、A_2三个亚期，A_0期，癌局限于黏膜内；A_1期，穿透黏膜达黏膜下层；A_2期，累及黏膜肌层但未穿透浆膜。②B期：癌穿透肠壁但尚无淋巴结转移。③C期：癌穿透肠壁且有淋巴结转移，又分为C_1、C_2两个亚期。C_1期淋巴结转移限于结肠壁和结肠旁淋巴结，C_2期有肠系膜淋巴结转移，包括系膜根部淋巴结转移。④D期：远处淋巴结转移或腹腔转移，或广泛侵及邻近脏器而无法切除。

课堂互动答案

结肠癌的转移方式主要为淋巴结转移，首先转移到结肠壁和结肠旁淋巴结，然后到肠系膜血管周围和肠系膜根部淋巴结。血行转移到肝的情况多见，其次是肺、胃等，也可直接浸润邻近器官，或在腹腔种植。

（二）临床表现

结肠癌早期症状不明显，随病情进展可出现以下症状。

1. 排便习惯和粪便性质的改变　这是最早期症状，多为排便次数增多，粪便不成形或稀便，粪便带血、脓或黏液，亦可便秘。

2. 腹部不适　这也是早期症状之一，常为定位不确切的持续性隐痛、不适或腹胀感，初为间歇性，后转为持续性，并发肠梗阻则腹痛加剧。

3. 腹部肿块　在结肠部位出现硬而呈结节状的肿块，横结肠和乙状结肠部位肿块可有一定活动度。如肿块发生肠外浸润或并发感染，肿块固定且有明显压痛。

4. 肠梗阻症状　结肠癌的后期症状。多呈慢性低位不完全肠梗阻。发生完全肠梗阻后症状加重。部分左侧结肠癌患者以急性完全结肠梗阻为首发症状。

5. 全身症状 患者可出现贫血、消瘦、乏力、低热等。晚期还可出现肝大、黄疸、水肿、腹腔积液、锁骨上淋巴结肿大及恶病质等。

结肠癌的临床表现因其部位不同而有差别,临床上常以横结肠的中部为界分为左、右侧结肠癌。右侧结肠和左侧结肠癌病理类型不同,临床表现也有区别。一般右侧结肠癌的临床表现的特点:①由于肠内容物多为流质、稀薄或稀水样,故发生肠梗阻比例低于左侧结肠;②稀薄的肠内容物对肿瘤表面的损伤小,故出血的机会少于左侧结肠;③由于吸收能力强于左侧结肠,故全身中毒症状如贫血、乏力、消瘦等较左侧结肠明显;④由于距肛门较远,其直肠刺激症状较左侧结肠癌轻,而左侧结肠癌则以排便习惯改变、肠梗阻、便血为主。

> **课堂互动**:结肠癌最早的症状是什么?

(三)辅助检查

1. 乙状结肠镜检查 可见距肛门约 25 cm 的肠腔病变,并能取材活检。

2. 纤维结肠镜检查 镜长 120～180 cm,能看到结肠的回盲部,因此可检查到整个结肠。

课堂互动答案

3. X 线钡餐检查 可采用钡餐造影、钡剂灌肠及气钡双重造影检查等,可以发现充盈缺损、黏膜破坏、肠壁僵硬、肠腔狭窄等改变。目前主要采用气钡双重造影检查,常能显示小的癌灶。

4. CT 检查、MRI 检查及 B 超检查 对了解腹内肿块和肿大淋巴结、肝内转移灶均有帮助。

5. 血清癌胚抗原(CEA)检查 对结肠癌的诊断虽特异性差,但对术后判断预后和复发有一定帮助。

6. 大便潜血试验 呈持续阳性。

7. 活体组织检查 这是最终确诊的方法。

(四)诊断要点

结肠癌早期诊断的难点在于早期症状多较轻或不明显,易被忽视。为了做到早期诊断,应重视对高危人群和怀疑为结肠癌患者的监测。凡 40 岁以上有以下任何一种表现者应视为高危人群:①直系亲属有结肠癌、直肠癌病史;②有癌症史或肠道有癌前病变;③大便潜血试验呈持续阳性;④具有慢性腹泻、慢性便秘、黏液血便、慢性阑尾炎史及精神创伤史。

晚期根据临床表现,结合实验室检查和影像学检查可以进行较明确的诊断。

(五)防治要点

原则上采用以手术为主的综合治疗方法。

1. 手术治疗 手术治疗必须严格遵循无瘤原则及根治原则,根据原发灶部位不同,选择不同的根治术式。

(1)结肠癌根治性手术:切除范围包括肿瘤所在肠袢及其系膜和区域淋巴结。①右侧结肠切除术:适用于盲肠、升结肠、结肠肝曲的癌肿;切除范围包括右侧横结肠、升结肠、盲肠和末端回肠 15～20 cm;对结肠肝曲癌应加切除整个横结肠和胃网膜右动脉组淋巴结。②横结肠切除术:适用于横结肠癌,切除范围包括结肠肝曲和脾曲的全部横结肠及胃结肠韧带的淋巴结组织。③左侧结肠切除术:适用于结肠脾曲、降结肠癌。切除范围包括左侧横结肠、降结肠及部分或全部乙状结肠。④乙状结肠癌根治术:切除范围包括全部乙状结肠和全部降结肠或部分降结肠及部分直肠。

(2)结肠癌合并急性肠梗阻的手术:结肠癌合并急性肠梗阻时应在进行胃肠减压,补液纠正水、电解质紊乱和酸碱失衡等适当准备后,尽早行手术治疗。右侧结肠癌可行右侧结肠癌切除一期回结肠吻合术。若患者情况不允许,可先行盲肠造瘘术解除梗阻,二期再行癌肿根治术。若癌肿不能切除,可切断末段回肠,行近切端回肠横结肠端侧吻合、远切端回肠断端造口术。左侧结肠癌并发急性肠梗阻时,应在梗阻近侧做横结肠造瘘,在肠道条件允许时做二期癌肿根治术。对于不能切除者,则行姑息结肠造瘘。

2. 化学药物治疗 手术前辅助化疗或术后传统化疗的方法,5 年生存率可提高 5%～10%。目前,常用的化疗方案均以氟尿嘧啶为基础用药。常经静脉化疗,也可经肛门用氟尿嘧啶栓剂或乳剂,以减轻化疗的全身毒性。还有经口服、动脉局部灌注及腔内给药等方法。

二、直肠癌

直肠癌是发生于直肠与乙状结肠交界处至齿状线之间肠管的恶性肿瘤,是消化道最常见的恶性肿瘤之一。直肠癌的发病率比结肠癌高,两者发病率之比约为 1.5:1。有些地区结肠癌的发病率增高,结肠癌与直肠癌发病率比已接近 1:1。青年人直肠癌发病率高,占癌症的 10%~15%,且近年来有年轻化趋势。低位直肠癌发生率高,占直肠癌的 60%~75%。

(一)病因及发病机制

直肠癌病因不明,但已知与直肠慢性炎症的刺激、癌前疾病、高蛋白质、高脂肪、少纤维素膳食及遗传因素等有关。

直肠癌大体可分为如下几种类型。①溃疡型:多见,占 50% 以上,形状呈圆形或卵圆形,中央凹陷,深入肌层并向四周浸润。早期可形成溃疡,易出血,分化程度低,转移较早。②肿块型(菜花样):肿块向肠腔突出生长,向周围浸润少,预后较好。③浸润型:沿肠壁浸润,使肠管周径缩小而形成狭窄,转移早而预后差。直肠癌组织学分类以腺癌多见,占 75%~85%。

直肠癌扩散和转移途径如下。①直接浸润:癌肿在肠壁内扩展多环绕肠腔蔓延,沿肠管长轴扩展者少;晚期可穿透肠壁向盆腔浸润,累及盆腔内脏器,如膀胱、内生殖器等。②淋巴结转移:为主要扩散途径。向上沿直肠上动脉、肠系膜下动脉及腹主动脉周围淋巴管转移,一般不向下转移。当正常的淋巴流向受阻时,可逆向转移至较原发部位更低的淋巴结。直肠下端癌肿可向两侧转移至髂内淋巴结或腹股沟淋巴结。③血行转移:肿瘤可经门静脉转移至肝,也可由髂静脉转移至肺、骨和脑等。手术时应注意无瘤操作,以防术中发生转移。

课堂互动:直肠癌的扩散和转移途径有哪些?

(二)临床表现

课堂互动答案

早期直肠癌的临床特征主要为排便习惯改变和便血,但易被忽视。当癌肿增大,发生溃疡或感染时,可出现较明显症状。

1. 排便习惯改变 直肠癌最初的症状极易被忽视,如便次增多,稀便、便秘交替出现等排便习惯改变。待癌肿表面破溃,继发感染时,可出现大便表面带血、黏液或脓血便。易误诊为肠炎或痢疾。

2. 直肠刺激症状 随着病变的发展,形成一定肿块后,可出现肛门部下坠感、里急后重、明显便频、排便不尽,晚期可出现排便痛。

3. 肠腔狭窄症状 癌肿侵犯肠腔的部分或全部,可使肠腔狭窄,使肠内容物通过受阻,可出现腹胀、阵发性腹痛、肠鸣音亢进、大便变细、排便困难。晚期可发生完全梗阻。

4. 其他器官受侵时的症状 晚期癌肿侵犯周围组织器官,可出现相应症状,如排尿困难、尿频、尿痛等;对于女性,如侵犯阴道后壁,可出现阴道流血;癌肿后壁侵犯至骶骨及骶前神经时可出现骶尾部剧烈疼痛;肝转移者可出现肝大、腹腔积液、黄疸、贫血、消瘦甚至恶病质等表现。

(三)辅助检查

1. 大便隐血试验 普查或对高危人群进行直肠癌初步筛选的最简单方法,有助于发现早期癌。

2. 直肠指诊 直肠指诊为诊断直肠癌最重要的方法,具有简便、易行、较准确的优点。在我国,由于低位直肠癌所占的比例高,癌肿靠指诊即可发现。指诊可检查出癌肿部位、大小、距肛缘的距离、固定程度、与周围组织的关系等。

3. 内镜检查 内镜检查包括肛门镜、乙状结肠镜及纤维结肠镜检查。目前多采用纤维结肠镜检查。距肛门较近者可采用肛门镜检查。位于直肠中上段的癌肿,宜采用乙状结肠镜或纤维结肠镜检查,并取活体组织送病理检查。

4. 影像学检查 气钡灌肠造影检查是诊断直肠癌的重要方法,能够检查肠腔内有无肿瘤及有无多发病变。腔内超声及超声内镜检查,可以观察肿瘤浸润的范围、深度及周围淋巴结肿大情况。CT 检查及 MRI 检查对了解盆腔内有无转移及有无体内器官侵犯有重要意义。

5. 癌胚抗原(CEA)检查 目前公认 CEA 对结肠癌、直肠癌有诊断价值,但缺乏特异性。其水平高低与肿瘤进展程度有关,对监测预后和复发有重要意义。

6. 活体组织检查 诊断直肠癌最确切的方法。尤其对低位直肠癌,这是必须采用的方法。

课堂互动:诊断直肠癌最重要的方法是什么?

课堂互动答案

(四)诊断要点

由于直肠特殊的解剖学特点,诊断相对容易。根据病史、体格检查、影像学及内镜检查,直肠癌诊断准确率达 95%。为了早期诊断直肠癌,必须重视对有排便习惯改变和便血这些高危人群的筛查工作,初步筛查性检查为大便隐血试验,阳性者再做进一步的直肠指诊、肛门镜或乙状结肠镜检查。

知识链接

直肠癌的鉴别诊断

临床上直肠癌延误诊断时有发生,主要是因为医生对直肠癌重视不足,没有进行常规检查,便草率地诊断为痔疮、肠炎、痢疾等。另外,患者对便血、大便习惯改变等症状未加重视也是延误诊断的原因。

(五)防治要点

直肠癌的治疗应遵循以手术治疗为主,辅以化疗、放疗、生物治疗等综合治疗的原则。

1. 手术治疗

(1)根治性手术:对无远处淋巴结转移或脏器转移,又无其他禁忌者,应尽早施行直肠癌根治术。①腹会阴直肠癌根治术(Miles 手术):适用于腹膜返折以下的直肠下段癌。切除范围包括乙状结肠远端及其系膜、直肠全部及其系膜、肠系膜下动脉及其区域淋巴结、肛提肌、坐骨肛门窝内组织、肛管和肛周直径约 5 cm 的皮肤。将乙状结肠近端拉出左下腹做永久性乙状结肠单腔造口。目前,也有利用股薄肌或臀大肌代替括约肌行原位肛门成形术,但疗效待肯定。②经腹直肠癌切除术(Dixon 手术):适用于距齿状线 5 cm 以上的直肠癌。此术式保留足够的直肠,行直肠与乙状结肠对端吻合。该术式是目前应用最多的直肠癌根治术。临床有更近距离直肠癌行 Dixon 手术的报道,但原则上要以根治性切除为前提,要求远端切缘距癌肿下缘 3 cm 以上。吻合器能完成直肠、肛管任何位置的吻合,随着吻合器技术发展和吻合器吻合法的广泛应用,许多中、低位直肠癌患者避免了使用人工肛门。③经腹直肠癌切除、近端造口、远端封闭手术(Hartmann 手术):适用于由于年老、体弱等不能行 Miles 手术或急性梗阻不宜行 Dixon 手术的患者。

(2)姑息性手术:如癌肿局部浸润严重或转移广泛而无法根治时,为了缓解症状,减轻患者痛苦,可将癌肿肠段做局限切除,缝闭直肠远切端,做乙状结肠造口,或仅做乙状结肠造口。术后辅以放疗、介入治疗及化疗等综合治疗。

近年来兴起的腹腔镜下施行 Miles 和 Dixon 手术,具有创伤小、恢复快的优点,但对淋巴结清扫及周围被侵犯脏器的处理尚有争议。

2. 其他治疗 可采用化学治疗、放射治疗、生物治疗、免疫治疗、基因治疗及中药治疗等。

目标检测

目标检测答案

单项选择题

1. 慢性胃炎的特异性表现是(　　)。

A. 无规律性上腹疼痛　　　B. 上腹饱胀不适,特别在餐后　　　C. 嗳气与泛酸

D. 呕吐　　　E. 以上均不是

2. 急性糜烂性胃炎的确诊依赖于（　　）。

A. 呕血与黑便　　　　　　　　　B. 急诊钡餐检查　　　　　　C. 急诊胃镜

D. 病史与体征　　　　　　　　　E. 急诊血管造影

3. 消化性溃疡的命名是由于（　　）。

A. 溃疡位于消化道　　　　　　　B. 溃疡局限于胃和十二指肠

C. 溃疡影响消化与吸收功能　　　D. 溃疡的形成由胃酸与胃蛋白酶原的消化作用引起

E. 溃疡由消化道功能紊乱引起

4. 消化性溃疡的主要症状为（　　）。

A. 呕血，黑便　　　B. 恶心，呕吐　　　C. 嗳气，反酸　　　D. 厌食，消瘦　　　E. 上腹痛

5. 消化性溃疡最常见的并发症是（　　）。

A. 急性穿孔　　　B. 幽门梗阻　　　C. 出血　　　　　D. 癌变　　　E. 穿孔

6. 消化性溃疡发病中损伤黏膜的侵袭力主要是指（　　）。

A. NSAID　　　　　　　　　　　B. 胃酸/胃蛋白酶　　　　　　C. 胰酶

D. 酒精　　　　　　　　　　　　E. 胆盐

7. 胃溃疡的好发部位是（　　）。

A. 胃底　　　　　　　　　　　　B. 胃体　　　　　　　　　　C. 胃大弯

D. 幽门管　　　　　　　　　　　E. 胃窦与胃体交界，在小弯胃角附近的胃窦一侧

8. 胃溃疡节律性疼痛的特点是（　　）。

A. 餐后 0.5～1 h 痛　　　　　　 B. 餐后 2～3 h 痛　　　　　　C. 空腹痛

D. 暂时痛　　　　　　　　　　　E. 夜间痛

9. 空腹痛常见于（　　）。

A. 胃溃疡　　　　　　　　　　　B. 胆囊炎　　　　　　　　　C. 胰腺炎

D. 十二指肠溃疡　　　　　　　　E. 幽门管溃疡

10. 患者，男，35 岁。3 个月来间断上腹痛，有时夜间痛醒，反酸。1 天前黑便 1 次，无呕血，但腹痛减轻，化验大便隐血强阳性。最可能的诊断是（　　）。

A. 慢性胃炎　　　　　　　　　　B. 胃溃疡　　　　　　　　　C. 十二指肠溃疡

D. 胃癌　　　　　　　　　　　　E. 胃食管反流病

11. 若患者出现黑便，每日出血量最少应超过（　　）。

A. 30 ml　　　　B. 50 ml　　　　C. 150 ml　　　　D. 300 ml　　　　E. 500 ml

12. 我国肝硬化最常见的原因是（　　）。

A. 病毒性肝炎　　　B. 酒精中毒　　　C. 胆汁淤积　　　D. 代谢障碍　　　E. 血吸虫病

13. 肝脏满布直径 2 mm 的小结节，属于（　　）肝硬化。

A. 小结节性　　　　　　　　　　B. 中结节性　　　　　　　　C. 大结节性

D. 大小结节混合性　　　　　　　E. 以上都不正确

14. 我国胰腺炎最常见的原因是（　　）。

A. 胆道疾病　　　B. 暴饮暴食　　　C. 大量饮酒　　　D. 外伤　　　E. 药物

15. 胰腺炎最主要的症状是（　　）。

A. 腹痛　　　　B. 恶心、呕吐　　　C. 发热　　　　D. 腹泻　　　E. 腹胀

（林昌勇）

泌尿、男性生殖系统疾病

1. 掌握泌尿、男性生殖系统常见疾病的临床表现和诊断要点。
2. 熟悉泌尿、男性生殖系统常见疾病的辅助检查和防治要点。
3. 了解泌尿、男性生殖系统常见疾病的病因和发病机制。

泌尿系统解剖学上主要由肾脏、输尿管、膀胱、尿道和有关血管、神经等器官组成。肾脏主要功能是生成尿液,以排泄代谢产物及调节水、电解质和酸碱平衡,维持机体内环境的稳定。此外,肾脏还有重要的内分泌功能,能够合成、调节和分泌多种激素,参与血流动力学调节、红细胞生成及骨代谢等。肾脏分泌的激素有血管活性激素(如肾素)和非血管活性激素(如促红细胞生成素)。血管活性激素主要参与肾的生理功能,非血管活性激素主要作用于全身。

男性生殖系统包括内生殖器和外生殖器。内生殖器由生殖腺(睾丸)、输精管道(附睾、输精管、射精管和尿道)和附属腺(精囊腺、前列腺、尿道球腺)组成。男性尿道为排尿和排精的管道。睾丸是产生精子和分泌男性激素的器官。睾丸产生的精子,先储存于附睾内,当射精时经输精管、射精管和尿道排出体外。精囊腺、前列腺和尿道球腺的分泌液参与组成精液,供给精子营养并有利于精子的活动。外生殖器包括阴囊和阴茎,阴茎是男性的性交器官,内含尿道,是排尿和排精的共同通道。

第 1 节　急性肾小球肾炎

案例 12-1

患者,男,16 岁。因发热、咽痛 10 余天,颜面水肿 2 天入院就诊。患者 10 余天前受凉后出现发热,体温最高达 39.2 ℃,伴咽痛、咳嗽、全身乏力、食欲不振。自行服感冒药略有好转。2 天前开始出现颜面水肿,晨起明显,尿量减少,具体不详。查体:BP170/110 mmHg,颜面水肿,两肺呼吸音清,无干湿啰音,P 84 次/分,律齐,无病理性杂音,腹软,无压痛、反跳痛,肾区无叩击痛,双下肢未见明显水肿。

问题:1. 该案例中患者可能有什么疾病?
　　　2. 最好进一步进行哪些检查?

急性肾小球肾炎简称急性肾炎,是一种与感染有关的以肾小球病变为主的非化脓性免疫性疾病。
临床上以水肿、血尿和高血压为主要表现,任何年龄均可发病,以 5～15 岁的儿童及青少年最多见,男女发病率之比约为 2:1。急性肾炎是儿科泌尿系统最常见的疾病。

一、病因及发病机制

本病可由多种病原体感染后引起,细菌有溶血性链球菌、肺炎球菌、金黄色葡萄球菌、流感杆菌等,病毒有流感病毒、柯萨奇病毒、麻疹病毒、腮腺炎病毒、乙型肝炎病毒、巨细胞病毒、EB病毒等,还有肺炎支原体、白色念珠菌、疟原虫、弓形虫、立克次体、钩端螺旋体等,其中绝大多数是由 A 组 β 型溶血性链球菌急性感染后引起的免疫复合物性肾小球肾炎。

急性肾炎常发生于 A 组 β 型溶血性链球菌"致肾炎菌株"引起的上呼吸道感染(多为扁桃体炎)或皮肤感染(多为脓疱疮)后,属链球菌感染后的免疫反应性疾病。致肾炎链球菌作为抗原刺激机体产生相应的抗体,抗原抗体结合形成免疫复合物,沉积于肾小球基底膜上,激活补体系统,产生免疫损伤和炎症反应。免疫损伤导致肾小球毛细血管内皮及系膜细胞增生,肾小球毛细血管管腔狭窄,甚至闭塞,肾血流量减少,肾小球滤过率降低,水钠潴留,血容量增多,引起少尿、水肿、高血压,严重者出现急性循环充血、高血压脑病、急性肾衰竭等症状;免疫损伤还可使肾小球基底膜断裂,通透性增加,血液成分漏到肾小球囊内,出现血尿、蛋白尿、管型尿。补体被激活后,产生过敏毒素,使全身毛细血管通透性增加,间质蛋白含量增多,故水肿多为非凹陷性。

二、临床表现

起病前 1～4 周有链球菌前驱感染的病史,如化脓性扁桃体炎、皮肤脓疱疮、猩红热等。起病较急,病情轻重不一,轻者可无临床症状,仅有尿常规及血清补体 C_3 异常,重者可出现急性肾功能不全等并发症而危及生命。本病有自愈倾向,常在数月内临床痊愈。

(一) 典型表现

1. 水肿、少尿　水肿常为最常见的症状,首先出现在眼睑,继之颜面,1～2 日内迅速波及全身,呈非凹陷性,一般多为轻中度,同时尿量明显减少。一般在 1～2 周内随着尿量增多水肿逐渐消退。

2. 血尿　几乎所有患者均有血尿,其中有 30％～50％ 为肉眼血尿,酸性尿呈浓茶色、棕色、褐色,或烟灰水样颜色;中性或弱碱性尿可呈洗肉水样颜色,或呈鲜红色。肉眼血尿多在 1～2 周内消失,而镜下血尿常在 1～3 个月内消失。

3. 高血压　30％～70％ 的病例有一过性高血压,多为轻中度,于病程 1～2 周内,随尿量增多而降至正常。

(二) 严重表现

少数病例在疾病早期(起病 1～2 周内)可出现下列严重症状。

1. 严重循环充血　由水钠潴留,血容量增加所致。表现与心力衰竭相似,有咳嗽、气促、发绀、心率增快,严重者出现端坐呼吸,咳粉红色泡沫痰,两肺底出现湿啰音,也可有肝大、颈静脉怒张,肝颈静脉反流征阳性,心脏增大,甚至可出现奔马律。

2. 高血压脑病　由血压急剧升高,使脑毛细血管痉挛或高度扩张充血而引起脑水肿所致。表现为剧烈头痛、呕吐、一过性失明,严重者可出现惊厥、昏迷。

3. 急性肾功能不全　在起病早期,肾小球滤过率下降,导致少尿或无尿,使代谢产物潴留于体内,出现暂时性氮质血症、高钾血症、代谢性酸中毒。一般 3～5 天后随着尿量增加,肾功能可逐渐恢复正常。

(三) 非典型表现

1. 无症状性急性肾炎　患者无水肿、高血压等临床症状,仅有尿改变,如镜下血尿,但血清抗链球菌溶血素"O"(ASO)滴度增高,补体 C_3 水平降低。

2. 肾外症状性急性肾炎　患者出现水肿、高血压,甚至有严重循环充血或高血压脑病,而尿改变轻微或无改变,血清 ASO 滴度增高,补体 C_3 水平降低。

3. 以肾病综合征表现的急性肾炎　少数患者以急性肾炎起病,但水肿、蛋白尿表现突出,并伴有轻度的低蛋白血症和高胆固醇血症,似肾病综合征。血清 ASO 滴度增高,补体水平 C_3 降低。

三、辅助检查

1. 尿常规检查 均有镜下血尿,红细胞(＋＋)～(＋＋＋),尿蛋白多为(＋)～(＋＋),可见红细胞管型、颗粒管型。

课堂互动答案

2. 血常规检查 常有轻中度贫血,产生的原因为水钠潴留,血容量增加,血液稀释。白细胞计数可正常或轻、中度增高。血沉增快,提示疾病处于活动期,与疾病的严重程度无关。ASO 滴度多升高,提示链球菌感染。血清总补体和补体 C_3 水平在疾病早期下降,多于病后 6～8 周恢复正常。

3. 肾功能检查 患者常有一过性肾小球滤过功能受损和血肌酐水平增高,出现氮质血症。随着尿量的增加,肾功能可逐渐恢复正常。

4. B 超检查 可见双侧肾脏形状饱满,体积弥漫性增大。

四、诊断要点

根据病前 1～3 周有链球菌感染的病史,有水肿、少尿、血尿、高血压的临床表现,实验室检查急性期 ASO 滴度升高、血清补体 C_3 水平降低、血尿素氮水平升高,可以诊断本病。临床上需与急进性肾炎、系膜增生性肾小球肾炎(IgA 肾病)相鉴别。

课堂互动答案

知识链接

急性肾炎患者的饮食注意事项

少尿或无尿时,避免食用含钾高的食品,如鲜蘑菇、香菇、红枣、贝类、豆类类等;水肿严重时,限制饮水,控制食盐 2 g/d 以下,或给予无盐饮食;有氮质血症时,按病情限制蛋白质,以减轻肾脏的负担,选用含必需氨基酸多的优质蛋白质,如鸡蛋、牛奶、瘦肉和鱼等,不宜选食豆制品;补充足够糖类饮食可以防止热量不足,使食物供给的少量蛋白质完全用于组织修复和生长发育;多摄入新鲜的蔬菜及水果,恢复期可多摄入山药、红枣、桂圆、莲子、银耳等有滋补作用的食物,以利于肾功能恢复及预防贫血。

五、防治要点

本病为自限性疾病,无特效疗法。以休息、对症处理为主,防止严重病例的发生。

(一)一般治疗

1. 休息 可使肾血流量增加,提高肾小球滤过率,减少水钠潴留,减轻心脏负担,减少严重病例的发生。起病 2 周内绝对卧床休息,待水肿消退、血压正常、肉眼血尿消失,可下床轻微活动;血沉正常可上学,但应避免剧烈活动;爱迪(Addis)计数正常后可恢复正常生活。

2. 饮食 水肿和高血压者,饮食应限制水和盐的摄入;有氮质血症时应限制蛋白质的摄入;当尿量增加、水肿消退、血压正常时,应尽早恢复正常饮食,以保证正常新陈代谢的需要。

(二)控制感染灶

急性肾炎的发病与链球菌感染关系密切,有上呼吸道感染或皮肤感染者,应选用无肾毒性的抗生素治疗,如青霉素、头孢菌素等,疗程为 10～14 日。对于扁桃体炎反复发作者,可考虑做扁桃体摘除手术。

(三)对症治疗

1. 利尿 可消除水肿,降低血压,常用噻嗪类利尿剂,如氢氯噻嗪、呋塞米等,注意低钾血症的副作用。呋塞米静脉注射剂量过大时可有一过性耳聋,应注意观察听力。

2. 降压 凡经过休息、控制水盐摄入、利尿而血压仍高者应适当降压,常用的降压药有硝苯地平

（心痛定）、利血平、卡托普利、硝普钠等。

（四）透析治疗

对于少数发生急性肾衰竭有透析指征者，应及时血液透析或腹膜透析。本病呈自愈倾向，透析帮助患者度过危险期后，肾功能即可恢复，一般不需要维持透析治疗。

第 2 节　慢性肾小球肾炎

案例 12-2

　　患者，男，36 岁，双下肢水肿 3 个月，全身水肿 3 天。3 个月前开始出现双下肢水肿，可凹性，水肿时轻时重，未诊治。3 天前水肿加重，逐渐遍及全身，伴胸闷、气促，24 h 尿量约 300 ml。查体：BP 150/90 mmHg，P 90 次/分，律齐，心前区无杂音，肝肋下未触及，腹部移动性浊音（＋），双下肢凹陷性水肿。血常规：RBC 3.8×10^{12}/L，Hb 90 g/L。尿常规：蛋白质（＋＋＋）。生化：ALB 25 g/L，SCr 86 μmol/L，BUN 4.5 mmol/L。B超：双肾大小形态正常。

　　问题：1. 分析该患者的临床诊断及诊断依据。

　　　　　2. 如何进行治疗？

慢性肾小球肾炎，简称慢性肾炎，是指起病隐匿，病情迁延，病变进展缓慢，最终将发展成慢性肾衰竭的一组肾小球疾病，其主要临床表现为水肿、高血压、蛋白尿、血尿、不同程度的肾功能减退。慢性肾炎可发生于任何年龄，以青、中年男性居多。

一、病因及发病机制

慢性肾炎病因尚不明确，据统计仅 15%～20% 的患者是从急性肾小球肾炎转变而来，绝大多数患者起病即为慢性肾炎，与急性肾炎无关。本病的病理类型不同，病因及发病机制也不尽相同，可能是由于各种细菌、病毒或原虫等感染通过免疫机制、炎症介质因子及非免疫机制等引起。

免疫损伤等各种因素导致肾单位破坏，健存肾单位高压、高灌注、高滤过等，促进肾小球硬化，晚期均进展成硬化性肾小球肾炎，临床上进入尿毒症阶段。

二、临床表现

慢性肾炎病因多样，病理形态不同，而临床表现相似，共同的表现是水肿、高血压和尿异常改变。但由于病程阶段不同，表现可多样化。

1. 水肿　患者可出现不同程度的水肿，轻者仅晨起眼睑水肿，严重者可出现全身水肿，但多为眼睑及面部水肿，也可下肢轻中度水肿，一般无体腔积液，缓解期水肿可完全消失。也有极少数患者，在整个病程中始终不出现水肿，这部分患者往往容易被忽视。

2. 高血压　大多数慢性肾炎患者有高血压症状，并以舒张压升高为特点。

3. 蛋白尿　本病常有的表现，几乎所有的患者都有蛋白尿，尿蛋白定量常在 1～3 g/d。

4. 血尿　多为镜下血尿，也可见肉眼血尿。

5. 肾功能损害　呈慢性进行性损害，进展速度主要与病理类型有关，已出现肾功能不全的患者，可因感染、劳累、血压升高、应用肾毒性药物等导致肾功能急剧恶化，如能及时去除这些诱因，肾功能仍可在一定程度上恢复。

6. 其他　慢性肾炎晚期的患者可出现不同程度的贫血，可能与肾脏生成的红细胞生成素减少及食欲低下使铁、叶酸等摄入不足造成造血物质缺乏等有关。

慢性肾炎可分为以下四个临床类型。

课堂互动答案

1. 普通型 较为常见；病程迁延，病情相对稳定，多表现为轻度至中度水肿、高血压和肾功能损害；尿蛋白（＋）～（＋＋＋），离心尿红细胞多于 10/HP 和管型尿等。

2. 肾病型 除具有普通型的表现外，主要表现为肾病综合征，24 h 尿蛋白定量大于 3.5 g，血清白蛋白低于 30 g/L，水肿一般较重，伴有或不伴高脂血症。

3. 高血压型 除上述普通型表现外，以持续性中度血压增高为主要表现，特别是舒张压持续增高。

4. 急性发作型 在慢性肾炎的病程中，由于细菌或病毒等感染或过劳等因素，经较短的潜伏期（多为 1～5 日）后，出现类似急性肾炎的临床表现，反复发作多次后，肾功能急剧减退，可出现尿毒症。

三、辅助检查

课堂互动答案

1. 尿常规检查 可表现为程度不等的蛋白尿，24 h 尿蛋白定量在 1～3 g。多数患者有镜下血尿，可见红细胞管型、透明管型和颗粒管型，尿比重降低。

2. 血常规检查 晚期可出现红细胞、血红蛋白减少。

3. 肾功能检查 早期无明显变化，晚期肾功能受损，内生肌酐清除率下降，血肌酐、血尿素氮水平增高。

4. B 超检查 早期肾脏大小正常，晚期可出现双肾对称性缩小，皮质变薄。

5. 肾活体组织检查 可确定肾炎的病理类型。

四、诊断要点

课堂互动答案

凡有不同程度的蛋白尿、血尿、水肿及高血压等表现，时轻时重，病史达 1 年以上，无论有无肾功能损害，均应考虑此病，在排除继发性肾炎的基础上，即可诊断为慢性肾炎。临床上应注意与继发性肾小球肾炎、慢性肾盂肾炎、原发性高血压继发肾损害、隐匿型肾小球肾炎相鉴别。

五、防治要点

慢性肾炎治疗的主要目的是防止和延缓肾功能进行性减退，缓解临床症状，减少各种并发症。

1. 一般治疗 慢性肾炎活动期或症状明显者，应卧床休息。避免过劳，防止呼吸道及尿道等感染。禁用肾毒性药物。有水肿、高血压者应限制水、盐（＜3 g/d）。肾功能不全者宜采用优质低蛋白、低磷饮食，并辅以必需氨基酸来治疗，限制蛋白质入量后即可达到低磷饮食的要求。低蛋白质及低磷饮食可减轻肾小球内高压、高灌注及高滤过状态，延缓肾小球的硬化。

2. 积极控制高血压 这是延缓肾衰竭进展的重要措施。一般多选用血管紧张素转换酶抑制剂（如卡托普利 25 mg，每日 3 次）或钙通道阻滞剂（如硝苯地平 10 mg，每日 3 次），也可选用噻嗪类利尿剂，如氢氯噻嗪。临床与实践研究均证实，血管紧张素转换酶抑制剂具有降低肾内毛细血管压，减少尿蛋白及保护肾功能的作用，故可作为慢性肾炎患者控制高血压的首选药物。

3. 应用抗血小板聚集药物 长期应用抗血小板聚集药物可延缓肾功能减退。可选用阿司匹林 40～80 mg/d，或双嘧达莫 300～400 mg/d。

知识链接

慢性肾炎常见饮食误区

1. **饥饿疗法可保护肾功能** 主食和动物蛋白受到过分限制时，患者往往营养不良，再加上"饥饿疗法"，造成机体抵抗力下降和低蛋白血症、贫血等，易合并感染，加重病情。

2. 多喝"骨头汤"能补钙强身 骨头汤中磷含量高,易加重慢性肾炎高磷血症而使肾功能损害加剧。

3. 不吃盐或用秋石代盐 过度限盐的结果是导致低血钠、低血压等。其实限盐不代表不吃盐,限盐应由医生根据病情来定。秋石的主要成分是食盐,所以用秋石代替盐是没有科学道理的。

4. 素食不含蛋白 大多数植物性食物的蛋白质的含量较动物者低,但由于植物蛋白含必需氨基酸少,含钾高,不适合慢性肾炎患者。宜进食动物蛋白质,不宜选用豆类及豆制品。

第3节 泌尿系统感染

案例 12-3

患者,女,33 岁,尿频、尿急、尿痛 2 天。2 天前出现尿频、尿急、尿痛,无发热和腰痛。体格检查:BP 118/70 mmHg,P 84 次/分,律齐,心前区无杂音,肝肋下未触及,腹部移动性浊音阴性,双下肢无水肿。血常规:WBC $7.8×10^9$/L。尿常规:蛋白质＋,白细胞＋。生化:SCr 86 μmol/L,BUN 4.5 mmol/L。B 超:双肾大小形态正常。

问题:1. 分析该患者的临床诊断及诊断依据。

2. 如何进行治疗?

泌尿系统感染又称尿路感染,是由病原微生物直接侵入尿路引起的感染性疾病。临床上分为急性和慢性两种。前者起病急,症状较典型,易于诊断。慢性及反复感染者可导致肾损害。尿路感染是人体最常见的疾病之一,多见于女性,男女患病率之比约为 1:10,育龄期妇女、老年人、儿童较易患病。小儿时期反复感染者,多伴有泌尿系统结构异常,应认真查找原因,防止肾损害形成。

一、病因及发病机制

1. 致病菌 病原微生物是感染的重要条件,最常见的致病菌是革兰阴性杆菌,其中大肠杆菌最多见,约占 2/3 以上,其次为变形杆菌、副大肠杆菌、产气杆菌、绿脓杆菌、葡萄球菌及粪链球菌等。特异性致病菌如结核杆菌和淋球菌所致的感染本章不再介绍。

由于广谱抗生素的广泛应用,霉菌性尿路感染的发病率日益增加,应引起注意。此外,淋球菌、衣原体、滴虫或病毒等也可造成尿路感染,如淋菌性尿道炎是世界性广为流行的性传播疾病,目前在我国有蔓延趋势。

2. 易感因素 机体对细菌入侵尿路有一系列防御功能,主要可概括为如下几点:①排尿可将细菌冲出体外;②尿路黏膜可分泌 IgG,抵御细菌入侵;③尿呈酸性、含高浓度尿素,不利于细菌生长;④膀胱黏膜可分泌抗体,对抗细菌;⑤男性前列腺液有抵抗革兰阴性杆菌作用。因此,细菌进入尿路后并不一定引起感染,当以下原因使机体正常防御功能损害时,细菌可以生长繁殖而引起感染。

(1)尿路梗阻与反流:尿路梗阻与反流可引起尿流动力学的异常改变,使尿液引流不畅而潴留于尿道内,细菌不容易被清除,而在局部繁殖,同时也降低了尿路上皮对细菌的防御能力。引起尿路梗阻和反流的原因有机械性梗阻(如泌尿系统先天性畸形、多囊肾、结石、异物、肿瘤、慢性炎症引起的瘢痕挛缩等)和神经功能性梗阻(如神经源性膀胱、先天性解剖缺陷、输尿管膀胱反流等)。

（2）妊娠：由于内分泌因素、妊娠期输尿管蠕动功能减弱及妊娠后期子宫对输尿管的压迫导致尿液引流不畅，容易引起上行感染。

（3）机体抗病能力减弱：如糖尿病、贫血、营养不良、长期使用免疫抑制剂、慢性肝病、严重慢性病和艾滋病等。

（4）医源性因素：如留置导尿管、膀胱镜检查、尿道扩张术、尿路造影（逆行肾盂造影、膀胱尿道造影）等尿路器械检查，由于操作损伤黏膜或消毒不严，将细菌带入尿路，或使原有感染灶扩散发生感染。

（5）性别和性活动：女性尿道短而宽，长 2～4 cm，并接近阴道及直肠，易被污染，经期、更年期更容易发生。性交时易将细菌带入膀胱引起感染，故女性尿路感染远比男性常见。

（6）其他：如前列腺增生是中老年男性尿路感染的一个重要原因；包茎、包皮过长是引起男性尿路感染的诱发因素。

3. 感染途径　感染途径有上行感染（逆行感染）、血行感染、淋巴感染、直接蔓延四种，其中上行感染最常见。

课堂互动答案

课堂互动：慢性肾炎的感染途径有哪些？

知识链接

多囊肾

多囊肾指肾实质中有无数大小不等的囊肿，使肾体积整个增大，表面呈高低不平的囊性突起，囊内为淡黄色浆液，有时因出血而呈深褐色或红褐色。多囊肾有两种类型：常染色体隐性遗传型（婴儿型）多囊肾和常染色体显性遗传型（成年型）多囊肾。

多囊肾患者幼时肾大小形态正常或略大，随年龄增长，囊肿数目不断增多、体积不断增大，多数病例到 40～50 岁时肾体积增长到相当程度才出现相应的临床表现，包括肾脏肿大、肾区疼痛、血尿、高血压、肾功能不全、伴有多囊肝等。

二、临床表现

尿路感染在临床上分为上尿路感染和下尿路感染，前者主要是肾盂肾炎，后者主要是膀胱炎和尿道炎。

（一）急性肾盂肾炎

急性肾盂肾炎是肾盂和肾实质的急性细菌性炎症，以育龄期妇女最多见，主要临床表现有全身感染症状、局部泌尿系统症状和体征。

1. 全身感染症状　多数起病急骤，寒战，高热，体温多在 38 ℃ 以上，伴有头痛、全身酸痛、疲乏无力、恶心、呕吐等。

2. 局部泌尿系统症状　多数患者有一侧或双侧腰痛，为胀痛或酸痛，重者可向病侧腹部、会阴及大腿内侧放射。多伴有膀胱炎，故可出现尿频、尿急、尿痛等膀胱刺激症状，有下腹痛或不适感。尿液混浊，偶有血尿。

3. 体格检查　常有一侧或双侧肾区叩击痛。

不典型者常以全身感染症状如寒战、发热、头痛、呕吐等表现为主，而泌尿系统症状如腰痛及尿频、尿急、尿痛等症状不明显甚至缺如，也有以腹痛、胃肠道功能紊乱或血尿、肾绞痛等为主要表现者。

（二）急性膀胱炎

突然发病，排尿时有尿频、尿急、尿痛。严重者数分钟排尿一次或出现急迫性尿失禁，每次尿量不多，甚至只有几滴，排尿终末可有下腹部疼痛。尿液混浊，有时出现血尿，为终末血尿。全身症状轻微，体温正常或仅有低热。当并发急性肾盂肾炎或前列腺炎时才有高热。在女性，常与经期、性交有关。耻骨上膀胱区可有压痛,但无腰区压痛。

(三)急性尿道炎

一般多与急性膀胱炎同时存在,这里只介绍非淋菌性尿道炎。

非淋菌性尿道炎病原体主要以沙眼衣原体、支原体为主,其次可由滴虫、白色念珠菌等引起,可通过性接触传播。有30%～40%的患者无任何症状,也有不少患者症状不典型,约有一半的患者初诊时易被误诊。临床上可表现为尿道刺痒、尿痛和分泌少量白色稀薄液体。较长时间不排尿或晨起首次排尿前可出现痂膜封口。女性患者尿痛不明显,可表现为尿急、尿频及排尿困难。

(四)前列腺炎

1. 急性细菌性前列腺炎 起病急骤,常有寒战、高热、尿频、尿急、尿痛。腰骶部、会阴部坠胀痛,严重时可出现急性尿潴留,尿道口有炎性分泌物溢出。常常伴发急性膀胱炎。直肠指检可发现前列腺肿胀、压痛、表面光滑,形成脓肿则有饱满或波动感。感染蔓延可导致附睾炎、精囊炎甚至菌血症,因此患本病时禁止做前列腺按摩及穿刺。

2. 慢性前列腺炎 慢性前列腺炎分细菌性和非细菌性两种。后者最多见。

(1)慢性细菌性前列腺炎:主要经尿道逆行感染所致,其致病菌有大肠杆菌、变形杆菌、链球菌或葡萄球菌等。大多数慢性细菌性前列腺炎患者没有急性炎症过程。

(2)慢性非细菌性前列腺炎:大多数慢性前列腺炎属此类,其病因尚不确切。致病微生物可能有衣原体、支原体、滴虫、真菌等。本病发生可能与性生活无规律、勃起不射精、长途坐车、久坐等导致前列腺充血有关。

临床表现呈多样性,症状轻重程度不一。①排尿症状和尿道分泌物:常有尿频、尿急、尿痛,排尿时尿道不适或灼热。排便或排尿终末常有白色分泌物自尿道口流出,合并精囊炎时可有精液流出。②放射性疼痛:会阴部、肛门处、耻骨上、腹股沟部、腰骶部、阴囊等有酸胀或疼痛不适。③性功能障碍:表现为性欲下降、阳痿、早泄、射精痛等。④精神神经症状:部分患者可出现头晕、乏力、失眠、情绪低落等。⑤并发症:伴发关节炎、虹膜炎、神经炎等。血中可找到抗前列腺抗体,因此研究者认为本病可能与自身免疫有关。⑥直肠指检:前列腺饱满、增大、质软、有轻度压痛。病程久可致前列腺缩小、变硬。

三、辅助检查

(一)实验室检查

1. 尿常规检查 尿液外观正常或混浊,可伴有腐败气味;尿蛋白阴性或微量;清洁中段尿沉渣白细胞多于5/HP,尿中出现白细胞管型为肾盂肾炎的特征性表现;急性尿路感染多数可见镜下血尿或肉眼血尿,尿中红细胞1～2/HP,红细胞形态一般正常。

课堂互动:尿路感染患者的尿液检查有哪些特点?

2. 血常规检查 急性肾盂肾炎时白细胞计数轻度或中度增高,中性粒细胞比例增高,核左移,血沉加快。慢性肾盂肾炎时可有轻度贫血。

课堂互动答案

3. 尿细菌培养 尿细菌定量培养是诊断有无尿路感染的重要指标,准确率为80%～96%,因此,尿细菌学检查对于明确尿路感染的诊断具有重要意义。新鲜清洁中段尿标本中细菌菌落数超过10^5 CFU/ml为感染,小于10^4 CFU/ml为可能污染,在10^4～10^5 CFU/ml之间为可疑。球菌在尿中繁殖较慢,菌落数为10^3～10^4 CFU/ml即有诊断意义。

4. 亚硝酸盐还原试验 大肠杆菌、副大肠杆菌可使尿中硝酸盐还原成为亚硝酸盐。亚硝酸盐与试剂发生作用后,尿液呈红色,可判定为阳性。大肠杆菌、副大肠杆菌感染时,阳性率约为85%,而其他细菌则为阴性。本法简单易行,可对尿路感染快速做出诊断,但不能完全取代尿细菌培养。

5. 特殊培养及检查 常规细菌培养、真菌培养未能发现致病菌时,可采用高渗培养,以排除LG

型细菌感染,可采用厌氧培养以排除厌氧菌感染。必要时可行病毒、支原体及腐生寄生菌等检查。

6. 肾功能检查 慢性肾盂肾炎可有肾功能持续损害,肾小管浓缩功能受损可出现夜尿增多,尿比重降低,肾小球滤过功能减退可出现内生肌酐清除率降低,血肌酐、尿素氮水平增高。膀胱炎患者多无肾功能改变。

7. 前列腺液检查 前列腺液中白细胞多于 10/HP,卵磷脂小体减少,可诊断为前列腺炎。

8. 血清前列腺抗体检测 国内已开展前列腺炎的免疫学检查,主要是在患者血清中寻找特异性前列腺抗原及抗体。

(二)影像学检查

一般尿路感染不需要进行影像学检查,但反复发作和治疗效果不佳时,需要进行影像学检查,如B超检查、静脉肾盂造影或逆行尿路造影,必要时行 CT 检查。这些检查有助于诊断复杂的或反复发作的尿路感染,但急性期不宜行静脉肾盂造影或逆行尿路造影。女性应行妇科检查,必要时行盆腔静脉造影,以排除易感因素的存在。

四、诊断要点

1. 根据病史、症状、体征进行初步诊断 临床上当出现明显的尿频、尿急、尿痛等排尿不适,伴有或不伴有发热、畏寒、寒战、腰痛等症状时,应初步诊断为尿路感染。若同时伴有肋脊点压痛,和(或)肾区叩击痛,和(或)上、中输尿管点压痛,和(或)膀胱区压痛等体征时,则进一步支持尿路感染的初步诊断。一般认为,育龄期女性、老年体弱者、糖尿病患者及长期使用激素等免疫抑制剂患者为尿路感染的好发人群。根据病史和临床特征,尿路感染的初步诊断不难。

2. 根据细菌学等检查确诊尿路感染 尿路感染的确诊,不能仅靠临床症状和体征,还要依靠实验室检查,特别是细菌学检查。尿细菌培养是诊断真性细菌尿的金指标,同时还应做菌落计数检查和药敏试验。

> **课堂互动**:诊断真性细菌尿的金指标是什么?

3. 定位诊断 对于尿路感染的诊断除了必须通过细菌学检查明确感染存在外,还要判断是上尿路感染还是下尿路感染,即进行定位诊断。临床上常用以下方法进行判断:若尿路刺激症状明显,并伴有明显全身中毒症状,如寒战、发热(体温 38.5 ℃以上)、疲乏,且肾区叩击痛、输尿管点压痛等,多为上尿路感染。若仅有尿路刺激症状,无全身中毒症状,无明显腰痛、肾区叩击痛、输尿管点压痛等,多为下尿路感染。

课堂互动答案

4. 前列腺炎诊断 结合患者症状、前列腺液检查和直肠指诊,必要时做前列腺 B 超检查予以确诊。

> **课堂互动**:如何确诊前列腺炎?

五、防治要点

(一)一般治疗

急性期注意休息,多饮水,勤排尿。发热者给予易消化、高热量、富含维生素饮食。膀胱刺激征和血尿明显者,可口服碳酸氢钠片,以碱化尿液,缓解症状,抑制细菌生长,避免形成血凝块,对应用磺胺类抗生素者还可以增强药物的抗菌活性并避免尿路结晶形成。尿路感染反复发作者应积极寻找病因,及时去除诱发因素。

课堂互动答案

(二)抗感染治疗

用药原则:①选用致病菌敏感的抗生素。无药敏试验结果前,一般首选对革兰阴性杆菌有效的抗生素,尤其是首发尿路感染。治疗 3 天症状无改善,应按药敏结果调整用药。②抗生素在尿和肾内的浓度要高。③选用肾毒性小、副作用少的抗生素。④单一药物治疗失败、严重感染、混合感染、耐药菌株出现时应联合用药。⑤对不同类型的尿路感染给予不同治疗时间。

课堂互动:尿路感染抗感染的用药原则有哪些?

课堂互动答案

1. 肾盂肾炎 首次发生的急性肾盂肾炎的致病菌80%为大肠埃希菌,在留取尿细菌检查标本后应立即开始治疗,首选对革兰阴性杆菌有效的药物。72 h显效者无需换药,否则应按药敏结果更换抗生素。

(1)病情较轻者:可在门诊口服药物治疗,疗程10~14天。常用药物有隆诺酮类、半合成青霉素类、头孢菌素类等。治疗14天后,通常90%可治愈。如尿细菌培养仍阳性,应参考药敏试验选用有效抗生素继续治疗4~6周。

(2)严重感染、全身中毒症状明显者:需住院治疗,应经静脉给药。若经正规治疗后,仍有持续发热者,应注意肾盂肾炎的并发症,如肾盂积脓、肾周脓肿、感染中毒症等。慢性肾盂肾炎治疗的关键是积极寻找并去除易感因素。急性发作时治疗同急性肾炎。

2. 急性膀胱炎 ①单剂量疗法:常用磺胺甲噁唑+甲氧苄啶+碳酸氢钠,1次顿服;氧氟沙星或阿莫西林,一次顿服。②短程疗法:目前更推荐此法,与单剂量疗法相比,短疗程疗法更有效;耐药性并无增高;可减少复发,增加治愈率。可选用磺胺类、诺酮类、半合成青霉素或头孢菌素类等抗生素,任选一种药物,连用3天,约90%的患者可治愈。停服抗生素7天后,需进行尿细菌定量培养。如结果阴性,表示急性细菌性膀胱炎已治愈;如仍有真性细菌尿,应继续给予2周抗生素治疗。对于妊娠妇女、老年患者、糖尿病患者、机体免疫力低下者及男性患者不宜使用单剂量及短程疗法,应采用较长疗程。

3. 再发性尿路感染 包括重新感染和复发。

(1)重新感染:治疗后症状消失,尿细菌培养阴性,但在停药6周后再次出现真性细菌尿,菌株与上次不同,称为重新感染。多数病例有重新感染症状,治疗方法与首次发作相同。

(2)复发:治疗后症状消失,尿菌转阴后在6周内再出现菌尿,菌种与上次相同,称为复发。复发且为肾盂肾炎者,特别是复杂性肾盂肾炎,在去除诱发因素的基础上,应按药敏试验结果选择强有力的杀菌性抗生素,疗程不少于6周。

4. 无症状性菌尿 目前对于是否治疗无症状性菌尿有争议,一般认为有下述情况者应予治疗:①妊娠期无症状性菌尿。②学龄前儿童。③曾出现有症状感染者。④肾移植、尿路梗阻及其他尿路有复杂情况者。

5. 妊娠期尿路感染 宜选用毒性小的抗菌药物。

(三)疗效评定

1. 治愈 症状消失,尿菌阴性,疗程结束2周、6周后复查尿菌仍阴性。

2. 治疗失败 治疗后尿菌仍阳性,或治疗后尿菌阴性,但2周或6周后复查尿菌转为阳性,且为同一种菌株。

知识链接

尿路感染的预防措施

(1)多饮水、勤排尿是最有效的预防方法。

(2)注意会阴部清洁。

(3)尽量避免尿路器械的使用,必需应用时,严格无菌操作。

(4)如必须留置导尿管,前3天给予抗生素可延迟尿路感染的发生。

(5)对于与性生活有关的尿路感染,患者应于性交后立即排尿,并口服一次常用量抗生素。

(6)膀胱输尿管反流者,要"二次排尿",即每次排尿后数分钟,再排尿一次。

第 4 节　慢性肾功能不全

案例 12-4

　　患者,男,56 岁,发现血糖升高 13 年,双下肢水肿 3 年,肾功能异常 1 年。13 年前体检发现血糖高,空腹血糖 18 mmol/L,未规律饮食和用药,血糖控制不理想,3 年前开始出现双下肢水肿,水肿逐渐遍及全身,伴胸闷、气促、尿少,在当地县级医院诊治,具体用药不详,水肿反复出现。1 年前发现肾功能异常,SCr 325 μmol/L,BUN 9 mmol/L。体格检查:BP 150/90 mmHg,眼睑苍白,P 90 次/分,律齐,心前区无杂音,肝肋下未触及,双下肢凹陷性水肿。血常规:RBC 3.8×10^{12}/L,Hb 90 g/L;Glu 11.8 mmol/L,SCr 445 μmol/L,BUN 10.3 mmol/L。B 超:双肾缩小。

　　问题:1. 该患者可能的诊断及诊断依据是什么?

　　　　　2. 该疾病可能由哪些因素引起?

　　慢性肾功能不全又称慢性肾功能衰竭(chronic renal failure,CRF),是指各种慢性肾脏疾病晚期,肾实质严重损害,不能维持其基本功能,临床出现以代谢产物潴留,水、电解质及酸碱平衡失调,内分泌功能紊乱,全身各系统受累为主要表现的临床综合征。根据肾小球滤过功能损害的不同程度,可将慢性肾功能不全分为以下几个阶段。

　　1. 肾功能代偿期　此期肾小球滤过率减少,但仍在 50 ml/min 以上。血肌酐、血尿素氮在正常范围内,血肌酐 133～177 μmol/L,临床上仅有原发疾病表现,无其他症状。

　　2. 氮质血症期　此期肾小球滤过率减少至 25～50 ml/min,血肌酐、血尿素氮水平增高,血尿素氮＞7.1 mmol/L,血肌酐 186～442 μmol/L,临床出现夜尿增多或多尿、乏力、恶心、食欲减退和轻度贫血等症状。

　　3. 肾功能衰竭期(尿毒症前期)　此期肾小球滤过率减少至 10～25 ml/min,血肌酐、血尿素氮水平明显升高,血尿素氮＞17.9 mmol/L,血肌酐 451～707 μmol/L,有明显的贫血及胃肠道症状,可出现轻度代谢性酸中毒、水钠潴留及低钙、高磷、高钾血症等平衡失调的表现。

　　4. 肾功能衰竭终末期(尿毒症期)　肾小球滤过率下降至 10 ml/min 以下,血肌酐、血尿素氮水平极高,血尿素氮＞28.6 mmol/L,血肌酐＞707 μmol/L,肾功能衰竭的临床症状更加明显,可出现全身多脏器功能衰竭。

　　课堂互动:慢性肾功能不全可分为哪几个阶段?

一、病因及发病机制

　　各种原发和继发的肾脏疾病最终均可导致慢性肾功能衰竭。其主要病因有:①原发性肾小球肾炎,如急进性肾炎、膜性增殖性肾炎、局灶性肾小球硬化症等;②慢性肾脏感染性疾病,如慢性肾盂肾炎;③继发于全身性疾病,如高血压及动脉硬化、糖尿病、系统性红斑狼疮等;④慢性尿路梗阻,如肾结石、双侧输尿管结石,前列腺肥大、泌尿系统肿瘤等;⑤先天性肾脏疾病,如多囊肾、遗传性肾炎等。在我国慢性肾功能衰竭的病因中,以慢性肾小球肾炎引起者最多见,其次是慢性肾盂肾炎。继发于全身性疾病的肾脏损害疾病,以糖尿病肾病、高血压肾小动脉硬化、系统性红斑狼疮肾病较为多见。

　　慢性肾功能衰竭进行性恶化的发病机制目前还不完全清楚,有健存肾单位学说、矫枉失衡学说、

课堂互动答案

代谢产物毒性学说。

二、临床表现

（一）尿毒症引起的各系统症状

1. 胃肠道表现　本病最早的和最常见的症状，随病情进展而逐渐加重。最早出现食欲不振、上腹饱胀，以后出现恶心，呕吐，腹泻，舌和口腔黏膜溃疡，口腔有氨臭味，甚至可出现消化道出血等。与体内潴留的毒性物质刺激胃肠及口腔黏膜有关。

> **课堂互动**：慢性肾功能不全最早最常见的症状是什么？

2. 心血管系统表现　①大部分患者有不同程度的高血压，产生的原因为水钠潴留、肾素分泌增加。高血压可引起左心室增大、心律失常、心力衰竭等。②尿毒症性心肌病，由尿毒症毒素引起心肌细胞变性引起，常在晚期的患者中出现。③尿毒症性心包炎，多为纤维素性心包炎，少数患者可有心包积液，甚至发生心包压塞。④动脉粥样硬化，主要是由高脂血症和高血压所致。冠状动脉、脑动脉、全身周围动脉均可发生。发展迅速，是主要的死亡原因之一。⑤心力衰竭是慢性肾功能不全的严重并发症，是患者常见的死亡原因之一，由高血压和水钠潴留引起。

课堂互动答案

3. 血液系统表现　贫血是尿毒症患者必有的症状，为正常细胞、正常色素性贫血，主要原因有：①肾脏分泌的红细胞生成素减少；②食欲不振使体内蛋白质、铁、叶酸等造血原料摄入减少；③各种原因所致的急、慢性失血；④血液中存在抑制红细胞生成的物质。出血倾向与毒素引起血小板破坏增多、机体功能异常有关，可表现为皮下出血、牙龈出血、鼻出血、月经量过多等。

4. 呼吸系统表现　可出现尿毒症性支气管炎、肺炎、胸膜炎等，有代谢性酸中毒时呼吸深而长。

5. 精神、神经系统表现　有尿毒症性脑病和周围神经病变两种表现。前者有注意力不集中、疲乏、失眠、头晕、头痛、记忆力减退、幻觉、精神异常、谵妄、抽搐、昏迷等；后者有四肢麻木、烧灼感或疼痛感、感觉障碍等，活动后减轻。

6. 皮肤表现　皮肤瘙痒是尿毒症患者常见的症状之一，因尿素霜在皮肤中沉积引起。皮肤干燥、无光泽，可见到抓痕及尿素霜沉积。

7. 肾性骨病　常见的有纤维性骨炎、骨软化症状、骨质疏松症和肾性骨硬化症等。与活性维生素D不足、继发性甲状旁腺功能亢进有关。

8. 免疫系统　全身免疫功能低下，易继发呼吸系统、泌尿系统和皮肤感染。

（二）水、电解质及酸碱平衡紊乱

1. 低钙血症和高磷血症　为尿毒症患者最常见的电解质紊乱。肾脏疾病使 $1,25(OH)_2VitD_3$ 合成障碍，使钙从肠道内吸收减少；肾功能不全时，尿磷排出减少，血磷升高，血磷增高又可使血钙进一步降低。

> **课堂互动**：慢性肾功能不全尿毒症最常见的电解质紊乱是什么？

2. 低钠血症和高钠血症　慢性肾功能衰竭患者对钠的调节功能差，由于肾小管吸收钠的功能减退，加之服用利尿剂、长期低盐饮食等，易产生低钠血症，表现为疲乏无力、恶心、呕吐、血压下降等。反之，如钠摄入过多，则会潴留体内，引起水肿、高血压，严重者可发生心力衰竭。

课堂互动答案

3. 高钾血症和低钾血症　厌食、呕吐、腹泻及利尿剂的使用，可致低钾血症，表现为四肢无力、腹胀、腱反射减弱等。患者严重少尿，或输入含钾多的库存血时，可致高钾血症，表现为心律失常甚至心搏骤停、手足感觉异常等。

4. 代谢性酸中毒　尿毒症患者常有不同程度的代谢性酸中毒，与酸性代谢产物潴留，以及腹泻致碱性肠液丢失等因素相关。轻度代谢性酸中毒一般无明显症状，较重时患者可出现深大呼吸、食欲不振、恶心、呕吐、躁动不安,严重者可发生昏迷。代谢性酸中毒是尿毒症最常见的死因之一。

三、辅助检查

1. 血常规检查 血红蛋白低于 80 g/L,可伴有血小板水平降低及白细胞计数增高。可有钙、磷、钠、钾等电解质异常。血沉增快。

2. 尿常规检查 尿蛋白+～+++,有不同程度血尿和管型。尿比重多在 1.018 以下,尿毒症时尿比重常在 1.010～1.012 之间,夜尿多于日尿。

3. 肾功能检查 内生肌酐清除率降低,血尿素氮(BUN)、血肌酐(Cr)水平增高。

4. 其他检查 通过 X 线、B 超、CT、放射性核素等检查可了解肾脏的大小、形态及内部结构。肾脏体积缩小往往是慢性肾功能不全晚期的特征性改变。肾穿刺活检有助于原发病的诊断。

课堂互动:慢性肾功能不全晚期特征性的改变是什么?

四、诊断要点

课堂互动答案

根据病史、临床表现及实验室检查可确诊,但慢性肾功能不全的诊断应包括慢性肾功能不全的分期及原发病的诊断。由于其临床表现复杂多样,累及全身多个系统,容易误诊为其他疾病。如以食欲不振、恶心、呕吐为主要表现时易误诊为消化系统疾病;以贫血、出血为主要表现时易误诊为血液病;以高血压、水肿、心力衰竭为主要表现时易误诊为心血管系统疾病,应注意鉴别。

五、防治要点

慢性肾功能不全虽是慢性肾脏疾病的晚期阶段,但经过恰当的有效治疗,仍可延长生命。

(一)一般治疗

及时去除诱发因素,注意休息,避免劳累,预防感染,避免使用损害肾脏的药物,积极治疗原发病。

(二)饮食疗法

1. 优质低蛋白饮食 限制蛋白质摄入可改善尿毒症症状,但摄入蛋白质太少又易发生营养不良和使机体免疫力低下,因此蛋白质摄入量应根据患者的肾功能而定,一般每天每千克体重可供给 0.3～0.5 g,给予优质蛋白质,如蛋类、乳类、鱼、瘦肉等,限制植物性蛋白质摄入。

2. 高热量、维生素及微量元素的摄入 高热量饮食可使蛋白质得到充分利用,减少蛋白质分解。注意补充维生素尤其是 B 族维生素、维生素 C 和叶酸等,并补充钙、铁和锌等。蔬菜和水果通常不必限制,对高钾者应避免摄入过多含钾丰富的水果,如香蕉、橘子等。

3. 必需氨基酸疗法 给予必需氨基酸治疗可以使晚期肾功能衰竭患者长期维持较好的营养状态,减慢肾功能衰竭发展速度。一般用量为每天每千克体重 0.1～0.2 g,口服或静脉滴注。

(三)纠正水、电解质代谢紊乱和酸碱平衡失调

1. 水和钠代谢紊乱 少尿引起水肿时应限制水和钠盐的摄入量,并利尿排水;长期食欲不振,呕吐和腹泻导致脱水和低钠血症者,应补充适量水、钠,但不能过量,以免引起高钠血症和水中毒。

2. 低钾血症和高钾血症 低钾血症者,可口服氯化钾,必要时静脉滴注补钾。无尿或使用保钾利尿剂引起高钾血症者,应采用恰当措施降低血钾浓度。当血钾浓度大于 6.5 mmoL/L 时,必须紧急处理,可采用:①10%葡萄糖酸钙 10～20 ml 缓慢静脉注射;②5%碳酸氢钠 100～200 ml 静脉推注;③静脉注射 25%～50%葡萄糖 50～100 ml,同时皮下注射胰岛素 6～12 U,也可用 10%葡萄糖 500 ml 加胰岛素 8～12 U 静脉滴注。

3. 低钙血症和高磷血症 低钙抽搐时,应静脉注射 10%葡萄糖酸钙治疗。高磷血症应严格限制磷摄入,使用磷结合剂。碳酸钙是一种良好的磷结合剂,可减少磷吸收。

4. 代谢性酸中毒 轻度酸中毒无需特殊处理。如二氧化碳结合力小于 13.5 mmol/L,尤其伴有昏迷和深大呼吸等明显酸中毒症状时,应静脉补充碳酸氢钠,迅速纠正酸中毒。

（四）对症处理

恶心、呕吐者，用甲氧氯普氨（灭吐灵）、氯丙嗪等治疗；有高血压者，应限制钠摄入，并给予降压药物；严重贫血者应补充铁剂、叶酸等，也可静脉注射或皮下注射促红细胞生成素；肾性骨病者，应适量补充钙剂及维生素D。

（五）其他

出现尿毒症的患者可采用血液透析、腹膜透析和肾移植。50岁以下的尿毒症患者肾移植效果较好，是目前治疗尿毒症疗效最好的方法，肾移植最长生存期近30年。

知识链接

肾移植的优缺点

肾移植是为患者植入一个健康的肾脏，是晚期尿毒症患者透析治疗外的一种有效的治疗方法。成功移植一个肾脏能够提供比透析多10倍的功能，移植患者与透析患者相比，所受的限制更少，长期治疗费用更少，患者感觉体力更好，生活质量更高。

供者和患者需要在血型和组织型上良好匹配；没有感染和其他医学问题；移植患者必须一生使用免疫抑制剂预防移植肾被排斥，这些药物具有副作用，会增加感染和某种类型肿瘤的风险；肾脏移植物并不会永久生存，比较年轻的患者在一生中可能需要两次或多次移植。

第5节　泌尿系统结石

案例 12-4

患者，男，35岁。于2021年5月10日早晨突然出现右腰部疼痛，呈刀割样，放射至右中腹，伴呕吐胃内容物、尿频、尿急、血尿。B超检查：双肾多发性结石并右肾积液。给予中西医结合治疗，4年来患者经常用该方法，共计排出大小结石15粒。腹部B超复查：双肾多发性小结石，未见积液。

问题：1. 该患者可能的诊断及诊断依据是什么？

2. 该疾病可能由哪些因素引起？

泌尿系统结石是肾、输尿管、膀胱及尿道等部位结石的统称，是泌尿系统的常见疾病之一。肾、输尿管结石称为上尿路结石，膀胱、尿道结石称为下尿路结石。多数原发于肾脏和膀胱，输尿管结石往往继发于肾结石，尿道结石往往是膀胱内结石随尿冲出时发生梗阻所致。泌尿系统结石的发生率，男性高于女性。肾与输尿管结石多见于20～40岁的青壮年，膀胱和尿道结石多发生在10岁以下儿童和50岁以上老年患者。结石引起尿路梗阻和感染后，对肾功能损害较大，尤以下尿路长期梗阻及孤立肾梗阻时，对全身影响更为严重，处理方法也比较复杂。

一、病因及发病机制

尿路结石大多在肾和膀胱内形成。上尿路结石与下尿路结石的形成机制、病因、结石成分和流行病学有显著差异。上尿路结石大多数为草酸钙结石。膀胱结石中磷酸铵镁结石与上尿路结石相比更多见。

（一）尿路结石形成的因素

尿中形成结石晶体的盐类呈超饱和状态、尿中抑制晶体形成的物质不足和核基质的存在，是形成结石的主要因素。

1. 全身因素　①代谢紊乱：甲状旁腺功能亢进症、甲状腺功能亢进症、痛风、皮质醇增多症等代谢障碍性疾病所致的代谢异常可使尿钙或尿酸排出增加、尿中晶体成分过多而形成结石，这类结石称为代谢性结石。②遗传性疾病：如原发性肾小管酸中毒、高尿酸尿症、高钙尿症等。③药物因素：过量维生素 D、磺胺类药物、肾上腺皮质激素、维生素 C、噻嗪类利尿剂等。④环境因素：包括自然环境因素和生活环境因素，如高温、出汗多、饮水少。⑤不良饮食习惯：如饮用水中矿物质成分含量过高；饮食成分和结构不合理等。⑥其他因素：年龄、性别、职业、长期卧床等。

2. 局部因素　①尿路感染：尿路感染时细菌分解尿液中的尿素产生氨，使尿液碱化，尿中磷酸盐等成分发生沉积而形成结石；同时，细菌菌落、坏死组织等可成为尿中晶体物质附着的核心，也是促使结石形成的因素，这类结石称为感染性结石。②尿路梗阻：如尿道狭窄、前列腺增生、输尿管口囊肿等引起尿液引流不畅，尿液淤滞使晶体沉淀、聚合而形成结石。③异物：如长期留置尿管、手术缝线等成为尿液中晶体附着的核心而形成结石。

（二）尿路结石成分及其性质

1. 草酸钙结石　占 75%，在酸性或中性尿中形成，质硬，粗糙，不规则，常呈桑椹样，棕褐色。

2. 磷酸钙、磷酸镁铵结石　占 14%～17%，在碱性尿中形成，易碎，表面粗糙，不规则，灰白色、黄色或棕色，在 X 线片中可见分层现象，常形成鹿角形结石。

3. 尿酸结石　占 6%，在酸性尿中形成，当尿中 pH>6.7 时结石溶解，质硬，光滑或不规则，常为多发，黄色或红棕色，纯尿酸结石在 X 线片中不被显示。

4. 胱氨酸结石　占 2%，在酸性尿中形成，尿 pH>7 时结石溶解，光滑，淡黄色至黄棕色，呈蜡样外观。

> **课堂互动**：尿路结石的成分有哪些？

（三）病理改变

尿路结石所致的病理改变，与结石部位、大小、数目、继发炎症和梗阻程度等因素有关。主要表现为泌尿系统尿路梗阻、感染和局部损伤。

课堂互动答案

1. 尿路梗阻　结石部位不同，引起梗阻的程度和扩张的范围也不同，肾、输尿管结石最容易在输尿管狭窄处停留，引起尿路梗阻。上尿路结石的梗阻常常引起肾积水和输尿管扩张，肾积水时，肾脏实质受到挤压，影响肾功能。下尿路结石可引起尿潴留或排尿困难，久之也可引起两侧输尿管扩张、肾积水，损害肾脏。

2. 感染　结石可损伤尿路黏膜，导致出血、感染。在有梗阻时更易发生感染。二者互为因果，尿液引流不畅容易发生感染，感染加重了肾功能损伤。感染与梗阻反过来又可促使结石迅速长大或再形成结石，形成恶性循环。

3. 局部损伤　体积小的结石，可以在尿路内自由活动，容易损伤尿路局部黏膜引起充血、水肿、出血。体积大的比较固定的或鹿角形的泌尿系统结石，虽然疼痛感并不严重，但结石在局部长时间停留，反复刺激尿路黏膜，使上皮脱落、组织溃疡，以致结石与输尿管管壁形成粘连，严重的还可能引起癌变。

> **课堂互动**：尿路结石的主要病理表现有哪些？

二、临床表现

泌尿系统结石临床表现差异较大，轻者无症状，典型者表现为疼痛和血尿，部分可出现尿频、尿急、尿痛等尿路感染的症状，严重者可导致尿路梗阻和肾功能损伤。因结石所在部位不同而表现各异。

课堂互动答案

> **课堂互动**：尿路结石的典型临床表现有哪些？

1. 肾结石

（1）疼痛：疼痛的性质和程度与结石的部位、大小、是否出现梗阻等因素有关。当结石局限于肾盂肾盏时，疼痛症状多不明显，可表现为腰部隐痛或钝痛、胀痛，活动后加重；当结石脱落进入输尿管引起梗阻时，出现肾绞痛，起病急、疼痛剧烈，似刀割样，多伴有放射痛，疼痛从腰部向下腹部、腹股沟、会阴部放射，患者坐卧不安，大汗，恶心、呕吐，持续数分钟至数小时不等，发作后或有小的沙粒状结石排出。

课堂互动答案

（2）血尿：肾结石常伴有镜下血尿或肉眼血尿，常常在剧痛后出现，活动后加重。偶有大量血尿或无痛血尿。

（3）叩击痛：体格检查时可有肾区叩击痛。

（4）其他：结石合并尿路感染时，可有尿频、尿急、尿痛等；梗阻可引起肾积水，检查时发现肾脏增大或上腹部肿块；部分患者无任何症状，往往在体格检查时才发现。

2. 输尿管结石　90％以上的结石原发于肾，下移至输尿管狭窄处而滞留。结石堵塞在输尿管中上段者，突发一侧腰部绞痛和镜下血尿，疼痛向同侧阴部及大腿内侧放射，可伴有恶心、呕吐、冷汗等，严重时发生休克。结石堵塞在输尿管下段者，可引起尿频、尿急、尿痛等膀胱刺激症状。体格检查时可有肾区叩击痛，有时沿输尿管走行部位有压痛，合并肾积水时可触及肾脏增大。

3. 膀胱结石　排尿突然中断，并剧烈疼痛，向外生殖器放射，伴排尿困难和尿频、尿急等膀胱刺激症状，经活动或改变体位后又能排尿。多伴有终末肉眼血尿。小儿患者排尿时啼哭不止，用手拉阴茎。前列腺增生患者继发膀胱结石时，排尿困难加重或伴感染症状。结石位于膀胱憩室时无症状。

4. 尿道结石　尿道结石多来自膀胱，好发于男性。主要症状为急性尿潴留伴会阴部疼痛。也可表现为排尿困难，如尿线变细、点滴状排尿及尿痛。前尿道结石疼痛局限在结石停留处，后尿道结石疼痛可放射至会阴部或阴茎头。

三、辅助检查

（一）实验室检查

1. 尿常规检查　可有镜下血尿，伴有尿路感染时可出现脓细胞。

2. 血常规检查　不伴有感染时外周白细胞计数在正常范围，合并感染时白细胞计数升高，核左移。

3. 其他检查　肾功能测定，尿细菌培养，血钙、尿钙、尿酸、血尿酸盐测定等。

（二）影像学检查

1. X 线检查　腹部 X 线片是诊断泌尿系统结石的重要方法，90％的尿路结石能在 X 线片中发现。腹部平片上可显示结石的大小、部位、形状等。

2. 静脉肾盂造影　在腹部平片的基础上静脉肾盂造影有助于了解结石所致肾脏结构和功能改变，静脉肾盂造影还可以确定肾积水的程度、肾实质的残存情况及有无尿路畸形。以上这些信息对选择治疗方式和预计治疗效果很有帮助。在经皮肾穿刺肾镜碎石前，静脉肾盂造影有助于肾穿刺入路的选择。

3. 逆行性尿路造影　逆行性尿路造影是静脉肾盂造影的补充，主要用于对静脉肾盂造影剂过敏患者，可清楚显示结石梗阻部位和输尿管、肾盂肾盏解剖异常。

4. B 超检查　B 超检查具有无创伤性、可重复性、方便、准确性高等优点，已成为常规检查项目，可显示泌尿系统结石大小与部位、肾积水情况、肾实质有无变薄及尿路畸形。

5. CT 检查　CT 检查能发现 X 线片、逆行性尿路造影和 B 超检查不能显示的或较小的肾结石。

课堂互动：尿路结石的影像学检查有哪些？

四、诊断要点

根据典型临床表现结合影像学检查即可基本明确泌尿系统结石的诊断及结石所在部位。

课堂互动答案

五、防治要点

根据结石大小、部位、数目、形状，有无梗阻，有无伴发感染，以及肾功能受损程度等选择有效的治疗方案。泌尿系统结石的治疗分手术疗法、非手术疗法和体外冲击波碎石几种方法。

（一）非手术疗法

非手术疗法一般适合于结石直径小于 0.6 cm、周边光滑、无明显尿路梗阻及感染者，对某些临床上不引起症状的肾内较大鹿角形结石，亦可暂行非手术处理。直径小于 0.4 cm 的光滑结石，90% 能自行排出。

1. 大量饮水 大量饮水不仅能增加尿量，起到冲洗尿路、促进结石向下移动的作用，而且还可稀释尿液，减少晶体沉淀。保持每天尿量在 2000 ml 以上。

2. 调节饮食 对于含钙结石，应限制牛奶、乳制品、巧克力等高钙食物摄入，多食用含纤维素丰富的食物；对于草酸钙结石，应少食番茄、菠菜、芦笋等含草酸钙高的食物，少喝浓茶；对于尿酸盐结石，不宜食用高嘌呤食物，如动物内脏。

3. 控制感染 伴有尿路感染者，根据细菌培养和药敏试验选用敏感抗生素。

4. 解痉止痛 对肾绞痛患者常用杜冷丁和阿托品，阿托品 0.5 mg 及杜冷丁 50～100 mg 肌内注射。

5. 调节尿液酸碱性 口服碳酸氢钠、枸橼酸钾等，以碱化尿液，对尿酸和胱氨酸结石的防治有一定意义。口服氯化铵使尿液酸化，有利于防治磷酸钙结石。

6. 感染性结石治疗 控制感染，取出结石。

7. 中草药治疗 常用清热利湿、通淋排石中药，如金钱草、海金沙、瞿麦、扁蓄、车前子、木通、滑石、鸡内金、石韦等。

8. 其他 经常做跳跃活动，或对肾下盏内结石行倒立体位及拍击活动，也有利于结石的排出。对体内存在代谢紊乱者，应积极治疗原发病。

（二）体外冲击波碎石

体外冲击波碎石是一种安全、有效、无创伤的新疗法。自从 1980 年首次应用体外冲击波治疗肾结石取得成功以来，这一方法迅速发展。通过 X 线检查、B 超检查对结石定位，将冲击波聚焦后作用于结石。击碎的结石随尿液排出或用内镜取出。对于大多数上尿路结石均采用此法，碎石成功率可达 90% 左右。对具体患者的治疗，应根据患者年龄、结石大小和部位等，采用相应的碎石参数及辅助措施，以获得满意效果。

（三）手术疗法

结石引起尿路梗阻已影响肾功能或经非手术疗法无效，无体外冲击波碎石条件者，应考虑手术治疗。对于双侧肾结石，先取手术简便安全的一侧；对于一侧肾结石，另一侧输尿管结石，先取输尿管结石；对于双侧输尿管结石，先取肾积水严重的一侧。对有严重梗阻、全身虚弱不宜行较复杂的取石手术者，可先行肾造瘘。术前必须了解双侧肾功能情况，有感染者先用抗生素控制感染。输尿管结石患者应在临手术前拍尿路 X 线片，做结石的最后定位。手术方式分为开放性和非开放性两种。非开放性手术有输尿管肾镜取石或碎石、经皮肾镜取石或碎石、腹腔镜输尿管取石、经尿道膀胱镜取石或碎石等。开放性手术目前临床少用。

知识链接

体外冲击波碎石技术在尿路结石治疗中的应用

体外冲击波碎石术(ESWL)是利用体外冲击波聚焦后击碎体内结石,使之随尿液排出体外。自20世纪80年代初德国多尼尔公司第一台体外碎石机问世以来,体外冲击波碎石术已成为治疗尿石症的常规首选方法。目前临床上是在X线或B超定位监视下进行碎石,能准确击碎结石,一次性治疗只需要30 min,不需住院,不影响工作和生活,对直径超过0.5 cm的结石,采取碎石后,再服用药物,可以促进结石排出。

第6节　良性前列腺增生症

案例 12-1

患者,男,61岁。因尿频、排尿不尽感2年余,排尿困难伴尿痛1天入院就诊。患者2年前无明显诱因下出现尿频,夜尿5～6次,伴排尿不尽感,无尿痛、尿失禁、肉眼血尿,无发热、下肢水肿等不适,1天前上述症状加重,伴排尿障碍,排尿时间延长、疼痛,断续淋漓。查体:双肾无叩击痛,双侧输尿管行径无压痛。耻骨上膀胱区膨隆、轻压痛,叩诊呈浊音。肛诊前列腺Ⅱ度肿大,质韧,光滑,无触痛。

问题:1. 该患者可能患有什么疾病?

2. 需要进一步做哪些检查?

课程思政

一代国医吴阶平

吴阶平院士长期从事泌尿外科的临床治疗和科研工作,是中国泌尿外科的先驱者之一,在肾结核对侧肾积水和肾上腺髓质增生研究中有独创性见解,并率先利用回盲肠行膀胱扩大术治疗膀胱挛缩取得成功,到20世纪70至80年代国外才作为最新方法介绍给公众。20世纪50年代北医在吴阶平教授领导下,最先广泛应用经皮肾穿刺造影于诊断,并有应用经皮肾穿刺造口术的治疗病例,比起当今国际上时兴的经皮肾手术还要早。当时肾上腺外科在国际上尚未普及,吴阶平在中国率先进入该领域,此项工作曾在日本医学界引起很大震动。1957年,他首创用输精管结扎并用精囊灌注术,增强了避孕效果,是中国男性节育技术的奠基人。他与同道合作把输精管结扎术发展为输精管绝育法,在国际上受到重视。20世纪60年代,他还设计了特殊的导管,改进前列腺增生的手术,使经膀胱前列腺切除术的出血量大为减少,手术时间缩短,被称为"吴氏导管",已在国内推广。1977年,他提出"肾上腺髓质增生"是一个独立的疾病,被收进1979年《美国泌尿外科年鉴》。他对肾切除后留存肾代偿性增长的研究,纠正了长期存在的一种不全面的认识。

良性前列腺增生症简称前列腺增生,亦称良性前列腺肥大,是老年男性常见病。男性40岁以后前列腺可有不同程度的增生,50岁以后出现临床症状。

一、病因及发病机制

良性前列腺增生症的病因尚不完全清楚,但目前公认的是老龄和有功能的睾丸是发病的基础,两者缺一不可。前列腺的正常发育有赖于男性激素,随着年龄的增长,前列腺也随之增大。青少年时期切除睾丸者,前列腺不发育,老年也不会发生前列腺增生。随着年龄增长,睾酮、双氢睾酮以及雌激素的改变和失去平衡是前列腺增生的重要病因,雌雄激素间平衡失调的证据主要来自动物实验,对人类良性前列腺增生有何影响,尚待证明。

良性前列腺增生后可引起尿路梗阻,梗阻的程度与前列腺增生的体积并不成正比,而与增生腺体的位置和形态直接相关,如增大腺体向膀胱内突入或突向尿道,可造成明显梗阻,引起排尿困难。尿路梗阻如不能解除,逼尿肌最终失去代偿,不能排空膀胱尿液而出现残余尿。随着膀胱内残余尿量的逐渐增加,膀胱变得松软,无张力,出现充溢性尿失禁。长期排尿困难使膀胱高度扩张,可导致输尿管末端丧失其活瓣作用,发生膀胱输尿管反流;梗阻和反流可引起肾积水和肾功能损害。梗阻后膀胱内尿液潴留,容易继发感染和结石。

课堂互动:良性前列腺增生症的发病基础是什么?

二、临床表现

一般在 50 岁以后出现症状。症状决定于梗阻的程度,病变发展的速度,以及是否合并感染和结石,而不在于前列腺本身的增生程度,病状可以时轻时重。增生未引起梗阻或轻度梗阻时可全无症状,对健康亦无影响。

课堂互动答案

(一)症状

1. 尿频 常常是前列腺增生患者最早出现的症状,且逐渐加重,尤其是夜尿次数增多。

2. 进行性排尿困难 进行性排尿困难是前列腺增生最重要的症状,发展常很缓慢,有时被认为是老年人的自然现象而不引起注意。轻度梗阻时,排尿迟缓、断续,尿后滴沥。梗阻加重后排尿费力,射程缩短,尿线细而无力,终呈滴沥状。

3. 尿潴留 在排尿困难的基础上,如遇到受凉、饮酒、劳累等诱因而引起腺体及膀胱颈部充血水肿时,即可发生急性尿潴留。患者膀胱极度膨胀,疼痛,尿意频繁,辗转不安,难以入眠。

4. 尿失禁 当膀胱内积存大量残余尿时,由于膀胱过度膨胀,膀胱内压力增高至超过尿道阻力后尿液可随时自行溢出,即充盈性尿失禁。夜间熟睡时,盆底肌肉松弛,更易使尿液自行流出而发生遗尿。

5. 其他症状 合并感染时,可有尿频、尿急、尿痛等膀胱炎现象。有结石时症状更为明显,并可伴有血尿;晚期可出现肾积水和肾功能不全病象。长期排尿困难导致腹压增高,可发生腹股沟疝、脱肛或内痔等。

课堂互动:良性前列腺增生症最早和最重要的症状分别是什么?

(二)体征

直肠指检是诊断前列腺增生的重要方法,可触及增大的前列腺,其表面光滑,质地坚韧,有弹性,中央沟变浅或消失。

课堂互动答案

三、辅助检查

1. B 超检查 可显示前列腺大小、内部结构、增生腺体是否突入膀胱,还可测定膀胱残余尿量。

2. 尿流动力学检查 在前列腺增生早期即可发生排尿功能的改变,尿流动力学检查可以确定排尿梗阻的程度。

3. 膀胱镜检查 能观察前列腺突入膀胱的程度,并可了解膀胱内有无其他病变,如肿瘤、结石等。

4. 前列腺特异性抗原(PSA)测定 前列腺体积较大、有结节或较硬时,应测定 PSA,以排除合并前列腺癌的可能性。

四、诊断要点

50 岁以上男性有进行性排尿困难时,应考虑有前列腺增生的可能。老年患者有膀胱炎、膀胱结石或肾功能不全时,虽无明显排尿困难,亦应注意有无前列腺增生。根据病史及直肠指诊即可做出诊断。

五、防治原则

在治疗前列腺增生时必须同时考虑梗阻程度和全身情况,尤其是心、肺、肾功能是否能耐受手术。前列腺增生如无尿路梗阻症状无须治疗,如已影响排尿及正常生活时应予处理。梗阻较轻或难以耐受手术治疗的病例可采取用非手术疗法或姑息性的手术。膀胱残余尿量超过 100 ml 或曾经出现过急性尿潴留者,应争取早日手术治疗。

1. 等待观察 良性前列腺增生症的症状有时长时间内变化不大,甚至改善。因此,症状比较轻的患者可以等待观察,不予治疗,但必须密切随访,如病状加重,再选择适宜的治疗方法。

2. 药物治疗 适用于尿路梗阻较轻,或年老体弱、心肺功能不全等而不能耐受手术者。常用的有 α 受体阻滞剂、激素类药物等。过去常用的雌激素治疗副作用太大,特别是对心血管系统危害较大,不宜应用。

3. 手术治疗 梗阻严重、残余尿量较多、非手术治疗无效者应考虑手术治疗。如有尿路感染、尿潴留、肾积水或肾功能不全时,宜先行尿液引流,待全身情况改善后再行手术。经尿道前列腺电切术,适用于绝大多数前列腺增生患者,临床上常用。必要时可行传统开放手术切除前列腺。其他如激光治疗、气囊扩张术、前列腺支架及体外高强度聚焦超声等疗法是近年来开发的较为安全的治疗方法,可酌情应用。

4. 急性尿潴留的处理 导尿是解除急性尿潴留最常用的方法,若排尿功能短时不能恢复,应保留导尿管,1 周左右拔除。如导尿管不能插入,可用钢丝作管芯将导尿管插入,如仍不能插入,可行耻骨上膀胱穿刺引流或膀胱造口术。

→ 目标检测

目标检测答案

一、单项选择题

1. 与急性肾炎发病有关的细菌是( )。
A. 金黄色葡萄球菌 　　B. 大肠杆菌 　　　C. 链球菌 　　　　D. 肺炎双球菌

2. 在慢性肾小球肾炎治疗中能够减少蛋白尿并延缓肾功能进展的药物是( )。
A. 激素 　　　　　　　B. 环磷酰胺 　　　　C. 青霉素 　　　　D. 依那普利

3. 慢性肾炎患者适宜的饮食是( )。
A. 高热量优质低蛋白饮食 　　　　　　　　B. 高磷饮食
C. 多补水和钾 　　　　　　　　　　　　　D. 高脂饮食

4. 在我国慢性肾衰竭最常见的病因是( )。
A. 结石 　　　　　　　B. 慢性肾小球肾炎 　C. 高血压肾病 　　D. 糖尿病肾病

5. 关于急性肾小球肾炎的叙述,正确的是( )。
A. 女性多见 　　　　　B. 蛋白尿多见 　　　C. 镜下血尿多见 　D. 血压明显升高

6. 肾盂肾炎具有诊断意义的实验室检查是( )。
A. 尿常规 　　　　　　B. 尿细菌定量培养 　C. 尿蛋白定量 　　D. 血肌酐、尿素氮

7. 尿沉渣显微镜检查中对肾盂肾炎的诊断最有价值的是( )。
A. 蜡样管型 　　　　　B. 大量蛋白尿 　　　C. 白细胞管型 　　D. 红细胞增多

8. 患者,男,44 岁。有慢性肾衰竭病史 5 年,近日查血红蛋白 48 g/L,血肌酐 660 $\mu mol/L$。该患者发生贫血的主要原因是( )。

A. 骨髓抑制 　　　　　　　　　　　　B. 肾产生的促红细胞生成素减少

C. 透析过程失血 　　　　　　　　　　D. 红细胞寿命缩短

9. 老年男性急性尿潴留最常见的病因是（ 　 ）。

A. 尿道结石　　　　　B. 尿道肿瘤　　　　　C. 前列腺增生　　　　　D. 膀胱异物

10. 引起急性肾炎最常见的病因是（ 　 ）。

A. 肺炎链球菌感染　　B. 草绿色链球菌感染　C. 葡萄球菌感染　　　　D. 溶血性链球菌感染

11. 前列腺增生最典型的症状是（ 　 ）。

A. 进行性排尿困难　　B. 尿滴沥　　　　　　C. 尿失禁　　　　　　　D. 急性尿潴留

12. 患者，女，26 岁，已婚。因发热、腰痛、尿频、尿急 2 天入院。诊断为急性肾盂肾炎。该疾病最常见的致病菌是（ 　 ）。

A. 大肠埃希菌　　　　B. 溶血性链球菌　　　C. 幽门螺杆菌　　　　　D. 阴沟肠杆菌

二、多项选择题

13. 患者，女，43 岁。3 天前受凉后，出现颜面部水肿，血压 170/110 mmHg，可见肉眼血尿，1 天前尿量减少，双下肢中度水肿。下列措施中正确的是（ 　 ）。

A. 注意休息　　　　　B. 保证饮食总热量　　C. 控制盐的摄入　　　　D. 限制蛋白质摄入

14. 患者，男，55 岁。患慢性肾小球肾炎 8 年。近因感冒发热，出现恶心、呕吐，诊断为慢性肾衰竭。该患者的饮食应该是（ 　 ）。

A. 保证饮食足够热量　B. 优质低蛋白饮食　　C. 低盐饮食　　　　　　D. 丰富的含钾食物

15. 慢性肾衰竭常见的水电解质紊乱包括（ 　 ）。

A. 血钙下降　　　　　B. 血磷下降　　　　　C. 血钾升高　　　　　　D. 血镁升高

16. 患者，女，25 岁。因发热伴尿频、尿急、腰痛 1 天入院。诊断为急性肾盂肾炎。下列治疗要点正确的是（ 　 ）。

A. 多饮水、勤排尿　　B. 优质低蛋白饮食　　C. 积极抗感染　　　　　D. 低盐饮食

17. 导致前列腺增生患者急性尿潴留常见的诱因包括（ 　 ）。

A. 气候变化　　　　　B. 劳累　　　　　　　C. 酗酒　　　　　　　　D. 运动

（宣永华）

血液系统疾病

1. 掌握缺铁性贫血、白血病及特发性血小板减少性紫癜的病因、临床表现、治疗原则。
2. 熟悉血液系统其他常见疾病的临床表现、防治原则。
3. 了解血液系统其他常见疾病的分类、发病机制及治疗原则。

一、贫血概述

贫血是指外周血中单位容积内血红蛋白浓度、红细胞计数和血细胞比容（HCT）低于同年龄、同性别和同地区的正常标准。一般认为在平原地区，成年男性血红蛋白<120 g/L、红细胞<$4.5×10^{12}$/L和（或）血细胞比容<0.42，成年女性（非妊娠）血红蛋白<110 g/L、红细胞<$4.0×10^{12}$/L和（或）血细胞比容<0.37，孕妇血红蛋白<100 g/L，就可以诊断为贫血。其中以血红蛋白浓度降低最具诊断价值。

课堂互动：贫血可以通过哪些指标诊断？

二、贫血分类

1. 根据红细胞形态分类　主要根据患者的红细胞平均体积（MCV）及红细胞平均血红蛋白浓度（MCHC）将贫血分为三类（表 13-1）。

课堂互动答案

表 13-1　贫血的细胞学分类

类　　型	MCV(fl)	MCHC(%)	常　见　疾　病
大细胞贫血	>100	32～35	巨幼细胞贫血
正常细胞性贫血	80～100	32～35	再生障碍性贫血、溶血性贫血、急性失血性贫血
小细胞低色素性贫血	<80	<32	缺铁性贫血、铁粒幼细胞贫血

2. 根据贫血病因和发病机制分类

（1）红细胞生成减少：包括缺乏造血原料（铁、叶酸及 B 族维生素等）及骨髓疾病影响造血。

（2）红细胞破坏过多：由于过度的红细胞破坏，体内的代偿能力不足以弥补和维持红细胞生成与破坏之间的平衡。

（3）失血性贫血：急、慢性失血后贫血。

贫血病因和发病机制分类见表 13-2。

上述两种分类法各有优缺点，临床上常将二者结合在一起应用。

表 13-2　贫血病因和发病机制分类

病因及发病机制	临床疾病
红细胞生成减少	
造血干细胞增生和分化异常	再生障碍性贫血、骨髓增生异常综合征、甲状腺功能减退症及肾衰竭时的贫血

续表

病因及发病机制	临 床 疾 病
骨髓被异常组织浸润	白血病、骨髓瘤、转移癌、骨髓纤维化、恶性组织细胞病
细胞成熟障碍	巨幼细胞贫血、缺铁性贫血、铁粒幼细胞贫血
红细胞破坏过多	
红细胞内在缺陷	遗传性球形细胞增多症、阵发性血红蛋白尿、血红蛋白病、珠蛋白生成障碍性贫血、红细胞生成性原卟啉病
红细胞外因素	免疫性溶血性贫血、机械性溶血性贫血
失血	急、慢性失血后贫血

三、临床表现

贫血的病理生理学基础是血液携氧能力的降低。贫血的临床表现取决于贫血的程度和速度、机体对缺氧的代偿能力和适应能力、患者的体力活动程度、合并症及原有体质情况等。

1. 一般表现 疲乏、困倦、软弱无力是贫血最常见和最早出现的症状。皮肤黏膜苍白是贫血的主要体征(在甲床、口腔黏膜、睑结膜等处观察较为可靠)。

2. 血管系统表现 活动后心悸、气短最常见。可有心率增快、心搏有力、脉压增加等表现。严重患者可出现心绞痛、心力衰竭等。

3. 中枢神经系统表现 头痛、头晕、目眩、耳鸣、嗜睡等为常见症状。严重者可出现晕厥,老年患者可出现神志模糊及精神异常的表现,维生素 B_1 缺乏者可有肢体麻木、感觉障碍等。

4. 消化系统表现 食欲减退、腹胀、恶心等症状较为常见。舌乳头萎缩见于营养性贫血;黄疸及脾大常见于溶血性贫血。

5. 泌尿生殖系统表现 性欲改变及女性患者月经失调较为常见。

6. 其他 皮肤干燥,毛发枯干,创口愈合较慢等。

四、诊断

贫血的诊断应包括贫血的程度、类型及原因。贫血的病因诊断最为重要,只有查明病因,才能合理、有效地治疗贫血。

1. 病史询问 询问贫血发生的时间、病程及贫血的症状,包括:有无出血史、黑便、酱油色尿;妇女月经是否过多,营养状况及有无偏食习惯;有无化学毒物、放射线物质或特殊药物接触史;家族中有无类似的贫血患者;有无慢性炎症、感染、肝肾疾病、结缔组织病及恶性肿瘤的病史。

2. 体格检查 应特别注意皮肤、巩膜有无苍白,淋巴结、肝、脾是否增大,心脏是否有杂音,肛门指检是否指套染血等。

3. 实验室检查 诊断贫血的主要依据。

(1)血常规检查:血红蛋白浓度及红细胞计数是确定贫血的可靠指标。可根据血红蛋白浓度、红细胞计数和血细胞比容等指标对贫血及其分类进行诊断。

(2)网织红细胞计数:可以帮助了解红细胞的增生情况以及作为贫血疗效的早期指标,在贫血患者中应作为常规检查。

(3)骨髓检查:对于不明原因的贫血应做骨髓穿刺检查。

(4)病因检查:根据患者的不同情况选择检查项目。

五、治疗

1. 病因治疗 消除贫血的病因是治疗贫血的首要原则。贫血病因的性质决定了贫血的治疗效果。如急、慢性失血所致贫血,在控制失血后,贫血才可能真正好转。对营养不良性贫血患者除补充铁剂、叶酸或维生素 B_{12}外,还应对造成缺乏的原因进行纠正和治疗,否则贫血往往复发。

2. 药物治疗 查明贫血原因后即可用药。治疗贫血的常用药物有以下几种。

（1）铁剂：常用的亚铁制剂（如硫酸亚铁、富马酸亚铁等）仅对缺铁性贫血有效，对非缺铁性贫血长期应用是有害的。

（2）叶酸和维生素 B_{12}：仅对巨幼细胞贫血有效，对其他贫血无效。

（3）雄激素：对再生障碍性贫血有效。应用过程要监测肝功能，或加用保肝药物。

（4）糖皮质激素：对自身免疫性溶血性贫血有较好的疗效。亦可用于再生障碍性贫血或阵发性睡眠性血红蛋白尿的发作期，特别是有出血倾向时。

3. 输血　输血能迅速减轻或纠正贫血，是对症治疗的主要措施。输血必须严格掌握适应证。在急性大量失血时，输血可以迅速恢复血容量及纠正贫血。

4. 脾切除　脾是破坏红细胞的主要场所，与抗体的产生也有关系，脾切除对部分贫血患者有疗效。

5. 骨髓移植　主要用于重型再生障碍性贫血。由于骨髓移植要求技术条件高，患者年龄不超过45 岁，需要有供髓者，且费用昂贵等，目前尚难普遍开展。

6. 中医治疗　需辨证论治，可参照"虚劳"治疗。

第 1 节　缺铁性贫血

案例 13-1

　　患者，女，63 岁。因乏力、头晕、头痛 1 个月入院。患者于 1 个月前无明显诱因出现四肢乏力、头晕、头痛，伴心慌、气短、记忆力减退。体格检查见皮肤、口唇苍白。该患者有不明原因间断阴道少量流血 5 个月。

　　问题：1. 该患者的初步诊断是什么？
　　　　　2. 确诊还需要做什么检查？

　　铁是合成血红蛋白必需的元素，当人体内储备的铁耗竭时，血红蛋白合成减少，引起的贫血称为缺铁性贫血。缺铁性贫血是贫血中最常见的一种，其特点为小细胞低色素性贫血。本病多见于育龄期妇女、生长发育期的婴幼儿和儿童。

一、铁的代谢

1. 铁的分布　铁广泛分布于机体各种组织中，正常成年男性体内铁的总量为 $50\sim55$ mg/kg，女性为 $35\sim40$ mg/kg，体内铁的 2/3 在血红蛋白内。体内的铁大致可分为两部分：①功能状态铁，包括血红蛋白、肌红蛋白、酶、转铁蛋白结合的铁。②储存铁，以铁蛋白和含铁血黄素两种形式储存于单核-巨噬细胞系统中。

2. 铁的来源和吸收　正常情况下铁的消耗和补充处于动态平衡中，机体铁含量保持稳定。补充铁主要来源于食物，含铁丰富的食物主要有动物血、肝脏、瘦肉、海带、紫菜、黑木耳、香菇、豆制品等。正常人维持体内铁平衡需每日从饮食中吸收铁 $1\sim1.5$ mg，孕、乳妇 $2\sim4$ mg。十二指肠和空肠上段为铁吸收的主要部位。饮食中的非血红素铁多以三价铁存在，只有二价铁离子才能被吸收，胃酸、维生素 C、柠檬酸等酸性物质可将三价铁还原为可吸收的二价铁形式。胃切除术或胃酸缺乏使铁的吸收减少，蛋清和牛乳抑制铁吸收，肉类和人乳促进铁吸收。

3. 铁的转运　运铁蛋白是血浆中铁的运载工具。吸收入血的二价铁大部分被氧化为三价铁，与运铁蛋白结合，被输送到机体各部位利用，主要进入骨髓，参与血红蛋白的合成；或者被输送到肝脏、脾脏、骨髓等网状内皮系统以铁蛋白形式储存备用。临床上运铁蛋白的定量常以其结合铁的数量加以衡量，称为总铁结合力(total iron-binding capacity，TIBC)，正常人总铁结合力约为 56 μmol/L。正常情况下，只有 1/3 的运铁蛋白与铁结合，即运铁蛋白饱和度约为 33%，这部分与运铁蛋白结合的铁称为血清铁。

4. 铁的再利用和排泄 人体从食物中补充的铁只是极少的一部分，而大部分合成血红蛋白的铁来自衰老红细胞破坏后，从血红蛋白中分解出来的铁。铁的正常排泄量极少，主要通过肠黏膜脱落细胞随粪便排出，也可通过尿液、汗液等排出少量铁，每日排出量为 0.5～1 mg，与每日吸收量保持平衡，哺乳期妇女还可通过乳汁排出。

二、病因和发病机制

缺铁性贫血的病因包括生理性及病理性两方面。

1. 生理性

(1) 需求量增加：①婴幼儿生长发育迅速，铁需求剧增。②处于生长发育期的青少年，铁的需求量大。③妊娠中晚期，部分铁转移至胎儿，大约每月消耗铁 30 mg。④分娩过程中失血。⑤月经量多的女性。

(2) 环境：摄入不足(如饥饿、节食等)或饮食结构不合理(如以素食为主)。

2. 病理性

(1) 吸收减少：胃肠术后、减肥术后、幽门螺杆菌感染、口炎性腹泻、炎症性肠病(如溃疡性结肠炎、克罗恩病)。

(2) 慢性失血：①消化系统失血：包括食道炎、糜烂性胃炎、溃疡病、憩室、消化系统良/恶性肿瘤、炎症性肠病、静脉曲张、血管异常(血管发育不良)和痔疮等；肠道寄生虫感染，尤其是钩虫病。②育龄期女性月经量过多：宫内置节育环、子宫肌瘤和月经失调均可致月经量增多。③肾脏、输尿管或膀胱的肿瘤、结石及炎性疾病可致慢性失血，其失血量足以导致铁缺乏。④血管内溶血(如 PNH、AIHA)：红细胞破坏释放出铁，铁以肾小管脱落细胞中的含铁血黄素和铁蛋白的形式储存于肝、脾、骨髓等器官的单核-巨噬细胞系统，或自尿中丢失。⑤系统性失血：包括出血性毛细血管扩张等。

(3) 药物：糖皮质激素、水杨酸、非甾体抗炎药、质子泵抑制剂。

(4) 基因异常：TMPRSS6 基因突变(铁难治性缺铁性贫血)。

课堂互动：缺铁性贫血的病因有哪些？

三、临床表现

除有原发病的临床表现外，同时具有贫血引起的症状，还有含铁酶活力降低而引起的症状。缺铁性贫血起病隐匿，发展缓慢，早期可无症状，患者常在病情发展到一定程度、血红蛋白降至 80 g/L 以下时才出现症状。贫血发生和进展速度快，超过代偿能力时，患者可出现明显的临床表现。

课堂互动答案

(1) 贫血表现：常见的症状、体征有面色苍白、乏力、心悸、头晕、眼花、耳鸣、疲倦、活动后气促等。

(2) 组织缺铁的表现：注意力不集中、烦躁不安、易怒或表情淡漠，部分患者可出现异嗜癖，喜食生米、泥块、沙子、煤渣等，个别患者吞咽困难，儿童及青少年发育迟缓、体力下降、智力低下等。

(3) 各系统的表现：心悸、气短是贫血时呼吸循环系统代偿的表现，体力活动时尤为明显。心脏听诊时在二尖瓣区和肺动脉瓣区可闻及收缩期杂音。严重贫血患者可发生心脏扩大和心力衰竭。消化系统有食欲不振、腹泻或便秘等症状，也可出现口腔炎、舌炎、舌乳头萎缩与舌面光滑。

(4) 其他：皮肤干燥、无光泽，毛发干枯、易脱落，指甲扁平薄脆、不光整，甚至反甲。缺铁时过氧化物酶等活性降低，影响吞噬细胞的杀菌和吞噬功能，使患者免疫力低下，易发生感染。

课堂互动答案

课堂互动：缺铁性贫血的临床表现有哪些？

四、辅助检查

（1）血常规检查：缺铁性贫血早期可无贫血或仅有轻度贫血，严重时呈典型的小细胞低色素性贫血。血红蛋白浓度降低的程度比红细胞计数减少的程度更为显著。血液中红细胞大小不一，小的较多，中央淡染区扩大，红细胞分布宽度增加，网织红细胞正常或轻度增加。

（2）骨髓检查：骨髓增生活跃或明显活跃，以中、晚幼红细胞增生为主。细胞质的发育落后于细胞核。骨髓铁染色细胞内外铁均减少，铁粒幼细胞显著减少（减幅在 15% 以内）。

（3）生化检查：血清铁蛋白的测定是估计铁储存状态的一种敏感指标，缺铁性贫血时明显降低（少于 12 $\mu g/L$）。血清铁降低，可低至 8.95 $\mu mol/L$ 以下。总铁结合力增高，可高至 64.44 $\mu mol/L$ 以上。运铁蛋白饱和度减少（减幅在 15% 以内）。红细胞游离原卟啉（FEP）正常为 0.29～0.65 $\mu mol/L$，缺铁性贫血时增高，通常大于 0.9 $\mu mol/L$。

课堂互动：缺铁性贫血可以通过哪些辅助检查检测？

五、诊断要点

课堂互动答案

（1）体内储存铁耗尽（ID）：①血清铁蛋白＜12 $\mu g/L$；②骨髓铁染色显示骨髓小粒可染铁消失，铁粒幼细胞少于 15%；③血红蛋白及血清铁等指标正常。

（2）红细胞内铁缺乏（IDE）：①ID 的①＋②；②转铁蛋白饱和度＜15%；③游离原卟啉/血红蛋白＞4.5 $\mu g/g$；④血红蛋白正常。

（3）缺铁性贫血（IDA）：①IDE①＋②＋③；②小细胞低色素性贫血：男性血红蛋白＜120 g/L，女性血红蛋白＜110 g/L，孕妇血红蛋白＜100 g/L；MCV＜80fl，MCH＜27Pg，MCHC＜32%。

（4）病因诊断：病因明确，才能保证治疗效果。对于部分疾病，贫血的病因比贫血本身更为严重，如胃肠道恶性肿瘤。

六、防治要点

（一）治疗要点

治疗缺铁性贫血的原则是祛除病因，治疗原发病和补充铁剂。

1. 病因治疗　去除病因是根治本病、预防其复发的关键措施。应积极控制慢性失血，如钩虫病患者应及时接受驱虫治疗；积极治疗消化性溃疡和痔疮，必要时手术治疗；女性月经量过多者应积极治疗妇科疾病。

2. 铁剂治疗　铁剂治疗为治疗缺铁性贫血的有效措施。铁剂治疗的目的是尽快使血红蛋白恢复正常，增加储存铁。常有的铁剂治疗方法有口服铁剂及注射铁剂两类。

（1）口服铁剂：这是首选的治疗方法，此法安全且疗效可靠。最常用的有硫酸亚铁、富马酸亚铁等亚铁化合物，进餐同时或饭后服用可以减少胃肠道反应。服药时忌茶、牛奶或碱性药物，以免铁不易被吸收。维生素 C 能促进三价铁和食物中铁的吸收，但用二价铁剂治疗时并无必要。若治疗有效，短时期内网织红细胞计数可明显升高，5～10 日可达到高峰，两周后降至正常范围内。血红蛋白多在治疗两周后才开始逐渐升高。血常规指标完全恢复正常需要两个月左右，待血红蛋白完全正常后，继续小剂量铁剂治疗 3～6 个月，以补足体内铁储存量。每天口服 100 mg 元素铁，持续治疗 4～6 周血红蛋白无变化，或上升量小于 10 g/L 者，须考虑下列可能：诊断有误，不是缺铁性贫血；并发感染、恶性肿瘤等干扰了骨髓对铁的利用；腹泻使铁的吸收受影响；仍有明显出血；未按医嘱服药，用量不足等。除以上铁剂外，传统中医中药是我国重要宝藏，如健脾生血片/颗粒，其中元素铁含量为 20 毫克/片（袋），对胃肠道刺激小。

（2）注射铁剂：适应证为口服吸收不良、不能耐受口服铁剂、铁需求量超过口服铁能满足的最大量，或患者对口服铁剂的依从性不好。注射铁剂主要有 6 种：蔗糖铁、羧基麦芽糖铁、葡萄糖醛酸铁、低分子右旋糖酐铁、纳米氧化铁和异麦芽糖铁。铁的总需量按以下公式计算：所需补铁量（mg）＝［目标 Hb 浓度（g/L）－实际 Hb 浓度（g/L）］×0.33×体重（kg）。静脉给药时急性并发症多见（恶心、低血压、过敏反应),给药时需要医疗监护。

3. 辅助治疗 加强营养,增加含铁丰富的食物。血红蛋白低于 50 g/L 时可输血或输红细胞悬液;心功能不全时,宜多次少量输血,且速度要慢,以防引起不良后果。

4. 未来研究方向 铁调素的单克隆抗体(NOXH194)、白细胞介素-6 受体的抑制剂、信号传导及转录激活因子 3(STAT3)抑制剂和骨形态发生蛋白 6(BMP-6)的抑制剂通过阻断铁调素提高口服铁剂的吸收。

课堂互动:缺铁性贫血的治疗原则有哪些?

(二)预防要点

良好和全面的营养可降低缺铁性贫血的发生率。

课堂互动答案

(1)合理膳食:保障充足和多样的食物供应,以满足微量营养素需求。

(2)增加富含微量营养素食物的摄入:儿童、孕妇、乳母需要摄入大量富含营养素的食物满足需求。膳食改善/多样化的推动重点在于提高动物性食品和富含维生素 C 水果、蔬菜在饮食中的比重,以提高铁的吸收率。动物来源的铁为血红素铁,吸收率可达到 10% 以上,以植物性膳食为主的食物的铁吸收率通常小于 5%。

(3)管理和控制抑制剂和促进剂:改善食物的制备、加工和调整饮食构成等,增加膳食中铁吸收的促进剂,去除铁吸收的抑制剂。

(4)食物强化。

(5)推荐:①婴幼儿贫血率≥40% 的地区,推荐 6 个月及以上婴幼儿每日补充铁剂,连续 3 个月。②学龄前儿童和学龄儿童的贫血率≥20% 的地区,推荐间断性的铁剂补充。③建议孕妇每日补充铁剂和叶酸;不贫血孕妇采取间断性补充铁剂和叶酸。④建议产妇产后 6~12 周单独口服铁剂,或者联合补充叶酸。⑤非育龄期妇女的贫血率≥20% 的地区,育龄期妇女应该间断补充铁和叶酸;青年女性的贫血率>40% 的地区,推荐青年女性每日补充铁剂,连续 3 个月。

第 2 节 白 血 病

案例 13-2

　　患者,男,35 岁。因头昏、乏力 1 个月余,发热伴咳嗽 3 天入院。曾于当地医院诊治,考虑"贫血",予以硫酸亚铁片、维生素 B_{12} 等治疗,症状无明显好转。于 3 天前开始出现畏寒、发热,体温最高达 39.2 ℃,伴咳嗽,咳少量白色黏液痰,遂入院进一步治疗。查体:体温 38.8 ℃,呼吸 24 次/分,脉搏 95 次/分,血压 120/75 mmHg。神志清醒,发育正常,营养中等。面色苍白,双下肢皮下可见散在出血点,双侧颈部和腹股沟可触及多个肿大的淋巴结,约 0.5 cm×1.0 cm,质中,无压痛。五官端正,巩膜无黄染,瞳孔等圆等大,舌居中,咽部轻度充血,扁桃体 Ⅰ 度肿大。颈软,胸骨压痛,心率 95 次/分,心律齐,未闻及病理性杂音,双肺呼吸音粗,未闻及干湿性啰音。腹平软,肝肋下未触及,脾肋下 2 cm 可触及。余无异常发现。实验室检查:WBC 58.5×10^9/L,Hb 60.0 g/L,PLT18.0×10^9/L,血涂片分类示幼稚细胞占 20%。

　　问题:1. 患者的初步诊断和诊断依据是什么?

　　　　　2. 为确诊应进一步完善哪些检查?

　　白血病是一类造血干细胞的恶性克隆性疾病。其主要病理变化是白血病细胞的异常增生及分化成熟障碍,浸润并破坏其他组织器官,使正常造血受到抑制。白血病细胞克隆具有增殖失控、分化障碍、凋亡受阻、免疫逃逸的生物学特征。主要临床表现为贫血、出血、感染及肝脾大、淋巴结肿大。

　　白血病是我国常见的恶性肿瘤之一,是儿童及35岁以下成人最常见的恶性肿瘤之一。男性发病率略高于女性。根据白血病细胞的成熟程度和自然病程,将白血病分为急性和慢性两大类。急性白血病的细胞分化停滞在较早阶段,多为原始细胞和早期幼稚细胞,病情发展迅速,自然病程仅几个月。慢性白血病的细胞分化停滞在较晚阶段,多为较成熟的幼稚细胞和成熟细胞,病情发展缓慢,自然病程为数年。我国白血病的发生以急性白血病较多见,成人以急性粒细胞白血病多见,儿童以急性淋巴细胞白血病多见。慢性白血病随年龄的增长,发病率逐渐升高,其中慢性淋巴细胞白血病多见于50岁以上人群。

　　对于白血病病因尚未完全清楚,研究者认为与下列因素有关:某些病毒感染如EB病毒、人类T淋巴细胞病毒Ⅰ型等感染;接触某些化学物质如苯、氯霉素、保泰松等;电离辐射,包括X射线等;遗传因素及其他血液病,如骨髓增生异常综合征、淋巴瘤等。

课堂互动:哪些因素可能诱发白血病?

一、急性白血病

课堂互动答案

　　急性白血病(acute leukemia,AL)是造血干细胞的恶性克隆性疾病,骨髓中异常的原始细胞及幼稚细胞(白血病细胞)大量增殖并广泛浸润肝、脾、淋巴结等脏器,使正常造血功能被抑制,主要表现为贫血、出血、感染、浸润等征象。

(一)分类

　　国际上常将急性白血病分为急性淋巴细胞白血病(ALL)和急性髓系白血病(AML)两大类,在此基础上再分成十几种亚型。

(二)临床表现

　　起病缓急不一。急者可突发高热,甚至严重出血。缓慢者常面色苍白、皮肤青紫,因拔牙后出血不止或女性月经过多而就医被发现。

1. 正常骨髓造血功能受抑制表现

　　(1)贫血:部分患者因病程短,可无贫血。半数患者就诊时已有重度贫血。

　　(2)发热:半数患者以发热为早期表现。可低热,亦可高达39 ℃或以上,伴有畏寒、出汗等。白血病患者本身可能发热,但高热往往提示有继发感染。感染可发生在各部位,以口腔炎、牙眼炎、咽峡炎最常见;肺部感染、肛周炎、肛旁囊肿亦常见,严重时可有血液感染。最常见的致病菌为革兰阴性杆菌。长期应用抗生素及粒细胞缺乏者可出现真菌感染。

　　(3)出血:以出血为早期表现者近40%。出血可发生在全身各部位,以皮肤瘀点和(或)瘀斑、鼻出血、牙龈出血、月经过多为多见。眼底出血可致视力障碍。颅内出血时会发生头痛、呕吐、瞳孔大小不对称,甚至昏迷、死亡。

2. 白血病细胞增殖浸润表现

　　(1)淋巴结和肝脾大:淋巴结肿大以ALL较多见,肝脾大多为轻至中度。

　　(2)骨骼和关节:常有胸骨下段局部压痛。可出现关节、骨髓疼痛,尤以儿童多见。发生骨髓坏死时,可引起骨髓剧痛。

　　(3)眼部:部分AML可伴粒细胞肉瘤,或称绿色瘤,常累及骨膜,以眼眶部位最常见,可引起眼球突出、复视或失明。

　　(4)口腔和皮肤:白血病细胞浸润可使牙龈增生、肿胀;皮肤可出现蓝灰色斑丘疹,局部皮肤隆起、变硬,呈紫蓝色结节。

　　(5)中枢神经系统:是白血病最常见的髓外浸润部位。多数化疗药物难以通过血脑屏障,不能有效杀灭隐藏在中枢神经系统的白血病细胞,因而引起中枢神经系统白血病(CNSL)。轻者表现为头痛、头晕,重者有呕吐、颈项强直,甚至抽搐、昏迷。

　　(6)睾丸:多为一侧睾丸无痛性肿大,另一侧虽无肿大,但在活检时往往也发现有白血病细胞浸润。

睾丸白血病多见于 ALL 化疗缓解后的幼儿和青年。睾丸是仅次于 CNSL 的白血病髓外复发的部位。

课堂互动：急性白血病有哪些临床表现？

课堂互动答案

（三）辅助检查

1. 血常规 大多数患者白细胞增多，大于 $10\times10^9/L$ 者称为白细胞增多性白血病。也有白细胞计数正常或减少，小于 $1.0\times10^9/L$ 者称为白细胞不增多性白血病。常有不同程度的正常细胞性贫血。

2. 骨髓象 诊断本病的主要依据。原始细胞占全部骨髓有核细胞的比例≥30％为诊断本病的基本标准。

3. 免疫学检查 存在不同系列的相关抗原。

4. 染色体和基因的检查 本病常伴有特异的染色体和基因的异常改变。

5. 血液生化检查 常有血尿酸浓度增高。

（四）诊断要点

1. 诊断依据 有不同程度的贫血、发热、出血表现，肝、脾、淋巴结肿大，骨骼和关节的疼痛与压痛。血常规中白细胞增多。骨髓象中原始细胞占全部骨髓有核细胞的比例≥30％。根据分类诊断标准进行分型诊断。

2. 鉴别诊断 须与下列疾病相鉴别：骨髓增生异常综合征，骨髓中原始细胞＜30％。某些感染引起的白细胞异常，如风疹、百日咳等病毒感染，血常规中白细胞增多，但淋巴细胞形态正常，骨髓象中原始幼稚细胞均不增多。

（五）防治要点

1. 一般治疗

（1）高白细胞血症的紧急处理：当循环血液中白细胞数＞$200\times10^9/L$ 时，常可产生白细胞淤滞症。表现为呼吸困难，甚至呼吸窘迫、低氧血症、反应迟钝、言语不清、内出血等，处理措施为应用血细胞分离机单采清除过多的白细胞，同时给予化疗药物水化，并预防高尿酸血症、酸中毒、电解质紊乱。

（2）防治感染：本病常伴粒细胞减少，尤其在放疗、化疗后，故易感染。

（3）输成分血支持：严重贫血时可吸氧、输注浓缩红细胞维持血红蛋白（＞80 g/L）。

（4）防治尿酸性肾病：由于大量尿酸积聚在肾小管，易引起尿酸性肾病。患者应多饮水或 24 h 持续静脉补液，保持每小时尿量＞150 ml 且尿液为碱性。化疗同时给予别嘌醇 100 mg，3 次/天，以抑制尿酸合成。

（5）维持营养：予以患者高蛋白、高热量、易消化饮食，必要时经静脉补充营养。

2. 抗白血病治疗 以放化疗药物为主。

（1）治疗策略：①诱导缓解治疗：目标是使患者迅速获得完全缓解，即本病的症状和体征消失。②缓解后治疗：目的是争取长期无病生存。化疗和造血干细胞移植（HSCT）是本阶段的主要治疗方法。

（2）急性淋巴细胞白血病的治疗：①诱导缓解治疗：长春新碱（VCR）和泼尼松（P）组成的 VP 方案，是急性淋巴细胞白血病诱导缓解治疗的基本方案。②缓解后治疗。缓解后的强化巩固和维持治疗十分必要。一般骨髓达 CR 标准后 2 周开始，进行 3 个循环、9 个疗程的序贯治疗，每疗程间隔 2～3 周，每疗程后行 1 次骨髓检查。M3 也同样进行，但治疗间歇仍用 ATRA。

知识链接

血小板计数的安全值

在临床过程中，得到国内外专家广泛认同的血小板计数安全值分别是：①口腔科：常规口腔检查，≥$10\times10^9/L$；拔牙或补牙，≥$30\times10^9/L$。②手术：小手术，≥$50\times10^9/L$；大手术，≥$80\times10^9/L$。③产科：正常阴道分娩，≥$50\times10^9/L$；剖宫产，≥$80\times10^9/L$。④其他：对必须服用阿司匹林等非甾体抗炎药、华法林等抗凝药物者，应维持血小板计数≥$50\times10^9/L$。

（3）急性非淋巴细胞白血病的治疗：①诱导缓解治疗：国内外普遍采用的标准方案为 DA（3＋7）方案（柔红霉素＋阿糖胞苷）。②缓解后治疗：用砷剂治疗。

课堂互动：急性白血病的治疗原则有哪些？

3. 预后　本病若不经特殊治疗，平均生存时间为 3 个月左右，经特殊治疗，生存时间可明显增加。

课堂互动答案

二、慢性粒细胞白血病

慢性粒细胞白血病（CML，简称慢粒白血病）也是一种造血干细胞恶性疾病。病程发展较缓慢，脾大可达到巨脾程度。周围血粒细胞显著增多但不成熟。在受累的细胞系中可找到 Ph 标记染色体和（或）BCR-ABL 基因重排。大多数患者因急性变而死亡。

（一）临床表现

发病以中年最多见，男性略多于女性。起病缓慢，早期常无自觉症状。患者可因健康检查或因其他疾病就医时因发现血常规异常或脾大而被确诊。随着病情发展，可出现乏力、低热、多汗或盗汗、体重减轻等代谢亢进表现。脾大常最突出，往往可达脐或脐以下，质地坚实、平滑、无压痛。由于脾大而常有左上腹坠胀感。如发生脾梗死，则压痛明显，并有摩擦音。约半数患者有肝大，部分患者有胸骨中下段压痛。当白细胞数显著增高时可有眼底静脉充血及出血。白细胞数极度增高时（如大于 $200 \times 10^9/L$）可发生"白细胞淤滞症"，表现为呼吸窘迫、头晕、言语不清、中枢神经系统出血、阴茎异常勃起等表现，慢性期一般 1～4 年，以后逐渐进入加速期，以至急性变期。

慢粒白血病的整个病程常可分为三期：慢性期（稳定期）、加速期（增殖期）和急性变期。慢性期可持续 1～4 年，进入加速期后常有发热，体重下降，脾迅速肿大，胸骨和骨骼疼痛，逐渐出现贫血和出血，治疗往往失效，预后极差，常在数月内死亡。

课堂互动：慢性粒细胞白血病病程有哪些分期？

（二）辅助检查

1. 血常规　白细胞数明显增高，常超过 $20 \times 10^9/L$，早期多在 $50 \times 10^9/L$ 以下，晚期明显增高，可达 $100 \times 10^9/L$ 以上。其中粒细胞显著增多，可见各阶段粒细胞，以中性中幼、晚幼和杆状核粒细胞居多；原始细胞一般为 1％～3％，不超过 10％；嗜酸、嗜碱性粒细胞增多，后者有助于诊断。疾病早期血小板多正常，部分患者增多。晚期血小板逐渐减少，并可出现贫血。

课堂互动答案

2. 骨髓　骨髓增生明显至极度活跃，以粒细胞为主，粒/红比例可增至（10～50）：1，以中性中幼、晚幼及杆状核粒细胞明显增多常见；原粒细胞不超过 10％。嗜酸、嗜碱性粒细胞增多。红系细胞相对减少。巨核细胞正常或增多，晚期减少。

3. 细胞遗传学及分子生物学改变　90％以上的慢粒白血病患者的血细胞中出现 Ph 染色体，显带分析为 t(9;22)(q34;q11)。

4. 血液生化　血清及尿中尿酸浓度增高，主要由化疗后大量白细胞破坏所致。血清维生素 B_{12} 浓度及维生素 B_{12} 结合力显著增加，且与白血病细胞增多程度成正比。

（三）诊断要点

1. 诊断依据　根据脾大、血液学改变、Ph 染色体阳性可做出诊断。

2. 鉴别诊断　须与其他疾病相鉴别。

（1）其他原因引起的脾大：血吸虫病、慢性疟疾、黑热病、肝硬化、脾功能亢进等均有脾大。但各病均有原发病临床特点，血常规及骨髓象无慢粒白血病的改变，Ph 染色体阴性等。

（2）类白血病反应：类白血病反应常并发于严重感染、恶性肿瘤等疾病。白细胞数可达 $50 \times 10^9/L$，但类白血病反应有各自的病因和临床表现。原发病控制后，类白血病反应亦随之消失。此外，脾大常不如慢粒白血病显著。粒细胞胞质中常有中毒颗粒和空泡。嗜酸性粒细胞和碱性粒细胞不增多。

中性粒细胞碱性磷酸酶(NAP)反应强阳性。细胞中 Ph 染色体阴性。血小板和血红蛋白量大多正常。

（四）防治要点

1. 治疗要点 确诊为 CML 的患者,需进行 HLA 配型。如果能找到 HLA 相合的供体,则选择异基因造血干细胞移植(Allo-HSCT);如果找不到 HLA 相合供体或考虑延迟移植,则可选择格列卫等治疗。

（1）异基因造血干细胞移植:可望治愈 CML 的手段。

（2）格列卫:BCR-ALB 融合基因酪氨酸激酶的一种竞争性抑制剂。

（3）化学治疗:可选择干扰素 a(IFN-a)、羟基脲(HU)、白消安(BUS,马利兰)、靛玉红等药物。

（4）急性变期的治疗:慢粒白血病急性变期可按急性白血病化疗方法治疗,但患者对药物耐受性差,缓解率低且缓解期很短。取慢性期缓解时骨髓低温保存,作为急性变期时自身骨髓移植应用,虽部分患者可进入第二次慢性期,但维持时间短,多不超过 3 个月。

2. 预后 慢粒白血病化疗后多数生存期为 39～47 个月。5 年生存率为 25％～50％,个别可生存 10～20 年。与预后有关因素:①脾的大小;②血中原粒细胞数;③嗜碱及嗜酸性粒细胞数。

第 3 节 特发性血小板减少性紫癜

特发性血小板减少性紫癜(idiopathic thrombocytopenic purpura,ITP)也称为原发性血小板减少性紫癜,是一种复杂的多种机制共同参与的获得性自身免疫性疾病。本节主要讲述成人 ITP。

ITP 的发病率为(5～10)/10 万人口,男女发病率相近,育龄期女性发病率高于男性,60 岁以上人群的发病率为 60 岁以下人群的 2 倍,且出血风险随年龄增长而增加。

一、病因和发病机制

病因迄今未明,发病机制如下。

1. 体液免疫和细胞免疫介导的血小板过度破坏 50％～70％的 ITP 患者血浆和血小板表面可检测到一种或多种抗血小板膜糖蛋白自身抗体。自身抗体致敏的血小板被单核-巨噬细胞系统吞噬破坏。另外,ITP 患者的细胞毒 T 细胞可直接破坏血小板。

2. 体液免疫和细胞免疫介导的巨核细胞数量和质量异常,血小板生成不足 自身抗体可损伤巨核细胞或抑制巨核细胞释放血小板,造成 ITP 患者血小板生成不足。血小板生成不足是 ITP 发病的另一个重要机制。

二、临床表现

1. 症状 成人 ITP 常表现为反复的皮肤黏膜出血,如瘀点、紫癜、瘀斑及外伤后止血不易等,鼻出血、牙龈出血、月经过多亦很常见。患者病情可因感染等而骤然加重,出现广泛、严重的皮肤黏膜及内脏出血,较少见。乏力、失血性贫血也是 ITP 的常见临床症状。

2. 体征 可发现皮肤紫癜或瘀斑,以四肢远侧端多见,黏膜出血以鼻出血、牙龈出血或口腔黏膜血疱多见。本病一般无肝脾大、淋巴结肿大,不到 3％的患者因反复发作,脾脏可轻度肿大。

> **课堂互动:**特发性血小板减少性紫癜的临床表现有哪些?

三、实验室检查

1. 血常规检查 血小板计数减少,血小板平均体积偏大。可有不同程度的正常细胞或小细胞低色素性贫血。

课堂互动答案

2. 出血及血小板功能检查 凝血功能正常,出血时间延长,血块收缩不良,束臂试验阳性。血小板功能一般正常。

3. 骨髓象检查 骨髓巨核细胞数正常或增多,多为未成熟型,产生血小板的巨核细胞数明显减少

（＜30％），粒细胞和红系细胞正常。

四、诊断要点

诊断要点如下。

（1）出血征象。

（2）至少 2 次检验提示血小板减少。

（3）体格检查提示脾脏一般不大或轻度大。

（4）骨髓检查中巨核细胞数正常或增多。

（5）具备下列五项中任何一项：①泼尼松治疗有效；②脾脏切除有效；③血小板相关免疫球蛋白（PAIg）增多；④人血小板相关补体 3（PAC3）增多；⑤血小板寿命缩短。

课堂互动：特发性血小板减少性紫癜的诊断要点有哪些？

五、治疗原则

课堂互动答案

ITP 为自身免疫性疾病，目前尚无根治的方法，出血严重者应注意休息，血小板 $<20\times10^9/L$ 者，应严格卧床，避免外伤。如患者无明显的出血倾向，血小板计数高于 $30\times10^9/L$，无手术、创伤，且不从事增加患者出血危险的工作或活动，发生出血的风险较小，一般无需治疗，可观察和随访。

（一）新诊断患者的一线治疗

1. 糖皮质激素

（1）泼尼松：$1.0\ mg/(kg \cdot d)$，分次或顿服，血小板升至正常或接近正常后 1 个月内尽快减至最小维持量（$\leqslant15\ mg/d$），每周递减 5 mg，在减量过程中血小板计数不能维持者应考虑二线治疗。治疗 4 周仍无反应者，应迅速减量至停用。

（2）大剂量地塞米松（HD-DXM）：$40\ mg/d\times4$ 天，口服用药，不需要进行减量和维持，无效者可在半个月后重复一次。治疗过程中要注意预防并发症发生，监测血压、血糖变化，预防感染，保护胃黏膜。

2. 静脉输注丙种球蛋白　常规剂量 $0.4\ g/(kg \cdot d)\times5$ 天或 $1\ g/(kg \cdot d)\times2$ 天。主要用于：①ITP 的紧急治疗；②不能耐受糖皮质激素治疗的患者；③脾切除术前准备；④妊娠或分娩前。其作用机制与封闭单核-巨噬细胞系统的 Fe 受体、抗体中和及免疫调节有关。IgA 缺乏、糖尿病和肾功能不全者慎用。

（二）ITP 的二线治疗

对于一线治疗无效或需要较大剂量糖皮质激素（$>15\ mg/d$）才能维持的患者，可选择二线治疗。

1. 药物治疗

（1）促血小板生成药物：主要用于糖皮质激素治疗无效或难治性 ITP 病人。常用药物包括：重组人血小板生成素（rhTPO），非肽类 TPO 类似物，如艾曲泊帕，TPO 拟肽，如罗米司亭（romiplostim）。起效较快，耐受性良好，副作用轻微，但停药后疗效一般不能维持，需要个体化维持治疗。另外，要注意骨髓纤维化及血栓形成的风险。

（2）抗 CD20 单克隆抗体（如利妥昔单抗）：为一种人鼠嵌合型抗体，可清除体内 B 淋巴细胞，减少抗血小板抗体的产生。常用剂量为 $375\ mg/m^2$，每周 1 次，共 4 次，平均起效时间为 4～6 周。

（3）其他二线药物：因缺乏足够的循证医学证据，需个体化选择用药。包括如下用药。

①免疫抑制药物：a.长春碱类：长春新碱 $14\ mg/m^2$（最大剂量 2 mg）或长春地辛 4 mg，每周 1 次，共 4 次，缓慢静脉滴注。b.环孢素：主要用于难治性 ITP，常用剂量为 $5\ mg/(kg \cdot d)$，分次口服，维持量为 50～100 mg/d，用药期间应监测肝、肾功能。c.其他：如硫唑嘌呤、环磷酰胺、吗替麦考酚酯等。

②达那唑：0.4～0.8 g/d，分次口服，起效慢，需持续使用 3～6 个月，与肾上腺糖皮质激素联合可减少后者用量。

2. 脾切除　在脾切除前必须对 ITP 的诊断进行重新评价。只有确诊为 ITP 且常规糖皮质激素治疗 4～6 周无效,病程迁延 6 个月以上,或糖皮质激素虽有效,但维持量>30 mg/d,或有糖皮质激素使用禁忌证者可行脾切除治疗。近期有效率为 70% 左右。无效者对糖皮质激素的需要量亦可减少。

术前 2 周应给患者接种多价肺炎双球菌疫苗、流感嗜血杆菌和脑膜炎双球菌二联疫苗。术后每 5 年重复接种肺炎双球菌疫苗,每年接种流感疫苗。

(三) 急症处理

适用于伴消化系统、泌尿生殖系统、中枢神经系统症状或其他部位的活动性出血或需要急诊手术的重症 ITP 患者(PLT<10×10⁹/L)。

1. 血小板输注　成人按每次 10～20 U 给予,根据病情可重复使用(200 ml 循环血中单采所得血小板为 1 U 血小板)。

2. 静脉输注丙种球蛋白　剂量及用法同上。

3. 大剂量甲泼尼龙　10 g/d,静脉滴注,3～5 天为一疗程。

4. 促血小板生成药物　如重组人血小板生成素(rhTPO)、艾曲泊帕及罗米司亭等。

5. 重组活化因子Ⅶ　应用于出血较重、以上治疗无效者。病情危急者可联合应用以上治疗措施。

→ 目标检测

单项选择题

目标检测答案

1. 正常人体每天排出铁的量平均为(　　)。

A. 1 g　　　　　　B. 10 g　　　　　　C. 5 mg　　　　　　D. 5 g　　　　　　E. 1 mg

2. 成人缺铁性贫血的主要原因是(　　)。

A. 铁吸收不良　　　　　　B. 需铁量增加　　　　　　C. 骨髓造血障碍

D. 铁摄入量不足　　　　　　E. 慢性失血

3. 小细胞低色素性贫血最常见于(　　)。

A. 巨幼红细胞性贫血　　　　　　B. 缺铁性贫血　　　　　　C. 骨髓病性贫血

D. 再生障碍性贫血　　　　　　E. 铁粒幼细胞贫血

4. 口服铁剂治疗缺铁性贫血有效者,Hb 恢复正常后仍需继续治疗(　　)。

A. 半个月以上　　B. 1 个月以上　　C. 1 年以上　　　D. 3～6 个月　　E. 2 个月以上

5. 贫血最常见的类型是(　　)。

A. 再生障碍性贫血　　　　　　B. 铁粒幼细胞贫血　　　　　　C. 缺铁性贫血

D. 慢性炎症性贫血　　　　　　E. 珠蛋白合成障碍性贫血

6. 治疗缺铁性贫血最重要的是(　　)。

A. 口服铁剂　　　　　　B. 输红细胞悬液　　　　　　C. 治疗病因

D. 进食富含铁的食物　　　　　　E. 肌注铁剂

7. 用铁剂治疗缺铁性贫血,疗效表现最早的为(　　)。

A. 红细胞体积增大　　　　　　B. 血红蛋白增加

C. 红细胞计数增多　　　　　　D. 红细胞平均血红蛋白量增多

E. 网织红细胞增加

8. 注射铁剂治疗缺铁性贫血最严重的副反应是(　　)。

A. 过敏性休克　　　　　　B. 头痛、发热　　　　　　C. 淋巴结炎

D. 局部疼痛　　　　　　E. 关节疼痛、面部潮红

9. 根据国内标准,血红蛋白测定值为下列哪项时可诊断为贫血?(　　)

A. 成年男性低于 130 g/L　　　　　　B. 成年女性低于 110 g/L

C. 妊娠期低于 105 g/L　　　　　　D. 哺乳期低于 115 g/L

E. 初生儿至 3 个月低于 150 g/L

10. 诊断急性白血病的最主要依据是（　　）。

A. 发热　　　　　　　　　　B. 白细胞总数升高　　　　　　C. 胸骨压痛

D. 骨髓中原始细胞增多　　　E. 出血

11. 根据病因及发病机制，贫血可分为（　　）。

A. 红细胞生成减少、造血功能不良两类

B. 红细胞生成减少、造血功能不良及红细胞破坏过多三类

C. 红细胞生成减少、红细胞破坏过多及失血三类

D. 红细胞生成减少、溶血、失血、再障及缺铁五类

E. 红细胞生成减少、红细胞过度破坏、失血及造血功能不良四类

12. 贫血最常见的类型是（　　）。

A. 巨幼细胞贫血　　　　　　B. 缺铁性贫血　　　　　　　　C. 再生障碍性贫血

D. 溶血性贫血　　　　　　　E. 失血性贫血

13. 急性白血病患者出现贫血的最重要原因是（　　）。

A. 骨髓中红系增殖受白血病干扰　　B. 造血原料缺乏

C. 红细胞破坏增加　　　　　　　　D. 皮肤黏膜出血增加

E. 出现红细胞抗体

14. 正常人消化道内铁吸收率最高的是（　　）。

A. 胃　　　　　　　　　　　B. 十二指肠及空肠上部　　　　C. 空肠

D. 回肠　　　　　　　　　　E. 回盲部

15. 缺铁性贫血患者红细胞形态学改变为（　　）。

A. 小细胞正色素性贫血　　　B. 小细胞低色素性贫血　　　　C. 正常细胞性贫血

D. 大细胞性贫血　　　　　　E. 以上均不是

16. 关于缺铁性贫血患者的表现，下列哪项不正确？（　　）

A. 感染发生率较高　　　　　B. 口角炎、舌炎、舌乳头萎缩较常见

C. 胃酸缺乏及胃肠功能障碍　D. 毛发无光泽、易断、易脱

E. 指甲扁平，甚至反甲

17. 下列哪项对诊断缺铁性贫血最有意义？（　　）

A. 红细胞平均体积降低　　　B. 红细胞平均血红蛋白浓度降低

C. 红细胞平均直径变小　　　D. 血清铁浓度降低

E. 骨髓象幼红细胞增生活跃

18. 治疗缺铁性贫血的主要目的是（　　）。

A. 血红蛋白恢复正常　　　　B. 血清铁水平恢复正常

C. 补足储存铁　　　　　　　D. 红细胞水平恢复正常

E. 血清铁和总铁结合力恢复正常

19. 若针对缺铁性贫血铁剂治疗有效，其疗效指标最早出现的是（　　）。

A. 血红蛋白水平上升　　　　B. 红细胞数上升　　　　　　　C. 白细胞数上升

D. 红细胞体积增大　　　　　E. 网织红细胞数上升

20. 下列哪项不属于缺铁性贫血的表现？（　　）

A. 血清铁蛋白水平降低　　　B. 血清铁水平降低

C. 总铁结合力降低　　　　　D. 运铁蛋白饱和度减低

E. 骨髓有核红细胞内铁水平减低

21. 缺铁性贫血患者治疗首选（　　）。

A. 饮食治疗　　　　　　　　B. 口服硫酸亚铁　　　　　　　C. 注射铁剂

D. 中医中药　　　　　　　　　　　E. 以上都不对

22. 患者,女,20 岁。月经过多 7 个月,现感头晕、乏力、心悸、纳差、腹胀。查体:皮肤黏膜苍白,匙状甲。其最可能的诊断是(　　　)。

　　A. 再生障碍性贫血　　　　　　　B. 巨幼细胞贫血　　　　　　C. 缺铁性贫血

　　D. 白血病　　　　　　　　　　　E. 自身免疫性溶血性贫血

23. 关于特发性血小板减少性紫癜(ITP),正确的是(　　　)。

　　A. 患病的孕妇均生下血小板减少的婴儿

　　B. 将 ITP 患者血清输给正常人会导致 ITP

　　C. ITP 患者肝脏中可产生抗血小板抗体

　　D. ITP 患者的血小板存活期减少

　　E. ITP 患者骨髓巨细胞减少

24. 以下何者是儿童(急性)ITP 和成人(慢性)ITP 都具有的特征?(　　　)

　　A. 常见于病毒性疾病之后　　　　B. 伴有淋巴增殖性疾病的患者其发病率升高

　　C. 通常需要脾切除　　　　　　　D. 大多数患者对大剂量皮质激素治疗有效

　　E. 严重者血小板减少至小于 $20 \times 10^9/L$

25. 皮质激素治疗最有效的是(　　　)。

　　A. 再生障碍性贫血　　　　　　　B. 淋巴瘤　　　　　　　　　C. 地中海贫血

　　D. 特发性血小板减少性紫癜　　　E. 蚕豆病

26. 诊断特发性血小板减少性紫癜最有意义的是(　　　)。

　　A. 出血时间延长　　　　　　　　B. 血块回缩不佳

　　C. 毛细血管脆性增加　　　　　　D. 血小板功能异常

　　E. 骨髓巨核细胞增加

27. 特发性血小板减少性紫癜的首选治疗是(　　　)。

　　A. 输新鲜血液　　　　　　　　　B. 使用糖皮质激素　　　　　C. 使用雄激素

　　D. 免疫抑制剂　　　　　　　　　E. 脾切除术

28. 符合特发性血小板减少性紫癜的实验室检查结果是(　　　)。

　　A. 出血时间正常　　　　　　　　B. 凝血酶原时间延长　　　　C. 血块退缩不佳

　　D. 产板型巨核细胞增多　　　　　E. 凝血酶原消耗时间延长

29. 应用糖皮质激素治疗特发性血小板减少性紫癜,说法正确的是(　　　)。

　　A. 仅适用于慢性期　　　　　　　B. 主要作用是抑制抗原、抗体生成

　　C. 能使血小板数迅速上升　　　　D. 近期有效率高

　　E. 血小板正常后应立即停药

30. 减少 ITP 母亲所生新生儿颅内出血最有效的是(　　　)。

　　A. 强的松　　　B. CsA　　　C. 血小板　　　D. 丙种球蛋白　　　E. 脾切除术

31. 与急性特发性血小板减少性紫癜发病最相关的原因是(　　　)。

　　A. 病毒感染　　　B. 酗酒　　　C. 阿司匹林　　　D. 安痛定　　　E. 系统性红斑狼疮

32. 特发性血小板减少性紫癜时做骨髓穿刺的目的是(　　　)。

　　A. 证明有血小板减少　　　　　　B. 了解骨髓增生程度

　　C. 了解有无合并缺铁性贫血　　　D. 了解巨核细胞数量及有无成熟障碍

　　E. 证明有血小板抗体存在

(林佳英)

内分泌及代谢系统疾病

第 1 节　甲状腺功能亢进症

案例 14-1

患者,女,36 岁。心慌、怕热、多汗、消瘦 3 个月。体格检查:T 37.8 ℃,P 105 次/分,R 20 次/分,BP 150/75 mmHg,消瘦体型,神志清楚,自主体位,皮肤湿润细腻,双眼球略显突出,辐辏反射欠佳,甲状腺Ⅱ度肿大,质软,无结节及触痛,两侧上极可触及震颤并闻及血管杂音,双肺呼吸音清,心率 115 次/分,律齐,无杂音,腹平,双下肢无水肿,病理征(一)。

问题:1. 该患者目前最可能的诊断是什么?

2. 还需要做什么检查?

3. 该患者的治疗原则是什么?

甲状腺功能亢进症简称甲亢,是指血循环中甲状腺激素水平增高引起的临床综合征。多种病因导致甲状腺腺体合成和分泌甲状腺激素过多引起,其病因包括弥漫性甲状腺肿(Graves 病)、结节性甲状腺肿和甲状腺高功能腺瘤。本节主要介绍 Graves 病引起的甲状腺功能亢进症。

Graves 病(GD)是一种伴甲状腺激素分泌增多的器官特异性自身免疫性疾病,多见于女性,以 20～40 岁人群患病率较高。

一、病因与病理

(一)病因

目前公认 GD 的发生与自身免疫有关,属器官特异性自身免疫性疾病,且有明显的遗传倾向,约 15%患者的近亲中有类似疾病,甲状腺自身抗体的阳性率在 GD 的亲属中高达 50%。GD 患者血清中存在针对甲状腺细胞 TSH 受体的特异性自身抗体,称为 TSH 受体抗体(TSAb),在未治疗的 GD 患者中 TSAb 的阳性率高达 90%以上。除 TSAb 外,50%～90%的 GD 患者也存在其他针对甲状腺的自身抗体,如甲状腺过氧化物酶抗体(TPOAb)、甲状腺球蛋白抗体(TGAb)。

环境因素常常也参与了 GD 的发生,如细菌感染、应激反应等对本病的发生发展有重要影响。

（二）病理

1. 甲状腺 甲状腺呈对称性弥漫性肿大，腺体内血管丰富、扩张，滤泡上皮细胞增生明显，呈高柱或立方状，胞壁增生皱褶呈乳头状突起，并伸向滤泡腔，腔内胶质减少甚或消失。腺组织中出现弥漫性淋巴细胞浸润，甚至出现淋巴组织生发中心。

2. 眼 浸润性突眼患者球后组织常有脂肪浸润，纤维组织增生，葡糖胺聚糖（GAG）沉积，淋巴细胞及浆细胞浸润，致使眼球前移，引起突眼并影响静脉回流，甚至压迫视神经。眼肌纤维水肿增粗、纹理模糊，肌纤维透明变性、断裂及破坏，肌细胞内黏多糖亦增多。

3. 胫前黏液性水肿 病变真皮层有 GAG 沉积，并有淋巴细胞、浆细胞和成纤维细胞浸润，胶原纤维分散、断裂。

4. 其他 肝、脾大，胸腺和淋巴结增生肿大，外周血淋巴细胞可增多，肌肉消瘦，心脏扩大，心肌变性。重度甲状腺功能亢进症可出现肝脏局灶或弥漫性坏死、萎缩乃至肝硬化。

二、临床表现

（一）甲状腺毒症表现

1. 高代谢综合征 怕热，多汗，皮肤温暖潮湿，低热，疲乏无力，多食善饥，体重减少等。

2. 精神、神经系统 敏感，多虑，烦躁，失眠，紧张，多言好动，注意力不易集中，腱反射活跃，可有手、眼睑和舌震颤。

3. 心血管系统 心动过速，心悸气短，心尖部第一心音亢进，收缩压上升，舒张压下降，脉压增大，常伴房性心律失常或心房纤颤、心脏扩大。

4. 消化系统 排便次数常增多或呈慢性腹泻，老年患者可有食欲减退，厌食严重可发生恶病质。

5. 肌肉骨骼系统 甲状腺功能亢进症伴周期性瘫痪（麻痹）较常见，发作时常有血钾降低。部分患者有甲状腺功能亢进症性肌病，表现为肌无力及肌萎缩，多见于肩胛与骨盆带肌群。甲状腺功能亢进症伴重症肌无力，主要以累及眼肌多见。

6. 内分泌及生殖系统 女性常有月经减少或闭经，男性有阳痿等。

7. 造血系统 周围血淋巴细胞绝对值、百分比和单核细胞均增多，但白细胞总数偏低，可伴紫癜，血小板寿命缩短。

课堂互动：甲状腺毒症有哪些？

（二）甲状腺肿

大多数患者有程度不等的甲状腺肿，呈对称性、弥漫性，随吞咽动作上下移动，表面光滑，质地多柔软，无压痛。可在甲状腺上触到震颤和听到连续性、以收缩期为主的吹风样血管杂音。

课堂互动答案

（三）眼征

根据发病机制的不同，眼征分为两种。

1. 单纯性突眼 一般为对称性。其特征为：①突眼度不超过 18 mm；②瞬目减少和凝视（Stellwag 征）；③上眼睑挛缩，睑裂宽；④上眼睑移动滞缓（von Graefe 征），眼睛向下看时，上眼睑不能随眼球向下移动，可在角膜上缘看到白色巩膜；⑤向上看时，前额皮肤不能皱起（Joffroy 征）；⑥两眼看近物时，眼球集合（辐辏）不良（Mobius 征）。甲状腺功能亢进症症状控制后单纯性突眼可逐渐恢复。

课堂互动答案

课堂互动：甲状腺功能亢进症眼征有哪些？

2. 浸润性突眼 较少见。临床表现：①畏光流泪，眼异物感、疼痛；②突眼度在 18～20 mm，重症者突眼度≥30 mm，双眼突出度常相差 2～3 mm，也可单眼外突；③眼睑水肿或肥厚，结膜充血水肿，重者球结膜膨出，眼阜水肿；④眼肌受累后，眼球活动受限或固定，视野缩小、复视，极少数可发生眼球不全脱位；⑤眼闭合不全时，可发生角膜炎、溃疡、穿孔、全眼球炎或视神经萎缩，均使视力下降，甚至失明。

（四）特殊的临床表现

1. 甲状腺危象 主要表现：①高热、呼吸急促、大汗淋漓；②心动过速（P 140～240 次/分）、房颤或心房扑动，可伴心力衰竭、肺水肿；③可有焦虑、谵妄、昏迷等精神神经症状；④出现厌食、恶心、呕吐、腹泻，甚至虚脱、休克。

> **课堂互动**：甲状腺危象有哪些表现？

2. 淡漠型甲状腺功能亢进症 主要表现：①多见于老年患者；②发病隐袭，高代谢综合征、眼征及甲状腺肿不明显；③心血管和胃肠道症状、消瘦较为突出，呈恶病质；④全身衰竭，神志淡漠，乏力，嗜睡，反应迟钝。

课堂互动答案

3. 甲状腺功能亢进性心脏病 老年人多见，主要表现为心房纤颤和心力衰竭。

4. 胫前黏液性水肿 多见于胫骨前下 1/3 部位，皮损多对称，呈现为 1～5 cm 大小不等的棕红色或红褐色、突起不平的橘皮样的斑块或结节。

三、辅助检查

1. 血清甲状腺激素测定 主要测定以下几个指标。

（1）血清游离四碘甲状腺原氨酸（FT_4）与游离三碘甲状腺原氨酸（FT_3）：FT_4、FT_3 不受血甲状腺激素结合球蛋白（TBG）影响，直接反映甲状腺功能状态，敏感性和特异性高于总 T_4（TT_4）和总 T_3（TT_3）。

（2）血清总甲状腺素（TT_4）：判定甲状腺功能的基本筛选指标，其中 80%～90% 与 TBG 结合，TT_4 是指 T_4 与蛋白结合的总量，受 TBG 等结合蛋白量和结合力的影响。雄激素、糖皮质激素等可使 TBG 水平降低，妊娠、雌激素、急性病毒性肝炎等可使其升高。

（3）血清总三碘甲状腺原氨酸（TT_3）：血清中 T_3 与蛋白结合的量达 99.5% 以上，亦受 TBG 影响，在甲状腺功能亢进症初期与复发期，TT_3 水平上升很快，TT_4 水平上升较缓，故 TT_3 为甲状腺功能亢进症早期、治疗中疗效观察及停药后复发的敏感指标。

2. 促甲状腺激素（TSH）测定 甲状腺功能改变时，TSH 的波动较 T_3、T_4 更为迅速而显著，故血中 TSH 是反映下丘脑垂体甲状腺轴功能的敏感指标。特别是超敏 TSH（ultrasensitive TSH，uTSH）测定已成为甲状腺功能亢进症和甲状腺功能减退症诊断的敏感方法。甲状腺功能亢进症时，血清 TSH 水平降低。

3. 甲状腺自身抗体测定 对未经治疗的 GD 患者血清中 TSAb 的检查有早期诊断意义，是甲状腺自身免疫性疾病的一个敏感指标。

4. 影像学检查 超声、CT、放射性核素扫描、MRI 等有助于甲状腺、异位甲状腺肿和球后病变性质的诊断，临床上可根据需要选用。

> **课堂互动**：哪些检测指标能直接反映甲状腺功能状态？

四、诊断要点

1. 甲状腺功能亢进症的诊断 ①高代谢的临床表现；②甲状腺弥漫性、对称性肿大；③甲状腺功能检查中血清 FT_3、FT_4 和（或）TT_3、TT_4 水平增高，TSH 水平降低。具备以上三项可诊断为甲状腺功能亢进症。如果仅 FT_3 或 TT_3 水平增高而 FT_4、TT_4 水平正常时考虑为 T_3 型甲状腺功能亢进症，仅有 FT_4 或 TT_4 水平增高而 FT_3、TT_3 水平正常时考虑为 T_4 型甲状腺功能亢进症。

课堂互动答案

2. GD 的诊断 ①甲状腺功能亢进症诊断成立；②甲状腺肿大呈弥漫性；③伴浸润性突眼；④促甲状腺素受体抗体（TRAb）和 TSAb 阳性；⑤其他甲状腺自身抗体阳性；⑥胫前黏液性水肿。具备①②项即可诊断，其余 4 项可进一步支持诊断。

3. 鉴别要点 主要与下面几种病进行鉴别。

（1）单纯性甲状腺肿：无甲状腺功能亢进症症状，甲状腺激素水平正常，血清 TSAb 阴性。

（2）嗜铬细胞瘤：有高血压、多汗、心动过速等，但甲状腺功能正常。

（3）神经症：具有相似的神经、精神症状但甲状腺功能正常。

五、防治要点

1. 甲状腺功能亢进症治疗 主要包括药物、放射、手术治疗。

（1）抗甲状腺药物治疗：其优点是疗效肯定，不引起永久性甲状腺损害，是儿童和成人治疗的最初选择。缺点是疗程长，一般需要 1～2 年，治愈率 40%～60%，停药后复发率高，少数病例可发生药物不良反应。

常用的抗甲状腺药分为硫脲类和咪唑类。硫脲类有丙硫氧嘧啶（PTU）及甲硫氧嘧啶（MTU），咪唑类有甲巯咪唑（MMI，他巴唑）和卡比马唑（CMZ，甲亢平）。

课堂互动：甲状腺功能亢进症的治疗方法有哪些？

课堂互动答案

一般为长疗程治疗，分为初治期、减量期和维持期，并按病情轻重决定剂量。

①初治期：甲巯咪唑 15～20 mg/d，单次或分次服用，丙硫氧嘧啶 300～450 mg/d，分 2～3 次口服。对于严重甲状腺功能亢进症、甲状腺肿较大的患者给予较大剂量，症状缓解或血甲状腺激素恢复正常者可减量。

②减量期：每 2～4 周减量 1 次，丙硫氧嘧啶每次减 50～100 mg，甲巯咪唑每次减 5～10 mg，待症状完全消除、体征明显好转后再减至维持量。

③维持期：丙硫氧嘧啶 50～100 mg/d，甲巯咪唑 5～10 mg/d，维持期至少在 1 年剂量不宜太小，为避免发生甲状腺功能减退，常同时联合应用甲状腺素治疗直至血清 TSAb 转为阴性。

最常见的不良反应是皮疹，一般不用停药，加用抗组胺药即可。最严重的不良反应是粒细胞缺乏，多发生在用药后 2～8 周内，也可见于任何时期。咽疼、发热是粒细胞减少的重要征象，应引起重视，外周血白细胞低于 3×10^9/L，或中性粒细胞低于 1.5×10^9/L 时，应考虑停药。及时处置多可恢复，否则可并发严重感染和甲状腺危象，甚至死亡。对有严重药物不良反应的患者，应选择其他治疗方法，如碘-131（I^{131}）治疗。

（2）其他药物治疗：主要有下面两类药。

①复方碘口服液：大剂量碘可产生抗甲状腺的作用，主要是抑制甲状腺激素释放、合成和 T_4 向 T_3 的转换，为暂时性，仅用于手术前准备和甲状腺危象。

②β受体阻滞：除阻滞 β受体外，还可抑制 T_4 转换为 T_3，以改善甲状腺功能亢进症初治期症状，如显著心悸、高反应性或神经过敏。

（3）放射性 I^{131} 治疗：具有简便、安全、疗效明显等优点，缺点是除症状的改善慢于药物治疗外，尚可引起甲状腺功能减退症。适应证：①较大甲状腺肿；②复发性甲状腺功能亢进症；③药物不良反应较大或不愿意服药。禁忌证：妊娠及哺乳期，重症浸润性突眼，严重心肝肾功能衰竭，活动性肺结核及外周血白细胞低于 3×10^9/L 以下。

（4）手术治疗：适用于甲状腺功能亢进症持续时间长、反复发作；甲状腺巨大；抗甲状腺药物不良反应较大，又拒绝 I^{131} 治疗的患者。

2. 甲状腺危象治疗

（1）抑制甲状腺激素的合成：首选丙硫氧嘧啶，首次 500～1000 mg 口服或胃管注入，以后 250 mg，每 4 h 1 次，口服。

（2）抑制甲状腺激素的释放：服用丙硫氧嘧啶后 1～2 h，加用复方碘溶液，首剂 30～60 滴，口服或胃管注入，以后每 6～8 h 5～10 滴。或用碘化钠 0.5～1.0 g 加入 10% 葡萄糖氯化钠溶液静脉滴注 12～24 h，视病情好坏，逐渐减量，一般 3～7 天停药。

（3）抑制组织 T_4 转换成 T_3：丙硫氧嘧啶、碘剂、β受体阻滞剂和糖皮质激素均可抑制 T_4 转换为 T_3。如无哮喘或心功能不全，应加用普萘洛尔 20～40 mg，每 4～6 h 口服。氢化可的松 50～100 mg 或地塞米松 2 mg 加入 5%～10% 葡萄糖氯化钠溶液中静脉滴注，每 8 h 1 次。

（4）降低血甲状腺激素浓度：上述治疗不满意，可选用血液透析、腹膜透析或血浆置换等措施迅速降低血甲状腺激素浓度。

（5）支持治疗：在监护心、肾、脑功能条件下，迅速纠正水、电解质和酸碱平衡紊乱，补充葡萄糖和多种维生素。

（6）处理危象诱因：积极识别并治疗能诱发甲状腺危象的相关疾病。

3. 浸润性突眼的治疗　严重突眼不宜行甲状腺次全切除术，慎用 I^{131} 治疗。其主要治疗方法如下。

（1）一般措施：戴有色眼镜以防止强光和灰尘刺激，高枕卧位，0.5％甲基纤维素滴眼，禁止吸烟，或采用利尿药减轻水肿。

（2）使用免疫抑制药：在炎症活动时用肾上腺皮质类固醇和其他免疫抑制药治疗。

（3）眶减压术：适用于严重突眼、角膜损伤、视力或视神经受累的患者。通过手术治疗可以减轻眶周和结膜水肿，使突眼度下降，但可能发生复视。

第 2 节　糖　尿　病

案例 14-2

　　患者，男，48 岁。乏力、多尿伴体重减轻 2 年余。2 年前无明显诱因出现全身无力，排尿增多（排尿量为 3000～3500 ml/24 h），无心悸、多汗症状。发病以来，食欲佳，睡眠尚可，体重减轻，6 kg。既往无服用特殊药物史。查体：T 36.8 ℃，P 76 次/分，R 16 次/分，BP 135/85 mmHg，身高 160 cm，体重 71 kg。神志清，营养中等，浅表淋巴结未触及。甲状腺不大，未闻及血管杂音。心肺检查未见异常。腹平软，无压痛及反跳痛，肝脾肋下未触及，肠鸣音 4 次/分，双下肢无水肿。实验室检查：空腹血糖 9.1 mmol/L，餐后 2 h 血糖 138 mmol/L。

　　问题：1. 患者诊断为什么疾病？

　　　　　2. 应进一步完善哪些检查？

　　　　　3. 如何治疗？

　　糖尿病（diabetes mellitus，DM）是由遗传和环境因素等多种病因引起的以高血糖为特征的代谢异常综合征。由于胰岛素分泌和作用缺陷，或两者同时存在引起高血糖，进而引起糖类、蛋白质、脂肪、水和电解质等代谢紊乱，临床以高血糖为主要特征，常表现"三多一少"。未有效控制者可出现多系统损害，导致血管、肾、心脏、眼、神经等器官组织的慢性进行性病变，进一步引起功能障碍和衰竭，成为致残、致死的主要原因。糖尿病现已成为继心血管疾病和恶性肿瘤之后的第三大非传染性疾病。

一、糖尿病分型

目前国际上通用 WHO 糖尿病专家委员提出的分型标准（1999）。主要将糖尿病分成四大类型：1 型糖尿病（T1DM）、2 型糖尿病（T2DM）、其他特殊类型糖尿病和妊娠糖尿病（GDM）。

1. 1 型糖尿病（T1DM）　由于胰岛 B 细胞破坏或功能缺失导致胰岛素绝对缺乏所引起的糖尿病。

2. 2 型糖尿病（T2DM）　以胰岛素抵抗为主伴胰岛素分泌不足，或者以胰岛素分泌不足为主伴或不伴胰岛素抵抗所致的糖尿病。约占所有糖尿病的 90％以上。

3. 特殊类型糖尿病　病因比较明确或继发性糖尿病。

4. 妊娠糖尿病（GDM）　妊娠期间发现的糖尿病或糖耐量减退。已知有糖尿病又合并妊娠者（糖尿病合并妊娠)不包括在内。

课堂互动：糖尿病分型有哪些？

二、病因与发病机制

课堂互动答案

（一）病因及发病机制

糖尿病的病因和发病机制至今未完全阐明。不同类型糖尿病的病因和发病机制各异，即使在同一类型中也不尽相同，存在着异质性，遗传因素和环境因素共同参与发病过程。

1. 1 型糖尿病 普遍认为遗传因素、环境因素共同参与了其发病过程。

2. 2 型糖尿病 遗传因素在 2 型糖尿病的病因中较 1 型糖尿病更强、更为重要。肥胖、高热量饮食及体力活动减少等环境因素也是 2 型糖尿病患病的主要因素。胰岛素抵抗和胰岛 B 细胞功能缺陷（胰岛素分泌不足）是 2 型糖尿病发病的基本环节。胰岛素抵抗是指机体对一定量胰岛素的生物学反应低于预计正常水平现象。由于胰岛素抵抗的存在，胰岛 B 细胞代偿性地分泌更多的胰岛素，以维持糖代谢正常，但随着病情的发展，仍然不能使血糖恢复正常的基础水平，最终导致高血糖。

（二）病理生理

糖尿病的代谢紊乱主要由胰岛素生物活性或其效应绝对或相对不足引起。糖尿病时，组织对葡萄糖利用减少及肝糖输出增多，是血糖增高的主要原因；由于胰岛素不足，脂肪合成减少，脂蛋白、酯酶活性降低，血游离脂肪酸和甘油三酯浓度升高，在胰岛素极度缺乏时，脂肪组织大量动员分解，产生大量酮体，如超过机体对酮体的氧化利用能力，大量酮体堆积形成酮症酸中毒；蛋白质合成减弱，分解加速，呈负氮平衡。

三、临床表现

1. 代谢紊乱症状群 表现为以高血糖为主的一系列代谢紊乱。典型临床表现为多尿、多饮、多食、体重下降，即"三多一少"。

2. 糖尿病并发症 主要包括急慢性并发症。

（1）急性并发症：糖尿病酮症酸中毒、高渗性非酮症糖尿病昏迷、感染等。

（2）慢性并发症：主要包括各种血管病变、神经病变、糖尿病足等。

①大血管并发症：糖尿病患者常同时合并动脉粥样硬化性疾病、肥胖、高血压、脂质代谢异常等。

②微血管并发症：糖尿病微血管病变主要发生在视网膜、肾、神经、心肌组织，其中尤以糖尿病视网膜病、糖尿病肾病为主。

③糖尿病神经病变：病变可累及神经系统的任何部分，以多发性周围神经病变最常见，自主神经病变较常见，此外，脑神经、神经根亦可受累。

④糖尿病足：可出现经久不愈，严重时需截肢。

课堂互动答案

课堂互动：糖尿病典型代谢紊乱症状群有哪些？

知识链接

"苏木杰现象"或"黎明现象"

采用胰岛素强化治疗方案后，可能出现空腹高血糖，且胰岛素剂量增加时血糖反而更高，这时需要明确是"苏木杰现象"还是"黎明现象"。"苏木杰现象"的实质是一种低血糖后的反应性高血糖，是由于夜间发生的低血糖诱使升糖激素，如糖皮质激素、儿茶酚胺、胰高血糖素分泌导致的清晨高血糖，提示睡前胰岛素剂量过大；"黎明现象"是由于胰岛素分泌不足，不足以抵抗晨起不断升高的糖皮质激素、儿茶酚胺水平，从而导致黎明时血糖逐渐升高，提示睡前胰岛素剂量过小。

四、辅助检查

1. 尿糖测定　尿糖阳性是诊断糖尿病的重要线索,但不能作为诊断依据,尿糖阴性也不能排除糖尿病的可能。在肾糖阈正常情况下,24 h 尿糖总量与糖代谢紊乱程度一致,每日尿糖定性检查(三餐前或分段检查)结果可作为判定疗效及调整药物用量参考指标。

2. 血葡萄糖(血糖)测定　血糖升高是诊断糖尿病的主要依据,也是评价疗效的主要指标。正常范围为 3.9～6.0 mmol/L。

3. 糖化血红蛋白 A_{1c}(GhbA$_{1c}$)和糖化血浆蛋白(FA)测定　GhbA$_{1c}$ 为血红蛋白两条 β 链 N 端的缬氨酸与葡萄糖结合而成,为不可逆反应,其量与血糖浓度呈正相关,能反映取血前 8～12 周的平均血糖水平,可作为糖尿病血糖控制情况的监测指标。糖化血浆蛋白(主要为白蛋白)也可与葡萄糖发生非酶催化的糖化反应而形成果糖胺,其形成的量与血糖浓度和持续时间相关,正常值为 1.7～2.8 mmol/L。由于白蛋白在血中半衰期为 19 天,故糖化血浆蛋白反映患者近 2～3 周内平均血糖水平,为糖尿病患者近期病情监测的指标。

4. 葡萄糖耐量试验　血糖高于正常范围但又未达到糖尿病诊断标准者,须进行口服葡萄糖耐量试验(OGTT)。OGTT 应在不限制饮食和正常体力活动 2～3 天后的上午进行,应避免使用影响糖代谢的酒精和药物,试验前禁食至少 8 h,其间可以饮水。WHO 推荐取空腹血标本后,成人饮用含有 75 g 葡萄糖粉的水溶液 250～300 ml,在 5～10 min 内饮完,在服糖后 2 h 再测静脉血糖。儿童服用葡萄糖的量按每千克体重 1.75 g 计算葡萄糖服用总量不超过 75 g。

5. 血浆胰岛素及 C 肽测定　有助于评价胰岛 B 细胞的储备功能,并指导治疗,正常人基础血浆胰岛素水平为 35～145 pmol/L(5～20 mU/L),基础血浆 C 肽水平约为 400 pmol/L。

课堂互动:糖尿病诊断的主要依据有哪些?

五、诊断要点

1. 诊断标准

课堂互动答案

(1) 糖尿症状＋(任何时间血浆葡萄糖水平≥11.1 mmol/L(200 mg/dl))。

(2) 空腹血糖(FPG)水平≥7.0 mmol/L(126 mg/d)。

(3) OGTT 试验中,餐后 2 h 血糖(2 h PG)水平≥11.1 mmol/L(200 mg/dl)。

满足以上任何一条即可诊断。

1999 年 10 月始,我国采纳如下诊断标准(表 14-1)。

表 14-1　糖尿病及其他类型高血糖的诊断标准(WHO,1999)

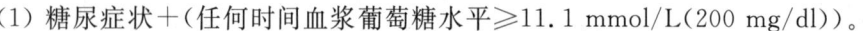

项目	血糖浓度/(mmol/L)		
	静脉血浆	静脉全血	毛细血管全血
糖尿病(DM)			
空腹	≥7.0	≥6.1	≥6.1
或			
服糖后 2 h	≥11.1	≥10.0	≥11.1
糖耐量减低(IGT)			
空腹(如有检测)	<7.0	<6.1	<6.1
和			
服糖后 2 h	7.8～<11.1	6.7～<10.0	7.8～<11.1
空腹血糖调节受损(IFG)			
空腹	6.1～<7.0	5.6～<6.1	5.6～<6.1
服糖后 2 h(如有检测)	<7.8	<6.7	<7.8

临床诊断时注意:①对于有严重症状和明显高血糖者的诊断,要求其血糖值超过以上指标;②在急性感染、外伤或各种应激情况下,可能测出一过性高血糖,不宜立即诊断糖尿病;③无症状者不能根据一次血糖结果诊断,须有另外至少一次的血糖值达到诊断标准;④多数儿童糖尿病症状严重,血糖极高,伴大量尿糖或尿酮症,诊断明确,一般不需做 OGTT。少数儿童、青少年糖尿病,症状不明显,则须测餐后血糖和(或)做 OGTT 诊断。

课堂互动答案

课堂互动:糖尿病诊断标准有哪些?

2. 1 型、2 型糖尿病的特点及诊断 正确、完整的诊断有助于合理有效的治疗。2 型糖尿病占糖尿病的 90% 以上,其次是 1 型糖尿病,二者鉴别见表 14-2。

表 14-2 1 型与 2 型糖尿病的鉴别要点

项 目	1 型糖尿病	2 型糖尿病
起病年龄及高峰年龄	多小于 30 岁,12～14 岁为高峰	多大于 40 岁,60～65 岁为高峰
起病方式	多急剧,少数缓起	缓慢而隐袭
起病时体重	多正常或消瘦	多超重或肥胖
"三多一少"症状群	常典型,症状明显	不典型,或无症状
急性并发症	酮症倾向大,易发生酮症酸中毒	酮症倾向小,可发生非酮症性高渗性昏迷
慢性并发症		
肾脏病变	35%～40%,为主要死因	5%～10%
心血管病	较少	>70%,为主要死因
脑血管病	较少	较多
胰岛素及 C 肽释放试验	低下或缺乏,反应差	低下,正常或高,反应峰值延迟
免疫标记物(GAD 抗体,ICA,IA-2)	多呈阳性	为阴性
胰岛素治疗及反应	依赖外源性胰岛素生存,对胰岛素敏感	生存不依赖胰岛素,应用时对胰岛素抵抗(30%～40%)

3. 鉴别诊断 主要排除继发性糖尿病等特异型糖尿病及其他原因引起的尿糖阳性、血糖升高或糖耐量降低。应与下列疾病相鉴别(详细询问病史,进行全面细致的体格检查,配合必要的实验室检查,一般不难鉴别)。

(1)内分泌疾病:如甲状腺功能亢进症、皮质醇增多症、肢端肥大症等拮抗胰岛素外周作用或抑制胰岛素分泌致糖尿病。

(2)胰腺疾病:如胰腺炎、胰腺癌、胰腺切除术后等。

(3)颅脑疾病:各种应激和急性疾病,如脑出血、脑肿瘤、脑外伤等。

(4)消化系统疾病:胃空肠疾病、弥漫性肝脏疾病等使糖吸收、合成、分解利用障碍。

(5)药物性糖尿病:使用肾上腺糖皮质激素、女性避孕药、雌激素、氯苯甲噻二嗪、噻嗪类利尿药导致血糖升高。

(6)肾性糖尿病:系因肾糖阈降低所致,血糖及糖耐量均正常。

六、防治要点

(一)治疗要点

1. 治疗目标 ①纠正代谢紊乱,消除糖尿病症状,维持良好的营养状况及正常的生活质量与工作能力,保障儿童的正常生长发育;②防止糖尿病急性代谢紊乱发生;③预防和延缓慢性并发症的发生和发展,减轻社会经济负担。

2. 治疗原则　目前强调早期治疗、长期治疗、综合治疗、全面达标和个体化治疗五个原则。糖尿病综合防治主要包括以下五大方面(即"五驾马车")。

(1) 糖尿病健康教育:对医疗保健人员和患者及其家属进行宣传教育,提高医务人员综合防治水平,将科学的糖尿病知识、自我保健技能深入浅出地教给患者,使患者了解治不达标的危害,学会血糖、尿糖监测,掌握饮食、体育锻炼的要求,使用降糖药物注意事项,以及胰岛素注射技术,使自己成为自我保健的"医生"。

课堂互动答案

(2) 医学营养治疗:即饮食治疗,是糖尿病治疗的基础,适用于各种类型糖尿病,应严格执行和长期坚持。饮食治疗的原则是计算热量需要量,制定合理的饮食结构,力争低糖、低盐、低胆固醇、高复合型糖类、高纤维素和蛋白质平衡的膳食,具体方法如下。

①制订总热量:首先按患者性别、年龄和身高计算出理想体重,理想体重(kg)=身高(cm)-105;然后根据理想体重和工作性质,参考原来的生活习惯等因素,计算每日所需总热量。成人休息状态下按理想体重给予热量105～126 kJ/(kg·d),轻体力劳动126～146 kJ/(kg·d),中度体力劳动146～167 kJ/(kg·d),重体力劳动167 kJ/(kg·d)以上。青少年、孕妇、哺乳期妇女、营养不良和消瘦及伴有消耗性疾病者应酌情增加,肥胖者酌减,通过治疗使患者体重逐渐达到理想体重±5%左右。

②糖类:应占饮食总热量的50%～60%,提倡食用粗制米、面条和一定量杂粮,忌食蔗糖、葡萄糖、蜜糖及其制品(如各种糖果、甜糕点、冰淇淋及含糖饮料等)。

③蛋白质:占总热量的15%(成人按每千克理想体重0.8～1.2 g计算,小儿、孕妇、营养不良者加至1.5～2.0 g/kg),其中动物蛋白占1/3,以保证必需氨基酸的供给。

④脂肪含量:约占总热量的30%,其中饱和脂肪酸<10%,单不饱和脂肪酸有使 HDL-C 增高的作用,应达到10%～15%,其余由多不饱和脂肪酸补充,少食动物脂肪,尽量食用植物油。

⑤合理分配热量:确定每天总热量及营养素组成后,根据各种食物的热量确定食谱。每克糖类和蛋白质产热均为16.8 kJ,每克脂肪产热37.8 kJ(9 kcal)。根据生活习惯、病情和配合药物治疗的需要,可按每天三餐分配(1/5、2/5、2/5 或 1/3、1/3、1/3),也可按 4 餐分配(1/7、2/7、2/7、2/7),必要时一日五餐(三餐之间加 2 次小餐)。

(3) 运动治疗:适当的体育锻炼有利于控制体重,提高胰岛素敏感性,改善血糖控制。运动应根据年龄、性别、体力、病情及有无并发症等不同条件计划实施。运动方式因人而异,运动量(强度)应由小到大逐渐增加,循序渐进。

(4) 血糖监测:自我监测血糖是近年来糖尿病管理方法的重要进展,为患者和医务人员提供动态数据,为药物剂量调整提供依据。定期检测 GhbA$_1$ 和 FA,了解糖尿病病情控制情况,以便及时调整治疗方案。一般要求空腹及餐后血糖达标或基本达标。特殊型情况如老、幼、已有较晚期并发症或反复发作低血糖者,血糖控制目标可适当放宽。

(5) 药物治疗:包括口服降糖药治疗(主要有磺脲类(Sus)、双胍类、α-葡萄糖苷酶抑制药、噻唑烷二酮类(TZD)及苯甲酸衍生物等)和胰岛素治疗。

①磺脲类:临床上广泛使用的口服降糖药之一,主要作用机制是促进(刺激)胰岛 B 细胞分泌胰岛素,并可能增加靶细胞胰岛素受体数目,抑制肝糖原异生,减少肝糖输出,增加外周组织对葡萄糖的摄取和利用。

适应证:中年以上的 2 型糖尿病患者,经饮食、运动等基本治疗未能控制者;未用过胰岛素或应用胰岛素剂量在 20～30 U/d 以下者;体重正常或轻度肥胖者可适当与胰岛素或双胍类降血糖药联合应用。

禁忌证:1 型糖尿病;2 型糖尿病合并严重感染、手术或创伤、分娩等应激状态,或各种严重心、肾、肝、脑功能障碍者;对 SUs 类药物有变态反应或重度不良反应者;糖尿病酮症酸中毒或高渗性昏迷者;哺乳期糖尿病患者。

主要制剂及用法见表14-3。

表 14-3 磺脲类药物剂量和作用时间

药　　名	每片剂量/mg	剂量范围/(mg/d)	每天服药次数	作用时间/h	肾脏排泄率/(%)
甲苯磺丁脲	500	500～3000	2～3	6～12	—
氯磺丙脲	250	100～500	1	60	—
格列本脲	2.5	2.5～15	1～2	16～24	50
格列齐特	80	80～240	1～2	12～24	80
格列吡嗪	5	5～30	1～2	12～24	89
格列喹酮	30	30～18	1～2	12～24	70
格列波脲	25	12.5～100	1～2	12～24	5
格列美脲	1	1～6	1	10～20	60

②双胍类:主要作用机制为促进肌肉等外周组织摄取葡萄糖,促进无氧糖酵解,抑制葡萄糖异生,抑制肝糖分解输出,改善糖代谢,降低体重,不影响血清胰岛素水平,但可提高胰岛素效应,对正常人并无降血糖作用。单独应用不会引起低血糖,与磺脲类(SUs)合用可增强其降糖作用。

适应证:轻、中度 2 型糖尿病,肥胖或超重者首选;经单用磺脲类治疗控制不良者,可加用双胍类;1 型糖尿病血糖波动大者,可加用双胍类;对糖耐量异常者,行干预治疗,可防止其发展成糖尿病。

禁忌证:重度 1 型或 2 型糖尿病,必须用胰岛素治疗者;糖尿病并发酮症酸中毒或高渗性昏迷,或有其他重度合并症及应激状态时不宜采用;糖尿病并发肾、眼底、心、脑血管等器质性病变者不宜使用;高龄患者慎用;妊娠、哺乳期患者禁用。

制剂与用法:二甲双胍(降糖片)是当前常用的双胍类药物,一般 0.5～1.5 g/d。

不良反应及防治:胃肠道反应如口干、口苦、金属味、厌食、恶心、呕吐、腹泻等。饭后服药及从小剂量开始可减少或减轻此反应。少数有变态反应,表现为皮肤红斑、荨麻疹等。偶有维生素 B_{12} 缺乏症。因双胍类可促进无氧糖酵解,产生乳酸,如有肝、肾功能不全,低血容量休克或心力衰竭等缺氧情况时,可诱发乳酸性酸中毒,应予注意。

③α-葡萄糖苷酶抑制药:α-葡萄糖苷酶抑制药竞争性抑制位于小肠上皮细胞刷状缘内的 α-葡萄糖苷酶,延缓葡萄糖和果糖等的吸收,因而降低餐后高血糖。

适应证:1 型、2 型糖尿病。可配合胰岛素治疗,可减少胰岛素用量和稳定血糖,并有助于减轻餐后早期高血糖和餐后晚期低血糖。空腹血糖≤1.1 mmol/L 而餐后血糖增高者,可配合饮食和运动疗法单独应用此药。

常用制剂与用法:主要为阿卡波糖(拜糖平)。常用剂量:开始为每次 50 mg,2～3 次/天,以后逐渐根据药效进行调整,可达每次 100 mg,3 次/天。拜糖平应于服用后立即就餐或与第一口食物一起嚼服。

常见不良反应:消化道症状如腹胀、排气增加、腹泻、胃肠痉挛性疼痛等。

④噻唑烷二酮类:主要作用是增强外周靶组织对胰岛素的敏感性,减轻胰岛素抵抗,为胰岛素增敏剂,主要适应证为症状轻的 2 型糖尿病,尤其适用于存在明显胰岛素抵抗的肥胖或超重者。目前常用罗格列酮,起始用量为 4 mg/d,1 次/天,空腹与进餐时服均可,必要时可增至 8 mg/d,1 次/天或分次服用;吡格列酮 15～30 mg/d,1 次服用,该类药物不良反应主要有水肿、头痛、腹泻、贫血等,18 岁以下者暂不推荐使用。

⑤非磺脲类胰岛素促泌药:作用在胰岛 B 细胞膜上的 ATP 敏感性钾通道(KATP 通道),与磺脲类药物的不同点为与受体的结合点不同,降糖作用快而短,模拟胰岛素生理分泌,主要用于控制餐后高血糖,可单独或与二甲双胍、噻唑烷二酮类药物联合使用,常用制剂:a.瑞格列奈每次 0.5～1 mg,3 次/天,餐前或进餐时口服;b.那格列奈每次 30～90 mg,3 次/天,进餐前即时口服。孕妇忌用。

课堂互动答案

课堂互动:治疗糖尿病的口服药物有哪些?

⑥胰岛素治疗:补充胰岛素不足的替代疗法。

适应证：a.1 型糖尿病者；b.2 型糖尿病经饮食及口服降糖药治疗未能良好控制者；c.糖尿病急性并发症，如酮症酸中毒、高渗性昏迷、乳酸性酸中毒伴有高血糖者；d.糖尿病并发重要脏器功能损害者，如视网膜病变、肾病、神经病变、急性心肌梗死、脑血管意外等；e.伴有重要合并症（如感染）、创伤或大手术、分娩等；f.妊娠期及哺乳期；g.全胰腺切除继发的糖尿病。

胰岛素常用制剂、类型及作用时间见表 14-4。

表 14-4　胰岛素常用制剂、类型及作用时间

作用类型	制　　剂	作用时间/h		
		开始	高峰	持续
速（短）效	普通胰岛素	0.5	2～4	6～8
中效	低精蛋白锌胰岛素（NPH）	1～3	6～12	18～26
	慢胰岛素锌混悬液			
长效	低精蛋白锌胰岛素	3～8	14～24	28～36
	特慢胰岛素锌混悬液			

使用原则：初用胰岛素，剂量尚未掌握前，宜用普通（短效）胰岛素，以便探索剂量，快速控制病情；有重度急性并发症或合并症需尽快控制代谢紊乱时应用普通胰岛素；血糖、尿糖波动大者采用普通胰岛素治疗；剂量稳定后，如 40 U 以下者，可应用长效或中效胰岛素，1～2 次/天。

剂量调节：开始应用正规（短效）胰岛素时，可按餐前尿糖定性作参考，如尿糖绿色（＋）用 4 U，黄色（＋）用 4～8 U，橙色（＋＋）用 8～12 U，砖红色（＋＋＋）12～16 U，3～4 次/天，以后在此基础上调整；按 24 h 尿糖定量估计，按每单位正规胰岛素能利用 2 g 葡萄糖，计算出 1 天需要的胰岛素总量，开始先用一半的量，分 3 次餐前皮下注射。胰岛素治疗应由小剂量开始，根据血糖监测结果，每隔 2～3 天调整剂量 1 次，直到取得血糖的良好控制。对于需要从静脉补充葡萄糖的糖尿病患者，可 2～4 g 葡萄糖加 1 U 短效胰岛素，但必须监测血糖，随时调整剂量。

不良反应：主要有低血糖反应和变态反应，应随时监测，一旦发现立即处理。

（二）预防措施

通过开展糖尿病健康教育，提高患者自我监护和治疗能力，提高全社会对糖尿病的认识和重视。组织和开展三级预防：①一级预防。目的是减少糖尿病的发病率，措施为改变人群中与 2 型糖尿病发病有关的环境因素，例如过度营养、肥胖、缺乏体力活动及久坐的生活方式等，提倡不吸烟、少饮酒、摄入适量的盐、合理膳食、经常运动的健康生活方式，加强对糖尿病高危人群的预防和监测。②二级预防。目的是早期发现和有效治疗糖尿病，措施包括每 1～2 年对高危人群、每 2～3 年对 40 岁以上人群进行糖尿病检查，以及保持糖尿病患者血糖控制达标。③三级预防。目的是防止或延缓并发症的发生或恶化，以减少糖尿病患者的伤残和死亡。

（三）预后

糖尿病的预后取决于治疗的效果，早期综合治疗和长期的良好血糖、血压和血脂等全面控制可明显降低致残致死率，延缓慢性并发症的发生，提高生活质量。

第3节　痛　　风

案例 14-3

患者，男，45 岁。10 年前出现左足第一跖趾关节红、肿、痛、活动障碍伴发热（最高达 38 ℃）。于当地卫生院诊断为关节炎，予以止痛药后症状缓解。其后前述症状常在暴饮暴食或劳累后反复发作,常于夜间或清晨发作,每隔数月发作 1 次,自行服用止痛药物治疗。2 年前患者出现头痛、乏力、间断下肢水肿,测血压升高,波动在 150~180/100~105 mmHg,尿蛋白(＋),红细胞 3~5/HP。1 年前患者乏力及水肿逐渐加重,并出现恶心、呕吐。查体:慢性病容,贫血貌,双下肢中度可凹性水肿,双踝关节肿胀,压痛(＋),活动障碍。肾功能:肌酐 860 μmol/L,尿素氮 31.5 mmol/L,血红蛋白 65 g/L。

　　问题:1. 患者目前的诊断可能是什么?
　　　　2. 应进一步完善哪些检查?
　　　　3. 如何治疗?

痛风是嘌呤代谢紊乱、血尿酸增高引起组织损伤的一组异质性疾病。临床以高尿酸血症、特征性急性关节炎反复发作、慢性关节炎和关节畸形、痛风石沉积为特征,常累及肾脏,引起肾尿酸结石和慢性间质性肾炎。根据血液中尿酸增高的原因,痛风分为原发性痛风和继发性痛风两类。原发性痛风是由先天性嘌呤代谢紊乱引起;继发性痛风是由其他疾病或药物等因素导致尿酸生成增多或排出减少,形成高尿酸血症所致。本节只讨论原发性痛风。

一、病因与发病机制

尿酸为嘌呤代谢的最终产物,主要由细胞代谢分解的核酸和其他嘌呤类化合物以及食物中的嘌呤经酶的作用分解而来。人体尿酸的主要来源为内源性,约占总尿酸的 80%;从富含嘌呤或核酸蛋白的食物而来的仅占 20%。高尿酸血症以内源性嘌呤代谢紊乱更常见。嘌呤合成和代谢途径及其反馈调节机制见图 14-1。

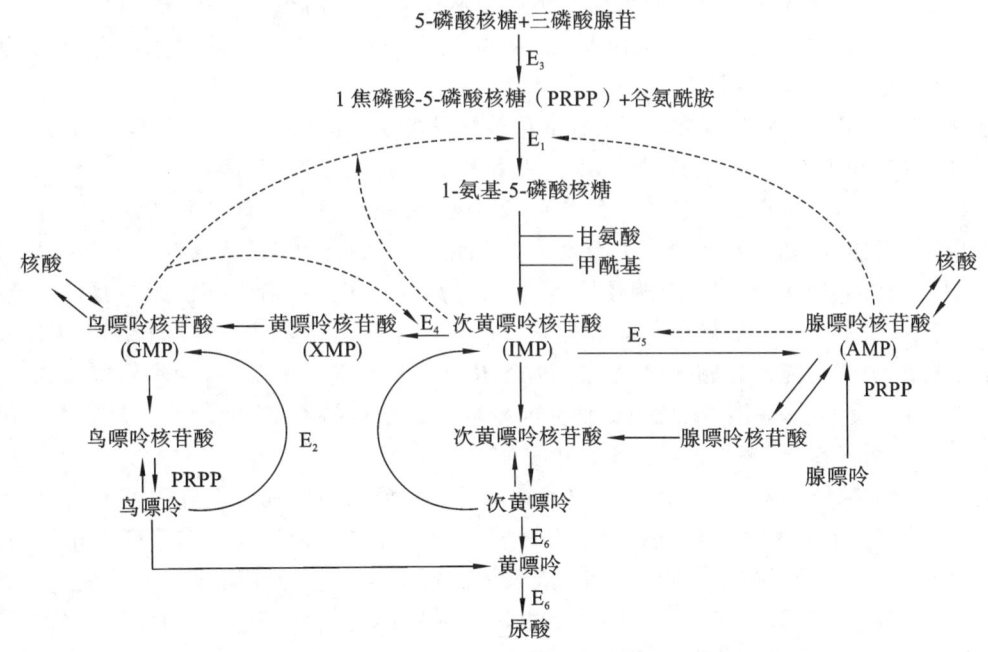

图 14-1　嘌呤合成和代谢途径及其反馈调节机制
E_1,磷酸核糖焦磷酸酰胺转移酶;E_2,次黄嘌呤-鸟嘌呤磷酸核糖转移酶;E_3,PRPP 合成酶;
E_4,次黄嘌呤核苷-5′-磷酸脱氢酶;E_5,腺苷酸代琥珀酸合成酶;E_6,黄嘌呤氧化酶

痛风的重要生化标志是高尿酸血症。高尿酸血症患者只有一部分发展为临床痛风,因此,高尿酸血症不等同于临床痛风。原发性高尿酸血症和痛风发病主要由以下两个方面导致。

1. 尿酸排泄减少　尿酸排泄障碍包括肾小球滤出尿酸减少、肾小管重吸收增多、肾小管尿酸分泌减少及尿酸盐结晶在泌尿系统沉积,是引起高尿酸血症的重要因素。大多数原发性痛风患者都不同程度地存在上述异常,但以肾小管尿酸分泌减少为主。

2. 尿酸生成增多 限制嘌呤饮食 5 天后,如每日尿酸排泄超过 3.57 mmol/L,可认为尿酸生成增多。痛风患者中由尿酸生成增多所致者占少数,一般不超过 10%。酶的缺陷为导致尿酸生成增多的原因。酶缺陷的部位可能有:①PRPP 合成酶活性增高,使 PRPP 的量增加;②磷酸核糖焦磷酸酰胺转移酶的浓度或活性增高,对 PRPP 的亲和力增强,降低对嘌呤核苷酸负反馈作用的敏感性;③次黄嘌呤-鸟嘌呤磷酸核糖转移酶部分缺乏,使鸟嘌呤转变为鸟嘌呤核苷酸及次黄嘌呤转变为次黄嘌呤核苷酸减少,导致对嘌呤代谢的负反馈作用减弱;④黄嘌呤氧化酶活性增加,加速次黄嘌呤转变为黄嘌呤,黄嘌呤转变为尿酸。上述酶缺陷中的前三项,已证实可引起临床通风。

另外,肥胖、糖尿病、动脉粥样硬化、冠心病、原发性高血压等常与痛风伴发,但在发病机制上,并无证据表明彼此间的关系。高嘌呤食物对于痛风患者可成为发病的促进因素。

急性关节炎期,尿酸盐沉积于关节组织中,被白细胞所吞噬,引起细胞坏死,释放激肽等多种炎症因子,导致急性关节炎症,产生关节肿痛。慢性关节炎期,尿酸盐沉积为细小针状结晶,其周围被上皮细胞、巨核细胞包围,沿软骨面、滑囊、筋膜表面及皮下结缔组织等处沉积形成痛风石,导致慢性炎症,滑囊增厚,血管翳形成,软骨退行性变,骨质侵蚀而缺损,骨边缘增生,关节周围纤维化,以致关节强直及畸形。尿酸盐沉积于肾小管,常伴间质炎症反应、纤维化,肾小管萎缩,肾小球硬化和肾动脉硬化以及毛细血管基底膜增厚。

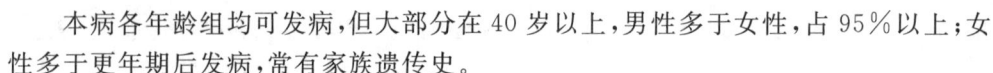
课堂互动:痛风的重要生化指标是什么?

二、临床表现

本病各年龄组均可发病,但大部分在 40 岁以上,男性多于女性,占 95% 以上;女性多于更年期后发病,常有家族遗传史。

课堂互动答案

1. 无症状期 仅有血尿酸持续或波动性增高。从血尿酸增高至症状出现可长达数年至数十年,有些可以终生不出现症状。但随着年龄增长,出现症状的比率增高,其症状出现与高尿酸血症的水平和持续时间有关。

2. 急性关节炎期 急性关节炎是原发性痛风最常见的首发症状。受寒,劳累,饮酒,高蛋白、高嘌呤饮食,感染,创伤和手术等为发病常见诱因。患者常在午夜突然发病,因疼痛而惊醒。最初发作时侵犯单一关节,以足拇指及第一跖趾关节最常见,其次为其他趾关节和踝、膝、腕、指、肘等关节,偶有双侧同时或先后发作,后期可发展为多关节炎。关节红、肿、热、痛和功能障碍,大关节受累时可有关节腔积液。可伴有发热、头痛、血白细胞数增多、血沉增高等。多数患者发病前无前驱症状,部分患者发病前有疲乏、周身不适及关节局部刺痛等先兆。初次发作常呈自限性,一般经过 1~2 天或多至几周后可自然缓解,关节功能恢复,此时受累关节局部皮肤可出现脱屑和瘙痒,为本病特有的症状,但非经常出现。急性期缓解后,患者全无症状,称为间歇期。此期可持续数月或数年,少数患者仅有一次单关节炎,以后不再发作,但多数患者在 1 年内复发。

3. 慢性关节炎期和痛风石 多因急性关节炎未经治疗或虽治疗而未达到治疗目的,反复发作发展而来。表现为多关节受累,发作较频,间歇期缩短,疼痛日渐加剧,甚至发作后疼痛亦不完全缓解。严重患者,亦可累及肩、髋、脊柱、骶髂等关节,表现为肩背痛及坐骨神经痛等。痛风石为本期常见表现,系尿酸盐沉积在关节、肌腱和关节周围软组织,形成的黄白色生成物,可小如芝麻,大如鸡蛋或更大,以耳轮、跖趾、指间、掌指等处多见。痛风石初起质软,随着纤维组织增生,质地越来越硬。关节可因痛风石增大,关节结构及其软组织破坏,纤维组织及骨质增生而导致畸形和功能障碍。关节畸形表现为以骨质缺损为中心的关节肿胀,无定形状且不对称。痛风石经皮肤溃破可有白色尿酸盐结晶排出,瘘管周围组织呈慢性肉芽肿,不易愈合,但由于尿酸盐的抗菌作用,继发感染少见。

4. 肾脏病变 主要有下列情况。

(1)痛风性肾病:痛风特征性的病理改变,由尿酸盐结晶沉积于肾组织引起。早期仅有蛋白尿和显微镜血尿,且间歇出现,随着病程进展,蛋白尿转为持续性,肾浓缩功能受损,出现夜尿增多、等渗尿;晚期发展为肾功能不全,表现为水肿、高血压、血 BUN 和 Cr 水平升高,甚至因肾衰竭或合并心血管病而死亡。由于痛风常伴有高血压、动脉硬化、肾结石或感染等疾病,所以痛风性肾病可能是综合因素作用的结果。

（2）尿酸性尿路结石痛风：痛风患者肾尿酸结石的发病率为 10%～25%，其发病率高低与高尿酸血症程度和 24 h 尿排出尿酸的量相关。患者可有肾绞痛、血尿及尿路感染表现。因尿酸结石可透 X 线，故须通过肾盂造影才能证实。部分临床痛风患者，可最先表现为肾尿酸结石。

5. 高尿酸血症与代谢综合征　高尿酸血症患者常伴冠心病、血脂异常、肥胖、糖耐量减低及 2 型糖尿病，统称代谢综合征。原发性痛风可显著加重动脉粥样硬化的发展，使痛风患者心肌梗死、脑血管意外的发生率显著升高。

课堂互动答案

课堂互动：痛风有哪些临床表现？

知识链接

高嘌呤食物

日常生活中，常见的高嘌呤食物有动物内脏（肝、肾、胰、心、脑）、鱼虾类、蛤蟹、肉类、菠菜、蘑菇、鹅、鹧鸪、酵母、淡菜、黄豆、扁豆、豌豆及豆制品、浓茶等。

三、辅助检查

1. 血尿酸测定　血尿酸正常值：男性为 150～380 μmol/L、女性为 100～300 μmol/L。一般男性＞420 μmol/L、女性＞350 μmol/L 即为高尿酸血症。但在急性期血尿酸增高的程度与临床症状的轻重不一定呈正相关，缓解期可正常，甚至少数急性痛风发作的患者的血尿酸水平亦正常。须反复检查以免漏诊。

2. 尿尿酸测定　限制嘌呤饮食 5 天后，每日尿酸排出量＞3.57 mol/L 为尿酸生成增多。

3. 滑囊液或痛风结节内容物检查　行关节腔穿刺或结节自行破溃物及穿刺结节内容物检查，在旋光显微镜下，可见白细胞内有双折光现象的针形尿酸盐结晶。

4. 影像学检查　X 线检查受累关节，早期可无异常表现。急性关节炎期可见非特征性软组织肿胀；慢性期或反复发作后，可见软骨缘破坏，关节面不规则；尿酸盐侵蚀骨质，可有圆形或不整齐的穿凿样、虫蚀样或圆形、弧形骨质透亮缺损，为痛风的 X 线特征。对于沉积在关节内的痛风石，CT 扫描为灰度不等的斑点状影；MRI 检查为低到中等密度的块状阴影。对于尿酸性尿路结石，X 线不显影，但超声显像可显影；对于混合型结石，X 线、超声显像均显影。

四、诊断要点

1. 诊断依据　根据典型的关节炎发作表现、诱发因素、家族病史、发病年龄以及尿道尿酸结石病史等，可考虑为痛风。根据血尿酸水平增高、滑囊液及痛风结节内容物检查发现尿酸盐结晶、受累关节 X 线特征性改变等可确定诊断。急性关节炎期诊断有困难时，可用秋水仙碱做诊断性治疗，若为痛风，服用秋水仙碱后症状可迅速缓解。

课堂互动：痛风的诊断依据有哪些？

2. 鉴别诊断

（1）类风湿关节炎：多见于青中年女性，好发于四肢近端小关节，关节肿胀呈梭形、对称，关节畸形僵直，类风湿因子阳性。

课堂互动答案

（2）风湿性关节炎：多见于青少年女性，以四肢大关节受累多见，呈游走性疼痛，血清抗链球菌溶血素"O"滴度常增高。

（3）银屑病关节炎：约 20% 伴高尿酸血症，表现为不对称趾（指）端关节破坏及骨质吸收，X 线检查可见末节趾（指）呈笔帽状。

五、防治要点

（一）治疗要点

对于原发性痛风尚无根治方法，但控制血尿酸可使病情逆转。本病防治目标：①迅速终止急性关节炎发作;②控制高尿酸血症,预防尿酸盐沉积;③防止尿酸结石形成和肾功能损害。根据疾病阶段采取不同的治疗措施。

1. 一般治疗 调节饮食,适当运动,防止肥胖;限制高嘌呤食物(动物内脏、海鱼、肉类、豆制品、酵母等),严格戒酒;鼓励多饮水,使尿量在 2000 ml/d 以上,增加尿酸排泄;不宜使用抑制尿酸排泄的药物,如噻嗪类利尿药、阿司匹林等;晨尿呈酸性时,晚上加服乙酰唑胺 250 mg,使尿保持碱性,防止结石形成。

2. 急性期治疗 绝对卧床休息,避免受累关节负重,休息至关节疼痛缓解 72 h 后开始恢复活动,并及时给予下列药物。

(1)秋水仙碱:为痛风急性发作的特效药。首次剂量 1 mg(口服),以后 0.5 mg/h 或 1 mg/2 h(口服),直至症状缓解或出现腹泻等胃肠道副作用时停用。有胃肠道反应者,必要时可静脉缓慢注射给药,用 2 mg 秋水仙碱溶于生理盐水 10 ml 中,缓慢(5~10 min)静脉注射,视病情需要,每隔 6 h 再给予 1 mg,24 h 总量不超过 4 mg,治疗过程中应密切观察秋水仙碱的副作用,如骨髓抑制、肝细胞损害、精神抑郁、脱发、上行性麻痹、呼吸抑制等。血白细胞减少者禁用。

(2)非甾体抗炎药(NSAID):包括吲哚美辛(消炎痛)、萘普生、布洛芬、保泰松等。本类药物一般在开始治疗时给予接近最大的剂量,而在症状缓解时逐渐减量,5~7 天后停用。

(3)糖皮质激素:能迅速缓解急性发作,但停药后常常出现"反跳"现象,因此只在秋水仙碱、非甾体抗炎药治疗无效或有禁忌证时采用。

3. 发作间歇期和慢性期治疗

(1)排尿酸药:适用于血尿酸水平增高、肾功能尚好、每日尿排出尿酸不多的患者,服药期间宜大量饮水及碱化尿液。

(2)抑制尿酸合成药:主要有别嘌醇,其作用机制是通过抑制黄嘌呤氧化酶使尿酸生成减少。适用于尿酸生成过多,或不宜使用排尿酸药的患者。与排尿酸药同用可加强疗效,特别适用于痛风严重而肾功能良好的患者。副作用有胃肠道不适、皮疹、发热、肝和骨髓损害等。

(3)其他:关节活动障碍患者可进行理疗或体疗。痛风石较大或经皮破溃,可行手术将痛风石剔除。

4. 中医辨证论治 中医辨证论治痛风有其独特优势。治疗应以祛风、散寒、除湿、清热、活血祛痰、通络止痛为基本原则。

(二)预防措施

首先应节制饮食,避免大量进食高嘌呤食物,如动物内脏、海鱼、豆制品、发酵食物等,严格戒酒,防止过胖。避免过度劳累、紧张、受寒、关节损伤等诱发因素。要多饮水以帮助尿酸排出,不宜使用抑制尿酸排泄的药物。对患者的家族进行普查,及早发现无症状的高尿酸血症患者。定期复查,如血尿酸高达 420 mol/L 以上时,应使用促进尿酸排泄或抑制尿酸生成的药物,以使血尿酸恢复正常,从而防止痛风的发生。

 目标检测

单项选择题

目标检测答案

1. 下列描述不符合甲状腺功能亢进症临床表现的是(   )。

A. 易发生房性心律失常   B. 可发生低钾性麻痹

C. 老年患者可不出现高代谢综合征   D. 可伴有肌病

E. 活动时心率加快,休息则心率正常

2. 下列甲状腺功能亢进症治疗方法中,哪种最易引起甲状腺功能减退症?(   )

A. 甲硫氧嘧啶   B. 他巴唑   C. 放射性碘治疗

D. 手术切除甲状腺   E. 以上都不是

3. Graves 病中,最明显的免疫特征是血液中可检测出(　　)。

A. TSH 受体抗体(TRAb)　　　　　　　　　B. 甲状腺刺激性抗体(TSAb)

C. TSH 结合抑制免疫球蛋白(TBII)　　　　　D. 甲状腺生长免疫球蛋白(TGI)

E. 甲状腺生长抑制免疫球蛋白(TC)

4. 引起甲状腺功能亢进症的最常见病因是(　　)。

A. 自主性高功能甲状腺结节　　　　B. Graves 病

C. 甲状腺癌　　　　　　　　　　　　D. 多结节性甲状腺肿伴甲状腺功能亢进症

E. 亚急性甲状腺炎伴甲状腺功能亢进症

5. 下列引起 1 型糖尿病的病因是(　　)。

A. 老年人肾小球排糖少　　　　B. 肝糖原快速释放糖

C. 吃糖过多,短期内无法排出　　D. 胰岛素分泌绝对不足

E. 老年人肾小管重吸收糖多

6. 下列哪项是抗甲状腺药物最常见的不良反应?(　　)

A. 甲状腺功能减退症　　　　B. 白细胞计数减少　　　　C. 出血,感染

D. 肝功能损害　　　　　　　E. 发热

7. 治疗痛风性关节炎急性发作的特效药物是(　　)。

A. 秋水仙碱　　B. 吲哚美辛　　C. 皮质类固醇　　D. 丙磺舒　　E. 别嘌呤醇

8. 对可疑糖尿病患者最有诊断价值的检查是(　　)。

A. 尿糖定性测定　　　　　　B. 尿糖定量测定　　　　　　C. 空腹血糖测定

D. 口服葡萄糖耐量试验　　　E. 胰岛细胞抗体测定

9. 糖尿病饮食治疗中,碳水化合物应占每天总热量的(　　)。

A. 25% ～30%　　B. 35% ～40%　　C. 45% ～50%　　D. 55% ～60%　　E. 65% ～70%

10. 糖尿病的典型症状是(　　)。

A. 多尿、多饮、多食及体重减轻　　B. 少尿、多饮、多食及体重减轻

C. 多尿、多饮、少食及体重减轻　　D. 多尿、多饮、多食及体重增加

E. 少尿、多饮、多食及体重增加

11. 下列哪项可诊断为甲状腺功能亢进症?(　　)

A. 血 FT_3、FT_4↑,TSH 正常　　　　B. 血 FT3、FT4↑,TsH↓

C. 血 FT_3、FT_4 正常,TSH↓　　　　D. 血 FT3、FT4 正常,TSH↑

E. 血 FT_3、FT_4↓,TSH↓

12. 诊断糖尿病应选择哪项检查?(　　)

A. 尿糖　　　　　　　　　B. 空腹静脉血浆葡萄糖　　　　C. 糖化血红蛋白

D. 口服葡萄糖耐量试验　　E. 空腹胰岛素测定

13. 糖尿病的诊断标准是症状+静脉血浆葡萄糖值(　　)。

A. 随机血糖≥11.1 mmol/L 或空腹血糖≥7.0 mmol/L 或 OGTT 中 2 h≥11.1 mmol/L

B. 随机血糖≥7.8 mmol/L 或空腹血糖≥7.0 mmol/L

C. 随机血糖≥6.1 mmol/L 或空腹血糖≥7.0 mmol/L

D. 随机血糖≥11.1 mmol/L 或空腹血糖≥7.8 mmol/L

E. 随机血糖≥6.1 mmol/L 或空腹血糖≥7.8 mmol/L

14. 正常空腹血糖值的范围是(　　)。

A. 2.8～4.4 mmol/L　　　　B. 4.4～6.1 mmol/L　　　　C. 3.9～6.0 mmol/L

D. 7.0～7.8 mmol/L　　　　E. 6.1～7.0 mmol/L

15. 下列哪项为诊断糖尿病所必需的条件?(　　)

A. "三多一少"表现　　　　B. 尿糖阳性　　　　C. 有冠心病史

D.有糖尿病家族史 　　　　　　E.静脉血浆葡萄糖水平达到诊断标准

16.由代谢异常引起的风湿性疾病是(　　　)。

A.类风湿关节炎 　　　　　　B.大骨节病 　　　　　　C.肢端肥大症

D.痛风 　　　　　　E.乙型肝炎病毒所致的关节炎

17.痛风最常见的首发症状是(　　　)。

A.痛风石 　　　　B.肾脏病变 　　　C.高脂血症 　　　D.急性关节炎 　　E.龋齿

18.关于痛风的描述不正确的是(　　　)。

A.痛风患者血尿酸水平常增高

B.初期尿酸钠沉积于关节内,刺激滑膜,导致滑膜增生,肉芽组织形成

C.尿酸盐沉积于关节周围组织可导致痛风石形成

D.男性发病明显多于女性,有家族遗传倾向

E.常累及膝、踝等大关节

（林佳英）

风湿性疾病

第 1 节　类风湿关节炎

案例 15-1

　　患者,男,40 岁,双侧腕关节、膝关节肿痛 2 年,晨僵明显,类风湿因子(RF)阳性,双腕关节 X 线检查示关节间隙狭窄。

　　问题:1. 该患者可能患有什么疾病?

　　　　　2. 如何诊断?

　　类风湿关节炎(rheumatoid arthritis,RA)是以对称性多关节炎为主要临床表现的异质性、系统性、自身免疫性疾病。临床上可有不同亚型,不同亚型的病程、轻重、预后、结局都会有差异。本病是慢性、进行性、侵蚀性疾病,如未适当治疗,病情逐渐加重发展,可最终致残。因此早期诊断、早期治疗至关重要。本病呈全球性分布,是造成人类丧失劳动力和致残的主要原因之一。我国 RA 的患病率为 0.32%～0.36%,女性多于男性,男女之比为 1∶3。

一、病因及发病机制

病因尚不清楚。可能与感染及遗传因素有关。

二、临床表现

1. 关节表现　本病的关节表现可分为滑膜炎表现和关节结构破坏的表现,前者经治疗后有一定可逆性,但后者一旦出现,很难逆转。关节损害是 RA 最突出的表现。主要表现为晨僵、疼痛、肿胀、关节畸形和功能障碍。

(1)晨僵:病变关节僵硬以晨起或关节休息后明显,往往持续 1 h 以上,活动后可减轻。它是 RA 突出的临床特征,见于 95% 以上的 RA 患者。其程度和持续的时间与关节病变的严重程度成正比,常常作为 RA 活动指标之一。

(2)疼痛与压痛:关节痛是最早出现的症状,腕关节、掌指关节、近端指间关节常出现,多为对称性、持续性疼痛,疼痛的关节常伴压痛。

（3）肿胀：受累关节均发生肿胀，多因关节腔积液或周围软组织炎、滑膜肥厚所致。

（4）关节畸形和功能障碍：由于病变反复发作，组织结构严重破坏。晚期患者可出现各种畸形。最常见的手部畸形为近端指间关节呈梭形肿大、掌指关节半脱位、手指尺侧偏斜、手指"天鹅颈"样畸形、手背峰谷畸形等（图15-1）。关节肿痛和畸形可导致关节功能障碍。美国风湿病学会（ACR）将本病影响生活能力的程度分为以下四级。

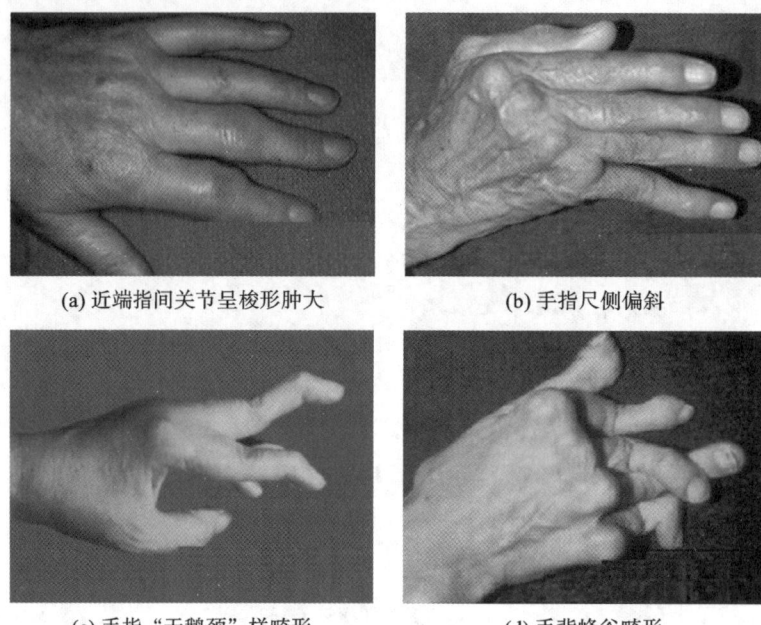

(a) 近端指间关节呈梭形肿大　　　　　　(b) 手指尺侧偏斜

(c) 手指"天鹅颈"样畸形　　　　　　(d) 手背峰谷畸形

图 15-1　RA 常见手部畸形

Ⅰ级：正常活动不受限制。

Ⅱ级：中度受限，能完成日常生活的大部分活动。

Ⅰ级：明显受限，大部分日常工作或活动不能完成。

Ⅳ级：失去活动能力而卧床或仅能利用轮椅活动。

2. 关节外表现

（1）类风湿结节：约25％的RA患者可出现类风湿结节，病变部位多位于关节隆突部和受压部位，如尺骨鹰嘴突、腕关节、踝关节、枕部。结节大小不一，直径为数毫米至数厘米、质硬无压痛，是本病较特异的皮肤表现，它的存在表示本病的活动。

（2）类风湿性血管炎：可发生于患者的任何系统。查体可见指甲下或指端出现小血管炎，少数可引起局部组织的缺血性坏死。在眼部可造成巩膜炎，严重者因巩膜软化而影响视力。

（3）肺：①弥漫性肺间质纤维化：患者主要表现为慢性咳嗽、进行性呼吸困难。肺功能试验显示肺顺应性减低和限制性通气障碍。②结节性肺病：RA合并尘肺的患者易发生结节性肺病，称为Caplan综合征。肺部常出现多发性小结节，也有单发性。患者通常无症状，但可并发感染，形成空洞或破裂，引起气胸。对于单个肺部结节，要注意与肺癌相鉴别，血管类风湿因子阳性有助于本病的诊断。③胸膜炎：一般无症状，常在尸检时发现。偶可发生大量胸腔积液引起呼吸困难。胸腔积液呈渗出性，糖含量低，乳酸脱氢酶水平高，类风湿因子阳性。

（4）心脏：超声检查中约30％的患者有少量心包积液，但多无临床相关表现，主要见于类风湿因子（RF）阳性、有类风湿结节的患者。

（5）神经系统：①脊髓受压：由颈椎骨突关节的类风湿病变而引起，表现为渐起的双手感觉异常和力量的减弱，腱反射多亢进，病理反射阳性。②周围神经因滑膜炎而受压，如正中神经在腕管内受压出现腕管综合征，多发性单神经炎则因小血管炎的缺血性病变造成。

（6）血液系统：本病一般出现正细胞正色素性贫血。出现小细胞低色素性贫血，常因服用非甾体抗炎药或因本病造成胃肠道长期少量出血所致。Felty 综合征是指 RA 患者伴有脾大、中性粒细胞减少，有的甚至有贫血和血小板减少。

（7）干燥综合征：30%～40% 的 RA 患者会出现此综合征，表现为口干、眼干、关节痛，但口干、眼干的症状多不明显，必须通过各项检验方可证实有干燥性角结膜炎和口干燥征。

> **课堂互动**：RA 的典型临床表现有哪些？

三、辅助检查

1. 血常规检查 有轻、中度正细胞正色素性贫血，红细胞比容为 30%～35%；白细胞总数及分类多正常；在活动期，嗜酸性粒细胞和血小板计数可增高。

课堂互动答案

2. 血沉检查 多数患者在病变活动期血沉增快。

3. RF 检查 用乳胶凝集法所测得的免疫球蛋白 M（IgM）型 RF，约 80% 的患者此型 RF 呈阳性，其滴度与本病的活动性成正比。系统性红斑狼疮、硬皮病、混合性结缔组织病、流行性感冒、病毒性肝炎、亚急性感染性心内膜炎等也可表现为 RF 阳性，但其滴度较低。

4. 免疫复合物和补体检查 70% 患者血清中有各种免疫复合物，尤其是活动期和 RF 阳性患者。在急性期和活动期，患者血清补体水平均升高。

5. 关节滑液检查 关节滑液中白细胞计数增多，中性粒细胞计数增多超过 70%，黏度降低，糖含量通常低于血糖。

6. X 线检查 手指和腕关节的 X 线检查对诊断最有价值，临床上首选双手相（包括腕）或双手加双足相。美国风湿病学会（ACR）将 X 线表现分为以下四期。

Ⅰ期：正常或关节端骨质疏松。

Ⅱ期：关节端骨质疏松，偶有关节软骨下囊样破坏或骨侵蚀改变。

Ⅲ期：明显的关节软骨下囊样破坏、关节间隙狭窄、关节半脱位等畸形。

Ⅳ期：除Ⅰ、Ⅱ期改变以外，合并有纤维或骨性强直。

7. 类风湿结节活检 典型的病理改变有助于诊断。

8. CT 检查和 MRI 检查 对 X 线平片难以显示的病变可以选用。

四、诊断要点

目前 RA 的诊断沿用 ACR 1987 年修订的标准：①关节周围晨僵持续至少 1 h；②至少同时有 3 个关节区软组织肿胀或积液；③腕关节、掌指关节、近端指间关节区中，至少 1 个关节区肿胀；④对称性关节炎；⑤有类风湿结节；⑥血清 RF 阳性（正常人群中不超过 5% 阳性）；⑦X 线平片改变（至少有骨质疏松和关节间隙狭窄）。符合以上 7 项中 4 项者、排除其他关节炎时可诊断为 RA。

临床上本病需与骨关节炎、银屑病关节炎、系统性红斑狼疮、强直性脊柱炎、风湿性关节炎等相鉴别。

> **课堂互动**：类风湿关节炎的诊断要点有哪些？

五、防治要点

因病因和发病机制未完全明确，目前临床上缺乏根治及预防本病的有效措施。治疗目的是缓解或消除关节疼痛、晨僵和关节外症状，控制病情的发展，防止和减少对关节、骨的破坏，尽可能保持关节和肌肉功能；改善全身状态，提高生活质量。

课堂互动答案

1. 一般治疗 因本病为慢性疾病，所以要鼓励患者树立战胜疾病的信心。急性期应卧床休息，慢性期应适当活动和锻炼，以防止关节僵直和肌肉萎缩，促进关节功能恢复。

2. 药物治疗 治疗 RA 的常用药物分为四大类，即非甾体抗炎药（NSAID）、抗风湿药（DMARD）、糖皮质激素和植物药等。

（1）非甾体抗炎药：该类药具有镇痛、消肿的作用，是改善关节炎症状的常用药，但不能控制病情，必须与抗风湿药同时使用。常用药物有塞来昔布、双氯芬酸、萘普生、布洛芬等。

非甾体抗炎药不良反应

非甾体抗炎药的不良反应常见,如胃不适、胃痛、恶心、反酸,甚至胃黏膜溃疡、出血、穿孔,使用时必须加以注意。剂量应个体化,应避免两种或两种以上 NSAID 同时服用。老年人宜选用半衰期短的 NSAID,有溃疡病史的老年人宜服用选择性 COX-2 抑制剂以减少胃肠道的不良反应。

(2)抗风湿药:该类药物有改善和缓解病情的作用,一般认为 RA 诊断明确者都应使用 DMARD,但 DMARD 起效缓慢、不良反应多,在使用时应密切监测。常用药物有甲氨蝶呤(MTX)、柳氮磺吡啶、羟基氯喹、生物制剂及免疫性治疗药物等。

(3)糖皮质激素:本类药物具有强大的抗炎作用,小剂量口服或局部注射对于缓解 RA 患者的病情非常有效,但长时间使用可产生许多不良反应,故应用时需掌握适应证。应用指征如下:①严重关节炎应用其他药物无效者;②伴有严重关节外表现者,如严重血管炎、心包炎、胸膜炎、神经系统病变、重度巩膜炎、费尔蒂综合征(Felty 综合征)等。为长期控制疾病,糖皮质激素用量应保持在最小有效剂量,对大多数 RA 患者来说,泼尼松用量每日应不超过 10 mg,病情严重者短时间内可给予中等量或大量,取得疗效后再调整至最小剂量。对全身症状已控制,仅留 1~2 个关节症状较重者,可行关节腔内注射治疗。常用醋酸泼尼松 25 mg 关节腔内注射。一年内关节腔内用药一般不得超过 3 次。

(4)植物药:常用药物有雷公藤总苷等。

3. 手术治疗 对于疼痛无法耐受、关节活动范围受限、关节结构破坏导致的功能受限者,可以考虑手术治疗,包括关节置换术和滑膜切除术。

第 2 节　系统性红斑狼疮

案例 15-2

患者,女,29 岁,间断关节痛半年,面颊红斑 2 个月,日光照射后红斑更明显,实验室检查:血沉 110 mm/h,抗核抗体(+),抗 ds-DNA 抗体(+)。

问题:1. 该患者可能患有什么疾病?

2. 如何诊断?

系统性红斑狼疮(systemic lupus erythematosus,SLE)是一种累及多系统、多器官的自身免疫性炎症性结缔组织病。临床表现复杂多样,病程迁延反复。及早诊断和治疗可改善本病的预后。本病发作以青壮年为多见,20~40 岁发病者约占半数,女性明显多于男性,更年期前男女之比为 1:9。

屠呦呦团队发现双氢青蒿素治疗具有高变异性的红斑狼疮效果独特

屠呦呦团队根据前期临床观察,发现青蒿素对盘状红斑狼疮、系统性红斑狼疮的治疗有效率分别超 90%、80%。国家药品监督管理局《药物临床试验批件》显示,由屠呦呦团队所在的中国中医科学院中药研究所提交的"双氢青蒿素片剂治疗系统性红斑狼疮、盘状系统性红斑狼疮的适应证临床试验"申请已获批准。屠呦呦说：青蒿素对红斑狼疮存在有效性趋势，我们对试验成功持谨慎的乐观。

另外，由屠呦呦团队成员、中国中医科学院研究员廖福龙等专家撰写的青蒿素等传统中医药科研论著，有望首次纳入即将再版的国际权威医学教科书《牛津医学教科书（第六版）》。业界认为，这将成为中医文化"走出去"的重要实践成果。《牛津医学教科书》主编考克斯教授称其对传统中医药论著即将纳入该教科书感到高兴。他说："中医药章节既重要又具深度。这一切都是中国科学家杰出努力的结果。"

（引自中国财经网）

一、病因及发病机制

1. 遗传 流行病学及家系调查资料表明，SLE 患者第 1 代亲属中患 SLE 的风险是无 SLE 患者家庭的 8 倍，单卵孪生发病率为 14%～57%，而异卵孪生发病率为 3%，近亲发病率为 5%～12%，不同人种发病率有差异。这些均表明 SLE 与遗传有关。

2. 环境 约 1/3 SLE 患者对日光过敏。某些药物可引发狼疮样综合征，这些药物按化学结构可以分为以下四类：①芳香胺类：普鲁卡因胺、磺胺嘧啶和 β 受体阻滞剂等。②肼类：肼屈嗪和异烟肼等。③巯基化合物：卡托普利、青霉胺、丙基硫氧嘧啶及甲基硫氧嘧啶等。④苯类：氯丙嗪、苯妥英钠等。某些食物成分（如苜蓿芽）可诱发 SLE。

3. 性激素 提示本病与性激素有关的理由：①本病育龄期女性的发病率比同龄男性高 9～15 倍；②青春期前和绝经期后的女性发病率显著降低，略高于男性；③SLE 患者不论男女，体内雌二醇的代谢产物 16α-羟基雌酮水平显著增高；④女性避孕药有时可诱发狼疮样综合征；⑤雌性 SLE 模型新西兰黑小鼠阉割可使病情缓解，而雄性 SLE 模型新西兰黑小鼠阉割可使病情加重。

4. 感染 近年来引起关注的逆转录病毒被认为是 SLE 的可能病因。已发现 SLE 小鼠和患者体内存在多种抗逆转录病毒抗体。SLE 易感染鼠能够自发产生抗逆转录病毒 gp70 糖蛋白抗体，形成 gp70-抗 gp70 免疫复合物，参与 SLE 肾炎的发生。

二、临床表现

本病虽以多系统受累为主要特点，但在病程的某一周期，某一器官或系统症状为突出表现，容易误诊。大多数患者起病缓慢，但也有急性发病者；临床表现为全身症状及各器官受累的相应表现。

1. 发热 发热占临床表现的 90% 以上，可呈各种热型，以长期低热较多见，急性起病或活动期可为高热，常伴有疲乏无力、体重减轻、畏寒等症状。

2. 皮肤与黏膜 80%～85% 的患者有皮疹，常见于暴露部位，具有典型皮疹者占 43%。损害呈多形性，以水肿性红斑最常见，绿豆至黄豆大小，发生在颧颊经鼻梁处可融合成蝶翼状，称蝶形红斑，其是本病特征性表现。水肿性红斑可见于甲周、指（趾）端和屈面、前额、耳垂，甚至眉梢、肩胛、上臂、四肢大关节伸面、掌跖部，亦可为各式各样的皮损，如有痒痛感的斑丘疹、水疱和血疱，疱破后可形成糜烂、溃疡、痂以及瘢痕。红斑消退后，可出现表皮萎缩、色素沉着和角化过度。偶有皮下小结节、网状青斑。黏膜损害见于后颊、硬腭、齿龈、舌和鼻腔等部位，常伴有毛细管扩张红斑，或弥漫性潮红，其上可见点状出血、糜烂，少数有水疱和溃疡。其他有杵状指（趾）、雷诺现象和脱发。

3. 骨关节和肌肉 90% 以上的患者有关节疼痛，为多发的游走大关节酸痛或肿痛，随病情缓解而减轻，也可为多发对称性小关节肿痛，伴晨僵或轻度功能障碍，似类风湿关节炎。最常见于手指、腕、膝等关节，肘关节及髋关节较少受累。约 50% 的患者有肌痛和压痛。约 5% 的患者可有肌炎。5%～10% 的患者髋、肩和膝等关节可发生无菌性缺血性坏死，股骨头最常累及，其次是肱骨头、胫骨头等，表现为单侧或双侧受累。

4. 肾 约 75% 的患者有不同程度肾损害的临床表现。临床表现以慢性肾炎或肾病综合征为常见。肾炎时出现蛋白尿、血尿、各种管型尿，随着病程的发展，出现氮质血症、水肿和高血压等，晚期出现尿毒症是 SLE 导致死亡的常见原因。肾病综合征分为真性和假性两种。前者具有典型肾病综合征表现,即全身水肿,可伴腹腔积液、胸腔积液和心包积液,大量蛋白尿,血浆白蛋白降低,血胆固醇增高,高血压少见;后者可见血胆固醇正常或低下,肾功能受损和高血压,病情较重且预后差。

5. 心血管 约 70% 的患者有心血管表现,其中以心包炎最常见。

(1)心包炎:多为纤维素性心包炎,主要表现为心前区疼痛和心包摩擦音,也可有心包积液,量多时可出现心脏压塞症状与体征,心影增大,心音减弱。积液中可见狼疮细胞。少数发展为缩窄性心包炎。

(2)心肌炎:常见,可有气短、心前区疼痛、心动过速、心音减弱、奔马律、心律失常、脉压小、心脏扩大,甚至心力衰竭。心电图可见 ST 段、T 波改变。

(3)心内膜炎:表现为典型疣状心内膜炎,常与心包炎并存。赘生物常发生于二尖瓣和左室壁心内膜,偶尔同时累及主动脉瓣和三尖瓣,瓣膜和乳头肌粘连、变形或腱索断裂,导致瓣膜狭窄或关闭不全,心尖区可闻及舒张期或收缩期杂音。心内膜形成血栓可脱落引起栓塞。心内膜炎还可成为感染性心内膜炎的基础。

(4)心律失常:呈房性、室性期前收缩,心动过速及各种传导阻滞,主要由全心炎症扩展侵犯房室束或左、右束支,冠状动脉炎使传导系统产生局限性退行性变所致。

(5)动脉炎和静脉炎:50% 的患者可发生,较常见的为锁骨下静脉血栓性静脉炎、四肢血栓闭塞性脉管炎及游走性静脉炎,少数可出现冠状动脉炎,偶可导致心肌梗死。

6. 呼吸系统 呼吸系统以胸膜炎多见,多为干性,也可为渗出性,积液少量或中等量。少数患者可发生狼疮性肺炎,表现为发热、干咳、气急,偶见咯血。X 线检查显示肺部片状浸润阴影,以两下肺野多见。可伴肺不张,偶可为肺间质病变。

7. 消化系统 约 40% 的患者有食欲减退、吞咽困难、恶心、呕吐、腹痛、腹泻、腹腔积液、便血等消化道症状。少数可发生急腹症,如胰腺炎、肠穿孔、肠梗阻等。10%～30% 的病例可有肝大、血清转氨酶升高。

8. 神经系统 本病往往在急性期或终末期出现神经系统损害表现,少数患者可作为首发表现。神经系统损害以中枢神经系统(尤其脑)最常见。可呈现各种精神障碍如躁动幻觉、猜疑、妄想、强迫等,也可出现头痛、恶心、呕吐、颈项强直、惊厥、癫痫发作或昏迷等中枢神经受累症状,称为狼疮性脑病。脑神经受累时,可出现三叉神经痛、眼睑下垂、偏头痛等。周围神经病变少见。

9. 血液系统 活动性 SLE 约 60% 病例有慢性贫血,大多数为正常形态正色素性贫血,约 10% 属溶血性贫血。约 40% 的患者白细胞减少,活动期 T 淋巴细胞、B 淋巴细胞绝对数和相对数均下降,T 淋巴细胞下降程度与疾病活动度呈正相关。约 20% 的患者血小板减少,如减少明显可导致各系统出血。

10. 其他 约半数患者出现无痛性局部或全身淋巴结肿大、质软,以颈、腋下肿大为多见。约 1/5 病例有脾大。部分患者有眼底变化,包括眼底出血、视乳头水肿、视网膜渗出物、玻璃体内出血、巩膜炎等。

课堂互动:系统性红斑狼疮的典型临床表现有哪些?

三、辅助检查

1. 一般检查 血沉增快,人血白蛋白降低,球蛋白增高,纤维蛋白原增高,冷球蛋白和冷凝集素可增高。

课堂互动答案

2. 免疫球蛋白检查 活动期 IgG、IgA 和 IgM 均增高,尤以 IgG 增高显著。

3. 狼疮细胞检查 在患者血液、骨髓、浆膜腔积液和脑脊液中可检出狼疮细胞,约 80% 活动性 SLE 患者狼疮细胞呈阳性。其他疾病如硬皮病、类风湿关节炎等也可查见该细胞。

4. 自身抗体检查

(1)抗核抗体:一组对细胞或细胞质内核酸和核蛋白的自身抗体。95% 以上的病例呈阳性反应,但特异性差,仅为 65%,其他结缔组织病也可出现。鉴于正常人和某些疾病中也可能出现低滴度的抗核抗体,因此血清效价≥1:80 时意义较大。

(2)抗 dsDNA 抗体:特异性高达 95%,阳性率约为 70%。这是诊断 SLE 的标记抗体之一,本抗体滴定度高者常有肾损害,预后差。

（3）抗 Sm 抗体：特异性高达 99%，阳性率约为 30%，是诊断 SLE 的标记抗体之一。

（4）抗核蛋白抗体、抗蛋白抗体、抗 SSA 抗体、抗 SSB 抗体均可在 SLE 患者体内出现。

（5）抗磷脂抗体：包括抗心磷脂抗体、狼疮抗凝物等，阳性率为 50%～60%。

（6）类风湿因子：20%～40% 病例呈阳性。

5. 补体检查 CH_{50}（总补体）、C_3、C_4 减低，尤其在活动期，以 C_3、C_4 减低明显，阳性率为 75%～90%。

6. 皮肤狼疮带试验 用免疫荧光法检测皮肤真皮和表皮交界处是否有免疫球蛋白沉积带。约 50% SLE 病例的皮肤狼疮带试验为阳性。

7. 肾活检 对狼疮肾炎的诊断、治疗和预后估计均有价值，尤其对狼疮肾炎的治疗具有重要指导意义。

课堂互动：系统性红斑狼疮的辅助检查有哪些？

四、诊断要点

我国多采用美国风湿病学会（ACR）1997 年修正的诊断标准（表 15-1）。符合 4 项或 4 项以上者，在排除感染、肿瘤和其他结缔组织病后，可诊断为 SLE，该诊断标准的敏感性为 95%，特异性可达 85%，如结合皮肤狼疮带试验和肾活检，可提高诊断率。

课堂互动答案

表 15-1 美国风湿病学会（ACR）1997 年修正的诊断标准

名 称	诊 断 标 准
颊部红斑	固定红斑，扁平或高起，在两颧突出部位
盘状红斑	片状高起于皮肤的红斑，黏附有角质脱屑和毛囊栓；陈旧病变可发生萎缩性瘢痕
光敏感	对日光有明显的反应，引起皮疹（从病史中得知或医生观察到）
口腔溃疡	经医生观察到的口腔或鼻咽部溃疡，一般为无痛性
关节炎	非侵蚀性关节炎，累及 2 个或更多的外周关节，有压痛、肿胀或积液
浆膜炎	胸膜炎或心包炎
肾脏病变	尿蛋白大于 0.5 g/24 h 或尿蛋白（＋＋＋），或有管型（红细胞管型、血红蛋白管型、颗粒管型或混合管型）
神经病变	癫痫发作或精神病，排除药物作用或已知的代谢紊乱
血液学疾病	溶血性贫血，或白细胞减少，或淋巴细胞减少，或血小板减少
免疫学异常	抗 dsDNA 抗体阳性，或抗 Sm 抗体阳性，或抗磷脂抗体阳性（a. 抗心磷脂抗体阳性；b. 狼疮抗凝物阳性；c. 至少持续 6 个月的梅毒血清试验假阳性。三者中具备一项）
抗核抗体	在任何时候和未用药物诱发"药物性狼疮"的情况下，抗核抗体滴度异常

明确诊断后，须判定其活动性，以便采取相应的治疗措施。目前有多个标准，日本厚生劳动省研究班通过多中心协作，制订出最能反映 SLE 活动性的 9 项指标：①发热；②关节痛；③皮疹；④口腔溃疡或大量脱发；⑤血沉增快（>30 mm/h）；⑥低补体血症；⑦白细胞减少；⑧低蛋白血症；⑨狼疮细胞阳性。符合上述 9 项中 3 项以上者，可判定为活动期。

课堂互动答案

课堂互动：系统性红斑狼疮的诊断要点有哪些？

五、防治要点

本病目前虽不能根治，但合理治疗可使病情缓解，故早期诊断、早期治疗尤为重要，治疗要点为消除炎症的抗感染治疗和免疫调节药物纠正病理过程。了解脏器受累的范围、程度及疾病的活动性，对 SLE 预后的判断，治疗方法的选择十分重要。

1. 一般治疗 消除对 SLE 的错误认识和恐惧心理，树立乐观情绪。生活规律，活动期避免妊娠，注意休息,急性活动期以卧床休息为主,病情稳定者可适当活动和锻炼。去除各种诱因,包括停用可能加重或诱发本病的食物和药物、预防感染、避免日光暴晒和紫外线照射。

2. 轻型治疗 仅有皮疹、低热、关节炎、肌肉痛等,而无重要脏器损害者,可选用非甾体抗炎药,如阿司匹林、布洛芬、双氯芬酸、美洛昔康等。该类药能降低肾小球滤过率,使血肌酐上升,肾功能损害患者慎用。如皮疹明显,可用抗疟药,如氯喹,每日口服 250 mg,或羟基氯喹,每日口服 400 mg,通常在 4 周内可起效,也可用小剂量的糖皮质激素,如泼尼松,每日 15～20 mg。

3. 重型治疗 活动度较高,病情严重,伴发热、乏力和体重减轻等全身症状,实验室检查明显异常者为重型。

(1)糖皮质激素:迄今为止治疗 SLE 最重要的药物,有强大的抗炎及免疫抑制作用。重型病例可用泼尼松每日 60 mg,晨起顿服,有时可用到每日 100 mg,一般需 4～6 周。一旦病情好转,先稳定 1～2 周,则可开始逐步减量,每 2 周可减 10%,直至维持量(每日 10～15 mg)。采用上述剂量效果不显著时可改用大剂量冲击疗法,即甲基泼尼松龙 500～1000 mg 加入 100～200 ml 的生理盐水中,于 1 h 内静脉滴注,连续 3 日为 1 个疗程,然后每日用泼尼松 100 mg,3～4 周内逐减至维持量。冲击疗法可获得迅速而显著的近期疗效,包括退热、缓解关节痛、消除皮疹、减轻血管炎、挽救重要脏器功能,特别是在合并狼疮脑病、急性狼疮肾炎的情况下,有时可挽救患者生命。

(2)免疫抑制剂:活动程度较严重的 SLE,尤其是狼疮性肾炎患者,应同时给予大剂量糖皮质激素和免疫抑制剂。常用的免疫抑制剂有环磷酰胺、硫唑嘌呤、环孢素、雷公藤多苷、吗替麦考酚酯等。

(3)大剂量静脉注射免疫球蛋白:近年来逐渐用本法治疗 SLE,本法对 SLE 的皮肤损害、血细胞及血小板减少、狼疮脑病均有效,且有助于减少激素的用量。常用量为 300～400 mg/(kg·d),连用 5 日,以后每月 1 次维持治疗。不良反应有发热、寒战、肌痛和胸腹痛,主要禁忌证为 IgA 缺乏症。

(4)其他:免疫增强剂的应用,如左旋咪唑、胸腺素、转移因子等;血浆置换疗法,一般对多脏器损害、器质性脑综合征、全血细胞减少及活动性肾炎等重型病例进行应用。

目标检测

目标检测答案

单项选择题

1. 类风湿关节炎的好发年龄是(　　)。

A. 5～15 岁　　　　B. 15～20 岁　　　C. 20～35 岁　　　D. 35～50 岁　　　E. 50～70 岁

2. SLE 最可能的病因是(　　)。

A. 遗传因素　　　　　　　　　　　　　B. 雌激素

C. 环境因素如日光、感染和食物等　　　D. 某些药物

E. 以上都是

3. 与类风湿关节炎活动无关的是(　　)。

A. C-反应蛋白　　　　　　　B. 血沉　　　　　　　　　　C. 类风湿因子

D. 晨僵　　　　　　　　　　E. 关节骨性强直

4. SLE 多见于(　　)。

A. 婴儿　　　　　B. 儿童　　　　C. 育龄期妇女　　　D. 中年男性　　　E. 老年人

5. 下列哪项几乎在所有 SLE 患者均可出现免疫病理学变化?(　　)

A. 肌肉骨骼系统　　　　　　B. 皮肤、黏膜　　　　　　　C. 肾脏

D. 心血管系统　　　　　　　E. 神经系统

6. SLE 的标记性抗体是(　　)。

A. ANA 抗体　　　　　　　　B. 抗单链 DNA 抗体　　　　C. 抗双链 DNA 抗体

D. 抗 SSA 抗体　　　　　　　E. 抗 RNP 抗体

(李佳佳)

神经系统疾病

1. 掌握神经系统常见疾病的病因、临床表现及诊断依据。
2. 熟悉神经系统常见疾病的辅助检查及治疗原则。
3. 了解神经系统常见疾病的分类及发病机制。

第 1 节　急性脑血管病

急性脑血管病又称脑血管意外或脑卒中,俗称脑中风,是指由于脑部或颈部血管病变导致脑局部血液循环障碍,引起脑功能损害的一组疾病,常伴有肢体麻木、偏瘫、视力和语言障碍。许多患者都残留轻重不等的偏瘫、失语和痴呆。本病是目前造成人类死亡和残疾的主要疾病。

课堂互动:什么是脑卒中?

急性脑血管病按其性质可分为两大类。一类是缺血性脑血管病,包括短暂性脑缺血发作、脑血栓形成、脑栓塞等,临床较多见,占全部脑血管病的 70%～80%,是由于脑动脉硬化等原因,使脑动脉管腔狭窄,血流减少或完全阻塞,脑部血液循环障碍,脑组织受损而出现一系列症状。另一类是出血性脑血管病,包括脑出血和蛛网膜下腔出血,多由于长期高血压、先天性脑血管畸形等因素所致。由于血管破裂,血液溢出,压迫脑组织,血液循环受阻,患者常表现为颅内压增高、神志不清等症状。这类患者占急性脑血管病的 20%～30%。本节主要介绍短暂性脑缺血发作、脑血栓形成、脑栓塞及脑出血等疾病。

课堂互动答案

课程思政

徐希平教授:解决心脑血管疾病高发需依靠循证证据,创新药纳入医保

南方医科大学教授徐希平表示,要依靠科学研究和创新提升我国心脑血管疾病防控能力,把中国科研创新的成果应用于保障人民健康。脑卒中是我国居民头号死因,不仅发病率高,而且致残率、复发率同样很高,预计未来还会呈上升趋势。这将直接导致大量患者及家庭因病致贫或返贫,造成严重的社会和家庭负担,对国家医改、脱贫攻坚和健康中国等工作造成严重影响。推动我国脑卒中的预防,应在农村加强基层医生培训和高血压患者教育,提高慢性病的知晓率、服药率和控制率,更加有效地降低脑卒中的发生率和死亡率。尽快将针对我国脑卒中有重要预防作用的创新药纳入国家医保目录,在临床上广泛应用于脑卒中高风险的患者,更加有效的预防脑卒中,实现健康中国 2030 的目标。

(引自人民网)

急性脑血管病概况

急性脑血管病是导致人类死亡的三大疾病之一,在全球范围内。每年约460万人死于急性脑血管病,其中1/3在发达国家,其余发生在发展中国家,患病和死亡主要在65岁以上的人群。根据《中国心血管健康与疾病报告2021》显示,据估算,目前我国每年新发脑血管病人数约280万,脑血管病患病人数超过2000万,每年因脑血管病死亡人数约177万。在幸存者中约3/4的患者留下偏瘫等后遗症,部分患者丧失劳动能力和生活能力。

一、短暂性脑缺血发作

案例 16-1

患者,男,50岁,入院前6个月无明显诱因出现反复头晕,清晨时明显,有晕沉感,四肢乏力,意识清楚,无视力模糊。2～3天发作1次,每次持续10～20 min,后逐渐好转或缓解,呈间歇性发作。今晨头晕加剧,晕沉感加重,眼前发黑。

问题:1. 该患者可能患有什么疾病?
   2. 如何诊断?

短暂性脑缺血发作(TIA),也称一过性脑缺血发作或小中风,是指由脑、脊髓或视网膜局灶性缺血引起的短暂性神经功能缺损症状,以反复发作的短暂性失语、瘫痪或感觉障碍为特点,症状和体征一般在24 h内消失。TIA症状虽轻,但后果严重,若不及时治疗,有25%～40%患者在5年内将发生严重的脑梗死,严重威胁患者生命。因此,常将TIA看成是急性脑血管病的先兆或危险信号。

(一)病因及发病机制

本病绝大多数是在动脉粥样硬化的基础上,因微血栓脱落、脑血管痉挛、脑血流动力学改变等因素导致。

(二)临床表现

本病常突然发作,历时短暂,一次发作持续时间常为5～20 min,可完全恢复,无任何神经功能障碍,但可反复发作。颈动脉系统TIA出现发作性偏瘫或者单侧肢体轻度瘫痪最常见,主侧半球病变常出现失语,也可出现一过性失明或视觉障碍。椎-基底动脉系统TIA最常见的症状为阵发性眩晕,伴有恶心、呕吐。

1. 颈动脉系统TIA 颈动脉系统血管供应局限于大脑前3/5的结构。各种原因导致颈动脉系统缺血时,常出现运动功能障碍,主要表现为对侧肢体的无力、笨拙、功能障碍,特别是上臂,有时也累及面部、腿或整个半身,可单独或同时发生。一般被描述为肢体"发沉""发死"或"不能活动"。感觉功能障碍主要表现为偏侧舌头或面部针扎样感觉,也可见于同侧肢体的麻木感。颈动脉提供眼部循环的血液,其病变导致发作性黑矇。单眼视力障碍伴对侧肢体症状,提示为颈动脉系统TIA。

2. 椎-基底动脉系统TIA 椎-基底动脉系统TIA主要累及脑干、枕叶、额叶内侧。其主要表现为眩晕、共济失调、复视、言语困难、吞咽困难、摔倒发作、单侧或双侧视觉缺失、短暂性遗忘症,单侧或双侧面部麻木、单侧或双侧感觉丧失、偏瘫或双侧肢体瘫痪,甚至四肢瘫痪等。眩晕为椎-基底动脉系统缺血最常见的症状,视觉丧失为第二位常见症状。复视是最有代表性的脑干神经功能损害症状;面部及嘴部针刺及麻木感也可出现,可能伴有对侧肢体的感觉及运动症状(如交叉性的感觉、运动障碍);双侧感觉丧失,或不同的发作中出现不同侧的偏瘫,常提示为椎-基底动脉系统TIA的发作。

课堂互动：TIA 的典型临床表现有哪些?

课堂互动答案

（三）辅助检查

1. 实验室检查 实验室检查包括血液流变学检查、血常规检查、血脂检查、血糖检查及其他血生化检查，必要时可进行特殊检查，如免疫学检查等。

2. 影像学检查

（1）头部 CT 检查：主要目的是明确颅内可能引起 TIA 样表现的其他结构性病变的性质，如肿瘤、慢性硬膜下血肿、巨动脉瘤、血管畸形、脑内小的出血灶等。

（2）头部 MRI 检查：在发现脑内缺血性病变的灵敏性方面比头部 CT 检查明显高，特别是在发现脑干缺血性病变时更佳。

（3）脑血管造影。

①动脉血管造影为脑血管造影技术中的金标准。目前常用的技术为经股动脉穿刺血管造影。TIA 患者脑血管造影主要表现为较大的动脉血管壁（颈内动脉及颅内大动脉）及管腔内有动脉粥样硬化性损害，如溃疡性斑块、管腔狭窄、完全性闭塞等。动脉造影的阳性率为 40%～87%，以颈动脉颅外段及椎动脉为主。

②无创伤性的脑血管检查包括核磁共振脑血管造影（MRA）、螺旋 CT 检查、数字减影脑血管造影（DSA）。上述检查方法与有创的动脉血管造影相比，灵敏度和特异度均较差，但有无创、可重复性和简单易行的优势，当与多普勒技术联合运用时，可大大提高脑血管检查的可靠性。

（4）非侵入性脑血管检查：包括经颅多普勒超声（TCD）检查、颈动脉双功能多普勒超声检查及经食管多普勒超声检查等。

（5）其他检查：如颈椎 CT 检查可以发现颈椎对椎动脉的影响。

（四）诊断要点

1. 病史 局灶性脑短暂缺血的发作史是主要的诊断依据。

2. 临床表现 本病具有突发性、反复性、短暂性和刻板性特点。

3. 检查 对于 50 岁以上、首次检查不能明确的患者，建议遵循以下诊断程序。第一步为全面检查：全血及血小板计数，血脂、血糖甚至糖耐量，凝血酶原时间及部分凝血活酶时间，血沉，心电图、经颅多普勒超声、头颅 CT 检查或 MRI 检查。第二步为明确病因，经胸或食管心脏超声检查、MRA、脑血管造影及检查抗磷脂抗体（APAs）、抗心脂抗体（ACAs）等。

（五）防治要点

TIA 有 1/2～3/4 的患者在 3 年内发展为脑梗死，据调查，经过治疗可使 TIA 终止或发作减少者占 79.6%，不治疗自动停止发作者仅占 20.4%。因此，对 TIA 应当进行积极治疗，降低血液黏度，调整血液的高凝状态，控制和维持血压在正常范围内，终止和减少 TIA，预防或推迟脑梗死的发生。

1. 抗血小板聚集治疗 抗血小板聚集治疗主要是抑制血小板聚集和释放，使之不能形成微小血栓。此类药物安全简便，易被患者接受。常用治疗方案如下：肠溶阿司匹林 50～100 mg，每日 1 次；或氯吡格雷 75 mg，每日 1 次；或双嘧达莫 50～100 mg，每日 3 次。

2. 扩容治疗 低分子右旋糖酐及羟乙基淀粉 40 氯化钠注射液（706 代血浆）具有扩容、改善微循环和降低血液黏度的作用，常用低分子右旋糖酐或 706 代血浆 500 ml 静脉滴注，每日 1 次，14 天为 1 个疗程。

3. 抗凝治疗 若患者发作频繁，用其他药物疗效不佳，又无出血性疾病，可采用抗凝治疗。常用药物有肝素、双香豆素、藻酸双酯钠等。如肝素可用超小剂量 1500～2000 U，加 5%～10% 葡萄糖 500 ml 静脉滴注，每日 1 次，7～10 天为 1 个疗程。必要时可重复应用，疗程间隔时间为 1 周，但在应用期间要注意出血并发症。

4. 扩血管治疗 可选用倍他司汀、桂利嗪、氟桂利嗪、甲磺酸双氢麦角碱、长春西汀等扩血管治疗。

5. 活血化瘀中药治疗 丹参、川芎、桃仁、红花等有活血化瘀、改善微循环、降低血液黏稠度的作用,对 TIA 有一定作用,可选用。

6. 手术治疗 脑血管造影或多普勒超声检查证实有颅内动脉狭窄者,药物治疗无效时,可考虑手术治疗。

课堂互动答案

课堂互动:TIA 的防治要点有哪些?

二、脑血栓形成

案例 16-2

患者,男,61 岁,3 天前睡觉醒后发现视野范围缩小。神志清楚,血压正常,心脏正常,右侧同向性偏盲,言语正常,肢体肌力正常,感觉正常。

问题:1. 该患者可能患有什么疾病?

2. 如何诊断?

脑血栓形成是脑卒中最常见的类型,是脑动脉主干或皮质支动脉粥样硬化导致血管增厚、管腔狭窄闭塞和血栓形成,引起脑局部血流减少或供血中断,脑组织缺血、缺氧导致软化坏死出现局灶性神经系统症状和体征,故而临床上又称为"动脉粥样硬化性脑梗死"或"血栓性脑梗死"。

(一)病因及发病机制

1. 基本病因 动脉粥样硬化是本病的基本病因,常伴高血压病,两者互为因果,糖尿病和高脂血症也可加速动脉粥样硬化的进程。少数与动脉炎有关。动脉粥样硬化性脑梗死多见于中老年人,动脉炎所致者以中青年多见。

2. 阻塞部位 动脉粥样硬化斑块导致管腔狭窄和血栓形成可见于颈内动脉系统和椎-基底动脉系统任何部位,多见于动脉分叉处,好发部位为大脑中动脉、颈内动脉起始部、椎-基底动脉的中下段。脑梗死发生率中颈内动脉系统约占 4/5,椎-基底动脉系统约占 1/5。

当脑动脉内膜损伤后,血小板及纤维素等血中有形成分黏附、聚集形成血栓,或血压下降、血流缓慢、脱水等血液黏度增加致血流减少或血栓形成。闭塞血管内可见动脉粥样硬化或血管炎改变、血栓形成。

脑缺血一般形成白色梗死区、脑组织软化、坏死伴脑水肿和毛细血管周围点状出血,大面积脑梗死可发生出血性梗死。

(二)临床表现

常在安静或睡眠中发病,部分病例有 TIA 前驱症状,如肢体麻木等,多在发病后十多个小时或1～2 天达到高峰,患者意识清楚或有轻度意识障碍。缺血导致的脑功能缺失症状和体征主要包括以下两类。

1. 颈内动脉系统 脑血栓颈内动脉主干闭塞导致病灶对侧偏瘫、偏身感觉障碍及偏盲(三偏),优势半球受累出现完全性失语症。

2. 椎-基底动脉闭塞综合征 基底动脉或双侧椎动脉闭塞是危及生命的严重脑血管事件,可引起脑干梗死,出现眩晕、呕吐、四肢瘫痪、共济失调、昏迷和高热等。

课堂互动:脑血栓形成的典型临床表现有哪些?

(三)辅助检查

1. 实验室检查

(1) 脑脊液(CSF)常规检查:腰椎穿刺只在不能做 CT 检查且临床上又难以区别脑梗死与脑出血时进行,通常颅内压及 CSF 常规检查正常。

课堂互动答案

（2）血常规、尿常规、大便常规检查及血生化检查：主要检查与脑血管病有关的危险因素，如高血压、糖尿病、高血脂、心脏病、动脉粥样硬化等。

2. 影像学检查

（1）CT 检查：应常规进行。多数病例发病 24 h 后逐渐显示低密度梗死灶，发病后 2～15 天可见均匀片状或楔形的明显低密度梗死灶。大面积脑梗死伴脑水肿和占位效应出血性梗死呈混杂密度。应注意病后 2～3 周为梗死吸收期，病灶水肿消失及吞噬细胞浸润可造成病灶组织与脑组织等密度，CT 检查中难以分辨，称为"模糊效应"，增强扫描有诊断意义。梗死后 5～6 天开始出现增强现象，1～2 周最明显，约 90% 的梗死灶显示不均匀的病变组织。但有时 CT 检查不能显示脑干、小脑部位的较小梗死灶。

（2）MRI 检查：可清晰显示早期缺血性梗死、脑干及小脑梗死、静脉窦血栓形成等，梗死后数小时即出现 T_1 低信号、T_2 高信号病灶，出血性梗死显示其中混杂 T_1 高信号。增强 MRI 检查较平扫敏感。功能性 MRI 弥散加权成像（DWI）可早期诊断缺血性脑卒中，发病 2 h 内即显示缺血病变，为早期治疗提供重要信息。DSA 可发现血管狭窄及闭塞部位，显示动脉炎、Moyamoya 病、动脉瘤和动静脉畸形等。

（3）经颅多普勒超声（TCD）检查：可发现颈动脉及颈内动脉狭窄、动脉粥样硬化斑或血栓形成。

（4）超声心动图检查：可发现心脏附壁血栓心房黏液瘤和二尖瓣脱垂。

（四）诊断要点

1. 诊断依据 中年以上、有高血压及动脉硬化病史，突然发病，一天至数天内出现脑局灶性损害的症状，并可归因于某颅内动脉闭塞综合征，临床上应考虑急性血栓性脑梗死可能。

2. CT 检查或 MRI 检查 发现梗死灶可以确诊。

（五）防治要点

1. 一般治疗

（1）注意改变不良生活习惯，适度的体育活动有益健康。避免不良嗜好，如吸烟、酗酒、暴饮暴食。要以低脂肪、低热量、低盐饮食为主，并要有足够优质的蛋白质、维生素、纤维素及微量元素，饮食过饱不利于健康。讲究精神心理卫生，避免情绪激动。

（2）注意脑血管病的先兆，例如，突发的一侧面部或上、下肢突然感到麻木、乏力，嘴歪流口水，突然感到眩晕，摇晃不定，短暂的意识不清或嗜睡等。

（3）发病 3 天内需进行心电监护，预防致死性心律失常（室速和室颤等）和猝死，必要时可给予钙通道阻滞剂、β 受体阻滞剂治疗。

2. 病因治疗

（1）预防性治疗：对有明确的缺血性脑卒中危险因素，如高血压、糖尿病、心房颤动和颈动脉狭窄等的患者应尽早进行预防性治疗。抗血小板药阿司匹林对脑卒中二级预防有肯定效果，推荐应用；长期用药中要有间断期，有出血倾向者慎用。

（2）高血压患者应将血压控制在一个合理水平，血压过低则脑供血不全，微循环淤滞时易形成脑梗死。所以，应防止引起血压急骤降低、脑血流缓慢、血黏度增大及血凝固性增高的各种因素。

（3）积极治疗短暂性脑缺血发作。

3. 溶栓治疗 发病后立即就诊，力争在 3～6 h 治疗时间窗内进行溶栓治疗，并降低脑代谢，控制脑水肿及保护脑细胞，尽可能恢复梗死区血流灌注，减轻神经元损伤。

（1）静脉溶栓疗法：常用溶栓药物有尿激酶（UK）或阿替普酶（重组组织型纤溶酶原激活物，rt-PA）。溶栓治疗必须在具有确诊脑卒中和处理出血并发症能力的医院进行，用药过程中出现严重头痛、呕吐和血压急骤升高时，应立即停用尿激酶（UK）或阿替普酶，并进行 CT 检查。

（2）动脉溶栓疗法：作为脑卒中紧急治疗方法，可在 DSA 直视下进行超选择介入动脉溶栓，尿激酶动脉溶栓合并小剂量肝素静脉滴注，可能对出现症状 3～6 h 的大脑中动脉分布区脑卒中患者有益。

4. 对症治疗

（1）降压：血压升高通常不需要紧急处理，病后 24～48 h 收缩压＞220 mmHg、舒张压＞120 mmHg 或平均动脉压＞130 mmHg 时可用降压药，切忌过度降压使脑灌注压降低，导致脑缺血加剧；血压过高（舒张压＞140 mmHg）可用硝普钠维持血压在（170～180）/（95～100）mmHg 水平。

（2）脱水及脑保护治疗：发病后 2～5 天为脑水肿高峰期，可根据临床观察或颅内压监测结果，用 20%甘露醇 250 ml 静脉滴注，每 6～8 h 一次；或呋塞米（速尿）40 mg 静脉注射，每日 2 次；10%人血白蛋白 50 ml 静脉滴注；脱水剂用量过大、持续时间过长易出现严重不良反应，如肾损害和水、电解质紊乱等。建议应用多种脑保护剂，以通过降低脑代谢、干预缺血引发细胞毒性机制、减轻缺血性脑损伤，包括自由基清除剂（维生素 E 和维生素 C）以及阿片受体阻滞剂纳洛酮等。目前推荐早期（＜2 h）应用头部或全身亚低温治疗。

（3）控制血糖：血糖宜控制在 6～9 mmol/L，血糖水平过高或过低均会加重缺血性脑损伤，如血糖＞10 mmol/L，宜给予胰岛素治疗，并注意维持水、电解质平衡。

（4）其他：意识障碍和呼吸道感染者宜选用适当抗生素控制感染，保持呼吸道通畅，吸氧，防治肺炎，预防尿路感染和压疮等。卧床患者可用肝素钙（低分子肝素）4000 U 皮下注射，每日 1～2 次，预防肺栓塞和深静脉血栓形成。

（5）中药制剂：银杏制剂、川芎嗪、三七、葛根素（葛根）、丹参和水蛭素等均有活血化瘀的作用。

5. 外科治疗　幕上大面积脑梗死有严重脑水肿和脑疝形成征象者，可行开颅减压术；小脑梗死使脑干受压导致病情恶化的患者通过抽吸梗死小脑组织和后颅窝减压术可以挽救生命。

6. 康复治疗　应早期进行并遵循个体化原则制订短期和长期治疗计划，分阶段、因地制宜地选择治疗方法，对患者进行有针对性的体能和技能训练以降低致残率，促进神经功能恢复，提高生活质量和促进其重返社会。

课堂互动答案

课堂互动：脑血栓形成的防治要点有哪些？

三、脑栓塞

案例 16-3

患者，女，38 岁，洗衣服时突发右侧肢体活动不灵。查体：意识清楚，失语，二尖瓣区可闻及双期杂音，心房纤颤，右侧偏瘫，右侧偏身痛觉减退。

问题：1. 该患者可能患有什么疾病？

2. 如何诊断？

脑栓塞是指因异常的固态、液态、气态物体（被称为栓子）沿血液循环进入脑动脉系统，引起动脉管腔闭塞，导致该动脉供血区局部脑组织的缺血坏死，临床上表现为偏瘫、偏身麻木、语言不清等突然发生的局灶性神经功能缺损症状。该病占脑血管病的 15%～20%，可发生于任何年龄，但以 40 岁以下的青壮年多见。起病急骤，常于数秒至 3 min 达到高峰。

（一）病因及发病机制

依据栓子的来源，脑栓塞分为以下三类。

1. 心源性脑栓塞　心源性脑栓塞最常见，占脑栓塞的 60%～75%。最多见的直接原因是慢性心房颤动。在青年人中，风湿性心脏病是并发脑栓塞的重要原因，风湿性心脏病二尖瓣狭窄，左心房扩大，心脏血流缓慢、淤滞，易使血液凝固和血栓形成。当血流不规则或心房纤颤时，这种附壁血栓容易脱落形成栓子，发生脑栓塞；感染性心内膜炎时，瓣膜上的炎性赘生物脱落，心肌梗死或心肌病的附壁血栓、二尖瓣脱垂、心脏黏液瘤和心脏外科手术的并发症等亦常引起。先天性心脏病房室间隔缺损者,来自静脉系统的栓子亦可引起反常栓塞。

2. 非心源性脑栓塞 非心源性脑栓塞指由主动脉弓及其发出的大血管动脉粥样硬化斑块和(或)附着物脱落引起的栓塞,也可见于肺静脉血栓、骨折或手术时脂肪栓和气栓、血管内诊断治疗时血凝块或血栓脱落、癌性栓子、寄生虫虫卵栓子、异物栓子等。

3. 来源不明脑栓塞 约 30% 脑栓塞不能确定原因。

由于栓子阻塞了脑血管造成血流中断,局部脑组织缺血、缺氧、坏死,从而出现相应的神经症状。常有失语、偏瘫或单瘫、感觉障碍、昏迷等局灶性神经体征。根据栓塞血管的不同,可出现其他局灶性神经系统体征和身体其他部位血管栓塞及原发病的体征。

课堂互动:脑栓塞根据栓子来源分类可分为哪些?

(二)临床表现

课堂互动答案

(1)起病急骤,常在数秒或很短时间内症状达高峰,少数呈阶梯式进行性恶化。

(2)部分患者有短暂意识模糊、头痛、抽搐,较大动脉闭塞后数日内发生的继发性脑水肿可使病情恶化并导致意识障碍,严重脑水肿可引起脑疝。

(3)神经系统局灶症状和体征:表现为对侧偏瘫(程度严重)、对侧麻木(感觉丧失)、同向偏盲、失语、失用症、眩晕、复视、眼球运动麻痹、共济失调、交叉瘫、瞳孔异常、四肢瘫痪、进食吞咽困难、意识障碍等脑动脉闭塞性综合征。常突然发生,进展迅速。

课堂互动:脑栓塞的典型临床表现有哪些?

(三)辅助检查

课堂互动答案

1. 实验室检查 通过三大常规、肝肾功能、血脂、血细菌培养等检查了解患者其他脏器的功能情况,进行病因诊断和治疗。

2. 影像学检查

(1)CT 检查和 MRI 检查:颅脑 CT 检查可确诊并能准确判断梗死部位和范围。起病 24~48 h 内 CT 检查正常者可选择 MRI 检查,以较早地、更为准确地显示脑梗死及脑水肿的部位、范围,并有助于脑梗死的病因诊断。

(2)其他影像学检查:正电子发射脑 X 线断层扫描(ECT)、脑血管多普勒超声检查可了解不同脑血管的血流情况及局部血管壁变化情况。MRA 和 DSA 有助于阻塞血管的定位诊断及病因诊断。

(3)心电图、超声心动图等检查有助于确定有无心血管疾病。

(四)诊断要点

1. 病史及症状 多有心脏病史,有风湿性心脏病或颈部动脉重度粥样硬化等栓子来源或身体其他部位(视网膜、肾、脾)栓塞的证据或以往有脑栓塞史。突然发病,无先兆,常见症状为偏瘫或单瘫、癫痫发作、感觉障碍和失语,有时可迅速昏迷和出现急性颅内压增高症状。病史询问时应注意起病的急缓、主要症状、有无类似发作病史及其他系统疾病史。

2. 体格检查发现 常有失语、偏瘫或单瘫、感觉障碍、昏迷等局灶性神经体征。根据栓塞血管的不同,可出现其他局灶性神经系统体征和身体其他部位血管栓塞以及原发病的体征。

3. 颅脑 CT 检查或 MRI 检查 显示符合血管分布的单部位或多部位脑组织低密度灶或见符合血管分布的缺血或水肿性病灶。

(五)防治要点

1. 一般治疗 严密观察生命体征,如意识、瞳孔、体温、脉搏、呼吸、血压等的变化;患者应平卧或取头低位,保证脑部供血充足;饮食应富有营养,易于消化,以低盐、低脂肪、低胆固醇饮食为宜,多食蔬菜、水果及豆制品等,多饮水,控制体重,戒烟、酒,生活规律,保持大便通畅,做好皮肤护理,预防压疮,鼓励并指导功能锻炼。

2. 病因治疗 治疗心脏病、高血压、糖尿病、动脉粥样硬化等原发疾病。

3. **对症治疗** 抗凝、使用血管扩张剂、降脂、处理脑水肿及并发症等。

4. **康复治疗** 病情稳定后,在医生的指导下尽早、适度进行瘫痪肢体等神经功能缺损的康复锻炼,树立恢复生活自理的信心,配合医疗和康复工作,争取早日恢复。由于神经功能损害后的恢复有其自然规律,肌肉力量、感觉、语言等功能障碍的恢复快慢根据脑损害的严重程度而有不同,大多数在病后 2 周至半年内可逐渐恢复。

课堂互动答案

课堂互动:脑栓塞的防治要点有哪些?

四、脑出血

案例 16-4

患者,男,62 岁。患高血压 10 多年,1 天前劳动时突然发生左侧头痛,继之呕吐,意识不清。体格检查:血压 220/130 mmHg,深昏迷,两眼向左注视,右上、下肢肌力低,无主动运动,轻度脑膜刺激征,右侧肢体腱反射略亢进,右侧巴宾斯基征阳性。

问题:1. 该患者可能患有什么疾病?

2. 如何诊断?

脑出血又称脑溢血,是指自发性脑出血。常在情绪激动、腹内压增高时突然发病,表现为失语、偏瘫,重者意识不清,半数以上患者伴有头痛、呕吐。起病急骤,病情凶险,死亡率非常高,是急性脑血管病中最严重的一种,为目前中老年人致死性疾病之一。中老年人是脑出血发生的主要人群,以 40～70 岁为主要发病年龄。

(一)病因及发病机制

1. **脑动脉粥样硬化** 脑血管病变与高脂血症、糖尿病、高血压、血管老化、吸烟等密切相关。脑出血发病的主要原因是长期高血压、动脉粥样硬化。绝大多数患者发病时血压明显升高,导致血管破裂,引起脑出血。

2. **饮酒** 饮酒是引起脑出血的另一危险因素,尤其是酗酒,可引起血压增高或凝血机制改变及脑血流加速而促发脑出血。

3. **情绪激动** 情绪激动是脑出血的又一重要诱因,由情绪激动时心跳加快、血压突然升高所致。

4. **腹压增高** 腹压过度增高可引发脑出血,尤其是高血压伴便秘者,排便时过度屏气使腹压骤然增高而引发脑出血。

5. **热水浴** 洗热水澡可使血管扩张、脑血流加速而致脑出血。

6. **吸烟** 长期吸烟可促发动脉硬化,使血管脆性增加。在特殊情况下,大量吸烟可引起心血管和神经等系统的变化,从而引发脑出血。

知识链接

高血压与急性脑血管病的相关性

高血压患者急性脑血管病发病率是正常人的 13.1 倍。在我国,有关研究显示,80% 的急性脑血管病与高血压有关,其中 86% 的脑出血患者和 71% 的脑血栓形成患者有高血压病史。高血压患者发生急性脑血管病的概率是正常血压者的 4 倍,同时,研究中还发现,无论是收缩压升高还是舒张压升高,都大大增高急性脑血管病的发病率。这充分说明了高血压是急性脑血管病的首要危险因素。

（二）临床表现

1. 先兆表现 一般起病较急，发病时间只有数分钟或数小时。约50%的患者有先兆症状，主要表现如下：①突然感到一侧身体麻木、无力、活动不便，手持物掉落，嘴歪、流涎，走路不稳；②与人交谈时突然讲不出话来，或吐字含糊不清，或听不懂别人的话；③暂时性视物模糊，之后可自行恢复正常，或出现失明；④突然感到头晕，周围景物出现旋转，站立不稳甚至晕倒在地。

2. 典型表现 一侧肢体突然麻木、无力或瘫痪，患者常会在毫无防备的情况下跌倒，或手中的物品突然掉地；同时，患者还会出现口角歪斜、流口水、语言含糊不清或失语，有的还有头痛、呕吐、视物模糊、意识障碍、大小便失禁等现象。不同部位脑出血，其临床表现有以下几类。

（1）内囊出血：内囊是最常见的出血部位。其典型临床表现为对侧"三偏"（偏瘫、偏身感觉障碍、偏盲）。内囊出血病变范围越大，神经损害症状越重。

（2）脑桥出血：脑桥是脑干出血的好发部位。早期表现为病变同侧面瘫，对侧肢体瘫，称为交叉性瘫。这是脑桥出血的临床特点。若出血量大，则影响对侧，出现四肢瘫痪、瞳孔缩小、高热、昏迷等症状；若血液破入第四脑室，则出现抽搐、呼吸不规则等严重症状，预后多不好。

（3）小脑出血：若出血量小，常先出现头晕，继而有剧烈头痛、频繁呕吐、走路不稳、讲话不清；如果出血量大，压迫延髓生命中枢，严重者可突然死亡。

（4）脑室出血：一般分为原发性和继发性。原发性脑室出血为脑室内脉络丛破裂出血，较为少见；继发性者是由于脑内出血量大，穿破脑实质流入脑室。临床表现为呕吐、多汗、皮肤发紫或苍白。患者发病后1～2 h便陷入深昏迷，出现高热、四肢瘫痪或呈强直性抽搐、血压不稳、呼吸不规律等。病情多较严重，预后不良。

课堂互动：脑出血的典型临床表现有哪些？

3. 并发症

（1）肺部感染：脑出血的主要并发症之一和主要死亡原因之一。脑出血后3～5天内，昏迷患者常合并肺部感染。

课堂互动答案

（2）上消化道出血：可由应激性溃疡引起，是脑血管病的严重并发症之一。

（3）压疮：长期卧床，使局部组织受压缺血坏死所致，常见于骨隆起处。

（三）辅助检查

1. 实验室检查 进行三大常规、肝肾功能、血脂、血糖检查，以便了解患者其他脏器的功能情况，进行病因诊断和治疗。

2. 影像学检查

（1）CT检查和MRI检查：怀疑脑出血患者首选CT检查，出血处呈高密度出血影，可显示出血的部位、血肿的大小、对周围脑组织的影响等，并能估计出血量，诊断价值大。脑出血急性期MRI检查的显示效果不如CT检查，但对脑干出血及病程4～5周后的显示效果优于CT检查。

（2）其他影像学检查：DSA有助于了解血管病变的性质以及有无动脉瘤、血管畸形。

（四）诊断要点

1. 病史 多数有高血压病史，中老年人多见，寒冷季节发病较多，注意询问有无诱发因素。

2. 临床表现 大多在活动状态时起病，突发剧烈头痛伴呕吐，多有意识障碍，发病时血压较高，神经系统症状与出血的部位和出血量有关。

3. 辅助检查 CT检查呈高密度出血影。

（五）防治要点

1. 一般处理 保持安静、绝对卧床，并密切观察病情变化。应在当地进行抢救，不宜长途运送及过多搬动，以免加重出血。昏迷患者应保持呼吸道通畅，迅速松解患者衣领和腰带，保持室内空气流通。将患者头偏向一侧，随时吸除口腔分泌物或呕吐物，以防痰液、呕吐物吸入气管。若昏迷患者发出强烈鼾声,常提示有舌后坠,可用手帕或纱布包住舌头,轻轻向外拉出。在患者病情稳定送往医院途中,车辆应尽量平稳行驶,以减少颠簸震动,将患者头部抬高 20°,局部冷敷等。

2. 手术治疗　根据出血部位、病因、出血量及患者身体状况决定是否手术,常采用血肿穿刺抽液、脑室引流、开颅清除血肿等手术方法。

3. 对症处理　降压、止血、控制脑水肿、防治并发症等。

4. 康复治疗　进入恢复期应及时进行康复治疗,以促进瘫痪肢体的恢复,方法有患肢的被动和主动运动锻炼、理疗、针灸、按摩等。开始时做深呼吸及简单的主动运动,着重偏瘫一侧手脚的伸展运动:肩外展、上肢伸展、下肢弯曲。可逐步增加坐、立、行走练习,进行正确步态行走、上下楼。注意加强保护,防止跌伤等意外。加强自理能力练习,如进餐、梳洗、穿脱衣等。情况进一步好转后,可进行写字、编织、园艺等运动训练。运动间隙用枕垫、木架维持肢体功能位,防止上肢屈曲、足下垂等畸形。

5. 预防要点

(1)定期健康检查:40 岁以上者应定期体检,及早发现有无高血压或动脉粥样硬化。

(2)控制血压:避免情绪激动、剧烈运动、饱餐、用力排便、性交等可能诱发血压升高的因素。

(3)均衡膳食:少吃动物性脂肪、高胆固醇及高盐食物,戒烟、限酒。

课堂互动答案

课堂互动:脑出血的防治要点有哪些?

五、蛛网膜下腔出血

案例 16-5

患者,男,25 岁。劳动中突然出现剧烈头痛,并有呕吐和意识不清。体格检查:体温 37.6 ℃,血压 120/80 mmHg,意识呈谵妄状态,颈抵抗明显,双侧布鲁津斯基征、凯尔尼格征阳性。

问题:1. 该患者可能患有什么疾病?

2. 如何诊断?

蛛网膜下腔出血(SAH)是多种病因所致脑底部或脑及脊髓膜表面血管破裂,血液直接流入蛛网膜下腔的急性出血性脑血管病,又称原发性蛛网膜下腔出血。如因脑实质内、脑室出血或硬膜外、硬膜下出血流入蛛网膜下腔导致的,称为继发性蛛网膜下腔出血。

(一)病因及发病机制

1. 病因

(1)最常见的是先天性动脉瘤,占 50% 以上,其次是脑血管畸形,多见于青年人。

(2)高血压动脉硬化性动脉瘤。

(3)其他,如脑底异常血管网、真菌性动脉瘤、颅内肿瘤、结缔组织病、血液病、血管炎等,原因不明者占 10%。

2. 发病机制

(1)先天性动脉瘤在动脉粥样硬化、血压增高和血流冲击等影响下,动脉壁弹性和强度逐渐减弱,薄弱的动脉壁部位向外膨胀成囊状动脉瘤,极易破裂;脑血管畸形的血管壁也极为薄弱,处于破裂的临界状态,当激动或存在不明诱因时即可破裂出血。

(2)动脉炎或颅内炎症、肿瘤或转移癌细胞直接侵蚀血管都可造成出血。

(3)出血后由于血液流入蛛网膜下腔,使颅内压增高,可引起脑疝;血液在颅底或脑室凝固,造成脑脊液回流受阻,可引起脑积水。

（二）临床表现

（1）任何年龄均可发病，青少年血管畸形多见，青壮年脑动脉瘤多见（脑动脉瘤破裂者多发生于30～60岁），老年人则以动脉硬化破裂为主。

（2）典型表现为突然发生爆裂样剧烈头痛，伴有呕吐、脑膜刺激征及血性脑脊液。

（3）多在剧烈活动中或活动后发生，个别严重者很快昏迷，去皮质强直，甚至突然呼吸停止而死亡。多数在过度疲劳、激动、用力、饮酒等诱因下发病，少数在安静条件下发病。

（4）少数患者发病前数日或数周可有偏头痛、呕吐、颈背疼痛及复视等"警告性渗漏"症状。

（5）60岁以上老年人表现不典型，起病缓慢，头痛、脑膜刺激征不明显。

课堂互动答案

课堂互动：蛛网膜下腔出血的典型临床表现有哪些？

知识链接

颅内动脉瘤

85％～90％的颅内动脉瘤位于大脑前循环，主要是颅内动脉及分叉部和大脑前动脉及前交通动脉。多为单发，血液进入蛛网膜下腔后主要沉积在脑底部和脊髓的各脑池中，呈紫红色，部分脑表面也可见薄层血凝块。脑膜可有轻度炎性反应，以后可发生粘连。

（三）辅助检查

（1）脑脊液检查：脑脊液呈均匀血性且不凝固为确诊依据，1周后变黄，3～4周恢复，压力增高，蛋白质增多。

（2）CT检查：确诊蛛网膜下腔出血的首选诊断方法，可见蛛网膜下腔高密度出血征象，有助于鉴别诊断。

（3）DSA检查：可确定动脉瘤的位置，并可发现其他动静脉畸形等。

（四）诊断要点

（1）突然发生的剧烈头痛、呕吐，无局灶性神经缺损体征。

（2）出现脑膜刺激征。

（3）脑脊液呈均匀血性且不凝固并根据CT检查所见可确诊。

（五）防治要点

治疗原则是控制继续出血、防治迟发性脑血管痉挛、去除病因和防止复发。

1. 内科治疗

（1）一般处理：有条件时应住院监护治疗，绝对卧床休息4～6周，头部稍抬高，避免一切可引起血压及颅内压增高的诱因，保持大便通畅。对烦躁者可适当给予止痛镇静药，注意营养支持。

（2）降低颅内压：应积极进行脱水治疗，可用20％甘露醇、呋塞米、人血白蛋白等。

（3）防治再出血：常用药物如下：①氨基己酸4～6 g加入生理盐水或5％葡萄糖溶液静脉滴注；②氨甲苯酸0.2～0.4 g缓慢静脉注射，每日2次；③其他药物，如氨甲环酸、巴曲酶、酚磺乙胺、卡巴克络、维生素K等。

（4）防治迟发性血管痉挛：钙通道阻滞剂可减轻血管痉挛引起的临床症状，常用药物有尼莫地平、氟桂利嗪，每晚1次，连用3周以上。

（5）脑脊液置换疗法：可腰椎穿刺放脑脊液，每次10～20 ml，每周2次，可降低颅内压、减轻头痛，但需注意诱发脑疝、颅内感染、再出血的危险性。

2. 手术治疗 主张在早期或超早期（发病后24～72 h内）进行手术，可去除动脉瘤，清除积血块。

课堂互动答案

课堂互动：蛛网膜下腔出血的治疗原则有哪些？

蛛网膜下腔出血的预后

　　蛛网膜下腔出血的预后与病因、出血部位、出血量、有无并发症及治疗是否得当有关。动脉瘤所致者约12％于发病后尚未接受治疗即死亡,20％的患者死于入院后。再出血和迟发性脑血管痉挛是动脉瘤性蛛网膜下腔出血急性期主要死亡和致残的原因,存活的患者有2/3遗留永久的残疾,以认知障碍最常见。

第2节　结核性脑膜炎

 案例16-6

　　患者,女,18岁,于2个月前劳累后出现间断发热,多在午后,伴畏寒、乏力、盗汗,发热时全身酸痛。6天前受凉后发热,伴畏寒,前额部剧烈头痛,恶心,呕吐,非喷射性,呕吐物为胃内容物。

　　问题:1. 该患者可能患有什么疾病?
　　　　　2. 如何诊断?

　　结核性脑膜炎(tuberculous meningitis,TBM)是由结核分枝杆菌引起的脑膜和脊膜的非化脓性炎症性疾病。在肺外结核中,有5％～15％的患者累及神经系统,其中又以结核性脑膜炎最为常见,约占神经系统结核的70％。近年来,因结核分枝杆菌的基因变异、抗结核药物研制相对滞后和艾滋病(AIDS)患者的增多,国内外结核病的发病率及病死率逐渐增高。

一、病因及发病机制

　　结核性脑膜炎约占全身性结核病的6％。结核分枝杆菌经血行播散后在软脑膜下定植形成结核结节,结节破溃后大量结核分枝杆菌进入蛛网膜下腔引起结核性脑膜炎。

二、临床表现

　　多起病隐匿,慢性病程,也可急性或亚急性起病,可缺乏结核接触史,症状往往轻重不一,其自然病程发展一般表现如下。

　　1. 结核中毒症状　低热、盗汗、食欲减退、全身倦怠无力、精神萎靡不振。

　　2. 脑膜刺激症状和颅内压增高　早期表现为发热、头痛、呕吐及脑膜刺激征。颅内压增高在早期多为轻、中度增高,通常持续1～2周;晚期颅内压多明显增高,表现为头痛、呕吐和视乳头水肿。严重时出现去大脑强直发作或去皮质状态。

　　3. 脑实质损害　如早期未能及时治疗,发病4～8周时常出现脑实质损害症状,如精神萎靡、淡漠、谵妄或妄想,部分性、全身性癫痫发作或癫痫持续状态,昏睡或意识模糊。肢体瘫痪如因结核性动脉炎所致,可呈卒中样发病,出现偏瘫、交叉瘫等;如由结核瘤或脑脊髓蛛网膜炎引起,表现为类似肿瘤的慢性瘫痪。

　　4. 脑神经损害　颅底炎性渗出物的刺激粘连、压迫,可致脑神经损害,以动眼、外展、面和视神经最易受累,表现为视力减退、复视和面神经麻痹等。

课堂互动答案

课堂互动:结核性脑膜炎的典型临床表现有哪些?

三、辅助检查

1. 血常规检查 血常规检查大多正常,部分患者血沉可增高,伴有抗利尿激素异常分泌综合征的患者可出现低钠和低氯血症。

2. 脑脊液检查 脑脊液压力增高,外观无色透明或微黄,静置后可有薄膜形成,淋巴细胞数显著增多;蛋白质增高,糖及氯化物下降,典型脑脊液改变可高度提示诊断。

3. CT 检查和 MRI 检查 CT 检查和 MRI 检查可显示基底池、皮质脑膜、脑实质多灶的对比增强和脑积水。

四、诊断要点

根据结核病病史或接触史,出现头痛、呕吐等症状,脑膜刺激征,结合脑脊液淋巴细胞数增多、蛋白质增高及糖含量减低等特征性改变,脑脊液抗酸涂片结核分枝杆菌培养和 PCR 检查等可做出诊断。

五、防治要点

本病的治疗原则是早期给药、合理选药、联合用药及系统治疗,只要患者临床症状、体征及实验室检查高度提示本病,即使抗酸染色阴性亦应立即开始抗结核治疗。

(一)抗结核治疗

异烟肼(INH)、利福平(RFP)、吡嗪酰胺(PZA)或乙胺丁醇(EMB)、链霉素(SM)是治疗结核性脑膜炎最有效的联合用药方案,儿童因乙胺丁醇的视神经毒性作用、孕妇因链霉素对听神经的影响而尽量不选用。

WHO 建议至少选择三种药物联合治疗,常用异烟肼、利福平和吡嗪酰胺,轻症患者治疗 3 个月后可停用吡嗪酰胺,再继续用异烟肼和利福平 7 个月。耐药菌株可加用第四种药,如链霉素或乙胺丁醇。利福平不耐药菌株,总疗程 9 个月已足够;利福平耐药菌株需连续治疗 18~24 个月。由于中国人为异烟肼快速代谢型,成年患者每日剂量可加至 900~1200 mg,但应注意保肝治疗,防止肝损害。

(二)类固醇皮质激素

用于脑水肿引起的颅内压增高,伴局灶性神经体征和蛛网膜下腔阻塞的重症患者,可减轻中毒症状,抑制炎性反应及减轻脑水肿。

(三)药物鞘内注射

蛋白质定量明显增高、有早期椎管梗阻、肝功能异常致使部分抗结核药物停用、慢性、复发或耐药的情况下,在全身药物治疗的同时可辅以鞘内注射,直至脑脊液检查正常。脑脊液压力较高的患者慎用此法。

(四)降颅内压

颅内压增高者可选用渗透性利尿剂,如 20%甘露醇、甘油果糖或甘油盐水等,同时需及时补充丢失的液体和电解质。

(五)对症及全身支持治疗

对重症及昏迷的患者,注意维持营养及水、电解质的平衡,保持呼吸道通畅至关重要。必要时可小量输血或给予静脉高营养;高热者给予物理降温,抗惊厥;并需加强护理,预防压疮等并发症。

第 3 节　阿尔茨海默病

 案例 16-7

患者,男,75 岁,5 年前出现反应迟钝,记忆力减退,走路时偶尔出现不能识别回家的路,不能说出家庭住址,对刚说过的话、做过的事记忆不清或毫无印象,尚可认识家人,家属代诉患者笑容减少,不欲活动,日常生活半自理,近1年来上述症状逐渐加重。

问题:1. 该患者可能患有什么疾病?

2. 如何诊断?

阿尔茨海默病(Alzheimer's disease,AD)又称老年性痴呆,是一组病因未明的原发性退行性脑变性疾病。临床上主要表现为进行性记忆力减退和痴呆。本病起病隐匿,病程缓慢且不可逆;女性发病略高于男性;患病率随年龄而增高,在30岁以后均可发病,但50岁以后发病者居多。起病在65岁以前者旧称老年前期痴呆,或早老性痴呆。

一、病因及发病机制

AD的病因和发病机制不明,目前倾向于认为本病的发生与遗传和环境因素有关。

1. 遗传因素 25%～40%的病例有家族史,家族中至少两代人出现AD患者,可能与位于人类14号染色体上的基因缺陷有关,呈常染色体显性遗传。患有唐氏综合征的患者容易发病。出生时父母年龄在40岁以上者,患AD的危险性增加。

2. 年龄因素 高龄是脑组织退行性病变的唯一明确的危险因素,是AD最常见的原因,约占90%。多于65岁后发病,约有一半是85岁后发病。

3. 社会心理因素 老年人如果无所事事、不善用脑、心情抑郁、意志薄弱、缺乏进取心,易出现智力减退现象。

4. 疾病因素 如高血压、糖尿病、冠心病、神经精神疾病、感染、免疫系统衰退、甲状腺疾病及脑外伤等。

5. 其他因素 铝和硅的蓄积中毒、烟酒不良嗜好、滥用药物等。

在遗传因素和上述环境因素的作用下,AD患者的脑组织发生了一系列病理变化。主要表现为脑皮层弥漫性萎缩,尤以额叶和颞叶明显。脑沟增宽变浅,脑回变窄,脑室扩大。皮层细胞大量死亡后脱失,伴有胶质细胞增生。本病经典的病理改变如下:病变部位出现散在的、由退变的神经轴突围绕淀粉样蛋白质的核心组成的细胞外老年斑或轴突斑,神经元细胞质内可见神经原纤维缠结和颗粒空泡变性,以及血管壁淀粉样蛋白质沉积。近年来研究结果表明,胆碱乙酰化酶及乙酰胆碱含量显著降低,脑内胆碱能传递功能紊乱、淀粉样β蛋白质沉积及基因突变等因素可能在AD的发病机制中起重要作用。

二、临床表现

1. 记忆障碍 记忆障碍是AD早期最突出的症状。早期主要影响近期记忆、记忆保存(3 min内不能记住3个无关词)和学习新知识。主要表现为好忘事,严重时刚说过的话或做过的事转眼即忘,凡事需别人提醒或靠"备忘录"。疾病早期学习新知识和掌握新技术的能力减退,只能从事简单刻板的工作。随着病程进展,远期记忆也受损,不能回忆起自己的工作经历、生活经历甚至自己的年龄。严重时,连家中有几口人及他们的姓名、年龄和职业都不能准确回忆起。可出现似曾相识和旧事如新症,如遇陌生人热情打招呼,犹如亲人,而熟人熟地却感到陌生。为了弥补记忆方面的缺损,有的患者以虚构或错构来填充记忆的空白。

2. 视空间技能障碍 视空间技能障碍是AD的早期症状之一,表现为患者在已熟悉的环境中迷路,找不到自己的家门,甚至在自己家中也发生走错房间或找不到厕所等。

3. 智能障碍 AD患者表现为全面的智力减退,包括理解、推理、判断、抽象概括和计算等认知功能减退。首先是计算困难,不能进行复杂运算,有的甚至两位数以内的加减运算也不能完成。患者逐渐出现思维能力迟钝缓慢,不能进行抽象逻辑思维,不能区分事物的异同,不能进行分析归纳。看不懂小说、电影情节等,听不懂他人谈话。不能完成或胜任已熟悉的工作和技术,最后完全丧失生活能力。

4. 言语障碍 言语障碍是大脑皮层功能障碍较敏感的指标,故言语障碍的特殊模式有助于本病的诊断。AD 患者言语障碍特点因疾病不同阶段而有所差异。最早的言语异常是自发言语空洞，找词困难，用词不当，说话赘述不得要领，不能列出同类物品的名称。也可出现阅读困难，继之命名不能，在命名测验中对少见物品的命名能力首先丧失，随后对常见物品命名亦困难。之后出现感觉性失语，不能进行交谈，可有重复言语、模仿言语、刻板言语，最后患者仅能发出不可理解的声音，或者缄默不语。

5. 失认症和失用症 以面容认识不能最常见，患者不能从面容辨别人物，不认识自己的亲属和朋友，甚至丧失对自己的辨认能力而出现"镜综合征"。失用症表现为不能正确地以手势表达方法做出连续的复杂动作，如穿衣、用餐等。

6. 人格改变 常出现在疾病的早期。最初的人格改变表现为患者变得主动性不足，活动减少，孤僻，冷漠，易激惹。进而缺乏羞耻及伦理感，行为不顾社会规范，不修边幅，常拾捡破烂，乱取他人之物，争吃抢喝恰似孩童。病情严重时，可表现为本能活动亢进，当众裸体，甚至出现性行为异常等。

7. 痴呆行为和精神症状 痴呆行为和精神症状包括幻觉、妄想、错认、抑郁、类躁狂、无目的漫游和徘徊、躯体和言语性攻击、喊叫、大小便失禁及睡眠障碍等。

8. 神经系统症状 部分患者在病程中可发生意识障碍，如意识模糊和谵妄状态，通常为躯体疾病因素所诱发，如无症状性肺炎、前列腺肥大、泌尿系统感染、外伤骨折、营养不良、镇静剂过量、电解质紊乱等。抽搐发作可见于疾病的晚期，并有锥体系和锥体外系症状和体征，包括震颤、肌强直和肢体屈曲等，也可出现强握、吸吮等原始反射。

课堂互动： 阿尔茨海默病的典型临床表现有哪些？

三、辅助检查

课堂互动答案

（一）实验室检查

甲状腺功能检查和血清维生素 B_{12} 水平测定是确定 AD 其他特殊原因的必查项目，同时检查全血细胞计数、血尿素氮、血清电解质、血糖水平及肝功能。当病史特征或临床情况提示 AD 的原因可能为感染、炎性疾病或暴露于毒性物质时，则还应进行梅毒血清学检查、血沉检查、人类免疫缺陷病毒抗体检查或重金属筛查等特殊检查。

（二）影像学检查

1. 脑电图检查 AD 患者的脑电地形图中 δ 及 θ 节律波弥漫性对称性增强，α 节律波功率在大部分区域下降。

2. 脑 CT 检查 在弥漫性脑萎缩的 CT 诊断中，颞叶和海马萎缩，下角扩大（横径＞7.7 mm）有助于 AD 患者与正常脑老化的鉴别，CT 检查示海马萎缩可作为早期诊断的标志。脑 CT 检查可排除由脑积水、慢性硬膜下血肿、脑肿瘤和脑梗死等所致的与 AD 有相似症状和临床病程的器质性脑病。AD 早期脑 CT 检查可能正常。

3. 脑 MRI 检查 脑 MRI 检查可提供大脑结构性改变的诊断信息，用 MRI 检查颞叶前部和海马结构的体积及乳头体垂直直径，可发现 AD 组乳头体有明显萎缩。

4. 单光子发射计算机断层摄影术（SPECT）和正电子发射断层摄影术（PET） SPECT 和 PET 可判断大脑皮层脑血流和代谢情况。

四、诊断要点

（1）老年前期或老年期发病，起病隐匿，呈慢性进行性病程。

（2）进行性智力衰退，包括远近记忆力、分析判断力、学习工作和社会交往能力等，可伴有行为幼稚、情感不稳等精神障碍及肌张力增高等神经体征。晚期呈去皮层状态。

（3）神经心理学及量表检查提示智商低于正常。神经心理学及量表检查对痴呆的诊断与鉴别有意义，常用简易精神状态检查量表、韦氏成人智力量表、临床痴呆评定量表和 Blessed 行为量表等。神经心理测试可确定记忆、认知、语言及视空间功能障碍的程度，建立痴呆的诊断。

（4）脑电图示 α 波功率下降，呈弥散性 θ 和 δ 节律波；颅脑 CT 检查示大脑广泛萎缩。

五、防治要点

> **知识链接**
>
> ### 在家照料 AD 患者服药应注意事项
>
> 在家照料 AD 患者服药应注意以下几点：①患者常忘记吃药、吃错药，或忘了已经服过药又过量服用，所以患者服药时必须有人在旁陪伴，帮助患者将药全部服下以免遗忘或错服；②对伴有抑郁症、幻觉和自杀倾向的患者，家人一定要将药品管理好，放到患者拿不到或找不到的地方；③患者常常不承认自己有病，或者常因幻觉、多疑而认为家人给的是毒药，所以他们常常拒绝服药，这就需要家人耐心说服，向患者解释，或将药研碎拌在饭中吃下，对拒绝服药的患者，一定要看着患者把药吃下，让患者张开嘴，看看是否咽下，防止患者在无人看管后将药吐掉；④患者服药后常不能诉说其不适，家属要细心观察患者有何不良反应，及时调整给药方案。

本病由于病因未明，尚无特效治疗药物和方法，重点在于护理和维持治疗。目前治疗主要从以下方面着手进行。

1. 一般治疗　注意患者饮食，保证各种营养及水和电解质平衡。改善睡眠，鼓励适当活动和锻炼，预防感染尤其是呼吸道及尿道感染。

2. 对症治疗　积极治疗各种躯体病。对失眠、焦虑、抑郁、妄想等症状进行治疗，用药及剂量应特别慎重。

3. 与神经递质障碍有关的治疗　提高胆碱能活性的治疗药物分为如下三类：增强乙酰胆碱合成和释放的突触前用药，如胆碱和卵磷脂；限制乙酰胆碱降解以提高其活性的药物如毒扁豆碱；突触后用药即胆碱能激动剂。

4. 改善脑循环和脑代谢　常用药物有：草酸萘呋胺酯用于智力损伤的老年人，可改善其日常活动能力、记忆和智力；用大剂量吡拉西坦可延缓 AD 的发展，对改善命名、远近记忆有较大作用；银杏叶特殊提取物的制剂可改善神经元代谢，对神经递质障碍有改善作用，用银杏叶制剂治疗原发性退行性痴呆，采用神经心理学的方法观察，证明有显著疗效；钙通道阻滞剂、胞磷胆碱、三磷腺苷（ATP）、细胞色素 C 等对 AD 也有一定的治疗作用。

5. 雌激素治疗　雌激素替代疗法可明显延缓 AD 的发生，尤其是对老年妇女痴呆有一定作用，其机理尚不清楚。

第 4 节　癫　　痫

案例 16-8

患者，男，8 岁，学生。半年来经常出现说话突然中断、两眼发直、口唇苍白、面部肌肉有轻微节律性抽动、手中持物掉落地上，每次发作持续 10～20 s，发作后能继续原来的说话，本人对发作过程全然不知。

问题：1. 该患者可能患有什么疾病？

2. 如何诊断？

癫痫是由多种原因引起的大脑局部神经元异常高频放电,导致短暂的大脑功能障碍的一种慢性脑病,常突然发生、反复发作。由于异常放电的神经元在大脑中的部位不同,而有多种多样的表现。癫痫是神经系统最常见疾病之一,其俗称为"羊癫风"或者"羊角风"。2019 年发布的《全球癫痫报告》显示,全世界目前至少有 5000 万癫痫患者,我国目前有 900 万以上的癫痫患者。其中 75% 通过治疗可获满意疗效,25% 为难治性癫痫。癫痫根据病因不同分为特发性癫痫和症状性(继发性)癫痫两大类。

一、病因及发病机制

（一）特发性癫痫

该种类型病因至今未明,脑部并无可以解释症状的结构变化或代谢异常。谱系、双生子及脑电图研究和流行病学调查等,充分证明特发性癫痫有遗传性,部分患者是单基因遗传,部分患者是多基因遗传,但不一定都表现为临床发作。

（二）症状性癫痫

该类型是由多种脑部病损和代谢障碍引起的,可能也有遗传因素参与。

1. 先天性疾病　见于染色体异常、遗传代谢障碍、脑畸形、先天性脑积水等所致神经元缺失。

2. 产前期或围生期疾病　因产伤或脑挫伤、水肿、出血、梗死等导致局部脑硬化而形成癫痫灶,多有脑性瘫痪。产伤是婴儿期癫痫的常见病因。

3. 脑部疾病　脑部感染、寄生虫病、颅内肿瘤、脑血管病、脑外伤等可引起癫痫。

4. 全身疾病　如高热、中毒、营养代谢性疾病等可引起癫痫。

（三）影响发作的因素

1. 年龄因素　年龄对癫痫的发病率、发作类型、病因和预后均有影响。癫痫的初发年龄 60%～80% 在 20 岁以前。新生儿正常呈移动性部分性发作,6 个月到 5 岁以热性惊厥多见。儿童良性中央颞区棘波灶癫痫多在 4～10 岁开始,青春期后自愈。成年期多为部分性发作或继发性全身性发作。病因方面,婴儿期首次发作者多为脑器质性特别是围产前期疾病,其后至 20 岁以前开始发作者常为原发性,对青年至壮年人来说颅脑外伤则是一重要原因,中年人以颅脑肿瘤为多,老年人以脑血管病占首位。

2. 觉醒因素　有些全身强直-阵挛性发作患者多在晨醒后及傍晚时发作,称为觉醒癫痫;有的则多在入睡后和觉醒前发作,称睡眠癫痫;觉醒及睡眠时均有发作者称不定期癫痫,不定期癫痫多为症状性癫痫。婴儿痉挛症常在入睡前和睡醒后发作,失神发作多在觉醒期发生。

3. 内分泌因素　性腺功能改变对癫痫有一定影响。全身强直-阵挛性发作及部分性发作常在月经初潮期发病,有的在经前或经期发作加频或加剧。少数仅在经前期或经期中发作者称经期性癫痫。妊娠可使癫痫发作次数增加,症状加重,或仅在妊娠期发作,后者称妊娠癫痫。

4. 诱发因素　发热、过量饮水、过度换气、饮酒、失眠、惊吓、刺激、过劳、饥饿、便秘等均可诱发癫痫发作。突然撤除抗癫痫药物,亦可导致癫痫发作。某些患者对某些特定的感觉如视、听、嗅、味等较为敏感,当受刺激时可引起不同类型的癫痫发作,称为反射性癫痫。某些患者在出现强烈情感活动、精神激动、受惊、书写计算、下棋玩牌时发生癫痫发作,称为精神反射性癫痫。本病的发病机制十分复杂,至今尚未完全阐明,目前公认的癫痫发作是由神经元异常放电所致。

课堂互动答案

课堂互动:癫痫的危险因素有哪些?

二、临床表现

癫痫表现十分复杂,种类繁多,主要有抽搐意识和感知觉障碍,并具有间歇性、暂时性、刻板性的特点。癫痫具有多种发作形式,1981 年国际抗癫痫联盟根据临床和脑电图特点制订的癫痫分类沿用至今,主要分为全面性发作、部分性发作、未分类发作,下面重点介绍全面性发作和部分性发作。

(一)全面性发作

1. 强直-阵挛性发作(大发作) 大发作是最常见的发作类型,约占所有癫痫发作的 81%,发作分为四期。

(1)先兆期:在意识丧失前感到头晕、恐惧、胸闷、心慌、上腹不适、恶心,出现幻觉、身体局部抽动等。可单项或多项出现,先兆期发生率较低,约占 15%。一般时间短促,历时数秒,瞬间即进入发作期。

(2)强直期:患者突然意识丧失,跌倒在地;全身骨骼肌呈强直性收缩,头后仰,双上肢屈曲强直,双下肢伸性强直;由于膈肌、肋间肌强直收缩,使肺内空气压出,喉部痉挛、咽喉狭窄致发生尖锐的叫声(称为痫叫);两眼上翻或斜视,口部先张后闭合,此时可能咬伤唇、舌和颊部;由于呼吸肌强直收缩可导致呼吸暂停;瞳孔扩大,对光反射消失,口唇及全身皮肤青紫,历时 20~30 s。之后肢端出现细小震颤渐及全身,进入阵挛期。

(3)阵挛期:全身肌肉有节律地抽动,常先从面部开始,因咀嚼肌抽动可咬伤舌唇,口吐白沫或血沫。肢端逐渐呈现细微的震颤,幅度逐渐增大并延及全身,呈现间歇的屈曲痉挛,其频率逐渐减退,常同时发生大小便失禁,历时 1~3 min。最后在一次强烈阵挛后突然停止,进入恢复期。

(4)恢复期(惊厥后期):阵挛停止后进入昏睡,历时数分钟或数小时,意识才逐渐清醒,醒后感到全身酸痛、乏力、头昏、头痛,除先兆期症状外,对发作过程不能回忆,部分患者在意识恢复过程中出现意识模糊、兴奋、躁动等精神症状。

(5)癫痫持续状态:一次癫痫发作持续 30 min 以上,或连续多次发作,发作间歇意识持续丧失。患者常有高热、脱水、酸中毒、脑水肿等严重并发症,若不及时治疗可危及生命,常因生理功能衰竭而死亡。感染、过度疲劳、孕产及饮酒、抗癫痫药物使用不当为诱发因素。

2. 失神发作(小发作) 小发作主要见于儿童或青年,以短暂意识丧失为特征,主要表现为正在进行的动作突然中断,持物落地,两眼呆视,呼之不应,但不倒地,发作持续 5~30 s 后停止。发作停止后仍可继续原来的工作,对发作过程毫无意识,一日可发作数次或百次以上。非典型(变异型)发作时,发作和恢复均较缓慢,可伴有肌张力丧失而跌倒等。

(二)部分性发作

部分性发作由局部开始,根据临床特点分为单纯部分性发作和复杂部分性发作。

1. 单纯部分性发作(局限性发作) 局限性发作多见于症状性癫痫,以局部症状为特征。可见于任何年龄,以成人多见。此型常由脑局灶性器质性病变刺激引起。主要表现为单纯的基本的运动感觉和自主神经症状发作,不伴有意识丧失,发作时程较短,一般不超过 1 min。

2. 复杂部分性发作(精神运动性发作) 精神运动性发作常见于成人,占成人癫痫发作的 50% 以上,病灶多在颞叶,故又称颞叶癫痫,以发作性意识障碍、精神症状、自动症为特点。主要表现为在意识障碍的基础上出现错觉、幻觉、妄想等精神症状,可发生伤人、自伤等暴力行为,以及有神游症、夜游症等自动症表现,如起立徘徊、咀嚼、吞咽、舔唇、清喉、搓手、解扣、脱衣、挪动桌椅等,甚至外出游走、奔跑、乘车上船,也可自言自语或叫喊、唱歌等。发作一般持续数分钟到半个小时,甚至长达数小时至数日,事后对其行为不能回忆。

课堂互动答案

课堂互动:癫痫的典型临床表现有哪些?

三、辅助检查

1. 脑电图(EEG)检查 脑电图检查是诊断癫痫的重要检查。发作时可见明确病理波,如棘波、尖波、棘-慢波或尖-慢波。脑电图检查在患者发作间歇期阳性率为 50% 以上。如做眼前闪光、快速换气等诱发试验,可提高阳性率。少数正常人亦可出现脑电图异常。若癫痫患者反复检查脑电图都正常,可做脑电地形图(BEAM)和动态脑电图(AEEG)监测。

2. CT 检查、MRI 检查和脑血管造影 若为继发性癫痫,应进一步行头颅 CT 检查、MRI 检查和脑血管造影等检查,以发现相应的病灶。

3. 血常规、尿常规、粪常规和脑脊液检查 三大常规检查、粪便虫卵检查、血生化检查和脑脊液检查等有助于查找继发性癫痫的病因。

四、诊断要点

1. 病史 详细询问家族史、脑部疾病史及发作史,可为诊断提供重要依据。

2. 临床表现 典型的临床表现是主要诊断依据,可根据目击者描述的患者发作详细过程来诊断。

3. 辅助检查 脑电图检查是诊断最常用的辅助检查方法,神经影像学检查可确定脑结构性异常或损坏。

五、防治要点

知识链接

癫痫发作患者注意事项

对癫痫发作患者要注意以下几点:①不能限制其发作,患者抽搐时,旁人不能用力按压或屈曲其身体;②不要试图在患者口中放任何东西,如放置木筷、勺子等,绝对禁止将自己的手指放在患者的牙齿间;③用软垫保护患者的头部,预防意外伤害,移开周围尖锐、硬、烫之物,以免患者受伤,可用枕头、棉被等软物围护在患者四周;④发作结束后,轻轻地将患者放置于良好的恢复姿势以改善呼吸,不需做人工呼吸,尤其是口对口人工呼吸,因易将呕吐物挤入肺部而造成窒息;⑤救助者应等到患者完全恢复再离开,不要在患者完全恢复之前给其食用任何东西;⑥不要采取任何措施企图弄醒患者,发作持续 5 min 以上仍不止时需即刻送医。

(一)一般治疗

1. 避免各种诱发因素 保持良好的生活规律和饮食习惯,避免过饱、过劳、睡眠不足和情感冲动,戒除烟酒。

2. 防止发作时受伤 避免攀高、游泳、驾驶车辆、在炉火旁及高压电机旁的工作;不要睡在较高的床上,必要时加防护栏。

(二)病因治疗

对于病因明确的癫痫,除有效控制发作外,还要积极治疗原发病,颅内占位病变应先考虑手术治疗。特发性癫痫对药物治疗无效者,可行手术破坏脑内与癫痫发作的有关区域,彻底消除脑细胞的异常放电,根除癫痫发作。

(三)药物治疗

(1)根据癫痫发作类型选择安全、有效、价廉和易购的药物。强直-阵挛性发作选用苯巴比妥、丙戊酸钠、卡马西平,复杂部分性发作选用苯妥英钠、卡马西平,失神发作选用氯硝西泮、地西泮等。

(2)药物剂量从常用量低限开始,逐渐增至发作控制理想而又无严重毒副作用为宜,给药次数应根据药物特性及发作特点而定。

(3)一般不随意更换、间断、停止用药,应定期监测药物浓度,适时调整药物剂量。

(4)癫痫发作完全控制 2～3 年后,脑电图正常,方可逐渐减量停药。

(四)癫痫持续状态的治疗

应积极有效地控制抽搐,首选地西泮(安定),成人 10～20 mg,小儿 0.25～1 mg/kg,缓慢静脉注射至抽搐停止。随后将 20～40 mg 加入葡萄糖液中,以 10～20 mg/h 速度静脉滴注,持续 10～20 h,

每日地西泮总量不超过 120 mg。同时积极处理并发症,保持呼吸道通畅。

知识链接

癫痫患者生育注意事项

癫痫患者生育注意事项:①从优生观点出发,特发性癫痫患者应考虑禁止生育;②双方有癫痫家族史的应考虑禁止生育;③一方为癫痫患者,对方仅有脑电图异常时也应考虑禁止生育;④一方有家族史,已生过患癫痫的子女,不建议生育第二胎;⑤女性癫痫患者又有明确的家族史者,如已结婚应考虑禁止生育;⑥无家族史和家系脑电图异常的癫痫患者,在育龄期内癫痫治愈(包括脑电图恢复正常)1年后再生育。

→ 目标检测

目标检测答案

单项选择题

1. 癫痫发作特点不包括(　　)。
A. 突然性　　　　B. 表演性　　　　C. 间歇性　　　　D. 短暂性　　　　E. 刻板性

2. 属于脑膜刺激征的神经反射是(　　)。
A. 瞳孔反射　　　　　　　　B. 吸吮反射　　　　　　　　C. 降落伞反射
D. 布鲁津斯基征　　　　　　E. 吞咽反射

3. 脑血栓形成最常见的原因是(　　)。
A. 高血压　　　　　　　　　B. 高脂血症　　　　　　　　C. 先天性血管畸形
D. 动脉粥样硬化　　　　　　E. 脑动脉炎

4. 脑栓塞的栓子来源最常见的是(　　)。
A. 心源性栓子　　　　　　　B. 感染性脓性栓子　　　　　C. 脂肪栓子
D. 癌性栓子　　　　　　　　E. 气体栓子

5. TIA 最常见的病因是(　　)。
A. 高血压　　　　　　　　　B. 心脏病　　　　　　　　　C. 脑动脉痉挛
D. 动脉粥样硬化　　　　　　E. 糖尿病

6. 脑部血液供应的前循环和后循环之间由(　　)连通。
A. Willis 环　　　B. 软脑膜　　　C. 静脉窦　　　D. 血脑屏障　　　E. 迷走神经

7. 患者一侧上、下肢无自主运动是(　　)。
A. 单瘫　　　　B. 截瘫　　　　C. 交叉瘫　　　　D. 偏瘫　　　　E. 四肢瘫

8. 下述关于浅昏迷的描述不恰当的是(　　)。
A. 血压、脉搏、呼吸多无变化　　　　　　　B. 意识完全消失
C. 压迫眶上神经有痛苦表情　　　　　　　　D. 吞咽、咳嗽反射存在
E. 无自主运动

9. 脑出血发病的主要原因是(　　)。
A. 高血压心脏病　　　　　　　　　　　　　B. 颅内动脉瘤
C. 高血压及动脉粥样硬化　　　　　　　　　D. 血液病
E. 脑脓肿

10. 脑栓塞形成的"超早期"治疗时间一般是指发病后的(　　)。
A. 1 h 内　　　B. 3 h 内　　　C. 6 h 内　　　D. 12 h 内　　　E. 24 h 内

11. 以下疾病的发病机制与高血压无关的是(　　)。
A. TIA　　　　　　　　　　B. 脑血栓形成　　　　　　　C. 脑出血

D. 脑栓塞　　　　　　　　　E. 蛛网膜下腔出血

12. 脑血栓形成患者发生脑水肿时主要观察(　　)。

A. 视力减退　　　　　　　　B. 逐渐昏迷　　　　　　　　C. 剧烈头痛

D. 头痛伴呕吐、视乳头水肿　　E. 头晕、抽搐

13. 蛛网膜下腔出血患者不应出现(　　)。

A. 剧烈头痛　　　　　　　　B. 频繁呕吐　　　　　　　　C. 一侧肢体瘫痪

D. 脑膜刺激征　　　　　　　E. 一次性意识障碍

14. 观察到某高血压患者突然剧烈头痛伴呕吐,迅速昏迷,首先考虑(　　)。

A. 脑血栓形成　　　　　　　B. 蛛网膜下腔出血　　　　　C. 脑膜炎

D. 腔隙性脑梗死　　　　　　E. 脑出血

(李佳佳)

第五篇

妇产科及儿科常见疾病

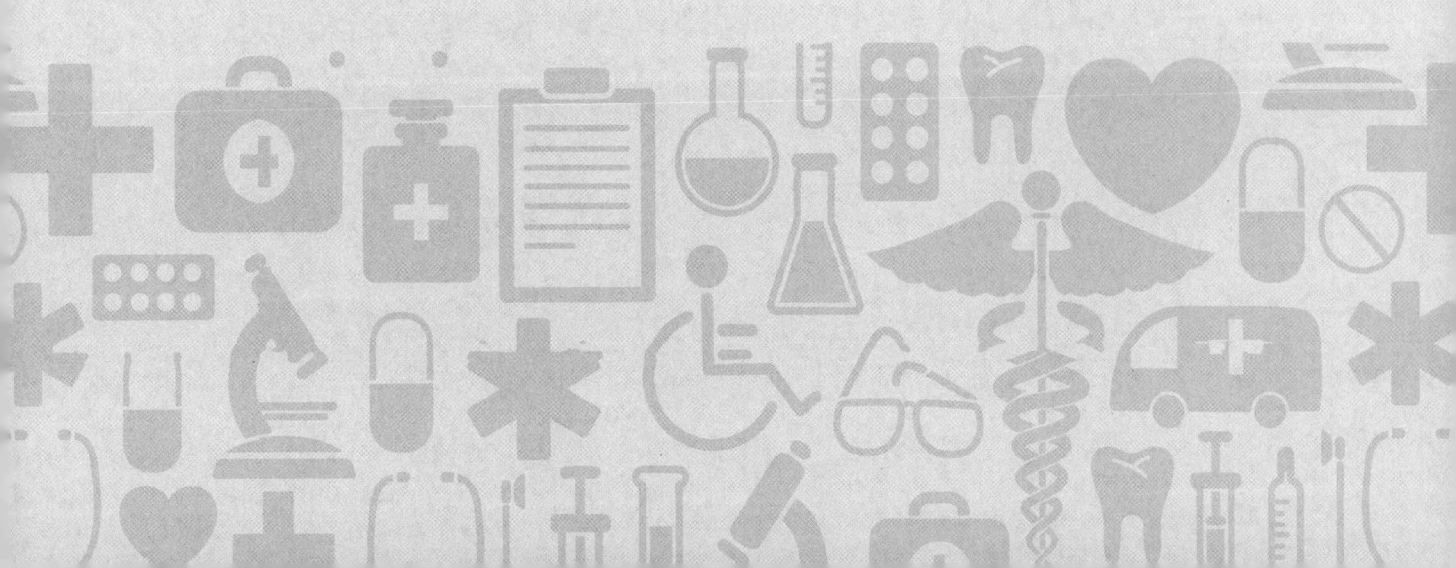

妊娠诊断

1. 掌握不同时期妊娠的临床表现和诊断要点。
2. 熟悉早、中、晚孕检。
3. 了解分娩前准备。

第 1 节　早期妊娠诊断

案例 17-1

患者,女,23 岁。平素月经周期规律,周期 30 天左右。目前停经 50 天,3 天前晨起出现恶心、呕吐,近 2 天食欲欠佳。妇科检查:阴道黏膜及宫颈阴道部分呈紫蓝色,子宫稍增大、质软,宫体与宫颈似不相连。

问题:1. 该患者最可能的诊断是什么?
　　　2. 哪些辅助检查可协助诊断?

一、症状

1. 停经　健康育龄期妇女,性生活正常,平素月经规律,如果月经过期 10 天甚至 28 天以上,应高度怀疑妊娠。停经是最早的妊娠症状,但并不是妊娠的特有症状。

2. 早孕反应　多数早孕女性在停经 6 周左右出现畏寒、嗜睡、头晕、乏力、流涎、食欲不振、厌食油腻、喜食酸物、恶心、晨起呕吐等现象,称为早孕反应。早孕反应大多在 12 周左右自行消失,与血中人绒毛膜促性腺激素(HCG)增多、胃排空减慢及胃液减少有关。

3. 尿频　妊娠早期可出现尿频症状,这是由膀胱被前倾增大的子宫压迫所致,子宫增大超出盆腔后,症状会随之消失。

二、体征

1. 乳房　自觉乳房轻度胀痛,检查可见乳房逐渐增大,静脉显露明显,乳头着色加深伴疼痛,乳晕周围出现蒙氏结节。哺乳期妇女,妊娠后乳汁常明显减少。

2. 生殖器官　阴道壁及宫颈充血,呈紫蓝色。停经 6~8 周后,出现黑加征,双合诊检查子宫峡部极软,宫颈与宫体似不相连。子宫随妊娠进展增大变软,呈球形,当子宫底超出盆腔时,可在耻骨联合上方触及。

三、辅助检查

（一）实验室检查

1. 妊娠试验　妊娠妇女血中和尿中 HCG 明显升高,可通过检测血中 HCG 浓度诊断早期妊娠,也可用早孕试纸检测受检者尿液,若为阳性表明受检者尿中含有 HCG,以此来协助诊断早期妊娠。

2. 宫颈黏液检查　如果宫颈黏液稀薄,涂片干燥后在光镜下可见到羊齿植物叶状结晶,那么早期妊娠可能性不大;如果宫颈黏液量少且黏稠,涂片干燥后在光镜下可见珠豆状椭圆体,则结合月经过期,可协助诊断早期妊娠。

3. 基础体温测定　双相型体温的妇女高温相持续 18 天甚至 21 天,结合月经过期,可以协助诊断早期妊娠。

（二）影像学检查

妊娠早期 B 超检查是确定宫内妊娠的金指标。妊娠 5 周时 B 超可见到妊娠环,妊娠 6 周时可见到胚胎和原始心管搏动,此时可确诊为早期妊娠活胎。

四、诊断要点

根据病史、症状与体征,结合实验室检查等不难诊断出结果。需要注意的是诊断早孕时,不能将妊娠试验作为唯一的诊断依据,应该结合病史、症状、体征、实验室检查及其他检查综合考虑。如果不能确诊为早期妊娠,应于 2 周后复查。此外,早期妊娠需与子宫肌瘤、假孕等区别。

预产期计算:一般以末次月经的第一天为起点,加 280 天为预产期,或以末次月经第一天的月份减去 3(不足者加上 9),日数加上 7 为预产期。还可以受精日(根据基础体温测量知道排卵日期及同房日期即可知道受精日)加 266 天为预产期。如果月经周期不准,可以根据 B 超测量胚胎或胎儿推算妊娠周数和预产期,妊娠后期也可以根据子宫底高度测定妊娠周数。

课堂互动:妊娠早期确定宫内孕的金指标是什么?

五、防治要点

1. 早孕反应处理　早孕反应是生理现象,不用过分紧张。早孕反应较轻的不需特殊治疗,如果程度严重,甚至有全身消瘦、脱水、无力等危重情况,应该暂时用药物控制,保证孕妇与胎儿的健康。另外保持心情愉快、清淡饮食、少食多餐、合理运动等也有助于缓解早孕反应。

课堂互动答案

2. 早孕注意事项　妊娠前 3 个月是胚胎发育的重要时期,容易造成胚胎伤害甚至造成流产。所以早孕妇女需要注意妊娠前 3 个月避免或减少性生活;多休息,预防先兆流产;注意补充叶酸,预防神经管缺陷胎儿;避免病毒感染如感冒等疾病;如果需用药,需先咨询医生。

3. 终止妊娠方法　早期妊娠可用药物流产和人工流产两种方法终止。妊娠 7 周内可选择药物流产,妊娠 10 周内可选择负压吸引术,等于和大于 10 周,可以采用负压吸宫术终止妊娠;中、晚期妊娠终止可用依沙吖啶(利凡诺)引产,或采用水囊引产、前列腺素引产(米非司酮＋米索前列醇)、天花粉结晶蛋白引产、芫花类药物引产、剖宫取胎等方式。

第 2 节　中、晚期妊娠诊断

案例 17-2

张某,初孕妇,26 岁。末次月经不详,为行规律产检,行产科检查,手测子宫底高度为剑突下 1 横指,胎心良好。

问题:1. 孕妇对应的妊娠周数是多少周?
　　　2. 接下来孕妇和家人应该做好哪些方面的准备?

一、症状

1. 停经 有停经史和早孕反应史。

2. 腹部膨大 孕妇腹部随妊娠时间增加而逐渐增大。

3. 胎动 孕妇多在妊娠 20 周左右时可自觉胎动。

二、体征

1. 子宫增大 根据手测子宫底高度或尺测耻骨上子宫长度(表 17-1)可大致判断妊娠周数。

表 17-1　不同妊娠周数的手测子宫底高度及尺测耻骨上子宫长度

妊 娠 周 数	手测子宫底高度	尺测耻骨上子宫长度/cm
12 周末	耻骨联合上 2~3 横指	—
16 周末	脐耻之间	—
20 周末	脐下 1 横指	18(15.3~21.4)
24 周末	脐上 1 横指	24(22.0~25.1)
28 周末	脐上 3 横指	26(22.4~29.0)
32 周末	脐与剑突之间	29(25.3~32.0)
36 周末	剑突下 2 横指	32(29.8~34.5)
40 周末	脐与剑突之间或略高	33(30.0~35.3)

2. 胎动 胎动是指胎儿的躯体活动。胎动在妊娠 18 周时通过 B 超可见,3~5 次/小时,可在腹壁薄者的腹部看到。胎动随着妊娠周数逐渐增多,到 36 周左右达到高峰,后逐渐减少。

3. 胎体 胎体可在妊娠 20 周后经腹壁触及。胎体可在妊娠 24 周后通过触诊区分胎头、胎背、胎臀及胎儿肢体。胎头圆而硬;胎臀宽而软,形状略不规则;胎背宽而平;胎儿肢体高低不平。

4. 胎心音 妊娠 18~20 周时用一般听诊器可闻及胎心音。胎心音似钟表滴答声,呈双音,110~160 次/分,听到胎心音即可确诊为活胎妊娠。

三、辅助检查

1. B 超检查 可显示胎儿数目、胎产式、胎先露、胎位等;可通过测量胎体多条径线,了解胎儿生长发育情况;可筛查体表畸形。

2. 彩色多普勒超声检查 彩色多普勒超声检查能探出子宫动脉、脐动脉和胎儿动脉的血流速度波形,妊娠中期可评估子痫前期风险,妊娠晚期可判断胎儿贫血的程度。

四、诊断要点

孕妇中期妊娠以后子宫明显增大,自己能感到胎动、触及胎体、听到胎心,可以初步诊断,根据早孕及停经病史、临床表现的症状与体征,结合实验室检查确诊中、晚期妊娠。

1. 中期妊娠诊断 此时除了诊断妊娠外,还要注意诊断胎位。中期妊娠由于羊水较多,胎儿较小,胎位不定,注意调整胎位,为顺利分娩做准备。

2. 晚期妊娠诊断 晚期妊娠除了诊断妊娠外,还要诊断胎产式、胎先露、胎位等。

五、防治要点

1. 中期妊娠产检 中期妊娠产检一般是 4 周一次,常规项目为测量身高、体重、血压,听胎心,测子宫底高度,做唐氏筛查、B 超筛查胎儿畸形、糖耐量筛查等重要检查。

2. 晚期妊娠产检 晚期妊娠产检一般是 1 周一次,除了孕中期的常规项目检查外,增加了胎心监护和骨盆测量等检查。

3. 分娩前准备 分娩前严禁性生活,以预防早产和产后感染。临产前孕妇不要远行,防止意外分娩。孕妇应注意清洁,可用温水擦拭乳头,如果乳头内陷,可每天轻轻拉扯,为哺乳做准备,每天清洗会阴,预防感染。孕妇临产前应充分休息,蓄积体力。分娩前还应准备待产包,包括各种证件、孕妇用品及婴儿用品等,迎接婴儿的到来。

课程思政

关心下一代从关怀孕妇做起

世界上最伟大的爱是母爱。她们从十月怀胎到一朝分娩,倾注了大量心血,肩负着国家与民族的未来,理应受到全社会的尊重和爱戴!

孕妇的身心健康,关系着下一代的健康成长,关系着祖国的未来和希望。"孕妇徽章"主要是为那些准妈妈设计的标志物。对肩负孕育下一代重任的准妈妈而言,在身体妊娠特征还不十分明显的时候,往往会碰到一些危险处境,如朋友同事无意间的身体碰撞、公交车上无人让座的尴尬等。准妈妈们太需要有一张能够昭示她们"身份与重任"的"孕妇徽章"了。准妈妈们在佩戴"孕妇徽章"的同时也传达了未来宝宝的到来。

当您在乘坐公交车时,当您在乘坐电梯时,当您在一切人多拥挤的地方……请您将方便让给孕妇,一个简单的动作就能让爱传播。

当您正行驶在路上,看到有孕妇正在焦急等车时,如果您不是很赶时间,请您载她一程,哪怕只有一千米,也是爱心的体现。

为了给准妈妈们带来更多关怀,我们每个人都应该参与到此次公益工程活动中来。爱心无价,我们一起努力,让准妈妈们一路与爱同行。

目标检测

单项选择题

目标检测答案

1. 下列关于早期妊娠诊断,错误的是(　　)。

A.阴道壁和宫颈呈紫蓝色　　　　B.黑加征阳性　　　　C.子宫增大变软,呈球形

D.检测尿 HCG 阳性　　　　E.黄体酮试验阳性

2. 早孕时最早最重要的症状是(　　)。

A.乳房胀痛　　　B.停经　　　C.恶心呕吐　　　D.尿频　　　E.腹痛

3. 孕妇自觉胎动的最早妊娠周数为(　　)。

A.孕 12 周　　　B.孕 16 周　　　C.孕 18 周　　　D.孕 20 周　　　E.孕 24 周

4. 孕 36 周末子宫底高度在(　　)。

A.脐上 2 横指　　　　B.脐上 3 横指　　　　C.剑突下 2 横指

D.脐耻之间　　　　E.脐与剑突之间

5. 初孕妇,28 岁,末次月经 2020 年 4 月 12 日,于 2020 年 11 月 15 日就诊。手测子宫底高度为脐上 3 cm,枕左前位,胎心率无异常。现在的情况应是(　　)。

A.妊娠满 30 周,子宫底高度正常　　　　B.妊娠满 30 周,子宫底低于正常

C.妊娠满 31 周,子宫底高于正常　　　　D.妊娠满 31 周,子宫底高度正常

E.妊娠满 31 周,子宫底低于正常

6. 诊断早孕最敏感的方法是(　　)。

A.血清 HCG 测定　　　　B.尿 HCG 测定　　　　C.早孕试纸检测

D.经腹 B 超检查　　　　E.经阴道 B 超检查

7. 诊断早孕最常用的方法是（　　）。

A. 血清 HCG 测定　　　　　　　B. 尿 HCG 测定　　　　　　　C. 早孕试纸检测

D. 经腹 B 超检查　　　　　　　E. 经阴道 B 超检查

8. 下列关于妊娠晚期心血管系统生理功能变化,错误的是（　　）。

A. 心率增快而有心悸　　　　　　B. 心脏容量增加 10% 左右

C. 叩诊心浊音界稍扩大　　　　　D. 心尖部可闻及柔和吹风样收缩期杂音

E. 增大的子宫压迫下腔静脉使血液回流受阻,心排血量减少

9. 下列关于妊娠期母体循环系统的变化,错误的是（　　）。

A. 心排血量至妊娠 10 周逐渐增加

B. 心率从妊娠早期至末期每分钟增加 10～15 次

C. 心排血量至妊娠 32～34 周达高峰

D. 妊娠后期心脏向左、向上、向前移位

E. 第二产程期间,心排血量略减少

（唐　君）

异常妊娠

1. 掌握流产的病因及发病机制、临床表现和治疗要点；掌握妊娠高血压综合征的临床表现，中、重度妊娠高血压综合征的治疗要点。

2. 熟悉妊娠高血压综合征的高危因素、预防以及常用药物。

3. 了解流产和妊娠高血压综合征的分类。

第1节 流　产

案例 18-1

患者，女，末次月经 2019 年 3 月 10 日，停经 50 天时，阴道流血，量少，有恶心、呕吐等反应，于 2019 年 5 月 3 日入院。无腹痛或有轻微下腹疼痛，伴腰痛及下坠感。妇科检查宫颈口闭，子宫大小与停经月份符合，B 超示子宫内可见一妊娠囊，有胚胎和胎心音。

问题：1. 为什么妊娠早期会有阴道流血？

2. 考虑是什么原因造成的？

妊娠不足 28 周、胎儿体重不足 1000 g 而终止者称为流产。流产根据发生原因分为自然流产和人工流产；根据发生时间可分为早期流产和晚期流产，前者发生于妊娠 12 周之前，后者发生在妊娠 12 周以后不足 28 周。胚胎着床后约三分之一发生自然流产，其中三分之二以上为早期流产。自然流产是本节介绍的主要内容。

流产可分为四种临床类型：先兆流产、难免流产、不全流产、完全流产。先兆流产处理得当仍有希望继续妊娠；难免流产多由先兆流产发展而来；难免流产继续发展，如果妊娠物没有完全排出体外就是不全流产，如果妊娠物完全排出体外就是完全流产。另外，流产有反复自然流产和稽留流产两种特殊情况。反复自然流产旧称习惯性流产，是指同一性伴侣连续发生自然流产 3 次或以上者。稽留流产是指胚胎或者胎儿已死亡，但仍滞留在子宫内尚未自然排出者。

一、病因及发病机制

1. 胚胎因素　早期流产的主要原因是染色体异常，包括数目异常或结构异常，多数结局为难免流产。

2. 母体因素

（1）全身性疾病：孕妇患严重感染、贫血、高热、心力衰竭及慢性肝肾疾病、高血压等可能引起流产。

（2）内分泌失调：孕妇黄体功能不全、高催乳素血症、甲状腺功能减退症、严重糖尿病血糖控制不良等可能引起流产。

（3）生殖器官疾病：孕妇子宫畸形、子宫肌瘤、宫颈粘连、宫颈重度裂伤及内口松弛等可能引起流产。

（4）免疫因素：抗磷脂抗体、抗糖蛋白抗体、狼疮抗凝血因子、抗核酸抗原抗体、抗精子抗体阳性的孕妇可出现流产，母婴双方免疫不适应等也可导致流产。

（5）强烈应激及不良习惯：躯体或心理刺激，吸烟、酗酒、过度饮用咖啡等均可引起流产。

3．环境因素　过多接触有害的化学物质（如铅、砷、苯、甲醛、环氧乙烷等）和某些物理因素（如放射线、高温及噪声等），均可能引起流产。

课堂互动：流产有哪些临床类型？

二、临床表现

流产的主要临床表现是停经后腹痛和阴道出血。

课堂互动答案

1．早期流产　早期流产往往是先出血后腹痛。妊娠 8 周以前绒毛发育不成熟，与母体蜕膜的联系并不牢固，如果流产则出血并不多。妊娠 8～12 周，随着绒毛与母体蜕膜联系逐渐牢固，一旦剥离不全，将发生大出血。流产开始时绒毛与蜕膜剥离，血窦开放，出现阴道流血，子宫收缩，排出胚胎及其他妊娠物，产生阵发性下腹部疼痛，继之子宫收缩，血窦闭合，出血停止。复发性流产多为早期流产。

2．晚期流产　晚期流产与早期流产过程相似，往往先腹痛后出血，依次排出胎儿、胎盘，出血不多。若底蜕膜反复出血，胎块被血块包围，往往出血不止，甚至形成血样胎块稽留于宫腔内。

3．稽留流产　稽留流产又称为过期流产，主要表现为子宫不再增大，胎动消失，伴或不伴有先兆流产的症状。

三、辅助检查

（一）实验室检查

1．妊娠试验　可用早孕试纸诊断妊娠，也可连续测血清 HCG 的水平，辅助判断先兆流产的预后。

2．孕激素测定　血孕酮水平测定可辅助判断先兆流产的预后。

（二）影像学检查

B 超检查：对疑为先兆流产者，根据妊娠囊、胎心搏动情况可确定胚胎或胎儿是否存活，可判断先兆流产的预后，对于不全流产及稽留流产也可协助确诊。

四、诊断要点

根据病史、临床表现及辅助检查诊断自然流产比较容易。

1．先兆流产　出血量要比平时少，伴有或不伴有下腹部痛或腰背痛；检查中可见宫颈口未扩张，子宫增大，且与妊娠周数相符。

2．难免流产　多由先兆流产发展而来。难免流产时，阴道流血较先兆流产增多，阵发性腹痛逐渐加剧，或出现阴道流水（胎膜破裂）；检查可见宫颈口已扩张，有组织物堵塞或见胎膜囊膨出，或有水流出，子宫与妊娠周数符合或较小。

3．不全流产　难免流产排出物不完全，检查可见宫颈口多较松弛，有时可见组织堵塞于宫颈口，子宫多小于妊娠周数，流血时间过长可引发流产、感染。

4．完全流产　难免流产排除物完全；检查可见宫颈口关闭，子宫接近正常大小。

各种流产类型的鉴别要点如表 18-1 所示。

此外，自然流产还应与异位妊娠、功能性子宫出血、痛经、子宫肌瘤、葡萄胎等疾病相鉴别。

表 18-1 各种流产类型的鉴别要点

类型	病史			妇科检查	
	出血量	下腹部痛	组织排出	宫颈口	子宫大小
先兆流产	少	无或轻	无	闭合	与妊娠周数相符
难免流产	从中到多	加剧	无	扩张	相符或略小
不全流产	从少到多	减轻	部分排出	扩张或堵塞	小于妊娠周数
完全流产	从少到无	无	全排出	闭合	正常或略大

五、防治要点

1. 先兆流产 应充分休息,卧床,严禁性生活,心理放松,增强信心。可用黄体酮辅以维生素 E 及少量甲状腺素(适用于甲状腺功能低下者)支持治疗,苯巴比妥镇静等。

2. 难免流产 确诊后应尽早清理宫腔内容物。

3. 不全流产 确诊后应尽快行刮宫术或钳刮术,同时补液或输血,如果感染应先控制感染。

4. 完全流产 一般不需处理。

5. 反复自然流产 应在妊娠前进行必要的检查,对症治疗。已妊娠出现反复自然流产后按先兆流产处理。

6. 稽留流产 由于胎盘组织机化,与子宫紧密相连,处理困难,一般根据妊娠周数采用刮宫或药物使胎儿和胎盘排出,以防发生凝血功能障碍。

第 2 节 妊娠高血压综合征

案例 18-2

患者,女,37 岁,初产妇,妊娠 38 周,妊娠前血压 126/74 mmHg。下肢水肿 1 个月伴头晕,视物模糊 1 天。查体:P 90 次/分,R 20 次/分,BP 160/90 mmHg,子宫底位于脐与剑突之间,胎头固定,枕右前位,胎心 142 次/分,尿常规检查尿蛋白(＋＋),未见颗粒管型及红细胞。

问题:1. 该患者的初步诊断是什么?

2. 该患者下一步应该采取哪些治疗措施?

妊娠高血压综合征,简称妊高征,是由全身小动脉痉挛导致全身各脏器功能障碍的一种妊娠期特有的症候群,多发生在妊娠 20 周后至产后 48 h 内,三大临床表现为高血压、水肿、蛋白尿。既往根据血压不同可以将妊高征分为轻度妊高征、中度妊高征和重度妊高征,目前一般分为妊娠期高血压、子痫前期(轻度、重度)、子痫、慢性高血压合并子痫前期、妊娠合并慢性高血压。本节主要介绍前三种疾病。

一、病因及发病机制

妊高征目前病因不明,有免疫学说、胎盘浅着床、血管内皮细胞损伤、遗传因素、凝血与纤溶系统失调学说、一氧化氮学说、缺钙学说等。高危因素有初产妇、孕妇年龄小于 18 岁或大于 40 岁、妊娠间隔时间超过 10 年、多胎妊娠、慢性高血压、慢性肾炎、糖尿病、血管紧张素基因 T235 阳性等。

妊高征的发病机制尚无定论。目前有子痫前期发病机制"两阶段"学说:第一阶段是病理生理变化形成过程,即子宫螺旋动脉滋养细胞重塑不良导致胎盘血液灌注减少;第二阶段为器官受损阶段,这一阶段会出现各种临床表现。

二、临床表现

妊高征的临床表现为高血压、水肿、蛋白尿,严重者出现头痛、头晕、眼花、黄疸,甚至抽搐昏迷,母婴死亡,详见表 18-2 和表 18-3。

表 18-2　妊高征的既往分类及临床表现

分　　类	临　床　表　现
轻度	血压≥140/90 mmHg,<150/100 mmHg,或较基础血压升高 30/15 mmHg,可伴有蛋白尿(0.5 g/24 h)或水肿
中度	血压≥150/100 mmHg,<160/110 mmHg,蛋白尿(+)(≥0.5 g/24 h)或伴有水肿,无自觉症状或有轻度头晕等
重度	血压≥160/110 mmHg,蛋白尿(++)~(++++)(≥5 g/24 h)伴有水肿 ①先兆子痫:在上述基础上有头痛、眼花、胸闷等自觉症状 ②子痫:在先兆子痫基础上有抽搐或昏迷(产前及产后 24 h 内易发)

表 18-3　妊高征的疾病分类及临床表现

分　　类		临　床　表　现
妊娠期高血压		血压≥140/90 mmHg,妊娠期首次出现,无蛋白尿并于产后 12 周恢复正常
子痫前期	轻度	血压≥140/90 mmHg,妊娠 20 周以后出现,尿蛋白(+)(≥0.3 g/24 h)
	重度	血压≥160/110 mmHg,尿蛋白(++)(≥2 g/24 h)
子痫		先兆子痫孕妇抽搐不能用其他原因解释
慢性高血压合并子痫前期		高血压孕妇妊娠 20 周以前无尿蛋白,若出现尿蛋白(0.3 g/24 h)或妊娠 20 周前突然尿蛋白增加,血压进一步升高或血小板<100×10⁹/L
妊娠合并慢性高血压		血压≥140/90 mmHg,妊娠 20 周以前(包括妊娠前)或妊娠 20 周以后首次诊断高血压并持续到产后 12 周

三、辅助检查

(一)实验室检查

1. 肝、肾功能检查与血、尿常规检查　测定血清丙氨酸转氨酶、胆红素、尿酸、尿素氮等指标;测定血细胞比容、血红蛋白、血黏度;测定尿蛋白、尿比重等,这些检查项目是妊娠期高血压、子痫前期和子痫的常规检查。

2. 凝血功能系列测定,电解质、动脉血气分析　凝血功能系列测定包括血浆凝血酶原时间、血浆纤维蛋白、凝血酶时间、3P 试验等;电解质、动脉血气分析等可监测孕妇水、电解质水平和有无缺氧。这些是考虑为子痫前期和子痫时应酌情增加的检查。

(二)影像学检查及其他检查

眼底检查、超声心动图检查、脑血流图检查、CT 检查或 MRI 检查等是考虑为子痫前期和子痫时应酌情增加的检查。

四、诊断要点

根据病史、临床表现、实验室检查、影像学检查及其他检查即可确诊,注意有无并发症和凝血功能障碍。须注意的是水肿不作为诊断依据,血压较基础血压升高 30/15 mmHg 但低于 140/90 mmHg 时也不作为诊断依据。血压升高以舒张压或收缩压高者为标准。出现 2 次以上,子痫可以发生于不断加重的重度子痫前期,也可发生于血压升高不显著、无蛋白尿或水肿的病例。

妊高征须与原发高血压相鉴别。子痫前期须与妊娠合并慢性肾炎相鉴别,子痫须与癔症、癫痫、脑肿瘤、脑出血、糖尿病非酮症高渗性昏迷、低血糖昏迷等鉴别。

五、防治要点

妊高征的防治要点是休息(左侧卧位,大于 12 h/d)、镇静、解痉,有指征地降压、利尿,密切监测母胎情况,适时终止妊娠,从而达到控制病情、延长妊娠周数、确保母婴安全的目的。另外,应注意保持环境安静,吸氧,防止窒息,密切观察生命指征、尿量(应保留导尿管监测)等,及早发现并发症并积极处理。另外,应加强孕期健康教育和产前检查,做好孕期保健工作,注意孕妇营养与休息。

妊高征常用药物如下:硫酸镁是预防和控制子痫发作的首选解痉药物,使用时应密切监测,保证体内镁离子含量小于 3 mmol/L,否则可发生中毒;镇静药地西泮可缓解精神紧张、夜间睡眠不佳等症状,降压药肼屈嗪、拉贝洛尔、硝苯地平、甲基多巴、硝普钠、卡托普利等在舒张压≥110 mmHg 或平均动脉压≥140 mmHg 时可使用;利尿药呋塞米或甘露醇等在出现全身水肿、心力衰竭、肺水肿、脑水肿时可使用。

1. 妊娠高血压 休息、镇静、酌情降压,监测母胎情况。

2. 子痫前期 镇静、解痉,酌情降压、利尿,密切监测母胎情况。如果患者经积极治疗母胎状况无改善甚至病情持续进展为子痫时,考虑终止妊娠。

3. 子痫 控制抽搐,控制血压,纠正缺氧和酸中毒,抽搐控制后终止妊娠。产后子痫多发生于产后 24 h 至产后 10 天内,故产后不应放松对子痫的预防。

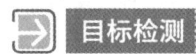 **目标检测**

单项选择题

目标检测答案

1. 妊娠 12 周至不足 28 周终止妊娠者,称为(　　)。

　　A. 早期流产　　　B. 中期流产　　　C. 晚期流产　　　D. 早产　　　E. 先兆流产

2. 妊娠 21 周,阴道出血,量多,伴组织块。专科查体:子宫大小小于停经月份,宫颈口松软,有活动性出血,最可能的诊断是(　　)。

　　A. 先兆流产　　　B. 不全流产　　　C. 完全流产　　　D. 难免流产　　　E. 稽留流产

3. 妊娠 16 周,阴道出血,阵发性下腹部疼痛。检查见子宫大小与停经月份相符,宫颈口已扩张。最可能的诊断为(　　)。

　　A. 先兆流产　　　B. 不全流产　　　C. 完全流产　　　D. 难免流产　　　E. 稽留流产

4. 26 岁已婚妇女,停经 8 周。下腹阵发性剧痛 1 h 伴阴道较多量流血。检查宫颈口开大 2 cm,该患者最恰当的处置是(　　)。

　　A. 给予止血药物　　　　　B. 肌内注射黄体酮　　　　　C. 肌内注射麦角新碱

　　D. 静脉滴注缩宫素　　　　E. 吸宫术

5. 女性,结婚 3 年未育,现停经 9 周,感下腹隐痛伴阴道少许流血 4 天。妇科检查:阴道少许血液,宫颈口未扩张,子宫约妊娠 50 天大小,软,双附件未见异常。该患者最可能的诊断为(　　)。

　　A. 子宫肌瘤　　　　　　　B. 慢性盆腔炎　　　　　　　C. 先兆流产

　　D. 功能失调性月经紊乱　　E. 子宫腺肌病

6. 女性,结婚 3 年未育,现停经 9 周,感下腹隐痛伴阴道少许流血 4 天。妇科检查:阴道少许血液,宫颈口未扩张,子宫约妊娠 50 天大小,软,双附件未见异常。该患者最佳治疗方案是(　　)。

　　A. 诊断性刮宫　　　　　　B. 药物人工周期治疗　　　　C. 抗感染治疗

　　D. 保胎治疗　　　　　　　E. 手术切除子宫

7. 妊高征需降压治疗的指征是血压大于(　　)。

　　A. 130/80 mmHg　　　　　B. 140/90 mmHg　　　　　　C. 150/100 mmHg

　　D. 160/100 mmHg　　　　　E. 160/110 mmHg

8. 初孕妇,29 岁,孕 38 周,未做产前检查。下肢水肿半个月,头痛 5 天收入院。今晨出现视物模糊,头痛加重,呕吐胃内容物 3 次。外院查尿蛋白(＋＋＋)。体格检查时尤其应注意是否发生(   )。

　　A.肝大　　　　　　B.脾大　　　　　　C.肾区叩痛　　　　D.血压升高　　　　E.肺部湿啰音

9. 药物流产适用于(   )。

　　A.妊娠<49 天　　　　　　　B.妊娠 10 周内　　　　　　C.妊娠 10～12 周

　　D.妊娠 10～14 周　　　　　E.中晚期妊娠

10. 负压吸引术终止妊娠适用于(   )。

　　A.妊娠<49 天　　　　　　　B.妊娠 10 周内　　　　　　C.妊娠 10～12 周

　　D.妊娠 10～14 周　　　　　E.中晚期妊娠

11. 下列哪项并发症与妊高征发病无关?(   )

　　A.急性肾衰竭　　　　　　　B.HELLP 综合征　　　　　　C.胎盘早剥

　　D.前置胎盘　　　　　　　　E.产后出血

12. 患者,33 岁,自停经 21 周起血压波动在 150～170/90～110 mmHg,伴有下肢水肿,偶尔头痛。妊娠 36 周时血压 180/120 mmHg,且下肢水肿和头痛加重,尿蛋白(＋＋)。妊娠前无高血压病史。患者最可能的诊断是(   )。

　　A.原发性高血压　　　　　　B.妊娠期高血压　　　　　　C.轻度子痫前期

　　D.重度子痫前期　　　　　　E.子痫

13. 初孕妇,妊娠(37$^{\pm2}$)周,既往无高血压病史,基础血压不高。近 7 天头痛、视物模糊,血压 162/104 mmHg 尿蛋白(＋＋),胎心 148 次/分。此时正确的处理方案是(   )。

　　A.立即行剖宫产术　　　　　B.静脉滴注催产素引产

　　C.积极治疗,等待自然分娩　　D.治疗至孕 39 周终止妊娠

　　E.积极治疗 24～48 h 后终止妊娠

（唐　君）

第 19 章

女性生殖系统炎症

教学目标

1. 掌握女性生殖系统炎症的病因及发病机制、诊断要点、临床表现及不同类型阴道炎的主要区别。
2. 熟悉女性生殖系统炎症的传播途径和防治要点。
3. 了解女性生殖系统炎症与正常菌群的关系。

第 1 节 阴 道 炎

案例 19-1

患者,女,28 岁。1 年前无明显诱因出现白带增多、外阴瘙痒、小腹胀痛。自认为是阴道炎,自行到药店买了些消毒液和消炎药,使用后缓解,停药后加重,病情反复。妇科检查:外阴抓痕,阴道黏膜充血,余无特殊。

问题:1. 该患者进一步做何检查?
2. 确诊后治疗原则是什么?

阴道炎包括滴虫性阴道炎、念珠菌性阴道炎、细菌性阴道病、老年性阴道炎等,是育龄期妇女常见疾病。

一、滴虫性阴道炎

滴虫性阴道炎通常经性接触直接传播,或通过公共浴池、浴盆、游泳池、坐式便器及共用衣物、浴巾等间接传播,或通过污染的器械及敷料等进行医源性传播。

图 19-1　阴道毛滴虫

(一)病因及发病机制

阴道毛滴虫(图 19-1)是滴虫性阴道炎的病原体。虫体呈椭圆形或梨形,体长可达 30 μm,宽 10～15 μm,前端有一个泡状核,核上缘的基体发出 4 根前鞭毛,1 根后鞭毛,活体透明无色。阴道毛滴虫适宜在潮湿环境生长,适宜温度为 25～40 ℃,pH 为 5.2～6.6,如果 pH<5.0 或>7.5 则不生长。阴道毛滴虫只有滋养体,生存力较强。因为妇女阴道 pH 在月经后接近中性,月经前后会发生变化,所以阴道毛滴虫常在月经前后大量繁殖而发病。阴道毛滴虫寄生在妇女阴道、尿道、尿道旁腺、膀胱、肾盂中以及男性的包皮皱褶、尿道或前列腺中。

（二）临床表现

1. 症状 白带增多,呈稀薄泡沫状,脓性,有臭味,可呈黄绿色。外阴瘙痒,部位主要为外阴及阴道口,伴或不伴有疼痛、灼热、性交痛等。

2. 体征 检查见外阴水肿常伴有抓痕,阴道黏膜充血,甚至"草莓样"宫颈,即宫颈散在出血斑点,后穹窿有大量稀薄或脓性分泌物。带虫者阴道黏膜常无异常改变。

阴道毛滴虫能阻碍乳酸生成,吞噬精子,引起不孕。

（三）辅助检查

悬滴法是检查阴道毛滴虫最简便的方法,即加温 0.9% 氯化钠一小滴置于载玻片上,取阴道后穹窿处少许分泌物于生理盐水中。迅速在低倍光镜下寻找阴道毛滴虫。镜下可见其虫体呈波状运动,也可见到周围白细胞被推移。悬滴法在有症状的患者中阳性率可达 80%～90%,对可能患者,若多次悬滴法未能发现虫体,可送培养再次镜下观察,准确性可达 98% 左右。悬滴法使用时应注意保持分泌物原样(取分泌物前 24～48 h 避免性交、阴道灌洗或局部用药等),及时送检和注意保暖,避免阴道毛滴虫活动力减弱造成诊断困难。

（四）诊断要点

根据临床表现不难诊断,若在阴道分泌物中找到病原体即可确诊。

（五）防治要点

因滴虫性阴道炎寄生部位众多,均可导致寄生部位滴虫感染,所以需全身用药,配合局部治疗。

1. 全身用药 可口服甲硝唑、替硝唑等,性伴侣应同时治疗。哺乳期用药者不宜哺乳。

2. 局部治疗 1% 乳酸或 0.5% 醋酸,或白醋水(500 ml 水中加白醋 1～2 汤匙)清除阴道分泌物或坐浴,甲硝唑阴道泡腾片阴道上药。

3. 妊娠合并滴虫性阴道炎 治疗有症状的患有滴虫性阴道炎的孕妇可以减轻症状,减少传播,防止出现胎膜早破、早产及低出生体重胎儿。但是甲硝唑对于改善滴虫性阴道炎的产科并发症的利弊尚不明确。因此,最好取得孕妇及其家属的知情同意再应用。

4. 避免重复感染 患者的内裤及洗涤用的毛巾应该煮沸 5～10 min,治疗期间禁止性生活。

5. 复查 由于滴虫性阴道炎复发率较高,所以要及时复查。对性活跃的患有滴虫性阴道炎的妇女,在最初感染 3 个月后进行筛查,治疗后检查阴道毛滴虫阴性时,应于下次月经后继续治疗一个疗程,并应连续 3 次在月经后复查,检查阴道毛滴虫均为阴性方为治愈。

6. 预防原则 注意个人卫生,尤其是经期卫生,杜绝传染;严禁带虫者进入游泳池、公共浴池;共用浴巾等衣物及时消毒;医疗单位等部门加强管理,切断医源传播途径。

二、念珠菌性阴道炎

念珠菌性阴道炎主要为内源性传染,白色念珠菌不仅可寄生于阴道,还可以寄生在口腔、肠道,可互相传染。此外,少部分患者可经性交直接接触传染,极少数患者通过污染衣物间接传染。

（一）病因及发病机制

念珠菌性阴道炎也称外阴阴道假丝酵母菌病,是由念珠菌引起的外阴阴道炎,病原体绝大多数为白假丝酵母菌。白假丝酵母菌是机会致病菌,当机体免疫力下降、阴道局部糖原合成增加、pH 下降时,它就大量繁殖转变为致病菌丝而导致疾病。白假丝酵母菌适宜生存环境为酸性(通常 pH<4.5),不耐热(60 ℃加热 1 h 即死亡),对紫外线、干燥及化学制剂的抵抗力较强。

（二）临床表现

1. 症状 阴道分泌物增多,呈白色稠厚凝乳状或豆腐渣样。外阴瘙痒同滴虫性阴道炎。

2. 体征　如果擦去阴道黏膜附有的白色膜状物,可见红色黏膜面或黏膜糜烂及浅表溃疡。

(三)辅助检查

1. 0.9%氯化钠湿片法　同滴虫性阴道炎中的悬滴法。

2. 10%氢氧化钾溶液湿片法　在载玻片上滴一滴10%氢氧化钾溶液,取阴道分泌物于其中,混匀,在光镜下寻找芽胞和假菌丝。因为10%氢氧化钾溶液可溶解细胞的其他成分,所以本法比0.9%氯化钠湿片法白假丝酵母菌的检出率更高。

(四)诊断要点

根据临床表现的症状和体征不难诊断,若在分泌物中找到白假丝酵母菌,就可确诊,若多次检查均为阴性而患者有症状,或为确诊顽固病例,则可采用培养法后再用10%氢氧化钾溶液湿片法。

(五)防治要点

消除诱因,以局部治疗为主,配合全身治疗,随访。

1. 消除诱因　及时停用广谱抗生素、糖皮质激素,积极控制糖尿病,注意阴部卫生,勤换内裤。

2. 局部治疗　阴道局部用药如咪康唑栓剂、克霉唑栓剂、制霉菌素栓剂等。

3. 全身治疗　不愿或不耐受局部治疗者及未婚女性可选用口服药物,如伊曲康唑、氟康唑等。

4. 复发病例的治疗　一年内发作4次或以上者称为复发性念珠菌阴道炎。对复发患者应检查病因,消除诱因,治疗分为初始治疗和巩固治疗,治疗可加大抗真菌药物的剂量及延长治疗时间,初始治疗痊愈后,巩固治疗半年。

5. 性伴侣治疗　应行检查及治疗。

6. 妊娠期合并念珠菌阴道炎　局部治疗为主,禁口服唑类药物。

7. 预防原则　与滴虫性阴道炎相同,合理使用糖皮质激素、抗生素,积极控制糖尿病等。

三、细菌性阴道病

细菌性阴道病是阴道内正常菌群失调导致厌氧菌数量增加100~1000倍所致的混合感染。

(一)病因及发病机制

阴道正常菌群发生变化的原因尚不明确。正常时阴道内产生过氧化氢的乳酸杆菌占优势,如果阴道内乳酸杆菌减少而共存的厌氧菌和需氧菌大量繁殖,那么就易发生细菌性阴道病。

(二)临床表现

有症状者主要表现为阴道分泌物增多,伴有鱼腥样臭味,外阴瘙痒无或轻微,分泌物呈灰白色,均质稀薄,易于擦去,阴道黏膜正常。有部分患者并无典型症状。

(三)辅助检查

1. 线索细胞　高倍显微镜下寻找分泌物,生理盐水涂片上的线索细胞(阴道脱落的表皮细胞),细胞边缘不清或呈锯齿形,边缘黏附大量的颗粒状物(主要为厌氧菌中的加德纳菌)。

2. 胺臭味试验　在分泌物10%氢氧化钾涂片上,闻到胺臭(鱼腥样臭)味。

(四)诊断要点

采用细菌性阴道病Amsel临床诊断标准,下列4项条件中3项为阳性者,临床即可诊断为细菌性阴道病。

(1)线索细胞阳性。

(2)胺臭味试验阳性。

(3)阴道pH>4.5(阴道pH正常值为5.0~5.5)。

(4)可见黏附于阴道壁的均质、稀薄的分泌物。

(五)防治要点

治疗要点为选用抗厌氧菌的药物,全身或局部用药。

(1) 全身用药:首选甲硝唑,次选克林霉素。

(2) 局部用药:阴道用药甲硝唑阴道泡腾片或 2% 克林霉素软膏涂擦阴道。

(3) 性伴侣:不需治疗。

(4) 妊娠合并细菌性阴道病:应积极治疗,控制症状,避免早产、胎膜早破等不良妊娠。

(5) 随访:一般无须随访。

四、老年性阴道炎

老年性阴道炎是由雌激素降低,阴道局部抵抗力下降导致的以需氧菌感染为主的炎症。

(一)病因及发病机制

本病常见于自然绝经或卵巢去势后女性,以老年女性多见。因老年女性卵巢功能衰退,雌激素水平下降,阴道壁变薄,阴道黏膜萎缩,上皮细胞内糖原下降,阴道酸度下降(pH 为 5.0~7.0),局部抵抗力降低,乳酸菌不再是优势菌,致病菌过度繁殖而引起阴道炎。此外,其他原因导致的卵巢早衰如盆腔放射治疗等,也可能出现类似的症状。

(二)临床表现

1. 症状 分泌物增多,稀薄,呈淡黄色,甚至为脓血性白带,外阴瘙痒有灼热感、性交痛。

2. 体征 黏膜呈老年性改变,萎缩;黏膜充血,有散在的点状出血;有时可见浅表溃疡;或由于引流不畅而形成宫腔积脓或阴道积脓。

(三)诊断要点

根据患者年龄、绝经或卵巢手术等病史和临床表现,诊断比较容易,需注意的是只有先排除其他疾病后才能诊断为此病。取阴道分泌物检查,显微镜下可见大量基底层细胞及白细胞而无假丝酵母菌及阴道毛滴虫,可排除其他类型阴道炎;如有血性白带,需排除宫颈、子宫内膜恶性肿痛,常规进行宫颈刮片细胞学检查,必要时行分段刮宫,如有阴道壁肉芽及溃疡,需排除阴道癌,可行局部组织活检。

(四)防治要点

治疗要点为增加阴道抵抗力及抑制细菌生长。

1. 冲洗 用 1% 乳酸或 0.5% 醋酸液冲洗阴道。

2. 抗菌 用抗生素抑制细菌生长,甲硝唑或诺氟沙星放于阴道深部。

3. 增加抵抗力 可适当补充少量雌激素增加阴道抵抗力,局部给药或全身给药。可选雌三醇局部涂抹、替勃龙或其他雌孕激素制剂。注意乳腺癌或子宫内膜癌患者禁用雌激素。

阴道炎主要症状为外阴瘙痒,检查多可见阴部抓痕,多为传染性疾病,几种类型阴道炎的鉴别详见表 19-1。

表 19-1　几种类型阴道炎的鉴别

鉴别项目	滴虫性阴道炎	念珠菌性阴道炎	细菌性阴道病	老年性阴道炎
症状	分泌物增多 轻度瘙痒	重度瘙痒 烧灼感	轻度瘙痒 烧灼感	分泌物增多 轻度瘙痒
分泌物特征	稀薄、脓性、泡沫状	白色豆腐渣样	均质稀薄、腥臭	稀薄、淡黄、脓血性
阴道黏膜	散在出血点	水肿、红斑	外观正常	萎缩、充血
阴道 pH	>5	<4.5	>4.5	>5
显微镜检查	阴道毛滴虫 多量白细胞	芽胞及假菌丝 少量白细胞	线索细胞 极少白细胞	基底层细胞 白细胞

第2节 宫 颈 炎

 案例 19-2

　　患者,女,24岁,自诉曾与多人有过性接触。出现性交后出血1周。体格检查:阴道分泌物量中等,宫颈充血、水肿明显,呈糜烂样改变,宫颈口有黏液脓性分泌物,触之易出血。

　　问题:1. 该患者最可能的诊断是什么?

　　　　　2. 如何确诊?

　　宫颈炎指宫颈阴道部及宫颈管黏膜组织发生炎症,分为急性和慢性两类。分娩、流产、手术损伤等都可以导致急性宫颈炎。急性宫颈炎如果没有及时治疗则会发展成为慢性宫颈炎,本节主要介绍慢性宫颈炎。

一、病因及发病机制

　　慢性宫颈炎多因急性宫颈炎迁延而致。另外,即使无急性宫颈炎病史,雌激素缺乏或卫生不良也可导致慢性宫颈炎。病原体主要为内源性病原体,如葡萄球菌、链球菌、大肠埃希菌、厌氧菌,常见的有淋病奈瑟菌、沙眼衣原体和单纯疱疹病毒等。

　　局部宫颈慢性炎症长期刺激,可引起宫颈息肉、宫颈肥大、宫颈管囊肿、宫颈管炎等。另外,慢性宫颈炎与宫颈癌也有一定关系。

二、临床表现

(一)症状

　　慢性宫颈炎大多没有症状。有症状者多为阴道分泌物增多,伴有或不伴有尿急尿痛,伴有或不伴有性交后出血和经间期出血,下腹坠痛,不孕。分泌物可随病原体、炎症范围及程度变化,可呈乳白色黏液状,或呈黄色脓性,或为血性白带等。

(二)体征

　　检查可见宫颈呈糜烂样改变,或有黄色分泌物从宫颈口流出或覆盖在宫颈口,宫颈肥大,有时可见宫颈息肉、宫颈黏膜炎。

　　1. 宫颈肥大 慢性炎症长期刺激导致间质和腺体增生。

　　2. 宫颈息肉 慢性炎症长期刺激使宫颈管间质和腺体局部增生,并向宫颈外口突出形成宫颈息肉,可为单个或多个,色红,质脆而软,呈舌形,易出血,其根部多附着于宫颈外口或宫颈管内。

　　3. 宫颈黏膜炎 又称宫颈管炎,其病变局限于宫颈管,临床表现可见反复发作的宫颈管黏液及脓性分泌物。

三、辅助检查

(一)实验室检查

　　常规宫颈刮片或宫颈管吸片:可用巴氏染色或液基超薄技术进行细胞学检查,排除早期宫颈癌,必要时可以进行活检。

(二)其他检查

　　阴道镜检查:较直观,并且通过在可疑部位取样可提高活检准确率。

四、诊断要点

根据病史、临床表现不难诊断,需注意明确病原。此病须与宫颈柱状上皮异位、宫颈腺囊肿、子宫恶性肿瘤进行鉴别诊断。需鉴别的前两种情况为生理改变,后一种情况为病理改变。

1. 宫颈柱状上皮异位 生理性柱状上皮异位即宫颈外口处的宫颈阴道部外观呈细颗粒状的红色区,被柱状上皮覆盖,由于柱状上皮较薄,其下透出毛细血管而呈红色。"宫颈糜烂"是一种假性糜烂,这时虽为生理改变,但只要有此改变均应进行宫颈刮片或人乳头瘤病毒检测,必要时行阴道镜及活体组织检查排除宫颈上皮内瘤变或宫颈癌。宫颈柱状上皮异位宫颈细胞检查没有慢性炎性细胞浸润,而慢性宫颈炎有炎性细胞浸润,可以此进行鉴别。

2. 宫颈腺囊肿 宫颈腺囊肿多是生理变化,是在宫颈转化区内鳞状上皮取代柱状上皮过程中新生的鳞状上皮伸入腺管或覆盖宫颈腺管,或宫颈局部损伤或宫颈慢性炎症,使腺管口狭窄、堵塞,腺体分泌物潴留而形成囊肿。妇科检查见宫颈表面多个或单个青白色小囊泡可进行鉴别。

3. 子宫恶性肿瘤 可以通过宫颈细胞学鉴别诊断。如果宫颈炎有息肉,可以通过病理检查进行鉴别。

五、防治要点

以局部治疗为主,可采用物理治疗、药物治疗及手术治疗。治疗前需做宫颈刮片检查以排除早期宫颈癌。

1. 宫颈糜烂 白带正常,无须治疗。伴有白带异常,可用物理疗法、局部腐蚀剂、中药或手术治疗。常用的物理疗法有冷冻、激光、红外线凝结、电熨及微波治疗等。

2. 宫颈息肉 宫颈息肉者行息肉摘除术,术后切除的息肉应送病理组织学检查。

3. 宫颈管黏膜炎 根据细菌培养和药敏选择抗生素全身治疗。

4. 宫颈腺囊肿 囊肿增大或合并感染,可用物理疗法治疗。

5. 预防 积极控制急性宫颈炎,定期进行妇科检查等。

第3节 盆 腔 炎

案例 19-3

患者,女,25 岁,孕 3 产 0,因腹痛伴肛门坠胀 8 h 入院。既往月经正常,末次月经 7 月 22 日,7 月 26 日晚 10 点开始腹痛,以下腹为主,呈持续性,渐加重,伴肛门坠胀。体温38 ℃,心率 108 次/分,下腹压痛,有反跳痛及肌紧张,外阴正常,阴道内少量血性分泌物,宫颈中度糜烂,举痛明显,子宫前位,大小正常,活动欠佳,双附件区压痛,未扪及包块,后穹窿较饱满。

问题:1. 初步诊断是什么?

2. 该患者重要的诊断依据是什么?

盆腔炎是指女性上生殖道及其周围的结缔组织的多种感染疾病,包括子宫内膜炎、输卵管炎、输卵管卵巢炎、盆腔腹膜炎等,最常见的是输卵管炎。盆腔炎如未及时处理,严重影响妇女健康,可导致异位妊娠、痛经、不孕等。盆腔炎分为急性盆腔炎和慢性盆腔炎,育龄期妇女是易感人群。

盆腔炎的感染途径主要是沿生殖道黏膜上行蔓延、经淋巴系统蔓延、直接蔓延和经血液循环传播。盆腔炎以混合感染为主,病原体有性传播的病原体,如淋病奈瑟菌、沙眼衣原体、解脲支原体等外源性病原体,也有需氧菌和厌氧菌如大肠埃希菌、链球菌、葡萄球菌和消化链球菌、脆弱类杆菌、产气荚膜梭状芽胞杆菌等内源性病原体。

一、急性盆腔炎

（一）病因及发病机制

急性盆腔炎的原因复杂，主要有产后及流产后宫腔内手术操作后感染，如刮宫术、输卵管通液术等消毒不严格；下生殖道感染，如衣原体宫颈炎及细菌性阴道病、盆腔炎上行感染；性卫生不良，如使用不洁月经垫、经期性交等；邻近器官炎症直接蔓延，如腹膜炎、阑尾炎等；性活动过多，初次性交过早、性伴侣过多或过频、性伴侣携带性传播疾病等；慢性盆腔炎再次急性发作。

急性盆腔炎病理变化主要是受感染组织充血、肿胀并有炎性渗出，甚至累及周围组织，盆腔组织内张力升高，释放化学致痛物质，如前列腺素等作用于神经末梢引起疼痛。

（二）临床表现

因炎症累及的范围轻重及病原体差别而有不同的临床表现。

1. 症状　下腹痛，性交痛，发热，分泌物增多。严重者高热、寒战、腹痛，持续性活动或性交后加重，阴道分泌物脓性或脓血性，严重时可有发热或高热、寒战、腹部刺激症状。

2. 体征　轻者无明显体征，典型体征：全身检查可见急性面容，体温升高，心率加快；腹部检查可见腹膜刺激征（腹部肌紧张，有压痛及反跳痛）；盆腔检查可见阴道有大量脓性白带，宫颈口流出脓液，宫颈充血、举痛，宫体压痛、活动受限，子宫两侧增厚，压痛明显或触及包块且压痛明显。

（三）辅助检查

1. 实验室检查　血常规检查、尿常规检查、血培养等。可通过白细胞升高、血沉加速和 CA125 升高、体温＞39 ℃等明确感染。宫颈管分泌物或后穹窿穿刺分泌物涂片或细菌培养等明确病原体。

2. 影像学检查　B 超检查明确病灶位置以及盆腔内游离液体、输卵管增粗伴有积液，盆腔肿块等情况。

（四）诊断要点

根据病史、临床表现、实验室检查、影像学检查可做出诊断，正确诊断盆腔炎并不容易，可参照《盆腔炎症性疾病诊治规范（2019 修订版）》（图 19-2）进行诊断。

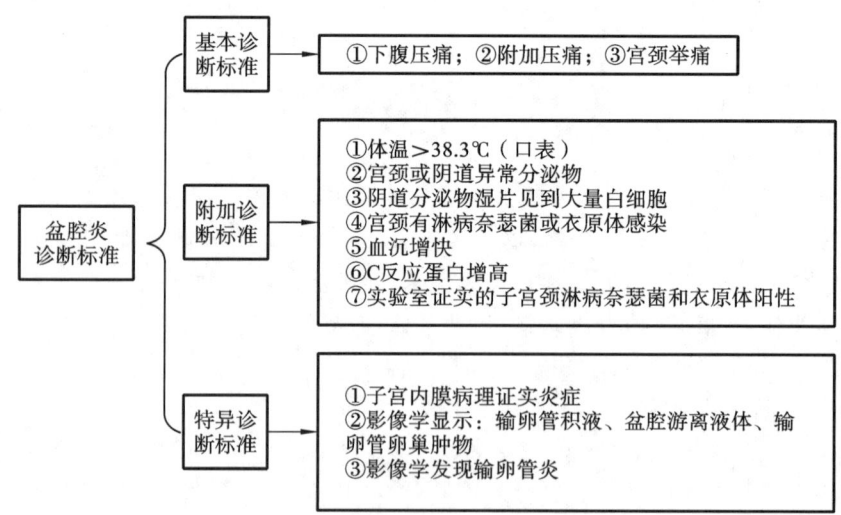

图 19-2　《盆腔炎症性疾病诊治规范（2019 修订版）》

基本诊断标准提示高危人群若出现下腹压痛，妇科检查符合最低诊断标准，即可给予经验性抗生素治疗；附加诊断标准可增加诊断的特异性，若阴道分泌物镜下未见到白细胞并且分泌物正常，应考虑其他引起腹痛的疾病；特异诊断标准基本可诊断盆腔炎症性疾病，但是由于费用和有创的原因，仅适用于有选择的病例。腹腔镜诊断盆腔炎症性疾病标准是输卵管表面充血，输卵管壁水肿，输卵管伞端或浆膜面有脓性渗出。

临床上本病应与外科和妇科急腹症如阑尾炎、异位妊娠、卵巢囊肿蒂扭转等相鉴别。

(五)防治要点

抗生素抗炎为主,结合手术治疗。争取做到早期诊断、早期治疗,有利于保护输卵管功能。针对易感病原体,联合选用最有效的抗生素,保证剂量及疗程足够。抗生素使用原则为经验性、广谱、及时及个体化。

1. 支持治疗 卧床休息,采取半卧位。营养支持,补充液体,维持酸碱平衡。必要时对症治疗,如高热时采用物理降温,腹胀时采用胃肠减压。避免不必要的妇科检查,有利于康复。

2. 药物治疗 先经验用抗生素,后根据细菌培养和药敏试验结果调整用药,所有治疗方案必须要对淋病奈瑟菌和沙眼衣原体有效。给药途径首选静脉滴注。临床上常用的方案有第二/三代头孢菌素类药物联合甲硝唑、克林霉素或林可霉素联合氨基糖苷类、喹诺酮类联合甲硝唑、青霉素联合四环素类。

3. 手术治疗 主要用于抗生素控制不良、抗感染治疗不理想的盆腔脓肿或输卵管卵巢脓肿。

4. 中药治疗 治疗要点是清热解毒、活血化瘀,如紫血丹、安宫牛黄丸、桂枝茯苓丸等。

二、慢性盆腔炎

(一)病因及发病机制

若急性盆腔炎未能彻底治愈或患者体质差、病情迁延会导致慢性盆腔炎(盆腔炎症性疾病后遗症)。慢性盆腔炎主要病理改变为广泛粘连、增生及瘢痕形成、组织破坏。慢性盆腔炎可引起慢性输卵管炎、输卵管卵巢囊肿,慢性盆腔结缔组织炎等。

(二)临床表现

1. 症状

(1)慢性盆腔痛:下腹坠胀、疼痛、腰骶部酸痛,多在性交后、劳累及月经前后加重。

(2)不孕及异位妊娠:由输卵管不通导致。

(3)盆腔炎反复发作及月经异常:约有四分之一患者复发。盆腔内炎性病变可导致月经异常。

(4)全身症状:多不明显,一般仅有低热、易感疲倦,个别患者可因长期炎症导致情绪障碍等。

2. 体征 累及不同器官,体征不同。若为输卵管炎,在子宫一侧或双侧可触及输卵管呈条索状增粗,伴压痛;若为输卵管卵巢囊肿或输卵管积水,在一侧或双侧可触及活动受限的囊性包块,若为盆腔结缔组织炎时,检查可见子宫常后倾后屈或偏向一侧,活动受限甚至粘连固定,在子宫一侧或双侧可触及片状增厚伴压痛,也可触及增粗、变硬的宫骶韧带,有触痛。

(三)辅助检查

1. 实验室检查 血常规检查、宫颈分泌物涂片及药敏试验。

2. 影像学检查 B 超检查、腹腔镜检查可以辅助诊断。

(四)诊断要点

根据病史、症状、体征结合必要的实验室检查可以诊断。须与子宫内膜异位症和卵巢恶性肿瘤相鉴别。

(五)防治要点

根据不同情况选择治疗方案。一般可采用营养支持治疗,劳逸结合,提高机体抵抗力。

1. 不孕治疗 辅助生育技术。

2. 慢性盆腔痛 抗生素与其他药物治疗,物理疗法,中药治疗等。两种抗生素联合 β-糜蛋白酶或透明质酸酶或糖皮质激素同时应用。物理疗法同急性盆腔炎。中药治疗可采用内服、外敷和灌肠等不同治疗方法。

3. 手术治疗 输卵管卵巢囊肿、输卵管积水及反复发作的感染病灶,经抗感染治疗无效者可考虑手术治疗。医务人员严格掌握妇科手术指征,做好术前准备,术中注意无菌操作,预防感染。手术时应尽量保留患者卵巢功能从而保证患者生活质量。

4. 预防 注意个人卫生,增强体质,及时、彻底治疗急性盆腔炎。注意性生活卫生,减少性传播疾病。锻炼身体,增强体质。

目标检测

单项选择题

目标检测答案

1. 女,24岁,2周前有不洁性生活史,发热3天,伴右下腹疼痛、恶心、呕吐。查体:体温39.2 ℃,右下腹压痛、反跳痛,未及确切包块。专科检查见:宫颈口有脓性分泌物流出,子宫压痛,右附件区压痛、反跳痛,未及包块。若要确诊,最恰当的进一步检查是(   )。

    A. 尿常规检测尿白细胞   B. 血常规检查白细胞水平

    C. 检测血C-反应蛋白水平   D. 红细胞沉降率检查

    E. 宫颈分泌物淋病奈瑟菌培养

2. 盆腔炎感染途径不包括(   )。

    A. 接触传染   B. 经淋巴系统蔓延   C. 经血循环传播

    D. 直接蔓延   E. 沿生殖道黏膜蔓延

3. 某女性患者,42岁,阴道分泌物增多,性交后出血5个月。妇科检查:宫颈呈糜烂状外观,触之易出血。宫颈细胞学检查(-);宫颈分泌物革兰染色涂片,白细胞>30/HP。关于其治疗方案,正确的是(   )。

    A. 微波疗法   B. 激光疗法   C. 冷冻疗法   D. 抗生素治疗   E. 宫颈锥切

4. 育龄期妇女最常见的妇科疾病是(   )。

    A. 慢性宫颈炎   B. 宫颈癌   C. 子宫内膜增生症

    D. 乳腺炎   E. 乳腺癌

5. 维持阴道生态平衡的主要因素是(   )。

    A. 乳酸杆菌、雌激素、阴道pH   B. 乳酸杆菌、孕激素、阴道pH

    C. 加德纳菌、雌激素、阴道pH   D. 乳酸杆菌、加德纳菌、雌激素

    E. 乳酸杆菌、加德纳菌、雌激素、阴道pH

6. 关于女性生殖道的生理防御机制,下列说法正确的是(   )。

    A. 卵巢分泌的孕激素使阴道上皮增厚并富含糖原

    B. 宫颈内口紧闭以及宫颈管有黏液栓利于防止上行感染

    C. 阴道正常情况下呈弱碱性环境

    D. 宫颈阴道部表面为单层鳞状上皮,抗感染能力强

    E. 正常阴道菌群中不包括支原体和念珠菌

7. 滴虫性阴道炎的典型白带性状是(   )。

    A. 稠厚,白色,豆腐渣样   B. 稀薄,均质,白色,鱼腥臭味   C. 稀薄,淡黄色

    D. 稀薄,黄白色,泡沫状   E. 黏液脓性

8. 念珠菌性阴道炎的典型白带性状是(   )。

    A. 稠厚,白色,豆腐渣样   B. 稀薄,均质,白色,鱼腥臭味   C. 稀薄,淡黄色

    D. 稀薄,黄白色,泡沫状   E. 黏液脓性

9. 患者,女,43岁,糖尿病病史7年,外阴痒2个月余,白带无异味。妇科检查:阴道黏膜充血,白带多,呈凝乳块状。该患者最可能的诊断是(   )。

    A. 细菌性阴道病   B. 萎缩性阴道炎   C. 外阴硬化性苔癣

    D. 非特异性外阴炎   E. 念珠菌性阴道炎

10. 患者,女,33 岁。药物流产后 4 天,左下腹痛伴发热 2 天。妇科检查:阴道脓性分泌物,宫颈举痛,子宫饱满,触痛明显,右附件区明显压痛。该患者最可能的诊断是( )。

A. 卵巢巧克力囊肿破裂　　　　B. 急性阑尾炎　　　　　　　　C. 卵巢黄体破裂

D. 异位妊娠破裂　　　　　　　E. 急性盆腔炎

（唐　君）

妇科恶性肿瘤

第 1 节 乳 腺 癌

案例 20-1

患者，女，45 岁，月经正常，孕 3 产 2。1 个月前无明显诱因发现右侧乳房肿块，进行性增大 1 个月。体格检查：右侧乳房 9 点钟方向距离乳头 3 cm 可触及直径 2 cm 肿物，边界不清，表面不光滑，乳头无内陷及溢血，皮肤无红肿及凹陷，右侧可触及肿大淋巴结一枚，直径约 1 cm，动度欠佳，余无特殊。

问题：1. 该患者最可能的诊断是什么？

2. 为明确诊断，下一步将要开展哪些检查项目？

乳腺癌是女性最常见的恶性肿瘤之一，其发病率逐年增高，现已超过宫颈癌成为我国女性恶性肿瘤之首，好发于 40～60 岁的女性。乳腺癌好发于乳腺外上象限，早期通过淋巴结转移，近年来我国广泛开展两癌（乳腺癌、宫颈癌）筛查，达到了早发现、早诊断、早治疗的目的。

一、病因及发病机制

乳腺癌的发病机制目前尚不明确，研究表明与雌激素长期作用、家族遗传倾向、放射线接触等存在相关关系。最新研究显示，乳腺癌 1 号基因（BRCA1）点突变或者缺失是乳腺癌遗传易感性的主要因素。通过免疫组织化学检测乳腺癌细胞雌激素受体、孕激素受体表达情况，提示雌激素长期作用在乳腺癌发病中起着至关重要的作用。

二、临床表现

1. 症状

（1）早期症状：早期症状不明显，患者通常在无意中触及而就医。

（2）晚期症状：局部疼痛。

（3）湿疹样乳腺癌：乳头有瘙痒和烧灼感。

（4）转移症状：乳腺癌转移至肺、骨、肝时，可出现相应的症状。

2. 体征

（1）乳房肿块：肿块质硬，表面不光滑，与周围组织边界不清楚，动度欠佳。

（2）皮肤表现：主要表现为"酒窝征"和"橘皮样"外观，前者是由于肿瘤累及 Cooper 韧带，进而韧带短缩牵拉皮肤所致；后者是由于皮下淋巴管被癌细胞堵塞，引起淋巴回流受阻所致。

（3）炎性乳腺癌：主要表现为皮肤发红、水肿、增厚、粗糙和皮温增高。

（4）湿疹样乳腺癌：表现为乳头、乳晕皮肤粗糙、糜烂，逐步进展形成溃疡。

三、辅助检查

1. 钼靶检查　钼靶检查主要用于乳腺癌筛查。

2. CT 检查和超声检查　CT 检查和超声检查主要用于确定肿瘤范围及其与周围组织的关系，明确淋巴结肿大情况。

3. PET-CT 检查　PET-CT 检查是目前针对肿瘤最为精准的影像学检查，可明确全身各个器官和淋巴结有无转移病灶。

4. 活体组织检查　活体组织检查主要是明确乳腺癌的病理性质，为进一步治疗提供参考。

四、诊断要点

根据病史、症状、体征结合必要的实验室检查可以明确诊断。肿瘤的诊断必须以病理检查为金标准。

五、防治要点

恶性肿瘤的防治关键在于早预防、早发现、早治疗。乳腺癌的治疗是以外科手术为主的综合治疗。

1. 定期筛查　乳房钼靶摄片是最常用的筛查方法。

2. 手术治疗　对于病灶局限和区域内淋巴结转移的患者首选手术治疗。

3. 化学药物治疗　常用的化疗方案有环磷酰胺、氨甲蝶呤、氟尿嘧啶方案。

4. 内分泌治疗　乳腺癌细胞中雌激素受体高表达患者，称为激素依赖性肿瘤，可以采用内分泌治疗，常用的药物有三苯氧胺。

5. 放射治疗　保留乳房的乳腺癌手术术后进行放射治疗有利于降低复发率。

6. 生物靶向治疗　治疗之前进行基因检查，明确有无靶向药物治疗的有效靶点。

第 2 节　宫　颈　癌

案例 20-2

　　患者，女，45 岁，因"接触性阴道出血 2 个月，阴道大量出血 1 次"入院。全身体格检查无特殊。妇科检查：外阴及阴道发育正常，见大量鲜血及血块涌出，宫颈正常大小，2 点处见一直径约 2 cm 的质脆菜花样组织，表面有一血管搏动性出血，子宫前位，正常大小，无压痛，双附件区未及异常，三合诊宫旁未及异常增厚及结节。

　　问题：1. 该患者最可能的诊断是什么？

　　　　　2. 为进一步明确诊断，需要开展哪些检查？

　　宫颈癌是最常见的女性生殖系统肿瘤之一，其发病率仅次于乳腺癌。宫颈癌好发于 45～59 岁，近年来国家卫健委广泛推广宫颈细胞学检查，很多癌前病变和早期宫颈癌得到了及时发现和早期治疗，所以宫颈癌的发病率和死亡率逐年下降。

一、病因

宫颈癌的病因目前未完全研究清楚,人乳头瘤病毒(HPV)是导致宫颈癌的主要危险因素,尤其是高危型 HPV16 型和 HPV18 型。其他危险因素包括吸烟、性生活过早、性伴侣数目较多、性伴侣有性病病史等。

二、临床表现

1. 症状

(1)宫颈癌早期症状:早期通常无明确症状,少数患者存在少量接触性出血和阴道排液,外生型宫颈癌上述症状表现得更早、更典型。随着病情进展,上述症状加重。

(2)宫颈癌晚期症状:宫颈癌晚期症状在早期症状上进一步加重,随着肿瘤转移,可能出现尿频、尿急、里急后重等症状。

2. 体征

(1)外生型:宫颈可见息肉状、乳头状、菜花样赘生物,表面可出现出血、糜烂和感染等表现。

(2)内生型:可见宫颈肥大、质地变硬。内生型容易发生漏诊。

(3)转移体征:宫颈癌广泛转移累及盆底组织可能出现"冰冻骨盆"体征,表现为双合诊时所触盆底组织变硬,动度欠佳。

三、辅助检查

1. 宫颈细胞学检查　简便、有效,普遍用于宫颈癌筛查。

2. 高危型 HPV16、HPV18 型检测　可与宫颈细胞学检查联合应用于宫颈癌筛查。

3. 阴道镜检查　高危型 HPV16、HPV18 型阳性或低度鳞状上皮内病变(LSIL)以上,应做阴道镜检查。

4. 宫颈活体组织检查　确诊宫颈癌的最可靠方法。

四、诊断要点

根据病史、症状、体征,结合必要的实验室检查可以明确诊断。宫颈癌"三阶梯"筛查诊断法:细胞学/HPV—阴道镜—活检。

1. 细胞学检查　宫颈薄层液基细胞学检测技术,简称宫颈 TCT,是通过对宫颈口脱落细胞进行分类诊断,判断细胞是否癌变,通过这一技术还能发现是否存在癌前病变、微生物感染等现象。宫颈TCT 可用于宫颈癌的筛查。

2. HPV 病原学检查　高危型 HPV16 和 HPV18 型感染与宫颈癌发病密切相关。

3. 阴道镜检查　阴道镜检查对于外生型非常敏感,容易对内生型漏诊。

4. 活体组织检查　病理学诊断是诊断肿瘤的金标准,体格检查和筛查中高危的患者应该积极行活体组织检查以明确病理性质和病理分型。

五、防治要点

恶性肿瘤的防治关键在于早预防、早发现、早治疗,应根据临床分期、患者年龄、生育要求、全身情况等选择治疗方案。

(1)普及防癌知识,开展性卫生教育。

(2)预防注射 HPV 疫苗(一级预防)。

(3)宫颈 TCT 和 HPV 筛查,阻断宫颈癌发展过程(二级预防)。

课程思政

两癌筛查项目是国家免费给全国人民的福利

2009 年起,国家免费公共卫生项目——"两癌"(宫颈癌、乳腺癌)筛查开始实施,两癌即女性宫颈癌和乳腺癌,两癌筛查是我国较多地区开展的针对女性健康的检查。在不设置检查高危适应标准的情况下实施的以临床筛查乳腺癌、宫颈癌为目标的检查,旨在对妇女乳腺癌、宫颈癌早发现、早诊断、早治疗,降低死亡率。检查对象通常为 35~64 岁的城乡妇女,宫颈癌早期诊断率达 90% 以上。中华人民共和国成立初期即开始宫颈癌的早期筛查,使我国宫颈癌的死亡率远低于欧美国家。乳腺癌的早期诊断率达 60% 以上。两癌筛查是早期发现乳腺癌、宫颈癌较有效的手段。

这一项目极大地降低了我国女性宫颈癌、乳腺癌的发病率和死亡率,自全国范围内开展此项目以来,筛查及治疗了数以万计的癌前病变及早期癌症患者,阻断其发展成浸润癌及晚期癌,保护了广大妇女的生命安全和家庭幸福。宫颈癌免费筛查项目如表 20-1 所示。两癌筛查体现了党和国家执政的宗旨——全心全意为人民服务,能够投入如此大的社会资源到人民群众的卫生健康事业中,这是国家富强的成果。同学们也应该在我们的学习、生活、工作中广泛宣传此项利国利民的好政策。

表 20-1 宫颈癌免费筛查项目

项 目		免费内容
宫颈癌项目	妇科检查	阴道分泌物采样、化验及盆腔检查
	HPV 检测	采样、保存和检测
	TCT 检测	HPV 除 16、18 型以外阳性的进行采样、保存、检测
	阴道镜检查	HPV16、HPV18 型阳性,TCT 异常和肉眼异常者进行阴道镜检查
	宫颈活体组织检查、病理学检查	阴道镜检查异常者进行活检＋病理学检查
乳腺癌项目	乳腺临床检查	乳腺视诊、触诊
	乳腺彩色超声检查	乳腺超声 BI-RADS 分级
	乳腺 X 线检查	乳腺超声分级为 0、3 级的进行钼靶检查,及 X 线 BI-RADS 分级描述

第 3 节 子宫内膜癌

案例 20-3

患者,女,51 岁,绝经 2 年,因阴道少许不规则流血就诊。查一般情况好,外阴、阴道(一),宫颈中度糜烂,出血,大小、质地正常,子宫妊娠 40 多天大小。宫颈刮片二次均是阴性,阴道镜下,活检未能确诊。

问题:1. 该患者目前考虑的诊断是什么?

2. 如需确诊,还应做哪些检查?

子宫内膜癌是发生于子宫内膜的一组上皮性恶性肿瘤,以来源于子宫内膜腺体的腺癌最常见,为女性生殖道三大恶性肿瘤之一,平均发病年龄为 60 岁,其中 75% 发生于 50 岁以上妇女。近年发病率在世界范围内呈上升且年轻化趋势。

一、病因

子宫内膜癌的病因目前不十分明确,有Ⅰ型(雌激素依赖型)、Ⅱ型(非雌激素依赖型)之分。高危因素有肥胖、不育、绝经延迟,长期应用雌激素、他莫昔芬或有雌激素升高疾病史,有乳腺癌、子宫内膜癌家族史等。

二、临床表现

1. 症状

（1）阴道流血:绝经后阴道流血,尚未绝经者可表现为月经增多,经期延长或月经紊乱。

（2）阴道排液:水样→血性→脓性伴恶臭白带,宫颈管堵塞时出现宫腔积脓。

（3）疼痛:下腹部、腰部出现疼痛。

（4）全身症状:晚期可有贫血、消瘦、恶病质。

2. 体征

（1）早期可无明显体征。

（2）晚期子宫体积增大,质地软。

（3）宫旁转移病例可触及不规则肿块。

（4）合并宫腔感染者可出现触痛。

三、辅助检查

1. B超　测子宫内膜厚度(绝经妇女子宫内膜＜4 mm),明确宫腔病灶大小,有无肌层浸润。

2. 宫腔镜检查　直视下检查明确宫腔病灶大小、部位等,同时直视下完成活检,提高诊断率。

3. MRI、CT等检查　评估肌层浸润深度、宫颈有无累及、有无淋巴结转移。

4. 血清CA125测定　有子宫外转移者,血清CA125值会升高,同时也可作为疗效观察的指标。

5. 子宫内膜分段诊刮　最常用的诊断方法,刮出内膜组织送病理学检查是子宫内膜癌的确诊方法。

四、诊断要点

根据病史、症状、体征、高危因素及辅助检查可做出初步诊断,确诊依靠病理检查结果。

五、防治要点

子宫内膜癌的治疗应根据肿瘤累及范围及组织学类型,结合患者年龄及全身情况制订适宜治疗方案。早期患者以手术为主,术后根据高危因素选择辅助治疗。晚期患者采用手术、放射治疗、药物治疗等综合治疗。

预防及早期发现的措施:

（1）普及防癌知识,定期体检。

（2）重视绝经后妇女阴道流血和绝经过渡期妇女月经紊乱的诊治。

（3）正确掌握雌激素应用指征及方法。

（4）对有高危因素的人群,如肥胖、不育、绝经延迟、长期应用雌激素及他莫昔芬等,应密切随访或监测。

第4节　卵　巢　癌

案例 20-4

女,36岁,停经60天,做人流术后3天(人流手术顺利无特殊)。既往曾B超诊断右侧卵巢肿瘤。今晨起床活动突感右下腹疼痛,伴右腰部酸痛,恶心、呕吐,侧卧位时疼痛稍有减轻。体格检查:体温37.2 ℃,心率100次/分,血压100/70 mmHg,痛苦呻吟。全腹软,右下腹压痛明显,子宫正常大小,右角有压痛,子宫右侧后方可触及张力高的囊块状物约8 cm,活动受限,白细胞10×10^9/L,中性粒细胞0.8。

问题:1. 患者最可能的诊断是什么?

　　　2. 患者应该积极行何种急诊处理措施?

卵巢癌是女性生殖器官常见的三大恶性肿瘤之一,各年龄段均可发病,早期不易发现、预后差,死亡率居妇科恶性肿瘤之首。

一、病因

1. 遗传和家族因素　10%的卵巢癌患者有遗传异常,如基因异常。

2. 环境因素　流行病学证据表明,工业的各种物理或化学产物可能与卵巢癌的发病相关。

3. 内分泌因素　未产、不孕等。

4. 其他　高胆固醇饮食,如煎荷包蛋等。

二、临床表现

1. 症状

(1) 早期多无症状,出现症状时多已属晚期,可出现腹胀、腹块和腹腔积液等表现。

(2) 晚期可有疼痛、下肢水肿,最终出现恶病质等。

2. 体征

(1) 实质或半实质肿块,不平整,固定。

(2) 腹腔积液。

(3) 腹股沟、左锁骨上浅表淋巴结肿大。

三、辅助检查

1. 影像学检查

(1) B超检查:可了解肿块的部位、大小、形态,囊性或实性,囊内有无乳头,临床诊断符合率>90%。

(2) 腹部 X 线:畸胎瘤可显示牙齿、骨质及钙化囊壁。

(3) MRI、CT 检查:MRI 可较好显示肿块及肿块与周围的关系,有利于病灶定位及病灶与相邻结构关系的确定;CT 可判断周围侵犯及远处转移情况,对手术方案的制订有较大优势。

2. 肿瘤标志物　不同类型的卵巢癌可伴有相应的肿瘤标志物升高。

(1) CA125:上皮性癌。

(2) AFP:内胚窦瘤,未成熟畸胎瘤。

(3) CEA(癌胚抗原):黏液性癌,胃肠道肿瘤。

(4) HCG:卵巢绒癌。

(5) HE4(人睾丸分泌蛋白 4):上皮性癌。

(6) 雌激素:功能性肿瘤。

(7) 雄激素:睾丸母细胞瘤。

3. 腹腔镜检查　可直接观察肿块外观和盆腔、腹腔及横膈等部位,在可疑部位进行多点活检,抽取腹腔积液行细胞学检查。

4. 细胞学检查　抽取腹腔积液或腹腔冲洗液和胸腔积液,行细胞学检查。

四、诊断要点

结合病史和体征,辅以必要的辅助检查确诊。诊断思路:

(1) 盆腔肿块是否来自卵巢。

(2) 卵巢肿块的性质是否为肿瘤。

(3) 卵巢肿瘤是良性还是恶性。

(4) 肿瘤的可能组织学类型。

(5) 恶性肿瘤的转移范围。

五、防治要点

卵巢癌的治疗原则应遵循以手术治疗为主,辅以化疗、放疗的综合治疗。早期卵巢癌可行全面分期手术,晚期可行肿瘤细胞减灭术,术后辅以放疗、化疗。

1. 预防 高危因素的预防,开展普查普治。

2. 早期发现及处理 卵巢实性包块,卵巢囊肿直径>5 cm,绝经后、口服避孕药、青春期前发现卵巢增大,胃肠道癌或乳腺癌患者出现卵巢包块,以上情况需行腹腔镜检查或剖腹探查。

→ **目标检测**

单项选择题

目标检测答案

1. 患者,女,42岁,因"接触性阴道出血3个月,阴道大量出血3 h"入院。全身体格检查无特殊。妇科检查:外阴及阴道发育正常,见大量鲜血及血块涌出,宫颈正常大小,2点处见一直径约1.5 cm的质脆菜花样组织,表面有一血管搏动性出血,子宫前位,正常大小,无压痛,双附件区未及异常,三合诊宫旁未及异常增厚及结节。临床诊断:宫颈癌。若患者一般情况好,无手术、放疗和化疗禁忌证,则首选的治疗方法是(　　)。

　　A. 宫颈锥切

　　B. 全子宫切除

　　C. 广泛性子宫切除+盆腔淋巴结切除,必要时腹主动脉旁淋巴结取样术

　　D. 单纯化疗

　　E. 放疗后再加化疗

2. 患者,女,38岁,参加国家两癌筛查行宫颈细胞学刮片发现ASCUS(不典型鳞状细胞)就诊。全身体格检查无特殊。妇科检查:外阴及阴道发育正常,宫颈正常大小,表面呈糜烂样改变,并见数个腺囊肿。子宫前位,正常大小,无压痛,双附件区及宫旁未及异常。若活检结果为CIN-Ⅲ,本例首选的治疗方法是(　　)。

　　A. 宫颈电灼术　　　　　　　　B. 宫颈锥切术　　　　　　　　C. 全子宫切除术

　　D. 改良广泛性子宫切除术　　　E. 改良局灶性子宫切除术

3. 以下不属于宫颈癌危险因素的是(　　)。

　　A. 未生育　　　　B. 过早性生活　　C. 不洁性行为　　D. 多个性伴侣　　E. 吸烟

4. 晚期卵巢癌最常见的症状是(　　)。

　　A. 阴道出血　　　B. 腹胀　　　　　C. 恶心　　　　　D. 便秘　　　　　E. 发热

5. 患者,女,52岁。绝经2年,阴道不规则出血1个月。妇科检查发现宫颈肥大,宫口处有菜花样赘生物,大小约2 cm×3 cm×3 cm,触之出血,子宫稍小,活动,双侧附件(一),宫旁结节状浸润达盆壁。该病例最可能的诊断是(　　)。

　　A. 宫颈息肉　　　B. 宫颈癌　　　　C. 宫颈肌瘤　　　D. 卵巢肿瘤　　　E. 子宫内膜癌

6. 乳腺癌最好发于乳腺的(　　)。

　　A. 外上象限　　　B. 内上象限　　　C. 外下象限　　　D. 内下象限　　　E. 乳头周围

7. 患者,女,45岁,右侧乳腺外上象限包块2个月,质硬,边界不清,不易推动,右腋下淋巴结未触及。为确诊最好采用(　　)。

　　A. 红外线摄影　　　　　　　　B. 溢液涂片　　　　　　　　　C. 钼靶X摄影

　　D. 活体组织切片检查　　　　　E. 超声检查

8. 患者,女,49岁。左乳头脱屑、结痂半年。去除左乳头表面痂皮,刮片细胞学检查发现有帕杰特细胞。该患者最可能的诊断是(　　)。

　　A. 乳腺粉刺癌　　　　　　　　B. 乳腺黏液癌　　　　　　　　C. 浸润性导管癌

　　D. 湿疹样乳腺癌　　　　　　　E. 浸润性小叶癌

9. 患者,女,56岁,闭经已6年,近3个月阴道分泌物增多,呈米汤样,阴道镜检查:宫颈外口周围

溃疡呈火山口状,宫颈肥大、质地硬。该患者最可能的诊断是( )。

　　A.宫颈糜烂　　B.宫颈肥大　　C.宫颈结核　　D.宫颈癌　　E.宫颈溃疡

10. 与雌激素刺激密切相关的肿瘤为( )。

　　A.宫颈鳞状细胞癌　　　　　　B.宫颈腺癌　　　　　　　C.恶性葡萄胎

　　D.子宫内膜癌　　　　　　　　E.绒毛膜癌

11. 患者,女,49 岁,左侧乳腺外上象限包块 3 个月,质硬,边界不清,不易推动,左腋下淋巴结未触及。为确定诊断最好采用( )。

　　A.红外线摄影　　　　　　　　B.溢液涂片　　　　　　　C.钼靶 X 摄影

　　D.活体组织切片检查　　　　　E.超声检查

12. 乳腺癌最常用的筛查方法为( )。

　　A.红外线摄影　　　　　　　　B.溢液涂片　　　　　　　C.钼靶 X 摄影

　　D.活体组织切片检查　　　　　E.超声检查

13. 患者,女,46 岁。月经不规则 5 年余,阴道不规则流血 3 个月。查体:中度贫血貌,子宫略大,稍软,无压痛,宫旁未触及异常。为确定诊断,应首选的检查是( )。

　　A.尿 HCG 测定　　　　　　　B.液基细胞检查　　　　　C.阴道镜检查

　　D.盆腔 CT 检查　　　　　　　E.子宫内膜分段诊刮

（唐　君）

第 21 章

月经失调

教学目标

1. 掌握月经失调的分类、临床表现和诊断要点。
2. 熟悉月经失调的治疗。
3. 了解月经失调与内分泌的关系。

第 1 节　无排卵性异常子宫出血

案例 21-1

　　患者,女,15 岁,因阴道流血 19 天、头晕乏力 6 天就诊。病史:患者于半年前月经初潮,之后间隔 5 个月,于 19 天前第二次行经,出血量大,持续不断 10 多天。6 天前开始恶心、呕吐,伴头晕、乏力,就诊于外院,查血红蛋白 81 g/L,于外院住院治疗,抗生素预防感染,仍有出血,量较大,2～3 h 更换一次卫生巾;3 天前复查血红蛋白 58 g/L,输红细胞悬液 400 ml,血浆 200 ml,阴道出血有所减少。2 天前再次阴道大量出血,出血未见减少,遂来我院进一步诊治。既往健康,无药敏史。

　　问题:1. 患者主要考虑何种疾病?

　　　　　2. 急诊应作何处置?

　　异常子宫出血(AUB)指与正常月经的周期频率、规律性、经期长度、经期出血量任何一项不符的,源于宫腔的异常出血。异常子宫出血通常按病因进行分类,排卵障碍性异常子宫出血(AUB-O)是其中一类,又进一步细分为无排卵性异常子宫出血和有排卵性异常子宫出血。各种原因引起的不排卵,导致子宫内膜受单一雌激素影响而无孕酮对抗,子宫内膜无法发生分泌反应并脱落而因雌激素突破或撤退产生出血,称为无排卵性异常子宫出血(anovulatory abnormal uterine bleeding)。

一、病因

1. 青春期　尚未建立稳定的周期性调节,大脑中枢对雌激素正反馈缺陷,不能形成排卵前的卵泡刺激素(FSH)和黄体生成素(LH)高峰而不能正常排卵。

2. 围绝经期　由于卵巢功能衰退,卵泡对垂体激素的反应降低,导致卵泡发育受阻而不能排卵。

3. 生育期　可因劳累、疾病或应激等影响偶尔出现无排卵,也会因肥胖、多囊卵巢综合征、高催乳素血症等因素导致持续无排卵。

二、临床表现

（1）子宫不规则出血：月经周期紊乱，经期长短不一，经量不定或增多，甚至大量出血，出血期间无腹痛或其他不适。

（2）继发贫血。

（3）大量出血可导致休克。

三、辅助检查

（1）测定血睾酮、催乳激素水平及甲状腺功能以排除其他内分泌疾病。

（2）妊娠试验：排除妊娠。

（3）宫颈细胞学检查：排查宫颈病变。

（4）血红细胞计数及血细胞比容：了解有无贫血及血小板减少。

（5）凝血功能测定：排除凝血和出血功能障碍性疾病。

（6）基础体温测定：单相型提示无排卵，双相型提示有排卵。

（7）孕酮测定：下次月经来潮前1周测定孕酮水平，可了解有无排卵及黄体功能。

（8）诊断性刮宫：子宫内膜病理检查见增生期变化或增生过长，而无分泌期变化。

四、诊断要点

结合病史、体征、辅助检查进行诊断。诊断思路如下。

（1）排除结构性病变及全身凝血功能异常病变诊断内分泌紊乱致子宫出血。

（2）判断有无排卵。

五、防治要点

（1）药物治疗是无排卵性月经失调的一线治疗方案。

（2）青春期及生育年龄无排卵性异常子宫出血：止血、调整周期、恢复排卵。

（3）绝经过渡期出血：止血、调整周期、减少经量，防止子宫内膜病变。

（4）常采用性激素止血和调整月经周期，必要时手术治疗。

第 2 节　有排卵性异常子宫出血

案例 21-2

患者，女，35岁，因阴道流血3周就诊。病史：患者平素月经不规则，出血量大，每次持续不断10天左右。3周前阴道开始出血，血流不止，量较大，2～3 h更换一次卫生巾。出血持续未见减少，今日来我院进一步诊治。

问题：1. 患者最可能的诊断是什么？

2. 成年女性患者出现上述情况应与哪些疾病鉴别？

有排卵性异常子宫出血较无排卵性异常子宫出血少见，多发生于育龄期妇女。患者有周期性排卵，因此临床上仍有可辨认的月经周期。类型有黄体功能不足、子宫内膜不规则脱落和围排卵期出血。

一、病因

1. 黄体功能不足　卵泡期 FSH 缺乏，使卵泡发育不良，LH 脉冲峰值不高，排卵峰后 LH 低脉冲缺陷,卵巢卵泡期颗粒细胞 LH 受体缺陷。

2. 子宫内膜不规则脱落 下丘脑-垂体-卵巢轴调节功能紊乱,或溶黄体机制失常引起黄体萎缩不全,内膜持续受孕激素影响,不能如期完整脱落。

3. 围排卵期出血 病因不明,可能与排卵前后雌激素水平波动有关。

二、临床表现

1. 黄体功能不足 月经周期缩短,月经周期虽在正常范围内,但卵泡期延长、黄体期缩短不孕或易发生早期流产。

2. 子宫内膜不规则脱落 月经周期正常,但经期延长,长达 9~10 天,且出血量多。

3. 围排卵期出血 2 次月经中间阴道流血,出血期≤7 天,多数持续 1~3 天,出血量小,时有时无,或血停数日后又出血。

三、辅助检查

1. 基础体温测定

(1) 黄体功能不足:基础体温双相型,但高温相小于 11 天。

(2) 子宫内膜不规则脱落:基础体温呈双相型,但下降缓慢。

2. 子宫内膜活检

(1) 黄体功能不足:子宫内膜活检显示分泌反应不良。

(2) 子宫内膜不规则脱落:在月经第 5~7 天行诊断性刮宫,病理检查能见到呈分泌反应的子宫内膜与增生期子宫内膜并存。

四、诊断要点

根据阴道出血的临床表现,基础体温测定及子宫内膜活检可做出诊断,病理检查为确诊依据。

五、防治要点

1. 黄体功能不足

(1) 促进卵泡发育:促排卵治疗。

(2) 促进月经中期 LH 峰形成:卵泡成熟时使用绒促性素。

(3) 黄体功能刺激疗法:黄体期使用绒促性素。

(4) 黄体功能替代疗法:黄体期给予外源性孕激素。

(5) 人工周期:口服避孕药。

2. 子宫内膜不规则脱落

(1) 利用负反馈机制。

孕激素法:黄体期补充孕激素。绒促性素:黄体期给予绒促性素。

(2) 单相口服避孕药:抑制排卵。

3. 围排卵期出血 复方口服避孕药或者排卵期(月经第 10~20 天)加用雌激素。

第 3 节 闭 经

案例 21-3

患者,女,36 岁,因停经 7 年就诊。现病史:25 岁初潮,第一年行经 2 次,间隔半年,量少,用护垫即可。此后一直未行经,就诊于当地医院,给予戊酸雌二醇片口服 3 个周期,仅有 1 个月有少许阴道点滴出血。现结婚 4 年,未避孕未妊娠,就诊于我院。

问题:1. 该患者的主要问题是什么?
     2. 诊断过程中最重要的是什么?

闭经是常见的妇科症状,表现为无月经或月经停止。年龄超过 16 岁,第二性征已发育或年龄超过 14 岁尚无第二性征发育、月经还未来潮称为原发性闭经。正常月经周期建立后月经停止 6 个月及以上或按自身原有月经周期计算停止 3 个周期以上者称为继发性闭经。青春期前促性腺激素释放激素(GnRH)的分泌尚未启动、妊娠期胎盘分泌雌孕激素支持内膜、产后哺乳期乳头吸吮刺激,间断性地分泌催乳素(PRL)、绝经后卵子耗竭等可出现生理性闭经。原发性闭经常因遗传学原因或先天性发育缺陷引起,约 30% 伴有生殖道异常,继发性闭经占 95%,病因复杂。

一、病因

1. 下丘脑性闭经　下丘脑性闭经最常见,以功能性原因为主。

(1) 精神应激性。

(2) 体重下降和神经性厌食。

(3) 运动性闭经。

(4) 基因缺陷性闭经。

(5) 药物性闭经。

(6) 颅咽管瘤。

2. 垂体性闭经　垂体性闭经多由腺垂体器质性病变或功能失调影响促性腺激素的分泌导致。

(1) 垂体梗死:席汉综合征。

(2) 垂体肿瘤:如垂体催乳素瘤。

(3) 空蝶鞍综合征。

(4) 先天性垂体 Gn 缺乏症。

3. 卵巢性闭经　卵巢性闭经多由卵巢分泌的性激素水平低下,子宫内膜不发生周期性变化导致。

(1) 卵巢早衰。

(2) 先天性性腺发育不全。

(3) 酶缺陷型。

(4) 卵巢抵抗综合征。

(5) 卵巢功能性肿瘤。

(6) 多囊卵巢综合征。

4. 子宫性闭经　子宫性闭经多由子宫内膜受到破坏或对卵巢激素不能产生正常的反应导致。

(1) 阿谢曼(Asherman)综合征。

(2) 刮宫损伤子宫内膜、导致宫腔粘连。

(3) 各种感染如结核。

(4) 宫颈锥切术所致宫颈粘连、狭窄。

(5) 手术切除子宫或放疗破坏子宫内膜。

5. 下生殖道发育异常性闭经　下生殖道发育异常性闭经包括宫颈闭锁、阴道横隔、阴道闭锁及处女膜闭锁等。

6. 其他内分泌功能异常　其他如雄激素增高的疾病、肾上腺皮质功能亢进、甲状腺功能减退症或亢进症等也可导致闭经。

二、临床表现

1. 原发性闭经　年龄超过 16 岁,第二性征已发育或年龄超过 14 岁尚无第二性征发育、月经还未来潮。

2. 继发性闭经　正常月经建立后月经停止 6 个月及以上或按自身原有月经周期计算停止 3 个周期以上者。

三、辅助检查

1. 功能试验　孕激素试验,雌孕激素序贯试验。

2. 激素测定　行卵泡刺激素(FSH)、黄体生成素(LH)、催乳素(PRL)、孕酮(P)、雌激素(E2)、睾酮(T)、促甲状腺激素(TSH)、抗米勒管激素(AMH)等激素测定,协助诊断。

3. 垂体兴奋试验(GnRH 刺激试验)　LH 增高病变在下丘脑,LH 不增高病变在垂体。

4. 影像学检查　盆腔超声检查了解子宫、卵巢及内膜情况,子宫输卵管造影了解有无宫腔粘连,CT 或磁共振显像了解盆腔及头部蝶鞍区病变。

5. 特殊检查　宫腔镜检查、腹腔镜检查、性染色体检查、其他检查。

四、诊断要点

详细询问可能导致闭经的原因,检查全身发育状况,内、外生殖器的发育,第二性征。首先排除生理性闭经。结合辅助检查做出诊断。

五、防治要点

1. 一般治疗　全身治疗和心理治疗,消除精神紧张和焦虑。

2. 病因治疗　治疗造成闭经的器质性病变。

3. 药物治疗　雌、孕激素序贯治疗,服用短效口服避孕药,促排卵治疗。

4. 手术治疗　针对各种器质性病因,采用相应的手术治疗。如对 Asherman 综合征者行宫腔粘连分离,处女膜闭锁、阴道横隔或阴道闭锁者通过手术切开或成形。

▶ 目标检测

单项选择题

目标检测答案

1. 无排卵性异常子宫出血的好发时期是(　　)。

A. 妊娠期　　　　　　　　　B. 哺乳期　　　　　　　　　C. 育龄期

D. 围绝经期　　　　　　　　E. 青春期和绝经过渡期

2. 异常子宫出血的常用检查方法不包括(　　)。

A. 诊断性刮宫　　　　　　　B. 宫腔镜检查　　　　　　　C. 腹腔镜检查

D. 血清性激素测定　　　　　E. 基础体温测定

3. 患者,女,16 岁。月经周期(7～10)/(15～20)天,量多。此次月经 10 天未净,量多,基础体温呈单相。下列止血措施应首选(　　)。

A. 诊断性刮宫　　　　　　　B. 静脉滴注酚磺乙胺　　　　C. 肌内注射黄体酮

D. 输注血小板悬液　　　　　E. 大剂量口服雌激素

4. 患者,女,45 岁,孕 3 产 2。月经周期紊乱半年,经量多。此次阴道出血 1 个月未净,伴头昏、心悸。查体:贫血貌,子宫稍大,宫颈无新生物,双侧附件未见明显异常。最可能的诊断是(　　)。

A. 子宫肌瘤　　　　　　　　B. 子宫腺肌病　　　　　　　C. 子宫内膜异位症

D. 无排卵性异常子宫出血　　E. 有排卵性异常子宫出血

5. 月经量多或经期延长,但周期基本正常,应首先考虑(　　)。

A. 子宫内膜癌　　　　　　　B. 宫颈癌　　　　　　　　　C. 子宫肌瘤

D. 宫颈息肉　　　　　　　　E. 有排卵性异常子宫出血

6. 经产妇,38 岁,近 1 年月经经期 9～10 天,周期正常,经量多。妇科检查:子宫前位,稍大,无压痛,双侧附件正常。基础体温双相型。恰当的处置方案是(　　)。

A. 口服氯米芬　　　　　　　B. 人工周期疗法　　　　　　C. 肌内注射 HMG

D. 经前期肌内注射黄体酮　　　　　E. 月经干净后肌内注射黄体酮

7. 20 岁,未婚妇女。初潮 14 岁,近 3 年月经周期规律,1 年前经量逐渐减少,半年前闭经,基础体温呈双相型曲线。本例最可能的疾病是(　　)。

A. 宫颈管狭窄　　　　　　　　B. 子宫发育不良　　　　　　　C. 子宫内膜结核

D. 卵巢睾丸母细胞瘤　　　　　E. 垂体功能低下

8. 患者,女,30 岁。7 个月前妊娠 48 天行人工流产术,术后未来月经,雌、孕激素试验均正常。闭经的原因可能是(　　)。

A. 卵巢性闭经　　　　　　　　B. 垂体性闭经　　　　　　　　C. 下丘脑性闭经

D. 子宫性闭经　　　　　　　　E. 难以确定

9. 卵巢功能衰退最早的征象是(　　)。

A. 雌激素水平降低　　　　　　B. 孕激素水平降低　　　　　　C. LH 水平升高

D. FSH 水平升高　　　　　　　E. GnRH 水平升高

10. 继发性闭经是指正常月经周期建立后月经停止(　　)。

A. 3 个月以上　　　B. 6 个月以上　　　C. 9 个月以上　　　D. 12 个月以上　　　E. 18 个月以上

(唐　君)

优生优育

第1节 避　孕

采用药物、器具或自然避孕法达到避免怀孕的目的即称为避孕。本节主要介绍工具避孕、药物避孕、其他避孕方法、避孕节育措施选择及输卵管结扎术。

一、工具避孕

工具避孕指利用工具防止精子进入阴道,阻止进入阴道内的精子进入宫腔或改变宫腔内环境达到避孕目的。目前常用的避孕工具有男用避孕套、宫内节育器、阴道隔膜等。

1. 男用避孕套　男用避孕套避孕的可靠性在 95% 以上,生育年龄各期都可使用。除避孕作用外,男用避孕套还能防止性传播疾病的感染,是有效预防人类免疫缺陷病毒(HIV)感染的唯一避孕工具。

2. 宫内节育器

(1) 宫内节育器(IUD)是放在子宫中通过局部组织对它的各种反应达到避孕的目的。在我国是最常用的避孕方式,具有安全、有效、简便、经济、可逆的特点。

(2) 避孕机制是杀精作用、干扰受精卵着床。

(3) 凡育龄期妇女无禁忌证,要求放置宫内节育器者,排除放置禁忌证者均可放置。

(4) 放置时间以月经净后 3～7 天内为宜,含孕激素宫内节育器于经期第 3 天放置,顺产后 3 个月,剖宫产后 6 个月放置。

(5) 放置后注意事项:术后休息 3 天,1 周内忌重体力劳动,2 周内忌性交和盆浴,3 个月内每次经期或大便时注意有无宫内节育器脱落,放置宫内节育器后的下一次月经后、3 个月后、12 个月后及以后每年随访 1 次。

(6) 宫内节育器取出见于放置期满需要更换、绝经 1 年、因副反应治疗无效及并发症需取器者、带器妊娠者、节育器嵌顿、节育器异位、计划再生育等情况。

(7) 不良反应及并发症:不规则出血及经量增多最常见,腰酸、腹坠,节育器异位,节育器嵌顿或断裂,脱落,带器妊娠,感染。

二、药物避孕

1. 概念　女用避孕药物避孕是应用人工合成的甾体激素避孕,是一种高效避孕方法。各种避孕药物均由合成雌激素和合成孕激素按不同剂量配伍而成。

2. 药物避孕机制

(1) 抑制排卵:药物负反馈抑制下丘脑和垂体促性腺激素的释放,阻碍卵泡的发育;影响垂体对 GnRH 的反应,抑制排卵。

(2) 对生殖器官的作用。

宫颈黏液改变:孕激素可增加宫颈黏液黏稠度,不利于精子穿透。

子宫内膜改变:使子宫内膜提前出现分泌反应,改变了子宫内膜的种植窗,不利于受精卵着床。

输卵管蠕动的改变:使受精卵提早或推迟进入宫腔,与子宫内膜变化不同步,干扰其着床。

药物避孕适应证:健康育龄期妇女有避孕需求者均可服用。

3. 药物避孕的禁忌证

血栓性静脉炎或血栓栓塞性疾病;心脏病、高血压(血压>160/100 mmHg);脑血管疾病;急慢性肝、肾疾病;糖尿病并发血管性疾病;已知或可疑乳腺癌、雌激素依赖性肿瘤;妊娠、产后 6 周内母乳喂养(雌激素抑制乳汁分泌);原因不明的异常阴道流血;日吸烟支数≥20,特别是年龄≥35 岁妇女(增加心血管疾病发病率);严重偏头痛。

4. 不良反应及处理

(1)早孕反应:头晕、乏力、恶心、呕吐。

(2)月经改变:用药后短期闭经应停药观察,若超过 3 个月,则需要用雌孕激素序贯疗法替代治疗。

(3)不规则阴道流血:突破性出血(月经前半周期,加服炔雌醇 5~10 μg/d;后半周期,加服短效避孕药 1 片/日)出血多似月经,停药 5 天后开始下一周期。

(4)色素沉着:停药后一般能自行消退。

(5)体重增加:弱雄激素作用,可促进体内合成代谢,增加体重。雌激素使水钠潴留所致。

(6)其他:头痛、复视、乏力、嗜睡、乳房胀痛等,可对症处理,必要时停药。

5. 药物避孕的分类

(1)复方短效口服避孕药。

(2)复方长效口服避孕药:长效避孕针。

(3)探亲避孕药。

(4)缓释避孕药:皮下埋植剂、阴道避孕环、微球和微囊避孕针、避孕贴剂。

(5)紧急避孕药:单孕激素片、米非司酮。

三、其他避孕方法

1. 外用杀精剂 目前临床常用的外用杀精药物为表面活性剂壬苯醇醚,其杀精作用效果显著,能破坏精子细胞膜使精子失去活性,常用的有避孕栓剂、片剂、胶冻凝胶剂及避孕薄膜。

2. 安全期避孕 安全期避孕又称自然避孕。排卵通常发生在下次月经前 14 天左右,一般在排卵前后 4~5 天为易孕期,在此期间可禁欲而达到避孕目的。其余时间为相对安全期。实际应用中因无准确的排卵测试法,且排卵时间易受外界多种因素的干扰和影响,可能提前或推迟,故此法失败率较高。

3. 免疫避孕 免疫避孕指利用机体自身免疫防御机制来达到避孕,目前尚未在临床上使用。

四、避孕节育措施选择

根据生育期女性的自身特点,选择合适的安全有效避孕方法。

1. 新婚期

(1) 原则:因使用者较为年轻、尚未生育,应选择使用方便、不影响生育的避孕方法。

(2) 选用方法:首选复方短效口服避孕药,性生活适应后可选用男用避孕套,未生育或未曾人工流产手术者,不适宜使用宫内节育器。不适宜安全期避孕、体外排精及长效避孕药等方法。

2. 哺乳期

(1) 原则:不影响乳汁质量及婴儿健康。

（2）选用方法：首选男用避孕套、单孕激素制剂长效避孕针或皮下埋植剂，使用方便，不影响乳汁质量。若使用宫内节育器，操作需轻柔。不适宜采用安全期、雌孕激素复合避孕药或避孕针避孕等方法。

3. 生育后期

（1）原则：长效、可逆、安全、可靠。

（2）选用方法：各种避孕方案均可，根据自身情况选择。已生育三孩或以上者，可选择绝育术。

4. 绝经过渡期

（1）原则：若仍有排卵，应坚持避孕，以外用避孕为主。

（2）选用方法：可用男用避孕套。若宫内节育器无不良反应，可继续使用，绝经后半年内取出。不适宜服用避孕药、安全期避孕等方法。

五、输卵管结扎术

1. 适应证

（1）自愿做输卵管结扎术的已婚妇女且无禁忌证者。

（2）患有某种疾病不宜妊娠者。

（3）第二次剖宫产术同时。

2. 禁忌证

（1）各种疾病的急性期；全身情况不良，不能耐受手术。

（2）存在感染情况，如盆腔炎症性疾病、腹壁感染等。

（3）24 h 内体温两次超过 37.5 ℃者。

（4）严重的神经症。

3. 手术时机

（1）非妊娠妇女在月经干净后第 3～7 天内。

（2）人工流产或分娩后宜在 48 h 内手术。

（3）哺乳期或闭经妇女在排除早孕后再行手术。

（4）剖宫产术中。

4. 并发症

（1）输卵管或输卵管系膜血管出血或血肿。

（2）感染：包括局部感染和全身感染。

（3）损伤：可致膀胱、肠管损伤。

（4）术后再孕。

（5）月经异常。

（6）肠粘连。

（7）神经症。

第 2 节　不孕症及辅助生育技术

夫妻有正常性生活 1 年以上未避孕而未孕，提示夫妇受孕能力低下或无受孕能力，称为不孕症，分原发性和继发性两大类。既往无受孕史，未避孕未孕者称为原发性不孕症。既往有过受孕史，而后未避孕 1 年未孕者称为继发性不孕症。

一、病因

1. 女方因素

（1）排卵障碍。

（2）输卵管因素——最常见。

（3）子宫因素。

（4）宫颈因素。

（5）阴道外阴因素。

2．男方因素

（1）精液异常：数量少或无、活力减弱、形态异常。

（2）性功能异常：性交困难。

（3）免疫因素：精液自身凝集。

3．双方因素

（1）缺乏性生活知识。

（2）精神过度紧张。

（3）免疫因素：同种免疫、自身免疫。

二、临床表现

夫妻有正常性生活 1 年以上未避孕而未孕。

三、辅助检查

1．男方检查

（1）询问既往有无慢性病，如腮腺炎、结核等。

（2）了解性生活情况，有无性交困难。

（3）除全身检查外，重点应检查外生殖器有无畸形或病变。

（4）精液检查。

2．女方检查

（1）询问病史。

（2）体格检查。

（3）女性不孕特殊检查：卵巢功能检查、输卵管通畅试验、性交后精子穿透力试验、宫颈黏液、精液相合试验、子宫镜检查、腹腔镜检查、免疫学检查、染色体分析。

四、诊断要点

结合病史可明确诊断，通过男女双方全面检查，找出不孕原因是诊断不孕症的关键。

五、防治要点

1．一般治疗

（1）改善全身状况。

（2）戒烟、戒毒、不酗酒。

（3）掌握性知识。

（4）学会预测排卵期。

2．病因治疗

（1）治疗器质性疾病。

（2）诱发排卵。

（3）改善宫颈黏液。

（4）补充黄体分泌功能。

（5）免疫性不孕的治疗。

（6）输卵管阻塞的治疗。

（7）辅助生殖技术。

六、辅助生殖技术

人类辅助生殖技术（ART）是指以生育为目的，在体外对精子、卵子和胚胎进行人工操作后，再植入女性生殖道内,以达到受孕目的的医学技术。包括人工授精、体外受精-胚胎移植及其衍生技术等。

课程思政

世界首例免疫艾滋病的基因编辑背后的伦理反思

2018年11月26日,贺建奎宣布一对名为露露和娜娜的基因编辑婴儿于2018年11月在中国健康诞生。这一报道引起了巨大轰动,深圳市卫健委医学伦理专家委员会表示,该项试验在进行前并未向该部门报备,已启动对该事件涉及伦理问题的调查。国家卫健委回应要认真调查核实,依法依规处理。

北京大学分子医学研究所研究员刘颖指出,"首例免疫艾滋病基因编辑婴儿"实验伦理申请非常草率。

刘颖认为,这一试验从科学层面具有巨大的潜在风险,两个孩子作为试验品,这些未知风险将会伴随她们的成长。从事这一试验的科研人员既非HIV研究者,也非基因编辑领域专家,项目实施时其测序公司和其背后的商业资本在铤而走险。可以预见的是,该试验的实施会使基因编辑领域的研究受到影响,也会使中国科研界的发展受到质疑。

通过基因编辑来实现艾滋病免疫,是否符合社会伦理?从科学角度是否真正可行?这一问题值得我们每一个医务工作者和科研工作者深思,我们工作的对象是人,是可贵的生命。任何一个决策都由不得主观的想象,科研决策和医疗决策都要做到有法可依、有伦可依。

→ 目标检测

单项选择题

目标检测答案

1. 不孕症是指女性无避孕性生活而未孕至少达(　　　)。

A. 半年　　　　　B. 1年　　　　　C. 1年半　　　　　D. 2年　　　　　E. 3年

2. 宫内节育器的避孕机制不包括(　　　)。

A. 干扰着床　　　　　　　　B. 对精子的毒性作用

C. 对胚胎的毒性作用　　　　D. 反射性抑制排卵

E. 孕激素对子宫内膜的局部作用

3. 我国育龄期妇女最常用的避孕措施是(　　　)。

A. 避孕套　　　B. 宫内节育器　　　C. 口服避孕药　　　D. 皮下埋植剂　　　E. 安全期避孕

4. 不宜选用口服复方避孕药的人群是(　　　)。

A. 月经过多　　　B. 冠心病　　　C. 阴道炎　　　D. 附件炎　　　E. COPD

5. 女性,28岁,第一胎产后半年,母乳喂养。来院咨询避孕措施,宜选用的避孕措施是(　　　)。

A. 安全期避孕　　　　　　　B. 复方短效避孕药　　　　　　　C. 复方长效避孕针

D. 三相口服避孕药　　　　　E. 皮下埋植剂

6. 患者,女,32岁,月经量少1年,患滴虫性阴道炎,宜选用的避孕措施是(　　　)。

A. 长效避孕针　　　B. 安全期避孕　　　C. 使用避孕套　　　D. 阴道隔膜　　　E. 皮下埋植剂

7. 既可避孕又可防止性病传播的避孕措施是(　　　)。

A. 宫内节育器　　　B. 口服避孕药　　　C. 使用避孕套　　　D. 阴道隔膜　　　E. 皮下埋植剂

8. 患者,女,26岁。人工流产后2周,仍感恶心呕吐,少许阴道出血,轻微腹痛。尿妊娠试验阳性。最可能的诊断是(　　　)。

A. 子宫穿孔　　　B. 出血　　　C. 漏吸　　　D. 吸宫不全　　　E. 宫腔感染

9. 试管婴儿是指(　　　)。

A. 经阴道配子移植   B. 宫腔内精子注入   C. 宫腔内配子移植

D. 输卵管内配子移植   E. 体外受精-胚胎移植

10. 为了解输卵管是否通畅,不宜进行的检查是( )。

A. 子宫输卵管 X 线造影   B. 子宫输卵管超声造影   C. 输卵管通畅试验

D. 诊断性刮宫   E. 腹腔镜检查

（唐　君）

儿科疾病

1. 掌握小儿肺炎、腹泻、维生素D缺乏性佝偻病的临床表现、诊断要点和防治要点。
2. 熟悉小儿肺炎和腹泻的病原学改变。
3. 了解小儿补液原则。

第1节　小儿肺炎

案例 23-1

患儿，男，2岁，以"发热3天，咳嗽2天伴喘1天"入院，体格检查：体温38.9 ℃，意识清楚，呼吸略急促，口唇无发绀，咽部充血，双肺可闻及细小水泡音及少许哮鸣音。心搏有力，心率140次/分，腹软，无压痛及反跳痛，四肢温暖，余无异常。

问题：1. 患儿最可能的诊断是什么？
　　　2. 该病如何与上呼吸道感染鉴别？

肺炎是指不同病原体或其他因素（如吸入羊水、油类或过敏反应）等所引起的肺部炎症。支气管肺炎是累及支气管壁和肺泡的炎症，为小儿时期最常见的肺炎类型，2岁以内婴幼儿多发。一年四季均可发病，多发生于冬春寒冷季节及气候骤变时。

一、病因及发病机制

病原体常为细菌和病毒，也可有病毒、细菌"混合感染"。发达国家小儿肺炎病原体以病毒为主，主要有 RSV、ADV、流感及副流感病毒等；发展中国家以细菌为主。细菌感染以肺炎链球菌多见，近年来肺炎支原体、衣原体和流感嗜血杆菌肺炎有增加趋势。病原体常由呼吸道侵入，少数经血行入肺。支气管、肺泡炎症引起肺通气和换气障碍，导致缺氧和二氧化碳潴留，造成呼吸功能不全、酸碱平衡失调及电解质紊乱、胃肠功能紊乱以及循环系统和神经系统受累。

二、临床表现

2岁以下的婴幼儿多见，起病多数较急，发病前数天内多先有上呼吸道感染，主要临床表现为发热、咳嗽、气促、肺部固定性中细湿啰音。

1. 症状

（1）发热：热型不定，多为不规则热，亦可为弛张热或稽留热。

（2）咳嗽：较频繁，早期刺激性干咳，极期咳嗽减轻，恢复期咳嗽有痰。

（3）气促：多在发热、咳嗽后出现。

（4）全身症状：精神不振、食欲减退、烦躁不安,轻度腹泻或呕吐。

2. 体征

（1）呼吸增快：40~80 次/分,可见鼻翼扇动和三凹征。

（2）发绀：口周、鼻唇沟和指（趾）端发绀,轻者可无发绀。

（3）肺部啰音：早期不明显,后期可闻及固定的中、细湿啰音,肩胛下、腋下、吸气末易听到。

三、辅助检查

1. 外周血检查

（1）白细胞检查：细菌性肺炎白细胞计数升高,中性粒细胞增多,出现核左移;病毒性肺炎白细胞计数大多正常,时有淋巴细胞增高。

（2）C-反应蛋白（CRP）：细菌感染 CRP 升高,非细菌感染上升不明显。

2. 病原学检查

（1）细菌性检查：细菌培养和涂片,确定细菌类型,指导治疗。

（2）病毒学检查：病毒分离和血清学试验,抗原抗体快速诊断。

（3）其他病原学检查：肺炎支原体、衣原体检测。

3. X 线检查 双肺下野、中内带出现大小不等的点状或小斑片状影。

四、诊断要点

支气管肺炎诊断相对简单,一般有发热、咳嗽、呼吸急促的症状,肺部听到中、细湿啰音或 X 线有肺炎的改变均可诊断支气管肺炎。

五、防治要点

采用综合治疗,原则为控制炎症、改善通气功能、对症治疗、防止和治疗并发症。

1. 一般治疗和护理 空气流通,温度适宜,营养饮食,变换体位减少肺部淤血,防止交叉感染。

2. 抗感染治疗 选择抗生素治疗,原则：根据药敏选择,早期、联合、足量、足疗程。

抗生素选择：肺炎链球菌选用青霉素,金黄色葡萄球菌选用苯唑西林钠,流感嗜血杆菌选用阿莫西林克拉维酸钾,大肠杆菌和肺炎杆菌选用头孢曲松,肺炎支原体和衣原体选用红霉素或阿奇霉素。

用药时间：体温正常后 5~7 天,症状、体征消失后 3 天停药。

抗病毒治疗：利巴韦林、干扰素等。

3. 对症治疗 氧疗、气道管理、腹胀治疗、物理降温等。

第 2 节 小 儿 腹 泻

案例 23-2

患儿,男,1 岁,因"腹泻、呕吐 3 天"就诊。体格检查：体温 39.2 ℃,心率 145 次/分,血压 80/50 mmHg,体重 9.5 kg,身长 77 cm。急性病容,面色发灰,皮肤巩膜无黄染,皮肤弹性差,心率齐,心音低钝,肺（－）,腹软,肝脾未触及,肠鸣音存在,肢端发凉,余无异常。

问题：1. 患儿最可能的诊断是什么?

2. 患儿急诊处理中要采取哪些处置措施?

小儿腹泻是一组由多病原体、多因素引起的以大便次数增多和大便性状改变为特点的消化道综合征,是婴幼儿最常见的疾病之一。6个月至2岁婴幼儿发病率高,1岁以内约占半数。小儿腹泻是造成儿童营养不良、生长发育障碍的主要原因之一。

一、病因及发病机制

(一)感染因素

肠道内感染可由病毒、细菌、真菌、寄生虫引起,以前两者多见,尤其是病毒。

1. 病毒感染 轮状病毒、星状病毒、诺如病毒等。

2. 细菌感染 致腹泻大肠埃希菌、空肠弯曲菌、耶尔森菌、沙门菌等。

3. 真菌 念珠菌、曲菌、毛霉菌等。

4. 寄生虫 蓝氏贾第鞭毛虫、阿米巴原虫等。

(二)非感染因素

1. 饮食因素 喂养不当、过敏性腹泻、原发性或继发性双糖酶缺乏。

2. 气候因素 气候突变,腹部受凉使肠蠕动增加;天气过热消化液分泌减少或口渴饮奶过多都可能诱发消化功能紊乱导致腹泻。

(三)引起腹泻的机制

腹腔内存在大量不能吸收的具有渗透活性的物质——"渗透性"腹泻,肠腔内电解质分泌过多——"分泌性"腹泻,炎症所致的液态大量渗出——"渗出性"腹泻,肠道运动功能异常——"肠道功能异常性"腹泻等。但在临床上不少腹泻并非由某种单一机制引起,而是由多种机制共同作用下引起的。

二、临床表现

1. 轻型 常由饮食因素及肠外感染引起。起病可急可缓,以胃肠道症状为主,食欲不振,偶有溢乳或呕吐,大便次数增多,每次大便量不多,稀薄或带水,呈黄色或黄绿色,有酸味,常见白色或黄白色奶瓣和泡沫,无脱水及全身中毒症状,多在数日内痊愈。

2. 重型 多由肠道内感染引起。常急性起病,也可由轻型逐渐加重、转变而来,除有较重的胃肠道症状外,还有较明显的脱水、电解质紊乱和全身感染中毒症状,如发热、精神烦躁或萎靡、嗜睡,甚至昏迷、休克。

三、辅助检查

1. 大便检查 大便常规、肠道菌群分析、大便细菌培养等。

2. 病原学检查 病毒抗原抗体检测。

3. 其他 蛋白质、糖类和脂肪吸收功能实验、X线、结肠镜等检查。

四、诊断要点

根据发病季节、病史、临床表现和大便性状可做出诊断。必须判断有无脱水以及脱水的程度和性质,有无电解质紊乱和酸碱失衡。

五、防治要点

(一)治疗原则

调整饮食,预防和纠正脱水,合理用药,加强护理,预防并发症。

1. 饮食疗法 严重呕吐者暂禁食,好转后饮食添加由少到多,由稀到稠。

2. 纠正水、电解质紊乱及酸碱失衡 口服补液、静脉补液。

3. 药物治疗 控制感染、肠道微生态疗法、肠黏膜保护剂、补锌等,避免使用止泻剂。

(二)预防

(1)合理喂养,提倡母乳喂养,及时添加辅食,指导喂养。

(2)养成良好的卫生习惯,乳品和玩具定期消毒。

（3）做好消毒隔离，防止交叉感染。

（4）避免长期滥用广谱抗生素。

（5）按时预防接种，接种轮状病毒疫苗。

第 3 节　维生素 D 缺乏性佝偻病

案例 23-3

　　患儿，男，11 个月，因"至今不能扶站"入院。体格检查：体温 36.3 ℃，心率 115 次/分，体重 9.3 kg，身长 72 cm，患儿营养可，皮肤白皙，前囟 2.5 cm×1.5 cm，枕部斑秃，上颌乳牙未萌出，双侧肋缘外翻，肝肋下 1 cm，脾未触及，轻度"O"形腿，肌张力正常，神经系统未见异常，浅表淋巴结未触及。

　　问题：1. 患儿最可能的诊断是什么？

　　　　　2. 造成患儿上述疾病可能的原因有哪些？

　　维生素 D 缺乏性佝偻病是由于儿童体内维生素 D 不足使钙、磷代谢紊乱，产生的一种以骨骼病变为特征的全身慢性营养性疾病。典型的表现是生长着的长骨干骺端和骨组织矿化不全。维生素 D 不足使成熟骨矿化不全，表现为骨软化症。

一、病因及发病机制

（一）病因

1. 围生期维生素 D 不足　母亲妊娠期维生素 D 摄入不足，早产、双胎婴儿体内储存不足。

2. 日照不足　婴幼儿长期室内活动，户外活动少，内源性维生素 D 生成不足。

3. 生长速度快，需求增加　早产、双胎、婴儿早期生长较快。

4. 食物中摄入维生素 D 不足　天然食物中含维生素 D 少，摄入不足。

5. 疾病影响　胃肠道和肝脏疾病影响维生素 D 的吸收，药物影响。

（二）发病机制

维生素 D 缺乏，继发钙、磷代谢失调，出现骨质疏松、颅骨软化，导致一系列佝偻病和血生化改变。

二、临床表现

（一）初期（早期）

多见于 6 个月内特别是 3 个月内的婴儿，多为神经兴奋性增高的表现，如易激惹、烦闹、汗多刺激头皮而摇头等。

（二）活动期（激期）

1. 骨骼改变

（1）骨样组织堆积表现：方颅、肋串珠、手足镯。

（2）骨软化表现：颅骨软化、鸡胸、漏斗胸、郝氏沟、"X"或"O"形腿、脊柱畸形。

2. 血生化改变　血钙降低、血磷降低，碱性磷酸酶升高。

3. X 线改变　长骨钙化带消失，干骺端呈毛刷样、杯口状改变；骨骺软骨盘增宽；骨质稀疏，骨皮质变薄；可由骨干弯曲畸形或青枝骨折。

（三）恢复期

临床症状和体征逐渐减轻或消失，血钙、磷逐渐恢复正常。

（四）后遗症期

多见于2岁以后儿童，为婴幼儿时期严重佝偻病残留的不同程度的骨骼畸形。无任何临床症状，血生化正常，X线检查骨骼干骺端病变消失，不需治疗。

三、辅助检查

1. 血生化检查　激期血钙降低、血磷降低，碱性磷酸酶升高等。

2. X线检查　激期长骨钙化带消失，干骺端呈毛刷样、杯口状改变；骨骺软骨盘增宽；骨质稀疏，骨皮质变薄；可有骨干弯曲畸形或青枝骨折。

四、诊断要点

根据患儿年龄、喂养史、神经兴奋性增高体征以及骨骼改变可做出诊断。血生化和骨骼X线检查为诊断的"金标准"。

五、防治要点

（一）治疗

口服维生素D，控制活动期，防止骨骼畸形。

（二）预防

1. 围生期　孕母多户外活动，多食用富含钙、磷、维生素D的食物，孕晚期适量补充维生素D，以满足婴儿出生后一段时间生长发育的需要。

2. 婴幼儿期　预防的关键在日光浴与适量维生素D的补充。

课程思政

曾经我们是爱的接受者，未来我们是爱的贡献者

"老吾老，以及人之老，幼吾幼，以及人之幼。天下可运于掌。"孟子的这段话的意思是"敬重自己的长辈，进而推广到敬重别人的长辈，抚爱自己的子女，进而推广到抚爱别人的子女。如果以这样的准则治理国家，统一天下就如运转于掌心一样容易了。"

尊老爱幼是中华民族优良的传统美德，我们从小就受到要尊老爱幼的教育。每个人都有被呵护的童年，随着年龄的增长，孩子也像鸟儿一样会展翅高飞。每个成人有很多无形的责任，自己的工作、家庭、孩子，我相信，每个成人都会有这样的烦恼：在外辛苦工作，是为了更好的明天。我们是否忘记了父母孤单地看着夕阳的时候，忘记了父母对子女默默地思念？父母对子女的爱恐怕是这个世界上最无私的付出了，但又有多少子女能体会到父母的爱？我们都该意识到，我们成长过程中无时不在得到默默的关爱，但我们又做了什么呢？我们是否应该常回家看看？是否应该对年老的父母多一份包容呢？

→ **目标检测**

目标检测答案

单项选择题

1. 小儿肺炎的病因分类中，不包括（　　）。

A. 病毒性肺炎　　　　　　　B. 细菌性肺炎　　　　　　　C. 衣原体肺炎

D. 嗜酸性粒细胞性肺炎　　　E. 间质性肺炎

2. 小儿肺炎最主要的发病机制是（　　）。

A. 缺氧　　　　　　　　　　B. 二氧化碳潴留　　　　　　C. 毒血症

D. 酸中毒　　　　　　　　　　E. 水钠潴留

3. 判断小儿支气管肺炎严重程度的指标是（　　）。

A. 白细胞高低　　　　　　　B. 呼吸频率　　　　　　　　C. 有无累及其他系统

D. 胸片显示程度　　　　　　E. 感染菌群

4. 患儿，男，8 个月。咳嗽 3 天，发热伴气促 1 天。查体：呼吸急促，口周略发青，咽部充血，双肺闻及中小水泡音，心、腹（－）。血常规白细胞 $10\times10^9/L$，中性粒细胞百分比 65%，淋巴细胞百分比 35%。其最可能的诊断是（　　）。

A. 支气管炎　　　　　　　　B. 支气管哮喘　　　　　　　C. 原发性肺结核

D. 支气管肺炎　　　　　　　E. 毛细支气管炎

5. 易并发脓胸、脓气胸的肺炎是（　　）。

A. 呼吸道合胞病毒肺炎　　　B. 腺病毒肺炎　　　　　　　C. 金黄色葡萄球菌肺炎

D. 支原体肺炎　　　　　　　E. 衣原体肺炎

6. 小儿腹泻的定义是（　　）。

A. 星状病毒感染致腹泻　　　B. 轮状病毒感染致秋季腹泻

C. 致病性大肠埃希菌感染致腹泻　　D. 食饵性腹泻

E. 多病原、多因素引起的排便次数增多和性状改变

7. 小儿腹泻发病率高的年龄组是（　　）。

A. <3 个月　　　　　　　　B. 3～5 个月　　　　　　　　C. 6 个月至 2 岁

D. 3～4 岁　　　　　　　　E. 5～6 岁

8. 不符合轮状病毒肠炎的特点是（　　）。

A. 夏季多见　　　　　　　　B. 多见于 6～24 个月婴儿　　C. 大便呈蛋花汤样

D. 常出现脱水　　　　　　　E. 常伴有发热

9. 患儿，女，9 个月，秋季发病，腹泻轻咳 2 天入院，大便 10 次/日，呈蛋花汤样。大便镜检：白细胞 2～3/HP，大便细菌培养阴性。血常规：白细胞 $7.5\times10^9/L$，除轻度脱水征外，无其他异常。最可能的诊断为（　　）。

A. 轮状病毒肠炎　　　　　　B. 细菌性痢疾　　　　　　　C. 金葡菌肠炎

D. 真菌性肠炎　　　　　　　E. 致病性大肠埃希菌肠炎

10. 小儿重度脱水有明显周围循环障碍，扩容液输注时间为（　　）。

A. 10～20 min　　　　　　　B. 30～60 min　　　　　　　C. 70～90 min

D. 100～120 min　　　　　　E. 130～150 min

11. 维生素 D 缺乏性佝偻病活动早期的主要表现是（　　）。

A. 烦哭、夜惊、汗多　　　　B. 烦哭、方颅　　　　　　　C. 多汗、蛙状腹

D. 夜惊、手足镯　　　　　　E. 夜惊、多汗、方颅

12. 维生素 D 缺乏性佝偻病病激期血生化的特点是（　　）。

A. 血钙正常，血磷降低，碱性磷酸酶降低

B. 血钙降低，血磷降低，碱性磷酸酶增高

C. 血钙降低，血磷正常，碱性磷酸酶增高

D. 血钙降低，血磷增高，碱性磷酸酶降低

E. 血钙正常，血磷降低，碱性磷酸酶增高

13. 患儿，女，11 个月，多汗，烦躁，睡眠不安，可见肋膈沟，下肢轻度"O"形腿。血钙稍降低，血磷降低，碱性磷酸酶增高，其维生素 D 缺乏性佝偻病应处于（　　）。

A. 前驱期　　B. 初期　　C. 激期　　D. 恢复期　　E. 后遗症期

（唐　君）

第六篇

传染性疾病及皮肤病

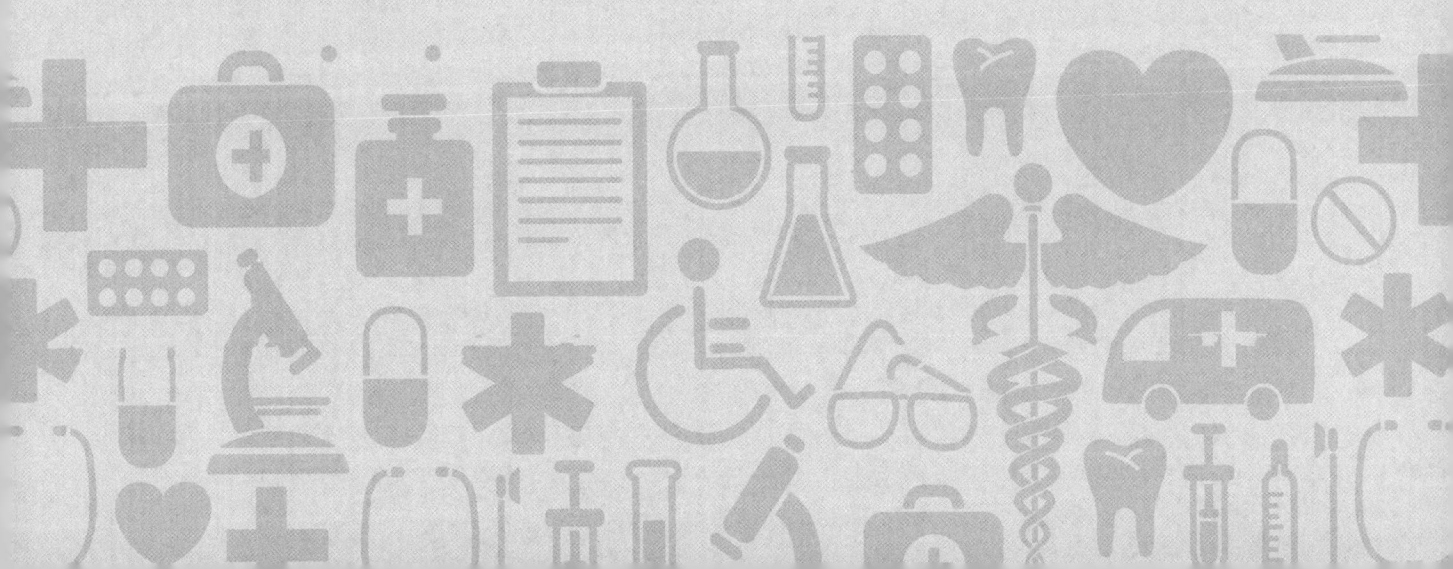

常见传染病

1. 掌握常见传染病(肺结核、流行性腮腺炎、病毒性肝炎、细菌性痢疾等)的临床表现、诊断要点和防治要点,掌握传染病分级管控。
2. 掌握常见传染病的发病机制。

第 1 节　总　　论

　　传染病是由病原微生物(病毒、立克次体、细菌、螺旋体等)或寄生虫(原虫或蠕虫等)感染人体或动物后产生的有传染性的疾病。传染病属于感染性疾病,但感染性疾病不一定有传染性。传染病学是研究传染病在人体内、外环境中发生、发展、传播和防治规律的学科,其重点是研究传染病的临床表现、诊断依据和治疗方法,同时兼顾流行病学和预防措施的研究,以达到治病救人、防治结合的目的。随着社会发展,科学技术与经济水平的提高,传染病的发病率已有所下降。但在许多国家,许多传染病(如病毒性肝炎)的流行与危害仍很严重。

一、感染与免疫

(一)感染的概念

　　感染是病原体以一定的方式或途径侵入人体后在人体内的一种寄生过程,也是病原体与人体之间相互作用、相互斗争的过程。构成感染的必备条件是病原体、人体和外环境三个因素。病原体一旦侵入人体,就意味着感染过程的开始。当人体防御能力下降时,病原体便在人体内生长、繁殖、使人致病,临床上便出现相应的症状、体征。

(二)感染过程的表现

　　病原体侵入人体后,主要有以下 5 种情况。

　　(1)病原体被清除:病原体进入人体后,可被处于机体防御第一线的非特异性免疫屏障(如胃液等)所清除,也可以由体内的特异性免疫(如自然感染后获得的主动免疫或注射免疫球蛋白而获得的被动免疫等)所清除,还可以从鼻咽部、肠道、尿道等其他通道排出体外。

　　(2)病原体携带状态:病原体侵入人体后,在体内生长繁殖的同时不断排出体外,而人体不出现任何疾病的临床表现,这一状态的宿主为重要的传染源。按病原体种类不同,病原体携带者可分为带病毒者、带菌者及带虫者等;按宿主状态的不同,病原体携带者可分为潜伏期携带者、恢复期携带者、健康携带者;按携带病原体持续时间的长短,病原体携带者又可分为急性携带者(3 个月以下)和慢性携带者(3 个月以上)。

　　(3)隐性感染:又称亚临床感染,是指病原体侵入人体后,仅引起机体发生特异性的免疫应答,而机体的损伤较为轻微,临床上多无症状、体征和生化改变,只能通过免疫学检查才能发现。隐性感染过程结束后,大多数人获得不同程度的特异性主动免疫,病原体被清除,少数人转变为病原体携带状态。在大多数传染病中,隐性感染是最常见的表现。

(4)显性感染:又称临床感染,病原体侵入人体后,不但引起机体发生免疫应答,而且通过病原体本身的作用或机体的变态反应,导致组织损伤,使人体出现相应的临床症状、体征。显性感染结束后,病原体被清除,感染者可获得较为稳固的免疫力。

(5)潜伏性感染:病原体感染人体后,由于机体自身免疫功能导致人体和病原体处于相持状态,病原体暂时潜伏起来,一旦机体免疫功能下降,原来潜伏在体内的病原体趁机活跃,引起人体发病。

(三)感染过程中病原体的作用

病原体侵入人体后能否引起疾病,取决于病原体的致病能力和机体的免疫功能这两个因素,致病能力包括以下几个方面。

(1)侵袭力:病原体侵入人体并在人体内生长、繁殖的能力。

(2)毒力:病原体产生各种毒素的能力。

(3)数量:在同一种传染病中,入侵病原体的数量一般与致病能力成正比。病原体侵入的数量越多,出现感染的危险越大,病情也越严重。

二、传染病的流行过程

传染病的流行过程是传染病在人群中发生、传播和终止的过程。决定传染病流行过程的三个基本条件是传染源、传播途径和易感人群。

(一)传染病流行过程的基本条件

1. 传染源　传染源是指病原体已在体内生长繁殖并不断排出体外的人和动物。传染源包括患者、隐性感染者、病原携带者和受感染的动物等。

2. 传播途径　病原体离开传染源到达另一个易感者的途径称为传播途径。

(1)空气传播:呼吸道传染病最主要的传播方式。如麻疹、SARS、白喉、结核病等。

(2)经水、饮食传播:消化道传染病最主要的传播方式。如痢疾、伤寒、霍乱等。

(3)接触传播:既可传播呼吸道传染病,又可传播消化道传染病。如麻疹、流感、血吸虫病、钩端螺旋体病等。

(4)虫媒传播:通过吸血节肢动物(如蚊子、跳蚤等)叮咬传播,如疟疾、斑疹伤寒、黑热病等。

(5)血液、体液传播:病原体存在于患者的血液或体液中,通过应用血制品、分娩、哺乳、性交等方式传播。如乙型肝炎、丙型肝炎、艾滋病等。

3. 易感人群　对某种传染病缺乏特异性免疫力的人称为易感者。人群易感性受人群的一般抵抗力、人口流动、病原体的变异、预防接种推广等因素所影响。

(二)影响传染病流行过程的因素

影响传染病流行过程的因素有自然因素和社会因素。自然因素包括地理环境、气候等,对流行过程的发生和发展起着重要的影响;社会因素包括社会制度、生活水平、卫生条件等,对传染病流行过程有着决定性的影响。

三、传染病特征

(一)基本特征

传染病与其他疾病的主要区别在于其具有以下四个基本特征。

1. 病原体　每种传染病都是由特异性的病原体所引起的,包括各种致病微生物和寄生虫。这是传染病最基本的特征。

2. 传染性　传染性是传染病与其他感染性疾病的主要区别。所有传染病都具有不同程度的传染性,患者具有传染性的时期称为传染期,在每一种传染病中都相对固定,可作为隔离患者的依据之一。

3. 流行病学特征　传染病具有流行性、地方性、季节性等特征。

（1）流行性：按流行的强度可分散发、暴发、流行、大流行。散发是指某传染病在当地的发病率处于常年水平；暴发是指某传染病发病时间高度集中于一个短时间内；流行是指某传染病的发病率显著高于近年来的一般水平；大流行是指某传染病的流行范围甚广，甚至超出国界，在世界范围内传播。

（2）地方性：某些传染病因其病原体要求栖息地及气候地理条件不同、居民生活习惯差异等原因，常于某一地区发病。

（3）季节性：某些传染病与气温、湿度、雨量等条件的不同也有一定关系。

4. 感染后免疫 人体感染病原体后，对该传染病产生不再感染性，称免疫性。其免疫力大小在不同传染病中差异很悬殊，有的为终身免疫，如麻疹；有的免疫力很短暂，如普通感冒。

（二）临床特点

1. 疾病发展规律 急性传染病的发生、发展和转归，通常分为潜伏期、前驱期、症状明显期和恢复期四个阶段。

（1）潜伏期：从病原体侵入人体起至开始出现临床症状为止的时期，称为潜伏期。每一个传染病的潜伏期都有一个范围，长短不一，但每种传染病的潜伏期是相对恒定的，因此潜伏期为确定该病的诊断及检疫提供重要依据。

（2）前驱期：从起病至症状明显开始为止的时期，称为前驱期。前驱期中的临床表现通常是非特异性的，如头痛、发热、疲乏、食欲不振、肌肉酸痛等。此期一般持续 1～3 天。

（3）症状明显期：急性传染病患者度过前驱期后，绝大多数转入症状明显期，出现该传染病所特有的症状、体征。此期的临床表现是确诊传染病最有利的时期。

（4）恢复期：患者症状及体征基本消失，临床上称为恢复期。在此期间病原体还未完全清除，许多患者的传染性还要持续一段时间，有些传染病则可出现后遗症。

2. 临床类型 传染病根据病程长短可分为急性、亚急性、慢性，根据病情轻重可分为轻型、中型、重型、暴发型，根据临床特征可分为典型及非典型。

3. 常见症状

（1）发热：几乎为所有传染病共有的症状。某些传染病常出现某特定的热型，如伤寒、斑疹可出现稽留热，败血症可出现弛张热，疟疾可出现间歇热，布鲁氏菌病可出现回归热等。

（2）出疹：许多传染病在发热期间伴有出疹，称为发疹性传染病。发疹时可出现皮疹和黏膜疹，这在诊断上有重要意义。

（3）毒血症状：病原体的毒素及其代谢产物入血可引起全身中毒症状。严重者可引起中毒性休克，危及生命。

四、传染病诊断

正确的早期诊断是有效治疗传染病的先决条件，也是早期隔离患者所必需的。传染病的诊断要综合分析下列三个方面的资料。

（一）流行病学资料

由于某些传染病在发病年龄、职业、季节及地区分布方面有高度选择性，诊断时必须取得相关流行病学资料作为参考，预防接种史和既往史有助于了解患者免疫状况，当地或同一集体中传染病发生情况也有助于诊断。

（二）临床资料

全面而准确的临床资料来源于详尽的病史和全面的体格检查，应力争在实验室检查结果报出之前做出初步诊断，并进行适当隔离、治疗。

（三）实验室检查

1. 一般常规检查 一般常规检查包括血常规检查、大（小）便检查和血生化检查等。血常规检查中以白细胞计数和分类的用途最广。白细胞计数显著增多常见于化脓性细菌感染；革兰阴性菌感染时白细胞计数往往升高不明显甚至减少;病毒感染时白细胞计数通常减少或正常;蠕虫感染时嗜酸性粒细胞通常增多。小便常规(即尿常规)检查有助于钩端螺旋体病和流行性出血热的诊断。大便常规检查有助于蠕虫病和感染性腹泻的诊断。血生化检查有助于病毒性肝炎的诊断。

2. 病原学检查

(1)病原体的直接检出:许多传染病可通过显微镜或肉眼检出病原体而确诊。

(2)病原体分离培养:可用人工培养基、组织细胞培养及动物接种等方法分离病原体。其结果可靠,但方法较复杂。

3. 免疫学检测　应用已知抗原或抗体检测血清或体液中的相应抗体或抗原,是最常用的免疫学检查方法。若能进一步鉴定其抗体是属于 IgG 型还是 IgM 型,对近期感染或过去发生的感染有鉴别诊断意义。

五、传染病治疗

(一)治疗原则

早期隔离治疗对及时控制传染病的蔓延有重要意义。要坚持综合治疗的原则,即治疗与护理并重、隔离与消毒并重、一般治疗与对症治疗并重的原则。

(二)治疗方法

1. 一般支持疗法　一般疗法包括隔离、护理和心理治疗方法,支持疗法主要是指适当的营养。一般支持疗法对提高患者战胜疾病的信心和调动患者的免疫功能起重要的作用。

2. 病原体特效疗法　针对病原体的特效疗法具有清除病原体的作用,可达到根治和控制传染源的目的。常用药物有抗生素、化学合成制剂和血清免疫制剂等。

3. 对症疗法　对症疗法不但有减轻患者痛苦的作用,而且可以减少机体消耗,保护重要器官,使损伤减低至最低限度。

4. 中医中药疗法　此法对调整患者各系统功能起着相当重要的作用,某些中药如黄连、鱼腥草、板蓝根等还有抗病原微生物作用。

六、传染病预防

《中华人民共和国传染病防治法》规定,国家对传染病应实行预防为主的方针,要认真做好防治结合,分类管理工作。

(一)管理传染源

传染病报告制度是管理传染源的主要内容。早发现、早诊断、早报告、早隔离、早治疗中,早报告是关键。根据最新规定,法定传染病分为甲、乙、丙三类。

甲类传染病包括鼠疫、霍乱。

乙类传染病包括病毒性肝炎、细菌性和阿米巴性痢疾、伤寒和副伤寒、艾滋病、淋病、梅毒、脊髓灰质炎、麻疹、百日咳、白喉、流行性脑脊髓膜炎、猩红热、流行性出血热、狂犬病、钩端螺旋体病、布鲁氏菌病、炭疽、流行性乙型脑炎、血吸虫病、疟疾、肺结核、登革热、新生儿破伤风、传染性非典型肺炎、人感染高致病性禽流感、新型冠状病毒肺炎(2020 年 1 月新增)。

丙类传染病包括流行性感冒,流行性腮腺炎,风疹,急性出血性结膜炎,麻风病,流行性和地方性斑疹伤寒,黑热病,棘球蚴病,丝虫病,除霍乱、细菌性和阿米巴性痢疾、伤寒和副伤寒以外的感染性腹泻病、手足口病(2008 年 5 月新增)。

任何单位和个人发现传染病患者或者疑似传染病患者时,应当及时向附近的疾病预防控制机构或者医疗机构报告。报告时间:甲类传染病为强制管理传染病,城镇要求发现后 2 h 内上报,农村不超过 6 h;乙类传染病为严格管理传染病,城镇要求发现后 6 h 内上报,农村不超过 12 h;丙类传染病为监测管理传染病,应当于发现后 24 h 内上报。

对接触者采取的防疫措施称为检疫。在检疫期内可根据具体情况采取医学观察、留验或卫生处置等不同方式,对接触者也可给予药物预防或预防接种。

对经济价值高的病畜、家禽应尽可能给予治疗,分群饲养,必要时宰杀后加以消毒;若无经济价值的动物(如患狂犬病的病犬)或野生动物(如鼠类),则设法捕杀后焚化或深埋。

(二)切断传播途径

切断传播途径是预防消化道传染病、呼吸道传染病、虫媒传染病及许多寄生虫病的主要措施,主要包括隔离和消毒。

1. 隔离 隔离是指将传染源在传染期送到传染病院或传染病科进行治疗和护理,将他们与健康人群或非传染患者隔开,暂时避免接触,以防病原体向外扩散。

2. 消毒 消毒就是消灭或清除污染环境的病原体及其传播媒介,包括预防性消毒和疫源地消毒。

此外,注意饮食卫生、环境卫生、个人卫生,大力开展除四害(即老鼠、臭虫、苍蝇、蚊子)和群众性卫生运动,也是切断传播途径的重点。

(三)保护易感人群

保护易感人群可分为一般性措施和特殊性措施两方面。一般性措施包括加强锻炼,养成良好生活习惯,合理安排饮食等;特殊性措施是采用人工免疫法,包括主动免疫和被动免疫。

第 2 节 肺 结 核

案例 24-1

患者,女,36 岁,"咳嗽伴低热 1 个月",1 个月前无明显诱因出现咳嗽、咳痰,伴午后乏力,因咳嗽不剧烈未予重视,上述症状持续,自服"消炎药"未见明确好转,为进一步治疗就诊。体格检查:T 36.5 ℃、P 87 次/分、R 20 次/分、BP 116/73 mmHg,心、腹部体格检查未见异常。专科情况:双肺呼吸音低,未闻及干湿啰音。

问题:1. 患者最可能的诊断是什么?
2. 该病应该与哪些传染病鉴别?

肺结核是结核分枝杆菌侵入人体后在一定条件下引起的肺部慢性传染病。病理特点是结核结节、干酪样坏死和空洞形成。本病的临床表现主要为低热、盗汗、乏力、消瘦等结核中毒症状和慢性咳嗽、咳痰及痰中带血等呼吸道症状。

一、病原学

结核病的病原菌为结核分枝杆菌,涂片染色具有抗酸性,故又称抗酸杆菌。结核分枝杆菌包括人型、牛型、非洲型和鼠型四类。导致人群患肺结核的致病菌 90% 以上为人型结核分枝杆菌,少数为牛型和非洲型结核分枝杆菌。

此菌为需氧菌,对外界抵抗力较强,在阴冷潮湿处能生存 5 个月以上,在痰内可存活 6~8 个月,在人体内可存活数年,但在烈日下暴晒 2 h,75% 乙醇浸泡 2 min 或煮沸 1 min 均能被杀灭。痰吐在纸上直接焚烧是最简单的灭菌方法。

二、流行病学

(一)传染源

结核病的传染源主要是排菌的肺结核患者咳出的带菌痰液及未经消毒的牛奶。

（二）传播途径

结核病主要通过咳嗽、打喷嚏等方式把含有结核分枝杆菌的飞沫排到空气中而传播，故呼吸道传播是结核病最重要的传播途径。还可通过饮用未经消毒的牛奶感染。

（三）易感人群

各种年龄、性别的人群对结核菌均有易感性。婴幼儿、老年人、人类免疫缺陷病毒（HIV）感染者、免疫抑制剂使用者、慢性疾病患者等免疫力低下人群，发病率较高。

三、临床类型

1. 原发型肺结核（Ⅰ型）　原发型肺结核是指初次感染而发病的肺结核，多见于儿童。肺部的原发病灶多发生于通气良好的肺部，如上叶底部、下叶上部，与随后引起的淋巴管炎和肺门淋巴结肿大，统称为原发综合征。临床症状轻，预后良好，绝大多数病灶吸收、消散或钙化。X线胸片可见哑铃形阴影，由原发病灶、引流淋巴管炎和肿大的肺门淋巴结共同构成。

2. 血行播散型肺结核（Ⅱ型）　血行播散型肺结核多由原发型肺结核发展而来，包括急性、亚急性、慢性三种。急性血行播散型肺结核（又称为急性粟粒型肺结核）是大量结核菌一次或在短时间内侵入血循环引起，起病急，全身毒血症状重，可有高热、呼吸困难等，可并发结核性脑膜炎；亚急性血行播散型肺结核、慢性血行播散型肺结核临床症状多不明显，病期发展缓慢，临床表现不典型，无显著的中毒症状，具有反复性和阶段性特点。

3. 继发型肺结核（Ⅲ型）　继发型肺结核多发生在成人，病程长，易反复。感染来源主要是过去经血行播散潜伏在肺内的结核菌，重新生长繁殖；其次是与排菌患者密切接触，再次发生感染。包括渗出型肺结核、增殖型肺结核、干酪型肺炎、结核球或空洞等表现。

4. 结核性胸膜炎（Ⅳ型）　结核性胸膜炎是胸膜感染结核分枝杆菌或对结核分枝杆菌过敏反应所致，常见于青壮年，包括干性及渗出性两种，有发热、胸痛、干咳、气促等临床表现。

5. 其他肺外结核（Ⅴ型）　其他肺外结核如骨结核、肾结核、肠结核、泌尿生殖系统结核等。

四、临床表现

（一）症状

1. 全身症状　发热为最常见症状，常提示结核病的活动和进展。多为长期午后低热，部分患者有倦怠乏力、盗汗、食欲减退和体重减轻等。

2. 呼吸系统症状

（1）咳嗽和咳痰：这是肺结核最常见的症状。一般情况下咳嗽较轻，干咳或有少量黏液痰。有空洞形成时，痰量增多；若合并其他细菌感染，痰液可呈脓性。

（2）咯血：半数患者有咯血。咯血易引起结核病灶播散，大咯血时可发生休克甚至窒息。

（3）胸痛：炎症累及胸膜时可表现为相应部位的胸痛，随呼吸运动和咳嗽加重。

（4）呼吸困难：并发气胸或大量胸腔积液时，呼吸困难加重。

（二）体征

病变范围较小，可以没有任何体征。渗出性病变范围较大或干酪样坏死时，则可以有肺实变体征，如触觉语颤增强、叩诊有浊音、听诊闻及支气管呼吸音和细湿啰音等。空洞性病变听诊可以闻及支气管呼吸音或伴湿啰音，巨大空洞可出现带金属调空瓮音。当有较大范围的纤维条索形成时，气管向患侧移位，患侧胸廓塌陷、叩诊有浊音、听诊呼吸音减弱并可闻及湿啰音。

五、辅助检查

1. 结核菌检查　结核菌检查是确诊肺结核的主要方法，也是制订化疗方案和考核治疗效果的主要依据。

（1）直接痰涂片法：此法简便易行，抗酸染色较易掌握。痰液涂片检查阳性只能说明痰液中含有抗酸分枝杆菌，不能区分是结核分枝杆菌还是非结核分枝杆菌，由于非结核分枝杆菌少，故痰液中检出抗酸分枝杆菌有极重要的意义。

(2)培养法:结核分枝杆菌培养可为痰液结核分枝杆菌检查提供准确可靠的结果,常作为结核病诊断的金标准,同时也为药物敏感性测定和菌种鉴定提供依据。

2. 影像学检查　胸部 X 线检查是早期诊断肺结核的重要方法,可以发现早期的结核病变,确定病变范围、部位、形态、密度及与周围组织的关系;判断病变性质、有无活动性、有无空洞、空洞大小和洞壁特点等。肺结核病的影像特点是病变多发生在上叶的尖后段和下叶的背段,诊断最常用的摄影方法是正、侧位胸片。CT 检查有助于发现微小或隐蔽区病变及孤立性结节的鉴别诊断。

3. 结核菌素试验　结核菌素试验是诊断有无结核感染的参考指标。目前世界卫生组织和国际防痨和肺病联合会推荐使用的结核菌素为纯蛋白衍生物(PPD)。选择左侧前臂内侧中上部 1/3 处,0.1 ml(5 U)皮内注射,72 h 内观察和记录结果。以局部硬结直径为依据,小于 5 mm 者为阴性,5~9 mm 者为弱阳性,10~19 mm 者为阳性,大于 20 mm 或虽小于 20 mm 但局部出现水疱与坏死者为强阳性反应。结核菌素试验反应越强,对结核病的诊断,特别是对婴幼儿的结核病诊断就越重要。

六、诊断要点

1. 流行病学资料　询问卡介苗接种史、有无与开放性肺结核患者接触史、既往疾病史等。

2. 临床表现　相应全身症状及呼吸道症状。

3. 临床检查　结合痰液结核菌检查、影像学检查、结核菌素试验等有助于诊断。

七、防治要点

(一)治疗

合理应用抗结核药物是治疗肺结核、控制和消灭传染源的首要方法。适当休息、增强营养也是辅助治疗的措施。

1. 化学治疗

(1)化疗原则:早期、联合、适量、规范和全程使用敏感药物。在治疗中不能随意更改药物及缩短疗程,切忌"用用停停"。

(2)常用化疗药物:抗结核药物分为杀菌剂和抑菌剂两大类。常见杀菌剂有利福平、异烟肼、链霉素、吡嗪酰胺等,常见抑菌剂有乙胺丁醇等。

(3)化疗方案。

①初治:新发现或已知活动性肺结核,凡未经抗结核药物治疗或治疗未满 1 个月者为初治。治疗可用异烟肼、利福平和吡嗪酰胺组合为基础的 6 个月短期化疗方案,即强化期 2 个月/巩固期 4 个月。如 2HRZE/4HR,即强化期每天 4 次,2 个月,巩固期每天 4 次,4 个月。

②复治:凡初治失败、规则用药满疗程后痰菌复阳、不规则化疗超过 1 个月、慢性排菌患者的治疗均为复治。治疗可用 2~3 种敏感药物,化疗方案为强化期 3 个月/巩固期 5 个月。喹诺酮类药物为复治提供了新的选择机会,但必须与其他有效药物联合。

2. 对症治疗

(1)发热:应以卧床休息及使用抗结核药物为主,不需特殊处理,但高热时可给予小剂量退热药口服或物理降温等。

(2)咳嗽、咳痰:剧烈干咳时可服喷托维林或可待因,痰多黏稠者可用氯化铵。

(3)咯血:患者侧卧位安静休息,吸氧。大咯血时静脉给予止血药,并根据血红蛋白和血压测定酌情输血。

(二)预防

1. 控制传染源　积极治疗患者,做好患者痰液消毒、用具消毒和居室空气紫外线照射消毒工作。

2. 切断传播途径　勿随地吐痰,保持环境空气清洁和流通。

3. 保护易感人群　接种卡介苗是预防肺结核最有力的措施。

第3节 流行性腮腺炎

案例 24-2

　　患儿,男,7岁,因"腮腺区肿痛2天"入院。患儿2天前无明显诱因出现左侧耳前区肿痛,因肿痛未入学,自服"消炎药"未见明显好转,肿痛反而加剧,逐渐累及对侧,出现吞食较硬食物咽喉疼痛,为进一步治疗就诊。体格检查:T 39.2 ℃、P 96 次/分、R 20 次/分、BP 116/73 mmHg,患儿神志清楚,头颅无肿胀急性,面部潮红,面部轻度肿胀,肿胀区域主要分布在耳前方及周围,肿胀区域皮肤无红肿流脓,左侧颌下区可触及肿大淋巴结,边界清楚,动度可,心肺腹体格检查未见异常。

　　问题:1. 患儿最可能的诊断是什么?
　　　　　2. 该病对学龄儿童入学管理的启示是什么?

　　流行性腮腺炎是由腮腺炎病毒引起的急性呼吸道传染病。本病以腮腺非化脓性肿胀、腮腺区疼痛为临床特征,同时可侵犯其他器官引起脑膜炎、睾丸炎、卵巢炎等,多发生于儿童和青少年。

一、病原学

　　腮腺炎病毒抵抗力弱,紫外线、甲醛和56 ℃温度均可使之灭活,在4 ℃时其活力可保持2个月,37 ℃时可保持24 h。人是腮腺炎病毒唯一的宿主。

二、流行病学

(一)传染源

　　早期患者和隐性感染者为传染源。患者自腮腺肿大前7天至肿大后9天约2周的时间内,可从唾液中分离出病毒,此时患者有高度传染性。

(二)传播途径

　　本病主要经飞沫传播,密切接触亦可传染。

(三)人群易感性

　　本病人群普遍易感,多发生在1~15岁的少年儿童,患病后可获持久性免疫力。

(四)流行特征

　　本病全年均可发病,但以冬、春季为主,呈散发或流行。患者主要是学龄儿童,无免疫力的成人亦可发病。

三、临床表现

　　潜伏期为14~25天,平均为18天。

　　本病典型临床表现为发病1~2天后出现腮腺逐渐肿大,体温可高达40 ℃。腮腺肿大先由一侧开始,可累及对侧,肿大以耳垂为中心,向前、后、下发展。肿胀处有坚韧感及压痛,局部皮肤紧绷发亮,表面发红,但不化脓。因腮腺管阻塞,故进酸性食物时促进唾液分泌致疼痛加剧。严重者颌下腺、舌下腺、颈淋巴结亦被累及,并出现吞咽困难。腮腺肿胀2~3天达到高峰,持续4~5天后逐渐消退。

四、实验室检查

1. 血常规检查 白细胞计数正常或稍有增加,淋巴细胞相对增多。

2. 血清和尿淀粉酶测定 90％患者血清淀粉酶、尿淀粉酶增高,增高程度往往与腮腺肿大程度成正比,有助于诊断。

3. 血清学检查 ELISA 法检测血清中腮腺炎病毒核蛋白的 IgM 抗体可做出近期感染的诊断。近年来应用特异性抗体或单克隆抗体来检查腮腺炎病毒抗原,可做早期诊断。

4. 病毒分离 早期患者的血、尿、脑脊液、唾液等接种于其他组织中,可分离出病毒,但该法操作较复杂,现不能普遍开展。

5. 脑脊液检查 半数患者脑脊液中白细胞计数轻度增高,且能从脑脊液中分离出腮腺炎病毒。

五、诊断要点

根据发热及以耳垂为中心的腮腺肿大,结合流行病学和接触史,诊断一般不困难。确诊需依靠血清学检查和病毒分离。

六、防治要点

(一)治疗

目前尚无特效疗法,主要为对症治疗。患者应隔离、休息至腮腺肿胀消退,给予流质软食,避免酸性食物摄入。保证口腔清洁卫生,保持液体摄入量。高热、头痛、腮腺酸痛较重时,可给予镇静剂及小剂量退热剂。发病早期可给予抗病毒治疗,抗生素对本病无效。

(二)预防

早期隔离患者直至腮腺肿胀完全消退。对患儿呼吸道的分泌物及其污染的物品应进行消毒,在流行期间应加强托幼机构的晨检。由于症状开始前数天患儿已经开始排出病毒,因此预防的重点是应用疫苗对易感者进行主动免疫。

第 4 节 病毒性肝炎

案例 24-3

患者,女,17 岁,因"发热 5 天后皮肤黄染 3 天"入院。患者 5 天前受凉后出现发热,伴头痛乏力,未予重视,自服"消炎药"后未见明显好转,3 天前出现巩膜和皮肤黄染,逐渐加深,同时尿液从黄色逐渐变为茶色,为进一步治疗就诊。既往体健,无药物及食物过敏史。体格检查:T 37.2 ℃、P 76 次/分、R 20 次/分、BP 126/73 mmHg,皮肤巩膜明显黄染,皮肤未见出血点,心肺体格检查未见异常,腹软,肝在肋下 2 cm,表面光滑,轻微触痛,脾、肾未触及,胆囊区无压痛,肾区无叩痛。神经系统体格检查未见异常,全身浅表淋巴结未触及。

问题:1. 患者最可能的临床诊断是什么?
　　　2. 如何从临床表现初步明确疾病的病原体类型?

病毒性肝炎是由多种肝炎病毒引起的,以肝脏损害为主的一组全身性传染病。各型病毒性肝炎临床表现相似,多以疲乏、食欲减退、厌油、肝大、肝功能异常为主,部分病例可出现黄疸和发热。按病原学分类,目前已确定的病毒性肝炎有甲型、乙型、丙型、丁型、戊型五型。其中甲型和戊型主要表现为急性肝炎,乙型、丙型、丁型主要表现为慢性肝炎,少数病例可发展为肝硬化或肝癌。

一、病原学

1. 甲型肝炎病毒(HAV) HAV 对外界抵抗力较强,耐酸碱,60 ℃下能耐受 30 min,室温下可生存 1 周,在贝壳类动物中能存活数月。80 ℃ 5 min 或 100 ℃ 1 min 才能完全灭活。对紫外线、甲醛、氯等敏感。

2. 乙型肝炎病毒(HBV)　HBV 的抵抗力很强,对高热、低温、干燥、紫外线及一般浓度的消毒剂均能耐受。100 ℃ 10 min、65 ℃ 10 h 或高压蒸汽消毒可使之灭活。

3. 丙型肝炎病毒(HCV)　对有机溶剂敏感,10% 氯仿、煮沸、紫外线等可使 HCV 灭活。

4. 丁型肝炎病毒(HDV)　HDV 是一种缺陷病毒,必须有 HBV 或其他嗜肝 DNA 病毒的辅助才能复制。

5. 戊型肝炎病毒(HEV)　HEV 在碱性环境下较稳定,对高热、氯仿等敏感。

二、流行病学

(一)传染源

甲型肝炎的主要传染源为急性期患者和隐性感染者;乙型肝炎的主要传染源是患者和病毒携带者,以慢性患者及病毒携带者最重要;丙型肝炎的主要传染源为急、慢性丙型肝炎患者,以慢性患者较为重要;丁型肝炎的主要传染源是急、慢性丁型肝炎患者;戊型肝炎的主要传染源是急性感染者。

(二)传播途径

甲型、戊型肝炎病毒主要从肠道排出,通过饮食、饮水及日常生活接触而经口传播,即粪-口途径。乙型肝炎主要通过血液、体液排出体外,经输血、注射、手术、针灸、透析等方式传播,母婴垂直传播和性接触传播也是其主要传播途径。丙型、丁型肝炎传播途径类似乙型肝炎。

(三)人群易感性

人类对各型肝炎病毒普遍易感。甲型肝炎多发生于儿童或青少年,随着年龄增长,易感性下降。婴幼儿是获得 HBV 感染的最危险时期,成人除少数易感外,多数人随年龄增长经隐性感染而获免疫力。丙型肝炎多见于成人。戊型肝炎以青壮年发病较多。

三、临床表现

潜伏期:甲型肝炎为 2～6 周,平均为 4 周;乙型肝炎为 1～6 个月,平均为 3 个月;丙型肝炎为 2 周至 6 个月,平均为 40 天;丁型肝炎为 4～20 周;戊型肝炎为 2～9 周,平均为 6 周。

临床按病程长短、病情轻重、有无黄疸,分为以下各型。

1. 急性肝炎　各型肝炎病毒均可引起急性肝炎,甲型、戊型不转为慢性,乙型、丙型、丁型可转为慢性。

(1)急性黄疸型肝炎:按病程经过分为 3 期,病程为 2～4 个月。①黄疸前期:主要症状有低热、全身乏力、食欲减退、厌食、恶心、呕吐、腹胀、肝区痛等。本期平均持续 5～7 天。②黄疸期:发热消退,尿色深黄,自觉症状好转,巩膜及皮肤出现黄染,1～3 周黄染达高峰,可有大便颜色变浅、皮肤瘙痒等胆汁淤积性黄疸表现。肝大,质较软,有压痛和叩击痛。少数患者可见脾大。本期持续 2～6 周。③恢复期:黄染逐渐消退,症状减轻至消失,精神食欲明显好转,肝、脾回缩,肝功能恢复正常。本期持续 2 周至 4 个月,平均为 1 个月。

(2)急性无黄疸型肝炎:急性无黄疸型肝炎是一种轻型的肝炎,由于无黄染而不易被发现,发生率远高于黄疸型,成为更重要的传染源。临床表现与急性黄疸型肝炎相似但临床症状较轻。本型患者恢复较快,病程大多在 3 个月内,但部分病情迁延转为慢性。

2. 慢性肝炎　慢性肝炎仅见于乙型、丙型、丁型肝炎。临床表现有反复出现乏力、厌食、恶心、腹胀、肝区痛等症状。肝大,质地呈中等硬度,有轻微压痛。病情较重者可伴有慢性肝病面容、蜘蛛痣、肝掌和脾大。肝功能可时有异常或持续异常。

3. 重型肝炎(肝衰竭)

(1)急性重型肝炎:又称暴发型肝炎,通常在急性黄疸型肝炎基础上,由过度疲劳、精神刺激、营养不良、妊娠、合并感染、饮酒及应用损害肝的药物等诱发引起。病情在 10 天内迅速恶化,出现黄染并且迅速加深、明显广泛出血倾向、高热、频繁呕吐,甚至烦躁、谵妄、嗜睡、昏迷等神经系统症状。肝功能损害严重,多数患者出现胆-酶分离现象。部分患者经积极治疗有望康复,但多数患者常合并消化道大出血、脑水肿、感染及肝肾功能衰竭而死亡。本病死亡率高,病程一般不超过 3 周。

(2)亚急性重型肝炎:又称亚急性肝坏死。急性黄疸型肝炎起病 10 天以上,出现极度乏力、食欲缺乏、频繁呕吐、腹胀、黄染进行性加深。本病病程较长,常超过 3 周,可达数月,容易转化为慢性肝炎或肝硬化。

(3)慢性重型肝炎:临床表现为在慢性肝病(慢性肝炎或肝硬化)的基础上,出现上述重型肝炎的症状,预后差,病死率高。

4. 淤胆型肝炎 淤胆型肝炎又称毛细胆管炎型肝炎,临床上以梗阻性黄疸为主要表现,如皮肤瘙痒、大便颜色变浅、肝大、乏力,但消化道症状较轻。血清胆红素明显升高,以直接胆红素为主,转氨酶中度增高。

四、实验室检查

(一)肝功能检查

1. 血清酶的检测

(1)丙氨酸转氨酶(ALT):又称谷丙转氨酶(GPT),是判定肝细胞损害的重要指标。血清 ALT 升高,对肝病诊断的特异性比天冬氨酸转氨酶(AST)高,因为其他脏器中 ALT 含量比 AST 低得多。急性肝炎时 ALT 明显升高,重型肝炎时由于大量肝细胞坏死,ALT 随黄染的迅速加深反而下降,出现胆-酶分离现象。

(2)碱性磷酸酶(ALP):正常人血清中 ALP 主要来源于肝和骨组织,ALP 测定主要用于肝病和骨病的临床诊断。当肝内或肝外胆汁排泄受阻时,可导致血清 ALP 明显升高。

2. 胆红素 黄疸型肝炎及部分肝硬化患者血清直接胆红素和间接胆红素均升高,但前者幅度高于后者。血清胆红素是判定肝细胞损害程度的重要指标之一。急性肝炎早期尿中尿胆原增加,黄疸期尿胆原和尿胆红素均增加,胆汁淤积性黄疸时尿胆红素呈强阳性而尿胆原可为阴性。

3. 血清蛋白 慢性肝炎患者和肝硬化患者常有人血白蛋白减少和球蛋白增加,形成白蛋白/球蛋白(A/G)值下降,甚至倒置。

4. 凝血酶原活动度 凝血酶原活动度的高低与肝细胞损害程度成反比,凝血酶原活动度小于 40％时提示肝细胞损害严重。

(二)病原学检查

1. 甲型肝炎 当血清抗 HAV IgM 阳性时提示有 HAV 现症感染。抗 HAV IgG 阳性时则表示既往有 HAV 感染,现已产生免疫。

2. 乙型肝炎

(1)HBsAg 与抗 HBs:HBsAg 阳性即可诊断 HBV 感染。抗 HBs 阳性表示对 HBV 已产生保护性免疫,该指标为阴性时说明对 HBV 易感。

(2)HBeAg 与抗 HBe:HBeAg 阳性是 HBV 复制活跃与传染性强的指标之一。抗 HBe 是 HBV 感染时间较久、病毒复制减弱和传染性减低的指标。

(3)HBcAg 与抗 HBc:HBcAg 阳性表示 HBV 处于复制状态,有传染性。抗 HBc IgM 阳性提示是 HBV 的现症感染。低滴度抗 HBc IgG 提示既往曾有 HBV 感染,高滴度抗 HBc IgG 表示新近感染。

(4)HBV DNA:该指标是病毒复制和传染性的直接标志。

五、诊断要点

1. 流行病学资料 患者病前是否去过疫区,有无与乙型、丙型肝炎患者密切接触史或有输血、输入血制品的病史等。

2. 临床表现 近期出现食欲减退、低热、恶心、厌油、乏力、肝区痛而无其他原因可解释者,体格检查有肝大伴触痛。

3. 病原学检查 各类型肝炎病原学检查有不同的抗原、抗体阳性。

六、防治要点

（一）治疗

病毒性肝炎目前还缺乏可靠的特效治疗方法。治疗原则以适当休息、合理营养为主，辅以适当的药物治疗，避免饮酒和使用损害肝脏的药物。

1. 急性肝炎 急性肝炎以一般支持治疗及对症治疗为主，强调早期卧床休息，症状明显改善后再逐渐增加活动。给予清淡易消化食物，并保证摄入适量热量、维生素和蛋白质（每天 1.0～1.5 g/kg）。辅以对症药物治疗并注意恢复肝功能，药物不宜太多，以免加重肝脏负担。

2. 慢性肝炎 根据患者具体情况采用综合性治疗方案，包括合理的休息和营养、心理平衡、改善和恢复肝功能、调节机体免疫力、抗病毒和抗纤维化等治疗方法。

3. 重型肝炎 重型肝炎的治疗原则以支持疗法和对症疗法为基础，促进肝细胞再生，预防和治疗各种并发症。

（1）一般支持疗法：绝对卧床休息，防止患者病情恶化。减少膳食中蛋白质含量，控制肠内氨的产生。注意维持水、电解质平衡，禁用对肝脏、肾脏有损害的药物。

（2）对症治疗：针对出血、肝性脑病、感染等不同症状进行对症治疗，并可用胰高血糖素-胰岛素疗法或肝细胞生长因子促进肝细胞再生。

（3）肝移植：对于晚期肝硬化及肝衰竭患者，可行肝移植手术治疗。

（二）预防

1. 控制传染源 各型急性肝炎患者均应实施早期隔离治疗，急性患者应隔离治疗至病毒消失，慢性患者和携带者可根据病毒复制指标评估传染性大小。

2. 切断传播途径 各型肝炎的重点有不同。甲型、戊型肝炎重点在搞好环境卫生和个人卫生，养成良好的卫生习惯，加强水源管理和粪便管理，做好饮水消毒和食品卫生工作。乙型、丙型、丁型肝炎重点则在于防止通过血液和体液传播，推广一次性注射用具，重复使用的医疗器械要严格消毒，生活用具应专用。

> **课堂互动**：经消化道传播的病毒性肝炎有哪几类？

3. 保护易感人群

（1）主动免疫：①甲型肝炎：对婴幼儿、儿童和血清抗 HAV IgG 阴性的易感人群，均可接种甲型肝炎减毒活疫苗。②乙型肝炎：凡 HBsAg、抗 HBs 阴性者均可接种乙型肝炎疫苗。

课堂互动答案

（2）被动免疫：对近期与甲型肝炎患者有密切接触的易感儿童可选用免疫球蛋白肌内注射，注射时间越早越好，不应迟于接触后 7～14 天。对由各种原因已暴露于 HBV 的易感者，均宜用乙肝免疫球蛋白进行被动免疫。免疫力可维持 3 周。

第 5 节　细菌性痢疾

案例 24-4

患者，男，42 岁，农民工，因"发热、腹痛、脓血便 4 天"入院。4 天前因不洁饮食后当晚突然发热，体温 T 38.4 ℃，畏冷，无寒战，同时有下腹部阵发性疼痛和腹泻，大便每天 10 余次至数十次,为少量脓血便,以脓为主,无特殊恶臭味,伴里急后重,无恶心和呕吐,自服消炎止痛药无好转。发病以来进食少,睡眠稍差,体重似略下降,小便如常。既往体健,无慢性腹痛、腹泻史,无药物过敏史。无疫区接触史。体格检查:T 38.4 ℃,P 86 次/分,R 21 次/分,BP 117/78 mmHg。急性病容,无皮疹和出血点,浅表淋巴结未触及,巩膜无黄染,咽(一)。心、肺(一),腹平软,左下腹有压痛,无肌紧张和反跳痛,未触及肿块,肝、脾肋下未触及,移动性浊音(一),肠鸣音 5 次/分。

　　问题:1. 患者最可能的诊断是什么?
　　　　　2. 该患者的发病,对传染病防控有哪些启示?

　　细菌性痢疾简称菌痢,是由痢疾杆菌引起的急性肠道传染病,以结肠化脓性炎症为主要病变。主要临床表现为畏寒、高热、腹痛、腹泻、黏液脓血便及里急后重等,重者可出现感染性休克及中毒性脑病。

一、病原学

　　痢疾杆菌属肠杆菌科志贺菌属,革兰染色为阴性。痢疾杆菌在外界环境生存力极强,且温度越低生存时间越长,但对热敏感,日光照射下 30 min 或加热至 60 ℃ 15 min 即被杀灭,对各种化学消毒剂也很敏感。

二、流行病学

1. 传染源　急性和慢性菌群患者及带菌者。

2. 传播途径　通过消化道传播。痢疾杆菌污染的水源、食物、生活用品经口进入消化道引发感染。

3. 人群易感性　人群普遍易感,患病后虽有一定免疫力,但持续时间短且不稳定,易反复感染。

4. 流行病学特征　本病全年均可发生,但夏、秋季多见。发病年龄有两个高峰,一是学龄前,二是青壮年期。

三、临床表现

　　潜伏期数小时至 7 天,长短不等,一般 1～3 天。根据病情特点及病程长短可分为以下类型。

(一)急性菌痢

1. 普通型(典型)　起病急,患者多有高热、寒战、腹痛、腹泻。初为稀便或水样便,1～2 天后转为黏液脓血便,每次量少,常只有脓血而无粪质,血为鲜红色。每天排便达 10 次以上。常伴里急后重。体格检查常有左下腹压痛。肠鸣音亢进。病程持续 10～14 天,少数可转为慢性。

2. 轻型(非典型)　本型症状轻微,体温正常或仅有低热,主要表现为腹泻,大便多为黏液稀便,无脓血,腹痛、里急后重较轻,大便次数每日不超过 10 次。3～7 天可痊愈,少数患者可转为慢性。

3. 中毒型　儿童多见,临床表现主要为严重毒血症及呼吸、循环功能障碍,消化道症状较轻。根据临床表现可分为以下几种类型。

　　(1)休克型(周围循环衰竭型):临床表现主要为感染性休克。患者面色苍白,四肢冰冷,血压下降,脉搏细弱,尿量减少。重者还可出现肾功能不全及意识障碍。

　　(2)脑型(呼吸衰竭型):临床表现以脑部症状为主。患者剧烈头痛、反复呕吐、烦躁不安、嗜睡、抽搐、昏迷、瞳孔不等大、对光反射消失,亦可出现呼吸异常及呼吸衰竭。

　　(3)混合型:兼有休克型与脑型两种表现,病情凶险,死亡率高。

(二)慢性菌痢

　　病情迁延长达 2 个月以上者称为慢性菌痢。根据临床表现可分为如下几型。

1. 慢性迁延型　持续有轻重不等的痢疾症状,表现为长期出现腹痛、腹泻、黏液脓血便,亦可出现腹泻与便秘交替,此型最为多见。

2. 慢性隐匿型　一年内曾有急性菌痢患病史,经治疗后诸症状消失,长期无明显腹痛、腹泻,但乙状结肠镜检显示肠黏膜有炎症及溃疡,大便培养痢疾杆菌阳性。此型为菌痢的重要传染源。

3. 急性发作型　有慢性菌痢史,因进食生冷或过劳、受凉等急性发作,出现腹痛、腹泻、脓血便等,常较急性菌痢轻。

四、实验室检查

1. 血常规检查　急性期白细胞计数增高,多为$(10\sim20)\times10^9$/L,中性粒细胞数亦有增高,慢性期血红蛋白值降低。

2. 大便检查　外观为黏液脓血便,镜检有大量脓细胞、白细胞及红细胞,若发现巨噬细胞更有助于诊断。

3. 细菌培养　在抗菌药物使用前采样,取粪便脓血部分及时送检,早期多次送检可提高细菌培养阳性率,同时应做药敏试验以指导临床合理选用抗菌药物治疗。

五、诊断要点

1. 流行病学资料　夏、秋季节发病,进不洁食物或与感染患者密切接触。

2. 临床表现　急性菌痢患者主要表现为发热、腹痛、脓血便、里急后重感,左下腹可有明显压痛。慢性菌痢患者多于1年内有急性菌痢史,病程超过2个月而病情未愈。中毒性菌痢患者中儿童多见,常有高热、惊厥、意识障碍及呼吸和循环障碍。

3. 实验室检查　粪便镜检有大量白细胞、少量红细胞,并可见巨噬细胞。本病的确诊有赖于粪便培养痢疾杆菌阳性。

六、防治要点

(一)治疗

1. 急性菌痢

(1)一般治疗:按肠道传染病隔离至症状消失后1周或大便培养连续两次阴性为止。毒血症明显时要卧床休息,饮食以易消化的全流质饮食或半流质饮食为宜,保证足够水分,及时纠正水、电解质紊乱及酸碱失衡。

(2)对症治疗:高热者可用退热药及物理降温;腹痛者可用解痉药,如阿托品、颠茄片等;毒血症症状严重者可酌情应用肾上腺皮质激素。

(3)抗菌治疗:首选喹诺酮类药物。该类药物具有抗菌谱广、口服易吸收等优点。抗生素治疗的疗程一般为5~7天。

2. 慢性菌痢

(1)一般治疗:同急性菌痢,但要积极治疗原有的慢性消化道疾病或肠道寄生虫病。

(2)抗菌治疗:选急性发作未曾应用的或使用效果佳的抗生素。必要时联合应用两种类型不同的抗菌药物,使用2~3个疗程,有条件时根据药敏试验结果合理选用有效抗生素。

(3)对症治疗:有肠道功能紊乱者可选用镇静或解痉药物。

3. 中毒性菌痢

(1)抗菌治疗:药物选择同急性菌痢,但应先采用静脉给药,情况好转后改为口服给药。

(2)抗休克治疗:①早期迅速扩充血容量,纠正代谢性酸中毒,扩容原则为先快后慢,先盐后糖,先多后少;②应用血管活性药物改善微循环障碍,直至面色红润、四肢转暖、血压回升及呼吸改善;③保护心、脑、肾等重要脏器的功能。

(3)呼吸衰竭治疗:保持呼吸道畅通,氧疗,可应用呼吸兴奋剂,必要时应用人工呼吸机,改善脑部微循环,减轻脑水肿,同时应用肾上腺皮质激素有助于改善病情。

(二)预防

1. 管理传染源　早期发现患者和带菌者,及时隔离和彻底治疗。对从事饮食业、保育、水源管理的人员定期体检。

2. 切断传播途径 养成良好卫生习惯,搞好"三管一灭",即管好水、粪、饮食,消灭苍蝇。

3. 保护易感人群 可采用口服多价减毒活菌苗,免疫期可维持 6～12 个月。

第 6 节 艾 滋 病

案例 24-5

　　患者,男,32 岁,农民工,因"发热、乏力、消瘦 5 个月"就诊。患者 5 个月前无明显诱因出现发热,一般不超过 38.5 ℃,伴乏力、纳差等全身不适,大小便如常,逐渐消瘦,无咳嗽、咳痰,就诊于当地诊所,考虑"慢性感冒",给予消炎治疗(具体用药不详),用药后略缓解,病情反复,5 个月来体重下降 10 kg,睡眠尚可。既往体健,有冶游史。体格检查:T 38.2 ℃,P 82 次/分,R 20 次/分,BP 127/78 mmHg。慢性病容,全身无皮疹和出血点,巩膜无黄染,心肺体格检查无异常,腹软,未触及肿块,肝脾肋下未触及,移动性浊音(-),下肢无水肿。

　　问题:1. 患者最可能的诊断是什么?

　　　　　2. 如果怀疑上述疾病,如何同患者做好进一步沟通和检查?

　　艾滋病全称为获得性免疫缺陷综合征(acquired immunodeficiency syndrome,AIDS),是由人类免疫缺陷病病毒(human immunodeficiency virus,HIV)感染引起的一种人类免疫缺陷综合征。其传播速度快、病死率高,目前尚无有效的治愈方法。

一、病因

　　HIV 属于 RNA 逆转录病毒,其颗粒多呈圆形或椭圆形,直径 90～120 nm,对 70% 乙醇、0.1% 次氯酸钠、0.02% 戊二醛及加热 100 ℃ 均敏感,易被灭活。

二、流行病学

(一)传染源

　　艾滋病患者与 HIV 携带者是本病的传染源,特别是临床无症状而血清 HIV 抗体阳性的感染者,传染性最强,也是其广泛流行难以控制的主要原因。

(二)传播途径

　　艾滋病患者与 HIV 携带者的精液及阴道分泌物中含有大量的病毒。血液、唾液、泪液及乳汁中也含该病毒,均具有传染性。艾滋病主要通过性接触传播。血液传播也较常见,如输入被污染的血制品,与吸毒者共同使用未经消毒的注射器等。此外母婴传播、医源性感染也不容忽视。目前,尚未发现 HIV 可以通过呼吸道、食物、握手、共用游泳池和厕所等途径传播。

(三)人群易感性

　　人群普遍对 HIV 易感,特别是性活跃者和男性同性恋者。

三、临床表现

　　AIDS 多发生于青壮年,潜伏期长短不一,为 2～15 年。根据其临床表现可分为急性 HIV 感染、无症状 HIV 感染和艾滋病三个阶段。

　　(1)急性 HIV 感染:多见于早期病毒感染者,潜伏期短。通常发生在接触 HIV 后 1～2 周,主要表现为发热、乏力、咽痛及全身不适症状,少数患者可有头痛、皮损、脑膜脑炎或急性多发性神经炎;体格检查有颈、枕、腋部淋巴结肿大,以及肝大、脾大。症状一般持续 2～3 周自行缓解,后维持长时间的无症状期。

(2) 无症状 HIV 感染:临床上可无任何表现,血清中能检出 HIV 及 HIV 核心蛋白和包膜蛋白的抗体,传染性强。部分患者可出现持续性淋巴结肿大并维持相当长的时间。此期持续 2～10 年。

(3) 艾滋病患者:有发热、腹泻,体重下降、全身浅表淋巴结肿大等全身症状。

(4) 晚期常合并各种机会性感染(如肺孢子虫病、念珠菌性病、巨细胞病毒感染等,是多数艾滋病患者死亡的主要原因)和肿瘤(特别是卡波西肉瘤、非霍奇金淋巴瘤)。

(5) 90％的 HIV 感染者或艾滋病患者在病程中可发生皮肤黏膜病变,皮损分为感染性皮损、非感染性皮损和皮肤肿瘤。

四、辅助检查

1. HIV 检测　如病毒分离培养、抗体检测、抗原检测、病毒核酸检测、病毒载量检测等,我国目前主要进行 HIV 抗体检测。

2. 免疫缺陷检测　血液中 T 淋巴细胞绝对计数下降及 CD4$^+$ T 淋巴细胞计数下降是衡量机体免疫功能的一项重要指标,可作为 HIV 感染病情进展的评估标志之一。

3. 病原微生物检查　几乎每例晚期艾滋病患者都至少有一种条件致病菌感染,应根据临床表现进行相应的病原微生物检查。

五、诊断要点

参照原卫生部 2000 年颁布的《性病诊断标准和处理原则》。

(1) HIV 抗体阳性,一旦有下述任何一项者,可确诊为艾滋病患者:①3～6 个月内体重减轻 10％以上且持续发热至 38 ℃ 1 个月以上;②3～6 个月内体重减轻 10％以上且持续腹泻(3～5 次/天)1 个月以上;③肺孢子虫病;④卡波西肉瘤;⑤明显的真菌或其他条件致病菌感染。

(2) 若 HIV 抗体阳性者体重减轻、发热、腹泻症状接近上述第一项标准且具有以下任何一项时,可确诊为艾滋病患者:①CD4$^+$/CD8$^+$ 淋巴细胞计数值<1,CD4$^+$ 淋巴细胞计数下降;②全身淋巴结肿大;③明显的中枢神经系统占位性病变的症状和体征,出现痴呆、辨别能力丧失或运动神经功能障碍。

> 课堂互动:艾滋病的传染源是什么?

六、防治要点

AIDS 目前尚无特效疗法,关键在于预防,预防措施包括普及 AIDS 的预防知识,避免不洁性生活,做好输血、血制品的严格检疫,严厉取缔吸毒活动,防止医源性感染,严格执行消毒制度,尽快研制出有效的疫苗。

课堂互动答案

急性 HIV 感染者和无症状的 HIV 感染者无须特殊药物治疗,注意休息,加强营养,避免传染他人,AIDS 的治疗原则为抗病毒、抗感染及抗肿瘤治疗,同时重建或恢复细胞免疫。抗逆转录病毒治疗药物如核苷类逆转录酶抑制剂(NRT1)、非核苷类逆转录酶抑制剂(N-NRT1)、蛋白抑制剂(PI)等。调节或重建免疫的药物如干扰素、白细胞介素-2、丙种球蛋白等。

第7节 梅　　毒

案例 24-6

　　患者,男,42 岁,既往无特殊,6 个月前无明显诱因出现口腔溃疡,伴灼痛,食物刺激后明显,自服溃疡药(具体不详)未见明显好转,溃疡逐渐增大,担心癌变就诊。体格检查:T

36.2 ℃,P 82 次/分,R 20 次/分,BP 112/78 mmHg。患者意识清楚,心肺腹查体未见异常,未触及浅表淋巴结肿大,患者颊部可见口腔黏膜溃疡,约 2 cm×2 cm,边界清楚,溃疡基底污秽,周围可见环状充血带,溃疡触之易出血,手及脚(包括手掌和脚掌)可见大范围边界清楚的红斑、鳞屑斑。

问题:1. 患者最可能的诊断是什么?

2. 为了进一步明确诊断需要开展哪些检查?

3. 未确诊前如何做好同患者的沟通?

　　梅毒是由梅毒螺旋体通过直接、间接接触或胎盘传染引起的性传播疾病。根据传播途径的不同可分为获得性(后天)梅毒和胎传(先天)梅毒;根据病程的不同分为慢性、进行性或隐匿性。可侵犯全身任何器官及组织,产生相应的临床表现,甚至危及生命。通过胎盘传播可引起流产、早产、死产和胎传梅毒。

一、病原学

　　梅毒的病原体是苍白螺旋体,又称梅毒螺旋体,是一种小而纤细的螺旋状微生物,长 5～20 μm,平均为 6～10 μm,直径 0.1～0.18 μm。苍白螺旋体于 1905 年被发现,螺旋体由 6～12 个螺旋组成,螺旋排列整齐,固定不变。苍白螺旋体透明,不易染色,折光力强,较其他螺旋体亮,在暗视野显微镜下呈金色闪光;其行动缓慢而有规律,具有弯曲、转动和前后伸缩的运动特征。在电镜下苍白螺旋体的最外层为外膜,其内为胞浆膜,两者之间是鞭毛。人类是苍白螺旋体的唯一天然宿主,也是其传播媒介。苍白螺旋体在体内以横断分裂方式进行繁殖,分裂周期为 30～33 h。苍白螺旋体属厌氧菌,对阳光、肥皂水、煮沸、干燥和一般消毒剂(如乙醇、新洁尔灭等)甚为敏感,故在人体外不易存活,但在潮湿环境内可存活数小时,在 -78 ℃可存活数年且能保持形态、活力和致病力。

二、流行病学

(一)传染源

　　梅毒患者是唯一的传染源。

(二)传播途径

　　1. 接触传播　90% 以上患者通过性接触传染,也可通过接吻、哺乳、输血等方式传染。少数可因接触被梅毒螺旋体污染的物品(如内衣、毛巾、医疗器械等)被传染。性接触传染未经治疗的患者在感染后 1～2 年内具有较强传染性,随着病期延长,传染性越来越小,感染 4 年以上的患者基本无传染性。

　　2. 垂直传播　妊娠 4 个月后梅毒螺旋体可通过胎盘及脐静脉由母体传染给胎儿,称胎传梅毒,可致流产、早产、死产。分娩时胎儿也可经产道被传染梅毒,但不属于胎传梅毒,属于接触传播。

(三)人群易感性

　　人群普遍对梅毒螺旋体易感。

三、临床表现

(一)获得性(后天)梅毒

　　获得性梅毒根据感染时间、临床表现和传染性可分为一、二、三期及隐性梅毒。

　　1. 隐性梅毒　凡有梅毒感染史,无临床症状或临床症状已消失,除梅毒血清学阳性外无任何阳性体征,且脑脊液检查正常者为隐性梅毒。其发生与机体免疫力较强或治疗暂时抑制梅毒螺旋体有关。

　　2. 一期梅毒　主要表现为单个无痛性硬下疳。硬下疳好发于外生殖器,男性多见于龟头、冠状沟、包皮及包皮系带,女性多见于阴唇及宫颈等。典型的硬下疳初起为小片红斑,逐渐发展为硬结,呈圆形或椭圆形、肉红色,直径 1～2 cm,略高于皮肤,表面溃烂,或覆盖灰色薄痂。表面的浆液性分泌物内含大量梅毒螺旋体,传染性极强。硬下疳未经治疗者2～6周可自愈,遗留轻度萎缩性瘢痕或色素沉着。常伴局部或全身淋巴结肿大,以腹股沟淋巴结多见,行穿刺检查可见大鼠的梅毒螺旋体。

3. 二期梅毒　一期梅毒未经治疗或治疗不彻底,梅毒螺旋体由淋巴系统进入血液循环播散全身,以皮肤黏膜损害为主要表现,常呈广泛性、对称性分布,无融合倾向,无痛感及痒感,全身皮肤均可出现,皮损内含有大量梅毒螺旋体,传染性强,不经治疗一般持续数周可自行消退,皮疹可呈斑疹型、丘疹型和脓疱型,但在一定时期常以一种类型皮损为主。还可侵及骨、内脏及神经系统,出现扁平湿疣、黏膜斑、骨关节炎、秃发、虹膜炎、虹膜睫状体炎、梅毒性脑膜炎等。

二期早发梅毒未经治疗者一般2～3个月可自行消退。患者免疫力降低可导致二期复发梅毒。

4. 三期梅毒　早期梅毒未经治疗或治疗不充分2～4年后,约40%发生三期梅毒。除皮肤、黏膜、骨出现梅毒损害外,尚可侵及心血管、中枢神经系统等重要脏器,出现主动脉瓣关闭不全、心肌树胶肿、脑(脊髓)膜血管型神经梅毒等,严重者可危及生命。皮肤黏膜损害主要为结节性梅毒疹和梅毒性树胶肿。

(1) 结节性梅毒疹:好发于头面部、肩部、背部及四肢伸侧,皮损直径为0.2～1 cm,呈簇集排列的铜红色凹凸不平浸润性结节,常无自觉症状。

(2) 梅毒性树胶肿:又称为梅毒瘤,是三期梅毒的特征性标志,也是破坏性最强的一种皮损。好发于小腿,初起常为单发的无痛性皮下结节,逐渐增大,呈肾形或马蹄形,边界清楚,表面有黏稠树胶状分泌物渗出,愈合后形成瘢痕。少数发生于骨骼、口腔、上呼吸道黏膜及内脏。

三期梅毒传染性小,内脏破坏大,皮损数目少,分布不对称,常遗留瘢痕。

(二)胎传梅毒

梅毒对胎儿的危害较正常孕妇高2.5倍,妊娠合并梅毒时患儿病死率可高达50%,患儿发育迟缓,营养障碍,面部皮肤多皱,呈老人面貌;出生后1～2个月,出现广泛的皮肤黏膜梅毒疹;梅毒性鼻炎可形成马鞍鼻,骨炎和软骨炎累及四肢时不能活动,致假性瘫痪;肝、脾和全身淋巴结均可肿大。标志性损害如下:①哈金森(Hutchinson)齿,门齿游离缘呈半月形缺损,表面宽、底窄,牙齿排列稀疏不齐。②桑椹齿:第一臼齿较小,其牙尖较低,且向中偏斜,形如桑椹。③胸锁关节厚:胸骨与锁骨连接处发生骨疣所致。④角膜基质炎。⑤神经性耳聋,多发生于学龄期儿童,先出现眩晕,随后丧失听力。哈金森齿、角膜基质炎、神经性耳聋合称哈金森三联征。

四、辅助检查

1. 暗视野显微镜检查　可直接检查硬下疳、扁平湿疣或黏膜损害内的梅毒螺旋体。

2. 梅毒血清学试验　梅毒血清学试验(VDRL)、不加热的血清反应素试验(USR)和快速血浆反应环状卡片试验(RPR),常用于梅毒的筛查。荧光螺旋体抗体吸收试验、梅毒螺旋体血凝试验及梅毒螺旋体制动试验,可用以确定诊断。近年来,还可检测梅毒特异性IgG型和IgM型抗体。

3. 脑脊液检查　主要用于神经梅毒的诊断,淋巴细胞及蛋白增高。脑脊液VDRL阳性是可靠的诊断依据。脑脊液白细胞计数也常作为判断疗效的敏感指标。

4. X线检查　用于辅助诊断梅毒性主动脉炎、主动脉瘤及梅毒性心脏病等。

五、诊断要点

有不洁性交史,或配偶及父母有梅毒病史,皮肤、黏膜、会阴部、肛门、口腔等见梅毒性皮肤黏膜损害;心脏及神经系统等症状;实验室检查等获相应阳性依据可明确诊断。

六、防治要点

宣传梅毒防治知识,倡导群众注意个人卫生,洁身自好,避免不洁性行为。强调婚前及产前检查,梅毒患者为本病传染源,应早期发现、及时隔离、及早治愈。

一经确诊应早期、足量、规范用药治疗,青霉素类为首选药物,对青霉素过敏者,可选用红霉素、头孢氨苄、头孢拉定等。定期复查血清,血清滴度升高或临床症状复发,应加大剂量。肝肾功能不全、孕妇梅毒及8岁以下儿童禁用四环素。

性伴侣应同查同治。治疗期间严禁性生活。女性梅毒患者在彻底治愈前应避免妊娠，必要时按早期梅毒进行治疗。

第 8 节 手 足 口 病

案例 24-7

患儿，男，3 岁，幼托儿童，因"双足、口腔黏膜疱疹 3 天"就诊，患者 3 天前受凉后出现双足及口腔黏膜疱疹，米粒大小，伴疼痛，以口腔皮损症状明显，进食刺激疼痛加剧，伴发热，无恶心、呕吐等症状。病来精神饮食欠佳，为进一步治疗就诊。体格检查：T 38.2 ℃，P 92 次/分，R 21 次/分，BP 122/75 mmHg。患儿发育正常，营养中等，神志清楚，皮肤巩膜无黄染，心肺腹查体未见异常，全身未触及浅表淋巴结肿大。口腔黏膜见大量疱疹，主要分布在硬腭和软腭，部分疱疹表面破裂，疱疹周围可见环状充血出血带，扁桃体充血、肿大，双手及双足散在分布少量疱疹，疱疹周围有充血，疱疹内有少许疱液。

问题：1. 患儿最可能的诊断是什么？

2. 该病的发生对幼托儿童入学及管理有哪些启示？

手足口病是由多种肠道病毒引起的一种儿童传染病，被列入我国丙类传染病，好发于 5 岁以下儿童。典型临床表现为手、足、口、臀等部位出现皮疹、疱疹和溃疡，多数患儿预后良好，少数病情进展迅速，出现中枢神经系统损害和心肺功能衰竭，病情危重者可导致死亡。

一、病原学

引起手足口病的肠道病毒有 20 多种，其中以柯萨奇病毒 A16 和肠道病毒 71 型最为常见。病毒体直径为 28 nm，核酸为单股 RNA。该病毒可在多种组织细胞中增殖，并引起细胞病变。

二、流行病学

（1）传染源：手足口病患儿和隐性感染者为主要传染源。手足口病隐性感染率高。

（2）传播途径：肠道病毒适合在湿、热的环境下生存，可通过感染者的粪便、咽喉分泌物、唾液和疱疹液等广泛传播。

（3）人群易感性：人群对引起手足口病的肠道病毒普遍易感，以 5 岁以下儿童为主，3 岁以下发病率最高。

（4）流行特征：手足口病无明显地区性，世界各地广泛分布，在我国各地均有发生，热带和亚热带地区一年四季均可发生，温带地区冬季感染较少，5—7 月可有一明显的感染高峰。

三、临床表现

（一）症状

典型症状主要为发热，手、足、口、臀等部位出疹，可伴有咳嗽、流涕、食欲不振等症状，口腔黏膜疱疹破裂后可出现疼痛等症状，影响患儿进食。部分病例仅表现为皮疹或疱疹性咽峡炎，个别病例可无皮疹。

（二）体征

典型体征表现为手足丘疹和斑丘疹，口腔黏膜疱疹。典型皮疹表现为斑丘疹、丘疹、疱疹。皮疹周围有炎性红晕，疱疹内液体较少，不疼不痒，皮疹恢复时不结痂、不留疤。不典型皮疹通常小、厚、硬、少，有时可见瘀点、瘀斑。某些型别肠道病毒所致皮损严重，皮疹可表现为大疱样改变，伴疼痛及痒感，且发病不限于手、足、口部位。医务工作者在检查局部体征时应特别注意患儿的心肺功能，做好神经系统检查。

四、辅助检查

主要用于疾病的确诊和评估重症患者的病情。

（一）血常规及 C-反应蛋白（CRP）检测

医生可通过血常规和 CRP 检查来评估是否有感染。轻症病例一般无明显改变，或有白细胞计数轻度增高，以淋巴细胞增多为主。重症病例白细胞计数可明显升高（$>15\times10^9/L$）或显著降低（$<2\times10^9/L$），中性粒细胞比例及 CRP 可升高。恢复期逐渐降至正常。

（二）血生化检查

有助于了解肝、肾、心脏等重要脏器是否有损害。部分患者 ALT、AST、肌酸激酶同工酶（CK-MB）轻度升高，病情危重者肌钙蛋白、血糖、乳酸升高。

（三）脑脊液检查

神经系统受累时，脑脊液符合病毒性脑膜炎和（或）脑炎改变，表现为外观清亮，压力增高，白细胞计数增多，以单核细胞为主（早期以多核细胞升高为主），蛋白正常或轻度增多，糖和氯化物正常。

（四）血气分析

可以判断患儿的呼吸功能是否存在异常，有无酸碱平衡失调，同时也可以预测患儿存在酸中毒或者碱中毒的可能性。呼吸系统受累时或重症患儿可有动脉血氧分压降低，血氧饱和度下降，二氧化碳分压升高，酸中毒等。

（五）血清学检查

急性期血清相关病毒 IgM 抗体阳性；恢复期血清柯萨奇病毒 A 组 16 型（CV-A16）、新型肠道病毒 A71 型（EV-A71）或其他可引起手足口病的肠道病毒中和抗体比急性期高 4 倍及以上。

（六）病原学检查

检查发现临床样本（咽拭子、粪便或肛拭子、血液等标本）肠道病毒特异性核酸检测阳性或分离到肠道病毒，有助于本病的诊断。

（七）胸部 X 线

轻症患儿肺部无明显异常。重症及危重症患儿并发神经源性肺水肿时，两肺野透亮度减低，呈磨玻璃样改变，局限或广泛分布的斑片状、大片状阴影，进展迅速。

（八）胸部及颅脑 CT

可观察肺部和颅脑的病变情况，并判断病情的严重程度。患者早期胸部 CT 无明显特异性，可见肺纹理明显增强或斑片状阴影，随着病情发展可出现肺水肿、肺间质纤维化等表现；颅脑 CT 检查可用于鉴别颅内出血、脑疝、颅内占位等病变。

五、诊断要点

通过典型的临床表现可以诊断，病原学检查有助于确诊，注意心肺功能、神经系统检查，防止漏诊重症病例。

六、防治要点

（一）治疗

手足口病的治疗原则为早发现、早诊断、早隔离、早治疗。由于手足口病尚无特效抗病毒药物和特效免疫球蛋白，在临床治疗上常采取以广谱抗病毒药物和对症支持治疗为主的综合治疗措施，特别是做好重症病例的及时治疗。

（二）预防

预防措施,维持良好的个人和家庭卫生可预防手足口病的发生,避免和患有手足口病的患儿密切接触。做好免疫接种,EV-A71 型灭活疫苗可用于 6 个月至 5 岁儿童预防 EV-A71 感染所致的手足口病,基础免疫程序为 2 剂次,间隔 1 个月,鼓励在 12 月龄前完成接种。

→ **目标检测**

单项选择题

目标检测答案

1. 菌痢的好发部位是( )。

A. 回盲部   B. 回肠   C. 升结肠

D. 直肠和乙状结肠   E. 空肠和回肠

2. 结核病时发生的变态反应属哪一型? ( )

A. Ⅰ型   B. Ⅱ型   C. Ⅲ型   D. Ⅳ型   E. Ⅴ型

3. 成为重要传染源的肺结核病是( )。

A. 结核球   B. 局灶型肺结核   C. 支气管内结核

D. 慢性纤维空洞型肺结核   E. 浸润型肺结核

4. AIDS 患者晚期外周血细胞减少最显著的是( )。

A. CD4$^+$细胞   B. CD8$^+$细胞   C. CD6$^+$细胞   D. CD14$^+$细胞   E. CD56$^+$细胞

5. AIDS 常并发何种肿瘤? ( )

A. 纤维瘤   B. 纤维肉瘤   C. 卡波西肉瘤   D. 上皮肿瘤   E. 间皮瘤

6. 艾滋病患者肺部最常见的机会性感染的病原体是( )。

A. 肺孢子菌   B. 念珠菌   C. 弓形虫   D. 衣原体   E. 隐球菌

7. 中毒型细菌性痢疾最多见于( )。

A. 2~7 岁儿童   B. 7~10 岁儿童   C. 20~30 岁青年

D. 30 岁以上壮年   E. 老年人

8. 我国最常导致肝硬化的 DNA 病毒是( )。

A. HAV   B. HBV   C. HCV   D. HDV   E. HEV

9. 我国乙型肝炎的最主要传播途径是( )。

A. 输血   B. 呼吸道飞沫   C. 共用注射器   D. 性传播   E. 母婴传播

10. 最常见的结核病是( )。

A. 肺结核   B. 肠结核   C. 肾结核   D. 骨结核   E. 附件结核

11. 继发性肺结核的主要播散方式是经( )传播。

A. 支气管   B. 淋巴道   C. 血液   D. 消化道   E. 体腔

12. 原发性肺结核的肺内原发灶常位于( )。

A. 肺上叶中部   B. 肺上叶下部或下叶上部近胸膜下

C. 肺尖部   D. 右肺中叶靠肺门处

E. 两肺

（唐　君）

第25章

常见皮肤病

1. 掌握皮肤病的常见症状及外用药物治疗原则,几种常见皮肤病的特点,药疹常见的致敏药物、临床表现及防治要点。
2. 熟悉其他常见皮肤病的防治要点,皮肤病与系统性疾病的关系。
3. 了解常见皮肤病的病因和诊断要点。

第1节 总 论

皮肤是人体最大的器官,被覆于身体表面构成人体的第一道防御屏障,由表皮、真皮和皮下组织构成,除皮肤附属器(包括毛发、汗腺、皮肤腺、指甲或趾甲)外,还有丰富的血管、淋巴管、神经和肌肉。成人的皮肤约占体重的 16% ,总面积 $1.2\sim2.0\ m^2$,具有保护、感觉、调节体温、分泌和排泄、吸收、代谢、免疫等作用。各种体内外因素均可导致皮肤病,皮肤病最突出的临床表现是局部皮肤的表现。部分皮肤病也是系统性疾病的一个表现方面。

一、皮肤病的临床表现

皮肤病的临床表现分为症状和体征两个方面。

(一)症状

症状是患者的主观感受,皮肤病的常见症状有瘙痒、疼痛、烧灼感、麻木、感觉分离和蚁行感等。其轻重与皮肤病的种类、病情严重程度及患者个体差异有关。此外,某些皮肤病可出现畏寒、发热、乏力、食欲不振和关节痛等全身症状。

瘙痒是皮肤病患者最常见的症状,可轻可重,时间上可为持续性、阵发性或间断性,范围上可为局限性或泛发性。常见于荨麻疹、慢性单纯性苔藓、湿疹、疥疮等。一些系统性疾病,如恶性淋巴瘤、糖尿病等也可伴有瘙痒。

疼痛常见于带状疱疹、皮肤化脓性感染、结节性红斑、淋病和生殖器疱疹等。疼痛性质可为刀割样、针刺样、烧灼样和电击样等,范围多为患处局部。接触性皮炎等引起的疼痛常伴烧灼感。

(二)体征

体征通常是医生通过检查发现的皮肤和黏膜病变,通常为皮损。皮损的性质和特点是诊断皮肤病的主要依据。皮损可分为原发性皮损和继发性损害两大类。

1. 原发性皮损 原发性皮损是皮肤病在其病变过程中,直接发生及最早出现的损害,如斑疹、丘疹、风团、结节、水疱、脓疱等。

(1)斑疹:局限性皮肤颜色的改变,不隆起,也不凹陷,与周围皮肤平齐,只能看到但触摸无异常。直径一般为 $1\sim2\ cm$ 。大于 $3\ cm$ 者称为斑片。根据局部颜色的变化,可表现为红斑、色素沉着或减退斑等。

（2）丘疹：局限性实质性隆起的皮肤损害，直径一般小于 1 cm，大于 2 cm 者称斑块。介于斑疹与丘疹之间且隆起的皮损称斑丘疹。丘疹顶部有较小水疱或脓疱时称为丘疱疹或丘脓疱疹。

（3）风团：皮肤水肿引起的局限性皮肤损害，常骤然发生，迅速消退，大小不一，边缘不规则，呈淡红色或苍白色。发作时伴有剧痒，消退后不留痕迹。

（4）结节：发生在真皮或皮下的局限性实质性损害。深在皮下或高出皮面，大小不一，边界清楚，质地较硬。

（5）水疱：内含液体高出皮面的局限性腔隙性损害，疱内液体为浆液性。疱内液体为血性者称血疱，为脓性者称脓疱，直径大于 0.5 cm 者称大疱。

2. 继发性皮损　继发性皮损常由原发性皮损演变而来，也可因治疗处理或机械性损伤（如搔抓等）引起。常见的有鳞屑、糜烂、溃疡、痂、抓痕、破裂、苔藓样变、瘢痕、皮肤萎缩等。

二、辅助检查

1. 免疫病理检查　免疫病理检查主要有直接免疫荧光法、间接免疫荧光法和免疫酶标法。

2. 真菌检查　可通过涂片、培养、组织切片等方法进行检查。

3. 变应原检测　变应原检测用于确定过敏性疾病患者的致敏物质，特别是对明确职业性皮肤病的病因有重要意义，有助于指导预防和治疗。变应原检测可分为体内试验和体外试验。

4. 滤过紫外线检查　滤过紫外线是高压汞灯（Wood 灯）发射出的波长为 320～400 nm 的光波，可用于色素异常性皮肤病、皮肤感染及卟啉病的辅助诊断，也可观察疗效。

5. 分子生物学技术　分子生物学技术的飞速发展为生物医学研究提供了便利的条件。目前在临床实际应用中，最有前景的是 PCR 技术和基因芯片技术。

三、皮肤病诊断

对疾病进行正确的诊断有赖于医生对患者的病史、临床表现及实验室检查等信息进行综合分析。皮肤病的诊断对医生个人临床经验具有很高要求。

（一）病史

询问主诉、现病史、既往史、个人史、家族史等资料，对于与发病可能有关的因素如药物、饮食、接触物等要详细询问。

（二）体格检查

皮损是诊断皮肤病的重要依据，要全面检查，认真鉴别，明确皮损是原发性皮损还是继发性皮损以及是否有多种损害并存，还要进一步观察皮损的部位与排列、形态大小、颜色光泽、界限边缘、质地、活动度、有无压痛等。对伴有全身性或系统性症状的患者，还要进行全身检查，进一步明确诊断。必要时可采用玻片压诊、鳞屑刮除法和皮肤划痕试验等协助检查。

（1）玻片压诊：可用于简单区分出血性皮损和充血性皮损，玻片压迫皮损处至少 15 s 后，充血性红斑会消失，而出血性红斑及色素斑不会消失。寻常狼疮皮损可出现特有的苹果酱颜色。

（2）鳞屑刮除法：可用于了解皮损的表面性质。如花斑癣轻刮后可出现糠皮样鳞屑，寻常型银屑病刮除鳞屑后可出现特征性薄膜现象和点状出血。

（3）皮肤划痕试验：在荨麻疹患者皮肤表面用钝器以适当压力划过，可能出现以下三种反应，称为皮肤划痕试验阳性。①划后 3～15 s，在划过处出现红色线条，这可能是由真皮肥大细胞释放组胺引起毛细血管扩张所致。②划后 15～45 s，在红色线条两侧出现红晕，此为神经轴索反射引起的小动脉扩张所致。麻风皮损处不发生这种反应。③划后 1～3 min，在划过处出现隆起、苍白色风团状线条，这可能是由组胺、激肽等引起水肿所致。

四、皮肤病防治要点

皮肤病的防治要点是内外兼治，病因治疗与对症处理相结合，主要治疗方法包括内用药物治疗、外用药物治疗、物理治疗和皮肤外科治疗等。

1. 药物治疗　治疗药物主要有抗组胺药、糖皮质激素、抗生素、钙剂、硫代硫酸钠等药物。

2. 外用药物治疗　皮肤为人体的最外在器官,为局部用药创造了良好条件。外用药物治疗也是皮肤病治疗的重要手段,局部用药时皮损局部药物浓度高、机体吸收少,因而具有疗效高和不良反应少的特点。其治疗要点如下。

(1) 正确选择外用药物的种类。应根据皮肤病的病因与发病机制等进行选择。例如细菌性皮肤病宜选抗菌药物,真菌性皮肤病可选抗真菌药物,变态反应性疾病选择糖皮质激素或抗组胺药,瘙痒者选用止痒剂,角化不全者选用角质促成剂,角化过度者选用角质剥脱剂等。

(2) 正确选择外用药物的剂型。应根据皮肤病的皮损特点进行选择。原则如下。①急性皮炎仅有红斑、丘疹而无渗液时可选用粉剂或洗剂,炎症较重或糜烂、渗出较多时宜用溶液湿敷,有糜烂但渗出不多时则用糊剂;②亚急性皮炎渗出不多者宜用糊剂或油剂,如无糜烂宜用乳剂或糊剂;③慢性皮炎可选用乳剂、软膏、硬膏、酊剂、涂膜剂等;④单纯瘙痒无皮损者可选用乳剂、酊剂等。

(3) 向患者详细解释使用方法、使用时间、部位、次数和可能出现的不良反应及其处理方法等。

3. 物理治疗　物理治疗包括电疗、光疗、微波疗法、冷冻疗法、水疗法、放射疗法等。

4. 皮肤外科治疗　皮肤外科治疗可用于皮肤肿瘤切除、皮肤创伤清理、活体组织取材、改善或恢复皮肤异常功能及美容整形等。

第 2 节　常见皮肤病

一、皮炎

案例 25-1

　　患者,女,36 岁。因"双侧面部红斑、肿胀伴痒 4 天"就诊。患者 4 天前到某美容院做面部护理,次日早上即觉面部有烧灼感,继而在面部出现潮红斑,肿胀,伴有明显瘙痒和刺痛感。自服阿司咪唑后未见好转,面部肿胀加重,双眼睑也出现水肿,为进一步诊治来我院门诊就医。本次发病以来无发热、头痛,无呼吸困难,精神、食纳尚可,因瘙痒明显影响睡眠,二便尚可。既往史、个人史、月经史及家族史均无特殊。皮肤科情况:双侧面部弥漫肿胀、潮红,其上有散在的针尖大小的红色丘疹、丘疱疹,无水疱、渗出或脱屑。皮损边界清楚,稍有浸润,表面皮温稍升高。双侧眼睑明显肿胀。

　　问题:患者最可能的诊断是什么?

皮炎是皮肤科最常见的一类疾病,是由多重因素引起的真皮浅层及表皮炎症,突出症状是瘙痒,皮损具有多形性。造成皮炎的原因具有多样性,根据形成的原因不同,皮炎可分为接触性皮炎、特应性皮炎和淤积性皮炎。

接触性皮炎是皮肤接触某些外源性物质后,在皮肤黏膜接触部位及附近发生的炎症反应,根据病程分为急性、亚急性和慢性。根据发病前接触史和典型临床表现可以诊断;可以接触物去除以后皮损逐渐消退作为诊断参考依据。接触性皮炎的治疗原则是寻找病因、迅速脱离接触物并积极对症处理,避免再次接触致敏源。常用的药物有抗组胺药和糖皮质激素。

特应性皮炎是一种与遗传过敏体质有关的慢性炎症性皮肤病,常伴有其他遗传过敏体质疾病,如哮喘、过敏性鼻炎。本病在不同的年龄阶段有不同的表现,可分为婴儿期、儿童期、青年成人期。根据不同时期的临床表现,结合本人和家族中的遗传过敏史、嗜酸性粒细胞和血清 IgE 增高可以考虑诊断。由于本病是慢性疾病,与遗传过敏史有关,故治疗的要点是缓解和消除临床症状,消除诱发和加重因素,减少和预防复发。

淤积性皮炎是静脉曲张综合征的临床表现之一,主要由微血管病变和慢性炎症引起。治疗的原则是积极治疗原发病,去除使静脉压压力增高的因素。

二、湿疹

案例 25-2

患者,女,39 岁。因"全身反复丘疹伴瘙痒 5 年,加重 4 天"就诊,患者 5 年前无明显诱因开始于双小腿伸侧出现多数小片状的红斑及米粒大小的丘疹、丘疱疹和水疱,伴明显的瘙痒,夜间加重。4 天前,患者去外地旅游归来后全身皮疹加重,且比以往损害范围广,瘙痒更加明显。皮肤科情况:颈部、胸背部、四肢及外阴部皮肤可见对称分布的多数小片状的不规则暗红斑,其上有密集的米粒至绿豆大小的红色、暗红色丘疹、丘疱疹及水疱,大部分已被抓破,表面有少许渗液或黄色结痂,红斑边界不清楚,外周可见散在的丘疹和丘疱疹;部分皮损增厚,其上覆盖着白色的小片状鳞屑。双侧肘部、踝部附近的皮肤肥厚,表面粗糙,呈苔藓样变。

问题:该患者最可能的诊断是什么?

湿疹是由多种内、外因素引起的真皮浅层及表皮炎症,目前病因尚未研究清楚,广义的皮炎包含湿疹,临床上急性期皮损以丘疱疹为主,具有渗出倾向,慢性期以苔藓样变为主,易反复发作。湿疹分为急性、亚急性和慢性。诊断有赖于典型临床表现和鉴别诊断以明确。①尽可能追寻病因,隔绝致敏源,避免再刺激;同时积极治疗全身慢性疾病,如消化不良、肠道寄生虫病、糖尿病、精神异常、小腿静脉曲张等。②注意皮肤卫生,勿用热水或肥皂清洗皮损,不使用刺激性止痒药物。③禁食酒类、辛辣刺激性食物,避免鱼虾等易于致敏和不易消化的食物,注意观察饮食与发病的关系。④劳逸结合,避免过度疲劳和精神过度紧张。

三、带状疱疹

案例 25-3

李某,男,64 岁,退休工人,左侧头痛 1 周余。半个月前有"流感"史,近 1 周左侧头部阵阵头痛,影响睡眠。检查:体温正常,左侧颈淋巴结未肿大,有轻压痛;左侧头皮数堆红丘疹和左侧带片状分布的成群水疱,疼痛,左侧眼睑皮肤水肿,张眼困难。

问题:该患者最可能的诊断是什么?

带状疱疹由水痘带状疱疹病毒引起,在儿童初次感染引起水痘,恢复后病毒潜伏在体内,少数患者在成年后病毒再发而引起带状疱疹,故又被称为水痘带状疱疹。本病好发于成人,春、秋季节多见。

典型表现:发疹前可有轻度乏力、低热、纳差等全身症状,患处皮肤自觉灼热或神经痛,持续 1～3 天,亦可无前驱症状即发疹,本病好发部位依次为肋间神经、颈神经、三叉神经和腰骶神经支配区域。患处常首先出现潮红斑,很快出现粟粒至黄豆大小丘疹,簇状分布而不融合,继之迅速变为水疱,疱壁紧张发亮。疱液澄清,外周绕以红晕,各簇水疱群间皮肤正常;皮损沿某一周围神经呈带状排列,多发生在身体的一侧,一般不超过正中线,神经痛为本病特征之一,可在发病前或伴随皮损出现,老年患者常较为剧烈。病程一般为2～3周,老年人为3～4周,水疱干涸、结痂脱落后留有暂时性淡红斑或色素沉着。

本病具有自限性,治疗要点为抗病毒、止痛、消炎、防止并发症,老年患者应尤其注意带状疱疹后遗神经痛。

四、药疹

案例 25-4

患者,男,39岁,因"全身皮肤弥漫性红肿伴脱屑8天"就诊,患者8天前出现躯干、头面部、四肢散在红斑,红斑逐渐扩大,分布范围逐渐扩展到全身皮肤和口腔黏膜,伴发热,为低热。既往有癫痫病史,患病前3天有口服卡马西平。查体:T 38.2 ℃,P 92 次/分,R 20 次/分,BP 122/74 mmHg。心肺腹查体未见异常,未触及浅表淋巴结肿大。专科查体:头面部、口腔黏膜、躯干、四肢可见散在分布红斑,上覆鳞屑,手足脱屑明显,口腔黏膜糜烂,糜烂面可见少许分泌物。

问题:患者最可能的诊断是什么?

(一)病因及发病机制

药疹又称药物性皮炎,是由于人体对某些药物发生变态反应所致,药疹是全身性变态反应的皮肤表现。大多数药物具有引起药疹的可能性,其中包括中草药,但以抗原性较强者引起的居多。常见的有抗生素类、磺胺类、解热镇痛类、镇静催眠类、抗癫痫类、抗毒素血清类等药物,根据药物结构分析,凡带有苯环及嘧啶环的药物具有较强的致敏力。此外,患有先天过敏性疾病的机体及重要器官患有疾病的患者发生药疹的可能性和危险性比较大。

(二)临床表现

药疹的类型很多,不同类型间皮疹各异。常见的有以下几种。

1. 固定红斑型 固定红斑型最常见,常由磺胺类、解热镇痛类、镇静催眠类药物引起。皮损表现为单个或数个边界清楚的圆形或椭圆形水肿性红斑,一般不对称,直径1～4 cm,严重者红斑上可出现大疱。多有局部瘙痒,一般无全身性症状。皮损可发生在任何部位,但以皮肤黏膜交界处多见,如口唇、口周、龟头、肛门等。皮损一般于停药1周后消退,留有灰黑色色素沉着斑经久不退,再次用药时,于数分钟或数小时内原处发痒,继而出现同样皮疹。发作时,其他部位可出现新皮损,随着复发次数增多,皮疹数目不断增多。

2. 荨麻疹型 荨麻疹型多为青霉素、血清制品等引起,与急性荨麻疹相似,表现为大小不一的风团,可伴有发热、关节痛、淋巴结肿大、血管性水肿等血清病样综合征,并可累及内脏,甚至发生过敏性休克。

3. 麻疹样或猩红热样型 麻疹样或猩红热样型也较多见,常由解热镇痛类、镇静催眠类、青霉素、磺胺类等引起。临床表现为弥漫性鲜红色肉疹或密集红色针头至米粒大小斑丘疹,类似猩红热或麻疹的皮损,但无猩红热或麻疹的其他症状。

4. 大疱性表皮松解型 大疱性表皮松解型是最严重的一种类型,常由磺胺类、解热镇痛类、抗生素、别嘌呤类等引起。起病急,表现为弥漫性紫红色斑,迅速波及全身,红斑处出现大小不等的松解性水疱,大片表皮松解后形成糜烂面,呈现类似浅Ⅱ度烧伤表现。黏膜也可受累,患者全身中毒症状严重,如不及时处理,严重者常因继发感染及内脏损害死亡。

5. 剥脱性皮炎型 剥脱性皮炎型较严重,常由镇静催眠类、磺胺类、砷剂等引起,多发生在用药时间较长者。皮疹初起为麻疹样或猩红热样红斑,很快扩大融合,致全身弥漫性潮红、肿胀,伴糜烂、渗液、结痂等。一般2周后红肿减轻,全身皮肤开始呈鳞片状脱屑,手足可呈套装剥脱,头发、指(趾)甲亦可脱落。本型常有明显的全身症状,全身浅表淋巴结可肿大。皮肤剥脱可反复发生,持续数周,重者可危及生命。

(三)防治要点

1. 预防 ①建立药物过敏档案,并嘱患者牢记,每次看病时要告知医生;②详细询问药物过敏史,避免使用已知过敏药物或化学结构相似的药物;③用药过程中注意观察病情,若出现瘙痒、皮疹及不明原因的发热等,应考虑药疹的可能性,应立即停药观察,及时做出诊断;④按照规定进行皮肤过敏试验,阴性者仍需注意。

2. 治疗要点 首先停止一切可能引起药疹的药物,加强药物的排泄,对轻型药疹者可鼓励患者多饮水,服用抗组胺药、维生素、钙剂等药物,局部对症处理。一般于停药后 2～7 天皮损即可消退。对重型药疹者可选用糖皮质激素,同时加强全身支持治疗、抗感染治疗等综合治疗。

五、寻常型痤疮

案例 25-5

患者,女,23 岁。因"面部反复皮疹 8 年"就诊。患者 8 年前开始出现满脸痤疮,曾于专科医院就诊,服清热解毒中药和西药、药膏(具体不详)内服、外用半年,略能控制,但新增腹痛、腹泻,停药后痤疮随即复发。查体:面色暗红,面颊、额头、下颌部大量丘疹、脓疱、结节,色暗红,高出皮肤,触之压痛,凹洞疤痕明显;情绪激动,易兴奋,P 110 次/分,BP 146/86 mmHg,脾气急,言语多,不易汗出;食欲可,睡眠正常,二便正常;月经周期正常,经期 5 天,色红量少;舌质红,苔薄少。

问题:患者最可能的诊断是什么?

寻常型痤疮是青春期常见的一种慢性毛囊皮脂腺炎症性疾病,好发于面部,常伴有皮脂溢出。本病有自限性,至成年时自愈。本病的发生是多因素综合作用的结果,主要与皮脂产生增多、毛囊口上皮角化亢进及毛囊内残留痤疮丙酸杆菌增殖有关,也有一定的遗传因素。

本病多在青春期发病,女性发病年龄常较男性要早,可出现于月经初潮前半年至一年。皮损主要发生于面部,尤其是前额、双颊部、颈部,其次是胸部、背部及肩部,初起为粉刺,有白头粉刺与黑头粉刺两种,内含角质素及皮脂。白头粉刺亦称封闭性粉刺,为皮色丘疹,针头大小,毛囊开口不明显,不易挤出脂栓。黑头粉刺亦称开放性粉刺,丘疹中央为明显扩大的毛孔,脂栓阻塞于毛囊口,表面呈黑色,是皮脂氧化及黑色素所致,较易挤出黄白色脂栓。

治疗要点是去脂、溶解角质、杀菌及消炎。少吃刺激性食物,常用温水洗涤患处,用含有硫磺的肥皂效果更好。嘱咐患者避免用手挤捏皮损,避免使用含油脂较多的化妆品和长期服用含碘化物、溴化物的药物。

六、手足浅表性真菌感染性疾病

案例 25-6

患者,男,32 岁。腹股沟红斑、丘疹、鳞屑伴瘙痒 1 周。皮肤科查体:腹股沟有边缘清楚的红斑,周边有丘疹、水疱、鳞屑,中央色暗,间有丘疹、水疱,轻度痒。患者曾患"足癣",余无特殊。

问题:该患者最可能的诊断是什么?

浅表性真菌感染性疾病常见的是手（足）癣。手癣是指皮肤真菌侵犯手指间、手掌、掌侧皮肤引起的感染，足癣是指足趾间、足跖、足跟、足侧缘的皮肤真菌感染。

本病主要由红色毛癣菌、须毛癣菌、石膏样小孢子菌和絮状表皮癣菌等感染引起，其中红色毛癣菌占 50% 以上。本病主要通过接触传染，用手搔抓患癣部位或与患者共用鞋袜、手套、浴巾、脚盆等是主要传播途径。

手（足）癣（特别是足癣）是最常见的浅部真菌病，在全世界广泛流行，我国江淮流域以南地区发病较北方多。夏、秋季发病率高，常表现为夏重冬轻或夏发冬愈，本病多累及成人，男女比例无明显差别。皮损多由一侧传播至双侧。根据临床特点，手（足）癣可分为三种类型。

1. 水疱鳞屑型 水疱鳞屑型好发于指（趾）间、掌心、足跖及足侧。皮损初起为针尖大小的深在水疱，疱液清，壁厚而发亮，不易破溃，水疱散在或群集，可融合成多房性大疱，撕去疱壁可露出蜂窝状基底及鲜红的糜烂面，瘙痒明显，水疱经数日后干涸，呈现领圈状或片状脱屑，皮损不断向周围蔓延，病情稳定时以脱屑为主。

2. 角化过度型 角化过度型好发于足跟及掌跖部，局部多干燥，皮损处角质增厚，表面粗糙脱屑，纹理加深，易发生皲裂、出血，皮损还可向足背蔓延。一般无瘙痒，有皲裂时疼痛。

3. 浸渍糜烂型 浸渍糜烂型好发于指（趾）缝，尤以第 3～4 和第 4～5 指（趾）间多见。临床表现为皮肤浸渍发白，表面松软易剥脱，并露出潮红糜烂面甚至裂隙，可有不同程度的瘙痒，继发细菌感染时有恶臭味。

本病常以一种类型为主或几种类型同时存在，亦可从一型转向另一型，如夏季表现为水疱鳞屑型，冬季则表现为角化过度型。治疗不彻底是导致其迁延不愈的主要原因之一。

足癣（尤其是浸渍糜烂型）易继发细菌感染，出现脓疱、溃疡，易并发急性淋巴管炎、淋巴结炎、蜂窝织炎或丹毒，炎症反应明显时还可引发癣菌疹。

应注意及时、彻底地治疗浅部真菌病，消灭传染源；穿透气性好的鞋袜，保持足部干燥；日常生活中还应避免酸碱物质对手部皮肤的损伤；不共用鞋袜、浴盆、脚盆等生活用品；伴甲癣者应同时治疗甲癣，以免互相感染。

本病以外用药物治疗为主，治疗成功的关键在于坚持用药，疗程一般需要 1～2 个月，角化过度型手足癣或外用药疗效不佳者可考虑内服药物治疗。

七、银屑病

案例 25-7

　　患者，男，30 岁。因"全身红斑、鳞屑伴瘙痒 3 年，加重 3 天"就诊。患者 3 年前无明显诱因出现头皮红斑，覆有油腻性厚屑，瘙痒，无脱发，3 天前原有皮疹扩大，鳞屑增多，瘙痒加重，同时新出现较多绿豆大小的鳞屑性红斑、丘疹，遍布全身。今为进一步诊治来我院就诊。皮肤科情况：全身可见广泛对称分布的鳞屑性红斑、斑丘疹，多数呈不规则形，可互相融合成大片，边缘稍浸润，以头皮发际、背部和四肢伸侧明显，鳞屑较多，另见较多对称密集分布的绿豆大小的点滴状红斑、丘疹，散在分布于全身。皮疹薄膜现象及奥斯皮茨征均阳性。包皮、龟头也可见类似小片状鳞屑性红斑。皮疹间皮肤正常。全身皮肤黏膜未见脓疱、糜烂、溃疡。全部指（趾）甲均有不同程度的凹陷、变形，并可见顶针状改变。头发呈束状，油腻，但无断发、脱发。

　　问题：该患者最可能的诊断是什么？

银屑病又称牛皮癣，是一种常见的慢性皮肤病，其特征是在红斑上反复出现多层银白色干燥鳞屑。银屑病的确切病因尚未清楚。目前认为，银屑病是遗传因素与环境因素等多种因素相互作用的多基因遗传病,免疫介导是其主要发生机制。

银屑病根据其临床特征可分为寻常型、关节病型、红皮病型及脓疱型银屑病。其中寻常型占 99% 以上,其他类型多由寻常型银屑病外用刺激性药物、系统使用糖皮质激素、免疫抑制剂过程中突然停药以及感染、精神压力等诱发。

(一)寻常型银屑病

初起皮损为红色丘疹或斑丘疹,逐渐扩展成为边界清楚的红色斑块。上覆厚层鳞屑,空气进入角化不全的角质层,由于反光作用而使鳞屑呈银白色,刮除成层鳞屑,犹如轻刮蜡滴(蜡滴现象),刮去银白色鳞屑可见淡红色发光的半透明薄膜(薄膜现象),剥去薄膜可见点状出血(奥斯皮茨征),点状出血是由真皮乳头顶部迂曲扩张的毛细血管被刮破所致。蜡滴现象、薄膜现象与点状出血对银屑病有诊断价值。本病患者可自觉不同程度瘙痒。

皮损可发生于全身各处,但以四肢伸侧特别是肘部、膝部和骶尾部最为常见。常呈对称性,面部皮损为点滴状浸润性红斑、丘疹或脂溢性皮炎样改变;头皮皮损为暗红色斑块或丘疹,上覆较厚的银白色鳞屑,边界清楚,常超出发际。头发呈束状(束状发);腋窝、乳房和腹股沟等皱褶部位皮损常由于多汗和摩擦导致鳞屑减少,并可出现糜烂、渗出及裂隙;少数损害可发生在唇、颊黏膜和龟头等处,颊黏膜损害表现为灰白色环状斑,龟头损害表现为边界清楚的暗红色斑块,指(趾)甲受累多表现为顶针状凹陷。

寻常型银屑病根据病情发展可分为如下三期。①进行期:旧皮损无消退,新皮损不断出现,皮损浸润炎症明显,周围可有红晕,鳞屑较厚。针刺、抓挠、手术等损伤可导致受损部位出现典型的银屑病皮损,称为同形反应(Koebner 现象)。②静止期:皮损稳定,无新皮损出现,炎症较轻。③退行期:皮损缩小或变平,炎症基本消退,遗留色素减退或色素沉着斑。

急性点滴状银屑病又称发疹性银屑病,常见于青年,发病前常有咽喉部的链球菌感染病史。起病急骤,数日可泛发全身,皮损为 0.3~0.5 cm 大小的丘疹、斑丘疹,色泽潮红,覆以少许鳞屑,痒感程度不等。经适当治疗可在数周内消退,少数患者可转化为慢性。

寻常型银屑病皮损较大、形如盘状或钱币状时,称为盘状银屑病或钱币状银屑病;皮损不断扩大、融合,呈不规则地图状时,称为地图状银屑病;皮损鳞屑增厚变硬呈蛎壳状时,称为蛎壳状银屑病。

(二)关节病型银屑病

关节病型银屑病的主要临床表现除皮损外可出现关节病变,关节病变常与皮损同时出现或先后出现,一般先有皮损,后出现关节症状。

(三)红皮病型银屑病

红皮病型银屑病的主要临床表现为全身皮肤弥漫性潮红、浸润肿胀并伴有大量糠状鳞屑。其间可有片状正常皮肤(皮岛),可伴有全身症状,如发热、浅表淋巴结肿大等。本型病程较长,消退后可出现寻常型银屑病皮损,易复发。

(四)脓疱型银屑病

脓疱型银屑病又分为局限性和泛发性两种类型。皮疹以局限性脓疱或泛发性脓疱为特征。

银屑病目前尚无特效疗法,靶向治疗逐渐成为热点,要注意解除患者思想顾虑,避免各种诱发因素。局限性银屑病以外用药物治疗为主,皮损广泛严重时给予综合治疗,寻常型银屑病进行期、红皮病型银屑病及脓疱型银屑病应避免外用刺激性强的药物。

八、荨麻疹

案例 25-8

患者,男,42 岁,教师。因"全身突发风团 2 小时"就诊,患者 2 小时前因接收学生送给其的一束百合花后开始打喷嚏,脸部及全身迅速起风团,此起彼伏,瘙痒难忍,急入院。查体:

患者面部潮红,颜面、颈部、四肢及胸腹部大量风团,患者搔抓不停,部分出现抓痕。

问题:该患者最可能的诊断是什么?

荨麻疹俗称风团、风疹团、风疙瘩、风疹块(与风疹名称相似,但却非同一疾病),是多种不同因素所致的一种皮肤、黏膜血管反应性疾病。临床上以皮肤、黏膜的局限性、暂时性、瘙痒性红斑和风团为特征,麻疹可分为急性荨麻疹、慢性荨麻疹、血管神经性水肿与丘疹状等麻疹等。本病常见的病因有食物及添加剂、药物、感染、动植物及吸入物、物理因素、精神因素、遗传因素等。

其皮疹表现为风团、潮红斑,大小不等,形状各异,常突然发生,成批出现,数小时后又迅速消退,消退后不留痕迹,但可反复发作。自觉痛痒,可伴有腹痛、恶心、呕吐和胸闷、心悸、呼吸困难。少数患者有发热、关节肿胀、低血压、休克、喉头水肿窒息症状等。病程长短不一,急性荨麻疹病程在6周以内,超过6周为慢性。皮肤划痕试验部分病例呈阳性反应。

本病在临床上有一些特殊类型:①蛋白胨性麻疹是蛋白胨直接通过肠黏膜吸收所致的抗原-抗体反应;②寒冷性荨麻疹又分为家族性寒冷性荨麻疹和获得性寒冷性荨麻疹,是由寒冷所致的物理性荨麻疹;③热性荨麻疹又可分为获得性和遗传性两种,表现为接触热水后在接触部位出现风团;④胆碱能性荨麻疹,在发热、精神紧张和运动后诱发,多见于躯干和四肢近端,皮疹为 $1\sim2$ mm 大小的风团,周围有红晕;⑤日光性荨麻疹,女性发病较多,暴露于日光后发病,皮疹局限于暴露部位;⑥压迫性荨麻疹,在较重和较久压迫 $4\sim6$ h 后发病,受压部位出现弥漫性、水肿性、疼痛性斑块;⑦水源性荨麻疹,在接触水或汗水后于毛孔周围引起细小剧烈瘙痒风团;⑧血清病性荨麻疹,其病因为接触异体血清、疫苗、药物等,引起的抗原-抗体反应,临床表现为发热、皮疹、关节炎和淋巴结病;⑨自身免疫性黄体酮性荨麻疹,发生于月经前期和中期,是由分泌的黄体酮所致。

其治疗要点包括如下几点:①尽可能去除或避免一切可疑原因;②内服抗组胺药,有全身症状者可使用糖皮质激素或对症治疗;③对检查变应原试验阳性的变应原进行脱敏治疗;④有感染者,可采用抗生素治疗但不宜长久使用,以免产生依赖性和耐药性;⑤慢性病例可试用封闭疗法、自血疗法、针刺疗法、氧气疗法、组织疗法、排汗祛毒法等。

→ 目标检测

目标检测答案

一、单项选择题

1. 成人皮肤面积约( )。

A. $1.2\sim2.0$ m^2　　B. 0.21 m^2　　　　C. 2.2 m^2　　　　　　D. 2.5 m^2　　　　　E. 3.0 m^2

2. 朗格汉斯细胞的主要功能是( )。

A. 连接作用　　　　　　　　　B. 识别、处理入侵抗原作用　　　　　　C. 产生黑素

D. 感觉作用　　　　　　　　　E. 修复作用

3. 以下哪些不是原发性损害?( )

A. 红斑　　　　　B. 溃疡　　　　　C. 出血斑　　　　D. 结节　　　　E. 风团

4. 以下哪些不是继发性损害?( )

A. 红斑　　　　　B. 溃疡　　　　　C. 鳞屑　　　　　D. 瘢痕　　　　E. 萎缩

5. 带状疱疹的病原体是( )。

A. VZV　　　　　B. HSV　　　　　C. HPV　　　　　D. HIV　　　　　E. VSV

6. 下列哪项疾病愈后可产生终身免疫,一般不复发?( )

A. 单纯疱疹　　　B. 扁平疣　　　　C. 尖锐湿疣　　　D. 带状疱疹　　　E. 水痘

7. 药疹中最严重的一型是( )。

A. 固定性药疹　　　　　　　　B. 麻疹样或猩红热样药疹　　　　　　　C. 剥脱性皮炎

D. 多形红斑型药疹   E. 大疱性表皮松解型药疹

8. 药疹治疗的首要措施是（   ）。

A. 应用大剂量糖皮质激素   B. 输血促进药物排泄   C. 停用致敏药物

D. 应用激素并同时用抗生素   E. 维生素

二、多项选择题

1. 哪些病与白色念珠菌感染有关？（   ）

A. 龟头包皮炎   B. 指间糜烂   C. 口周皮炎

D. 中毒性表皮松解症   E. 外阴炎

2. 以下哪些诊断方法是皮肤癣菌病的重要诊断措施？（   ）

A. 真菌镜检   B. 真菌培养   C. 皮肤活检   D. 斑贴试验   E. 皮内试验

（唐　君）

主要参考文献

[1]　胡殿宇,包再梅,宣永华.临床医学概论[M].2版.武汉:华中科技大学出版社,2016.

[2]　薛宏伟,王喜梅.临床医学概要[M].2版.北京:人民卫生出版社,2010.

[3]　阳晓.临床医学概论[M].3版.北京:高等教育出版社,2019.

[4]　葛均波,徐永健,王辰.内科学[M].9版.北京:人民卫生出版社,2018.

[5]　袁钟,图娅,彭泽邦,等.中医辞海:上册[M].北京:中国医药科技出版,1995.

[6]　陈红风.中医外科学[M].北京:中国中医药出版社,2016.

[7]　李庆臻.科学技术方法大辞典[M].北京:科学出版社,1999.

[8]　顾明远.教育大辞典[M].上海:上海教育出版社,1991.

[9]　傅松滨.医学遗传学[M].4版.北京:北京大学医学出版社,2020.

[10]　肖水平.体育指导教程[M].北京:北京体育大学出版社,2010.

[11]　张秀花,钱瑶,苏彬.《作业疗法学》标准化实训教学模式的探讨[J].教育界高等教育,2015(6):2.

[12]　刘婷婷.情境教学法在《作业治疗技术》课程中的应用[J].按摩与康复医学,2018,9(1):93-94.

[13]　周士枋.前言——康复医学是医学的重要组成部分[J].实用老年医学,1993(1):1-2.

[14]　刘雪枫,蔡素芳,曾奕,等.参加全国康复治疗专业学生技能大赛作业治疗学组比赛的经验分享
　　　[J].中国康复医学杂志,2015,30(12):1275-1277.

[15]　李宣,张立平.心理治疗在康复医学中的重要性与临床应用[C]//中国康复医学会.1998年全
　　　国运动疗法学术会议论文汇编.北京:中国康复医学会,1998:195-196.

[16]　Eugene Braunwald.哈里森内科学手册[M].15版.长沙:湖南科学技术出版社,2006.

[17]　中华医学会心血管病学分会心力衰竭学组,中国医师协会心力衰竭专业委员会,中华心血管病
　　　杂志编辑委员会.中国心力衰竭诊断和治疗指南2018[J].中华心血管病杂志,2018,46(10):
　　　760-789.

[18]　中华医学会,中华医学会杂志社,中华医学会全科医学分会,等.稳定性冠心病基层诊疗指南
　　　(2020年)[J].中华全科医师杂志,2021,20(3):265-272.

[19]　李淑珍,张茹萍.心理学[M].北京:人民卫生出版社,1989.

[20]　吴树亚,邓玉兰,丁桂凤,等.应激免疫抑制蛋白的细胞来源[J].北京医科大学学报,2000,32
　　　(4):332-333,385.

[21]　谢幸,孔北华,段涛.妇产科学[M].9版.北京:人民卫生出版社,2018.

[22]　临床执业医师资格考试专家组.临床执业医师资格考试应试题库与解析[M].北京:中国协和
　　　医科大学出版社,2020.

[23]　中国医师协会,国家卫生部医政司.临床医学分册[M].北京:人民军医出版社,2015.

[24]　陆志檬,诸葛传德.感染疾病诊断学[M].上海:上海科技出版社,2007.

[25]　孙武装,王瑜玲,牛素贞,等.实用呼吸系统疾病症状体征鉴别诊断[M].北京:军事医学科学出
　　　版社,2006.

[26]　张泸生,陆吉贤.呼吸系统疾病比较诊断学[M].郑州:郑州大学出版社,2003.

[27]　王承明.全科医师临床处方治疗手册[M].郑州:河南科学技术出版社,2017.